全国高等医学院校教材
供基础、临床、预防、口腔等医学类专业使用

病 理 学

（第 2 版）

主　编　张子敬　周建华

副主编　肖德胜　邓永键　张志伟

编　者（以姓名汉语拼音为序）

陈　辉（南方医科大学）
楚艳娥（长沙医学院）
邓永键（南方医科大学）
邓征浩（中南大学湘雅医学院）
郝　一（长沙医学院）
胡婉明（中山大学中山医学院）
胡永斌（中南大学湘雅医学院）
雷久士（湖南中医药大学）
李　洁（桂林医学院）
李亚林（长沙医学院）
廖鸿纯（长沙医学院）
廖前进（中南大学湘雅医学院附属肿瘤医院）
龙　娟（长沙医学院）
彭绍华（湖南师范大学医学院）
阮建阳（长沙医学院）
单文姣（长沙医学院）
肖德胜（中南大学湘雅医学院）
杨　姣（长沙医学院）
张　军（长沙医学院）
张志伟（南华大学）
张子敬（长沙医学院）
周建华（中南大学湘雅医学院）
曾　希（南华大学）

秘　书　楚艳娥

北京大学医学出版社

BINGLIXUE

图书在版编目（CIP）数据

病理学/张子敬，周建华主编．—2版．—北京：北京大学医学出版社，2014.8

ISBN 978-7-5659-0881-1

Ⅰ．①病⋯　Ⅱ．①张⋯　②周⋯　Ⅲ．①病理学—医学院校—教材　Ⅳ．①R36

中国版本图书馆CIP数据核字（2014）第134467号

病理学（第2版）

主　　编：张子敬　周建华
出版发行：北京大学医学出版社
地　　址：（100191）北京市海淀区学院路38号 北京大学医学部院内
电　　话：发行部 010-82802230；图书邮购 010-82802495
网　　址：http://www.pumpress.com.cn
E - mail：booksale@bjmu.edu.cn
印　　刷：北京强华印刷厂
经　　销：新华书店
责任编辑：张彩虹　　**责任校对**：张　雨　　**责任印制**：李　啸
开　　本：889 mm×1194 mm　1/16　**印张**：27.25　**字数**：900千字
版　　次：2014年8月第2版　2014年8月第1次印刷
书　　号：ISBN 978-7-5659-0881-1
定　　价：85.00元

版权所有，违者必究

（凡属质量问题请与本社发行部联系退换）

第 2 版前言

由张子敬教授主编的全国高等医学院校教材《病理学》于 2011 年出版。由于该书对疾病的发病机制、病理变化阐述清楚，且注重实用，理论联系临床，得到了广大师生的认可与好评。

随着病理学知识的不断更新，有必要对《病理学》教材进行修订再版。本次再版在坚持教材编写"三基"（基础理论、基本知识、基本技能）和"五性"（思想性、科学性、启发性、先进性、适用性）原则的同时，紧紧围绕五年制高素质医学人才的培养目标，以教材整体优化、内容精炼、注重实用为编写的基本宗旨。本教材内容充实、完整，既详述了病理学的基础理论、基本知识、基本规律，又对病理学的新理论和新进展作了介绍，充分体现本学科目前的学术水平。此外，本教材还有如下特点：

1. 运用多学科的知识，对疾病的发病机制、临床病理联系阐述精辟，解释清楚，体现了多学科知识整合。

2. 注重实用，联系临床。重点描述有临床意义的病理改变，并与临床表现紧密联系，简化病理变化中纯形态学的描述。部分章节后附有临床病理讨论，以加深医学生对疾病的认识和理解。

3. 与国内同类教材相比，对肿瘤的发病机制、细胞凋亡的调控机制、端粒及端粒酶对老化的影响等领域的研究进展作了更详细的介绍和诠释；淋巴瘤的分类更专业、系统地反映了淋巴瘤研究的新进展；生殖系统及乳腺疾病的编写更精炼并紧贴临床。

4. 更值得提出的是，在病理学教材中第一次编写了"病理过程中疾病发生发展的一般规律"一章，这是对病理学知识的精炼和概括，可以更好地引导学生对病理学知识的学习，有助于其对病理学知识的理解和掌握。在绪论中，第一次提出了在微观粒子水平探讨疾病机制和生命现象，这不仅可以启迪同学们的思维和想象，还可以激励年轻人为探索疾病和生命的本质而努力奋斗。

本教材由长沙医学院张子敬教授、中南大学湘雅医学院周建华教授担任主编；中南大学湘雅医学院肖德胜教授、南方医科大学邓永键教授和南华大学张志伟教授担任副主编。编者分别来自长沙医学院、南方医科大学、中山大学中山医学院、南华大学、湖南中医药大学、桂林医学院、湖南师范大学医学院和中南大学湘雅医学院。

本书适用于高等医学院校的临床医学、基础医学、口腔医学、预防医学、医学检验、法医学、医学影像学等专业的五年制本科生使用，也可作为研究生、病理医师和临床医师的参考用书。

由于我们的学术水平和编写能力有限，难免会存在一些缺点和错误，希望使用本教材的同道和医学生们提供宝贵意见与建议，以利以后进一步的修订和完善。

张子敬
2014 年 5 月于长沙

目 录

绪论 1
 一、病理学及其任务 1
 二、病理学在医学中的地位 1
 三、病理学的内容 2
 四、病理学的研究方法 2
 五、病理学的发展 3

第一章　细胞、组织的适应和损伤 5
第一节　细胞和组织的适应 5
 一、肥大 5
 二、增生 6
 三、萎缩 6
 四、化生 8
第二节　细胞和组织的损伤 8
 一、细胞和组织损伤的原因 8
 二、细胞和组织损伤的发生机制 10
 三、细胞和组织损伤的形态学变化 12
 四、凋亡 20
 五、细胞老化 23

第二章　损伤的修复 25
第一节　再生性修复 25
 一、细胞周期和不同类型细胞的再生能力 25
 二、各种组织的再生过程 26
 三、干细胞在细胞再生和组织修复中的作用 28
第二节　纤维性修复 28
 一、肉芽组织 28
 二、瘢痕组织 29
第三节　创伤愈合 30
 一、皮肤创伤愈合 30
 二、骨折愈合 32
第四节　影响修复的因素 33
 一、全身因素 33
 二、局部因素 33

第三章　局部血液循环障碍 35
第一节　充血和淤血 35
 一、充血 35
 二、淤血 36

第二节　出血 38
第三节　血栓形成 39
 一、血栓形成的条件和机制 39
 二、血栓形成过程及血栓的形态 41
 三、血栓的结局 43
 四、血栓对机体的影响 44
第四节　栓塞 44
 一、栓子运行的途径 44
 二、栓塞的类型和对机体的影响 45
第五节　梗死 47
 一、梗死形成的原因和条件 47
 二、梗死的病变及类型 48
 三、梗死对机体的影响和结局 50
第六节　水肿 50
 一、水肿的发病机制 50
 二、水肿的病理变化 52
 三、水肿对机体的影响 52

第四章　炎症 54
第一节　炎症的概念和原因 54
 一、炎症的概念 54
 二、炎症的原因 54
第二节　炎症介质 55
 一、细胞释放的炎症介质 55
 二、体液中的炎症介质 57
第三节　炎症的基本病理变化 58
 一、变质 58
 二、渗出 59
 三、增生 65
第四节　炎症的局部表现和全身反应 65
 一、炎症的局部表现 65
 二、炎症的全身反应 65
第五节　炎症的类型 66
 一、按临床经过分类 66
 二、按基本病变分类 66
第六节　炎症的结局 71
 一、痊愈 71

二、迁延为慢性炎症 71
三、蔓延播散 71

第五章 肿瘤 73
第一节 概述 73
一、肿瘤的概念 73
二、肿瘤的一般形态和结构 73
第二节 肿瘤的异型性 75
一、肿瘤组织结构的异型性 75
二、肿瘤细胞的异型性 75
第三节 肿瘤的生长、扩散及分级与分期 ... 76
一、肿瘤的生长速度 76
二、肿瘤的生长方式和扩散 77
三、肿瘤的分级与分期 82
第四节 肿瘤对机体的影响 82
一、良性肿瘤 82
二、恶性肿瘤 83
第五节 良性肿瘤与恶性肿瘤的区别 84
第六节 肿瘤的命名和分类 84
一、肿瘤的命名原则 84
二、肿瘤的分类 85
第七节 常见肿瘤 87
一、上皮性肿瘤 87
二、间叶组织肿瘤 91
三、神经外胚叶源性肿瘤 95
四、多种组织构成的肿瘤 96
第八节 肿瘤的病因学与发病学概述 97
一、肿瘤发生的分子生物学基础 98
二、环境致癌因素及致癌机制 103
三、影响肿瘤发生、发展的内在因素
及其作用机制 106

第六章 环境和营养病理学 109
第一节 环境污染与职业暴露 109
一、空气污染 109
二、职业及环境暴露性污染 111
第二节 个人暴露——成瘾及其相关疾病 ... 115
一、吸烟 115
二、酒精中毒 116
三、治疗性药物损伤 117
四、药物滥用 118
五、戒断综合征 119

第三节 营养性疾病 119
一、肥胖症 119
二、营养不良 121

第七章 病理过程中疾病发生发展的一般规律 124
一、损伤与抗损伤反应贯穿于疾病
过程的始终 124
二、因果转化规律推动疾病的发展并引起
新的疾病或并发症 124
三、慢性炎症及慢性病变引起病变组织
器官的纤维化和硬化 125
四、形态结构改变与代谢、功能改变
密切相关 126
五、病理改变与临床表现紧密相关 ... 126
六、疾病过程的局部和整体相互影响、
相互制约 128

第八章 心血管系统疾病 129
第一节 动脉粥样硬化 129
第二节 冠状动脉粥样硬化及冠状
动脉粥样硬化性心脏病 135
一、冠状动脉粥样硬化 135
二、冠状动脉粥样硬化性心脏病 136
三、慢性缺血性心脏病 141
第三节 高血压 141
第四节 风湿病 146
第五节 感染性心内膜炎 150
一、急性感染性心内膜炎 150
二、亚急性感染性心内膜炎 151
第六节 心瓣膜病 151
一、二尖瓣狭窄 151
二、二尖瓣关闭不全 152
三、主动脉瓣狭窄 152
四、主动脉瓣关闭不全 152
第七节 心肌病 153
一、扩张型心肌病 153
二、肥厚型心肌病 153
三、限制型心肌病 154
四、克山病 154
第八节 心肌炎 154
一、病毒性心肌炎 155

二、孤立性心肌炎 155
　　三、免疫反应性心肌炎 155
第九节　心包炎 156
　　一、急性心包炎 156
　　二、慢性心包炎 157
第十节　先天性心脏病 157
　　一、房间隔缺损 157
　　二、室间隔缺损 158
　　三、Fallot四联症 158
　　四、动脉导管未闭 158
　　五、主动脉狭窄 158
　　六、大动脉移位 158
第十一节　心脏肿瘤 159
　　一、心脏良性肿瘤 159
　　二、心脏恶性肿瘤 159
　　三、心脏转移性肿瘤 159
第十二节　周围血管病 160
　　一、多发性大动脉炎 160
　　二、动脉瘤 160

第九章　呼吸系统疾病 163

第一节　呼吸道炎症性疾病 163
　　一、慢性鼻咽炎 163
　　二、急性气管支气管炎 164
　　三、急性细支气管炎 164
　　四、肺炎 165
第二节　慢性阻塞性肺疾病 172
　　一、慢性支气管炎 172
　　二、肺气肿 173
　　三、支气管哮喘 175
　　四、支气管扩张症 176
第三节　慢性肺源性心脏病 177
第四节　肺尘埃沉着病 178
　　一、硅沉着病 178
　　二、石棉沉着病 180
第五节　呼吸窘迫综合征 181
　　一、成人型呼吸窘迫综合征 181
　　二、新生儿呼吸窘迫综合征 181
第六节　呼吸系统常见肿瘤 182
　　一、鼻咽癌 182
　　二、喉癌 184
　　三、肺癌 184

第十章　消化系统疾病 189

第一节　食管的炎症、狭窄与扩张 189
　　一、食管的炎症 189
　　二、食管狭窄、扩张与贲门失弛缓症 190
第二节　胃炎 191
　　一、急性胃炎 191
　　二、慢性胃炎 192
第三节　消化性溃疡 194
第四节　阑尾炎 197
第五节　非特异性肠炎 198
　　一、局限性肠炎 198
　　二、慢性溃疡性结肠炎 198
　　三、急性出血性坏死性肠炎 199
第六节　病毒性肝炎 200
第七节　酒精性肝病 204
第八节　肝硬化 205
　　一、门脉性肝硬化 206
　　二、坏死后性肝硬化 208
　　三、胆汁性肝硬化 208
第九节　肝代谢性疾病与循环障碍 209
　　一、肝代谢性疾病 209
　　二、肝循环障碍 210
第十节　胆囊炎与胆石症 210
　　一、胆囊炎 210
　　二、胆石症 211
第十一节　胰腺炎 212
第十二节　消化系统常见肿瘤 213
　　一、食管癌 213
　　二、胃癌 214
　　三、大肠癌 216
　　四、原发性肝癌 218
　　五、胰腺癌 219

第十一章　泌尿系统疾病 221

第一节　肾小球疾病 222
第二节　肾小管-间质性肾炎 238
　　一、肾盂肾炎 238
　　二、药物和中毒引起的肾小管-间质性肾炎 ... 241
第三节　肾和膀胱的常见肿瘤 242
　　一、肾细胞癌 242
　　二、肾母细胞瘤 243

三、膀胱移行细胞癌 ... 244

第十二章 淋巴造血系统疾病 ... 248
第一节 淋巴结良性增生 ... 248
一、淋巴结反应性增生 ... 248
二、淋巴结的特殊感染 ... 249
第二节 淋巴组织肿瘤 ... 251
一、概述 ... 251
二、霍奇金淋巴瘤 ... 253
三、非霍奇金淋巴瘤 ... 256
第三节 髓系肿瘤 ... 265
一、急性髓性白血病 ... 265
二、慢性骨髓增生性疾病 ... 266
三、慢性髓性白血病 ... 267
第四节 组织细胞与树突状细胞肿瘤 ... 268
一、朗格汉斯细胞组织细胞增生症 ... 268
二、滤泡树突状细胞肉瘤 ... 269

第十三章 免疫性疾病 ... 270
第一节 自身免疫性疾病 ... 270
第二节 免疫缺陷病 ... 275
一、原发性免疫缺陷病 ... 275
二、继发性免疫缺陷病 ... 276
第三节 器官和骨髓移植 ... 278
一、移植排斥反应及机制 ... 278
二、实体器官移植排斥反应的病理变化 ... 279
三、骨髓移植排斥反应的病理变化 ... 279

第十四章 生殖系统及乳腺疾病 ... 282
第一节 子宫颈疾病 ... 282
一、慢性宫颈炎 ... 282
二、子宫颈上皮内瘤变和子宫颈癌 ... 283
第二节 子宫体疾病 ... 289
一、子宫内膜异位症 ... 289
二、功能性子宫出血和子宫内膜增生症 ... 290
三、子宫体肿瘤 ... 293
第三节 滋养层细胞疾病 ... 295
一、葡萄胎 ... 296
二、侵袭性葡萄胎 ... 297
三、绒毛膜癌 ... 298
第四节 卵巢肿瘤 ... 299
一、卵巢上皮性肿瘤 ... 299
二、卵巢生殖细胞肿瘤 ... 303
三、卵巢性索-间质肿瘤 ... 307
第五节 男性生殖系统疾病 ... 308
一、阴茎肿瘤 ... 308
二、前列腺增生症 ... 309
三、前列腺癌 ... 310
第六节 乳腺疾病 ... 311
一、乳腺增生性疾病 ... 311
二、导管内乳头状肿瘤 ... 313
三、乳腺纤维腺瘤 ... 314
四、乳腺癌 ... 314

第十五章 内分泌系统疾病 ... 322
第一节 垂体疾病 ... 322
一、下丘脑及神经垂体疾病 ... 322
二、腺垂体功能亢进与低下 ... 323
三、垂体肿瘤 ... 324
第二节 甲状腺疾病 ... 325
一、弥漫性非毒性甲状腺肿 ... 325
二、弥漫性毒性甲状腺肿 ... 326
三、甲状腺功能减退症 ... 327
四、甲状腺炎 ... 327
五、甲状腺肿瘤 ... 328
第三节 肾上腺疾病 ... 332
一、肾上腺皮质功能亢进 ... 332
二、肾上腺皮质功能低下 ... 332
三、肾上腺肿瘤 ... 333
第四节 胰岛疾病 ... 334
一、糖尿病 ... 334
二、胰岛细胞瘤 ... 336

第十六章 神经系统疾病 ... 338
第一节 神经系统疾病的基本病变 ... 338
一、神经元及其神经纤维的基本病变 ... 338
二、神经胶质细胞的基本病变 ... 340
第二节 中枢神经系统疾病常见并发症 ... 341
一、颅内压升高与脑疝形成 ... 341
二、脑水肿 ... 342
三、脑积水 ... 343
第三节 中枢神经系统感染性疾病 ... 344
一、细菌性感染疾病 ... 344
二、病毒性感染疾病 ... 346
三、海绵状脑病 ... 348

第四节　缺氧与脑血管病 349
　一、缺血性脑病 349
　二、阻塞性脑病 349
　三、脑出血 350
第五节　神经系统肿瘤 352
　一、中枢神经肿瘤 352
　二、周围神经肿瘤 355
　三、转移性肿瘤 356
第六节　神经系统变性疾病 357
　一、帕金森病 357
　二、阿尔茨海默病 358
第七节　脱髓鞘疾病 359
　一、多发性硬化症 359
　二、急性播散性脑脊髓炎 360
　三、急性坏死出血性白质脑炎 360

第十七章　传染病 362
第一节　结核病 362
　一、概述 362
　二、肺结核 364
　三、肺外结核病 368
第二节　伤寒 370
第三节　细菌性痢疾 372
第四节　麻风 373
第五节　钩端螺旋体病 374
第六节　流行性出血热 375
第七节　狂犬病 377
第八节　深部真菌病 377
第九节　性传播疾病 378
　一、梅毒 378
　二、淋病 381
　三、尖锐湿疣 381
第十节　人禽流感 382
第十一节　手足口病 383

第十八章　寄生虫病 385
第一节　阿米巴病 385
　一、肠阿米巴病 386
　二、肠外阿米巴病 387
第二节　血吸虫病 389
第三节　华支睾吸虫病 392
第四节　肺型并殖吸虫病 394
第五节　丝虫病 395

第十九章　骨和关节疾病 398
第一节　化脓性骨髓炎 398
第二节　骨肿瘤 399
　一、骨软骨瘤 399
　二、骨肉瘤 400
　三、软骨肉瘤 401
　四、骨巨细胞瘤 402
　五、尤因肉瘤 403
第三节　痛风性关节炎 404

第二十章　病理学常用技术 405
第一节　传统病理学技术 405
　一、大体观察、描述与取材 405
　二、组织病理学技术 405
　三、细胞病理学技术 405
第二节　现代病理学技术 406
　一、特殊染色技术 406
　二、免疫组织（细胞）化学技术 407
　三、电子显微镜技术 408
　四、原位杂交与荧光原位杂交技术 409
　五、聚合酶链反应技术 409
　六、生物芯片技术 410
　七、显微切割技术 412
　八、激光扫描共聚焦显微技术 412
　九、流式细胞计量技术 413
　十、比较基因组杂交技术 413
　十一、蛋白质组学技术 414
　十二、计算机辅助的图像分析技术 414
　十三、虚拟切片和远程病理技术 415

参考文献 416

中英文专业词汇对照索引 417

绪 论

一、病理学及其任务

病理学（pathology）是研究疾病的病因（etiology）、发病机制（pathogenesis）、病理变化（pathological change）和转归（conclusion），揭示疾病的发生、发展规律，阐明疾病本质的重要医学基础学科。

疾病的病因是指引起疾病的内、外因素；发病机制则是在病因作用下导致疾病发生、发展的具体环节、作用机制和过程；病理变化是指在疾病过程中，机体的形态结构、功能和代谢的改变；转归则是指疾病的发展和结局，某些疾病可以引起新的疾病和并发症。

病理学通过对上述内容的研究，目的是认识疾病发生、发展的规律和掌握疾病的本质，为疾病的防治提供科学的理论依据；在临床医疗实践中，病理诊断为疾病防治提供可靠的实践依据。

二、病理学在医学中的地位

（一）在医学教育中，病理学是基础医学与临床医学之间的桥梁

医学生学习过的解剖学、组织胚胎学、生理学、生物化学等医学基础学科，它们研究和探讨的是机体在生理状态下的形态结构、功能和代谢的变化规律。而病理学是以上述学科知识为基础，研究疾病状态下形态结构、功能和代谢的改变以及这些改变与临床表现之间的关系——临床病理联系（clinical pathological correlation）；研究疾病诊断和转归等临床医学中的各种问题。由此可见，病理学在基础医学和临床医学之间起到了一个承上启下的作用，因此，病理学被形象地喻为"桥梁学科"。病理学课程的学习有理论课、实习课、临床病理讨论会（clinical pathological conference，CPC）和见习尸体剖验等学习形式。对医学生来说，学习病理学要特别注重形态与功能、局部与整体、病理变化和临床表现之间的有机联系。

（二）在医疗工作中，病理诊断在医学诊断中具有权威性

活体组织检查是迄今诊断疾病最可靠的方法；细胞学检查可以发现早期肿瘤；尸体解剖能对死亡原因做出最权威的回答。近年来，医学实验室检查、内镜检查、影像学检查等技术突飞猛进，在疾病诊断和定位上起重要作用，但很多疾病，仍然有赖于病理学检查才能做出最终的诊断。例如，CT、磁共振成像等诊断技术，能够发现体内微小的病灶，但是属什么性质的病变、是什么疾病，上述诊断手段很难确定，而病理学检查则能定性、准确地做出诊断。病理诊断仍被视为带有宣判性质的诊断，是"金指标"，是保证医院医疗质量的关键。

病理医生通过活体组织检查和尸体解剖准确地诊断疾病和查明死亡原因，是临床医生最好的咨询者和协作者，因此国外将病理医生称之为"医生的医生"（doctor's doctor）。当然，病理诊断也不是绝对权威，也和其他学科一样，有其固有的主、客观局限性，有时也会出现失误。

（三）在医学科学研究中，病理学是重要的研究领域

心、脑血管疾病及恶性肿瘤等重大疾病的科学研究，都是病理学研究的课题；其他疾病和临床学科的科学研究，往往也需要病理学科的参与和协作；有些医学研究，还需要正确的病理诊断为依据。现代病理学吸收了当今分子生物学和其他学科最新研究方法和取得的最新成果，使病理学的观察和研究从器官、细胞水平，深入到亚细胞水平、蛋白质表达及基因改变的微观水平。例如，在肿瘤的病理诊断与临床应用方面，分子病理学已涉及肿瘤的早期诊断、预后判断及个体化分子靶点检测等多个方面。

总之，病理学在医学教育、临床医疗和科学研究方面都扮演着重要的角色，故美国著名的医生和医学史专家 William Osler 称"病理学为医学之本"（As is our pathology, so is our medicine）。

三、病理学的内容

全书共设 20 章，第一至第七章为病理学总论，又称普通病理学（general pathology）；第八至第十九章为病理学各论，又称系统病理学（systemic pathology）；第二十章为病理学常用技术。

总论所研究和阐述的是疾病的基本病变和病理过程，也就是各种疾病发生、发展的共同规律，其内容包括细胞和组织的适应与损伤、损伤的修复、局部血液循环障碍、炎症和肿瘤等。各论是研究和阐述各系统、器官所发生疾病的特殊规律，即每种疾病的病因、发病机制、病理变化、临床病理联系及转归等。总论和各论的知识是密切相关的，如肝炎、肾炎、肺炎等疾病，都有炎症的基本病理变化（变质、渗出和增生），这就是疾病发生的共同规律。但因发生在不同的器官、组织，而又有其不同的特殊病变，肝炎是以变质性改变为主；急性肾炎则以增生性改变为主；各种不同类型的肺炎，也都具有炎症的基本病变，而其特殊病变又各自不同。总论是学习各论的必要基础，学习各论必须紧密联系总论中学习过的基本知识，认识疾病的共同规律从而有利于认识疾病的特殊规律，学习疾病的特殊规律又可加深对共同规律的认识和理解。

在第二十章中介绍了病理学常用技术，如组织化学和免疫组织化学等技术的原理及应用，还介绍了以形态学为基础的分子病理学、免疫病理学的原理和进展，不仅丰富了病理学的教学内容，且为后续的临床实践和科研提供了重要参考。

四、病理学的研究方法

病理学的研究方法分为两大类：

（一）人体病理学的研究方法

疾病可引起细胞形态和组织结构发生改变，各种疾病发生的改变也不同，这些改变可以帮助我们诊断和研究疾病，其研究方法有如下几类：

1. 尸体解剖（autopsy） 简称尸检，即对死者的遗体进行病理解剖和后续的病理观察，是病理学的基本研究方法之一。尸检的作用在于：①确定诊断，查明死因，协助临床医疗人员总结在诊断和治疗过程中的经验教训，提高诊治水平，也为医疗事故和医疗纠纷的正确解决提供证据；②及时发现和诊断某些新的疾病、传染病、地方病、流行病等，为卫生防疫部门采取防治措施提供依据；③积累各种疾病的人体病理材料，以便深入研究这些疾病，同时也为病理学教学收集病理标本。我国的尸检率很低，不利于病理学和医学的发展，亟待立法和大力宣传尸检的意义。

2. 活体组织检查（biopsy） 简称活检，即用局部切取、钳取、穿刺、搔刮等手术方法，从患者活体获取病变组织进行病理诊断。活检是目前研究和诊断疾病广为采用的方法，特别对良、恶性肿瘤的诊断有重要意义。活检能及时、准确地对患者做出疾病的病理诊断，为临床指导治疗、判断预后提供依据。目前，快速活检可在 20 min 内确定病变性质，发出诊断报告，协助临床选择治疗方案。由于活检获取的材料新鲜，能基本保存病变组织的结构，能较好地反映病变特点，还可采用如免疫组织化学、电镜观察和组织培养等研究方法，对疾病进行更深入的研究。

3. 细胞学检查（cytology） 又称脱落细胞学检查，是通过采集病变处脱落的细胞，涂片染色后进行观察。细胞的来源可以是运用各种采集器在病变部位直接采集的脱落细胞（宫颈刮片、食管拉网等）；也可以是自然分泌物（如痰、前列腺液、乳腺溢液）、体液（如胸腔积液、腹水、心包积液和脑积液）及排泄物（如尿液）中的细胞；还可以是通过内镜或用细针穿刺病变部位（如淋巴结、乳腺、肝、肾、胰、甲状腺）等采集的细胞。此法的优点是方法简单、患者遭受的痛苦少；缺点是没有组织结构，细胞分散且常有变性，可能会出现假阳性结果，有时需要活检进一步证实。

国外把尸检（autopsy）、活检（biopsy）和细胞学检查（cytology）喻为病理医生的"A、B、C"。

（二）实验病理学的研究方法

1. 动物实验（animal experiment） 运用动物实验的方法，可在适宜的动物身上复制出某些人类疾病的动物模型（animal model）。通过疾病复制过程可以研究疾病的发病原因、发病机制、病理变化及疾病的转归。其优点是任意性强，可根据需要进行任何方式的研究或与人体疾病进行对照研究，如致癌剂在动物身上进行实验。其缺点是动物与人体之间存在物种上的差异，不能把动物实验结果不加分析地直接套用于人体，仅可作为研究疾病的参考。

2. 组织或细胞培养（tissue and cell culture） 从人体或动物体内采取组织或细胞，用适宜的培养基在体外培养，可研究在各种因子作用下细胞、组织病变的发生和发展及外来因素的影响。例如在致癌因素的作用下，细胞如何发生恶性转化，发生哪些分子生物学和细胞遗传学改变；能否阻断恶性转化的发生或使其逆转；免疫因子、射线和抗癌药物对癌细胞生长的影响等。这种研究方法的优点是操作条件单纯，容易控制，可以避免体内复杂因素干扰，且周期短、见效快。缺点是单纯的体外环境与复杂的体内环境存在很大差别，故不能将体外研究结果与体内过程简单地同等看待。

五、病理学的发展

病理学的发展经历了一个漫长的历史。

古希腊名医希波克拉底（Hippocrates，公元前460—370年）首创体液病理学，主张外界因素促使体内四种体液（血液、黏液、黄胆汁、黑胆汁）配合失常，从而引起疾病。这一学说在西方曾流行2000年。文艺复兴后，自然科学的发展，激励人们用实验、观察、分析和综合的方法去了解人体疾病，尸体解剖开始在欧洲开展。1761年意大利医学家莫尔加尼（Morgagni，1682—1771年）根据七百多例尸体解剖所积累的资料，创立了器官病理学（organ pathology），认为不同的疾病是由相应器官的病变引起。在1个世纪之后的19世纪中叶，随着显微镜的发明和使用，德国病理学家魏尔啸（Virchow，1821—1902年）创立了细胞病理学（cytopathology），指出"疾病是异常细胞事件"。直到今天，其理论和技术仍在对医学科学的发展产生影响。此后，经过一个半世纪的探索，逐渐形成并完善了现代的病理学学科体系，如用肉眼观察病变器官的大体变化，被称为解剖病理学（anatomical pathology）；借助于显微镜所进行的组织或细胞学研究，被称为组织病理学（histopathology）或细胞病理学（cytopathology）；用电子显微镜观察病变细胞超微结构变化的被称为超微结构病理学（ultrastructural pathology）。三十余年来，免疫学、细胞生物学、分子生物学、细胞遗传学的发展以及免疫组织化学、流式细胞术、图像分析技术的应用，极大地推动了传统病理学的发展，使病理学出现了许多新的分支科学，如免疫病理学（immunopathology）、分子病理学（molecular pathology）、遗传病理学（genetic pathology）和定量病理学（quantitative pathology）等，使疾病的研究从器官、组织、细胞和亚细胞水平深入到分子水平。病理学将会和其他自然科学一起，运用全人类的科学知识，在分子水平、原子水平甚至粒子水平揭示疾病的奥妙和本质。现代医学在分子、原子水平上对疾病的研究已经取得了可喜的成绩，但在分子、原子水平上尚不能全面解释疾病和生命现象，还需在粒子水平上揭示疾病的本质。宇宙是由分子、原子、粒子组成，医学研究会进一步发展至粒子阶段，探秘粒子有利于我们解开宇宙和生命的奥妙，那是何等艰巨和辉煌的事业！

我们惊叹宇宙的奥秘，也困惑对疾病的无知。
揭示疾病的规律本质，人类一直在探索不息。

细胞病理学做出解释，那远非是疾病的真谛。
分子、免疫和遗传病理，也都在探求疾病机制。

综合多学科的知识,运用全人类的智慧。
在分子原子和粒子水平,破解一道道生命难题。

宇宙是那样遥远深邃,微观世界也近不可及。
两者由微观粒子构成,那里隐藏宇宙和生命的奇迹!

(张子敬)

第一章　细胞、组织的适应和损伤

机体器官和组织的基本单位是细胞。细胞的生命活动是在体内、外环境的动态平衡（homeostasis）中进行的。细胞、组织、器官以及机体，能对不断变化的体内、外环境做出及时的反应，表现为代谢、功能和结构的调整。在生理负荷过多或过少时，或遇到轻度的持续的病理性刺激时，细胞、组织和器官表现为适应。如内外因素的刺激强度超过了细胞和组织的适应能力，则可能引起损伤，表现为代谢、功能和结构方面的变化。较轻的细胞损伤是可逆的，即消除刺激因子后，受损伤的细胞可恢复正常，称为可逆性细胞损伤。但如果引起损伤的刺激很强或持续存在，超过细胞所能承受的极限，则可导致不可逆的细胞损伤，引起细胞死亡，包括坏死和凋亡。细胞死亡在任何组织和器官均可见到，其原因可为缺血、感染、中毒和免疫反应等，也可为正常胚胎发育、器官发育和维持内环境稳定的正常的和必不可少的过程。从正常细胞到适应、可逆性细胞损伤和不可逆性细胞损伤是代谢、功能和结构上连续的变化过程，其界限有时不甚清楚。

第一节　细胞和组织的适应

适应（adaptation）指细胞、组织、器官和机体对于持续性的内外刺激做出的非损伤性的应答反应。通过适应性反应，细胞、组织和器官改变其自身的代谢、功能和结构达到新的平衡，以耐受各种刺激而得以存活，避免损伤。很多情况下，细胞仅表现为生理代谢性适应，并未出现形态学改变，如饥饿时血糖不足可分解脂肪以供给能量。当血钙降低时通过甲状旁腺素的作用从骨中释放钙以达到平衡。在某些情况下，则出现形态上的改变。适应在形态上表现为肥大、增生、萎缩和化生，涉及细胞数目、细胞大小或细胞分化的改变。

一、肥大

细胞体积的增大，称为肥大（hypertrophy）。组织、器官的肥大通常是由于实质细胞的肥大所致。由于工作负荷增加引起的肥大称为代偿性肥大（compensatory hypertrophy），由于激素刺激引起的肥大称为内分泌性肥大（endocrine hypertrophy）。肥大的细胞合成代谢增加，功能通常增强。肥大可分为生理性肥大和病理性肥大。

（一）生理性肥大

生理性肥大（physiological hypertrophy）的例子有妊娠时子宫的增大。此时子宫可从正常的壁厚 0.4 cm，重 100 g 增大到壁厚达 5 cm，重达 1000 g。妊娠子宫的增大以肥大为主，此时雌激素作用于平滑肌细胞内的雌激素受体，使平滑肌细胞蛋白合成增加，细胞体积增大（内分泌肥大）。骨骼肌、心肌细胞属于不具有分裂能力的永久性细胞，只能以代偿性肥大来适应负荷的增加，如体力劳动者和运动员的肌肉肥大。

（二）病理性肥大

高血压病时心脏的肥大属于病理性肥大（pathological hypertrophy）。为适应外周阻力的增加，心肌细胞发生肥大（图 1-1）。幽门狭窄时胃壁平滑肌的肥大，男性尿道阻塞时膀胱壁平滑肌细胞的肥大，慢性肾小球肾炎时残存肾单位的肥大，一侧肾切除后对侧肾的肥大，肝叶切除后肝细胞增生时伴有的肥大等也属此种情况。以往所谓的前列腺肥大，实际上主要是由于前列腺的腺体和间质增生所致，故现称为前列腺增生（参见增生）。

代偿性肥大是有限的，负荷超过一定的极限就会使器官功能发生衰竭（失代偿，decompensation），如心力衰竭。

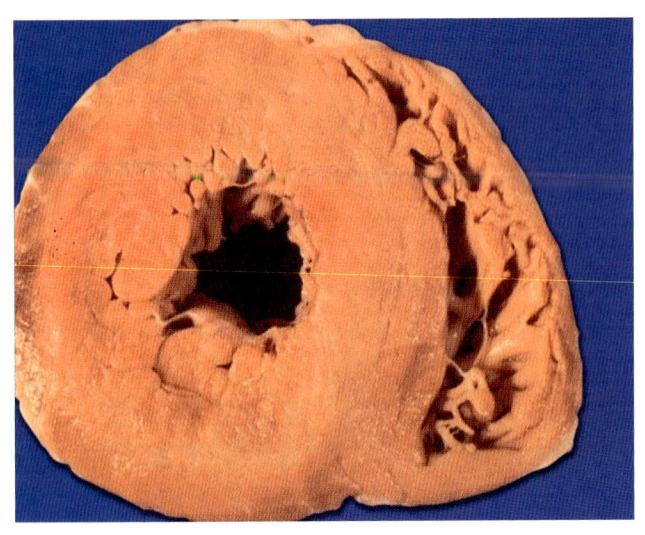

图 1-1　左心室向心性肥大
高血压病时心肌细胞发生肥大，左心室壁明显增厚

这种情况可能与肥大心肌的血供受到限制，线粒体氧化磷酸化能力有一定限度，或与蛋白合成和降解改变有关。此时在心肌纤维可见多种可逆性损伤，如肌原纤维收缩成分的溶解和消失等。

二、增生

器官或组织的实质细胞数目增多称为增生（hyperplasia）。增生可致组织、器官的体积增大。实质细胞的增多是通过有丝分裂来实现的，因此，实质细胞有分裂能力的器官（肝、子宫、前列腺等）的体积增大常常是通过增生和肥大共同完成的，而没有分裂能力的组织（心肌、骨骼肌等）仅有肥大。一般增生是因局部产生生长因子增多、相应细胞表面生长因子受体增多或特殊细胞内信号通路的激活所致，这些均可激活细胞内基因，包括生长因子及其受体基因、细胞周期调节基因等导致细胞增生。激素可起到生长因子的作用，引发各种细胞基因的转录。细胞增生不仅有原有细胞的增生，也有由干细胞来源的新细胞的参与。成体干细胞有修复损伤组织的潜能。增生可分生理性增生和病理性增生。

（一）生理性增生

生理性增生（physiologic hyperplasia）主要有两种：

1. 激素性增生（hormonal hyperplasia）　如青春期女性乳腺上皮和妊娠期子宫平滑肌的增生。
2. 代偿性增生（compensatory hyperplasia）　如损伤或部分切除后的组织增生，例如部分肝切除后肝细胞的增生。

（二）病理性增生

大多数病理性增生（pathologic hyperplasia）均为过量的激素或生长因子刺激所致，如过量雌激素刺激引起的子宫内膜增生（激素性增生），此类患者子宫内膜癌发生的危险性增高。又如雄激素的代谢产物——二氢睾酮可使前列腺腺体和间质增生及肥大，导致排尿困难。在创伤愈合过程中，成纤维细胞和血管增生有助于损伤的修复，但增生过度可形成瘢痕疙瘩（keloid）。

细胞增生通常为弥漫性，导致相应的组织、器官呈弥漫性均匀增大。但在有关激素的作用下，前列腺、甲状腺、肾上腺和乳腺等增生常呈结节状，这可能是由于这类器官中有的靶细胞对于激素的作用更为敏感。

无论是生理性增生还是病理性增生，皆由刺激所引起，一旦刺激消除，则增生停止，这是与肿瘤性增生的主要区别之一。但持续病理性增生可发展为肿瘤性增生，如在子宫内膜增生症的基础上发生子宫内膜癌。

三、萎缩

发育正常的实质细胞因细胞物质的丢失而体积变小称为萎缩（atrophy）。细胞萎缩可导致组织、器官的体积缩小。萎缩的器官常伴有细胞数量的减少。

萎缩可分为生理性萎缩和病理性萎缩。生理性萎缩是生命过程的正常现象。如老年人几乎所有器官和组织均不同程度地出现萎缩，尤以脑、心、肝、皮肤和骨骼等更为明显。

病理性萎缩可根据原因的不同，分以下几类：

（一）营养不良性萎缩

由营养不良引起的萎缩可波及全身或只发生于局部。饥饿、慢性结核病、糖尿病和恶性肿瘤等患者由于蛋白质等营养物质摄入不足或消耗过度可引起全身性营养不良性萎缩（atrophy due to inadequate nutrition），称为恶病质（cachexia）。脑动脉粥样硬化时因慢性血供不足可致脑萎缩。

（二）失用性萎缩

由于长期工作负荷减少所致的萎缩，称失用性萎缩（atrophy due to decreased workload）。如骨折后肢体长期固定，可导致肌肉和骨骼体积缩小。宇航员重量减轻，麻痹肢体的骨骼肌体积缩小等也属于此类。失用性萎缩是由于活动减少伴随分解代谢降低，进而对合成代谢产生负反馈调节，使细胞体积缩小，也可能与器官活动停止后神经向心性冲动减少，致使神经调节活动降低有关。

（三）去神经性萎缩

下运动神经元或轴突破坏可引起所支配器官组织的萎缩，称去神经性萎缩（atrophy due to loss of innervation）。例如麻风患者的周围神经受到侵犯时，可导致肢体，尤其是肢体末端部位（包括肌肉、骨骼及皮肤）的明显萎缩。一方面去神经的肌肉不能自由活动导致废用，另一方面至少在最初几周，肌肉的合成代谢正常而分解代谢加速，并且神经对血管运动的调节丧失而致局部组织器官的营养不良。

（四）压迫性萎缩

器官或组织长期受压亦可发生萎缩，称压迫性萎缩（atrophy due to pressure）。这种萎缩除由于压迫的直接作用外，尚有营养不良和废用两种因素的作用。引起萎缩的压力并不需要过大，关键在于一定的压力持续存在。例如动脉瘤压迫脊椎引起脊椎萎缩，脑膜瘤引起局部颅骨的萎缩，肾盂积水（hydronephrosis）造成的肾实质萎缩（图1-2），脑室积水（hydrocephalus）时周围脑组织的萎缩，肝转移性癌结节周围肝细胞的萎缩等。

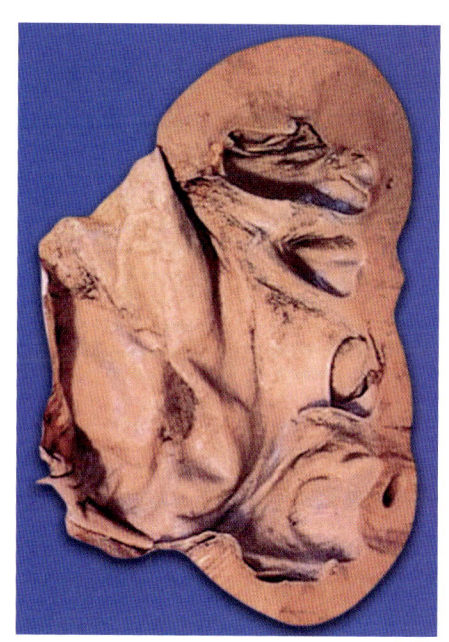

图1-2 肾盂积水
肾盂扩张肾实质变薄

（五）内分泌性萎缩

内分泌功能紊乱（主要为功能低下）可引起相应靶器官的萎缩，称内分泌性萎缩（atrophy due to loss of endocrine stimulation）。例如垂体损害，导致患者的甲状腺、肾上腺和性腺均发生萎缩和功能降低。甲状腺功能低下时皮肤毛囊和皮脂腺等发生萎缩。但是当甲状腺功能亢进时，由于机体分解代谢加速，患者可呈现全身性消瘦。

轻度的萎缩一般可逆，在刺激或者病因去除后，组织或器官的大小和重量可恢复正常。严重的萎缩可引起细胞死亡，导致细胞数目减少。

萎缩的器官体积均匀性缩小，重量减轻。如大脑萎缩时，脑回变窄，脑沟加宽，皮质变薄，体积缩小，重量减轻（图1-3）。镜下可见萎缩器官的实质细胞体积变小，线粒体、内质网等数量明显减少，有时伴有细胞数目的减少。萎缩细胞质内可见脂褐素（lipofuscin），以心肌、肝及肾上腺皮质网状带的细胞为常见。当脂褐素明显增多时，整个器官可呈棕褐色，故有褐色萎缩（brown atrophy）之称。电镜

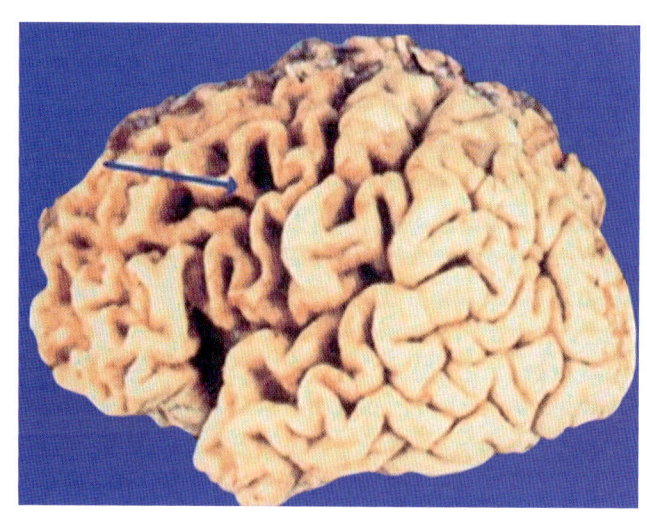

图1-3 脑供血不足
箭头所示脑回变窄，脑沟加宽

下可见，萎缩细胞内自噬泡（autophagic vacuole）显著增多。自噬泡内的某些细胞碎片不能被消化而以膜包绕的形式存在于细胞质，称为残体（residual body），即光镜下所见的脂褐素（参见病理性色素沉着）。

在实质萎缩的同时，往往伴有一定程度的间质纤维组织和脂肪组织增生，以维持原有器官的正常外观，有时甚至体积比正常要大，此种情况称为假性肥大（pseudohypertrophy），如萎缩的胸腺、萎缩的肌肉等。

四、化生

一种分化成熟的细胞被另一种分化成熟的细胞所替代的过程称化生（metaplasia）。化生并非由一种成熟的细胞直接转变成另一种成熟细胞的表型变化，而是存在于正常组织中的干细胞或结缔组织中未分化间叶细胞通过增生转变，即重新程序化（reprogramming）的结果。化生过程中这些细胞循一种新的方向分化，因此，化生只出现在具有增生能力的细胞。这种分化上的转向通常只发生在同源的细胞之间，即上皮细胞之间或间叶细胞之间，常常由一种特异性较低的细胞取代特异性较高的细胞。

化生主要见于慢性刺激作用下的上皮组织，也可见于间叶组织。虽然化生的组织对有害的局部环境因素抵抗力增加，但失去了原有正常组织的功能，局部的防御能力反而削弱。更为重要的是，化生是一种异常的增生，可发生恶变。

（一）上皮细胞的化生

以鳞状上皮化生（squamous metaplasia），简称鳞化，最为常见。如慢性宫颈炎时子宫颈管的柱状上皮化生为鳞状上皮；长期吸烟者气管和支气管黏膜的假复层纤毛柱状上皮鳞化（图1-4）；唾液腺、胰腺导管和胆管结石时的柱状上皮鳞化；肾盂膀胱结石的移行上皮鳞化等。鳞化是器官组织发生鳞状上皮癌的结构基础。鳞状上皮有时也可以化生为腺上皮，例如Barrett食管就是食管的鳞状上皮为柱状上皮所取代，在此基础上可发生食管的腺癌。

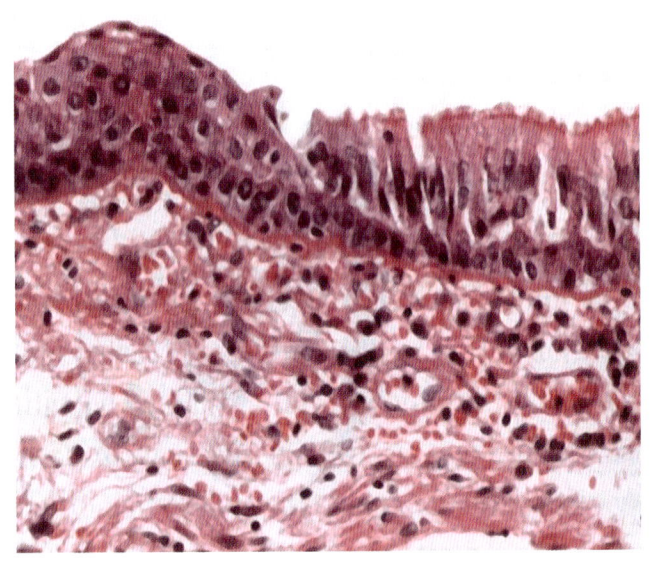

图1-4　支气管黏膜柱状上皮鳞状化生

腺上皮化生的例子有发生于慢性胃炎时胃黏膜的肠上皮化生（intestinal metaplasia）和假幽门腺化生。

（二）间叶组织的化生

化生亦可发生于间叶组织。如在正常不形成骨的部位，成纤维细胞可转变为成骨细胞或成软骨细胞，形成骨或软骨。这类化生可见于局部受损伤的软组织（如骨化性肌炎）以及一些肿瘤的间质。

上皮组织的化生，在原因消除后可恢复，但骨或软骨化生则不可逆。

第二节　细胞和组织的损伤

当内外因素的刺激作用超出了组织细胞所能适应的程度，组织细胞出现损伤（injury）。轻者为可逆性损伤，在病因去除后可恢复，重者可导致不可逆性损伤，或经过可逆性阶段最终导致细胞死亡。细胞死亡有两种形式，即坏死（necrosis）和凋亡（apoptosis）。

一、细胞和组织损伤的原因

造成细胞和组织损伤的原因很多，大致可分为以下几大类：

（一）缺氧

缺氧（hypoxia）是导致细胞和组织损伤最常见和最重要的原因之一。缺氧时，细胞内氧化磷酸化过程发生障碍，从而引起代谢、功能和结构的变化。缺氧大致有三方面的原因：① 血管性疾病或血栓导致动脉血流和静脉引流障碍，使血供减少或丧失；② 心、肺功能衰竭导致血的氧合不足；③ 血液携带氧的能力降低或丧失，如贫血、CO 中毒等。

（二）化学物质和药物因素

化学物质和药物是细胞适应、损伤和死亡的重要原因。实际上所有的化学物质和药物都可以引起细胞的适应、损伤和死亡，如酒精、麻醉药等。甚至像葡萄糖和盐这样的物质也是如此，如果浓度过高则可破坏细胞的渗透环境而引起细胞损伤或死亡。体内的某些代谢产物，如尿素及自由基等，也可成为内源性化学性致病因素。其他物质，如砷、氰化物、汞等在几分钟或几小时内可使大量细胞遭到破坏，空气污染、杀虫剂、除草剂、石棉等也可造成细胞损伤。

（三）物理因素

机械性损伤、高温、低温、气压改变、电离辐射、激光、超声波、微波和噪声等都可引起范围广泛的细胞和组织损伤。

（四）生物因素

生物因素主要包括病毒、立克次体、细菌、真菌和寄生虫等，它们引起细胞、组织损伤的机制不同。多数细菌通过其内、外毒素或分泌的酶造成细胞损伤。有些细菌可以导致机体的变态反应而造成细胞和组织损伤。病毒通过整合入宿主 DNA 内，扰乱细胞功能或通过复制繁殖，破坏细胞或通过免疫反应对细胞造成损伤。寄生虫除了其分泌物及代谢产物的毒性作用和免疫反应外，还可因虫体的运动造成机械损伤。

（五）免疫反应

免疫反应可造成细胞损伤，如对外来抗原的变态反应和某些自身抗原的自身免疫反应均可造成损伤。

（六）遗传性缺陷

染色体畸变和基因突变可引起细胞代谢、功能和结构的改变。表现为肉眼可见的先天性畸形，如 Down 综合征，或仅表现为蛋白结构和功能的改变，包括受体数目或功能、酶活性的改变等，也可表现为某种化学物质、环境因素或对某些疾病的遗传易感性（genetic predisposition）。

（七）营养失衡

食物中缺乏某些必需的物质，如蛋白质、维生素、微量元素等可引起相应的病变。相反，营养过剩也可引起疾病，例如过多地摄入维生素 D 可致肾、心、主动脉等器官出现钙质沉积。饮食摄入动物脂肪过多，可导致肥胖症和动脉粥样硬化，并且增加对许多疾病的易感性，如糖尿病等。

（八）其他

内分泌因素、衰老、心理和社会因素也可导致细胞组织的损伤。不良的社会-心理-精神刺激是现代社会中日益受到重视的致病因素。由心理、社会因素引发的以躯体症状表现为主的疾病称为心身疾病（psychosomatic disease）。医学模式从生物医学模式向生物-心理-社会医学模式（bio-psycho-social medical model）的转变充分说明了这一点。例如心理-精神障碍是原发性高血压、消化性溃疡、冠心病和自主神经功能紊乱等的一个重要发病因素，甚至也可成为恶性肿瘤发生的潜在重要因素。一些目前用形态学方法未能发现细胞、组织形态学改变的疾病如神经官能症（neurosis）、精神病（psychosis）等，其分子水平已有改变。

在对患者原有疾病进行诊断、治疗时，由于诊治不当继发的伤害属于医源性疾病（iatrogenic disease）。医生在临床工作中要注意防范。

二、细胞和组织损伤的发生机制

各种原因引起的细胞、组织损伤的分子机制相当复杂。不同原因引起细胞死亡的机制不尽相同，不同类型和不同分化状态的细胞对同一致病因素的敏感性也不同。细胞对不同损伤因子做出的反应决定于损伤因子的类型、作用时间和损伤因子的强度。受损伤细胞的最终结局因细胞类型、细胞所处状态和适应性的不同而有差异。各种原因引起的细胞损伤的主要生化机制包括：

（一）ATP的耗竭

低氧和化学（中毒性）损伤常伴有ATP的消耗和合成的减少。细胞内很多合成和降解反应均需要ATP提供能量，这些包括跨膜转运蛋白和脂质合成、磷脂代谢过程中的脱酰基及再酰基化等。ATP的产生有两种途径，在哺乳类细胞中主要途径为线粒体内需氧的氧化磷酸化，其次是在无氧条件下的糖酵解途径。因此，具有较强的糖酵解能力的组织（如肝）对因氧化代谢抑制导致的ATP减少耐受性较强。

ATP减少到正常细胞的5%~10%时对细胞具有明显的损伤效应。

（1）细胞膜依赖能量的钠泵的活性下降，导致细胞内钠潴留和K^+向细胞外的弥散。钠潴留导致细胞内水的增多，形成细胞水肿和内质网扩张。

（2）细胞能量代谢改变，如果细胞氧供应减少，则氧化磷酸化停止，细胞依赖糖酵解提供能量。糖酵解消耗大量细胞内的糖原，并聚集了大量的乳酸和无机磷使细胞内pH降低，因此使很多细胞内酶的活性下降。

（3）Ca^{2+}泵的活性下降导致Ca^{2+}的内流，细胞内Ca^{2+}的浓度升高，可导致很多细胞内成分的损伤。

（4）ATP的耗竭，使细胞内合成蛋白的细胞器遭到破坏。如粗面内质网的核糖体脱失，多聚体变成单体，蛋白合成下降，最终出现不可逆的线粒体和溶酶体膜破坏，导致细胞坏死。

（5）当细胞内氧或葡萄糖耗竭时，蛋白质可出现异常折叠。异常折叠的蛋白质启动称为未折叠蛋白反应的细胞反应，可导致细胞损伤，甚至死亡。此种过程也可见于热或自由基损伤。

（二）线粒体损伤

所有导致损伤的因素包括缺氧和中毒，均可造成线粒体的损伤，引起线粒体形态的改变。细胞质内Ca^{2+}增多，经磷脂酶A和鞘磷脂途径造成磷脂的降解以及由游离脂肪酸和神经酰胺等脂质分解产物均可产生线粒体损伤。此时形态学上表现为线粒体肿胀、嵴变短、稀疏甚至消失。在极度肿胀时，线粒体可转化为小空泡状结构。基质内可出现富含钙的无定形致密小体。线粒体损伤常导致线粒体内膜高导电性通道的形成，称为线粒体渗透性移位（mitochondrial permeability transition）。虽在早期为可逆的，但如果刺激持续存在，这种非选择性的孔洞可持续存在，影响线粒体膜势能（potential）的维持。线粒体膜势能是线粒体氧化磷酸化所必需的，因此，不可逆线粒体渗透性移位是对细胞的致命打击，可导致细胞坏死。线粒体损伤常伴有细胞色素C渗透到胞质中，细胞色素C为电子传递链中的重要成分，可在胞质中启动凋亡途径，导致细胞凋亡。

（三）膜渗透性的缺陷

选择性膜渗透性的功能缺失导致明显的膜损伤是细胞损伤的明显特征，膜损伤可影响线粒体、细胞膜和其他细胞质膜。缺血的细胞、膜缺陷可能为ATP耗竭和钙激活磷脂酶的结果。然而细菌毒素、病毒蛋白、补体成分和很多物理化学因素均可直接损伤细胞膜。膜损伤的生化机制有：

（1）线粒体功能失常导致磷脂合成下降，影响包括线粒体本身的所有细胞质膜，同时胞质内钙离子浓度升高及ATP的耗竭，导致线粒体摄取钙增加，激活磷脂酶，造成磷脂的分解。游离脂肪酸增多，结果形成线粒体渗透性移位，导致进行性细胞损伤。

（2）膜磷酸的损失可直接造成细胞损伤。

（3）细胞骨架异常。细胞骨架细丝形成细胞膜和细胞内部的连接，Ca^{2+} 增加可导致蛋白酶的激活，损伤细胞骨架成分，造成细胞损伤。

（4）活性氧自由基可直接造成细胞膜损伤。

（5）脂质分解产物，包括未酯化的游离脂肪酸、酰基肉毒碱、溶血磷脂等均作为脂质降解产物积聚在损伤细胞中。这些物质对膜有破坏作用，它们可通过插入到膜脂质双层中或同膜磷脂进行交换，引起膜渗透性和电生理的改变。

细胞膜损伤导致膜渗透的失衡，液体和离子内流，蛋白、酶、辅酶和核酸的流失，溶酶体膜的损伤造成溶酶体酶的泄漏及激活，包括 RNA 酶、DNA 酶、蛋白酶、磷脂酶、糖苷酶和组织蛋白酶类（cathepsins），导致细胞的酶解性破坏，使细胞坏死。

（四）细胞内钙的流入和钙内环境稳定的破坏

钙离子是细胞损伤重要的介导因素，在正常生理条件下，胞质内游离 Ca^{2+} 浓度相当低，仅为细胞外 Ca^{2+} 浓度（1.3 mmol/L）的 1/10000。绝大多数细胞内 Ca^{2+} 存在于线粒体和内质网。上述细胞内、外 Ca^{2+} 浓度差的维持有赖于 Ca^{2+}/Mg^{2+}-ATP 酶的活性。在缺氧和某些毒素引起的细胞内 Ca^{2+} 浓度的升高是由于 Ca^{2+} 内流的净增加和线粒体、内质网 Ca^{2+} 的释放。Ca^{2+} 浓度的持续升高则由于细胞膜通透性的非特异增高所致。胞质内 Ca^{2+} 浓度的增高可活化多种酶，导致细胞的破坏（坏死），如 ATP 酶加速 ATP 的耗竭；磷脂酶导致膜损伤；蛋白酶导致膜和骨架蛋白的降解；核酸内切酶导致 DNA 和染色体的碎裂，同时细胞内 Ca^{2+} 过高引起线粒体渗透性升高及诱发细胞凋亡。

（五）氧自由基的积聚

自由基（free radical）指具有未配对外层电子的化学基团。主要包括羟自由基（·OH）、超氧自由基（$·O_2^-$）、$·CCl_3$ 自由基和不属于自由基的过氧化氢（H_2O_2）。前两者称为活性氧基团（activated oxygen species）。自由基可以是细胞正常代谢的产物，也可由外源性因素产生。如吸收的放射能能将水分解为·OH 和 H·的自由基。外源性药物或化学物的代谢，如 CCl_4 能产生·CCl_3。正常代谢过程中细胞通过使分子氧还原成水而产生能量，在此过程中可产生少量部分还原的氧分子（$·O_2^-$、H_2O_2 和·OH），这些为线粒体呼吸过程中不可避免的副产品。由于构象不稳定，自由基极易与周围分子反应释放出能量。如与细胞内的有机物或无机物反应，特别是与生物膜和核酸的关键分子反应能造成脂质、蛋白和核酸的损伤。自由基还可引发自身裂解反应，即与其反应的分子本身可转变成自由基，从而使细胞损伤链进一步放大。

细胞本身具有清除这些物质以免造成损伤的系统。在细胞内反应期间过渡性金属，如铁和铜释放或接受游离电子而促进自由基形成，如 Fenton 反应中 $H_2O_2 + Fe^{2+} \longrightarrow Fe^{3+} + ·OH + OH^-$。因大多数细胞内游离铁是以 Fe^{3+} 形式存在的，它必须首先还原为 Fe^{2+} 才能参与 Fenton 反应。过氧化物可增强此还原过程，故过氧化物和铁均可造成细胞损伤。内皮细胞、巨噬细胞、神经元和其他细胞产生一氧化氮（NO）可作为自由基，并可转化为活性更强的 $ONOO^-$ 以及 NO_2 和 NO_3^- 引起细胞损伤。

自由基一旦形成以后，一方面可自发裂解而丧失作用，另一方面机体内有几个系统可消除自由基对机体的损伤：

（1）抗氧化物可阻止自由基的产生或灭活自由基，消除自由基引起的损伤，如脂溶性维生素 E、A 及维生素 C 和细胞中的谷胱甘肽。

（2）因铁和铜可催化反应性氧自由基的形成，通过将这些离子与储存和转运蛋白（如转铁蛋白、铜蓝蛋白等）结合，可减少·OH 的形成。

（3）几种酶可消除或分解过氧化氢和过氧离子。如过氧化氢酶可将过氧化氢变成氧和水（$2H_2O_2 \longrightarrow 2H_2O + O_2$）。很多细胞中有过氧化物歧化酶，此酶可将过氧化物转化为过氧化氢和氧（$2·O_2^- + 2H^+ \longrightarrow H_2O_2 + O_2$）。其中镁过氧化物歧化酶位于线粒体，铜-锌-过氧化物歧化酶位于胞质。谷胱甘肽（GSH）过氧化酶通过分解自由基而保护细胞免受损伤（$2·OH + 2GSH \longrightarrow GSSG + 2H_2O$）。

如果自由基产生和消除失衡将导致细胞损伤，如化学损伤、放射损伤、缺血再灌注损伤、细胞老化和吞噬细胞的杀菌等。

自由基引起的细胞、组织损伤主要涉及以下反应：① 在氧存在的条件下自由基可导致生物膜的脂质过氧化。自由基的氧化损伤始于质膜中不饱和脂肪酸中的双键，引起膜通透性的增加。② DNA 损伤。自由基与核和线粒体 DNA 中的胸腺嘧啶反应，引起单链断裂。这种损伤可引起细胞老化或恶性转化。③ 蛋白质氧化修饰。自由基作用于蛋白质中的巯基形成二硫键，导致蛋白与蛋白的交联和蛋白骨架的氧化，甚至蛋白的断裂。氧化修饰促进关键蛋白的降解，导致整个细胞破坏。在许多病理情况下，如缺血再灌注损伤、化学性和辐射损伤、氧和其他气体中毒性损伤、衰老、吞噬细胞的杀菌作用、炎性损伤和巨噬细胞杀伤肿瘤作用等，自由基，尤其是活性氧基团起着重要的作用。

三、细胞和组织损伤的形态学变化

程度较轻的细胞损伤是可逆的，称为可逆性细胞损伤（reversible cell injury），也称变性（degeneration）。严重的细胞损伤是不可逆的，最终引起细胞的死亡，称为不可逆性损伤，包括坏死和凋亡。

各种细胞损伤的早期改变为 ATP 的减少，细胞膜完整性的缺失，蛋白质合成下降，细胞骨架损伤和 DNA 损伤。在一定限度内的损伤引起的改变为可逆的。如果引起损伤的刺激持续存在或过于强烈则导致不可逆的细胞损伤，细胞出现坏死或凋亡。此时，大部分细胞膜均受到损伤，溶酶体肿胀，线粒体空泡化，ATP 产生减少或停止。细胞外钙流入及细胞内储存的钙释放出来，导致多种酶的激活，分解细胞膜、蛋白质、ATP 和核酸。由于细胞膜的破坏，细胞内的蛋白质、酶类释放到细胞外，临床上可通过测量血液中某些酶含量的变化来推测细胞损伤的严重程度，如血清中谷氨酸－丙酮酸转氨酶含量的高低可反映肝细胞的损伤程度，血清中的肌酸磷酸激酶的浓度改变可用来诊断心肌梗死。

在细胞损伤和出现形态学改变之间有一定的时间间隔。用组织化学和超微结构技术，在缺血后几分钟即可观察到病变，但在光镜下则要在缺血后几小时或十几小时后，才能观察到病变。

（一）可逆性细胞损伤

可逆性细胞损伤（reversible cell injury）形态学上可表现为细胞内物质积聚。积聚的物质可为：① 正常细胞成分的过多积聚，如水、脂质、蛋白和糖类；② 外源性或内源性异常物质，如矿物质、感染产物、异常代谢或合成的产物；③ 色素。

细胞内物质积聚的原因：① 正常内源性物质产生正常但消除不足而积聚，如因脂质转运出肝的障碍而出现的肝脂肪变性。② 正常或异常内源性物质因先天或后天代谢、包装、转运、分泌的缺陷而造成积聚，如 α_1-抗胰蛋白酶缺乏症，此病患者因酶中单个氨基酸的改变导致蛋白折叠的缺陷，造成此酶在肝细胞内质网内的积聚。③ 异常外源性物质沉积，细胞无消化这些物质的酶或无力转运这些物质，如碳末。细胞内物质积聚有时是可逆的，有时是进行性的，严重时可引起继发性损伤导致组织的坏死，甚至导致患者死亡。

1. **水样变性（hydropic degeneration）** 也称细胞水肿（cellular swelling），常是细胞损伤中最早出现的病变，系因线粒体受损 ATP 生成减少，细胞膜依赖能量的 Na^+-K^+ 泵功能障碍使细胞内 Na^+ 和水的过多积聚所致。在光镜下，损伤细胞胞质中可见红染的细颗粒状物（图 1-5）。超微结构下，可见细胞膜出现空泡，微绒毛变钝、扭曲，髓鞘样结构形成，细胞间连接松散等细胞改变。线粒体出现肿胀、淡染，可见小的富含磷脂的无定形物质，内质网扩张和多

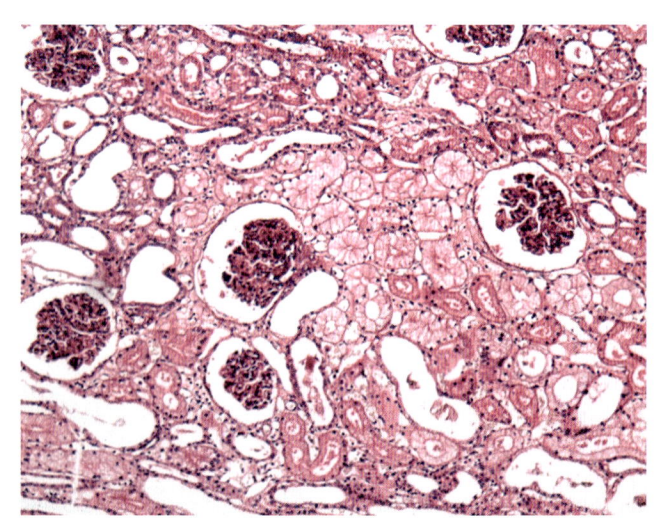

图 1-5　肾水样变性

部分肾小管上皮细胞体积增大，染色变淡，细胞内可见细小颗粒，肾小管腔狭窄

聚核糖体的脱落。细胞核可见染色质凝集。细胞水肿常导致整个组织或器官的肿大，如肝、肾等。此时脏器的被膜紧张，切面边缘外翻，色较苍白而无光泽，似沸水烫过一样。

2. **脂肪变性**（fatty degeneration） 细胞内脂肪的异常蓄积，主要见于缺氧或中毒或代谢障碍的情况下，表现为细胞质内出现小或大的脂滴。

脂滴的主要成分为中性脂肪（三酰甘油）。细胞内的脂滴在常规HE切片制作过程中，被脂溶剂溶解而残留境界清楚的空泡。电镜下可见脂滴为有膜包绕的圆形小体，称为脂质小体。这些小体可逐渐融合变大形成光镜下所见的脂滴。脂肪变性常见于肝细胞，也可发生于心肌、肾曲管上皮和其他器官。轻度脂肪变性对细胞功能一般没有影响，其病变为可逆性。

HE切片中细胞胞质呈空泡化除见于脂肪变性外，还常见于糖原沉积和水样变性，因此需经特殊染色加以鉴别。如PAS染色阳性可明确为糖原沉积。确定脂肪变性可用冰冻切片做苏丹Ⅲ染色，脂滴呈橘红色；若用锇酸染色则呈黑色。既无脂肪又无糖原，则空泡状胞质很可能是水样变性（细胞水肿）。

（1）**肝脂肪变性** 肝是脂质代谢的主要器官，因此肝脂肪变性最常见。肉眼观：中、重度的肝脂肪变性，肝体积增大，表面光滑，边缘钝，色淡黄，质软，比重轻，切面有油腻感（图1-6A）。镜下观：核周可见许多小空泡，以后融合成大空泡，将核挤到细胞一边，酷似脂肪细胞，并可彼此融合成大小不一的脂囊（图1-6B）。脂肪变性在肝小叶内的分布与病因有一定的关系。如慢性肝淤血时，小叶中央区缺氧较重，故脂肪变性首先发生于该区。妊娠急性脂肪肝时，脂肪变性也以小叶中央区肝细胞最为明显。磷中毒常是小叶周边带肝细胞

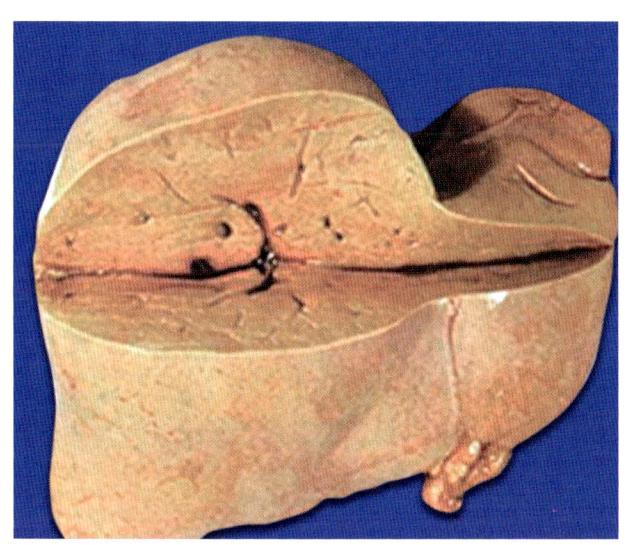

图1-6A 脂肪肝
肝体积增大，呈黄色，切口边缘外翻

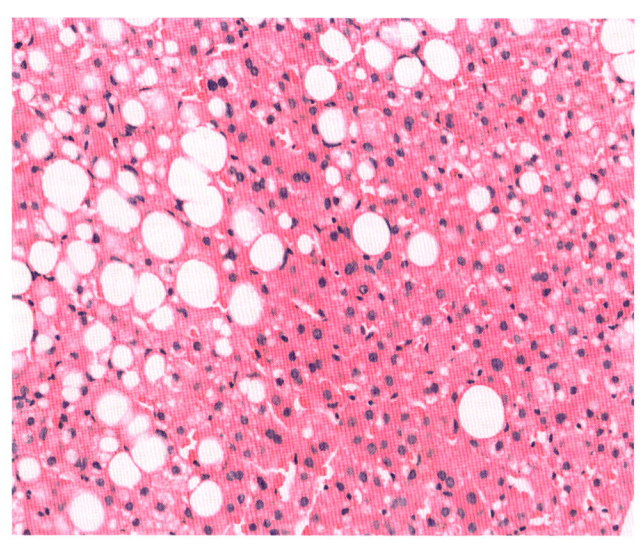

图1-6B 肝细胞脂肪变性
细胞质内可见大小不一的脂肪空泡

受累，这可能是此区肝细胞对磷中毒更为敏感的缘故。严重的中毒和传染病时脂肪变性常累及全部肝细胞。

肝脂肪变性是可逆性变化，原因消除后病变可消退，但如进一步发展，严重者可导致肝硬化。

许多原因可引起脂肪肝，在发达国家以酗酒为最常见的原因。营养不良、糖尿病、肥胖和肝毒素等都可引起脂肪肝。在我国，酗酒引起脂肪肝的比例在逐渐增高。

血液中的脂肪酸进入肝细胞胞质后，经多条途径代谢，其中任何一条途径的异常均可导致肝脂肪变性的发生：① 肝细胞胞质内脂肪酸增多：高脂饮食或身体皮下、大网膜等处的脂肪组织大量分解（如营养不良时）可致血液脂肪酸增多；机体缺氧所致肝细胞糖酵解过程生成的乳酸可转化为大量脂肪酸；肝细胞内脂肪酸也可因氧化功能下降而相对增多。② 酗酒：酗酒可致磷酸甘油增多而促进三酰甘油的合成。③ 缺氧、营养不良（如蛋白缺乏、饥饿和糖尿病等）和肝毒性物质（四氯化碳等）使载脂蛋白减少，进而脂蛋白形成减少，三酰甘油蓄积于肝细胞胞质内。

（2）心肌脂肪变性　有灶性和弥漫性两型。灶性心肌脂肪变性常发生于心内膜下及乳头肌处，多见于左心室。脂肪变性的黄色条纹与未受侵犯的红色心肌相间排列，构成状似虎皮的斑纹，故有"虎斑心"之称。这种分布可能与乳头肌内的血管分布有关。黄色条纹相当于血管末梢分布区，因缺血、缺氧程度重，病变明显，而近血管供应区则缺氧程度轻，病变轻或无病变。灶性心肌脂肪变性可见于长期中等程度的缺氧。弥漫性心肌脂肪变性常侵犯两侧心室，心肌呈弥漫性淡黄色。中毒和严重缺氧可引起弥漫性改变。白喉型中毒性心肌炎属弥漫性脂肪变性的典型改变。镜下观：脂肪滴常位于心肌细胞核附近，较细小，排列呈串珠状。

心肌脂肪变性与心肌脂肪浸润（myocardial fatty infiltration）不同，后者系指心外膜下有过多的脂肪，并向心肌内伸入。心肌因受伸入脂肪组织的挤压而萎缩并显薄弱。病变常以右心室，特别是心尖区为严重。心肌脂肪浸润多见于高度肥胖者或饮啤酒过度者，大多无明显症状，严重者可因心力衰竭而猝死。

（3）肾小管上皮细胞脂肪变性　肾可稍增大，颜色淡黄，切面肾皮质增厚。镜下观：脂滴主要沉积于近曲小管上皮细胞的基底部。在严重病例，远曲小管也可受累。肾小管上皮细胞脂肪变性主要是由于原尿脂蛋白含量增高和（或）肾小管上皮细胞重吸收脂蛋白增多所致。严重的病变可影响肾小管的重吸收功能。

3. 玻璃样变性（hyaline degeneration）又称透明变性，系指在细胞内或间质中，出现均质、半透明的玻璃样物质，在 HE 染色切片中呈均质性红染。玻璃样变性仅是形态学的描述，不同的组织，发生变性的原因、机制有所不同。它可以发生在结缔组织、血管壁或细胞内。

（1）结缔组织玻璃样变性　常见于纤维瘢痕组织内。肉眼观：灰白、半透明状，质地坚韧，缺乏弹性。镜下观：纤维细胞明显变少，胶原纤维增粗并互相融合成为均质、无结构、红染的梁状、带状或片状（图 1-7）。其发生机制尚不清楚，有人认为在纤维瘢痕老化过程中，原胶原蛋白分子之间的交联增多，胶原原纤维也互相融合，其间并有较多的糖蛋白积聚，形成所谓玻璃样物质；也有人认为可能由于缺氧、炎症等原因，造成局部 pH 升高或温度升高，致使原胶原蛋白分子变性成明胶并互相融合所致。

（2）血管壁的玻璃样变性　多发生于高血压病时的肾、脑、脾及视网膜的细小动脉。高血压病时，全身细小动脉持续痉挛，导致血管内膜缺血受损，通透性增高，血浆蛋白渗入内膜下，在内皮细胞下凝固，呈均匀、嗜伊红无结构的物质。此外，内膜下的基底膜样物质也增多。上述改变可使细、小动脉管壁增厚、变硬，管腔狭窄，甚至闭塞（图 1-8）。血流阻力增加，使血压升高，此即细动脉硬化症（arteriolosclerosis），可引起心、肾和脑的缺血。

（3）细胞内玻璃样变性　通常为均质红染的圆形小体，位于细胞质内。如蛋白尿时肾曲管上皮重吸收蛋白增加，吸收的蛋白进入胞质小泡中，小泡同溶酶体融合形成吞噬溶酶体（phagolysosome）。镜下观：肾小管上皮胞质可见粉红色透明小滴；浆细胞合成大量的免疫球蛋白，积聚在内质网中，使内质网明显扩张，形

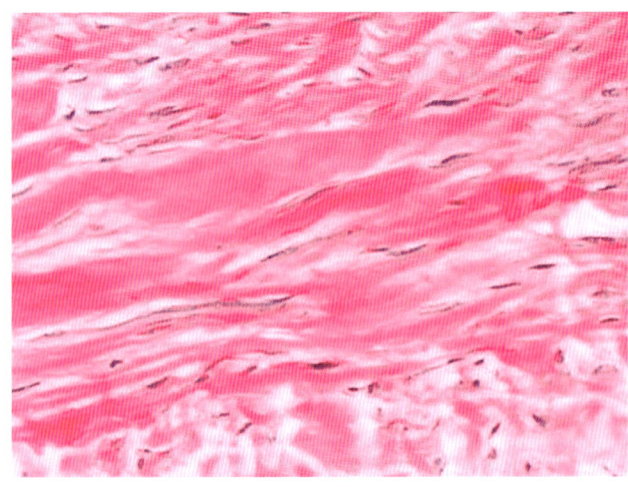

图 1-7　结缔组织玻璃样变性
呈嗜伊红宽带状结构

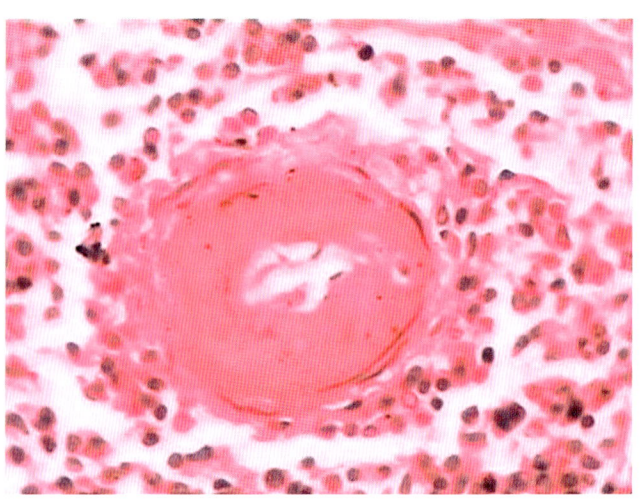

图 1-8　脾小动脉玻璃样变性
管壁均质红染，管腔狭窄

成大的均质的嗜酸性包涵体，称为 Russell 小体；酒精性肝病时，肝细胞胞质中细胞中间丝前角蛋白变性形成 Mallory 小体等。

4. **淀粉样变性**（amyloidosis） 是指在细胞外间质内出现淀粉样物质的异常沉积。淀粉样物质为结合黏多糖的不同蛋白质，遇碘时被染成赤褐色，再加硫酸则呈蓝色，与淀粉遇碘时的反应相似，故由此得名为淀粉样物质。在 HE 切片上淀粉样物质染成淡红色均质状，常沉积于细胞间、小血管基底膜下或沿网状纤维支架分布（图 1-9）。电镜下为非分支的原纤维构成的网，这种原纤维长度不一，宽度为 7.5～10 nm。除原纤维外，还含有由正常血清球蛋白构成的非纤维性无定形物质和硫酸肝素。刚果红染色呈橘红色，在偏光显微镜下呈绿色双折光。

由淀粉样物质引发的疾病称为淀粉样物质沉积症或淀粉样变性。淀粉样物质沉积症可分为原发性和继发性，以及全身性和局灶性。原发性全身性病例的淀粉样物质的前体为免疫球蛋白的轻链，见于多发性骨髓瘤和 B 淋巴细胞肿瘤。继发性全身性病例的淀粉样物质是一种肝合成的非免疫球蛋白的蛋白质（淀粉样相关蛋白），常继发于慢性炎症，如慢性结核病、慢性化脓性骨髓炎、类风湿关节炎和某些恶性肿瘤，如 Hodgkin 淋巴瘤。继发性的局灶性淀粉样物质沉积症见于 Alzheimer 病的脑、甲状腺髓样癌组织和 2 型糖尿病胰岛等。因此，淀粉样物质是一类形态学和特殊染色反应相同，而化学结构不同的异质性物质，其沉积的机制也不同。

5. **黏液样变性**（mucoid degeneration） 又称黏液样变（mucoid change），是指间质内有黏多糖（透明质酸等）和蛋白质的蓄积。常见于间叶组织肿瘤、风湿病、动脉粥样硬化和营养不良时的骨髓和脂肪组织等。镜下观：间质疏松，有多突起的星芒状纤维细胞散在于灰蓝色黏液样基质中（图 1-10）。甲状腺功能低下时，可能是由于甲状腺激素减少所致的透明质酸酶活性减弱，使含有透明质酸的黏液样物质以及水分蓄积于皮肤及皮下的间质中，形成黏液性水肿（myxedema）。借助阿辛蓝等染色，黏液样变性可与分泌上皮产生的黏液（mucin）区别。

6. **细胞内糖原沉积** 糖原是细胞内的正常成分，糖或糖原代谢异常可出现过多的细胞内沉积，常见于糖尿病患者的肾近曲小管上皮细胞内，也可见于肝细胞、胰岛 β 细胞和心肌细胞内。

遗传性糖代谢缺陷可导致糖原贮积症，这类疾病因合成或分解糖原的酶缺陷而导致糖原过多贮积，继发细胞损伤和细胞死亡。

7. **病理性色素沉着** 有色物质即色素（pigment）在细胞内、外的异常蓄积称为病理性色素沉着（pathologic pigmentation）。沉着的色素主要是由体内产生的（内源性色素），包括含铁血黄素、脂褐素、胆红素和黑色素等。由肺吸入和文身时注入皮内的色素等属于外源性色素沉着。这些吞噬的色素也长期滞留在吞噬细胞内形成色素颗粒。

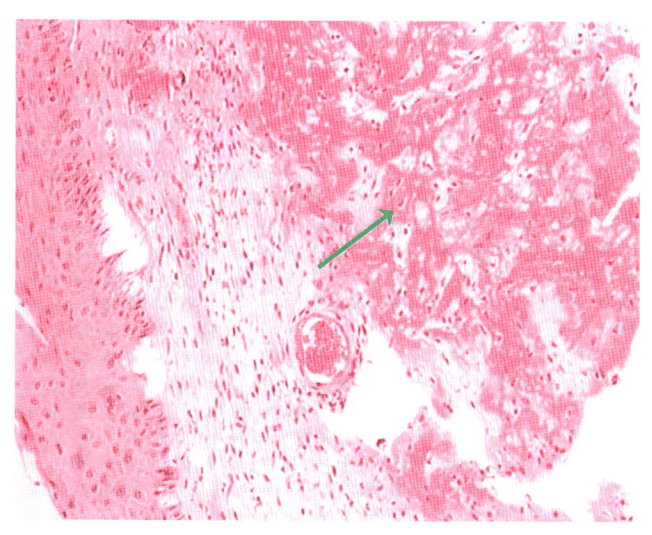

图 1-9　喉息肉
鳞状上皮下淀粉样物质沉积

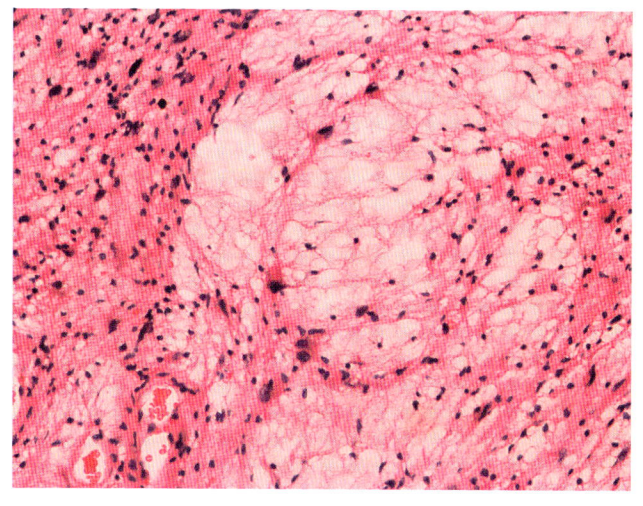

图 1-10　黏液样变性
间质疏松，有多突起的星芒状纤维细胞散在于灰蓝色黏液样基质中

（1）含铁血黄素（hemosiderin） 是血红蛋白代谢的衍生物。红细胞或血红蛋白被巨噬细胞吞噬后，通过溶酶体的消化，来自血红蛋白的 Fe^{3+} 与蛋白形成电镜下可见的铁蛋白微粒，若干铁蛋白微粒聚集成为光镜下可见的大小、形状不一的金黄色或棕黄色颗粒，具有折光性。含铁血黄素通常见于骨髓、脾和肝的巨噬细胞内。细胞崩解后也可见于细胞外。含铁血黄素由于含有 Fe^{3+}，普鲁士蓝（Prussian blue）反应呈蓝色。

局部出血或长期淤血区，如机化的血肿、出血性梗死、骨折等病灶附近可见灶性含铁血黄素沉着。长期反复发作的心力衰竭患者，因肺内持续充血，漏出的或因毛细血管破裂出血所外逸的红细胞被巨噬细胞所吞噬，然后以含铁血黄素方式沉积下来。这类出现于左心衰竭患者肺内和痰内的含有含铁血黄素的巨噬细胞称为心衰细胞（heart failure cell）（图 1-11）。除心力衰竭患者外，凡是肺内有出血的患者，肺内都可见到这种细胞，但此时不能称之为心衰细胞。全身性含铁血黄素沉着（含铁血黄素沉着症，hemosiderosis），见于铁摄入过多、溶血性贫血、铁利用障碍以及反复多次输血的患者，含铁血黄素沉积主要发生在脾、肝和骨髓等器官的巨噬细胞内或者细胞外，一般不损害实质细胞。但在血色病（hemochromatosis）时含铁血黄素也可进一步沉着于肝、心、胰腺、内分泌腺等器官的实质细胞，并导致肝纤维化、心力衰竭和糖尿病。

（2）脂褐素（lipofuscin） 是一种黄褐色色素，内含 50% 左右的脂质，一般认为是由于胞质中的自噬溶酶体内的细胞器碎片不能被酶消化而形成的一种不溶性残余体。脂褐素本身对细胞并无损伤，它只代表自由基损伤和脂质过氧化的结果。脂褐素通常见于老年、营养不良和慢性消耗性患者的肝细胞、心肌细胞和神经元内，故又有老年性色素和消耗性色素之称。正常人的附睾上皮细胞、精囊上皮、睾丸间质细胞及某些神经元内也可含有脂褐素。

镜下见，黄褐色的颗粒状色素位于核周围（如肝细胞）或核的两端（如心肌细胞）。当老年或重度营养不良患者的心脏体积缩小，且又有过多的脂褐素沉积时，称为褐色萎缩。

（3）黑色素（melanin） 是由黑色素细胞合成的一种黑褐色的内源性色素。黑色素细胞（melanocyte）为来源于神经外胚叶的树突状细胞，主要位于表皮和黏膜的基底层或基底上层。黑色素细胞与基底细胞及角化细胞的比例随种族、年龄、身体部位和日照程度的不同而不同。黑色素细胞合成的黑色素以黑色素颗粒的形式传递到周围的角质细胞，对紫外线的辐射有保护作用。黑色素细胞含有酪氨酸酶，能催化胞质内的酪氨酸氧化成多巴，并进一步生成黑色素（图 1-12）。根据这一特性可利用多巴染色鉴定黑色素细胞。

人类的黑色素合成受垂体、肾上腺和性腺等激素的调控。腺垂体分泌的促黑素细胞激素（MSH）和 ACTH 能促进其合成。而肾上腺皮质激素能抑制 MSH 释放，故肾上腺皮质功能低下的 Addison 病患者皮肤色素增多。肾上腺髓质激素也有干扰 MSH 对黑色素细胞的作用。雌激素可促进皮肤黑色素的沉着。全身性皮肤黑色素增多除见于 Addison 病外，还见于某些与性激素有关的疾病和状态，如前列腺癌接受大量雌激素治疗者、慢性肝病患者、孕妇和口服含雌激素的避孕药的妇女。局限性黑色素增多常见于色素痣及恶性黑色素瘤等。

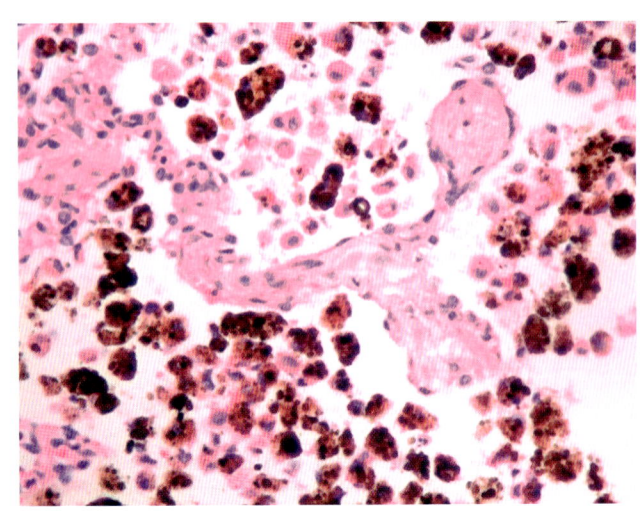

图 1-11　慢性肺淤血

肺泡腔内吞噬大量含铁血黄素的心衰细胞

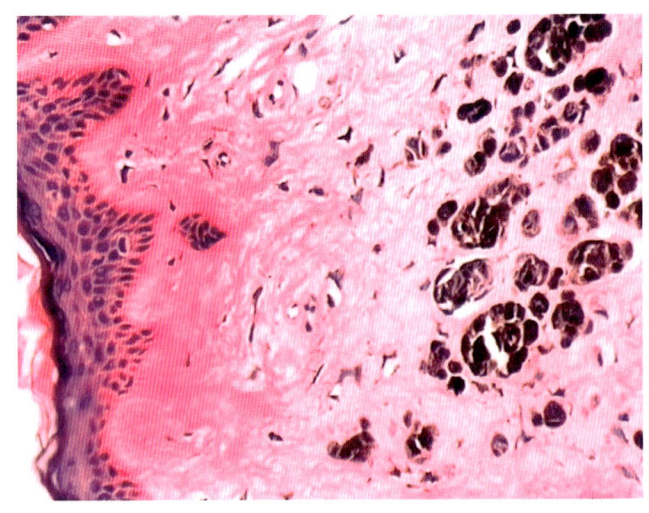

图 1-12　皮内痣

真皮内巢状分布的痣细胞，浆内含有黑色素

（4）胆红素（bilirubin） 是正常胆汁的主要色素，由血红蛋白衍生而来，不含铁。胆红素在细胞或组织内增多时可导致组织淤胆，临床上出现黄疸。

8.病理性钙化　组织内有钙盐的异常沉积称为病理性钙化（pathologic calcification）。病理性钙化可发生在很多疾病的情况下，除钙盐外，尚可有少量铁、镁和其他矿物质。当钙盐在组织中沉积到一定量时，肉眼可见灰白颗粒状或团块状坚硬的物质，触之有砂粒感。组织切片中，钙化物呈不规则的颗粒或团块，苏木精染色呈蓝色，硝酸银染色呈黑色。有时在钙化的基础上又发生骨化，甚至有骨髓形成。这种钙盐的成分与正常骨相似。有时钙化呈同心圆状，状似砂粒，称砂粒体。砂粒体可见于甲状腺乳头状癌、卵巢浆液性囊腺癌等。病理性钙化可分营养不良性钙化和转移性钙化。

（1）营养不良性钙化（dystrophic calcification） 继发于局部组织坏死或异物的异常钙盐沉积，可见于结核病坏死灶（图1-13）、脂肪坏死灶、动脉粥样硬化斑块、陈旧性瘢痕组织和血栓等，还见于坏死的寄生虫体、虫卵、石棉纤维、其他异物以及老化或损伤的心瓣膜。如前所述，细胞损伤后膜通透性增加，钙离子内流增加，线粒体摄取钙也增加。故细胞内钙化始于坏死细胞的线粒体。细胞外钙化则始于有膜包绕的小泡内的磷脂结合被浓缩。磷脂经磷脂酶降解形成磷酸盐。损伤和坏死组织中变性的蛋白质极易与磷酸盐离子结合，再与Ca^{2+}形成磷酸钙沉淀。营养不良性钙化者的血磷、血钙的水平正常。营养不良性钙化常可引起器官的功能异常，如心瓣膜钙化导致心功能衰竭，动脉粥样硬化可造成心、脑、肾等脏器的损害等。

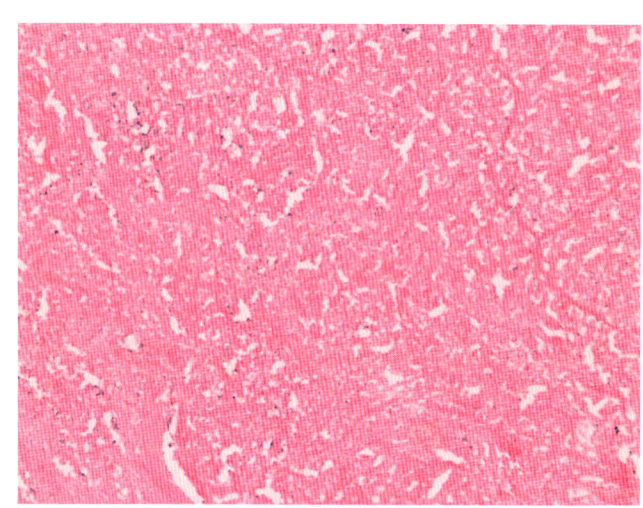

图1-13　结核病的干酪样坏死
干酪样坏死物中见蓝染颗粒状的钙盐沉积

（2）转移性钙化（metastatic calcification） 系指全身性钙、磷代谢障碍、血钙和血磷增高所引起的某些组织的异常钙盐沉积，可见于甲状旁腺功能亢进或恶性肿瘤分泌异位甲状旁腺素样物质、维生素D过多症和肿瘤转移至骨引起的骨组织的快速广泛的破坏、Paget病、结节病、特发性婴儿高钙血症和肾衰竭等。转移性钙化时钙盐常沉积于正常泌酸的部位，如肺泡壁、肾小管的基底膜和胃黏膜上皮。一般认为，这些局部氢氧根离子含量高，在高钙血症的情况下形成氢氧化钙$[Ca(OH)_2]$和混合盐羟磷灰石（$3Ca_3[PO_4]_2Ca(OH)_2$）。转移性钙化一般无明显的临床表现，但严重的肺钙化可损伤呼吸功能，肾的严重钙化可造成肾损害。

（二）不可逆性损伤

细胞受到严重损伤累及细胞核时，呈现代谢停止、结构破坏和功能丧失等不可逆性损伤，即细胞死亡（cell death）。细胞死亡包括坏死和凋亡（见四、凋亡）两种类型。

坏死（necrosis）是指活体内局部组织、细胞死亡的一种形式。坏死可因不可逆性损伤直接迅即发生，也可以由可逆性损伤（变性）发展而来。坏死后的细胞和组织不仅代谢停止、功能丧失，而且细胞内物质的漏出，引起周围组织的炎症反应。坏死细胞和组织的一系列形态改变，主要是由坏死细胞被自身的溶酶体酶消化（自溶）引起的，也可以由坏死引发的急性炎症时渗出的中性粒细胞释放的溶酶体酶引起（异溶，heterolysis）。有无炎症反应对鉴别坏死和死后自溶很有价值，后者无炎症反应。

1.坏死的基本病变　细胞坏死后发生镜下可见的自溶性改变常要在细胞死亡几小时后才能见到，如心肌梗死最早的形态学证据要在梗死后4~12 h才出现。但因坏死细胞膜通透性增加，胞质中的一些酶可释放到血液中，使血液中该酶的活性升高，如心肌梗死在细胞坏死2 h就可测到血肌酸激酶、乳酸脱氢酶和谷草转氨酶的升高；肝细胞坏死时，血谷草转氨酶、谷丙转氨酶升高；胰腺细胞坏死时，血淀粉酶升高等。

（1）细胞核的变化　细胞坏死的形态改变主要在细胞核（图1-14）。

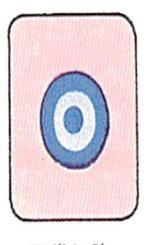 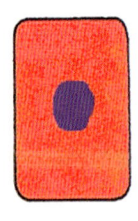 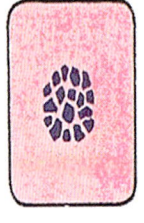 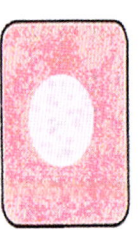

正常细胞　　　染色质边集　　　核固缩　　　核碎裂　　　核溶解

图1-14　细胞坏死时核的形态学变化示意图

核溶解是坏死的主要形式，但也可表现为核固缩和核碎裂。在细胞pH降低的情况下，DNA酶活化，水解染色质，使嗜碱性减弱，仅能见到核的轮廓，称核溶解（karyolysis）。核固缩、核碎裂、最后染色质都溶解消失，但是核固缩、核碎裂、核溶解并不一定是一个循序渐进的过程。细胞凋亡时见到的主要为核固缩和核碎裂。两种不同类型的细胞死亡的核形态变化过程也不一样。

（2）细胞质和胞膜的变化　死亡细胞的胞质嗜酸性增强，可能因糖原丢失而比正常细胞更为均质。这是因为RNA的丢失以及蛋白变性，增强其与伊红染料的亲和力的结果。当酶消化细胞器时，则可出现虫蚀状或空泡化。坏死细胞的细胞膜出现破裂或崩解，细胞内容物溢出，可引起周围组织的炎症反应，是坏死和凋亡的区别要点之一。死亡细胞可最终由称为髓鞘样结构（myelin figure）的漩涡样磷脂团所取代，这些磷脂沉淀物再被其他细胞吞噬或被进一步分解成脂肪酸。这些脂肪酸的钙化导致钙皂化。电镜下坏死细胞的特征为细胞膜和细胞器质膜的崩解、线粒体扩张，其内可见大的无定形物沉积。另外，还可见细胞内髓鞘样小体、无定形的嗜锇酸碎屑和可能为变性蛋白的绒样物质。

（3）间质的变化　间质对各种损伤因子的耐受性大于实质细胞，所以早期间质可没有明显改变。后期由于酶的作用，基质逐渐解聚，胶原纤维肿胀、液化和纤维性结构消失，成为一片无结构的红染物质。

由于坏死形态学改变的出现需要一定的时间，因此，早期的组织坏死常不易辨认。临床上一般将失去生活能力的组织称为失活组织（devitalized tissue），在治疗中必须将其清除。一般来讲，失活组织失去原有的光泽，颜色苍白、混浊；失去原有弹性，刺激后回缩不良；无血管搏动，切开后无新鲜血液流出；失去正常的感觉和运动（如肠蠕动）功能等。

2.坏死的类型　引起坏死形态改变有两个基本过程，即蛋白质的变性和细胞的酶性消化。根据坏死的形态表现，坏死可分为以下几类：

（1）凝固性坏死　当蛋白质变性凝固且溶酶体酶水解作用较弱时，坏死组织呈灰白、干燥、质实的凝固状，尚保留原组织的组织结构轮廓，称凝固性坏死（coagulative necrosis）。其发生可能为坏死局部的酸中毒，不仅使结构蛋白发生变性，也使细胞内的溶酶体酶变性，与阻断自溶过程有关。凝固性坏死可发生于除脑以外的所有组织，但多见于脾、肾和心等实质器官的缺血性坏死，也见于剧烈的细菌毒素、苯酚、升汞和其他化学腐蚀剂引起的坏死。

肉眼观：坏死灶因蛋白质的凝固而呈灰白或黄白色，质地较硬，坏死区边缘可出现一条暗红色缘（充血出血带）。镜下观：坏死区细胞结构消失，但细胞的外形和组织轮廓仍保存一段时间（图1-15）。凝固性坏死可被吞噬细胞清除或被渗入的白细胞溶解而变成液化性坏死。

（2）液化性坏死　有些组织坏死后经酶解作用而变成液态，并在局部形成液化囊腔，称为液化性坏死（liquefaction necrosis）。常发生于含脂质多（如脑）和含蛋白酶多（如胰腺）的组织，例如脑组织中水分和磷脂多而蛋白成分少，坏死后能形成半流体状，称脑软化（encephalomalacia）（图1-16）。化脓菌感染时，由于大量中性粒细胞的渗出，释放水解酶，坏死组织溶解形成脓肿（abscess），也属液化性坏死。

（3）特殊类型的坏死　一些类型的组织坏死其形态学和发生机制有别于凝固性坏死和液化性坏死，故将其列为特殊类型的坏死。

① 干酪样坏死（caseous necrosis）：是特殊类型的凝固性坏死。肉眼观：坏死组织呈淡黄色，质松软、细腻，状似干酪而得名。主要见于结核病，偶可见于某些梗死灶、坏死的肿瘤和结核样型麻风的粗大神经等。镜下观：

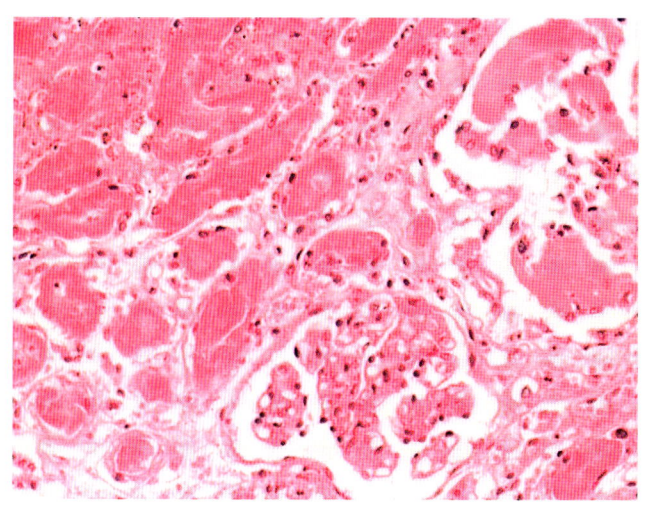

图1-15 肾凝固性坏死

可见肾小球和肾小管轮廓，但细胞结构消失

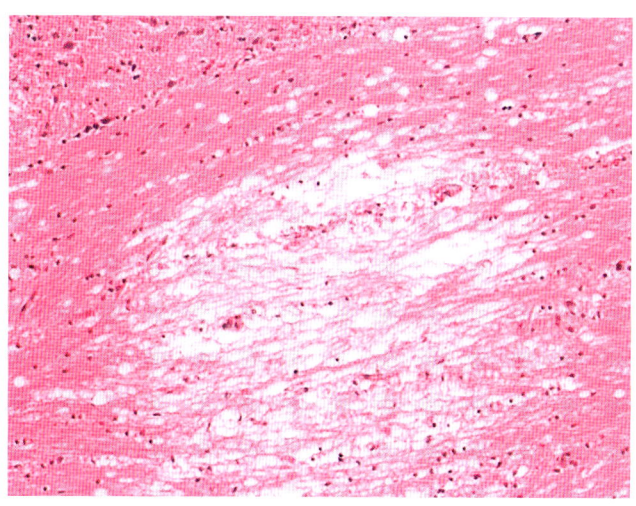

图1-16 脑液化性坏死

左上为正常脑组织，中间为软化灶

原有的组织结构完全崩解破坏，呈现一片无定形、颗粒状的红染物。

② 坏疽（gangrene）：指继发有腐败菌感染的大块组织坏死。坏疽常发生在肢体或与外界相通的内脏。感染的腐败菌常为梭状芽胞杆菌属的厌氧菌和奋森螺旋体等。腐败菌在分解坏死组织过程中，产生硫化氢，与血红蛋白中的铁离子结合，形成硫化铁，使组织变为黑色或暗绿色。根据坏疽的形态，可分为三种：

干性坏疽（dry gangrene）：多发生于肢体，特别是下肢。动脉粥样硬化、血栓闭塞性脉管炎和冻伤等疾病时，动脉阻塞，肢体远端可发生缺血性坏死。由于静脉回流仍通畅，加上体表水分蒸发，坏死的肢体干燥且呈黑色，与周围正常组织之间有明显的分界线（图1-17）。由于病变干燥，不利于腐败菌生长，因此，腐败性变化较轻。

湿性坏疽（wet gangrene）：多发生于与体表相通的内脏，如肺、肠和子宫等。也可发生于动脉阻塞又有淤血水肿的肢体。由于坏死组织水分多，为腐败菌的入侵和繁殖创造了有利的条件，故腐败菌感染严重使局部肿胀，呈黑色或暗绿色。湿性坏疽组织与健康组织无明显分界线。肠坏疽、坏疽性阑尾炎和坏疽性胆囊炎等都是实例。坏死组织经腐败菌分解产生吲哚、粪臭素等，故有恶臭。由于坏死组织腐败分解所产生的大量毒性物质被机体吸收，可造成毒血症，危及生命。

气性坏疽（gas gangrene）：深在的开放性创伤合并产气荚膜杆菌等感染时，组织坏死并产生大量气体，使病区肿胀，呈棕黑色，有奇臭。病变特点之一是明显累及肌肉，并易沿肌束蔓延，肌纤维发生凝固性坏死，部分为液化性坏死，与正常组织分界不清，并可因含气体而呈蜂窝状。坏死组织分解产物和毒素大量吸收，可致机体迅速中毒而死亡。

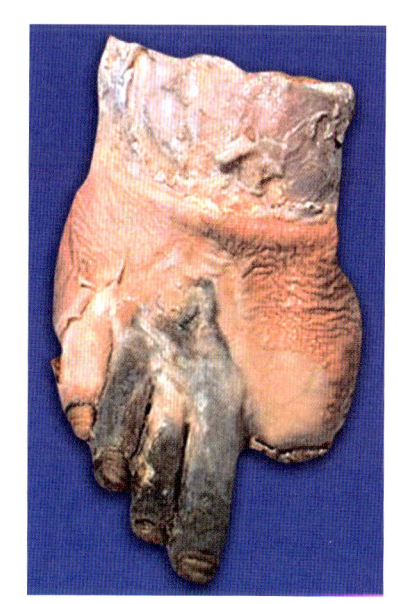

图1-17 足干性坏疽

坏死组织呈黑褐色，分界清楚，拇趾已截肢

③ 脂肪坏死（fat necrosis）：主要有酶解性脂肪坏死和外伤性脂肪坏死两种。前者常见于急性胰腺炎时胰酶外溢并激活，将细胞内的脂肪分解为甘油和脂肪酸，而脂肪酸则与组织中钙离子结合形成钙皂。肉眼观：不透明的灰白色斑点或斑块。镜下观：坏死细胞有时尚能见到模糊的轮廓，细胞内有散在的嗜酸性颗粒状物（钙皂）。外伤性脂肪坏死则大多见于乳腺外伤。外伤引起脂肪细胞破裂，脂肪释出引起慢性炎症和异物巨细胞反应，局部可形成肿块。

④ 纤维素样坏死（fibrinoid necrosis）：曾称为纤维素样变性（fibrinoid degeneration），是发生于纤维结缔组织和血管壁的一种坏死。病变局部结构消失，形成边界不清的小条或小块状染色深红的、有折光的无结构物质。由于其染色性质与纤维素（纤维蛋白）相似，故而得名。

纤维素样坏死常见于变态反应性疾病，如急性风湿病、结节性动脉周围炎和新月体性肾小球肾炎等，也见于非变态反应性疾病，如恶性高血压的小动脉和胃溃疡底部的动脉壁。不同疾病时纤维素样坏死所形成的机制可能不同。纤维素样坏死物质可能是肿胀、崩解的胶原纤维或是沉积于结缔组织中的抗原抗体复合物，也可能是由血液中渗出的纤维蛋白原转变而成的纤维素。

3.坏死的结局

（1）溶解吸收　组织坏死后，由于坏死组织本身及坏死灶周围中性粒细胞所释放的各种水解酶的作用，使坏死组织溶解液化，然后由淋巴管或血管吸收。不能吸收的碎片，则由吞噬细胞吞噬、消除。小的坏死灶溶解吸收后，常通过修复使功能和形态部分恢复。大的坏死灶溶解后不易完全吸收，可形成囊腔（cyst）。

（2）分离排出　位于体表和与外界相通脏器的较大的坏死灶不易完全溶解吸收，其周围发生炎症反应，渗出的中性粒细胞释放水解酶，可加速坏死灶边缘组织的溶解，使坏死灶与健康组织分离、脱落，形成缺损。坏死灶如位于皮肤或黏膜，可形成溃疡（ulcer）。肾、肺等器官的坏死组织液化后可经自然管道（输尿管、气管）排出，留下的空腔称为空洞（cavity）。溃疡和空洞仍可修复。

（3）机化　坏死组织不能完全溶解吸收或分离排出，则由肉芽组织长入坏死区，代替坏死组织。这种由肉芽组织代替坏死组织、纤维素性渗出物、浓缩的脓液、组织内血肿和血栓等无生机物质的过程，称为机化（organization），最后可形成瘢痕组织。

（4）包裹、钙化　如果坏死灶较大，或坏死物难以溶解吸收，或不能完全机化，则常由周围肉芽组织加以包裹（encapsulation），以后则为增生的纤维组织包裹，其中的坏死物质有时可继发营养不良性钙化。

4.坏死对机体的影响　坏死对机体的影响与下列因素有关：① 坏死细胞的生理重要性：例如心肌、脑组织的坏死后果严重；② 坏死细胞的数量：例如肝细胞的广泛性坏死后果严重；③ 坏死细胞所在器官的再生能力：例如肝细胞易于再生，如果不是广泛性坏死，坏死后容易恢复；④ 发生坏死器官的贮备代偿能力：例如肾、肺为成对器官，贮备能力强，即便发生较大的坏死也不会明显影响功能。

四、凋亡

凋亡（apoptosis）一词来自希腊语，原意是指枯萎的树叶从树上凋落，是形态学和生化特征上不同于经典坏死的另一种类型的细胞死亡方式，是依赖能量的细胞内死亡程序活化而致的细胞自我清除，故一般文献称之为程序性细胞死亡（programmed cell death，PCD）。但从严格意义上讲，两者有所区别。PCD原意是指在发育过程中，定时可见的生理性刺激导致的细胞死亡，是一个生理过程，是基因在一定的时空情况下引起的细胞死亡，因此是一个功能性名称。而凋亡强调的是形态学改变。一方面程序性细胞死亡并非都是细胞凋亡的形态学特征，另一方面细胞凋亡可见于许多非生理状态时，如疾病所引起的细胞凋亡和抗癌药所致的癌细胞死亡等。凋亡时激活的酶导致细胞自身的DNA和核内及胞质内蛋白的降解，但细胞膜仍保持完整，故凋亡细胞很快由吞噬细胞清除。因无细胞内容的泄漏故不引起炎症反应，这与坏死不同，但两者有时可同时存在。凋亡和坏死在发生机制上有时可交叉并具有某些共同特征。某些细胞可以发生凋亡，也可以发生坏死，选择细胞死亡的类型取决于损伤因子的强度和持续时间、死亡过程的快慢以及ATP消耗的程度。两者的区别见表1-1。

（一）凋亡的意义

细胞凋亡是多细胞动物中存在的一种高度保守的现象，以不引起周围组织炎症反应的方式"干净"地既清除个别不需要的细胞，又保持结构和功能正常的代价最小的方式。对维持机体正常生理功能和自身稳定十分重要。凋亡可见于很多生理情况下，也可见于很多病理状态。

1.生理情况下的凋亡　在去除不再需要的细胞方面起重要作用。

（1）胚胎发育期间有计划地去除某些细胞，以决定哪些细胞进一步发育，哪些细胞已完成使命而走向凋亡。

（2）成人组织中激素依赖性的退化，如月经周期中的子宫内膜、绝经期的卵巢滤泡闭锁、断奶后乳腺的退化等。

（3）增殖细胞群体中的细胞去除，以维持相对恒定的细胞数，如肠隐窝上皮。

（4）宿主细胞在完成任务后的死亡，如急性炎症反应时的中性粒细胞和免疫反应后的淋巴细胞。这些细胞在完成任务后因断绝生存信号（如生长因子等）而走向凋亡。

（5）去除潜在有害的自身反应性淋巴细胞。

（6）细胞毒性T细胞诱导的细胞死亡。此种方式构成针对病毒和肿瘤的防御系统以清除病毒感染的细胞和肿瘤细胞。

生理性凋亡与增生一起，作为"阴阳"调节中的阴性调节者的生理意义在于：保持成年个体的器官大小和功能；参与器官的发育改建；参与生理性萎缩和消散；处理阴性选择的免疫细胞等。老化可能也与凋亡有关。

2.病理情况下的凋亡

（1）各种损伤性因素产生的细胞死亡，例如放射线和细胞毒性药物损伤DNA，如果不能及时修复，则细胞走向凋亡。此种机制可防止因突变和移位等DNA损伤的细胞不及时清除造成的恶性转化。

（2）某些病毒性感染，如病毒性肝炎中的嗜酸性小体（Councilman body）。

（3）某些实质性器官的导管阻塞后出现的病理性萎缩，如胰腺、腮腺和肾可出现细胞凋亡。

（4）肿瘤中的细胞死亡，最常见于肿瘤退化时，也可见于进展期的肿瘤。

（5）细胞毒性T细胞导致的细胞死亡，如在细胞免疫性排斥反应和移植物抗宿主反应时。

（6）激素依赖的组织和器官的病理性萎缩，例如睾丸切除后的前列腺萎缩。

（7）有些情况下虽以坏死为主，但线粒体的损伤可诱发凋亡。

凋亡不足或凋亡过多均与很多疾病的发生关系密切。凋亡不足和细胞存活延长，则意味着减少异常细胞的更换。这些异常细胞的积聚，可发生恶性肿瘤，尤其是有p53突变的肿瘤或激素依赖性肿瘤，如乳腺癌、前列腺癌或卵巢癌。如果针对自身抗原的淋巴细胞不能及时清除，则可发生自身免疫性疾病，如红斑狼疮等。

凋亡过多则导致过多的细胞死亡，影响脏器甚至机体的功能而导致疾病。如心肌梗死时或脑卒中时所见到心肌细胞和脑细胞的凋亡，很多病毒感染时病毒感染细胞的凋亡等。

（二）凋亡的机制

诱发凋亡的信号包括生长因子或激素的缺乏、死亡受体的特异性参与以及各种损伤因子的作用等。缺乏生长因子或激素，可使线粒体通路中促凋亡因子多于抗凋亡因子，诱发细胞凋亡。放射线或化疗药物引起的凋亡，则始于DNA损伤，其中p53起重要作用。DNA损伤时p53使细胞停滞于G_1期以使损伤的DNA得以修复。如DNA修复失败，则p53启动凋亡程序。当p53突变或缺失时，修复功能缺失，带有损伤DNA的细胞可继续增殖进而可发展为恶性肿瘤。细胞毒性T细胞分泌穿孔素，可使称为粒酶B的蛋白酶进入到所攻击的细胞中，粒酶B可裂解蛋白，激活细胞的半胱氨酸、天冬氨酸蛋白酶家族（caspases）。细胞毒性T细胞表面也表达FasL，它通过同Fas受体的结合，启动凋亡。肿瘤坏死因子受体（tumor necrosis factor receptor，TNFR）家族不仅能直接引起肿瘤细胞坏死，还可通过TNF-TNFR同TNF受体相关死亡结构域（domain）的结合，激活caspase，诱发细胞凋亡。

凋亡的过程分为起始阶段和执行阶段。

1.起始阶段　caspases被激活，引起一系列酶促级联反应。起始阶段的信号通路有两个，即外源性通路和内源性通路。

（1）外源性（死亡受体）通路　诱导凋亡的细胞外因素与细胞表面的受体结合，将信号传入细胞内，死亡受体包括肿瘤坏死因子受体（TNFR）家族和相关蛋白Fas。当Fas由其配体FasL交联到一起时，3个或更多的Fas分子聚合到一起，同细胞内的死亡结构域一起，再与Fas相关的死亡结构域一起激活caspase 8启动凋亡过程。此通路可由称为FLIP的蛋白所抑制，因FLIP蛋白能同caspase 8结合而阻断此凋亡通路。某些病毒和正常细胞可产生FLIP来保护其感染细胞或正常细胞免于凋亡。

（2）内源性（线粒体）通路　此通路不需要死亡受体，而是因线粒体的通透性改变和一些促凋亡分子，如细胞色素C释放到胞质中而诱发凋亡。细胞色素C与凋亡激活因子-1（ACF-1）结合可激活caspase 9引发凋亡。其他线粒体蛋白，如凋亡诱导因子（apoptosis inducing factor，AIF），如果释放到胞质中也可同抑制凋亡的因子结合，阻遏凋亡抑制因子的功能而促发凋亡。线粒体膜上的Bcl-2和Bcl-X对细胞色素C和Apaf-1具有抑制作用，故正常条件下Bcl-2具有抑制凋亡的作用。

2. 执行阶段 此阶段主要由 caspase 3、6 作为执行者，它们具有裂解细胞骨架和核基质蛋白的能力，激活 DNA 酶等，细胞发生凋亡。

死亡细胞的清除：在凋亡的早期，凋亡细胞分泌能吸引巨噬细胞的可溶性因子，使死亡细胞在释放其细胞内容之前就被迅速清除，故无炎症反应。

（三）凋亡的形态学特征

凋亡一般为正常细胞群体中单个细胞的死亡。由于死亡细胞核水分脱失，染色质凝聚，细胞核变小，嗜碱性增强。光镜下可见，单个细胞与周围的细胞分离，核染色质浓集呈紫蓝色致密的球状。或者染色质重新分布于核膜下，胞质浓缩，嗜酸性增强。在电镜下可见，凋亡细胞首先出现核的致密化，染色质浓缩，沿着核膜排列（染色质边集），然后染色质逐步分裂为碎片，称核碎裂（karyorrhexis）。与此同时，细胞器也发生浓缩，失去水分。凋亡的细胞皱缩，但细胞膜完整。之后细胞膜下陷，包裹核碎片和细胞器，形成多个凋亡小体（apoptotic bodies）。凋亡小体外被覆细胞膜，其中可含核碎片，也可仅为胞质成分。病毒性肝炎时肝组织内所见的嗜酸性小体（图 1-18）和淋巴组织生发中心中的可染小体（tangible bodies）是凋亡小体的典型例子。单个细胞凋亡后，相邻细胞（巨噬细胞和肿瘤细胞等）可吞噬凋亡小体，并在吞噬溶酶体中消化降解。细胞凋亡发生很快，持续 2~4 h。

凋亡的生化特征主要为 caspases 激活。在正常细胞内，很多 caspases 以前酶的形式存在，其激活可裂解很多重要的细胞蛋白，破坏核骨架和细胞骨架。caspases 激活 DNA 酶造成 DNA 的降解，故凋亡细胞中出现特征性的 DNA 降解，使 DNA 分解成 20~30 kb 的片段，再在 Ca^{2+}、Mg^{2+} 依赖性内切酶的作用下，裂解成 180~200 bp 的片段，故在凝胶中可见 DNA 梯形现象。一般来说，坏死时 DNA 呈抹片状，无明显梯形现象出现。凋亡细胞在其胞膜外层表达磷脂酰丝氨酸、血栓黏合素（thrombospondin）。这些物质易同巨噬细胞分泌的蛋白结合而有助于早期被巨噬细胞识别和吞噬，而不引起周围炎症反应。

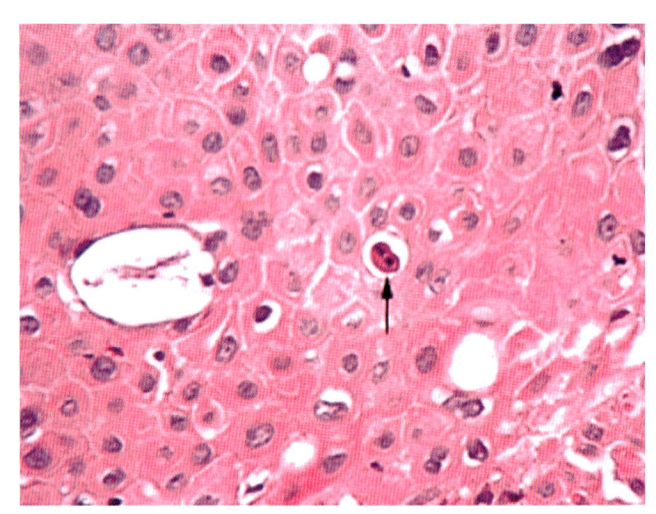

图 1-18 凋亡细胞

凋亡细胞（↑）与邻近细胞分离，胞质嗜酸性，核浓缩

表 1-1 细胞坏死与凋亡的区别

	坏死	凋亡
诱导原因	仅见于病理性损伤（缺氧，化学毒物中毒等）	生理性和病理性均可
组织学改变		
范围	一般发生于多数细胞	多发生于单个细胞
胞质	肿胀	皱缩
线粒体	肿胀→破坏	致密
其他细胞器	肿胀→破坏	致密
染色质	凝聚成块状	致密
细胞膜	完整性破坏	保持完整性
	坏死细胞崩解	形成凋亡小体
炎症反应	存在	缺乏，凋亡小体被吞噬
DNA 分解机制	随意性，弥漫性	核小体间分解（180~200 bp）
	ATP 减少	基因活化（新蛋白质合成）
	膜损害，自由基损害	核酸内切酶激活

五、细胞老化

个体的生命过程一般经过发育、成熟、衰老和死亡几个阶段。机体成熟后，随着年龄的增大，几乎所有的器官、系统均发生生理功能和组织结构的退行性改变。这种退行性改变一般统称为老化（aging）或衰老（senescence）。

细胞的老化（cellular aging）是个体老化的基础，表现在许多细胞功能的降低和组织形态学的改变。老化细胞在代谢和功能方面表现为线粒体氧化磷酸化功能减弱、核酸和蛋白质（结构蛋白质、酶、细胞受体和转录因子等）合成减少、摄取营养物质的能力降低和DNA或线粒体损伤修复功能减弱等。在形态学上表现为细胞核不规则、异常分叶、线粒体空泡化、内质网减少、高尔基体扭曲和脂褐素沉积等。目前认为，细胞老化是细胞增殖活性进行性下降和长期的外界影响导致细胞和分子损伤积累的结果。

人们从基因、代谢和器官水平来解释细胞的老化过程，但迄今没有公认的学说。老化时钟和代谢遗传损害积累学说是两种主要的学说。

（一）细胞复制功能下降（老化时钟）

实验证明，正常组织、细胞在体外培养条件下的分裂能力是有限的，经过一定次数的传代培养后便会死亡，而培养的恶性肿瘤细胞是永生的。正常人成纤维细胞在培养条件下可进行60次的群体倍增，而早老性常染色体隐性遗传病——Werner综合征患者的成纤维细胞只有20次。上述现象提示细胞的增殖次数是由基因组中计时器，即老化时钟（aging clock）所控制的。

端粒和端粒酶的发现证实了老化时钟的存在。端粒（telomeres）是位于真核细胞线性染色体末端的一种特殊结构，是由端粒染色体末端DNA和末端DNA结合蛋白构成的复合物。端粒的作用是保护基因组的完整性，防止染色体的融合、丢失和降解。端粒DNA的主要成分是富含鸟嘌呤的简单串联重复序列（TTAGGG），可重复长达10 kb以上。端粒结合蛋白具有序列特异性，保护端粒DNA免受化学修饰和核酸酶的作用。端粒的长短与细胞的"年龄"呈反相关，细胞越老，端粒越短；反之亦然。端粒长度的维持是通过端粒酶（telomerase）作用来实现的。端粒酶是一种特化的RNA蛋白复合体，以自身含有的RNA作为模板合成和补充端粒的长度，具有逆转录酶活性，是一种RNA依赖的DNA聚合酶。限制端粒长度的调节蛋白可抑制端粒酶的活性。在正常情况下，生殖细胞和干细胞中存在有端粒酶的活性，而在其他细胞中则不能检测出端粒酶的活性。随着体细胞的分裂，端粒逐渐缩短，细胞走向老化。而在永生化的恶性肿瘤细胞中端粒酶则再度活化，细胞可无休止地分裂繁殖，这可能是恶性肿瘤发生的主要机制。

（二）DNA损伤

细胞老化与正常DNA复制中自由基所导致的DNA损伤的增加有密切关系。虽然大多数DNA损伤可由DNA修复酶修复，但因老化而使这种修复能力下降，不能完全修复。某些老化综合征就与DNA修复酶的缺陷有关。近来的研究表明，热卡限制可导致一定程度的应激，激活Sirtuin家族蛋白，如Sir2。Sir2具有组胺去乙酰化酶的作用，故而可激活DNA修复酶，稳定DNA。当缺乏这些酶时，DNA易受损伤。

（三）组织干细胞的再生能力减弱

近来研究表明，老化时，干细胞中有P16蛋白的积聚，这些干细胞进行性丧失其自我更新的能力。

（四）代谢产物累积

细胞寿命也受细胞损伤和修复之间平衡的影响。代谢产物如氧自由基可引起蛋白、脂质和核酸的共价修饰，氧化物损伤随年龄的增加而逐渐增多。老化细胞中的脂褐素增多正是这些损伤的结果。由反复环境暴露而增加的氧化物损伤如电辐射以及抗氧化防御机制（如维生素E、谷胱甘肽过氧化酶）的进行性下降均可导致老化。

表现为早熟性老化的 Werner 综合征的患者，其缺陷基因产物为一种 DNA 复制和修复中的 DNA 解旋酶（helicase）。此酶的缺陷导致损伤线粒体的积聚。这些很像细胞老化时所见到的损伤。细胞老化时不仅有损伤 DNA 的积聚，也有损伤细胞器的积聚。这些可能是蛋白酶功能下降的结果。这些蛋白酶正常时可清除异常的和不需要的细胞内蛋白。

（肖德胜　周建华）

第二章　损伤的修复

当组织细胞出现损伤时，机体进行吸收清除，并以实质细胞再生和（或）纤维结缔组织增生的方式加以修补恢复的过程，称为修复（repair）。这一过程可概括为两种不同形式：① 再生性修复：损伤实质细胞有再生能力和适宜条件，通过邻近存留的同种实质细胞再生，进行修补恢复。若完全恢复原有细胞、组织的结构和功能，则为完全性修复。② 纤维性修复：实质细胞不能再生或仅有部分能再生，组织缺损全部或部分由纤维结缔组织来修补和充填缺损，并形成瘢痕。这两种修复过程常同时存在。

第一节　再生性修复

再生（regeneration）是指为修复损伤的实质细胞而发生的同种细胞的增生，有生理性再生与病理性再生之分。生理性再生是指在生理情况下，有些细胞和组织不断老化、凋亡，由新生的同种细胞和组织不断补充，保持原有的结构和功能，维持组织、器官的完整和稳定。例如，表皮的表层细胞不断地角化脱落，通过基底细胞不断增生、分化，予以补充；月经期子宫内膜脱落后，又有新生的内膜再生；消化道黏膜上皮细胞每1~2天再生更新一次等。病理状态下细胞、组织损伤后发生的再生，即病理性再生。再生的影响因素有许多，但最重要的是损伤细胞有无再生能力及再生能力的强弱。

一、细胞周期和不同类型细胞的再生能力

细胞周期（cell cycle）由间期（interphase）和分裂期（mitotic phase，M期）构成。不同种类的细胞，其细胞周期的时相长短不同，在单位时间内进入细胞周期进行增殖的细胞数也不相同，因此具有不同的再生能力。一般而言，低等动物比高等动物的细胞或组织再生能力强。就个体而言，幼稚组织比分化成熟的组织再生能力强，平时易受损伤的组织及生理状态下经常更新的组织有较强的再生能力。按再生能力的强弱，可将人体细胞分为三类：

1. 不稳定细胞（labile cells）　是指持续分裂细胞。在生理情况下，这类细胞就像新陈代谢一样周期性更换。病理性损伤时，常常表现为再生性修复。属于此类细胞的有表皮细胞，呼吸道和消化道黏膜被覆细胞，男、女性生殖器官管腔的被覆细胞，淋巴、造血细胞及间皮细胞等。

2. 稳定细胞（stable cell）　是指静止细胞。在生理情况下是处在细胞周期的静止期（G_0），不增殖。但是当受到损伤或刺激时，即开始分裂增生，参与再生性修复。

属于此类细胞的有各种腺体及腺样器官的实质细胞，如肝、胰、涎腺、内分泌腺、汗腺、皮脂腺实质细胞及肾小管上皮细胞等。此外，还有原始的间叶细胞及其分化出来的各种细胞，如成纤维细胞、内皮细胞、成骨细胞等。虽然成软骨细胞和平滑肌细胞也属于稳定细胞，但在一般情况下其再生能力很弱，再生性修复的实际意义很小。

3. 永久性细胞（permanent cells）　是指非分裂细胞。属于此类细胞的有神经细胞（包括中枢的神经元和外周的节细胞）、心肌细胞和骨骼肌细胞，一旦损伤破坏则永久性缺失，代之以纤维性修复。但这不包括神经纤维，在神经细胞存活的前提下，损伤的神经纤维有活跃的再生能力。

附：成体干细胞

成体干细胞是存在于机体组织中的一类原始状态细胞，它们具有自我复制和更新、永分化、多向分化的特点，用于维持新陈代谢和创伤修复。目前有研究证明，神经细胞、心肌细胞不能再生的传统概念正在逐渐改变。

正常生理情况下，心肌细胞可以增殖和再生，在病理状态下，心肌细胞增殖与再生加速，再生的心肌细胞由干细胞分化而来。神经干细胞存在于中枢神经系统的广泛区域，在特定环境和因子的诱导下能定向分化成不同的神经细胞类型，为脑损伤的修复提供了新的途径。

二、各种组织的再生过程

组织损伤后，实质细胞再生的程度和过程既取决于该细胞再生能力的强弱，也依赖于组织结构，特别是基底膜、实质细胞的支架结构的完好程度。

（一）上皮组织的再生

1. **被覆上皮的再生** 体表皮肤鳞状上皮损伤后，由创口边缘或底层存留的细胞分裂增生，向缺损部伸展，先形成单层上皮覆盖缺损表面，随后增生分化为复层鳞状上皮。黏膜，如胃肠黏膜上皮损伤后，也是由邻近的基底层细胞增生修补，新生的细胞初为立方形，以后分化为柱状上皮细胞。

2. **腺体上皮的再生** 一般管状腺体上皮（子宫、胃肠、肾小管等），如果损伤仅限于上皮细胞，基底膜尚完好，则可由存留的腺上皮细胞分裂增生，沿基底膜排列，完全恢复原有的结构。如果基底膜等结构已破坏，则难以实现再生性修复，往往发生纤维性修复。复杂的腺器官，如肝的再生分为三种情况：①肝在部分切除后，通过肝细胞分裂增生，短期内就能使肝恢复原来的大小；②肝细胞坏死时，不论范围大小，只要肝小叶网状支架完好，坏死周围区残存的肝细胞分裂增生，沿支架延伸，恢复原有结构；③肝细胞坏死较广泛，肝小叶网状支架塌陷，网状纤维转化为胶原纤维，或者由于肝细胞反复坏死及炎性刺激，导致肝细胞结节状再生和纤维组织增生同时出现，不能恢复原有小叶结构和功能（肝硬化改变），实际上仍是纤维性修复。

（二）纤维结缔组织的再生

在损伤的刺激下，受损处的成纤维细胞开始分裂和增生。成纤维细胞或来自静止的纤维细胞，或来自未分化的原始间叶细胞。幼稚的成纤维细胞胞体大，两端常有突起，胞质略嗜碱性（染成淡蓝色）；胞核大而圆，淡染，有1~2个核仁。当成纤维细胞停止分裂后，开始合成并向细胞外分泌前胶原蛋白，形成胶原纤维。伴随细胞逐渐成熟，胞质越来越少，核逐渐变细长，染色逐渐加深，变成长梭形的纤维细胞埋藏在胶原纤维之中（图2-1）。

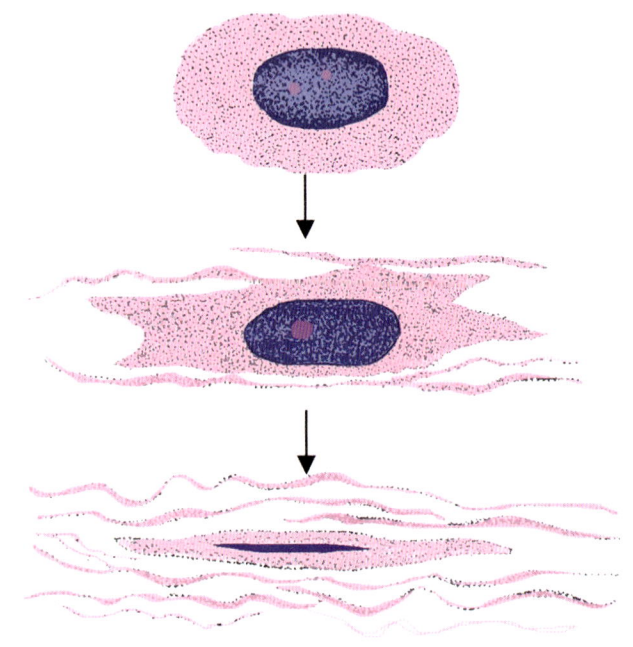

图2-1 原始间叶细胞转化为成纤维细胞产生胶原纤维再转化为纤维细胞模式图

（三）血管的再生

1. **小血管的再生** 小血管能否再生关系到能否为损伤修复提供营养和氧气，因而直接影响其他组织细胞的再生。小血管再生主要是以毛细血管再生为起点的。毛细血管主要是以出芽方式再生。首先是残存的毛细血管内皮细胞肿胀、分裂增生，形成实性内皮细胞条索（芽）向损伤处延伸，在毛细血管内血流的冲击下，条索逐渐出现管腔，形成再生的毛细血管，进而彼此吻合形成血管网（图2-2）。增生的内皮细胞逐渐成熟形成基底膜，完全恢复毛细血管结构和功能。其中有些毛细血管适应功能的需要，可以逐渐改建为小动脉或小静脉，局部多潜能原始间叶细胞可增生分化成平滑肌细胞，形成血管平滑肌层，至此初步完成了各级小血管再生。

2. **大血管的再生** 大血管断裂后，两断端常需手术缝合，缝合处往往仅有内皮细胞能自两断端分裂增生，互相连接，恢复内膜的结构，肌层因平滑肌细胞再生能力弱，不易完全再生，只有通过纤维性修复以维持其完整性。

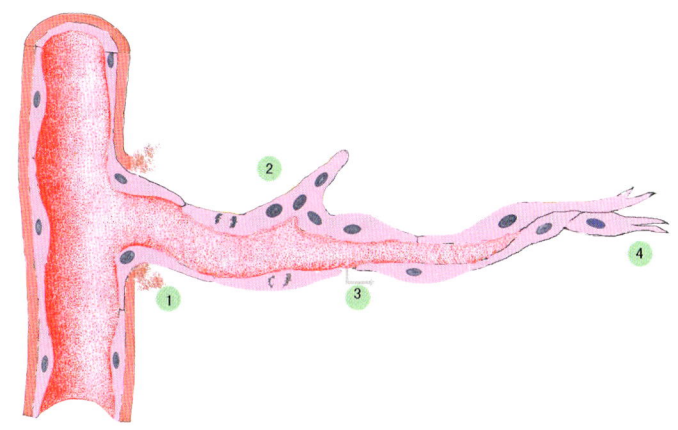

图 2-2　毛细血管再生模式图
① 基底膜溶解；② 细胞增生；③ 细胞间通透性增加；④ 细胞趋化

（四）神经组织的再生

脑和脊髓内的神经元及外周神经节的节细胞损伤之后不能再生，只能通过神经胶质细胞及其纤维填补而形成胶质瘢痕。外周神经断裂损伤后，在与其相连的神经细胞仍然存活的条件下，可以完全再生。首先，断裂处远侧端及近侧端神经纤维髓鞘及轴突崩解，并被吸收。然后由两端的神经鞘细胞增生形成带状的合体细胞，将断端连接。近端轴突以每天约 1 mm 的速度向远端生长，最后到达末梢，鞘细胞产生髓磷脂包绕轴突形成髓鞘（图 2-3）。至此完成神经纤维再生修复，恢复原有的结构与功能。此过程常需数月以上。

上述神经纤维再生需要 3 个基本条件：① 相应的神经元仍然存活以便合成轴突增生所需的蛋白质等物质；② 断裂神经纤维的两端距离不能过远（<2.5 cm）；③ 在断裂处不能有增生的纤维瘢痕的阻隔。如果距离太远和（或）有纤维组织增生，或远端随截肢被切除，近端新增生的许多轴突长不到远端末梢，与增生的纤维组织绞缠在一起，形成瘤样肿块，称创伤性神经瘤（traumatic neuroma）或截肢后神经瘤（amputation tumor），常引起顽固性疼痛。

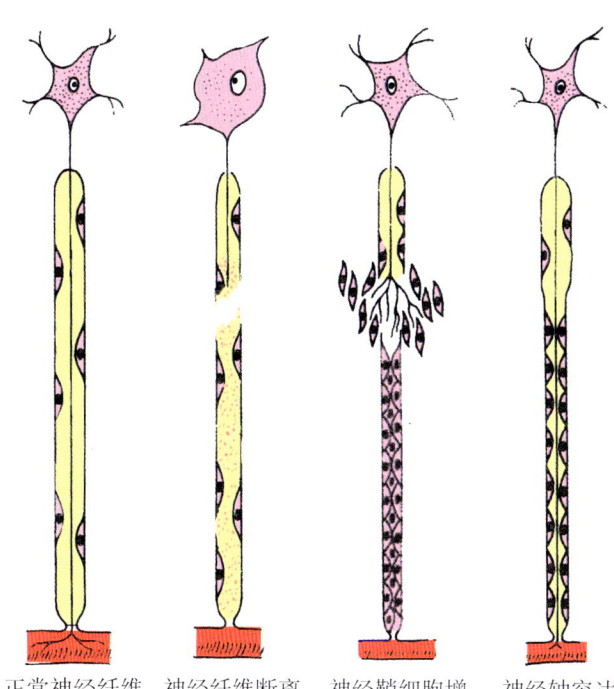

正常神经纤维　神经纤维断离，远端及近端的一部分髓鞘及轴突崩解　神经鞘细胞增生，轴突生长　神经轴突达末梢，多余部分消失

图 2-3　神经纤维再生模式图

（五）骨组织的再生

骨组织的再生能力强，在有骨膜存在的条件下，常可再生修复，即由骨膜上的细胞增生形成成骨细胞；可以由原始间叶细胞和成纤维细胞转变为成骨细胞，先是形成类骨组织，以后在类骨基质上有钙盐沉积并逐渐形成骨小梁（详见本章的"骨折愈合"）。

（六）其他组织的再生

1. 软骨组织的再生　主要增生过程是由软骨膜中的幼稚细胞转变为成软骨细胞，后者形成软骨基质，同时成软骨细胞变为软骨细胞。实际上软骨细胞再生能力很弱，损伤后常由纤维性修复来完成。

2. 脂肪组织的再生　脂肪组织损伤较小时，周围的脂肪细胞和（或）原始间叶细胞增生、分化，在胞质内出现细小脂滴，最后融合成一个大脂滴，占据胞质位置，形成大脂肪滴，将胞核压向一侧，形成脂肪细胞，恢复原来的结构和功能。如果损伤过大，常不能再生，而由纤维结缔组织增生来进行修复。

3. 骨骼肌组织的再生　骨骼肌细胞再生能力极弱，仅在肌膜未被破坏的条件下能再生。而破坏肌膜的损伤全部是瘢痕性修复。

4. 平滑肌组织的再生　平滑肌组织再生能力也很弱，除小血管壁平滑肌损伤后可进行再生性修复外，大血管壁及胃肠道等处平滑肌损伤后，往往都是瘢痕性修复。

5. 心肌组织的再生　心肌细胞几乎无再生能力，损伤后都是瘢痕性修复。

6. 腱组织的再生　初期都是瘢痕性修复，以后可按功能需要改建，恢复原有结构和功能。

三、干细胞在细胞再生和组织修复中的作用

干细胞（stem cell）是个体发育过程中产生的具有无限或较长时间自我更新和多向分化能力的一类细胞。根据来源和个体发育过程中出现的先后次序不同，干细胞可分为胚胎干细胞和成体干细胞。胚胎干细胞是指起源于着床前胚胎内细胞群的全能干细胞，具有向三个胚层分化的能力，可以分化为成体所有类型的成熟细胞。成体干细胞是指存在于各种组织、器官中具有自我更新和一定分化潜能的不成熟细胞。以下简要介绍骨髓干细胞在组织损伤中的作用。

骨髓组织中有两类干细胞：造血干细胞和骨髓间充质干细胞。造血干细胞是体内各种血细胞的唯一来源，主要存在于骨髓、外周血、脐带。造血干细胞的基本特征是具有自我维持和自我更新能力，即干细胞通过分裂，不断产生祖细胞并使其保持不分化状态。造血干细胞的另一个特征是可分化为肝、肌肉及神经组织细胞。

在临床治疗中，造血干细胞移植就是应用超大剂量化疗和放疗以最大限度杀灭患者体内的白血病细胞，同时摧毁其免疫和造血功能，然后将正常人造血干细胞输入患者体内，重建造血和免疫功能，从而治疗疾病。造血干细胞可用于治疗白血病、再生障碍性贫血、恶性淋巴瘤、多发性骨髓瘤等血液系统疾病以及肺癌、乳腺癌、卵巢癌等实体肿瘤。

间充质干细胞是骨髓中另一种成体干细胞，具有干细胞的共性。研究发现，人的骨骼肌、脂肪、骨膜、脐血、外周血中也存在间充质干细胞，与造血干细胞有相同作用。由于间充质干细胞具有向骨、软骨、脂肪、肌肉及肌腱等组织分化的潜能，可利用它进行组织工程学研究，如分化为骨、软骨或肌肉、肌腱，在治疗创伤性疾病中具有应用价值；分化为心肌组织，可构建人工心脏；分化为皮肤组织，则在烧伤治疗中有广泛的应用前景。

第二节　纤维性修复

纤维性修复或称瘢痕性修复是在组织细胞不能进行再生性修复的情况下，由损伤局部的间质新生出的肉芽组织溶解、吸收异物并填补缺损，继之肉芽组织逐渐成熟，转变为瘢痕组织，使缺损得到修复。

一、肉芽组织

（一）肉芽组织的成分及形态特点

肉芽组织（granulation tissue）由新生薄壁的毛细血管以及增生的成纤维细胞构成，并伴有一定数量的炎症细胞浸润，肉眼观：呈细颗粒状，鲜红色，柔软、湿润，触之易出血而无痛觉，形似鲜嫩的肉，故而得名。

镜下观：肉芽组织主要由毛细血管、成纤维细胞和炎症细胞等组成，基本结构为：① 大量新生的毛细血管，平行排列，均与表面相垂直，并在近表面处互相吻合形成弓状突起。② 新增生的成纤维细胞散在分布于毛细血管网之间。③ 多少不等的炎症细胞浸润于肉芽组织中（图2-4）。如为感染性损伤，则炎症细胞较多，且以中性粒细胞为主；如为非感染损伤，炎症细胞少且以单核细胞、淋巴细胞等为主。肉芽组织内常含一定

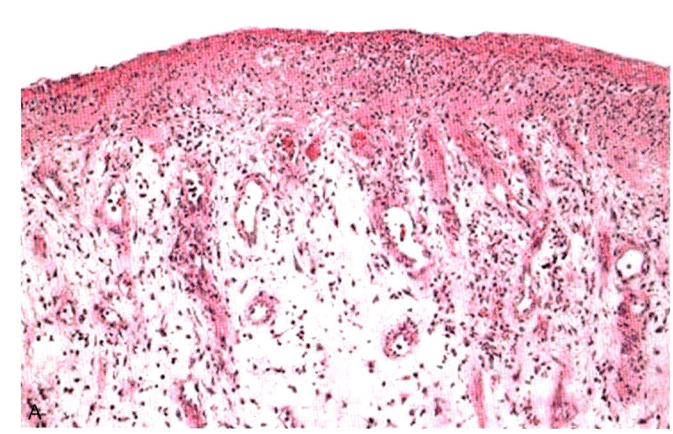
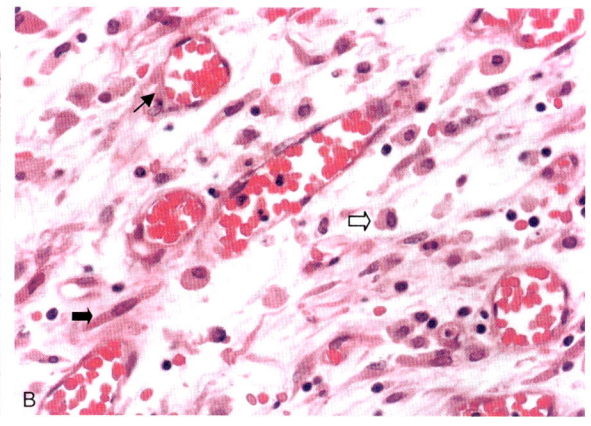

图 2-4 肉芽组织镜下结构
A. 低倍；B. 高倍 →毛细血管 ➡成纤维细胞 ⇨炎性细胞

量的水肿液，但不含神经纤维，故无疼痛。发生在组织、器官内部的纤维性修复，往往也是通过上述的肉芽组织增生来吸收和取代坏死、血栓、炎性渗出物等，不同的是肉芽组织位于这些异物的四周向异物中心部增生推进，毛细血管的方向性或是向中心部辐辏或是比较紊乱。

（二）肉芽组织的作用

肉芽组织在组织损伤修复过程中有以下重要作用：① 抗感染，保护创面；② 填补创口及其他组织缺损；③ 机化或包裹坏死、血栓、炎性渗出物及其他异物。

机化（organization）是指由新生的肉芽组织吸收并取代各种失活组织或其他异物的过程。最后肉芽组织成熟，转变为纤维瘢痕组织。包裹（encapsulation）是一种不完全的机化，即在失活组织或异物不能完全被机化时，在其周围增生的肉芽组织成熟为纤维结缔组织形成包膜，将其与正常组织隔离开。

（三）肉芽组织的结局或成熟过程

肉芽组织在组织损伤后 2～3 天内即可开始出现，自下向上（如体表创口）或从周围向中心（如组织内坏死）生长，推进填补创口或机化异物。随着时间的推移（1～2 周），肉芽组织按其生长的先后顺序，逐渐成熟。其主要形态标志为：水分逐渐吸收；炎症细胞减少并逐渐消失；毛细血管闭塞、数目减少，按正常功能的需要仅有少数毛细血管管壁增厚，转变成小动脉和小静脉；成纤维细胞产生越来越多的胶原纤维，同时成纤维细胞数目逐渐减少、胞核变细长而深染，变为纤维细胞。时间再长，胶原纤维量更多，而且发生玻璃样变性，细胞和毛细血管成分更少。至此，肉芽组织成熟为纤维结缔组织并转变为瘢痕组织。

二、瘢痕组织

（一）瘢痕组织的形态特点

瘢痕（scar）组织是肉芽组织经改建成熟形成的纤维结缔组织。肉眼观：局部呈收缩状态，颜色苍白或灰白色，半透明，质硬韧，缺乏弹性。镜下观：瘢痕组织由大量平行或交错分布的胶原纤维束组成，纤维束往往呈均质性红染即玻璃样变性，纤维细胞很稀少，核细长而深染，小血管稀少（图 2-5）。

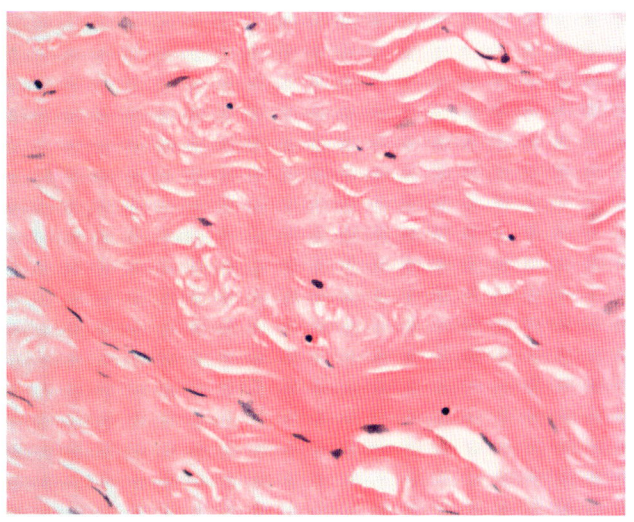

图 2-5 瘢痕组织
毛细血管闭塞、胶原纤维增多、玻璃样变性

(二）瘢痕组织的作用和危害

1. 瘢痕组织的形成对机体的有利作用　①它能把损伤的创口或其他缺损长期地填补并连接起来，可使组织器官保持完整性；②由于瘢痕组织含大量胶原纤维，虽然没有正常皮肤的抗拉力强，但比肉芽组织的抗拉力要强得多，因而这种填补及连接也是相当牢固的，可使组织器官保持其坚固性。如果胶原形成不足或承受力大而持久，加之瘢痕缺乏弹性，故可造成瘢痕膨出，在腹壁可形成疝，在心室壁可形成室壁瘤。

2. 瘢痕组织对机体不利的影响　①瘢痕收缩：特别是发生于关节附近和重要器官的瘢痕，常常引起关节挛缩或活动受限。如消化性溃疡时，幽门处增生的瘢痕收缩可致幽门狭窄。一般认为，瘢痕收缩的机制可能是由于其中的水分丧失或含有肌成纤维细胞(myofibroblast)所致。②瘢痕性粘连：特别是在各器官之间或器官与体腔壁之间发生的瘢痕性的粘连，常不同程度地影响其功能。器官内广泛损伤后发生广泛纤维化、玻璃样变性，可导致器官硬化。③瘢痕组织增生过度：又称增生性瘢痕（hyperplastic scar）。如果这种增生性瘢痕突出于皮肤表面并向周围不规则地扩延，称为瘢痕疙瘩（keloid）。临床上又常称为"蟹足肿"。其发生机制不清，一般认为与体质有关；也有人认为，可能与瘢痕中缺血、缺氧，促使其中的肥大细胞分泌生长因子，使肉芽组织增生过度有关。

瘢痕组织内的胶原纤维在胶原酶的作用下，可以逐渐地分解、吸收，从而使瘢痕缩小、软化。胶原酶主要来自成纤维细胞、中性粒细胞和巨噬细胞等，因此，解决瘢痕收缩和器官硬化等的关键是要在细胞生长调控和细胞外基质等分子病理水平上，阐明如何调控肉芽组织中胶原的合成和分泌以及如何加速瘢痕中胶原的分解吸收。

第三节　创伤愈合

创伤愈合（wound healing）是指机体遭受外力作用，皮肤等组织出现离断或缺损后的愈复过程，包括各种组织的再生和肉芽组织增生、瘢痕形成的复杂组合，表现出各种修复过程的协同作用。

一、皮肤创伤愈合

（一）创伤愈合的基本过程

轻度的创伤仅限于皮肤表皮层，重者则有皮肤和皮下组织断裂，甚至可有肌肉、肌腱、神经的断裂及骨折。以皮肤手术切口为例，叙述创伤愈合的基本过程。

1. 伤口的早期变化　伤口局部有不同程度的组织坏死和出血，数小时内便出现炎症反应，故局部红肿。伤口中的血液和渗出的纤维蛋白原很快凝固形成凝块，有的凝块表面干燥形成痂皮。凝块及痂皮起着保护伤口的作用。

2. 伤口收缩　2~3天后伤口边缘的全层皮肤及皮下组织向伤口中心移动，于是伤口迅速缩小，直到2周左右停止。伤口收缩的意义在于缩小创面。伤口收缩是伤口边缘新生的肌成纤维细胞的牵拉作用引起的，而与胶原无关。5-HT、血管紧张素及去甲肾上腺素能促进伤口收缩，肾上腺皮质类固醇及平滑肌拮抗药则能抑制伤口收缩。抑制胶原形成则对伤口收缩没有影响，植皮可使伤口收缩停止。

3. 肉芽组织增生和瘢痕形成　从第2~3天开始从伤口底部及边缘长出肉芽组织，逐渐填平伤口。肉芽组织中没有神经，故无感觉。第5~6天起成纤维细胞产生胶原纤维，以后逐渐过渡为瘢痕组织，大约在伤后1个月瘢痕完全形成。可能由于局部张力的作用，瘢痕中的胶原纤维最终与皮肤表面平行。

瘢痕可使创缘比较牢固地结合。伤口局部抗拉力的强度于伤口愈合后不久就开始增加，在第3~5周抗拉力强度增加较快，至3个月左右抗拉力强度达到顶点。但这时也只能达到正常皮肤强度的70%~80%。

4. 表皮及其他组织再生　创伤发生24 h内，伤口边缘的表皮基底细胞便可从凝块下面向伤口中心增生，形成单层上皮，覆盖于肉芽组织的表面，当这些细胞彼此相遇时，则停止前进，并增生、分化成为鳞状上皮。健康的肉芽组织对表皮再生十分重要，因为它可提供上皮再生所需的营养及生长因子，如果肉芽组织发育不良，长时间不能将伤口填平（如弛缓性肉芽、水肿性肉芽）或形成瘢痕，则上皮再生将延缓。此外，由于异物及感染等刺激而形成过度生长的肉芽组织，高出于皮肤表面，也会阻止表皮再生，因此，临床常需将其切除清创。若伤口过大，则往往需要植皮。

皮肤附属器（毛囊、汗腺及皮脂腺）如遭完全破坏，则由瘢痕修复。肌腱断裂后，初期也是瘢痕修复，但随着功能锻炼而不断改建，胶原纤维可按原来肌腱纤维方向排列，达到完全再生。

（二）创伤愈合的类型

根据组织损伤程度及有无感染，创伤愈合可分为以下三种类型：

1. 一期愈合（primary healing） 见于组织缺损少、创缘整齐、无感染、经黏合或缝合后创面对合严密的伤口，例如手术切口。这种伤口中只有少量血凝块，炎症反应轻微，表皮再生在1～2天内便可完成。肉芽组织在第2天就可从伤口边缘长出并很快将伤口填满，第5～6天胶原纤维形成（此时可以拆线），2～3周完全愈合，留下一条线状瘢痕。一期愈合的时间短，形成瘢痕少，抗拉力强度大（图2-6A）。

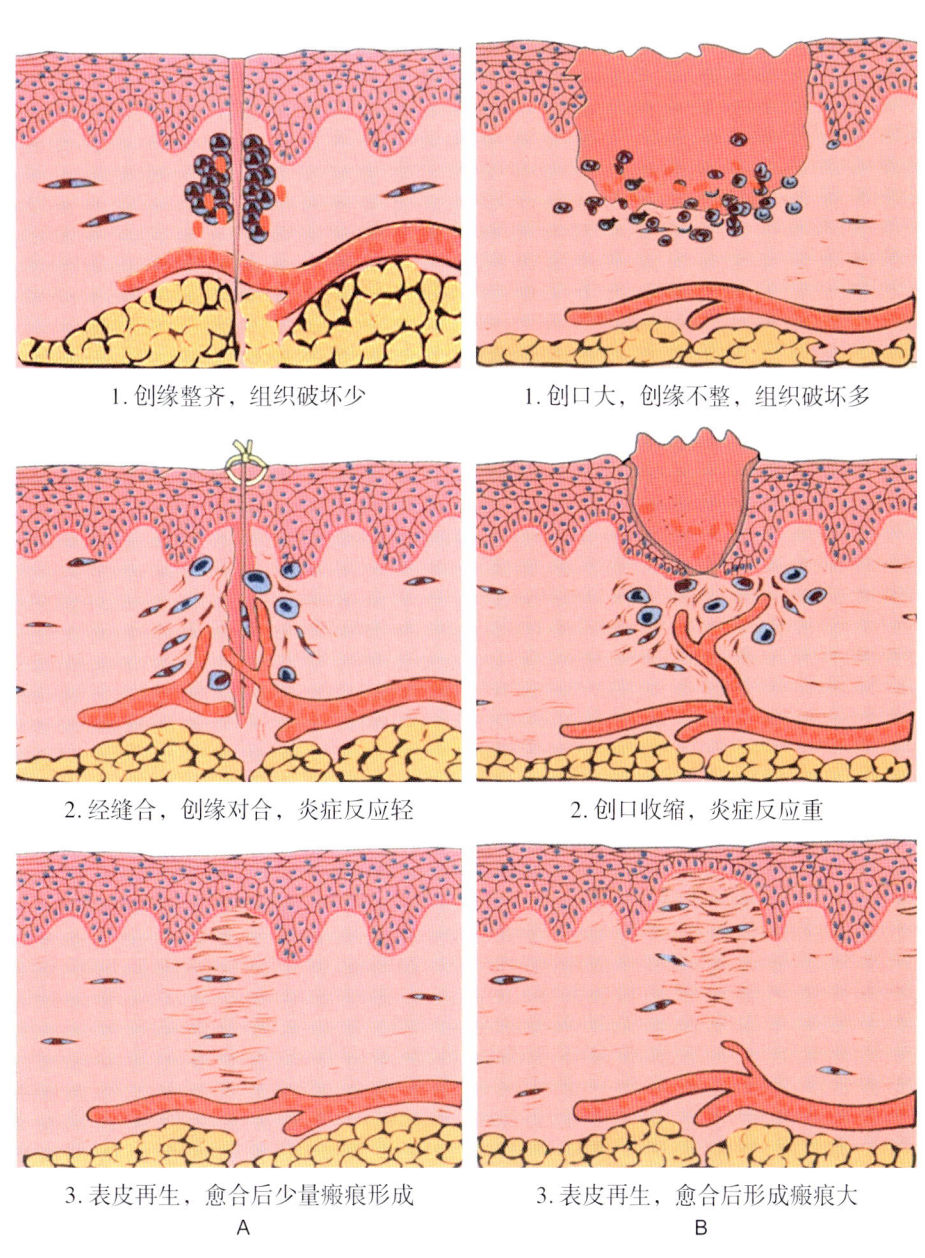

图 2-6 创伤愈合模式图
A. 一期愈合；B. 二期愈合

2. 二期愈合（secondary healing） 见于组织缺损较大、创缘不整、哆开、无法整齐对合，或伴有感染的伤口，往往需要清创后才能愈合。二期愈合与一期愈合不同之处有：①由于坏死组织多或感染，局部组织继续发生变性、坏死，炎症反应明显。只有等到感染被控制，坏死组织被清除以后，再生才能开始。②伤口大，伤口收缩明显，伤口内肉芽组织形成量多。③愈合的时间较长，形成的瘢痕较大，抗拉力强度较弱（图 2-6B）。

3. 痂下愈合（healing under scar） 是指伤口表面的血液、渗出物及坏死组织干燥后形成硬痂，在其下面进行上述愈合过程。待上皮再生完成后，痂皮即脱落。痂下愈合所需时间较长，这是因为表皮再生之前必须首先将痂皮溶解，然后才能向前生长。痂皮由于干燥不利于细菌生长，故对伤口有一定的保护作用。但如果痂下渗出物较多或已有细菌感染时，痂皮反而影响渗出物的排出，使感染加重，不利于愈合。

二、骨折愈合

骨折（fracture）通常可分为外伤性骨折和病理性骨折两大类。骨的再生能力很强。骨折愈合的好坏，所需的时间与骨折的部位、性质、错位的程度，年龄以及引起骨折的原因等因素有关。一般而言，经过良好复位后的单纯性外伤性骨折，几个月内便可完全愈合，恢复正常结构和功能。

（一）骨折愈合过程

骨折愈合过程可分为以下 4 个阶段（图 2-7）。

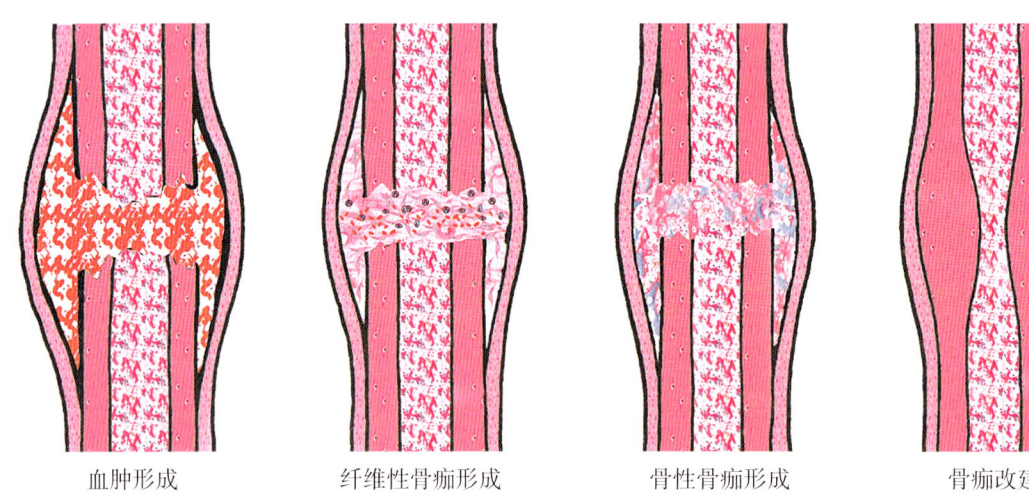

血肿形成　　　　纤维性骨痂形成　　　　骨性骨痂形成　　　　骨痂改建

图 2-7　骨折愈合过程模式图

1. 血肿形成 骨组织和骨髓都有丰富的血管，在骨折的两端及其周围伴有大量出血，形成血肿，数小时后血肿发生凝固。与此同时，常出现轻度的炎症反应。骨折时由于骨折处必然伴有血管的断裂，因此，在骨折的早期，常可见到骨髓组织的坏死，骨皮质也可发生坏死。如果坏死范围不大，可被破骨细胞吸收；如果坏死范围较大，可形成游离的死骨片。

2. 纤维性骨痂形成 骨折后 2～3 天，血肿开始机化。肉芽组织中的成纤维细胞主要来自骨内膜及骨外膜细胞（这些成纤维细胞以后逐渐转变为成软骨细胞及成骨细胞）。充填骨折断端的肉芽组织，继而发生纤维化形成纤维性骨痂，或称暂时性骨痂，肉眼观：骨折局部呈梭形肿胀。1 周左右，上述增生的肉芽组织及纤维组织可进一步分化，形成透明软骨。透明软骨的形成一般多见于骨外膜的骨痂区，骨髓内骨痂区则少见。当骨痂内有过多的软骨形成时会延缓骨折的愈合时间。

3. 骨性骨痂形成 上述纤维性骨痂逐渐分化出成骨细胞和成软骨细胞，并形成类骨组织和软骨组织，以后有钙盐沉积，类骨组织转变为编织骨，软骨组织也经软骨化骨过程演变为骨组织，至此形成骨性骨痂。

4. 骨痂改建或再塑　编织骨由于结构不够致密，骨小梁排列紊乱，故仍达不到正常功能需要。为了在结构和功能上符合人体生理要求，编织骨进一步改建成为成熟的板层骨，皮质骨和髓腔的正常关系也重新恢复。改建是在破骨细胞的骨质吸收及成骨细胞新骨质形成的协调作用下完成的。

（二）影响骨折愈合的因素

除了影响修复的全身及局部因素（详见本章第四节）外，下面着重强调三个影响骨折愈合的特殊因素及对策。

1. 骨折断端及时、正确的复位　完全性骨折由于肌肉的收缩，常常发生错位或有其他组织、异物的嵌塞，可使愈合延迟或不能愈合。及时、正确的复位是为以后骨折完全愈合创造必要的条件。

2. 骨折断端及时、牢靠的固定　骨折断端即使已经复位，由于肌肉活动仍可错位，因而复位后及时、牢靠的固定（如打石膏、小夹板或髓腔钢针固定）更显重要，一般要固定到骨性骨痂形成后。

3. 早日进行全身和局部功能锻炼，保持局部良好的血液供应　由于骨折后常需复位、固定及卧床，虽然有利于局部愈合，但长期卧床，血运不良，又会延迟愈合，局部长期固定不动也会引起骨及肌肉的失用性萎缩、关节强直等不利后果。为此，在不影响局部固定情况下，应尽早离床活动，不能离床者则进行局部（肢体等）功能锻炼，以保持旺盛血运及肌肉、关节的功能。祖国医学以小夹板固定加早日功能锻炼治疗骨折有其独到之处，因此，这时针对上述影响骨折愈合的特殊因素予以特殊治疗是恰如其分的解决方法。

骨折愈合障碍者，有时新骨形成过多，形成赘生骨痂，愈合后有明显的骨变形，影响功能的恢复。有时纤维性骨痂不能变成骨性骨痂并出现裂隙，骨折两端仍能活动，形成假关节。

第四节　影响修复的因素

损伤的程度及组织的再生能力决定修复的方式、愈合的时间及瘢痕的大小。损伤组织的再生与修复是机体在生物进化过程中获得的，因此，机体的全身和局部因素均可影响组织的再生修复。影响再生修复的因素包括全身因素及局部因素两方面。

一、全身因素

1. 年龄因素　儿童和青少年的组织再生能力较强，创伤愈合快。老年人则相反，组织再生力差，愈合慢，这与老年人血管硬化、血液供应减少有很大的关系。

2. 营养因素　严重的蛋白质缺乏，尤其是含硫氨基酸（如甲硫氨酸、胱氨酸）缺乏时，组织的再生能力降低，肉芽组织及胶原形成不良，伤口不易愈合。维生素 C 对愈合非常重要。这是由于胶原蛋白的 α- 多肽链中的两个主要氨基酸（脯氨酸及赖氨酸），必须经羟化酶羟化，才能形成前胶原分子，而维生素 C 具有催化羟化酶的作用，因此维生素 C 缺乏时前胶原分子难以形成，从而影响胶原纤维的形成。微量元素锌对创伤愈合有重要作用，锌缺乏的患者，创伤愈合缓慢。锌的作用机制不很清楚，可能与锌是细胞内一些氧化酶的必需成分有关。

3. 内分泌因素　机体的内分泌状态，对修复反应有着重要影响。例如肾上腺皮质类固醇对修复具有抑制作用，而肾上腺盐皮质激素和甲状腺激素则对修复有促进作用。

二、局部因素

1. 感染与异物　感染可严重影响再生修复的方式与时间。伤口感染后，渗出物增多，创口内的压力增大，常使伤口裂开，或者导致感染扩散，加重损伤。因此，对感染的伤口，应及早引流，当感染被控制后，修复才能进行。此外，坏死组织及其他异物，也妨碍愈合并有利于感染。因此，伤口如有感染，或有较多的坏死组织及异物，常常是二期愈合。临床上对于创面较大、已被细菌污染但尚未发生明显感染的伤口，施行清创术以清除坏死组织、异物和细菌，并可在确保没有感染的前提下，缝合断裂的组织、修整创缘、缝合伤口以缩小创面。这样，可以使本来应是二期愈合的伤口，愈合时间缩短，甚至可能达到一期愈合。

2. **局部血液循环**　良好的血液循环一方面保证组织再生所需的氧和营养，另一方面对坏死物质的吸收及控制局部感染也起重要作用。因此，局部血流供应良好时，则伤口愈合好，相反，如下肢血管有动脉粥样硬化或静脉曲张等病变时，则该处伤口愈合迟缓。局部应用某些药物或理疗，均有改善局部血液循环，促进伤口愈合的作用。

3. **神经支配**　完整的神经支配对损伤的修复有一定的作用，例如麻风引起的溃疡不易愈合，是因为神经受累的缘故。自主神经的损伤，使局部血液循环发生紊乱，对再生的影响更为明显。

4. **电离辐射**　能破坏细胞、损伤血管、抑制组织再生。

（胡永斌　周建华）

第三章　局部血液循环障碍

生命的基础是物质代谢，为了维持正常的代谢，需要健全的血液循环。在正常情况下，通过血液循环把氧气和营养物质带到全身的组织细胞，供其利用；又通过血液循环，把组织细胞代谢过程中产生的废物、二氧化碳带到肺、肾排出体外。一旦血液循环发生障碍，将会引起组织、细胞缺血、缺氧，导致组织、细胞发生代谢、功能和形态结构的改变。血液循环障碍是一个非常常见的重要的病理过程。

血液循环障碍有全身血液循环障碍和局部血液循环障碍。全身血液循环障碍见于心力衰竭和微循环血液循环障碍引起的休克，这些内容将在病理生理学中讲述。本章主要讲授局部血液循环障碍。

局部血液循环障碍表现为：

（1）器官或局部组织血管内血量的异常　局部动脉血管血量增多，称充血；局部静脉血管血量增多，称淤血；局部血管血量减少，称缺血。

（2）血管内容物的异常　心血管内血液凝固成固体质块的过程，称血栓形成；循环血液中的异常物质阻塞血管腔，称栓塞；血管腔的阻塞引起局部组织的坏死，称梗死。

（3）心血管壁完整性异常　水分渗出在组织间隙积聚引起水肿；红细胞逸出心、血管，称出血。在现代社会生活中，由血液循环障碍引起的疾病如心肌梗死、脑出血、脑梗死和肺栓塞等是临床死亡的常见原因。

第一节　充血和淤血

充血（hyperemia）和淤血（congestion）是器官或局部组织血管内血量增多。

一、充血

器官或局部组织的动脉血管内血量流入增多的状态称充血，又称动脉性充血（arterial hyperemia）。表现为器官或局部组织小动脉、毛细血管扩张、血液输入量增加（图3-1）。

（一）常见的类型

各种原因通过神经体液作用，使血管舒张，神经兴奋性增高或血管收缩，神经兴奋性降低引起细动脉扩张，血流加速，使微循环动脉血液流量增加，从而引起充血。常见的充血分为：

1. 生理性充血　为适应器官和组织生理需要和代谢增强而发生的充血为生理性充血。如进食后胃肠道黏膜充血；运动的骨骼肌充血；妊娠子宫的充血和情绪激动时引起的面红耳赤等。

2. 病理性充血　指各种病理状态下的充血。

（1）炎性充血　炎性充血是较为常见的病理性充血。炎症早期，由于致炎因子的作用引起的轴突

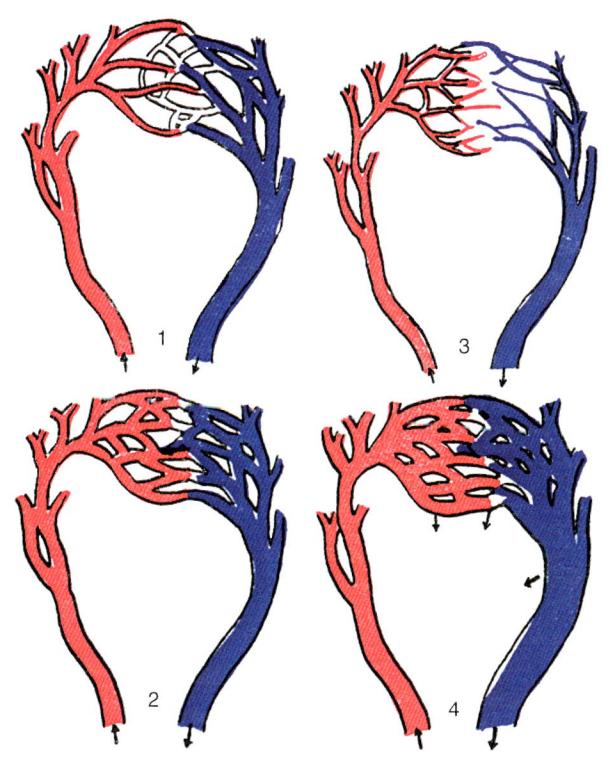

图3-1　局部血量异常示意图
1.正常；2.充血；3.缺血；4.淤血

反射使血管舒张，神经兴奋性增加，以及组胺、激肽等血管活性物质的作用，使细动脉扩张、充血，局部组织变红和肿胀。

（2）减压后性充血　器官或局部组织长期受压，当压力突然解除时，细动脉反射性扩张引起的充血，称为减压后性充血。如解除绷带可引起被包扎肢体的充血；一次性抽取大量腹水、切除腹腔内巨大肿块可引起腹腔血管充血；抽取大量的胸腔积液可引起肺血管扩张、充血。减压后性充血使血液分流到器官或局部组织的血管内，引起有效循环血量的骤减，导致血压下降，脑供血减少，轻则引起头昏眼花，重则引起晕厥或更严重的后果。

（二）病变及后果

动脉性充血的器官和组织，由于微循环内血液流量增多，体积可轻度增大，充血发生在体表时，局部微循环内氧合血红蛋白增多，可使局部组织颜色鲜红，同时因代谢增强、动脉血量增多使局部温度增高。镜下见细动脉及毛细血管扩张、充血。

动脉性充血使得器官、局部组织动脉血量增多，氧气和营养物质增多，代谢增强，对机体是有利的。临床上采用热敷、红外线照射、贴膏药以及关节、软组织轻度损伤后涂擦樟脑酒精等，都是人为制造动脉性充血，有利于病变组织的修复。但在有高血压或动脉粥样硬化等疾病的基础上，由于情绪激动等原因，可造成脑血管（如大脑中动脉）充血、破裂，后果严重。

二、淤血

器官或局部组织静脉血液回流受阻，血液淤积在小静脉和毛细血管内，称淤血（congestion），又称静脉性充血（venous hyperemia）。

（一）原因

1.静脉受压　静脉外部因各种原因受到压迫，导致静脉管腔狭窄或闭塞引起器官和组织的淤血。如肿瘤、炎性包块压迫静脉引起相应组织淤血；妊娠时增大的子宫压迫髂静脉引起下肢淤血性水肿；肠疝嵌顿、肠套叠、肠扭转压迫肠系膜静脉引起局部肠段淤血甚至坏死；肝硬化时，增生的纤维组织压迫肝血窦和小叶下静脉引起门静脉高压，导致胃肠道淤血和腹水的形成。

2.静脉腔阻塞　静脉内血栓形成、肿瘤细胞栓子、静脉内膜的炎症等，可使静脉管腔狭窄和阻塞，血液回流受阻，如未能建立有效的侧支循环，则可引起静脉性充血。

3.心力衰竭　心力衰竭可引起局部血液循环障碍。二尖瓣或主动脉瓣关闭不全和狭窄、高血压病后期以及心肌梗死等引起左心衰竭，导致肺淤血；肺源性心脏病引起右心衰竭，可致体循环淤血。

（二）病变

发生淤血的局部组织和器官，由于血液的淤积而肿胀。淤血发生于体表时，由于微循环的灌流量减少，血液淤滞，血液中氧合血红蛋白含量减少，而还原性血红蛋白含量增加，局部皮肤呈暗红色、紫蓝色（称发绀）。在 100 ml 血液中，还原血红蛋白量大于 5 g 时，可出现发绀，因此，严重贫血患者，虽然有较严重淤血，也不易出现发绀。由于局部血流缓慢，氧气含量减少，代谢下降，产热减少；又由于毛细血管扩张，散热增加，局部温度下降。

（三）后果

1.淤血性水肿（congestive edema）　水分子量很小，可自由地通过毛细血管壁，当淤血时，由于毛细血管内压升高，水分被压入组织间隙引起淤血性水肿。引起淤血性水肿的另一个原因则是淤血引起局部缺氧，使毛细血管的通透性增加，血浆蛋白进入组织间隙，使得血浆胶体渗透压下降和组织胶体渗透压增高，驱使水分由低渗流向高渗，在组织间隙积聚。

2. 淤血性出血（congestive hemorrhage） 较严重的淤血可以引起毛细血管的通透性进一步增加，引起红细胞漏出，形成小灶性出血，称为淤血性出血。出血病灶中的红细胞碎片被巨噬细胞吞噬，血红蛋白被溶酶体酶分解，析出含铁血黄素（hemosiderin）并堆积在巨噬细胞胞质中，这种细胞称为含铁血黄素细胞。

3. 淤血性硬化（congestive sclerosis） 淤血引起间质纤维组织增生，加上网状纤维胶原化，淤血的器官、组织变硬，出现淤血性硬化。

4. 实质细胞萎缩、变性和坏死 淤血引起局部组织缺氧，营养物质供应不足及代谢中间产物堆积的刺激，导致实质细胞发生萎缩、变性和坏死。

（四）重要器官的淤血

1. 肺淤血 肺淤血常见于左心衰竭。肉眼观：淤血的肺体积增大，重量增加，暗红色，质地较实。切面可有暗红色血性或淡红色泡沫状液体流出（液体与空气混合成泡沫状）。镜下观：肺细小静脉及肺泡壁毛细血管高度扩张、充血，肺泡腔内有水肿液，严重时可见红细胞形成淤血性出血（图3-2）。

当肺泡腔内的红细胞被巨噬细胞吞噬后，红细胞内的血红蛋白即转变成棕黄色颗粒状的含铁血黄素颗粒，这种含有含铁血黄素的巨噬细胞称为心衰细胞（heart failure cells）。心衰细胞可见于肺泡腔、肺间质，也可见于患者的痰液中。

由于长期慢性肺淤血，肺组织缺氧，引起肺泡壁纤维组织增生及网状纤维胶原化，使肺质地变硬，加上含铁血黄素的沉积，肺的颜色呈深褐色，故称之为肺褐色硬化（brown induration of lung）（图3-3）。

肺淤血患者有明显气促、缺氧、发绀、咳白色或粉红色泡沫样痰等症状。由于劳动、运动可促使血液循环增加，回心血量增多使患者肺淤血更加明显，临床上出现劳力性呼吸困难。患者常采用端坐呼吸，若平卧，由于心肺体位下降，则回心血量增加，加重肺淤血，呼吸障碍更加明显。

2. 肝淤血 常由右心衰竭引起，肝静脉血回流心脏受阻，血液淤积在肝小叶循环的静脉端。镜下观：肝小叶中央静脉及其附近的肝血窦扩张、充血，肝小叶中央静脉周围的肝细胞发生萎缩，甚至消失，肝小叶周边的肝细胞由于靠近小叶间动脉，缺氧程度轻，可出现脂肪变性（图3-4）。

肉眼观：淤血的肝体积增大，重量增加，包膜

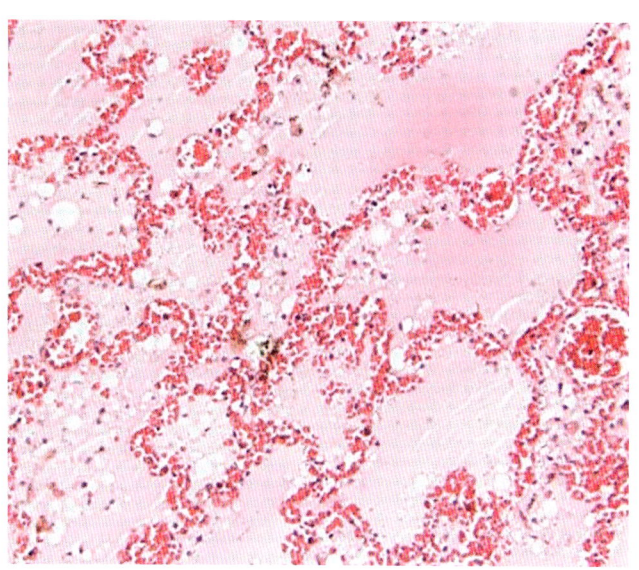

图3-2 急性肺淤血、肺水肿
肺泡壁毛细血管扩张、充血，肺泡腔有水肿液形成

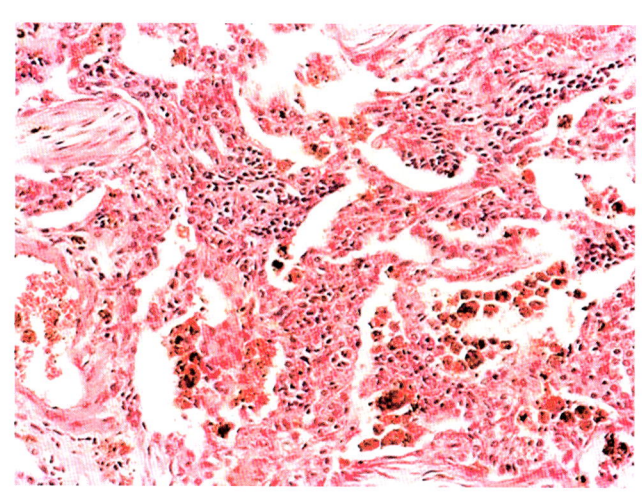

图3-3 慢性肺淤血
肺泡腔内有心衰细胞，肺泡壁有纤维结缔组织增生

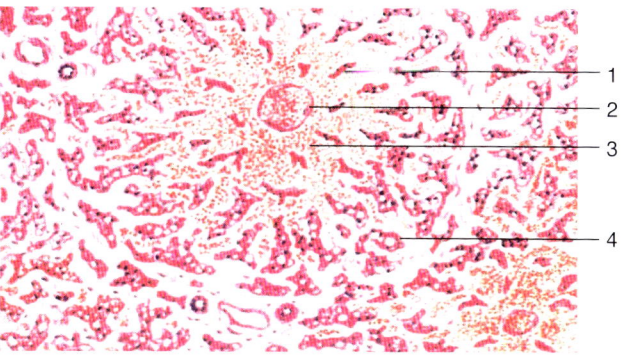

图3-4 慢性肝淤血示意图
1.肝细胞萎缩；2.中央静脉扩张、淤血；3.中央静脉周围的肝血窦淤血；4.小叶周边肝细胞脂肪变性

紧张。切面呈红（淤血区）黄（脂肪变性区）相间的斑纹状结构，状似槟榔的切面，故名为槟榔肝（nutmeg liver）（图 3-5）。

如果严重的长期肝淤血，小叶中央肝细胞萎缩、变性、坏死、网状纤维塌陷后胶原化、肝血窦的贮脂细胞（fat storing cell）增生，合成胶原纤维增多，肝纤维结缔组织增生形成淤血性肝硬化（congestive liver cirrhosis）。与门脉性肝硬化不同，淤血性肝硬化的病变较轻，肝小叶改建不明显，不易形成门脉高压和肝功能衰竭。

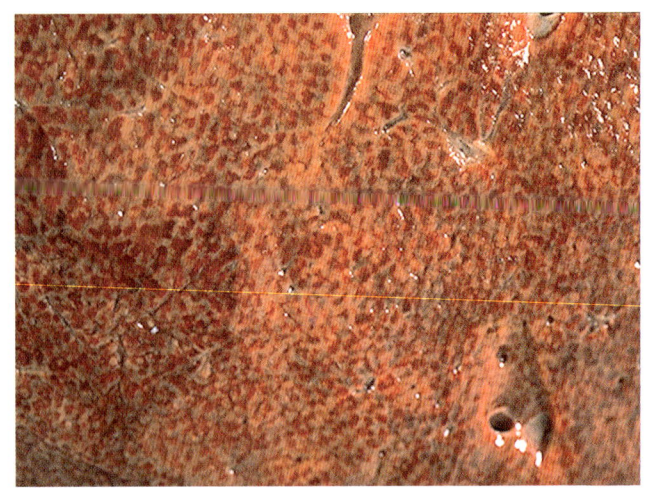

图 3-5　槟榔肝
肝切面呈红黄相间的斑纹

第二节　出　血

血液自心腔、血管逸出，称为出血（hemorrhage）。逸出的血液进入体腔和组织间隙内称内出血，流出体外称外出血。

病因与发病机制

出血有生理性出血和病理性出血。前者如正常月经的子宫内膜出血；后者多由外伤、血管病变及出血性疾病等引起。按血液逸出的机制，将出血分为破裂性出血和漏出性出血。

（一）破裂性出血

破裂性出血指心脏或血管破裂所发生的出血。原因有：
1. 血管机械性损伤　如割伤、刺伤、弹伤等。
2. 血管壁或心脏病变　动脉瘤和动脉粥样硬化引起血管破裂，心肌梗死引起的室壁瘤可导致心脏破裂等。
3. 血管壁周围病变侵蚀　如恶性肿瘤侵及周围血管，结核性病变侵蚀肺空洞壁的血管，消化性溃疡侵蚀溃疡底部血管等。
4. 静脉破裂　常见于肝硬化时食管下段静脉曲张，破裂出血。

（二）漏出性出血

由于微循环的毛细血管和毛细血管后静脉通透性增高，血液通过扩大的内皮细胞间隙和受损的基底膜漏出血管外，称漏出性出血。原因有：
1. 血管壁损害　缺氧、感染、中毒、炎症介质等因子可引起毛细血管的通透性增强；变态反应（如过敏性紫癜）可引起变态反应性血管炎；维生素 C 缺乏时毛细血管内皮细胞接合处的基质和血管外的胶原基质形成不足，致血管变脆和通透性增加。
2. 血小板减少或功能障碍　如再生障碍性贫血、白血病、骨髓内广泛性肿瘤转移等均可使血小板减少；弥散性血管内凝血（DIC）使血小板消耗过多；细菌的内毒素及外毒素破坏血小板。在血小板数小于 $5 \times 10^9/L$ 时即有出血倾向。
3. 凝血因子缺乏　如凝血因子Ⅷ（血友病 A）、Ⅸ（血友病 B），von Willebrand 因子、纤维蛋白原、凝血酶原，凝血因子Ⅳ、Ⅴ、Ⅶ、Ⅹ、Ⅺ等的先天性缺乏；肝实质疾患如肝炎、肝硬化、肝癌时，凝血因子Ⅶ、Ⅸ、Ⅹ合成减少；DIC 时凝血因子消耗过多等。

病理变化

（一）内出血

内出血可见于体内任何部位，血液积聚于体腔内，称体腔积血，如心包积血、胸腔积血、腹腔积血和关节腔积血。组织内局限性的大量出血，称为血肿（hematoma），如脑硬膜下血肿、皮下血肿、腹膜后血肿等。少量出血时仅能在显微镜下看到组织内有数量不等的红细胞或含铁血黄素的沉积。

（二）外出血

鼻腔出血流至体外，称鼻出血；肺结核空洞、肺癌和支气管扩张出血经口排出到体外，称为咯血；消化性溃疡或食管静脉曲张出血经口排出到体外，称为呕血；结肠、胃出血经肛门排出，称便血；泌尿道出血经尿排出，称为尿血；微小的出血进入皮肤黏膜、浆膜面形成较小的出血点，称为瘀点（petechia）；而稍大的出血，称为紫癜（purpura）；直径为1~2cm的皮下出血，称为瘀斑（ecchymoses）。皮肤、黏膜出血灶的颜色随着红细胞崩解后释放的血红蛋白降解的过程而改变，开始为紫红色，2~3天后转变为蓝绿色，4~6天后转变为橙黄色（含铁血黄素沉着），直至恢复正常。广泛出血的患者由于大量红细胞崩解，胆红素释出，有时发展为黄疸。

后果

出血对机体的影响依出血的类型、出血量、出血的速度和出血的部位不同而异。漏出性出血比较缓慢，因出血量少，一般不会引起严重后果，但是当发生广泛性漏出性出血（如门静脉高压引起的胃肠道黏膜广泛性漏出性出血）时，也可导致失血性休克。破裂性出血如果发生在较大的动脉或者静脉，在短时间出血量达800~1000ml时，可以发生失血性休克。心脏破裂性出血引起心脏压塞，造成心搏出量急剧减少可导致死亡。出血发生在重要器官如脑，特别是脑干时，即使出血量不多，往往也可引起严重后果。

除心和大血管出血外，一般的出血，多可自行停止。其发生机制是损伤血管发生反射性痉挛以及局部血管内血栓形成使血管闭塞，阻止血液外流。流入体腔和组织间隙的血液可逐渐被分解吸收，也可被增生的肉芽组织所机化或包裹。一次性大量出血或长期慢性出血，均可引起贫血。出血除对全身有影响外，还可引起局部功能障碍，如脑出血患者可出现偏瘫，视网膜出血可引起视力减退或失明，心传导系统组织出血可引起心传导阻滞，导致心律失常。

第三节 血栓形成

在活体的心血管内，血液成分形成固体质块的过程，称血栓形成（thrombosis），所形成的固体质块称为血栓（thrombus）。与血凝块（clot）不同，血栓是在活体的心血管内由流动的血液所形成，而血凝块则是由心血管外或死后静止的血液凝固而形成的。

血液在心血管内循环流动而保持液体状态，有赖于血液中相互拮抗的凝血系统和抗凝血系统（纤维蛋白溶解系统），保持动态平衡。在生理情况下，血液中的凝血因子不断地、有限地被激活，形成微量纤维蛋白，沉积在血管内膜上，随即又被激活的纤维蛋白溶解酶所溶解；此外，已激活的凝血因子也可被单核巨噬细胞吞噬而清除，因此不发生凝血。若在某些诱发凝血过程的因素作用下，上述动态平衡被破坏，触发了内源性或外源性凝血过程，便可形成血栓。

一、血栓形成的条件和机制

血栓形成是血液在流动状态下血小板的活化和凝血因子被激活引起。血栓形成的条件目前公认是由魏尔啸（Virchow）提出的三个条件。

(一)心血管内皮细胞的损伤

正常血管内膜的内皮细胞为单层细胞薄膜屏障,具有抗凝和促凝两种功能。

1. 内皮细胞的抗凝作用 在生理情况下,以抗凝作用为主,表现为:

(1)形成完整的细胞屏障,隔绝血流中的血小板、凝血因子与内皮细胞下胶原的接触,防止凝血过程启动。

(2)生成抑制血小板黏集的物质,如二磷酸腺苷酶(ADP酶)、前列环素(prostacyclin,PGI_2)和一氧化氮(NO)等,这些物质可抑制血小板黏集。

(3)合成抗凝血酶和抗凝血因子的物质 内皮细胞合成凝血酶调节蛋白(thrombomodulin),该蛋白是凝血酶的受体,与血液中凝血酶结合后激活蛋白C(肝合成的一种血浆蛋白),而活化的蛋白C与内皮细胞合成的蛋白S协同作用,可灭活凝血因子V和Ⅷ,发挥抗凝作用;内皮细胞合成膜相关肝素样分子(membrane-associated heparin-like molecules),能与抗凝血酶Ⅲ结合,灭活凝血酶、凝血因子X、IX等;合成蛋白S,与蛋白C活化因子协同作用,灭活凝血因子。

(4)促进纤维蛋白的溶解 内皮细胞合成组织型纤维蛋白溶解酶原激活物(tissue type plasminogen activator),促使纤维蛋白溶解,以清除沉着于内皮细胞表面的纤维蛋白。

2. 内皮细胞的促凝作用 当内皮细胞损伤时,则以促凝血作用为主,表现为:

(1)激活外源性凝血系统 内皮细胞损伤时释放组织因子,激活外源性凝血系统。

(2)辅助血小板黏附 内皮细胞损伤时释出von Willebrand(vW)因子,介导血小板与内皮下胶原黏附。

(3)抑制纤维蛋白溶解 内皮细胞分泌纤维蛋白溶解酶原激活物的抑制因子(inhibitors of plasminogen activator),抑制纤维蛋白溶解。

在正常情况下,完整的内皮细胞主要起抑制血小板黏附和抗凝血作用,而在内皮细胞损伤时,则引起局部凝血。

心血管内膜的损伤是血栓形成的最主要和最常见的原因,内皮细胞损伤后,暴露内皮下的胶原纤维,激活血小板和凝血因子Ⅻ,启动内源性凝血系统。与此同时,损伤的内皮细胞释放组织因子,激活凝血因子Ⅶ,启动外源性凝血系统。

3. 血小板参与凝血的反应 在凝血过程中,离不开血小板的参与,血小板激活后释放多种凝血因子,并出现黏附、释放和黏集反应,促使血栓形成。

(1)黏附反应(adhesion) 血小板黏附于内皮下胶原纤维的过程需要vW因子起桥梁作用,将血小板表面的整合素(integrin)、多糖蛋白受体(glycoprotein Ib)与胶原纤维连结起来,介导血小板的黏附过程。血小板也可直接通过胶原受体与胶原结合。

(2)释放反应(release reaction) 黏附后,血小板被激活,出现释放反应。血小板的α颗粒释放纤维蛋白原、纤维连接蛋白(fibronectin)、V因子、vW因子、血小板第Ⅳ因子、血小板源性生长因子和转化因子等;血小板的δ颗粒(又称致密颗粒)释放ADP、Ca^{2+}、组胺、5-HT、肾上腺素等。其中Ca^{2+}子参与血液凝固的连锁反应,而ADP是血小板黏集的强有力介质。

(3)黏集反应(aggregation) 在Ca^{2+}、ADP和血栓素A_2(thromboxane A_2)的作用下,血流中的血小板不断黏集,同时又不断地释放ADP和血栓素A_2使更多的血小板彼此黏集成堆,称为血小板黏集堆。随着外源性凝血系统的激活、凝血酶的形成,使血小板黏集堆变成不可逆的血小板融合团块,成为血栓形成的起始点。在血小板团块中,凝血酶将纤维蛋白原转变为纤维蛋白,将血小板紧紧地交织在一起。凝血酶是血栓形成的核心成分,成为临床治疗血栓的靶点。

心血管内膜损伤导致血栓形成,多见于风湿性心内膜炎、感染性心内膜炎、心肌梗死区的心内膜、严重动脉粥样硬化斑块溃疡、创伤性或炎症性的动、静脉损伤部位。此外,缺氧、酸中毒、败血症和细菌内毒素等引起全身性广泛的内皮细胞损伤,激活凝血系统,造成弥散性血管内凝血(DIC),在全身微循环血管内形成微血栓。

(二)血流状态的改变

血流状态改变主要是血流减慢和血流产生漩涡等改变,有利于血栓形成。

正常血流中，红细胞和白细胞在血流中轴流动构成轴流，其外是血小板，最外一层血浆构成边流，血浆将血液的有形成分与血管壁隔开，阻止血小板与内膜接触和激活。当血流减慢，轴流消失或产生涡涡时，血小板可进入边流，增加了血小板与内膜的接触机会，有利于血小板的黏附。同时，由于血流缓慢，被激活的凝血因子和凝血酶不易被缓慢流动的血液冲走或稀释，易在局部聚集而浓度增高，激活凝血过程。此外，血流缓慢还可造成内皮细胞缺氧和损伤，内皮细胞合成的前列环素和纤维蛋白溶解酶原激活物等抗凝血物质减少，也可促进血栓形成。

静脉易发生血栓形成，其发生率是动脉的4倍，下肢血栓比上肢血栓多3倍。静脉血栓多见的原因是：静脉内有静脉瓣，静脉瓣膜处血流缓慢，而且出现涡流，因而静脉血栓形成常以瓣膜处为起始点；静脉不似动脉那样随心搏而舒张，其血流有时可出现短暂停滞；静脉壁薄，容易受压；血流通过毛细血管后血液的黏性增加。这些因素，都有利于在静脉内形成血栓。

静脉血栓常发生在下肢深静脉、盆腔静脉。心力衰竭、久病卧床的患者以及静脉曲张的患者易于发生。而心脏和动脉内的血流快，不易形成血栓，但在二尖瓣狭窄时的左心房、动脉瘤内或血管分支处血流缓慢及出现涡流时，则易并发血栓形成。

（三）血液凝固性增加

血液凝固性增加是指血液中血小板和凝血因子增多，或纤维蛋白溶解系统的活性降低，导致血液呈高凝状态。此高凝状态可见于遗传性和获得性疾病。

1. **遗传性高凝状态**　在遗传性高凝状态的原因中，最常见的为第Ⅴ因子的基因突变，复发性深静脉血栓形成患者中，第Ⅴ因子的基因突变率高达60%。突变的第Ⅴ因子基因编码蛋白能抵抗激活的蛋白C对它的降解，蛋白C失去抗凝作用，第Ⅴ因子容易处于激活状态，因此造成血液的高凝状态。遗传性高凝血状态还与抗凝血酶Ⅲ、蛋白C或蛋白S的先天性缺乏有关。

2. **获得性高凝状态**　获得性高凝状态常见于：

（1）严重创伤、大面积烧伤、大手术后或产后导致大失血时，血液浓缩，血中纤维蛋白原、血小板、凝血酶原及其他凝血因子（Ⅻ、Ⅶ）含量增多，以及血中补充大量幼稚的血小板，易于发生血栓形成。

（2）发生广泛转移的晚期恶性肿瘤，如胰腺癌、肺癌、乳腺癌、胃癌等，由于癌细胞释放组织因子和其他促凝血因子，可引起多发性、反复发作的血栓性游走性脉管炎或引起弥散性血管内凝血。

（3）血小板增多以及黏性增加也可见于妊娠中毒症、高脂血症、冠状动脉粥样硬化、吸烟和肥胖症等。

上述血栓形成的三个条件，心血管内膜损伤是血栓形成的最重要和最常见的原因。在血栓形成过程中，可以一种因素为主，但往往多种因素同时存在，且互相影响。例如感染性心内膜炎心瓣膜赘生物的形成主要是心瓣膜内皮的损伤所致，而大手术后可能伴发的下肢静脉血栓形成，则一方面是由于术后血小板增多，血液的凝固性增强引起的，另一方面也由于术后卧床过久，下肢血流缓慢导致的。

二、血栓形成过程及血栓的形态

在血栓形成的过程中，首先是血小板黏附于内膜损伤后裸露的胶原表面，血小板被胶原激活而发生肿胀、变形，脱颗粒，释放出ADP、血栓素A_2、5-HT及血小板第Ⅳ因子等物质，使血小板不断地黏附，形成血小板堆。此时，血小板的黏附是可逆的，可被血流冲散消失。但随着内源性及外源性凝血过程被激活，凝血酶原转变为凝血酶，凝血酶将纤维蛋白原转变为纤维蛋白，后者与损伤内膜处基质中的纤维连接蛋白结合，使黏附的血小板堆牢牢固定于受损的血管内膜表面，成为不可逆的血小板血栓，这是血栓形成的第一步，是血栓的起始点（图3-6）。

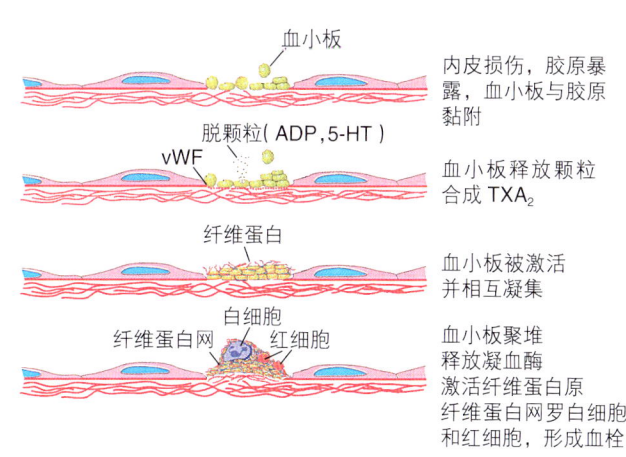

图3-6　内皮损伤，血小板黏集示意图

此后，血栓的形态、组成和大小都取决于血栓发生的部位和局部血流速度等因素。

（一）白色血栓

白色血栓（white thrombus）主要见于心血管内皮细胞损伤处，血小板不断聚集，逐渐增大而形成。

肉眼观：呈灰白色小结节状或者赘生物状，表面粗糙，质实，与血管黏着紧密，不易脱落。镜下观：主要由血小板和少量的纤维蛋白构成，其表面有中性粒细胞黏附。

白色血栓多发生于血流较快的心瓣膜、心腔内和动脉内。在静脉内，白色血栓构成了静脉血栓的起始部，即静脉延续性血栓的头部（图3-7）。

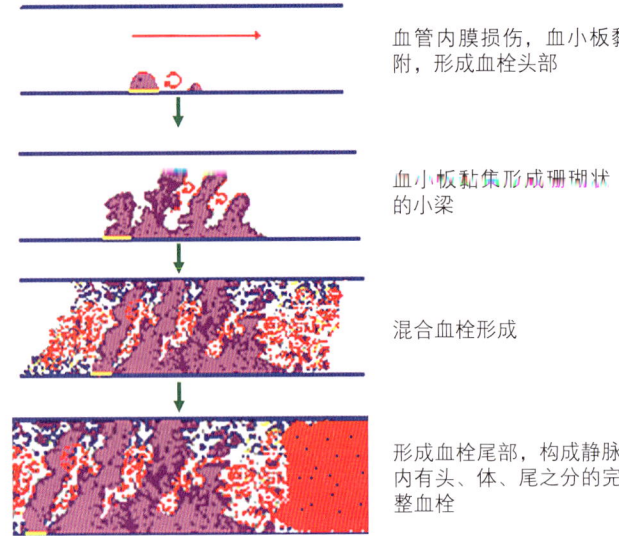

图 3-7　静脉血栓形成示意图

（二）混合血栓

血栓在形成血栓头部后，其下游血流进一步减慢和产生涡流，继而在血管壁形成多个新的血小板黏集堆，并逐渐堆积延伸，形成不规则的珊瑚状突起，称为血小板小梁。血小板小梁表面黏附许多的白细胞，使血小板小梁之间血流更加缓慢，被激活的凝血因子浓度逐渐增大，大量纤维蛋白原转变为纤维素，形成纤维蛋白网，网眼中充满红细胞和少许白细胞，于是形成了混合血栓（mixed thrombus）。混合血栓由血小板、纤维素、红细胞和白细胞混合组成，构成了静脉内延续性血栓的体部（图3-8）。

肉眼观：混合血栓粗糙，圆柱状，与血管壁粘连，有时可见灰白色与红褐色交替的层状结构，也称层状血栓。动脉瘤、室壁瘤内的附壁血栓（图3-9）及扩张的左心房内的球状血栓也属此类。

镜下观：混合血栓主要由淡红色无结构的不规则珊瑚状的血小板小梁（肉眼呈灰白色）和小梁间充满红细胞（肉眼呈红色）的纤维素网构成。血小板小梁边缘可见中性粒细胞附着，这是由于纤维蛋白崩解对白细胞有趋化作用所致。

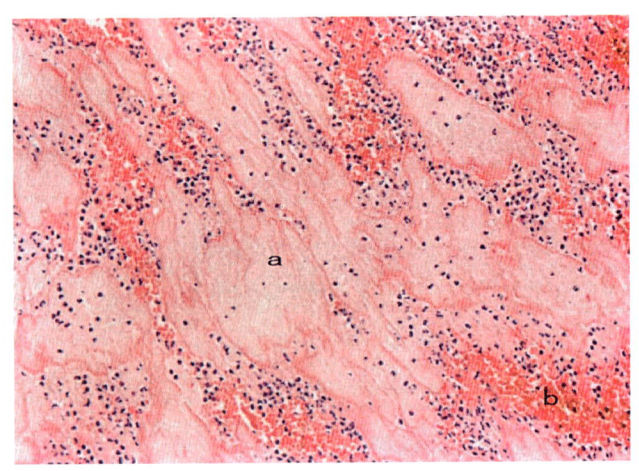

图 3-8　混合血栓

血栓内可见粉红色血小板小梁（a），小梁表面有中性粒细胞黏附，小梁之间为红细胞和纤维素（b）

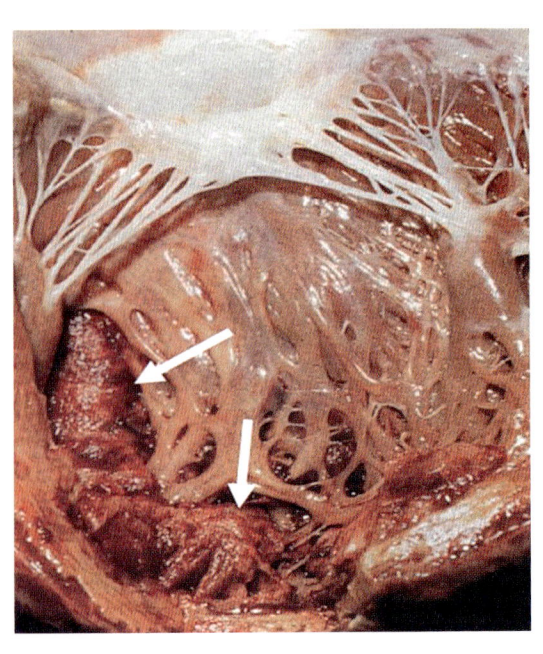

图 3-9　左心室附壁血栓

心内膜下可见附壁血栓形成

(三) 红色血栓

红色血栓 (red thrombus) 主要见于静脉内。当混合血栓逐渐增大并阻塞血管腔时,血栓下游局部血流停止,血液发生凝固,形成红色血栓,成为延续性血栓的尾部。

肉眼观:红色血栓呈暗红色,新鲜时湿润,有一定弹性,与血管壁无粘连,与死后血凝块相似。经过一定时间后,由于血栓内的水分被吸收而变得干燥、无弹性、质脆易碎,可脱落引起栓塞 (图 3-10)。镜下观:纤维蛋白网眼内充满血细胞,其细胞比例与正常血液相似,绝大多数为红细胞和呈均匀分布的少量白细胞。

(四) 透明血栓

透明血栓 (hyaline thrombus) 发生于微循环的血管内,主要在毛细血管,因为只能在显微镜下观察到,又称微血栓 (microthrombus) (图 3-11)。

透明血栓主要由嗜酸性的纤维蛋白构成,又称纤维素性血栓 (fibrinous thrombus),常见于弥散性血管内凝血 (DIC)。

三、血栓的结局

(一) 软化、溶解、吸收

新近形成的血栓,由于血栓内的纤维蛋白溶解酶的激活和白细胞崩解释放蛋白水解酶,可使血栓软化并逐渐溶解。血栓被溶解形成的简单物质,如水、二氧化碳和氨的分解产物,由肾、肺排出体外。小的新鲜血栓可被完全溶解,大的血栓软化后从血管壁上脱落下来,随血流运行阻塞相应大小的血管腔,引起血栓栓塞。

(二) 机化、再通

如果纤维蛋白溶解酶系统活性不足,血栓存在时间长时则发生机化。在血栓形成后的 1~2 天,已开始有血管内皮细胞、成纤维细胞和肌成纤维细胞从血管壁长入血栓并逐渐取代血栓。由肉芽组织逐渐取代血栓的过程,称为血栓的机化 (图 3-12)。

较大的血栓约 2 周便可完全机化,此时血栓与血管壁紧密黏着不脱落。在血栓机化过程中,由于水分吸收,血栓干燥收缩或部分溶解而出现裂隙,新生的血管内皮细胞长入并被覆于裂隙表面而形成新的血管,并相互吻合沟通,使被阻塞的血管部分地重建血流的过程,称为再通 (recanalization)。

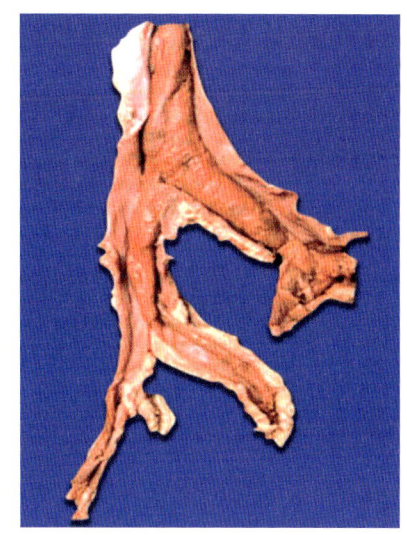

图 3-10 静脉血栓

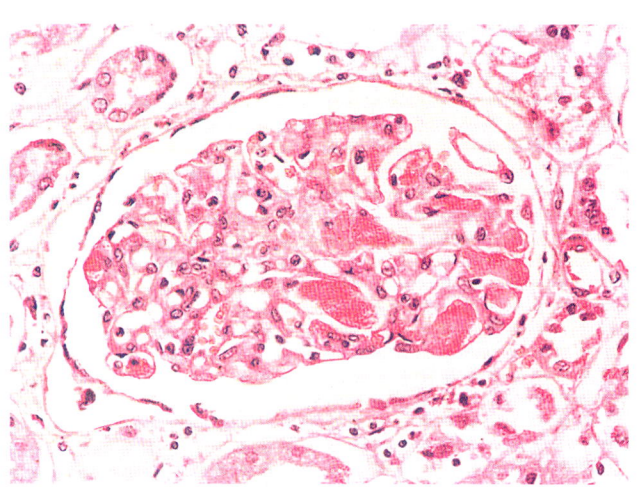

图 3-11 透明血栓

肾小球毛细血管内嗜酸性红染的纤维素团块,即透明血栓

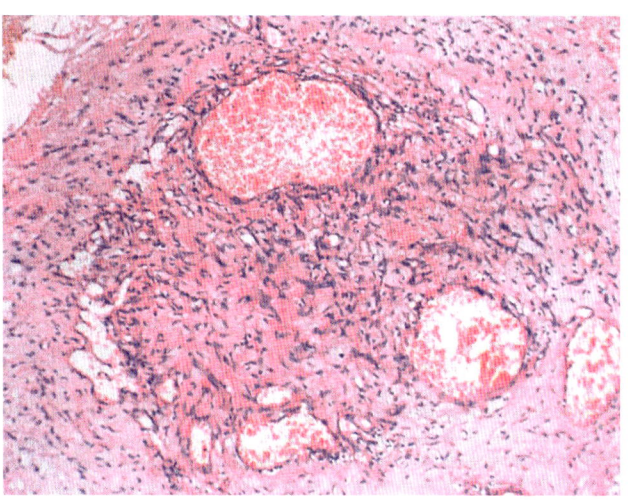

图 3-12 血栓的机化与再通

血栓内有新生毛细血管的增生、成纤维细胞增生,部分小血管恢复血流

（三）钙化

若血栓未能软化又未完全机化，发生钙盐（碳酸钙、磷酸钙等）沉着，称为钙化（calcification）。依据受累血管不同又称静脉石或动脉石。

四、血栓对机体的影响

血栓形成对破裂的血管起堵塞裂口和止血的作用，这是对机体有利的一面。如慢性消化性溃疡底部和肺结核空洞壁的血管因病变侵蚀形成血栓，避免了大出血的可能性。但多数情况下，血栓形成对机体造成不利影响。

（一）阻塞血管

血栓可阻塞血管，其后果取决于组织、器官内有无充分的侧支循环。动脉血栓未完全阻塞管腔时，可引起局部器官或组织缺血，导致实质细胞萎缩；若完全阻塞又无侧支循环时，可引起器官或局部组织的缺血性坏死（梗死）。如冠状动脉血栓引起心肌梗死，脑动脉血栓引起脑梗死，血栓闭塞性脉管炎时，引起患肢梗死或坏疽等。

静脉血栓形成，若未能建立有效的侧支循环则引起局部淤血、水肿、出血甚至坏死。如肠系膜静脉血栓可引起肠的出血性梗死，肢体浅表静脉血栓，由于有丰富的侧支循环，通常只在血管阻塞的远端引起淤血、水肿。

（二）栓塞

血栓的整体或部分脱落成为栓子，随血流运行可引起栓塞。深部静脉形成的血栓或在心室、心瓣膜上形成的血栓最易脱落成为栓子。若栓子内含有细菌，可引起栓塞性梗死或脓肿形成。

（三）心瓣膜病

风湿性心内膜炎和感染性内膜炎时，心瓣膜上反复形成的血栓发生机化，可使瓣膜增厚变硬、缩短、和瓣叶之间粘连，造成瓣膜口的狭窄或关闭不全，引起心瓣膜病。

（四）广泛性出血

见于弥散性血管内凝血（DIC），微循环内有广泛性纤维素性血栓形成。由于凝血因子大量消耗，加上纤维蛋白溶解系统激活，可引起患者全身广泛性出血。

第四节 栓 塞

在循环血液中出现的不溶于血液的异常物质，随血流运行阻塞血管腔的现象称为栓塞（embolism）。引起栓塞的异常物质称为栓子（embolus）。栓子有以下三类：固体栓子，如脱落的血栓、细菌菌落、肿瘤细胞团块、寄生虫和异物等；液体栓子，如脂肪和羊水；气体栓子，如空气和氮气。其中以脱落的血栓栓子引起栓塞最为常见。

一、栓子运行的途径

栓子运行途径一般与血流运行方向一致（图 3-13），最终停留在口径与其相当大小的血管并阻塞血流。来自不同血管系统的栓子，其运行途径不同。

1. **静脉系统及右心栓子** 随血流进入肺动脉主干及其分支，引起肺栓塞。某些体积小而又富于弹性的栓子（如脂肪栓子）可通过肺泡壁毛细血管进入左心，再进入动脉系统引起栓塞。

2. **左心或主动脉系统的栓子** 随血流运行，阻塞于各器官的小动脉内，常见于脑、脾、肾及四肢。

3. **门静脉系统的栓子** 随血流运行引起肝内门静脉分支的栓塞。

4. **交叉性栓塞**(crossed embolism) 又称反常性栓塞，偶尔来自右心或腔静脉系统的栓子，在右心压力升高的情况下通过先天性房（室）间隔缺损到达左心，再进入动脉系统引起栓塞。左心的栓子也可通过房（室）间隔缺损引起肺动脉的栓塞。

5. **逆行性栓塞**(retrograde embolism) 极罕见于下腔静脉内的血栓，在胸、腹压力突然升高（如剧烈咳嗽、呕吐或深吸气等）时，使栓子一时性逆血流至肝、肾、髂静脉分支引起栓塞。

二、栓塞的类型和对机体的影响

（一）血栓栓塞

由血栓脱落引起的栓塞，称为血栓栓塞（thromboembolism），血栓栓塞是栓塞最常见的原因，占所有栓塞的95%以上。血栓脱落的原因很多，如身体活动、肢体受到不当按摩、长期卧床后突然起身或治疗性纤维溶解所致血栓软化等均可使血栓脱落，造成栓塞。由于血栓栓子的来源、大小和栓塞部位不同，对机体的影响也有所不同。

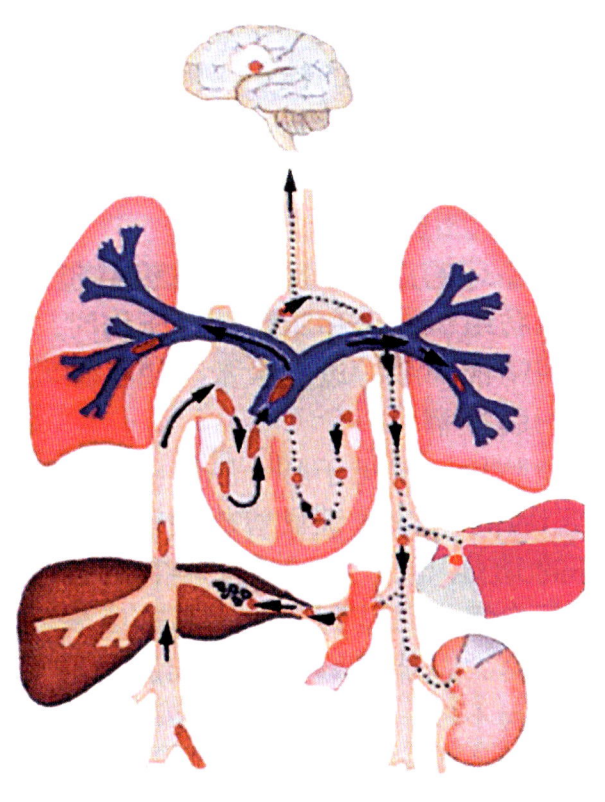

图3-13　栓子运行途径模式图

1. **肺动脉栓塞**　肺动脉血栓栓塞95%以上的栓子来自下肢膝以上的深部静脉，特别是腘静脉、股静脉和髂静脉，偶尔来自盆腔静脉或右心附壁血栓。栓子的大小和数量不同，引起栓塞的后果也不同。

（1）中、小栓子多栓塞肺动脉的小分支，常见于肺下叶，一般不会引起严重后果，因为肺有双重血液循环，肺动脉和支气管动脉间有丰富的吻合支，支气管动脉的血液可通过吻合支供应该区肺组织，可不发生梗死，无严重后果；若在栓塞前，肺已有严重淤血，微循环内压升高，使支气管动脉供血受阻，可引起肺组织的出血性梗死。

（2）若栓子小但数目多，可广泛地栓塞肺动脉多数分支，导致肺动脉压升高，可引起急性右心衰竭而猝死。

（3）大的血栓栓子栓塞肺动脉主干、肺动脉大分支或较长的栓子栓塞到左、右肺动脉主干引起的骑跨性栓塞(saddle embolism)（图3-14），患者可突然出现呼吸困难、发绀、休克等症状。严重者可因急性呼吸、循环衰竭死亡(猝死)。

一般认为，肺动脉栓塞引起猝死的机制是：① 肺动脉主干或大分支栓塞时，肺动脉压急剧增加，引起急性右心衰竭；② 动物实验及临床资料表明，肺动脉栓塞刺激迷走神经，通过神经反射引起肺动脉、冠状动脉、支气管动脉和支气管平滑肌痉挛，引起全心缺血、脑缺血以及窒息死亡。

2. **体循环动脉栓塞**　栓子80%来自左心，常见有亚急

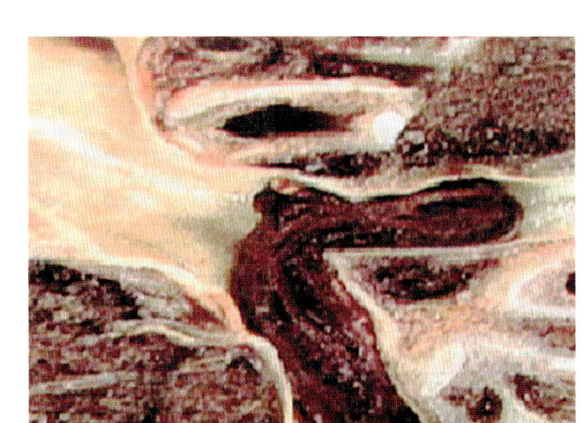

图3-14　肺动脉骑跨性栓塞

性感染性心内膜炎时心瓣膜上的赘生物、二尖瓣狭窄时左心房附壁血栓、心肌梗死区心内膜上的附壁血栓，少数发生于动脉粥样硬化溃疡或动脉瘤的附壁血栓，极少数来自腔静脉的栓子，通过房、室间隔缺损经交叉栓塞进入左心。

动脉栓塞以心、脑、肾、脾为常见，由于这些器官缺乏有效的侧支循环，可导致局部组织的坏死；下肢动脉和肠系膜动脉主干的栓塞可引起下肢坏疽或肠坏疽；上肢动脉吻合支丰富，肝有肝动脉和门静脉双重供血，故很少发生梗死。

（二）脂肪栓塞

循环血流中出现脂滴阻塞小血管，称脂肪栓塞（fat embolism）。脂肪栓子常见于长骨骨折、脂肪组织严重挫伤和脂肪肝挤压时，脂肪细胞破裂释出脂滴，由破裂的骨髓血管窦状隙或静脉进入血循环引起脂肪栓塞。血脂过高或强烈的精神刺激、过度紧张，使呈悬乳状态的血脂不能保持稳定而游离出来并互相融合成脂肪滴，也可引起脂肪栓塞。

创伤性脂肪栓塞时，脂肪栓子从静脉入右心，再到达肺。直径大于 20 μm 的脂滴栓子引起肺动脉分支、小动脉或毛细血管的栓塞（图 3-15）。

肺栓塞时，临床表现有突然发作性的呼吸急促、呼吸困难和心动过速。切片可见小血管腔内有脂滴。直径小于 20 μm 的脂滴栓子可通过肺泡壁毛细血管经肺静脉至左心达体循环的分支，引起全身多器官的栓塞，最常见的是阻塞脑血管，引起脑水肿和血管周围点状出血（图 3-16）。脑脂肪栓塞引起的神经症状有兴奋、烦躁不安、谵妄和昏迷等。

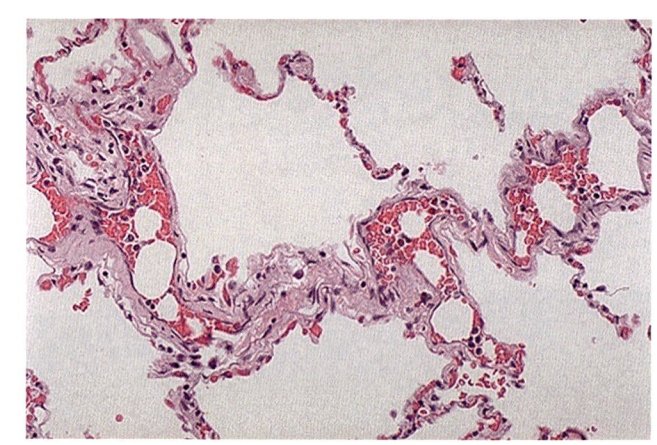

图 3-15　肺毛细血管内脂肪栓塞

肺泡隔增宽，毛细血管扩张，毛细血管腔内有许多空泡（脂滴）

脂肪栓塞的后果，取决于栓塞部位及脂滴数量多少。少量脂滴入血，可被巨噬细胞吞噬吸收，或由血中脂酶分解消除，无不良后果。若大量脂滴短期内进入肺循环，使 75% 的肺循环面积受阻时，可引起窒息和急性右心衰竭死亡。

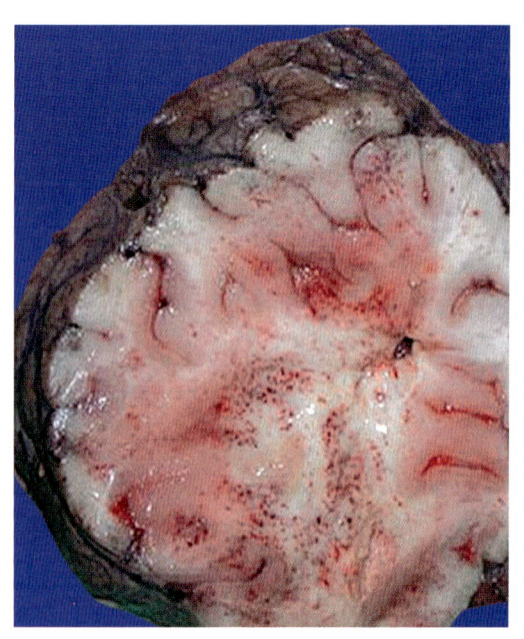

图 3-16　脑脂肪栓塞

脑血管脂肪栓塞引起点状出血

（三）气体栓塞

大量空气迅速进入血液循环或原溶于血液内的气体迅速游离，形成气泡阻塞心血管，称为气体栓塞（gas embolism）。

气体栓塞多由于静脉损伤破裂，外界空气由损伤处进入血液所致。如锁骨下静脉、颈静脉等，其压力低，若损伤后，空气可因吸气时静脉腔内负压而被吸入静脉，分娩或流产时，由于子宫强烈收缩，可将空气挤入子宫壁破裂的静脉窦内。

空气进入血液循环的后果取决于进入的速度和气体量。少量气体入血，可溶解于血液内，不会发生气体栓塞。若大量气体（多于 100 ml）迅速进入静脉，随血流抵达右心，则在右心随心脏的搏动与血液相混，而使血液呈泡沫状。这种泡沫状血液中的无数气泡，一部分可进入肺动脉，阻塞其分支。但更重要的是这些小气泡具有很大的压缩性，可随心脏的收缩而变小，随心脏的扩张而变大，阻碍静脉血的回流和肺动脉的输出，造成严重的循环障碍。患者可出现呼吸困难、发绀甚至猝死。

减压病（decompression sickness）是气体栓塞的另一种形式，通常发生于从高压环境快速到达常压环境或从常压环境到达低压环境时,如潜水员从海底迅速上升到海面;飞行员由低空迅速飞入高空,由于大气压力突然降低,原来溶解于血液、组织液和脂肪内的氧、二氧化碳和氮气很快游离,氧和二氧化碳可再溶于体液内被吸收,而氮气在体液内溶解缓慢,于是形成小气泡,阻塞血管,引起栓塞。

氮气析出时因气体所在部位不同,其临床表现也不同。位于皮下时引起皮下气肿;位于肌肉、肌腱、韧带内引起关节和肌肉疼痛;位于局部血管内引起局部缺血和梗死,常见于股骨头、胫骨的无菌性坏死;全身性特别是四肢、肠道等末梢血管阻塞可引起痉挛疼痛;若阻塞冠状动脉时,可引起严重血液循环障碍甚至迅速死亡。

临床上,在颈部外科手术、静脉注射或输液时,要特别防止空气进入静脉,以免气体栓塞而带来严重后果。

(四)羊水栓塞

羊水栓塞(amniotic fluid embolism)是分娩过程中一种罕见的严重并发症(1/50000人),死亡率大于80%。在分娩过程中,羊膜破裂、早破或胎盘早期剥离,又逢胎儿阻塞产道时,由于子宫强烈收缩,宫内压增高,可将羊水压入子宫壁破裂的静脉窦内,经血液循环进入肺动脉分支、小动脉及毛细血管内,引起羊水栓塞。羊水栓塞时在镜下可见肺小动脉和毛细血管内有羊水的成分,包括角化鳞状上皮、胎毛、胎脂、胎粪和黏液(图3-17)。本病发病急,后果严重,患者在分娩过程中或分娩后突然出现呼吸困难、发绀、抽搐、休克、昏迷甚至死亡。

羊水栓塞引起猝死的发病机制是:羊水中的胎儿代谢产物入血引起过敏性休克;羊水栓子阻塞肺动脉分支和毛细血管以及羊水内含有血管活性物质引起血管及支气管平滑肌痉挛,导致呼吸、循环衰竭;羊水是一种促凝物质,引起DIC从而导致死亡。

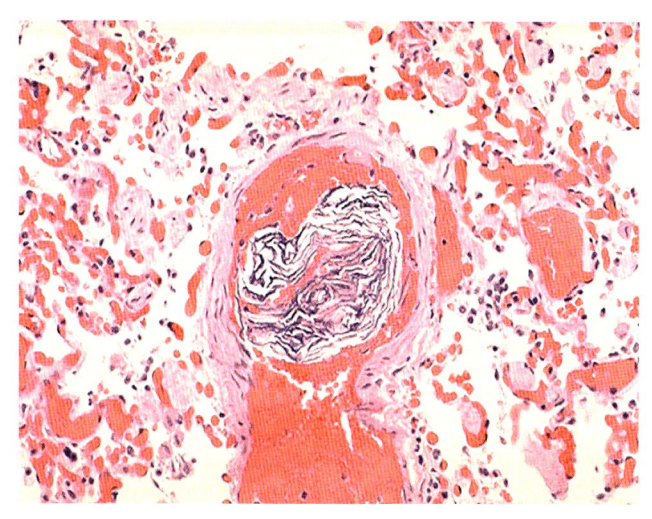

图3-17 羊水栓塞
肺血管内可见角化上皮,微血管内有微血栓形成

(五)其他栓塞

肿瘤细胞侵入血液循环形成肿瘤性栓子,可阻塞血管,引起栓塞,并可在栓塞部位形成转移瘤;细菌菌落侵入血流,造成病原体的播散和栓塞性脓肿的形成;寄生虫、虫卵和其他异物偶尔可进入血液循环引起栓塞。

第五节 梗 死

由于血流的阻断,导致局部组织的坏死,称为梗死(infarct)。梗死一般由动脉阻塞引起局部组织的缺血、缺氧而坏死,但静脉阻塞,使局部血流停滞导致缺氧,也可引起梗死。

一、梗死形成的原因和条件

(一)梗死的原因

1. **血栓形成** 是梗死最常见的原因。如冠状动脉粥样硬化合并血栓形成引起心肌梗死;脑动脉粥样硬化合并血栓形成引起脑梗死;血栓形成的足背动脉闭塞性脉管炎可引起足部梗死;肠静脉内血栓形成可引起所属静脉肠段的梗死。

2. **动脉栓塞** 血栓、气体、羊水、脂肪等栓塞,常可引起脾、肾、肺和脑的梗死。

3. **动脉痉挛** 动脉持续地痉挛引起血流的中断,可引起梗死。如冠状动脉粥样硬化时,冠状动脉发生强烈的痉挛引起心肌梗死。

4. 血管受压闭塞　常见于肿瘤压迫血管；肠扭转、肠套叠和嵌顿疝时，肠系膜动脉、静脉受压，血流中断；卵巢囊肿扭转致血流的供应中断等。

（二）梗死形成的条件

血管阻塞是否造成梗死，还与下列因素有关：

1. 供血血管的类型　有双重血液循环的器官，其中一条动脉阻塞，因有另一条动脉可以维持供血，通常不易引起梗死。如肺有肺动脉和支气管动脉供血，肝有肝动脉和门静脉双重供血，一般不易引起梗死。一些器官动脉吻合支少，如肾、脾及脑动脉迅速阻塞时，由于不易建立侧支循环，常易发生梗死。

2. 局部组织对缺氧的敏感程度　脑组织对缺氧最敏感，3～4 min的缺血即可引起脑梗死。心肌细胞对缺氧也较敏感，缺血20～30 min就会引起心肌梗死。骨骼肌、纤维结缔组织对缺血耐受性最强。严重的贫血或心功能不全，血氧含量降低，可促进梗死的发生。

二、梗死的病变及类型

（一）梗死的形态特征

1. 梗死灶的形状　梗死灶的形状取决于该器官血管的分布方式。多数器官的血管是锥形分支，如脾、肾、肺等，故梗死灶也是锥形，切面呈扇形或三角形，其尖端位于血管阻塞处，底部为器官的表面（图3-18）。心冠状动脉分支不规则，故梗死灶呈地图状。肠系膜血管呈扇形分支支配某一肠段，故肠梗死灶呈节段性。

2. 梗死灶的质地　梗死灶的质地取决于梗死的类型。实质器官如心、脾、肾的梗死为凝固性坏死。新鲜梗死灶，由于组织溶解，局部胶体渗透压升高而吸收水分，局部肿胀，表面和切面均有微隆起，梗死若靠近浆膜面，则浆膜表面常有一层纤维素性渗出物。陈旧性梗死因含水分较少而略呈干燥，质地变硬，表面下陷。脑梗死为液化性坏死，新鲜时质地疏松，久之逐渐液化成囊状。

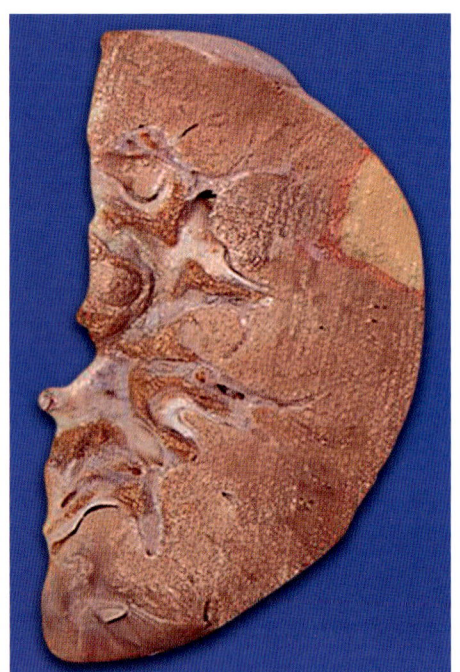

图3-18　肾贫血性梗死（大体观）

梗死灶呈三角形，灰白色，其边缘有充血出血带

3. 梗死的颜色　梗死的颜色取决于病灶内的含血量，含血量少时颜色灰白，称贫血性梗死（anemic infarct）或白色梗死（white infarct）。含血量多时，颜色暗红，称为出血性梗死（hemorrhagic infarct）或红色梗死（red infarct）。

（二）梗死的类型

根据梗死灶内含血量的多少和有无合并细菌感染，将梗死分为以下三种类型。

1. 贫血性梗死　发生于组织结构较致密，侧支循环不充分的实质器官，如脾、肾、心和脑组织。当动脉分支阻塞时，其分支因缺氧而痉挛将坏死区的血液挤入静脉，梗死灶呈灰白色，故称为贫血性梗死或白色梗死。梗死的早期，梗死灶与正常组织交界处因炎症反应常见一条充血出血带。镜下观：贫血性梗死组织的早期呈凝固性坏死，细胞可见核固缩、核碎裂和核溶解改变，胞质呈均匀一致的红色，原有的组织结构隐约可见（图3-19）。晚期病灶内有肉芽组织长入和瘢痕组织形成，最终被瘢痕组织代替。

（1）心肌梗死　心肌梗死是心肌急性缺血的严重后果，多由于心冠状动脉粥样硬化继发血栓形成、粥样硬化斑块出血和在动脉硬化的基础上伴有持久的血管痉挛所致，很少由冠状动脉栓塞引起。镜下观：心肌梗死后12～18 h出现凝固性坏死，早期梗死区的组织轮廓尚存，梗死灶周围有明显的炎症反应，可见炎症细胞浸润及充血出血带。陈旧的梗死灶，梗死区组织轮廓消失，呈均匀、红染颗粒。周围有肉芽组织生长并逐渐

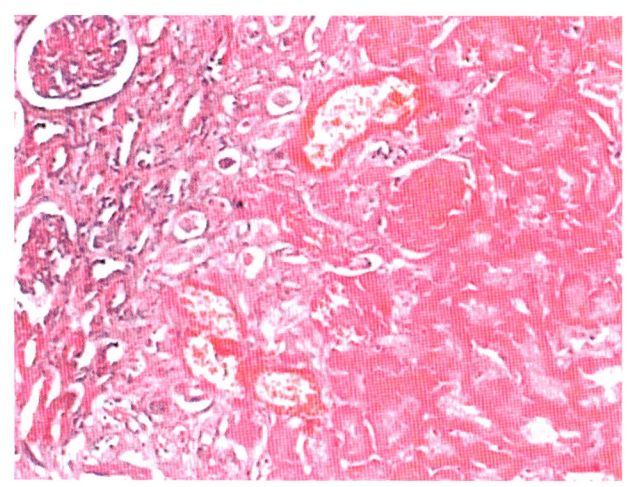

图 3-19 肾贫血性梗死（镜下观）

肾小球肾小管凝固性坏死，细胞核消失，胞质红染，但组织轮廓尚保存；左上角为正常肾组织

机化坏死组织，最后形成瘢痕。

（2）脑梗死　脑梗死系由动脉血栓形成或栓塞引起。前者常发生在脑动脉粥样硬化的基础上；后者主要由于亚急性感染性心内膜炎，赘生物脱落的栓子阻塞脑动脉所致。脑梗死一般为贫血性梗死，因脑组织含大量的脂质和水分，蛋白少，故坏死的脑组织不易凝固，迅速液化成囊腔（图 3-20）。晚期，梗死灶周围有较多的星形细胞与胶质纤维增生。小的梗死灶可逐渐机化形成胶质瘢痕，而较大的梗死灶则由增生的星形细胞与胶质纤维构成囊壁，囊腔可长期存留。

2. 出血性梗死　常见于肺、肠等具有双重血液循环的器官，因梗死灶内有大量的出血，故称出血性梗死。

出血性梗死发生的条件：

（1）严重淤血　如肺淤血是肺梗死形成的先决条件。因为在肺淤血的情况下，肺静脉和毛细血管内压增高，影响了肺动脉分支阻塞后建立有效的肺动脉和支气管动脉间的侧支循环，引起肺出血性梗死。

（2）器官组织结构疏松　肠和肺组织结构疏松，梗死时，组织间隙可容纳大量漏出的血液，因而梗死灶为出血性。

①肺出血性梗死：肺出血性梗死多由肺动脉栓塞所致。病灶常位于肺下叶，好发于肋膈缘，病灶大小不等，呈锥形，尖端朝向肺门，底部紧靠胸膜，胸膜面有纤维素性渗出物。

梗死灶质实，因出血呈暗红色，略向表面隆起，时间久后由于红细胞崩解，颜色变浅，肉芽组织长入并逐渐机化，梗死灶变成灰白色。临床上因梗死灶的肺膜发生纤维素性胸膜炎可出现胸痛；因肺出血及支气管黏膜受刺激可引起咳嗽及咯血；由于组织坏死可引起发热和白细胞增多等症状。

②肠出血梗死：多见于肠系膜动脉栓塞和静脉血栓形成，或在肠套叠、肠扭转、嵌顿疝和肿瘤压迫等情况下引起出血性梗死。梗死的肠壁呈暗红色或紫黑色（图 3-21），肠壁因淤血、水肿和出血而明显增厚，浆膜面有纤维素覆盖。临床上，肠壁因急性缺血、缺氧引起持续性痉挛致剧烈腹痛，因肠蠕动加强产生逆蠕动而引起呕吐；肠壁坏死累及神经可引起麻痹性肠梗阻，肠壁全层坏死可引起穿孔及腹膜炎，后果严重。

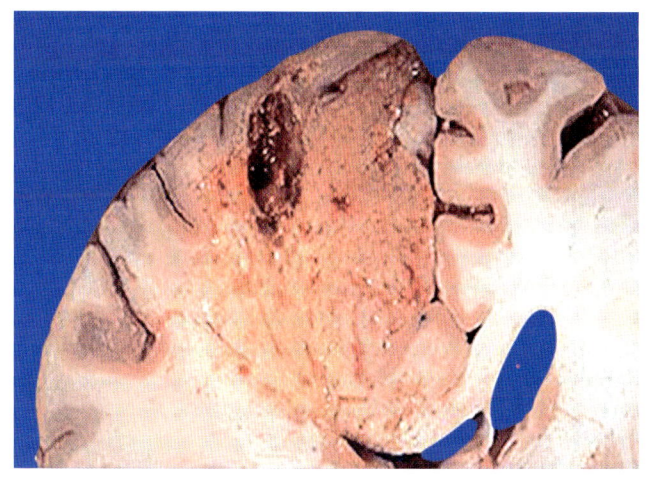

图 3-20　脑梗死

脑血管阻塞，血管供应的脑组织坏死、液化

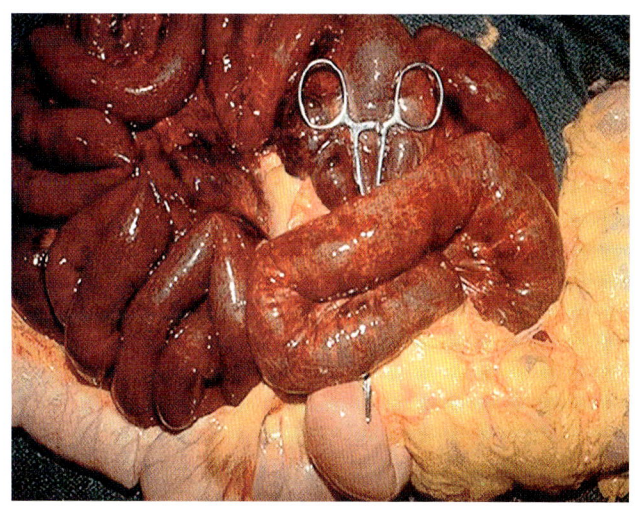

图 3-21　肠出血性梗死

梗死区域的肠壁肿胀，呈暗红色

3. 败血性梗死（septic infarct） 由含有细菌的栓子阻塞血管引起。常见于急性感染性心内膜炎，含细菌的栓子脱落后，顺血流运行阻塞相应大小的血管腔致使血流阻塞而引起梗死。梗死灶炎症反应明显，有细菌及大量炎症细胞浸润。若有化脓性细菌感染，可有脓肿形成。

二、梗死对机体的影响和结局

梗死对机体的影响取决于发生梗死的器官、梗死灶的大小和部位。脾梗死一般影响较小；肾梗死通常出现腰痛和血尿；肠梗死常出现剧烈腹痛、便血和腹膜炎；心肌梗死引起心力衰竭甚至猝死；肺梗死有胸痛和咯血；脑梗死可引起偏瘫或死亡；四肢梗死继发败血症感染，造成坏疽；败血性梗死引起局部炎症反应。

梗死灶形成时，引起周围的炎症反应、血管扩张充血、有炎症细胞浸润，继而形成肉芽组织，在梗死发生 24～48 h 后，肉芽组织已开始从梗死周围长入病灶内，小的梗死灶可被肉芽组织完全取代机化，日久变为瘢痕组织。大的梗死灶不能机化时，则由瘢痕组织加以包裹，病灶内部可发生钙化。脑梗死则可液化成囊腔，周围由增生的胶质瘢痕包裹。

第六节 水 肿

水肿（edema）是指组织间隙内的体液增多。如果体液积聚在体腔则称积水或积液（hydrops），如腹水、胸腔积液、心包腔积液、脑室积液等。

一、水肿的发病机制

正常人体的血管内液（血浆）与血管外液（组织液）通过微血管不断地进行交换，维持着动态平衡，同时体内、外液体也进行交换，维持动态平衡。如果这两个平衡失调，使组织液生成增多或钠、水潴留，即可导致水肿的发生。

（一）血管内、外液体交换平衡失调——组织液生成大于回流

1. 毛细血管流体静压增高 毛细血管流体静压增高可使组织液生成增多，又可阻碍组织液的回收，引起组织液增多引起水肿。毛细血管流体静压增多的原因是静脉回流受阻，使静脉压增高。常见的病因有：

（1）右心衰竭引起全身体循环静脉压升高，引起全身性水肿。

（2）左心衰竭引起肺静脉压增高，导致肺水肿。

（3）肝硬化致门静脉高压，引起腹水。

（4）静脉内血栓形成、肿瘤、炎性包块、妊娠子宫压迫静脉，引起局部水肿。

2. 血浆胶体渗透压降低 血浆胶体渗透压的大小取决于血浆蛋白（以清蛋白为主）的含量。血浆胶体渗透压下降导致有效滤过压增大、组织液的生成增加及重吸收减少。常见的病因有：

（1）蛋白质摄入不足　见于禁食、胃肠消化吸收功能严重障碍患者。

（2）清蛋白合成减少　见于肝硬化患者。

（3）蛋白质丢失过多　肾病综合征患者大量蛋白随尿排出。

（4）蛋白质消耗增加　如恶性肿瘤、结核病等。

3. 毛细血管壁通透性增高 正常情况下，水分子、晶体分子及极少量小分子蛋白可自由通过毛细血管壁。当毛细血管壁通透性增高时，血浆蛋白滤出增加，会使血浆胶体渗透压降低而组织液胶体渗透压增高，导致滤出增加，回流减少而发生水肿。常见的病因有：

（1）细菌及其毒素，炎症介质如组胺、5-羟色胺等使毛细血管壁通透性增高。

（2）过敏性疾病，产生组胺、激肽等物质，使微血管壁通透性增加。

（3）物理、化学因素直接损伤毛细血管壁。
（4）组织缺血缺氧、酸中毒、氧自由基均可损伤毛细血管壁。

4. 淋巴回流受阻　淋巴液回流是组织液回收的重要途径，能回收组织液及渗出的少量蛋白质，因而淋巴回流是一个重要的抗水肿因素。

常见的病因有：丝虫病时阻塞淋巴管，引起阴囊、下肢等部位的水肿，称为"象皮肿"；恶性肿瘤细胞转移到淋巴结并阻塞淋巴管引起局部组织水肿；手术摘除淋巴结可致局部组织水肿等。

（二）体内、外液体交换失衡——钠、水潴留

肾对钠、水的排出取决于肾小球的滤过率（GFR）和肾小管的重吸收功能，如果肾小球滤过率减少或肾小管重吸收增多，导致球-管平衡失调，就会引起钠、水潴留和全身性水肿。

1. 肾小球滤过率（GFR）降低

（1）肾小球滤过面积减少　如急性肾小球肾炎，由于肾小球毛细血管内皮细胞和间质细胞增生，压迫、阻塞毛细血管，滤过面积减少引起肾小球滤过率降低。

（2）肾血流量减少　心力衰竭、肝硬化、肾病综合征等疾病时，均可使有效循环血量减少，肾血流量随之下降，致GFR下降。

2. 肾小管重吸收钠、水增多

（1）肾血流重新分配　正常情况下90%的肾血流流经皮质肾单位，因皮质肾单位髓袢短，不进入髓质高渗区，对钠、水重吸收弱；而近髓肾单位髓袢长，深入髓质高渗区，对钠、水重吸收强。

当肾血流量减少时，导致肾血流重新分配，使皮质血流量降低，髓质血流量增加，肾小管重吸收钠、水增多。

（2）肾小球滤过分数升高　心力衰竭、肝硬化、肾病综合征时，肾血流量减少，儿茶酚胺和肾素-血管紧张素-醛固酮系统活性增强，可使肾小球出球小动脉比入球小动脉收缩更明显，滤过压升高，故肾小球滤过率相对较高，即肾小球滤过分数（肾小球滤过率/肾血浆流量）升高，使肾小管周围毛细血管中的胶体渗透压升高，流体静压下降，两者都可促进钠、水的重吸收。

3. 醛固酮（ADS）及抗利尿激素（ADH）增加　当有效循环血量下降时，肾入球小动脉血流量减少，可使肾素-血管紧张素-醛固酮系统被激活，血中醛固酮含量增多；有效循环血量减少，左心房及胸腔大血管容量感受器刺激减弱，反射性使抗利尿激素分泌增加，这两种激素都可使肾小管对钠、水重吸收增加。

附：心源性水肿发生的机制

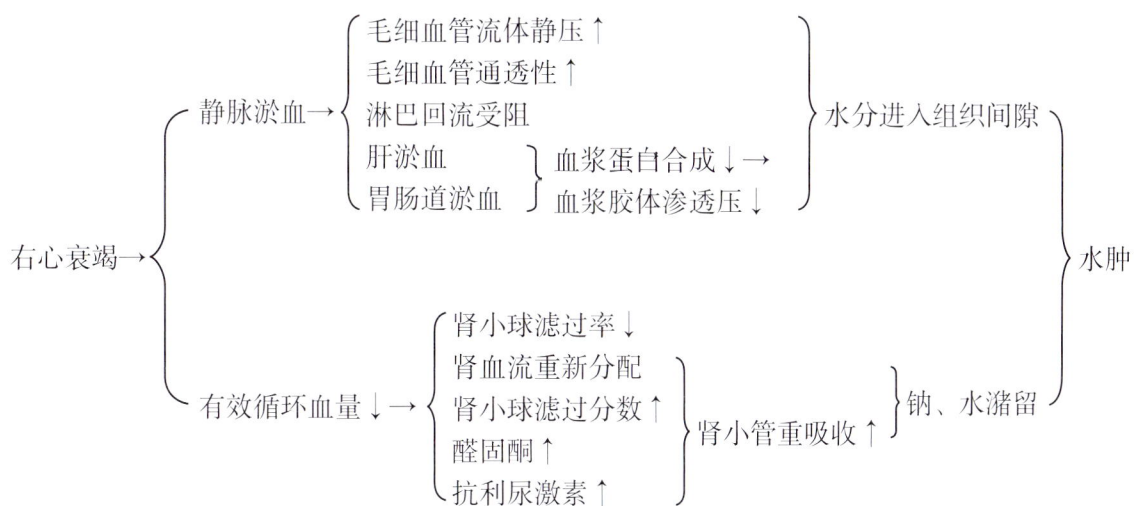

二、水肿的病理变化

水肿的肉眼改变为组织肿胀，颜色苍白而质软，切面有时呈胶冻样。镜下观：水肿液积聚于细胞和纤维结缔组织之间或腔隙内，HE染色为透亮空白区，细胞外基质成分被水肿液分隔。若水肿液内蛋白质含量多时，如炎性水肿，可呈同质性微粒状深红染。蛋白质含量少时，如心源性或肾性水肿，则呈淡红染。尽管任何组织器官都可发生水肿，但皮下、肺、脑最为常见。

（一）皮下水肿

不同原因引起的皮下水肿，其部位分布各异，可以是弥漫性，也可为局部性。右心衰竭性水肿是典型的体位性水肿，长期站立时下肢水肿，而卧床时骶部水肿。由肾功能不全或肾病综合征引起的水肿，影响全身各部位。但早期时首先影响疏松结缔组织，如眼睑水肿。皮肤水肿时，表面紧张、苍白，用手指压时留下凹陷，称为凹陷性水肿（pitting edema）。

（二）肺水肿

引起肺水肿的最常见原因是左心室衰竭，其次为肾衰竭、成人型呼吸窘迫综合征（adult respiratory distress syndrome，ARDS）、肺部感染和过敏等反应。水肿液积聚于肺泡腔内，使肺肿胀，质变实，重量比正常增加2~3倍，切面有淡红色泡沫状液体流出。

（三）脑水肿

脑水肿可以位于局部受损伤的脑组织如脓肿、肿瘤灶的周围，也可发生全脑性水肿，如脑炎、高血压危象和脑静脉流出通道阻塞。脑外伤可以引起局部或全脑性水肿，取决于损伤的性质和程度。脑水肿在肉眼观察时脑组织肿胀，脑回变扁平，脑沟变浅，重量增加。镜下见脑组织疏松，血管周围空隙加宽。

三、水肿对机体的影响

水肿对机体的影响取决于水肿的部位、程度、发生速度及持续时间。全身性皮下水肿有时可以指示心力衰竭和肾衰竭，对诊断有帮助。局部的皮肤水肿影响伤口的愈合和感染的清除。肺水肿影响通气功能，甚至引起死亡。肺水肿时，水肿液不但聚集在肺泡壁毛细血管的周围，阻碍氧气交换，而且聚集在肺泡腔内，形成有利于细菌感染的环境。脑水肿由于可引起颅内压增高，形成脑疝，压迫脑干，造成患者的快速死亡。喉头水肿引起气管阻塞，患者因此窒息死亡。

临床病理讨论

病例摘要

患者，男性，24岁，工人。半年前于工地施工中，不慎左脚被钉子刺伤，当时局部感染化脓，下肢红肿，约2周后逐渐恢复，此后左小腿又有数次疼痛和肿胀。2个月前左小腿疼痛肿胀达到膝关节周围，收入院。经治疗，症状有所减轻。4天前左下肢肿胀，疼痛加重，并有发冷、发热。昨日开始咳嗽，咳痰，今晨咳痰带有少量血液，无胸痛。体格检查：除发现左下肢水肿外，其他未见明显异常（患者在职工医院住院）。下午2点15分左右患者由厕所回病房时大叫一声倒在地上，医务人员赶到时见患者四肢痉挛、颜面青紫、口吐白沫、瞳孔散大。抢救无效，于2点5分死亡。临床诊断：急性死亡，死因不清，患者家属及医生要求查明死亡原因，申请病理解剖。

尸检摘要

尸检号A1138。身长174 cm，体重60 kg。大体检查：左下肢水肿，以膝关节以下为显著，左脚面有一外伤愈合的小瘢痕。剖开左腿见左股动脉及其分支无明显异常改变。左股静脉：大部分变粗、变硬。从腘窝至卵圆孔一段股静脉内完全被凝固的血液成分堵塞，血液凝固物长约40 cm，与血管壁连接不紧密，大部分呈暗红色，表面粗糙，质较脆，有处呈灰白色与血管连接紧密。肺动脉的主干及两大分支内均被凝血块样的团块堵塞，该团块呈暗红色，无光泽，表面粗糙、质脆，与肺动脉壁无粘连。左肺内较小的动脉分支内也有血凝块样物质堵塞。显微镜检查：左股静脉主要为红色血栓结构（纤维素网内充满大量红细胞），少数为混合血栓结构（可见少量血小板小梁），靠近血管壁处肉芽组织长入血栓内。肺动脉主干及两大分支内大部分为红色血栓结构。左肺小动脉分支内血凝块样物仍为红色血栓，靠近血管壁处血栓有肉芽组织长入。

讨论题

1. 左股静脉内有什么病变？为什么能形成这种病变？为什么股动脉无此改变？
2. 肺动脉内为何种病变？根据是什么？
3. 本例死亡原因是什么？

（陈　辉　张子敬）

第四章 炎 症

外源性和内源性损伤因子可引起机体细胞和组织各种各样的损伤性变化，与此同时，机体的局部和全身也发生一系列复杂的反应，以局限和消灭损伤因子，清除和吸收坏死组织和细胞，并修复损伤，机体这种复杂的以防御为主的反应称为炎症。炎症是损伤、抗损伤和修复的统一过程。但在一定情况下，炎症对机体也可引起不同程度的危害。临床上炎症性疾病种类繁多，如感染性疾病、免疫性疾病、多数理化因素所致的疾病均属炎症性疾病。有些疾病名称没有"炎"字，如结核病、硅肺病、支气管哮喘、风湿病、伤寒等也是炎症性疾病。炎症性疾病是一大类严重危害人类健康的疾病，因此，必须重视炎症性疾病研究、预防和治疗。

第一节 炎症的概念和原因

一、炎症的概念

炎症（inflammation）是具有血管系统的活体组织对损伤因素（致炎因素）所致的损伤而诱发的以防御为主的反应。单细胞动物和某些多细胞动物也对局部损伤发生各自的反应，这些反应包括吞噬损伤因子、通过细胞或细胞器肥大来应对损伤因素，但仅仅有这些反应还不能称为炎症，只有当生物进化到具有血管时，才能发生以血管反应为主要特征的，同时又保留了局限和消灭损伤因素，清除和吸收坏死组织和细胞，并修复损伤，这种综合的机体防御反应才能称为炎症。因此炎症的中心环节是血管反应，其主要特征是液体渗出和白细胞渗出。

在炎症过程中，一方面损伤因子可直接或间接损伤机体的细胞和组织，另一方面通过炎症充血和炎症渗出，可稀释、中和、杀伤和限制损伤因素的作用，同时机体通过实质和间质细胞的再生使受损伤的组织得以修复，因此，可以说炎症是损伤与抗损伤矛盾斗争的过程，其本质是以防御为主。

机体许多成分，包括白细胞、血浆蛋白质、血管壁细胞、结缔组织细胞、细胞外基质和炎症介质等，参与炎症反应过程。

二、炎症的原因

凡是能引起组织和细胞损伤的因素都是致炎因素。致炎因素种类繁多，可归纳为以下几类：

1. **生物性因素** 生物性因素，如细菌、病毒、立克次体、真菌、螺旋体和寄生虫等，是最常见和最重要的致炎因素。病毒可通过在细胞内复制致感染细胞坏死。细菌可释放内毒素和外毒素导致炎症。由生物性因素所致的炎症，又称感染（infection）。

2. **心理性因素** 心理障碍的个体可致免疫功能及内分泌功能障碍而导致炎症性疾病的发生。

3. **物理性因素** 包括高温所致的烧伤、烫伤；低温所致的冻伤；紫外线和放射线所致的放射性损伤；机械性创伤等。

4. **化学性因素** 化学性因素包括外源性和内源性化学物质。外源性化学物质有强酸、强碱和强氧化剂以及芥子气等。内源性化学物质有坏死组织所产生的分解产物，蓄积于体内的代谢产物，如尿素等。

5. **免疫性因素** 当机体免疫反应状态异常时，可引起组织、细胞损伤，形成炎症。

6. **组织坏死** 缺血或缺氧等原因可引起组织坏死，坏死组织是潜在的致炎因素，在新鲜梗死灶的边缘所出现的出血、充血带便是炎症反应。

第二节 炎症介质

炎症的病理过程中除了某些致炎因子，如细菌及代谢产物，可直接损伤血管内皮细胞导致血管壁通透性增高外，多数致炎因子不能直接引起局部血管反应，而是通过一系列内源性化学活性物质的介导来实现的。这些参与和介导炎症发生、发展的化学活性物质称为炎症介质（inflammatory mediator）。炎症介质可来自血浆和细胞。来自血浆的炎症介质以前体的形式存在，需经蛋白酶水解才能激活。来自细胞的炎症介质或以细胞内颗粒的形式贮存于细胞内，在有需要的时候释放到细胞外，或在某些致炎因子的刺激下即刻合成。炎症介质具有以下特点：① 多数炎症介质通过与靶细胞表面的受体结合发挥其生物活性作用，但某些炎症介质直接有酶活性或者可介导氧化损伤；② 炎症介质作用于细胞可进一步引起靶细胞产生次级炎症介质，使初级炎症介质的作用放大或抵消；③ 炎症介质可作用于一种或多种靶细胞，对不同的细胞和组织作用不同；④ 炎症介质激活或分泌到细胞外后其半衰期十分短暂，很快衰变、被酶降解灭活或被拮抗分子抑制或清除；⑤ 炎症介质是被精细调控的。

一、细胞释放的炎症介质

1. **血管活性胺**　包括组胺和 5-羟色胺（serotonin，5-HT）。组胺主要存在于肥大细胞和嗜碱性粒细胞的颗粒中，也存在于血小板内。肥大细胞释放组胺的现象称为脱颗粒。当组织受到损伤时，可激活肥大细胞表面的卵磷脂酶或蛋白酶，作用于肥大细胞使其脱颗粒而释放组胺。可引起肥大细胞脱颗粒的刺激包括：① 引起损伤的冷、热等物理因子；② 免疫反应，即抗原结合于肥大细胞表面的 IgE 相互作用时，可使肥大细胞释放颗粒；③ 补体片段，如过敏毒素（anaphylatoxin），即 C3a 和 C5a；④ 白细胞来源的组胺释放蛋白；⑤ 某些神经肽，如 P 物质；细胞因子，如 IL-1 和 IL-8。组胺主要通过 H_1 受体起作用，在人类，可使细动脉、细静脉扩张，血管壁通透性增加和对嗜酸性粒细胞有趋化作用。组胺可被组胺酶灭活。

5-HT 主要存在于血小板和内皮细胞。胶原纤维、凝血酶、ADP、免疫复合物、血小板活化因子（PAF）可促进 5-HT 释放。5-HT 的作用与组胺相似。

2. **花生四烯酸代谢产物**　花生四烯酸是二十碳不饱和脂肪酸，存在于细胞膜磷脂内。在炎症刺激因子和炎症介质的作用下，激活磷脂酶，使花生四烯酸（arachidonic acid，AA）通过环加氧化酶或脂加氧化酶途径分别产生前列腺素（PG）和白细胞三烯（leukotriene，LT）（图 4-1）。

前列腺素是 AA 通过环加氧化酶途径生成的代谢产物，由肥大细胞、巨噬细胞、内皮细胞等产生，包括 PGE_2、PGD_2、$PGF_{2\alpha}$、PGI_2、TXA_2 等，参与炎症的全身反应和血管反应。TXA_2 主要由血小板产生，使血小板聚集和血管收缩。而 PGI_2 主要由血管内皮细胞产生，可抑制血小板聚集和使血管扩张。PGD_2 主要由肥大细胞产生。PGE_2 和 $PGF_{2\alpha}$ 由多种细胞产生。PGE_2、PGD_2 和 $PGF_{2\alpha}$ 具有协同作用，引起血管扩张和促进水肿发生。PG 还可引起炎症发热和疼痛，PGE_2 使皮肤对疼痛刺激更为敏感，在感染过程中与细胞因子相互作用引起发热。

白细胞三烯是 AA 通过脂加氧化酶途径产生的，AA 首先转化为 5-羟基花生四烯酸（5-HETE），然后再转化为白细胞三烯 LTB_4、LTC_4、LTD_4、LTE_4 等。5-HETE 是中性粒细胞的化学趋化因子。LTB_4 是中性粒细胞的化学趋化因子和白细胞功能反应（黏附于内皮细胞、产生氧自由基和释放溶酶体酶）的激活因子。LTC_4、LTD_4、LTE_4 可引起明显血管收缩、支气管痉挛和静脉血管通透性增加。

脂氧素（lipoxin，LX）是一种新的花生四烯酸活性代谢产物，具有抑制和促进炎症的双重作用。在中性粒细胞所产生的 LTA_4 基础上，血小板在 12-脂加氧化酶的作用下可产生 LXA_4 和 LXB_4。LX 抑制中性粒细胞的化学趋化反应和黏附，但可促进单核细胞的黏附。LXA_4 刺激血管扩张和抵消 LTC_4 引起的血管收缩。LX 可能是 LT 内源性负调节因子。

总之，炎症刺激花生四烯酸代谢并释放其代谢产物，导致发热、疼痛、血管扩张、通透性升高及白细胞渗出等炎症反应。另一方面，抗炎药物则可抑制花生四烯酸代谢，减轻炎症反应。如阿司匹林和非甾体类抗炎药物可抑制环加氧化酶活性，抑制 PG 的产生。糖皮质类固醇可抑制环加氧化酶 2 的活性，抑制 IL-1 和 TNFα

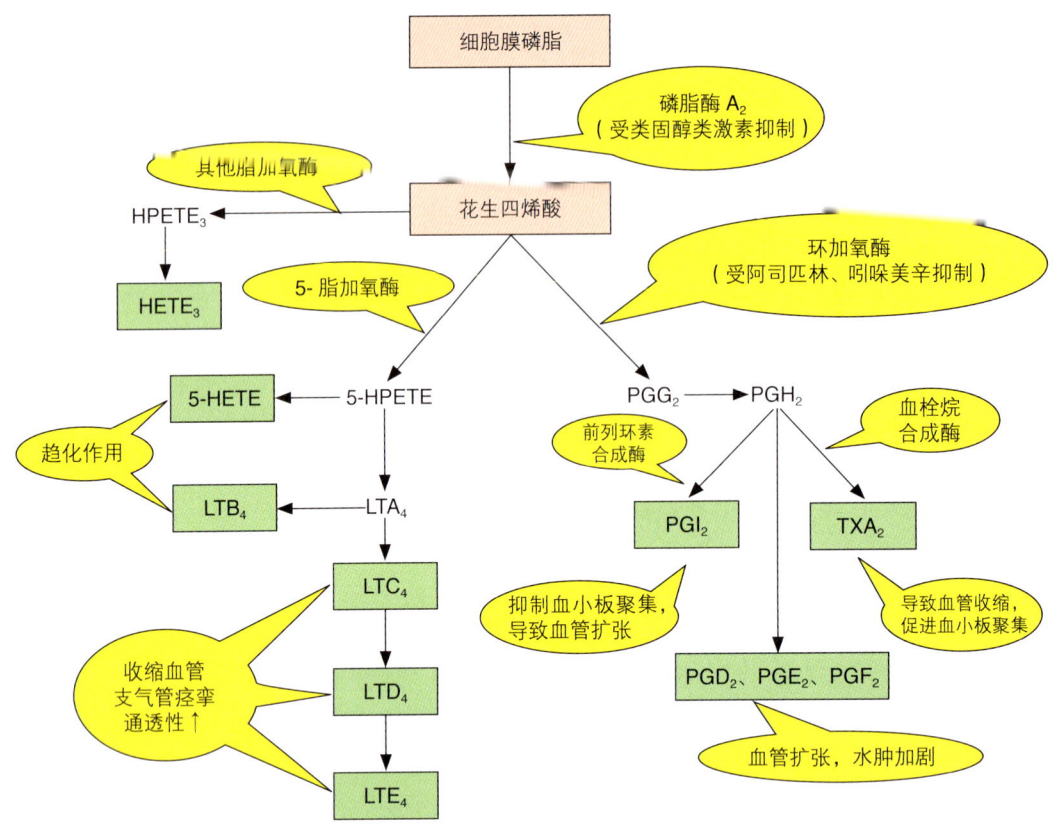

图 4-1 炎症过程的花生四烯酸代谢
5-HETE：5-羟基花生四烯酸；5-HPETE：5-氢过氧化二十碳四烯酸

的表达，并能上调某些抗炎蛋白质的基因表达，发挥抗炎和解热镇痛作用。

3. 白细胞产物　致炎因子激活中性粒细胞和单核细胞后可释放活性氧代谢产物（如氧自由基）和溶酶体酶，可成为炎症介质，促进炎症反应和破坏组织。

（1）活性氧代谢产物　白细胞接触了微生物、化学趋化因子、免疫复合物或发生吞噬作用后，会向细胞外释放氧自由基，包括超氧阴离子、过氧化氢和羟自由基。超氧阴离子还能与 NO 结合产生活性氮中间产物。这些介质的少量释放可促进趋化因子 IL-8、细胞因子、内皮细胞 - 白细胞间黏附分子的表达，增强和放大炎症反应。其作用主要包括三个方面：① 损伤血管内皮细胞，导致血管通透性增加。② 灭活抗蛋白酶（如可灭活 α_1- 抗胰蛋白酶），导致蛋白酶活性增加，可破坏组织结构成分，如弹力纤维。③ 损伤红细胞或其他实质细胞。当然，血清、组织液和靶细胞也有抗氧化保护机制，故是否引起损伤取决于两者之间的平衡状态。

（2）中性粒细胞溶酶体成分　中性粒细胞和单核细胞可通过胞质内溶酶体颗粒的释放而引起炎症反应。溶酶体颗粒含有多种酶，如酸性水解酶、中性蛋白酶、溶菌酶等。酸性水解酶在吞噬溶酶体内降解细菌及其碎片。中性蛋白酶包括弹力蛋白酶、胶原酶和组织蛋白酶，可降解各种细胞外成分，包括胶原纤维、基底膜、纤维素、弹力蛋白和软骨基质等，在化脓性炎症的组织破坏中起重要作用。中性蛋白酶还能直接降解 C3 和 C5 而产生 C3a 和 C5a，并促进由激肽原产生缓激肽样多肽。

中性粒细胞的阳离子蛋白能使肥大细胞脱颗粒释放组胺，使血管壁通透性增高和对单核细胞有趋化作用。

4. 细胞因子　在炎症过程中产生的细胞因子（cytokines）可分为五类：① 调节淋巴细胞激活、增殖和分化的细胞因子，如 IL-2 和 IL-4 可促进淋巴细胞增殖，IL-10 和 TGF-β 是免疫反应的负调节因子；② 调节自然免疫的细胞因子，如 TNF-α、IL-1β、IFN-α、IFN-β 和 IL-6；③ 激活巨噬细胞的细胞因子，包括 IFN-γ、TNF-α、TNF-β、IL-5、IL-10、IL-12；④ 对各种炎症细胞的化学趋化因子；⑤ 刺激造血的细胞因子，包括 IL-3、IL-7、GM-CSF、M-CSF、G-CSF 和干细胞生长因子。

其中 TNF-α 和 IL-1 主要由激活的巨噬细胞产生，TNF-β 由激活的 T 淋巴细胞产生。IL-1 还可由许多细胞产生,在内毒素、免疫复合物和物理性因子引起的炎症中通过自分泌和旁分泌的方式起作用。它们还可通过改变内皮细胞基因表达,激活内皮细胞产生其他炎症介质,产生引起基质重构的酶,增加在内皮细胞表面形成血栓的能力。TNF可促进中性粒细胞聚集,使间叶细胞释放蛋白溶解酶。TNF和IL-1可引起发热、促进骨髓向末梢血循环释放中性粒细胞,促进ACTH和肾上腺皮质类固醇的释放。

化学趋化因子(chemokines)是一组小分子蛋白质,有的对中性粒细胞有化学趋化作用,有的对单核细胞、嗜碱性粒细胞有化学趋化作用,有的对淋巴细胞有特异性的化学趋化作用。化学趋化因子通过与细胞表面受体结合发挥作用,不同的化学趋化因子可与同一受体结合,一种化学趋化因子可与不同的受体结合。这种结合可以为化学趋化促进作用,也可以为化学趋化拮抗作用,以此调节炎症性化学趋化。

5. 血小板活化因子(platelet activating factor,PAF) 由嗜碱性粒细胞、血小板、中性粒细胞、单核巨噬细胞和血管内皮细胞产生,可分为分泌型和细胞膜结合型。除了激活血小板外,PAF可引起血管、支气管收缩;在极低浓度下可使血管扩张和小静脉通透性增加,其作用比组胺强100~10000倍;可引起白细胞与内皮细胞黏附,促进白细胞化学趋化和白细胞脱颗粒。人工合成的PAF受体的拮抗剂可抑制炎症反应。

6. 一氧化氮(NO) 可由许多细胞产生,可引起小血管扩张,抑制血小板黏附、激活、聚集和脱颗粒,抑制肥大细胞引起的炎症反应,是白细胞向炎症灶集中的抑制因子。由一氧化氮合酶产生的活性产物有杀灭病原体的活性,NO与活性氧产物反应可产生多种杀灭病原微生物的代谢产物,在宿主防御反应过程中NO产生增加,在实验动物模型中,灭活诱导型一氧化氮合酶可使病原微生物复制增加,因此,一氧化氮被认为是调控炎症反应的内源性因子。

7. 神经肽 泛指存在于神经组织并参与神经系统功能作用的内源性活性物质,是一类特殊的信息物质。其特点是含量低、活性高、应用广泛而又复杂,在体内调节多种生理功能。P物质,存在于肺和胃肠的神经纤维中,可传导疼痛,引起血管扩张和血管通透性增加。

二、体液中的炎症介质

血浆中存在三种相互关联的系统:激肽系统、补体系统及凝血系统,是重要的炎症介质(图4-2)。

1. 激肽系统 激肽系统激活的最终产物是缓激肽(bradykinin),后者可引起细动脉扩张,内皮细胞收缩,细静脉通透性增加,以及血管以外的平滑肌收缩,并可引起疼痛。缓激肽还可激活XII因子,后者使前激肽原酶转变成激肽原酶,进一步促进缓激肽的产生,同时激肽原酶又是XII因子的强有力的激活因子,这样便使原

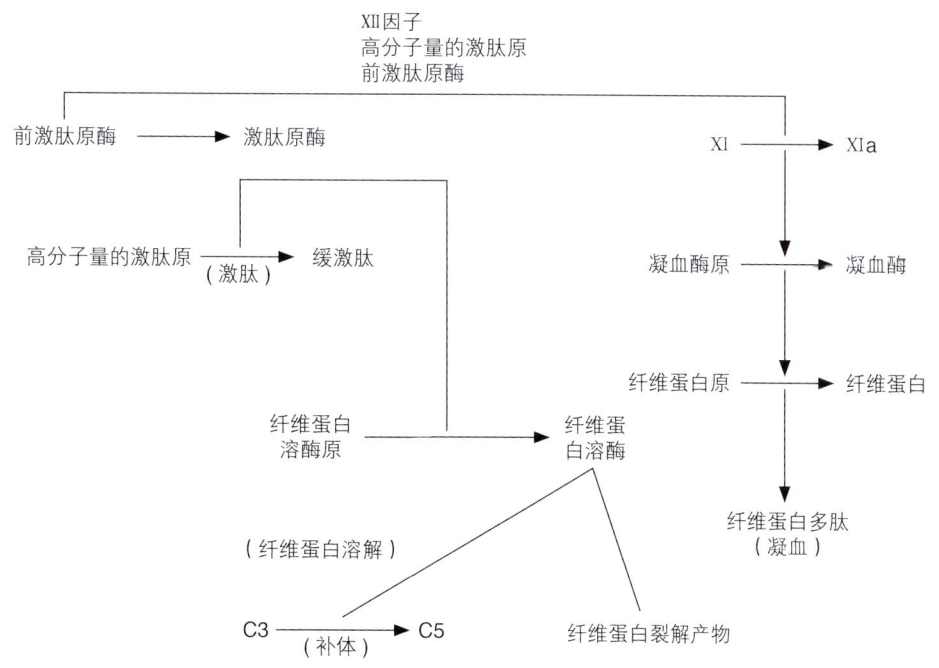

图4-2 激肽、凝血、纤维蛋白溶解及补体的相互作用

始的刺激得以放大。激肽原酶本身还具有化学趋化活性,并能使 C5 转变成 C5a。缓激肽很快被血浆和组织内的激肽酶灭活,其作用主要局限在血管通透性增加的早期。

2. 补体系统　补体系统由 20 种蛋白质组成,是机体抵抗病原微生物的固有免疫和继承免疫的重要因子,具有使血管通透性增加的作用、化学趋化作用和调理素化作用。补体在血液中以不激活的形式存在,可通过经典途径(抗原抗体复合物)和替代途径(病原微生物表面分子,例如内毒素或脂多糖)和凝集素途径激活。炎症时补体 C3 和 C5 的激活最为重要,是重要的炎症介质。

C3a、C5a 和 C4a 通过刺激肥大细胞释放组胺使血管扩张和血管通透性增加,其中 C4a 的作用较小,它们被统称为过敏毒素。C5a 是中性粒细胞、嗜酸性粒细胞、嗜碱性粒细胞和单核细胞的趋化因子。C5a 可使白细胞激活和增加白细胞表面整联蛋白分子的亲和力,促进白细胞黏附。C5a 还可激活中性粒细胞和单核细胞的花生四烯酸的脂加氧酶途径,进一步引起炎症介质的释放。C3b 可与细菌细胞壁结合,通过其调理素化作用增加具有 C3b 受体的中性粒细胞和单核细胞的吞噬作用。

3. 凝血系统　各种损伤因素,可使Ⅻ因子激活,其激活不仅能启动激肽系统,而且能启动凝血系统和纤维蛋白溶解系统。凝血系统激活后产生凝血酶(thrombin),其通过结合于血小板、血管内皮细胞、平滑肌细胞和许多其他细胞的蛋白酶激活受体(protease activated receptors, PARs),促进白细胞招募和一系列炎症反应。其具体反应包括:引起 P 选择素的重新分布;促进趋化因子的产生,刺激与白细胞整联蛋白结合的血管内皮细胞黏附分子的产生;促进前列腺素、PAF 和 NO 产生;使血管内皮细胞变形。

4. 纤维蛋白溶解系统　纤维蛋白溶解系统的激活,使纤溶酶原转化为纤溶酶(plasmin)。纤溶酶可降解 C3 产生 C3a,降解纤维蛋白产生纤维蛋白降解物,其作用是使血管扩张、充血,血管壁通透性增加。

常见炎症介质的主要作用总结于表 4–1。

表 4–1　常见炎症介质的主要作用

功能	炎症介质种类
血管扩张	组胺、缓激肽、PGE_2、PGD_2、PGF_2、PGI_2、NO
血管壁通透性升高	组胺、缓激肽、C3a、C5a、LTC_4、LTD_4、LTE_4、PAF、活性氧代谢产物、P 物质、血小板活化因子
趋化作用	C5a、LTB_4、细菌产物、中性粒细胞阳离子蛋白、细胞因子(如 IL–8)
发热	PG、细胞因子(IL–1、IL–6 和 TNF 等)
疼痛	PG、缓激肽
组织损伤	细胞因子、补体片段、溶酶体酶、NO、氧自由基等

第三节　炎症的基本病理变化

炎症的基本病理变化包括变质、渗出和增生。一般而言,这三种病变在各种炎症过程中均存在,贯穿炎症过程的始终。但在不同的炎症过程中可以某个基本病变为主,通常急性炎症或炎症的早期以变质和渗出为主,慢性炎症或炎症后期以增生为主。变质、渗出和增生是相互联系的。一般来说,变质是损伤性过程,而渗出和增生是抗损伤和修复过程。

一、变质

炎症局部组织、细胞发生的变性和坏死称为变质(alteration)。

(一)形态变化

变质既可以发生于实质细胞,也可发生于间质细胞。实质细胞常出现的变质性变化包括水样变性、脂肪变性、凋亡、凝固性坏死和液化性坏死等。间质常出现的变质性变化包括黏液变性和纤维素样坏死等。变质由致病因子直接作用或由血液循环障碍和免疫机制介导以及炎症反应产物的间接作用引起。因此炎症反应的轻重一方面取决于致病因子的性质和强度，另一方面也取决于机体的反应状态。

（二）代谢变化

炎区组织不仅出现上述形态变化，还可出现一系列代谢变化。主要是分解代谢增强，导致局部组织酸中毒、组织渗透压升高和炎症介质的释放。这些变化又可促进渗出和增生。

二、渗出

炎症局部组织血管内的液体和细胞成分通过血管壁进入组织间质、体腔或抵达体表和黏膜表面的过程称为渗出（exudation）。所渗出的液体和细胞总称为渗出物或渗出液（exudate）。渗出物内含有较高的蛋白质和较多的细胞成分以及它们的崩解产物，这些渗出的成分在炎症反应中具有重要的防御作用，对消除病原因子和有害物质起着积极作用。渗出是炎症最具特征性的变化，是炎症的核心，在局部发挥着重要的防御作用。

炎症渗出过程的中心环节是血管反应，主要表现为血流动力学改变（炎性充血）、血管通透性增加（炎性渗出）、液体渗出和白细胞渗出（炎性浸润）。急性炎症及炎症早期，渗出病变最为明显。

（一）血流动力学改变——炎性充血

致炎因素作用于局部组织后，局部微循环很快发生血流动力学改变，表现为血流量和血管口径的改变。血流动力学变化按如下顺序发生（图4-3）：

1. 细动脉短暂收缩（缺血） 由神经调节和化学介质引起，损伤发生后立即出现，持续几秒钟。

2. 细动脉和毛细血管充血（动脉性充血） 局部血流量增多，血流加快，是局部发红和发热的原因。血管扩张的发生机制与神经和体液因素有关。神经因素即轴突反射，体液因素包括组胺、缓激肽和前列腺素等炎症介质。血管扩张持续时间取决于致炎因子作用的时间和损伤的程度，可为数十秒或数小时。

3. 细静脉和毛细血管充血（淤血、血流停滞） 随着炎症继续发展，炎症灶中央区细静脉和毛细血管扩张、充血，血流速度减慢，甚至来回摆动。

急性炎症过程中血流动力学改变的速度取决于致炎因子的种类和严重程度。极轻度刺激引起血流加快的时间仅持续 10~15 min，然后逐渐恢复正常；轻度刺激下血流加快可持续几小时，随后血流速度减慢，甚至发生血流停滞；较重刺激可在 15~30 min 内出现血流停滞；而严重损伤仅在几分钟内即发生血流停滞。此外，在炎症灶的不同部位，血流动力学改变是不同的，例如烧伤病灶的中心已发生了血流停滞，但病灶周边部血管可能仍处于充血状态。

（二）血管通透性增加——炎性渗出

微循环血管通透性的维持主要依赖于血管内皮细胞的完整性。在炎症过程中下列机制可引起血管

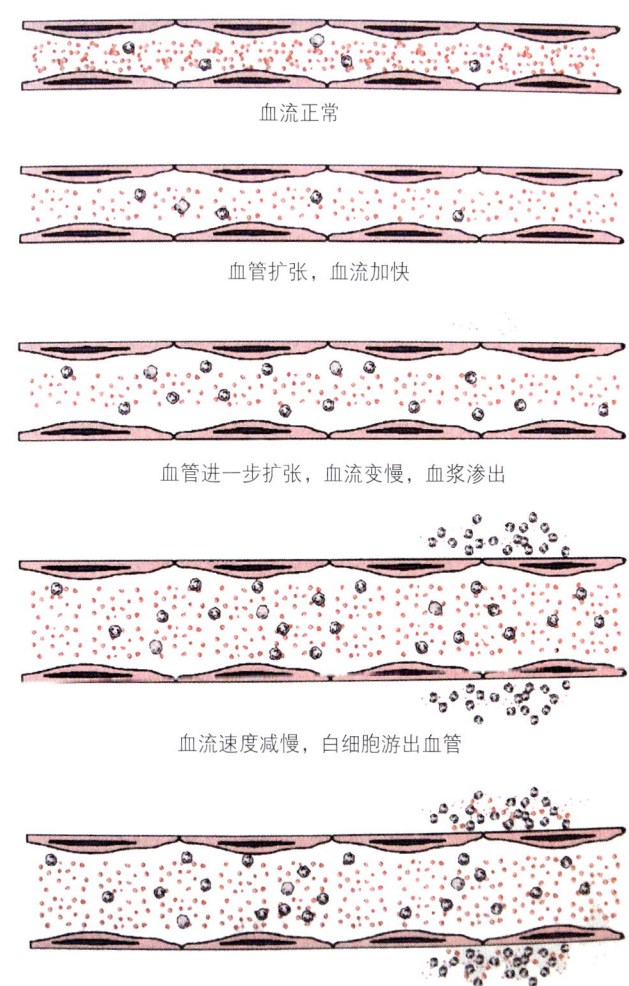

血流正常

血管扩张，血流加快

血管进一步扩张，血流变慢，血浆渗出

血流速度减慢，白细胞游出血管

血流速度显著减慢，白细胞游出增多，红细胞漏出

图4-3 血流动力学变化模式图

通透性增加（图4-4）。

1. **内皮细胞收缩** 组胺、缓激肽、白细胞三烯和P物质等的作用，使内皮细胞迅速发生收缩，在内皮细胞间出现 0.5～1.0 μm 的缝隙。这一过程主要影响 20～60 μm 大小口径的静脉，一般不影响细动脉和毛细血管，可能与细静脉内皮细胞具有较多组胺和P物质受体有关。由于这些引起内皮细胞收缩的炎症介质的半衰期较短，仅为 15～30 min，而且所引起的内皮细胞收缩是可逆的，因而称为速发短暂反应（immediate transient response）。抗组胺药物可抑制此反应。

2. **内皮细胞的细胞骨架重构** IL-1、TNF、干扰素γ（IFN-γ）、缺氧和某些亚致死性损伤可引起内皮细胞的细胞骨架重构，内皮细胞发生收缩。与组胺所引起的内皮细胞迅速收缩不同，这种内皮细胞的细胞骨架重构所引起的内皮细胞收缩出现较晚，发生于损伤后 4～6 h，持续时间长，一般超过 24 h。

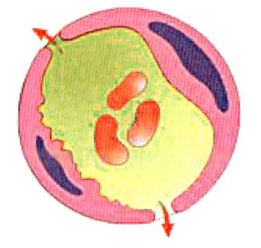
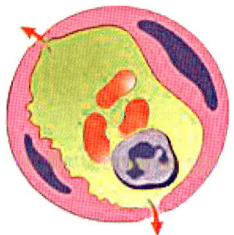

内皮细胞收缩，主要累及细静脉　　穿胞作用增强，主要累及细静脉

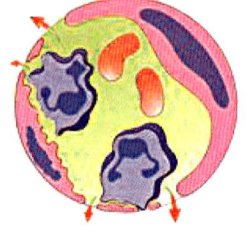
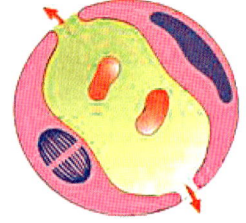

内皮细胞损伤累及细动脉、毛细血管和细静脉　　新生毛细血管高通透性

图4-4　血管通透性增加的四种机制模式图

3. **内皮细胞穿胞作用增强** 在接近内皮细胞之间的连接处存在着相互连接的囊泡所构成的囊泡体，形成穿胞通道。富含蛋白质的液体通过穿胞通道穿越内皮细胞称为穿胞作用（transcytosis），这是血管通透性增加的另一机制。

4. **直接损伤内皮细胞** 严重烧伤和化脓菌感染时可直接损伤内皮细胞，使之坏死脱落，迅速发生血管通透性增加，并在高水平上持续几小时到几天，直至血栓形成或内皮细胞再生修复为止，此过程称为速发持续反应（immediate sustained response）。微循环的细动脉、毛细血管和细静脉均可受累。

5. **迟发持续性渗漏** 轻度和中度热损伤、X线和紫外线照射、某些细菌毒素引起的血管通透性增加发生较晚，常在 2～12 h 之后，但可持续几小时到几天，累及毛细血管和细静脉。其形成机制可能与内皮细胞凋亡或细胞因子作用有关。

6. **白细胞介导的内皮细胞损伤** 白细胞黏附于内皮细胞，使白细胞激活，并释放具有活性的氧代谢产物和蛋白水解酶，引起内皮细胞损伤和脱落，使血管通透性增加。

7. **新生毛细血管的高通透性** 在炎症修复过程中形成的新生毛细血管内皮细胞，其细胞连接不健全；VEGF促进内皮细胞增生的同时，还可使血管通透性增加；新生的血管内皮细胞有较多的血管活性介质的受体，因而新生毛细血管具有高通透性。

应当指出，上述引起血管通透性增加的因素可同时或先后起作用。炎性充血和血管壁通透性增加的意义是为渗出做好准备，是渗出的前提。

（三）液体渗出

炎区血管内的液体通过血管壁渗出到血管外称液体渗出。炎症时渗出的液体称为渗出液，非炎症引起的外漏液体称为漏出液。

1. **病理变化** 液体渗出到不同部位有不同的名称，在组织间隙内称炎性水肿，表现为组织肿胀，显微镜下见组织疏松和淡红色水肿液；在皮肤可表现为水疱；在体腔内，称积液，如胸腔积液。临床上遇到体腔积液的患者，应当鉴别是炎症引起的渗出液还是非炎症所致的漏出液（表4-2），以便进行正确的治疗。

2. **液体渗出的作用** 局部炎症水肿可稀释毒素，减轻毒素对局部的损伤作用；为局部浸润的白细胞带来营养物质和运走代谢产物；渗出物中含有抗体和补体，有利于消灭病原体；渗出物中的纤维素交织成网，可限制病原体的扩散和有利于白细胞吞噬、消灭病原体；渗出物中的病原体和毒素随淋巴液被带到所属淋巴结，有利于产生细胞和体液免疫。

表 4-2 渗出液与漏出液的比较

	渗出液	漏出液
白细胞数	>1000×10⁶/L	<300×10⁶/L
蛋白质含量	30 g/L 以上	30 g/L 以下
比重	>1.018	<1.018
Rivalta 试验	阳性	阴性
凝固性	能自凝	不自凝
外观	混浊	澄清
原因	炎症	血管内、外渗透压失衡

但渗出液过多则有压迫和阻塞作用，例如过多的心包或胸腔积液可压迫心脏或肺，严重的喉头水肿可引起窒息。渗出物中的纤维素吸收不良可发生机化、粘连，例如大叶性肺炎的肺肉质变；纤维素性心包炎、纤维素性胸膜炎的心包粘连、胸膜粘连。

(四) 白细胞渗出和吞噬作用

炎症反应最重要的表现是将炎症细胞输送到炎症灶，白细胞渗出是炎症反应最重要的特征。中性粒细胞和单核细胞可吞噬和降解细菌、免疫复合物和坏死组织碎片，构成炎症反应的主要防御环节。白细胞也可通过释放蛋白水解酶、化学介质和毒性氧自由基等，引起组织损伤并可能延长炎症过程。

白细胞的渗出过程是复杂的连续过程，包括白细胞边集和滚动、黏附和游出，并在趋化因子的作用下游走到炎症灶，在局部发挥重要的防御作用（图 4-5）。

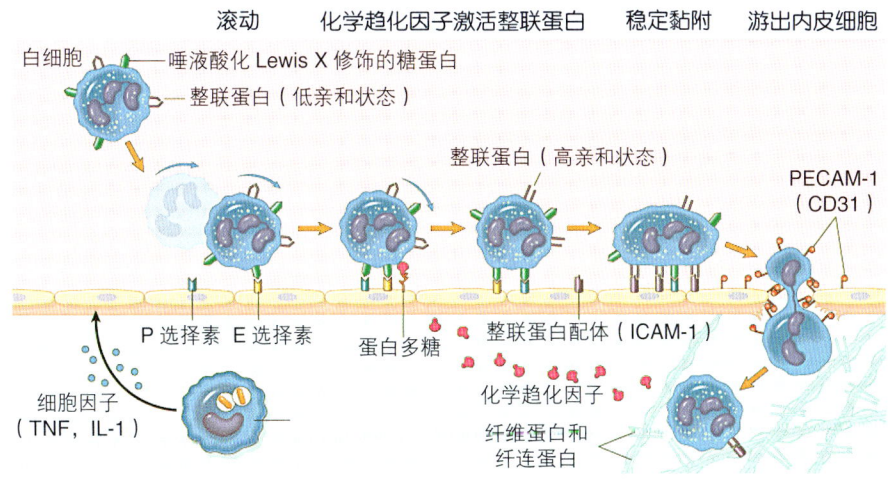

图 4-5 白细胞的渗出过程模式图

1. 白细胞边集和滚动　随着血流速度减慢，微血管中的白细胞离开血管的中心部（轴流），到达血管的边缘部（边流），称为白细胞边集（leukocytic margination），并沿着内皮细胞滚动，之后与内皮细胞黏附（图 4-6）。

2. 白细胞黏附　白细胞滚动过程完成后，白细胞在黏附分子的作用下，黏附在血管内皮细胞上，称白细胞黏附。黏附分子包括选择素（selectin）、免疫球蛋白超家族分子和整联蛋白类分子（表 4-3）。

选择素家族包括表达于内皮细胞的 E 选择素、表达于内皮细胞和血小板的 P 选择素和表达于白细胞的 L 选择素。选择素通过它们的凝集素结构域与各种糖蛋白的唾液酸化的路易斯寡糖 X（Lewis X）相结合。

免疫球蛋白超家族分子包括两种内皮细胞黏附分子：细胞间黏附分子 1（intercellular adhesion molecule

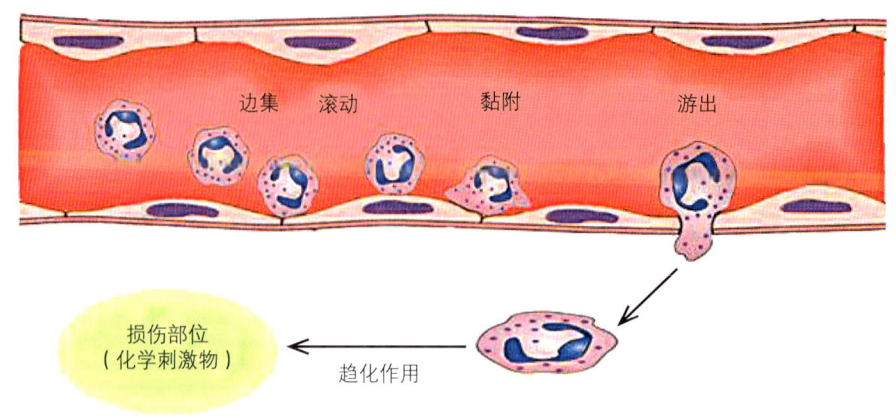

图 4-6　白细胞游出和趋化过程模式图

表 4-3　内皮细胞和白细胞表达的黏附分子及其作用

内皮细胞表达的黏附分子	白细胞表达的黏附分子	主要作用
P 选择素	唾液酸化 Lewis X	滚动（中性粒细胞、单核细胞、T 淋巴细胞）
E 选择素	唾液酸化 Lewis X	滚动和黏附（中性粒细胞、单核细胞、T 淋巴细胞）
含糖细胞黏附分子（GlyCAM-1）、CD34	L 选择素	滚动（中性粒细胞、单核细胞）
细胞间黏附分子 1（ICAM-1）	LFA-1 和 MAC-1 整联蛋白	黏附、俘获、游出（中性粒细胞、单核细胞、淋巴细胞）
血管细胞黏附分子 1（VCAM-1）	VLA-4 整联蛋白	黏附（嗜酸性粒细胞、单核细胞、淋巴细胞）

1，ICAM-1）和血管细胞黏附分子 1（vascular cell adhesion molecule 1，VCAM-1）。它们分别与位于白细胞表面的整联蛋白类受体结合，与 ICAM-1 结合的是 LFA-1 和 MAC-1（CD11a/CD18 和 CD11b/CD18），与 VCAM-1 结合的是 VLA-4 和 $\alpha_4\beta_7$。

整联蛋白类分子是由 α 和 β 亚单位组成的二聚体，不仅介导内皮细胞和白细胞黏附，还介导白细胞与细胞外基质黏附。

3. 白细胞游出和化学趋化作用　白细胞紧紧黏附于内皮细胞是白细胞从血管中游出（emigration）的前提。白细胞游出是通过白细胞在内皮细胞连接处伸出伪足，整个白细胞以阿米巴运动的方式从内皮细胞缝隙中游出。这一过程主要由血小板-内皮细胞黏附分子（platelet endothelial cell adhesion molecule-1，PECAM-1，又称 CD31）介导。CD31 是一种细胞间黏附分子，属于免疫球蛋白超家族成员（图 4-5）。中性粒细胞、嗜酸性粒细胞、嗜碱性粒细胞、单核细胞和各种淋巴细胞均以此种阿米巴运动的方式游出血管。穿过内皮细胞的白细胞可分泌胶原酶降解血管基膜。一个白细胞常需 2～12 min 才能完全通过血管壁。

白细胞和血管内皮细胞间黏附分子在白细胞游出中起重要作用。临床上白细胞黏附缺陷（leukocyte adhesion deficiency，LAD）的个体，因白细胞黏附障碍，常表现为反复感染。

游出到血管外的白细胞称炎症细胞。组织内有炎症细胞，称炎症细胞浸润。炎症的不同阶段和不同的致炎因子，游出的白细胞的种类有所不同。

炎症细胞的种类（图 4-7）和临床意义如下：

（1）中性粒细胞　具有很强的运动能力和较强的吞噬能力，是机体清除和杀灭病原体的主要炎症细胞。炎区以中性粒细胞为主，临床上常为急性炎症或化脓性炎。

（2）单核巨噬细胞　炎区的巨噬细胞来自于血液或组织内，具有强大的吞噬能力，能吞噬中性粒细胞所不能吞噬的病原体、异物和较大的组织碎片。炎区以单核巨噬细胞为主，临床上常为急性炎症后期、慢性炎症、

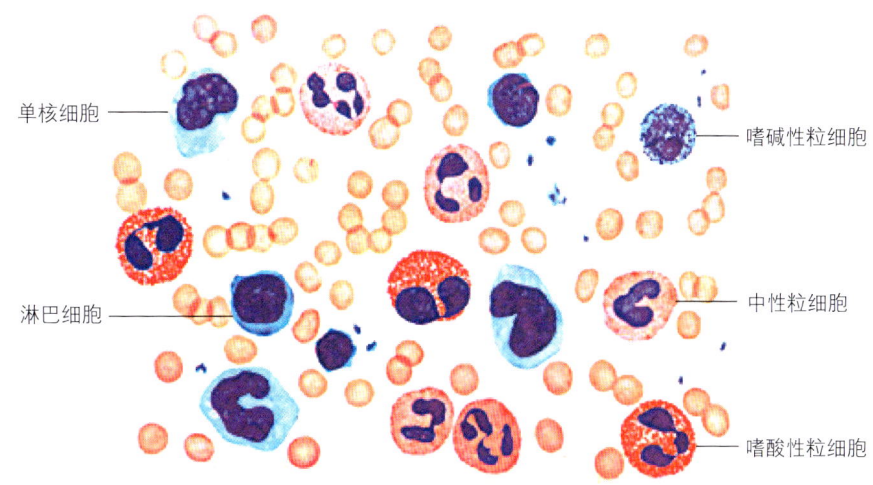

图 4-7 白细胞种类

非化脓性炎或病毒性感染。单核巨噬细胞可因吞噬物质的不同而发生形态演化，形成多种名称，如上皮样细胞、泡沫细胞、多核巨细胞等。

（3）嗜酸性粒细胞　运动能力较弱，可吞噬抗原抗体复合物。炎区以嗜酸性粒细胞为主，临床上常为变态反应性炎症（如哮喘、过敏性鼻炎、药物过敏等）或寄生虫感染。

（4）淋巴细胞和浆细胞　淋巴细胞运动能力弱，无吞噬能力。炎症时发挥细胞免疫和体液免疫作用。炎区以淋巴细胞、浆细胞为主，临床上常为慢性炎症、病毒感染。

（5）嗜碱性粒细胞和肥大细胞　炎区以嗜碱性粒细胞和肥大细胞细胞为主，临床上常为变态反应性炎症。

趋化作用（chemotaxis）是指白细胞游出血管后，受化学物质（趋化因子）的吸引，向着炎症灶单一定向的运动。这些具有吸引白细胞定向运动的化学刺激物称为化学趋化因子。趋化因子具有特异性，有些趋化因子只吸引中性粒细胞，而另一些趋化因子则吸引单核细胞或嗜酸性粒细胞。不同的炎症细胞对趋化因子的反应不同，粒细胞和单核细胞对趋化因子的反应较明显，而淋巴细胞对趋化因子的反应则较弱。

一些外源性和内源性物质具有趋化作用。最常见的外源性化学趋化因子是细菌产物。内源性趋化因子包括：补体成分（特别是C5a）、白细胞三烯（主要是LTB_4）、细胞因子（特别是IL-8等）。

这些外源性和内源性化学趋化因子是通过靶细胞表面的特异性受体发挥作用的。化学趋化因子与白细胞表面的特异性受体结合，通过特殊的G蛋白激活磷脂酶C，导致4，5-二磷酸磷脂酰肌醇水解，产生三磷酸肌醇和二乙酰基甘油，进而使细胞内钙离子浓度升高，激活Rac/Rho/Cdc42家族的GTP酶和一系列激酶。这些信号促进细胞内组装细胞骨架成分，进一步引起细胞的位移。

细胞的位移是通过在细胞内的肌动蛋白和肌球蛋白构成的收缩蛋白网络来实现的，它使细胞伸出伪足，继而拉动细胞向前运动。

4. 白细胞在局部的作用　许多化学趋化因子不仅具有对白细胞的化学趋化作用，而且可激活白细胞，白细胞的激活也可由吞噬作用和抗原抗体复合物引起。白细胞激活的机制包括二乙酰基甘油的产生和细胞内钙离子浓度升高激活磷脂酶A，使磷脂产生花生四烯酸代谢产物，通过激活蛋白激酶C可使白细胞脱颗粒和释放溶酶体酶，激活磷脂酶D维持二乙酰基甘油的含量。某些细胞因子（例如TNF）本身对白细胞的激活作用不强，但在化学趋化因子的协同作用下，其激活白细胞的能力大大增强。

白细胞在局部发挥着吞噬作用、免疫作用和组织损伤作用。

（1）吞噬作用　吞噬作用是指白细胞游出并抵达炎症灶，吞噬病原体和组织碎片的过程。

① 吞噬细胞的种类：发挥此种作用的细胞主要为中性粒细胞和巨噬细胞。

中性粒细胞吞噬能力较强，细胞质内含有嗜天青颗粒和特异性颗粒。嗜天青颗粒含有酸性水解酶、中性蛋白酶、髓过氧化物酶（myeloperoxidase，MPO）、阳离子蛋白、溶菌酶和磷脂酶A_2。特异性颗粒含溶菌酶、磷脂酶A_2、乳铁蛋白及碱性磷酸酶等。

单核细胞的溶酶体含有酸性磷酸酶和过氧化物酶。巨噬细胞受到外界刺激能被激活，表现为细胞体积增大，细胞表面皱襞增多，线粒体和溶酶体增多，功能也相应增强。

②吞噬过程：吞噬过程包括三个阶段（图4-8），即识别和黏附、吞入、杀伤和降解。

识别和黏着（recognition and attachment）：血清中存在一些能增强吞噬细胞吞噬功能的蛋白质，称调理素（opsonin）。这些蛋白质主要是免疫球蛋白IgG和补体。吞噬细胞表面有免疫球蛋白和补体的受体，可与免疫球蛋白和补体结合。免疫球蛋白有特异性的抗原决定簇，病原体就被黏着在巨噬细胞的表面，为下一步的吞入做好准备。

临床上有些个体，白细胞不减少，但血中抗体或补体缺乏，导致容易感染，可以用白细胞识别及黏着障碍来解释。

吞入（engulfment）：病原体等黏着在吞噬细胞表面之后，吞噬细胞便伸出伪足，随着伪足的延伸和相互融合，形成由吞噬细胞细胞膜包围吞噬物的泡状小体，称为吞噬体（phagosome）。吞噬体与初级溶酶体融合形成吞噬溶酶体（phagolysosome），细菌在溶酶体内容物的作用下被杀伤和降解。

有些个体，白细胞、抗体、补体都不减少，但容易感染，可能是白细胞吞入功能障碍。

杀伤和降解（killing and degradation）：进入吞噬溶酶体的病原体可被依赖氧的机制和不依赖氧的机制杀伤和降解。

依赖氧的机制：进入吞噬溶酶体的病原体主要是被具有活性的氧代谢产物杀伤的过程（图4-9）。吞噬细胞在吞噬过程中，氧化代谢增强，可达正常消耗量的2～20倍，并激活白细胞氧化酶（NADPH氧化酶），后者使还原型辅酶Ⅱ（NADPH）氧化而产生超氧负离子（O_2^-），氧化活性产物增多。大多数O_2^-经自发性歧化作用转变为H_2O_2，其杀菌能力不强。但在有卤化物存在的条件下，中性粒细胞的嗜

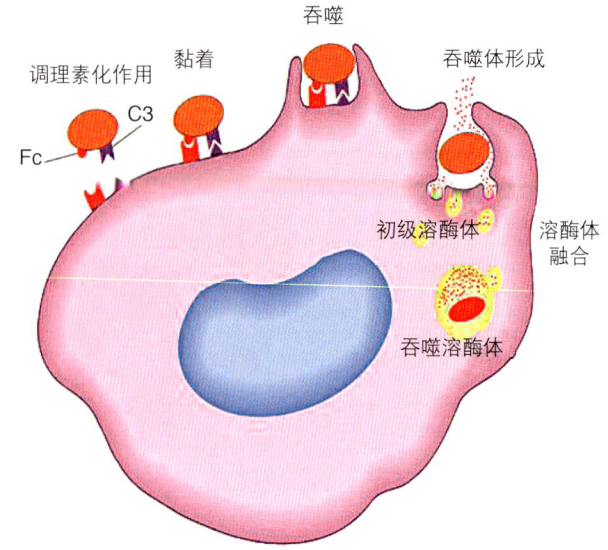

图4-8 白细胞的吞噬过程

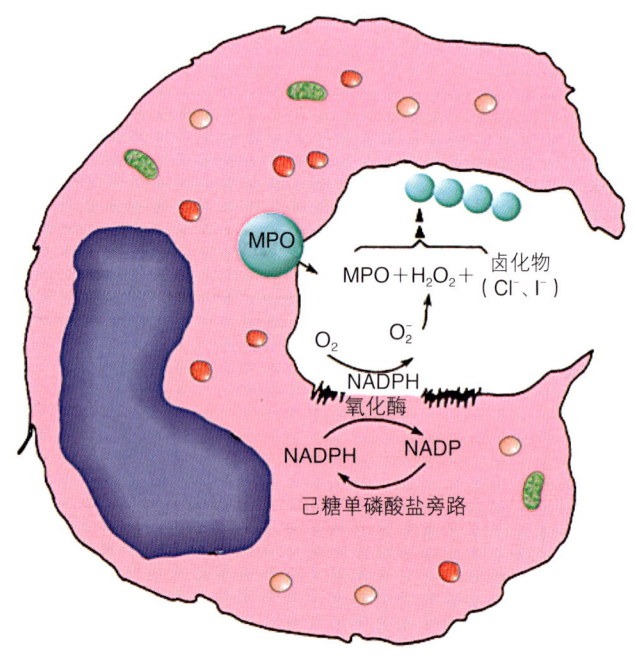

图4-9 吞噬细胞的氧代谢活性产物杀菌机制示意图

天青颗粒中的MPO能将H_2O_2还原生成次卤酸。次卤酸是强氧化剂和杀菌因子。因此，H_2O_2-MPO-卤素是中性粒细胞最有效的杀菌系统，其杀菌能力比H_2O_2强50倍。死细菌可被溶酶体内的水解酶降解。

不依赖氧的机制：主要包括杀菌通透性增加蛋白（bactericidal permeability-increasing protein，BPI）、溶菌酶、乳铁蛋白和一组富含精氨酸的阳离子蛋白质。富含精氨酸的阳离子蛋白质能溶解细菌胞壁，被称作吞噬素（phagocytin）或防御素（defensin）。

通过吞噬作用，大多数病原体被杀灭、降解，但有些细菌（如结核分枝杆菌、麻风分枝杆菌等）被巨噬细胞吞噬后难以被全部杀灭，部分细菌可以在细胞内处于静止状态，当机体抵抗力降低时，这些细菌又会繁殖，并随巨噬细胞的游走而造成病原体的播散。临床上有些个体，白细胞、抗体、补体均不减少，但却反复发生感染，可用白细胞吞入功能障碍及杀伤和降解功能障碍来解释。

吞噬作用完成以后，中性粒细胞很快凋亡，并被巨噬细胞清除或者通过淋巴管引流清除。此吞噬作用导致的细胞凋亡依赖于白细胞表面整联蛋白 MAC-1（CD11b）的存在，在急性炎症中这一分子的作用显得尤为重要。

（2）免疫作用　发挥免疫作用的细胞主要为单核细胞、淋巴细胞和浆细胞。抗原进入机体后，巨噬细胞将其吞噬处理，再把抗原呈递给 T 细胞和 B 细胞，免疫活化的淋巴细胞分别产生淋巴因子或抗体，发挥着杀伤病原体的作用。

（3）组织损伤作用　白细胞在化学趋化、激活和吞噬过程中不仅可向吞噬溶酶体内释放产物，而且还可将产物释放到细胞外基质中。中性粒细胞释放的产物包括溶酶体酶、活性氧自由基、前列腺素和白细胞三烯。这些产物可引起内皮细胞和组织损伤，加重原始致炎因子的损伤作用。单核巨噬细胞也可产生组织损伤因子。白细胞介导的组织损伤在许多人类疾病中都能见到，如急性炎症中的肾小球肾炎、缺血再灌注损伤、急性移植排斥反应等，还有慢性炎症中的类风湿性关节炎及动脉粥样硬化等。

5. 白细胞功能缺陷　任何影响白细胞黏附、化学趋化、吞入、杀伤和降解功能的先天和后天的缺陷均可以影响白细胞的吞噬和免疫功能，造成机体防御功能的不健全，易于感染，反复感染，甚至危及生命。白细胞的功能缺陷主要包括黏附缺陷、吞入和脱颗粒障碍、杀菌活性障碍以及骨髓白细胞生成障碍。如艾滋病患者因体内 $CD4^+$ 的辅助 T 淋巴细胞被大量破坏造成严重免疫缺陷，常导致机会性感染而致死。白细胞黏附缺陷病 -1 型，因 CD18（整联蛋白）亚单位合成障碍导致白细胞黏附吞噬障碍，造成患者反复感染和创伤愈合不良。慢性肉芽肿性疾病是因 NADPH 氧化酶的先天性遗传缺陷，使杀菌活性障碍造成。Chediak-Higashi 综合征，则是因吞噬溶酶体形成缺陷，表现为白细胞吞入和脱颗粒障碍。

三、增生

炎区单位面积内细胞数目增多，称为增生（proliferation），包括实质细胞和间质细胞的增生。实质细胞的增生如鼻黏膜上皮细胞和腺体的增生，慢性肝炎中肝细胞的增生。间质细胞的增生包括巨噬细胞、内皮细胞和成纤维细胞的增生。成纤维细胞增生可产生大量胶原纤维。实质细胞和间质细胞的增生与相应的生长因子的作用有关。

第四节　炎症的局部表现和全身反应

一、炎症的局部表现

炎症的局部表现包括红、肿、热、痛和功能障碍。炎症的早期由于动脉性充血，氧合血红蛋白增多，局部呈鲜红色，随之出现静脉性充血，炎症局部呈现暗红色。急性炎症引起局部肿胀的原因是炎症性充血、液体与白细胞的渗出，慢性炎症则由于增生导致局部体积增大。热是由于动脉性充血或炎症局部分解代谢增强，产热增多，引起炎症局部温度升高。疼痛的主要原因是炎症局部肿胀压迫和牵拉神经所致。另一方面，炎症局部产生的炎症介质（如激肽和前列腺素等）增多，可刺激神经末梢引起疼痛。炎症时的疼痛具有一定防御功能，可以减少患者对炎症局部的触摸造成损伤，也可以防止将病原微生物带入炎症病灶内。功能障碍则是炎症引起了局部组织器官的损伤，如关节炎可引起关节活动障碍，肺炎影响肺的通气换气功能，肝炎可引起肝功能障碍。

二、炎症的全身反应

炎症时病变虽然主要表现在局部，但也常有全身反应，临床上既要注意炎症局部的病理变化，还要特别注意其全身反应。下面列举几种炎症的全身反应：

1. 发热　炎症性疾病，尤其是急性炎症常伴有发热。其基本机制是：外源性致热原（病原体）的作用，使体内产生内源性致热原（炎症介质如前列腺素、白细胞介素、肿瘤坏死因子等）作用于下丘脑的体温调节中枢，使其产热增多，散热减少。

发热的临床意义：适度的发热有防御意义，表现在：机体代谢增强，解毒功能增强；抗体生成增加，吞噬细胞的吞噬功能增强；促进骨髓和淋巴组织增生等。

临床上体弱的儿童和老人，虽然炎症疾病严重，但不发热，这表示机体反应状态差，是预后差的表现。但是，高热、过高热对机体有害，可致中枢神经系统、心血管系统、消化系统、泌尿系统器官的功能障碍，甚至危及生命。

2. 外周血白细胞数变化　白细胞数增加是炎症全身反应的常见表现，特别在细菌感染所引起的炎症时更是如此。白细胞计数可达 $1.5\times10^9 \sim 2.0\times10^9/L$，若达到 $4.0\times10^9 \sim 10.0\times10^9/L$，称为类白血病反应。外周血白细胞计数增加主要是由于 IL-1、TNF 和骨髓中的集落刺激因子（CSFs）释放，诱导骨髓加速释放白细胞，而且相对不成熟的杆状核中性粒细胞所占比例增加，称之为"核左移"。多数细菌感染引起中性粒细胞增加；寄生虫感染和过敏反应引起嗜酸性粒细胞增加；一些病毒感染选择性地引起淋巴细胞、单核细胞增加，但某些病毒、立克次体、原虫和细菌（如伤寒沙门菌）感染则引起外周血白细胞计数减少。

临床上，有的体弱儿童和老人，炎症性疾病严重，但外周血白细胞数不增加，说明机体反应状态差，预后差。

3. 单核巨噬细胞系统的细胞增生　这也是机体防御反应的一种表现。有些炎症性疾患者，全身淋巴结肿大、肝、脾大，是因为这些部位的单核巨噬细胞增生、肿胀所致。这些增生的单核巨噬细胞具有很强的吞噬功能。此外，淋巴结、脾的 T 淋巴细胞和 B 淋巴细胞也可增生，从而也增强了机体的免疫力，对机体有利。

4. 其他实质细胞损伤　例如有的小叶性肺炎患者不是直接死于肺炎，而是死于心功能不全，这是因为病原体的毒素和呼吸功能不全等致心肌变性甚至坏死。因此，临床上在医治炎症性疾病时，一定要注意其他器官的实质细胞有无损伤，尽量减少意外。

第五节　炎症的类型

对炎症有多种分类方法，如按临床经过分类、按基本病变分类、按病因分类等。本节主要介绍前两种分类。

一、按临床经过分类

按临床经过不同，可将炎症分为四型，即超急性炎症、亚急性炎症、急性炎症、慢性炎症。其中以急性炎症和慢性炎症最为常见。

1. 超急性炎症（peracute inflammation）　起病急，呈暴发性经过，整个病程为数小时至数天。短期内引起组织、器官的严重损害，甚至导致机体死亡。炎症反应剧烈，病变以变质、渗出为主，渗出的细胞主要为中性粒细胞。此类病变多为变态反应性炎症，常见于器官移植的超急性排斥反应和青霉素过敏。

2. 急性炎症（acute inflammation）　起病急，一般病程在 1 个月之内。炎症局部反应及全身反应明显，症状、体征明显。病变常以变质和渗出为主，渗出的细胞主要为中性粒细胞。常见的疾病有急性阑尾炎、小叶性肺炎等。少数急性炎症可以细胞增生为主要病变，如急性肾小球肾炎。

3. 慢性炎症（chronic inflammation）　病程在数月、数年、甚至数十年。可由急性炎症迁延而来，或缓慢起病（低毒性致病因子）。临床症状不明显，但长期可导致严重的脏器功能障碍（慢性肝炎、慢性肾炎）。病变以增生为主，变质、渗出为次。渗出的炎症细胞主要为淋巴细胞和单核细胞。慢性炎症可急性发作，即在慢性炎症的基础上转化为急性炎症，这常常是由于机体免疫力低下，病原体繁殖和活动的结果，如慢性胆囊炎急性发作。

4. 亚急性炎症（subacute inflammation）　介于急性与慢性炎症之间，病程一至数月。有的是由急性炎症转变而来，有的与致炎因子有关。病变特点是三个基本病变均明显，如亚急性细菌性心内膜炎、亚急性重型病毒性肝炎。

二、按基本病变分类

根据炎症局部的病理变化，将炎症分为变质性炎症、渗出性炎症和增生性炎症三大类型。但这种分类不是绝对的，因病因、病变器官及机体免疫状态不同，可表现出不同的病理变化，并形成不同的形态学类型，往往以其中一种病变为主。在不同条件下，炎症主要病变也可发生相互转化。

(一)变质性炎症

变质性炎症(alterative inflammation)是指以变质为主要病变,而渗出和增生相对较轻的炎症。这种炎症常见于肝、心、脑、肾等实质性器官感染、中毒等,如病毒性肝炎以肝细胞变性、坏死为主(图4-10);乙型脑炎以神经细胞变性、坏死为主;阿米巴病也是以变质为主的炎症。以变质为主的炎症按临床经过分类可有多种类型,如病毒性肝炎可分为急性、慢性、亚急性肝炎。

(二)渗出性炎症

渗出性炎症(exudative inflammation)是指病变以渗出为主,变质、增生为次的炎症。根据渗出物

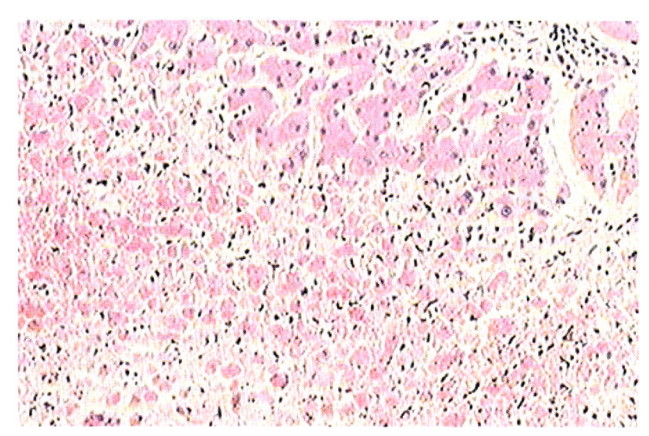

图4-10 病毒性肝炎(镜下观)

肝细胞变性、坏死是病毒性肝炎的主要病理变化,切片可见肝细胞片状坏死

主要成分和病变特点的不同,将渗出性炎症分为浆液性炎、纤维素性炎、化脓性炎和出血性炎。

1. 浆液性炎(serous inflammation) 以浆液渗出为主,其中含有少量白细胞及纤维蛋白,多发生于浆膜、黏膜、疏松结缔组织。浆液性渗出物弥漫浸润组织内可引起炎性水肿;发生在表皮内、皮下可形成水疱,如烫伤(图4-11);发生在浆膜腔时可形成炎性积液;黏膜的浆液性炎又称浆液性卡他性炎,如感冒时流清鼻涕。

浆液性炎病变程度一般较轻,易于消退。但是,浆液性渗出物过多也可导致较严重的后果,如喉头炎时严重的炎性水肿,可致呼吸困难;心包腔和胸腔大量的炎性积液时可压迫心、肺,而影响其功能。

2. 纤维素性炎(fibrinous inflammation) 以渗出物中含有大量纤维素为特征的渗出性炎症。纤维素是由血浆中纤维素原渗出到血管外,在坏死组织释出的组织因子作用下转化而成。HE切片中纤维素呈红染的颗粒状、条索状或网状,多混有大量中性粒细胞及其坏死碎片(图4-12)。好发于浆膜黏膜和肺,其病变特征是:

(1)发生于黏膜者,渗出的纤维素与白细胞和坏死的黏膜组织及病原菌等混杂在黏膜表面形成一层灰白色膜状物,覆盖于黏膜上,称假膜。因此,黏膜的纤维素性炎又称假膜性炎(pseudomembranous

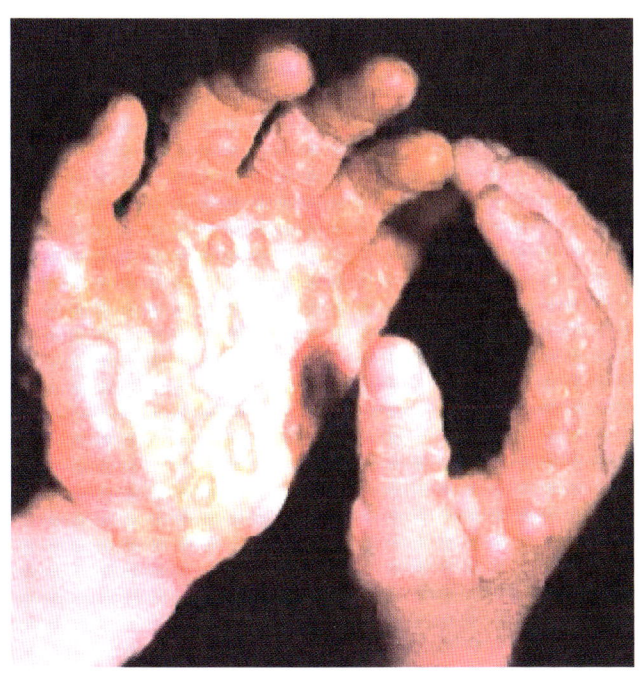

图4-11 烫伤(大体观)

这是手的烫伤。火、热水、热气等高热可造成组织损伤,轻度局部红肿,严重时出现水疱,甚至组织坏死

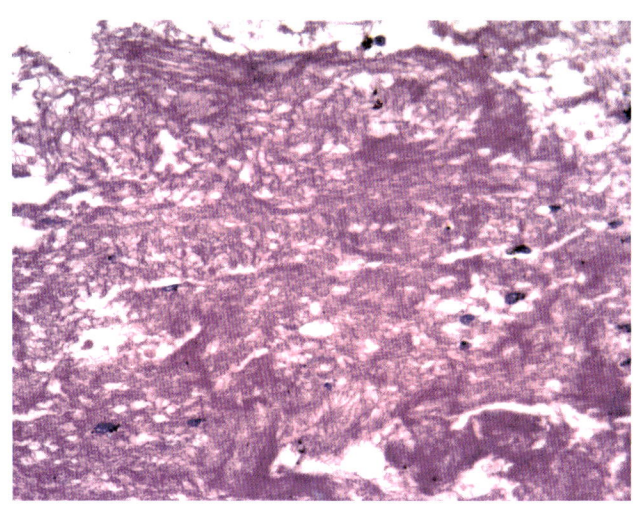

图4-12 纤维素性炎(镜下观)

可见大量红染的纤维素交织成网状,间隙内有少量中性粒细胞

inflammation），如气管白喉（图 4-13）。

（2）发生于浆膜者，多见于胸膜和心包膜。如纤维素性心包炎，在心包腔出现大量纤维素渗出，由于心脏的不断搏动，使渗出在心包脏层、壁层面的纤维素形成无数的绒毛状物，故称"绒毛心"（图 4-14），影响心脏的功能。

（3）发生于肺的纤维素性炎，如大叶性肺炎时，肺泡腔内大量纤维素渗出，交织成网，网内有炎症细胞，使受累肺叶实变。

纤维素性炎一般为急性过程，少量纤维素可被溶解吸收，量多时易发生机化、粘连。

3. 化脓性炎（purulent inflammation） 以大量中性粒细胞渗出为特征，常伴坏死和脓液（pus）形成，多由葡萄球菌、链球菌、脑膜炎奈瑟菌、大肠埃希菌等化脓菌引起，也可因某些化学物质和机体坏死组织所致。化脓性炎可分下列 3 种：

（1）脓肿（abscess） 器官、组织局限性化脓性炎称脓肿。主要病原体是金黄色葡萄球菌。

脓肿的形成过程及表现：在形成脓肿的部位，大量的中性粒细胞浸润，之后中性粒细胞坏死，释放大量水解酶，使坏死组织溶解液化，形成含有脓液的空腔，称脓腔。脓腔周围有肉芽组织（急性脓肿），称脓肿膜（图 4-15）。

脓肿的结局：小脓肿，容易溶解、吸收；大脓肿，由于脓液太多，吸收困难，常需切开排脓或穿刺抽脓，以后由肉芽组织修复。有的脓肿可演变为慢性脓肿。

脓肿特殊的表现形式：

疖（furuncle）：是指毛囊、皮脂腺及其邻近组织所发生的脓肿。

痈（carbuncle）：为多个疖的融合形成，在皮下脂肪筋膜组织中形成多个相互沟通的脓腔，常需及时切开引流、排脓，局部才能修复愈合。

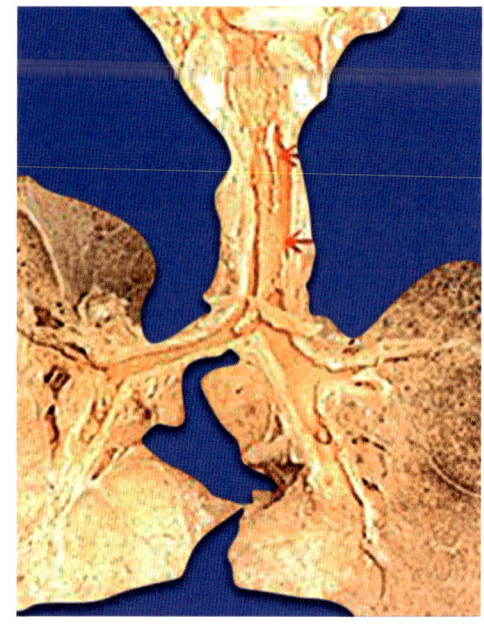

图 4-13　气管白喉（大体观）

喉黏膜表面纤维素渗出与坏死组织共同形成灰白色伪膜

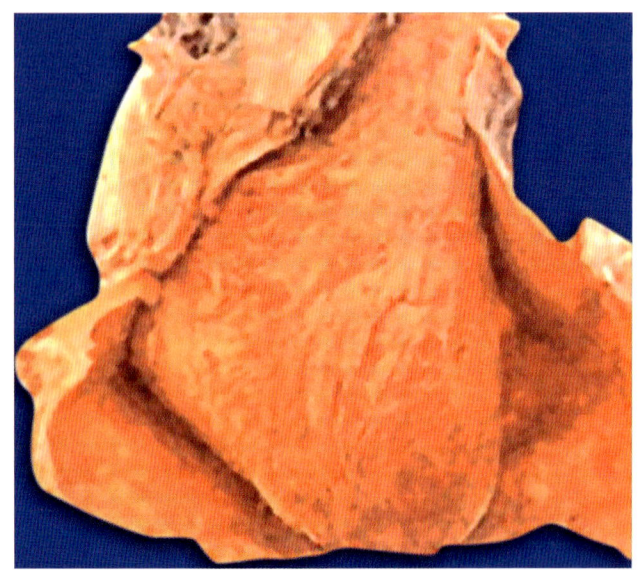

图 4-14　纤维素性心包炎（大体观）

由于纤维素大量渗出，可见心包及心外膜表面灰白色纤维素渗出，呈网状或颗粒状

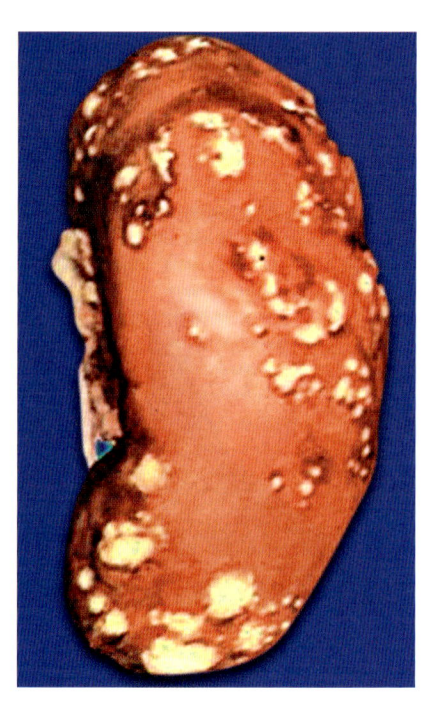

图 4-15　肾多发性脓肿（大体观）

局部组织坏死，脓肿形成

发生在皮肤或黏膜的脓肿，由于皮肤或黏膜坏死、脱落，局部缺损形成溃疡（ulcer），发生在深部的脓肿向体表或自然管道穿破，形成只有一个开口的病理性盲管称为窦道（sinus），如形成两个以上开口，相互沟通的病理性管道则称之为瘘管（fistula），如肛周脓肿可形成肛裂瘘。

（2）蜂窝织炎（phlegmonous inflammation） 是指疏松结缔组织的弥漫性化脓性炎。常见于皮下组织、肌肉和阑尾（图4-16）。病变特征是疏松组织内大量中性粒细胞弥漫浸润于间质内，原有组织不发生显著的坏死和溶解。

（3）表面化脓和积脓 是指浆膜或黏膜组织的化脓性炎。黏膜的化脓性炎又称脓性卡他性炎，这种炎症脓性渗出物主要向表面渗出，深部组织炎症不明显，如淋病时尿道口流脓。当化脓性炎发生在浆膜、胆囊和输卵管时，脓液在浆膜腔、胆囊和输卵管腔内蓄积，称为积脓，如蛛网膜下腔脓肿（图4-17）。

4. 出血性炎（hemorrhagic inflammation） 渗出物中含有大量红细胞时称出血性炎。这种炎症血管损伤重，病情重。常见于流行性出血热、钩端螺旋体病等。

上述各型炎症可单独发生，也可合并存在，如浆液性纤维素性炎、纤维素性化脓性炎等。在炎症的发展过程中一种炎症可转变成另一种炎症，如浆液性炎可转变成纤维素性炎或化脓性炎。

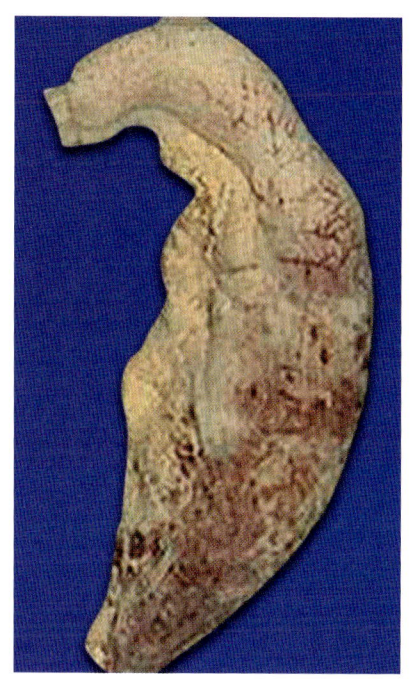

图4-16　急性蜂窝织性阑尾炎（大体观）
阑尾充血，表面积脓

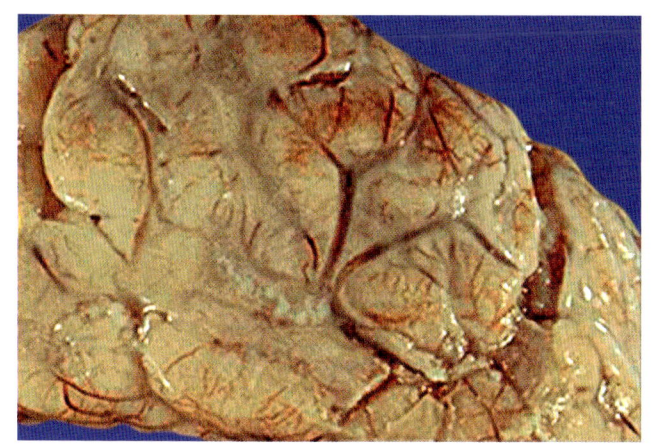

图4-17　化脓性脑膜炎（大体观）
蛛网膜下腔有明显灰黄色脓液渗出，在脑沟处较明显

（三）增生性炎症

增生性炎症（hyperplastic inflammation）是指病变以增生为主，变质、渗出为次的炎症。增生性炎症主要见于慢性炎症，但也有少数急性炎症是以细胞增生性改变为主，如链球菌感染后，以肾小球的血管内皮细胞和系膜细胞增生为主的急性肾小球肾炎；伤寒病时，病变以单核巨噬细胞增生为主。

慢性炎症的基本病变特征是局部病变以增生为主，而变质和渗出较轻。致炎因子持续存在是发生慢性炎症的根本原因。临床表现为：病程长，可达数月至数年以上；可由急性炎症迁延而来，或由低毒性、低强度的致炎因子长期持续性刺激所致，表现为一开始即呈慢性经过；反复发作并不断进展，其在急性发作期类似于急性炎症。根据病变特点，慢性炎症可分为非特异性慢性炎症和肉芽肿性炎症两大类。

1. 非特异性慢性炎症（non-specific chronic inflammation） 又称一般慢性炎症。所谓非特异性慢性炎症是指根据其病理变化很难明确病因。这类炎症临床上十分常见，虽然病因、病变程度不同，但其病变基本相同，表现为：① 炎症灶内以巨噬细胞、淋巴细胞和浆细胞浸润为主，反映了机体对损伤的持续反应。② 主要由炎症细胞引起的组织破坏；成纤维细胞、毛细血管增生明显。③ 常有明显的纤维结缔组织、血管以及上皮细胞、腺体和实质细胞的增生以替代和修复损伤的组织。

一般慢性炎症的病变是非特异性增生性炎症。如慢性扁桃体炎，是以淋巴组织增生为主，临床表现为扁桃体肿大；慢性胆囊炎时胆囊壁慢性炎症细胞浸润，纤维结缔组织增生，使胆囊壁增厚。

有的一般慢性炎症在局部形成肿块，表现为炎性息肉、炎性假瘤。

（1）炎性息肉（inflammatory polyp） 致炎因子长期作用，局部黏膜上皮、腺体和肉芽组织成分的增生，形成向黏膜表面突起的有蒂的肉样肿块。如肠息肉、鼻息肉、子宫颈息肉等。

（2）炎性假瘤（inflammatory pseudotumor） 局部组织的炎性增生形成的境界清楚的肿瘤样团块。常见于肺。临床上需与肿瘤相鉴别。肺的炎性假瘤成分复杂，由肺泡上皮、血管内皮细胞、单核细胞、淋巴细胞、浆细胞及成纤维细胞等组成。

2.慢性肉芽肿性炎症（chronic granulomatous inflammation） 所谓肉芽肿是指巨噬细胞增生，形成境界清楚的结节状病灶。以肉芽肿形成为基本特征的炎症，称为肉芽肿性炎。它是一类特殊的慢性炎症，所谓特殊是指病变特殊——形成肉芽肿，根据肉芽肿的形态特点，常常可做出病因诊断。根据致炎因子的不同，可将肉芽肿性炎分为感染性和异物性肉芽肿两类。

（1）感染性肉芽肿（infective granuloma） 由生物病原体感染引起的肉芽肿性炎。常见病原体有结核分枝杆菌、伤寒沙门菌、麻风分枝杆菌、苍白密螺旋体、真菌和寄生虫等。结核性肉芽肿（结核结节）为有代表性的感染性肉芽肿。典型的结核结节中央为干酪样坏死，周围有呈放射状排列的上皮样细胞，其间散在少量朗汉斯巨细胞（Langhans giant cell）（图4-18）。上皮样细胞体积大，胞质丰富，细胞边界不清，排列紧密，细胞核呈圆形或椭圆形。朗汉斯巨细胞体积巨大，细胞核排列较规则，呈花环状或马蹄铁状，排列在细胞质的周边。

（2）异物性肉芽肿（foreign body granuloma） 是由异物引起的一种以巨噬细胞增生为主的局灶性反应。异物包括外科缝线、粉尘、滑石粉、木刺等。病变特征是以异物为中心，周围有数量不等的巨噬细胞、异物巨细胞（foreign body giant cell）、成纤维细胞和淋巴细胞等包绕，形成结节状病灶（图4-19）。

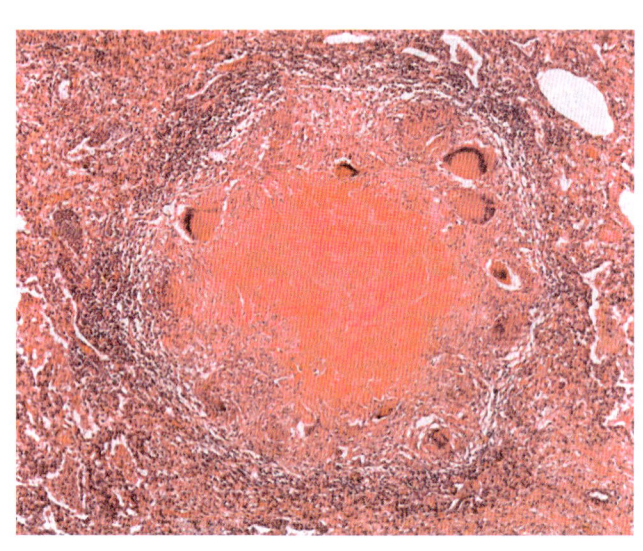

图4-18 结核结节（镜下观）
高倍镜下可见多核巨细胞和上皮样细胞

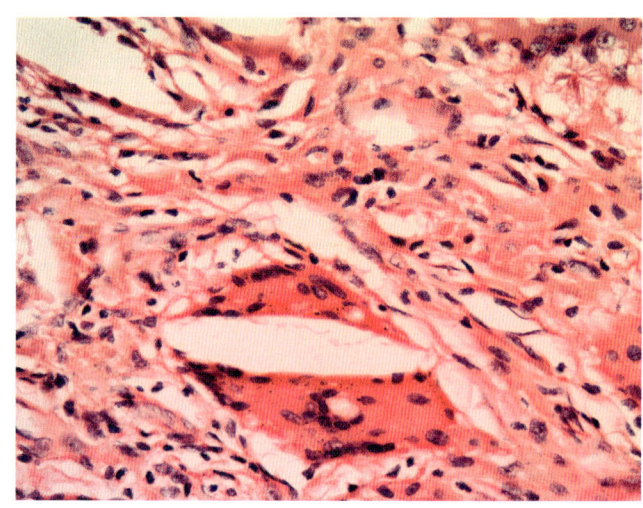

图4-19 异物性肉芽肿（镜下观）
肉芽肿结构为吞噬异物的多核巨细胞构成

第六节 炎症的结局

许多因素影响炎症反应过程的发生、发展，概括起来主要取决于三方面因素：致炎因子、局部因素和全身性状况。致炎因子的类型、强度（毒力、数量）以及作用时间的长短，构成损伤的方面；机体的全身和局部状态，包括机体的免疫、营养、内分泌状态、局部血液循环状态和治疗等，构成机体抗损伤的另一方面。两者决定着炎症的发生、发展和结局，如损伤方面占优势，则炎症加重，甚至全身播散；如抗损伤方面占优势，则炎症趋向痊愈；若损伤因子持续存在，或机体的抵抗力相对较弱，则炎症可转变为慢性过程。

炎症的结局，大致可有以下三种情况：

一、痊愈

多数情况下，由于机体抗病能力强，或经过适当治疗，抗损伤反应占优势，病原微生物被消灭，炎症局部坏死组织和渗出物被溶解、吸收或清除，通过局部组织细胞的再生达到痊愈。如果病变范围小，常可完全恢复组织原来的结构和功能，达到完全痊愈；如果损伤范围大，坏死较重，则由肉芽组织修复，不能恢复原有的结构和功能，形成不完全痊愈。如果瘢痕组织形成过多或发生在某些重要器官，可引起明显功能障碍。

二、迁延为慢性炎症

如果机体抵抗力较低或治疗不彻底，致炎因子不能被清除而持续存在，可不断损伤组织，使炎症过程迁延不愈。如慢性支气管炎多由急性支气管炎转化而来，而且可以多年迁延不愈。

三、蔓延播散

在患者抵抗力低下或病原微生物毒力强、数量多的情况下，损伤方面则占优势，使炎症不断发展，并以三种方式蔓延或向全身播散。

1. **局部蔓延** 炎症局部的病原微生物可经组织间隙或自然管道向周围组织和器官蔓延。如肺结核患者，当机体抵抗力低下时，结核分枝杆菌可沿组织间隙蔓延，使病灶扩大；也可沿支气管播散，在肺的其他部位形成新的结核病灶。

2. **淋巴道播散** 病原微生物随淋巴液回流或直接侵入淋巴管，通过淋巴道播散。播散过程是先引起局部淋巴管炎，表现为炎症局部与引流淋巴结之间形成红色线样病变（红线）；经淋巴管引流，引起局部淋巴结炎，表现为淋巴结肿大。如手部感染可以引起腋窝淋巴结炎，下肢感染引起腹股沟淋巴结炎。各级淋巴结可以组成阻挡病原微生物扩散的防线，但感染严重时，病原体可通过淋巴道途径进入血循环，引起血道播散。

3. **血道播散** 炎症病灶内的病原微生物及其毒素或毒性产物可以直接侵入或回流进入血循环，造成炎症的血道播散，分别引起菌血症、毒血症、败血症和脓毒败血症等。

（1）**菌血症（bacteremia）** 炎症病灶的细菌经血管或淋巴管进入血液，血液中可查到细菌，但患者无全身中毒症状，称为菌血症。一些炎症性疾病，如大叶性肺炎和流行性脑脊髓膜炎等的早期都有菌血症。此时进行血培养或瘀点涂片，可找到细菌。菌血症阶段，肝、脾、淋巴结的吞噬细胞组成一道道防线，可以将病原菌吞噬、清除。

（2）**毒血症（toxemia）** 细菌的毒素或毒性产物由炎症局部被吸收入血液，并引起全身中毒症状，称为毒血症。临床上可以出现高热、寒战等中毒症状，常同时伴有心、肝、肾等实质细胞的不同程度的变性或坏死，严重者可出现中毒性休克等严重后果，但血培养常为阴性，即找不到细菌。

（3）**败血症（septicemia）** 细菌由炎症局部进入血液，并在血液中大量繁殖，产生毒素引起全身性严重的中毒症状，称为败血症。患者除了有严重的毒血症的临床表现外，还常出现皮肤、黏膜的多发性出血斑点、脾肿大及全身淋巴结肿大等反应，严重者可发生中毒性休克造成死亡。此时，血培养常可查到致病菌。

（4）**脓毒性败血症（pyemia）** 由化脓菌引起的败血症，称为脓毒血症或脓毒败血症。化脓菌在血液中大量繁殖，随血流可到达全身各部，在多个脏器同时形成多发性栓塞性脓肿（embolic abscess）或迁移性脓肿（metastatic abscess），造成严重后果。显微镜下可见，除典型的化脓性炎的特征外，病灶中央或毛细血管和小血管中常见到细菌菌落（栓子）。

临床病理讨论

病例摘要

患者，男性，23岁，×年7月1日入院。7月3日死亡。

主诉：右足姆趾跌伤化脓数天，畏寒、发热2天。入院前数天右足姆趾跌伤感染化脓，在未麻醉下用酒精烧灼的小刀自行切开引流。入院前两天即感畏寒、发热，局部疼痛加剧，入院当天被同宿舍职工发现高热卧床，神志不清，急诊入院。

体格检查：体温39.5℃，脉搏130次/分，呼吸40次/分，血压80/50 mmHg。急性病容，神志模糊，心率快，心律齐，双肺有较多湿啰音，腹软，肝、脾未扪及。全身皮肤有多个瘀斑，散在各处，右小腿下部发红肿胀，有压痛。

实验室检查：血常规：红细胞$3.5×10^{12}$/L，白细胞$25.0×10^9$/L，细胞分类计数：中性粒细胞75%，单核细胞2%，淋巴细胞23%。

入院后即给予大量激素、抗生素，输血两次，局部切开引流。入院后12 h血压下降，处于休克状态，病情持续恶化，经多方抢救无效，于入院后第三日死亡。

尸检摘要

患者发育正常，营养中等，躯干上半部有多数皮下瘀斑散在，双膝关节有大片瘀斑，右下肢踝关节内有外科切开引流切口，从足底向上24 cm，皮肤呈弥漫性红肿。姆趾外侧有1个长约1.5 cm的外伤创口，表面有脓性渗出物覆盖。双肺上叶后份及胸壁有灶性纤维性粘连。双肺重量增加，广泛充血、实变，有多个大小不等的出血区及多个灰黄色粟粒大的脓肿，切面肺普遍充血，有多个出血性梗死灶伴小脓肿形成。双肺上叶有硬结性病灶，右上叶硬结内有一个直径约0.8 cm大的空洞，镜下见空洞壁由上皮样细胞、朗汉斯巨细胞、淋巴细胞及成纤维细胞构成，近腔面有干酪样坏死，抗酸染色查见少量结核分枝杆菌。全身内脏器官明显充血，心、肝、肾、脑实质细胞变性，心外膜、消化道壁、肾上腺、脾有散在出血点。在肺及大隐静脉血管内均找到革兰阳性链球菌及葡萄球菌。

讨论题

1. 死者生前患有哪些疾病（病变）？
2. 这些疾病（病变）是如何发生、发展的？
3. 通过讨论，请归纳出炎症的结局有哪些，本病例属于哪类结局？

（廖前进　张志伟）

第五章 肿 瘤

肿瘤（tumor，neoplasm）是一类常见病、多发病，其中恶性肿瘤已成为危害人类健康最严重的疾病之一。在我国，城市地区和农村地区恶性肿瘤均居死因第一位。我国常见的 10 大恶性肿瘤按死亡率高低排序为：胃癌、肝癌、肺癌、食管癌、大肠癌、白血病、淋巴瘤、子宫颈癌、鼻咽癌、乳腺癌。长期以来，世界各国对肿瘤的病因学、发病学及其预防开展了深入的研究，取得了一定的进展。但是，由于其本质尚未被完全揭示以及环境等因素的影响，使恶性肿瘤的发病人数仍在逐年增加。肿瘤防治的重点是早期诊断和早期治疗，大部分恶性肿瘤如能早期诊断，其 5 年存活率可达 80% 以上。因此，对肿瘤的基础理论及其防治研究仍是本世纪医学乃至整个生命科学领域研究的重点。

本章介绍肿瘤的基本概念、肿瘤的一般形态特点、肿瘤的生长和转移、肿瘤对机体的影响、肿瘤的命名和分类、常见肿瘤的特点、癌前病变和诊断方法，以及肿瘤的病因和发病机制等内容。重点在于恶性肿瘤的形态特点、生物学行为和肿瘤的发病机制。

第一节 概 述

一、肿瘤的概念

肿瘤是机体在各种致瘤因素作用下，局部组织细胞在基因水平上失去对其生长和分化的正常调控，导致其克隆性异常增生而形成的新生物。这种新生物常形成局部肿块（mass），因而得名。

正常细胞转变为肿瘤细胞后，其肿瘤性增生一般是单克隆性的。瘤细胞具有异常的形态、代谢和功能，不同程度丧失分化成熟能力，持续性生长并有相对自主性，即使致瘤因素已不存在时，仍能持续生长。提示肿瘤细胞的遗传异常可以传给其子代细胞。每个肿瘤细胞都含有引起其异常生长的基因组的改变。肿瘤性增生不仅与整个机体不协调，而且有害无益。

机体在生理状态下及在炎症、损伤修复时的病理状态下也常有组织、细胞的增生，称为非肿瘤性增生。也可表现为肿块，如炎性息肉、炎性假瘤及瘢痕疙瘩等。非肿瘤性增生一般是多克隆性的，有的属于正常新陈代谢的细胞更新；有的是针对一定刺激或损伤的应答反应，皆为机体生存所需。其次，增生的细胞、组织能分化成熟，并在一定程度上能恢复原来正常组织的结构和功能。再者，这种增生有一定限度，增生的原因一旦消除后就不再继续增生。而肿瘤性增生与此不同，两者有着本质上的区别。

根据肿瘤生物学特性及其对机体的危害不同，一般将肿瘤分为良性和恶性两大类。所有的恶性肿瘤统称为癌症（cancer）。恶性肿瘤的准确诊断及分类在肿瘤的治疗和判定预后上均具有十分重要的意义。

二、肿瘤的一般形态和结构

（一）肿瘤的肉眼形态

肿瘤的形态多种多样，并可在一定程度上反映肿瘤的良、恶性。

1.肿瘤的数目和大小　肿瘤通常为一个（单发），有时为多个。大小不一，小者如甲状腺微小癌、胃"一点癌"（pin-point carcinoma），甚至在显微镜下才能发现，如原位癌（carcinoma in situ）；大者直径可达数十厘米，可重达数千克乃至数十千克。一般说来，肿瘤的大小与肿瘤的良、恶性，生长时间和发生部位有一定关系。生长于体表或大的体腔（如腹腔）内的肿瘤有时可长得很大；生长于狭小腔道（如颅腔、椎管）内的肿瘤则一般较小。大的肿瘤通常生长缓慢，生长时间较长，且多为良性。恶性肿瘤一般生长迅速，短期内即可转移和致死，故一般长得不大。出现多个肿瘤要考虑是否为恶性肿瘤转移，也可为某些特殊的遗传性良性肿瘤，如神经纤维瘤，或者为不同来源的多发性肿瘤。

2. 肿瘤形状　肿瘤的形状多种多样，有息肉状、乳头状、绒毛状、结节状、分叶状、囊状、菜花状、蕈状、浸润性包块状、弥漫性肥厚状和溃疡状等（图5-1）。肿瘤形状上的差异一般与其发生部位、组织来源、生长方式和肿瘤的良、恶性密切相关。呈现菜花状、火山口溃疡状及浸润性包块状等肿瘤形状时，应疑为恶性肿瘤。

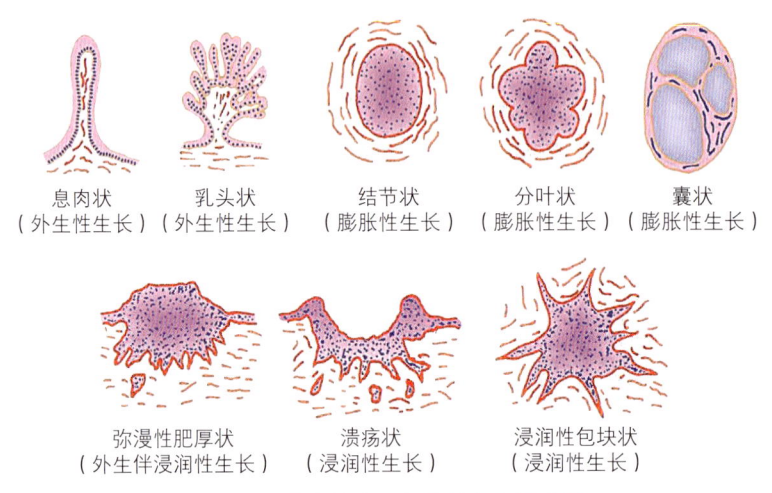

图5-1　肿瘤的外形和生长方式模式图

3. 肿瘤的颜色　良性肿瘤的颜色一般接近其来源的正常组织，如血管瘤多呈红色或暗红色，脂肪瘤呈黄色。恶性肿瘤的切面多呈灰白或灰红色，但可因其含血量的多少，有无变性、坏死、出血，以及是否含有色素等而呈现各种不同的色彩。癌的切面一般较干燥，多数肉瘤切面湿润、质嫩，呈鱼肉状。有时可从肿瘤的色泽大致推测其为何种肿瘤，如血管瘤多呈红色或暗红色，脂肪瘤呈黄色，黑色素瘤多呈黑色，绿色瘤呈绿色等。

4. 肿瘤的硬度　肿瘤的硬度一般较周围正常组织硬，而且与肿瘤的种类、瘤细胞与间质的比例以及有无变性、坏死等有关，如骨瘤很硬，脂肪瘤质软。癌细胞多于间质的肿瘤一般较软，反之则较硬；瘤组织发生坏死时变软，有钙化或骨化时则变硬。

5. 肿瘤的包膜　良性肿瘤常有完整的包膜，与周围组织分界清楚，因而手术时容易分离和完整切除；而恶性肿瘤一般无包膜，常侵入周围组织，以致边界不清，手术时应扩大范围切除。

（二）肿瘤的组织结构

肿瘤的组织结构多种多样，但除绒毛膜癌和白血病以外（无间质），任何一个肿瘤组织的成分都可分为实质和间质两部分（图5-2）。

1. 肿瘤的实质（parenchyma）　是肿瘤细胞的总称，是肿瘤的主要成分。肿瘤的生物学性质以及每种肿瘤的特殊性主要是由肿瘤的实质决定的。人体几乎所有组织都可以发生肿瘤，因此肿瘤实质的形态也是多种多样的。通常根据肿瘤的实质细胞形态来识别各种肿瘤的组织来源，进行肿瘤的分类、命名和组织学诊断，并根据其分化程度和异型性大小来确定肿瘤的良恶性和恶性肿瘤的恶性程度。

肿瘤的实质通常只有一种成分，但少数肿瘤可以含有两种甚至多种实质成分。如乳腺纤维腺瘤含

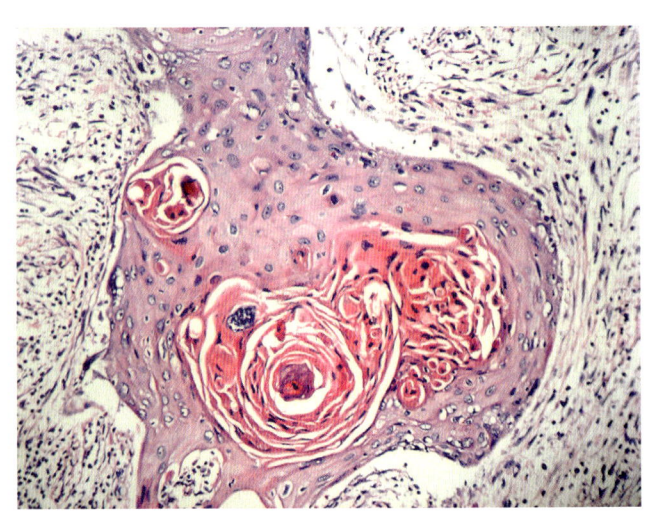

图5-2　肿瘤的实质和间质——肺鳞癌

癌细胞呈巢状，周围间质由纤维组织和炎症细胞构成

有纤维组织和腺组织两种实质成分；畸胎瘤含有三个胚层来源的异常增生和分化的多种实质成分等。

2. 肿瘤的间质（mesenchyma，stroma） 一般由结缔组织和血管组成，可有淋巴管。间质成分不具特异性，对肿瘤实质起支持和营养作用。通常生长缓慢的肿瘤，其间质血管较少；而生长迅速的肿瘤，其间质血管较丰富。此外，肿瘤间质内往往有或多或少的淋巴细胞等单核细胞浸润，这是机体对肿瘤组织的免疫反应，如乳腺典型髓样癌，伴大量淋巴细胞浸润，预后较髓样癌为佳。在肿瘤结缔组织间质中除成纤维细胞外，还有肌成纤维细胞（myofibroblast），此种细胞的增生、收缩和形成胶原纤维包绕肿瘤细胞，可能对肿瘤细胞的运动和浸润过程有限制作用；同时也可能与引起乳腺癌所致乳头回缩，食管癌及肠癌所致的管壁僵硬和狭窄等有关。

第二节　肿瘤的异型性

肿瘤组织无论在细胞形态和组织结构上，都与其来源的正常组织有不同程度的差异，这种差异称为异型性（atypia）。肿瘤异型性的大小反映了肿瘤组织的成熟程度（分化程度）。分化（differentiation）在胚胎学中指幼稚或原始细胞发育成为成熟细胞的过程，在肿瘤学中则是指肿瘤细胞和组织与其来源的细胞和组织的相似程度。异型性小者，说明肿瘤与其来源的正常细胞和组织相似，肿瘤组织（细胞）分化程度高；异型性大者，表示肿瘤组织（细胞）分化程度低。识别这种异型性大小是诊断肿瘤，确定其良、恶性以及判断恶性肿瘤的恶性程度高低的主要组织学依据。恶性肿瘤常具有明显的异型性。

有的恶性肿瘤主要由未分化细胞构成，称为间变性肿瘤（anaplastic tumor）。间变（anaplasia）一词的原意是指"退性发育"，即去分化。后者指已分化的成熟细胞和组织倒退分化，返回原始的幼稚状态。在现代病理学中，间变指的是恶性肿瘤细胞缺乏分化的状态，异型性显著。间变的肿瘤细胞具有明显的多形性（pleomorphism），即瘤细胞彼此大小和形状上有很大变异。

一、肿瘤组织结构的异型性

肿瘤的组织结构异型性是指肿瘤组织在空间排列方式上（包括细胞的极向、排列的结构及其与间质的关系等方面）与其来源的正常组织的差异。由于良性肿瘤的细胞异型性不明显，一般与其来源的正常细胞相似，因此诊断良性肿瘤的主要依据是其组织结构的异型性。例如纤维瘤的瘤细胞和正常纤维细胞很相似，只是其排列与正常纤维组织不同，呈编织状而且致密。恶性肿瘤组织结构异型性明显，瘤细胞排列更为紊乱，失去正常的排列结构、层次或极向。例如从纤维组织发生的恶性肿瘤纤维肉瘤，瘤细胞很多，且大小不等，胶原纤维很少，排列更紊乱，与正常纤维组织的结构相差较远；从腺上皮发生的恶性肿瘤腺癌，其腺体的大小和形状十分不规则，排列也较乱，腺上皮细胞排列失去极向，紧密重叠或呈多层，并可有乳头状增生。

二、肿瘤细胞的异型性

良性肿瘤细胞的异型性小，一般与其来源的正常细胞相似。恶性肿瘤细胞具有高度的细胞异型性，表现如下：

（一）肿瘤细胞的多形性

恶性肿瘤细胞形态及大小极不一致，但普遍较正常细胞大，有时出现瘤巨细胞（tumor giant cell）。也有少数分化很差的肿瘤，其瘤细胞较正常细胞小，大小也较一致，如肺小细胞癌。

（二）肿瘤细胞核的多形性

恶性肿瘤细胞核的体积大，胞核与胞质的比例较正常增大（正常为1:4~6，恶性肿瘤细胞则接近1:1）。胞核大小、形状和染色不一，并可出现双核、多核、巨核或奇异形核。核内染色加深（由于核内DNA增多），染色质呈粗颗粒状，分布不均匀，常堆积在核膜下，使核膜显得增厚。核仁肥大，数目也增多（可达3~5个）。核分裂象常增多，特别是出现不对称性、多极性及顿挫性等病理性核分裂象时，对诊断恶性肿瘤具有重要的意义（图5-3）。恶性肿瘤细胞的核异常改变多与染色体呈多倍体（polyploidy）或非整倍体（aneuploidy）有关。

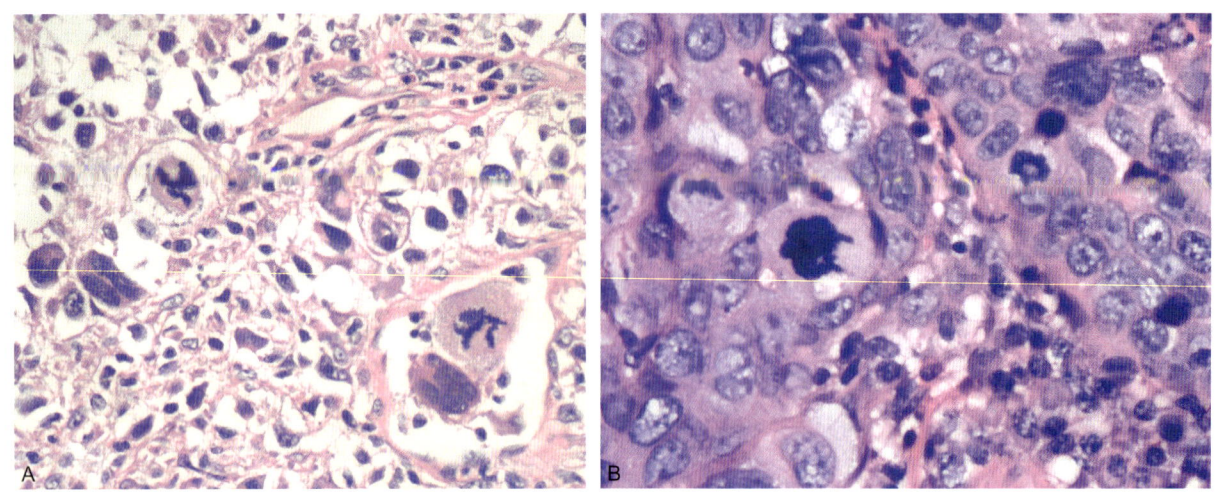

图 5-3 恶性肿瘤的细胞异型性
显著的细胞异型性，可见病理性核分裂

（三）肿瘤细胞胞质的改变

恶性肿瘤细胞的胞质内由于核糖体增多而多呈嗜碱性。有些肿瘤细胞可产生异常分泌物或代谢产物而具有不同特点，如激素、黏液、糖原、脂质、角质和色素等，例如肝癌细胞内可见黄褐色的胆色素，黑色素瘤细胞内可见黑色素。

上述肿瘤细胞的形态，特别是细胞核的多形性常为恶性肿瘤的重要形态特征，对区别良、恶性肿瘤具有重要意义，而胞质内的特异性产物常有助于判断肿瘤的细胞来源。

（四）肿瘤细胞超微结构的改变

从超微结构水平对各种肿瘤细胞的研究表明，胞质内可以观察到各种提示肿瘤来源或分化方向的细胞器。如神经内分泌颗粒，提示为神经内分泌肿瘤；张力丝（tonofilament）和细胞间桥粒（desmosome），提示为鳞状细胞来源；而肌丝（myofilament）和密体（dense body）则提示平滑肌源性肿瘤等。超微结构对鉴别分化差或未分化的肿瘤的起源有一定意义，尤其在鉴别癌和肉瘤、鳞癌和腺癌、恶性间皮瘤和转移性腺癌以及黑色素瘤等的诊断上有重要意义。目前尚未发现可以区别良、恶性肿瘤的特殊超微结构的改变。

第三节 肿瘤的生长、扩散及分级与分期

具有局部浸润和远处转移能力是恶性肿瘤最重要的生物学特性，并且是恶性肿瘤威胁患者健康与生命的主要原因。因此对肿瘤生长与扩散的生物学特性的研究已成为肿瘤病理学的重要内容。

一、肿瘤的生长速度

各种肿瘤的生长速度有较大差别，主要取决于肿瘤细胞的分化成熟程度。一般来讲，分化好的良性肿瘤生长缓慢，可长达几年甚至十几年，但短期内生长突然加快，应考虑有恶变的可能。分化差的恶性肿瘤生长较快，短期内即可形成明显肿块，并且由于血管形成及营养供应相对不足，易发生坏死、出血等继发改变。并非所有恶性肿瘤生长都较快，如基底细胞癌细胞生长就比较缓慢。

肿瘤的生长速度与以下三个因素有关：

1. 生长分数（growth fraction） 指肿瘤群体细胞中处于增殖阶段（S 期 +G_2 期）的细胞比例。生长分数越高，肿瘤生长越迅速；反之，则生长缓慢。在细胞恶性转化初期，绝大多数细胞处于复制期，所以生长分

数很高。但随着肿瘤的持续生长，不断有瘤细胞发生分化而离开增殖阶段，使得大多数肿瘤细胞处于 G_0 期。即使是生长迅速的肿瘤，如肺小细胞癌，其生长分数也只占 20% 左右。目前大多数化学抗癌药物是针对处于复制期的细胞，因此高生长分数的肿瘤（如高度恶性的淋巴瘤）对于化疗特别敏感；而实体瘤（如结肠癌）生长分数低，故对化疗出现相对耐药性。

2.瘤细胞的生成与丢失　在一个肿瘤细胞群体中，既有新细胞不断产生，同时又有细胞因不断凋亡、坏死而丢失，这两者之间的平衡状态直接影响肿瘤组织的生长速度。肿瘤的生长主要取决于生长分数和瘤细胞的生成大于丢失的程度，而与其细胞倍增时间关系不大。在生长分数相对较高的肿瘤（如急性白血病和肺小细胞癌），瘤细胞的生成远大于丢失，其生长速度要比生成稍大于丢失的肿瘤（如结肠癌）快得多。

3.肿瘤血管形成（tumor angiogenesis）　是指实体性肿瘤在机体内诱导形成新生血管的现象。实验证实，如果没有新生血管形成来供应营养，肿瘤在达到 1～2 mm 的直径和厚度时（10^7 个细胞左右）将不再增大，因此，诱导血管形成的能力是恶性肿瘤细胞能否生长、浸润和转移的前提之一。肿瘤血管形成能力的启动不仅导致肿瘤细胞数的迅速增加，而且增加了肿瘤转移的危险性。

现已发现，肿瘤血管形成受血管生成因子（angiogenic factor）和抗血管生成因子调控。肿瘤细胞和周围的炎症细胞能产生一类血管生成因子，如血管内皮细胞生长因子（vascular endothelial growth factor，VEGF）、成纤维细胞生长因子（fibroblast growth factor，FGF）、转化生长因子 α（transforming growth factor α，TGF-α）、血小板源生长因子（platelet-derived growth factor，PDGF）和肿瘤坏死因子 α（tumor necrosis factor α，TNF-α）等，它们能通过受体与相应的靶细胞结合，有增加内皮细胞的化学趋向性、促进血管内皮细胞分裂和毛细血管出芽生长、诱导蛋白溶解酶生成和有利于内皮细胞芽穿透基质等功能。肿瘤血管形成对肿瘤生长起灌流作用，既为肿瘤生长提供营养，又为肿瘤转移准备了有利条件。肿瘤细胞不仅可以产生血管生成因子，也可以诱导多种抗血管生成因子形成。野生型 *p53* 基因可以诱导血小板反应蛋白 1（thrombospondin 1）的形成从而抑制肿瘤血管形成。此外，还发现血管抑素（angiostatin）、内皮抑素（endostatin）和脉管抑素（vasculostatin）等也具有潜在抑制血管形成的作用。抑制肿瘤血管形成已成为肿瘤治疗的一个新途径。

4.肿瘤的演进与异质化　恶性肿瘤在生长过程中变得越来越富有侵袭性和获得更大恶性潜能的现象称为肿瘤的演进（progression），包括生长加快、浸润周围组织和远处转移等。这些生物学现象的出现与肿瘤的异质化（heterogeneity）有关。肿瘤的异质化指由一个克隆来源的肿瘤细胞群在生长过程中形成在侵袭能力、生长速度、对激素的反应、对抗癌药的敏感性等方面有所不同的亚克隆的过程。其分子生物学的改变是在单克隆性肿瘤的生长过程中，作用于不同瘤细胞的多种附加基因突变蓄积，形成具有不同生物学特性的亚克隆。例如需要较多生长因子的亚克隆可因生长因子缺乏而不能生长，而有些需要较少生长因子的亚克隆在此时即可生长；机体的抗肿瘤反应可杀死那些具有较高抗原性的亚克隆，而抗原性低的亚克隆则可躲过机体的免疫监视。加上微环境的影响，如肿瘤间质和血管形成等，肿瘤在生长过程中能保留和富集那些适应存活、生长、侵袭与转移的亚克隆，使其生物学行为更加具有侵袭性。

二、肿瘤的生长方式和扩散

（一）肿瘤的生长方式

肿瘤的生长方式（growth pattern）可以有膨胀性生长、外生性生长和浸润性生长。

1.膨胀性生长（expansive growth）　是大多数良性肿瘤所表现的生长方式。肿瘤逐渐增大，不侵袭周围正常组织，犹如逐渐膨胀的气球，推开或挤压四周组织。因此，肿瘤往往呈结节状，有完整包膜，与周围组织分界清楚（图 5-4）。对周围组织的影响主要是挤压和阻塞，一般不明显破坏器官的结构和功能。临床检查时肿瘤移动性良好，手术容易切除，切除后也常不复发。

2.外生性生长（exophytic growth）　发生在体表、体腔或管道器官（如消化道、泌尿道等）表面的肿瘤，常向表面生长，形成突起的乳头状、息肉状、蕈状或菜花状肿物。良、恶性肿瘤都可呈现外生性生长。但恶性肿瘤在向表面呈外生性生长的同时，其基底部往往呈浸润性生长，常由于其生长迅速，血液供应不足，容易发生坏死脱落而形成底部不平、边缘隆起的火山口状恶性溃疡。

3. 浸润性生长（infiltrative growth） 为大多数恶性肿瘤的生长方式。肿瘤细胞分裂增生，侵入周围组织间隙、淋巴管和血管内，像树根长入土壤一样，浸润并破坏周围组织，因此，呈这类生长方式的肿瘤无包膜，与邻近组织紧密连接在一起而无明显分界（图5-5）。临床检查时，此类肿瘤移动性差或固定。手术切除范围应扩大，否则术后易复发。浸润性生长是造成恶性肿瘤转移的基础，也是恶性肿瘤区别于良性肿瘤的最重要的形态学指标。值得注意的是个别良性肿瘤，如血管瘤，也可以呈浸润性生长方式。

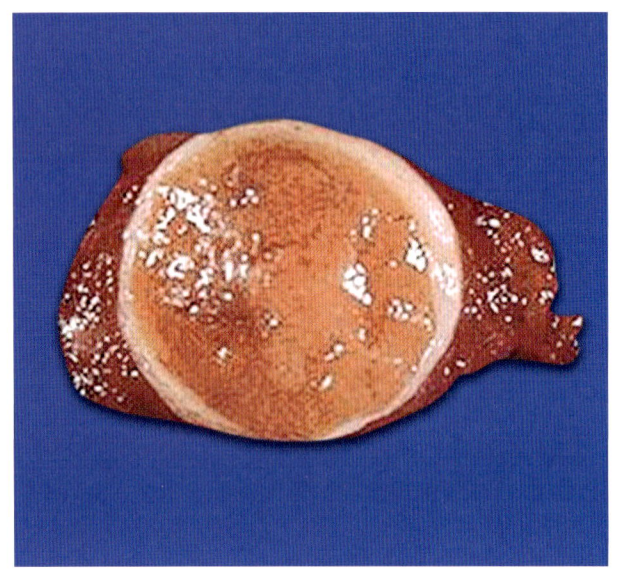

图 5-4　甲状腺腺瘤呈膨胀性生长
肿瘤呈球形，包膜完整

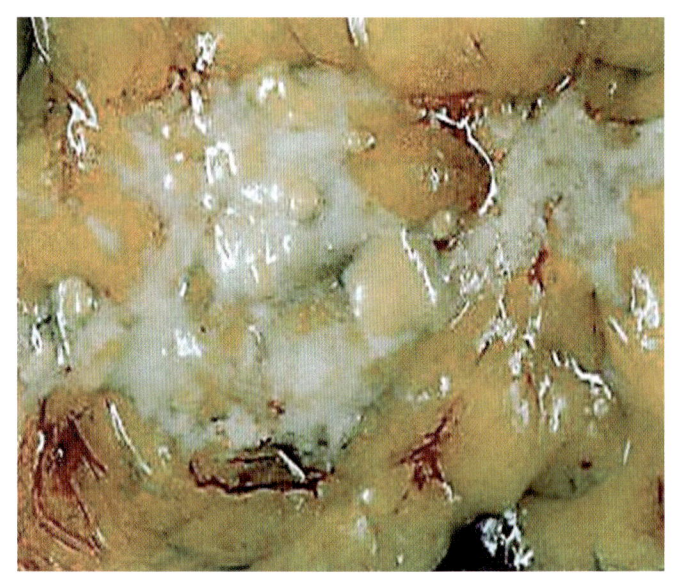

图 5-5　乳腺癌呈浸润性生长
肿瘤边界不清，无包膜，侵入周围脂肪组织

（二）肿瘤的扩散

呈浸润性生长的肿瘤，不仅可以在原发部位继续生长，并向周围组织直接蔓延，而且还可以通过多种途径扩散到身体其他部位（转移），是恶性肿瘤的主要特征。

1. 侵袭（invasion） 是指恶性肿瘤连续不断地浸润、破坏周围组织器官的生长状态，即直接蔓延（direct spread）。恶性肿瘤细胞随着增生，常连续不断地沿着组织间隙，淋巴管、血管的外周间隙，神经束衣浸润，破坏邻近正常器官和组织，并继续生长。例如胰头癌可蔓延到肝、十二指肠；晚期乳腺癌可穿过胸肌和胸腔蔓延至肺。

2. 转移（metastasis） 恶性肿瘤细胞从原发部位侵入淋巴管、血管或体腔，迁徙到他处而继续生长，形成与原发瘤同样类型的肿瘤，这个过程称为转移。所形成的肿瘤称为转移瘤（metastatic tumors）或继发瘤（secondary tumors）。良性肿瘤不转移，只有恶性肿瘤才可能发生转移。但也有例外，如皮肤的基底细胞癌多在局部造成破坏而几乎不发生转移。常见的转移途径有以下几种：

（1）淋巴道转移（lymphatic metastasis） 是癌的常见转移方式（图5-6），肉瘤也可经淋巴道转移。瘤细胞侵入淋巴管后，随淋巴流首先到达局部淋巴结，

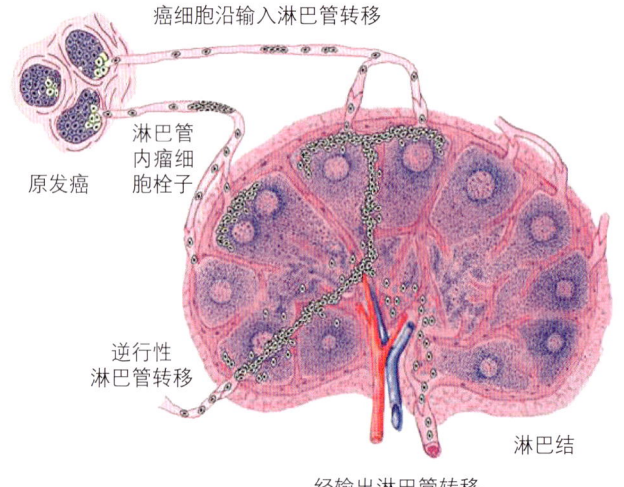

图 5-6　癌的淋巴道转移模式图

聚集于边缘窦，继续增殖发展为淋巴结内转移瘤（图5-7）。例如乳腺癌常先转移到同侧腋窝淋巴结；肺癌首先转移到肺门淋巴结。转移瘤自淋巴结边缘开始生长，逐渐累及整个淋巴结，受累的淋巴结逐渐增大、变硬，切面呈灰白色。

有时由于瘤组织侵出被膜而使多个淋巴结相互融合成团块。局部淋巴结转移后，可继续转移至下一站的其他淋巴结，最后可经胸导管进入血流再继续发生血道转移。有的肿瘤可以发生逆行转移（retrograde metastasis）或越过引流淋巴结发生跳跃式转移（skip metastasis）。在临床上最常见的癌转移淋巴结是左锁骨上淋巴结（Virchow 淋巴结），其原发灶多位于肺和胃肠道。前哨淋巴结（sentinel lymph nodes）定义

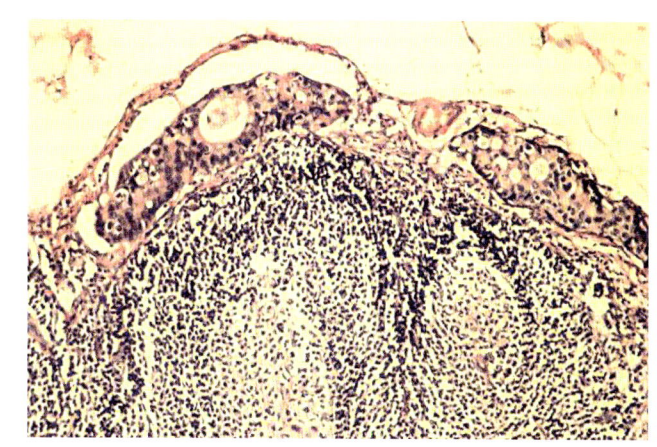

图 5-7　癌首先聚集于局部淋巴结边缘窦

为承接原发肿瘤淋巴引流的区域淋巴结群中的第一个淋巴结。在乳腺癌手术中，为了避免同侧腋窝淋巴结的全部清扫造成的术后并发症，如淋巴水肿等，现在临床上已开始做前哨淋巴结的术中冰冻活检以判断是否有转移来决定手术方式。值得注意的是，肿大的淋巴结并非都是癌转移引起的，淋巴结不肿大也不能排除癌的转移，均须切除淋巴结进行病理确诊。

（2）血道转移（hematogenous metastasis）　肉瘤多经血道转移，癌的晚期也可发生血道转移。恶性瘤细胞侵入血管后可随血流到达远隔器官继续生长，形成转移瘤。肿瘤细胞多经毛细血管与小静脉直接入血；也可经淋巴管–胸导管或经淋巴–静脉通路入血。进入血管系统的肿瘤细胞团，称为瘤栓（tumor embolus），可阻留于靶器官的小血管内，由此介导内皮细胞发生变性，肿瘤细胞可自内皮损伤处或内皮之间穿出血管，进入组织内增殖，形成转移瘤。血道转移的途径与栓子运行途径相同，即进入体循环静脉的肿瘤细胞经右心到肺，在肺内形成转移瘤，例如绒毛膜癌的肺转移；侵入门静脉系统的肿瘤细胞，首先发生肝转移，例如胃、肠癌的肝转移等；进入肺静脉的肿瘤细胞或肺内转移瘤通过肺毛细血管而进入肺静脉的瘤细胞，可经左心随主动脉血流到达全身各器官，常见转移到脑、骨、肾及肾上腺等处；侵入与椎静脉丛有吻合支的静脉内的瘤细胞，可引起脊椎及脑内转移，例如前列腺癌的脊椎转移。

血道转移可见于许多器官，但最常见的是肺，其次是肝和骨，故临床上恶性肿瘤患者必须做肺、肝、骨的影像学检查，判断其有无血道转移，以确定临床分期和治疗方案。转移瘤的形态学特点是边界清楚并常多发散在分布，多位于器官表层（图5-8a，b），由于癌结节中央出血、坏死而下陷，可形成"癌脐"。

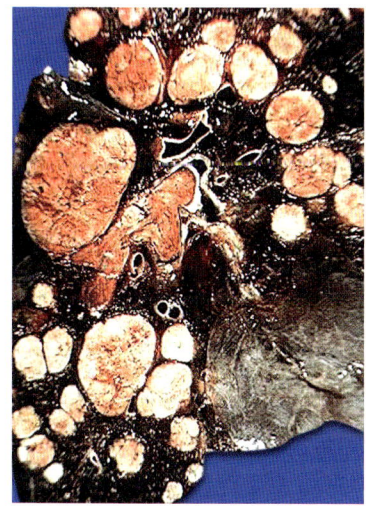

图 5-8a　肺内的血道转移性癌
切面见边界清楚，多发散在的癌结节

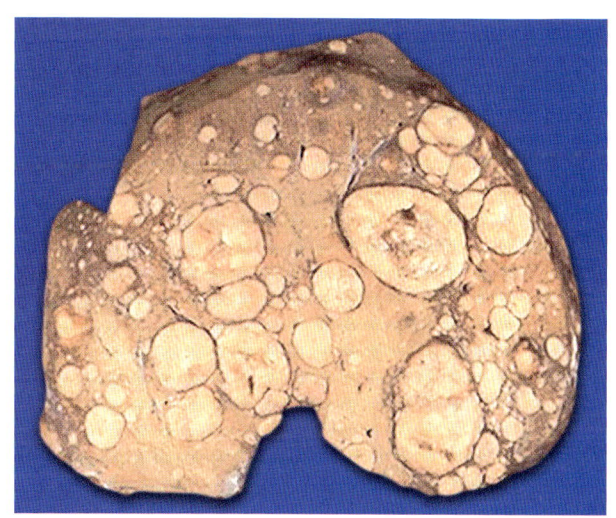

图 5-8b　肝内的血道转移性癌
切面见边界清楚，多发散在的癌结节

（3）种植性转移（implanting metastasis） 当肿瘤细胞侵及体腔器官表面时，瘤细胞可以脱落，经体腔种植在体腔内各器官的表面甚至侵入其下生长，形成转移瘤。如胃癌破坏胃壁侵及浆膜后，可在腹腔和盆腔脏器表面形成广泛的种植性转移（图5-9）。

卵巢的Krukenberg瘤多为胃黏液癌经腹腔种植到卵巢表面浆膜再侵入卵巢所形成的肿瘤（图5-10）。肺癌常在胸腔形成广泛的种植性转移。经体腔转移常伴有体腔积液和脏器间的癌性粘连。积液多为血性，其内含有脱落的癌细胞，可供细胞学检查。

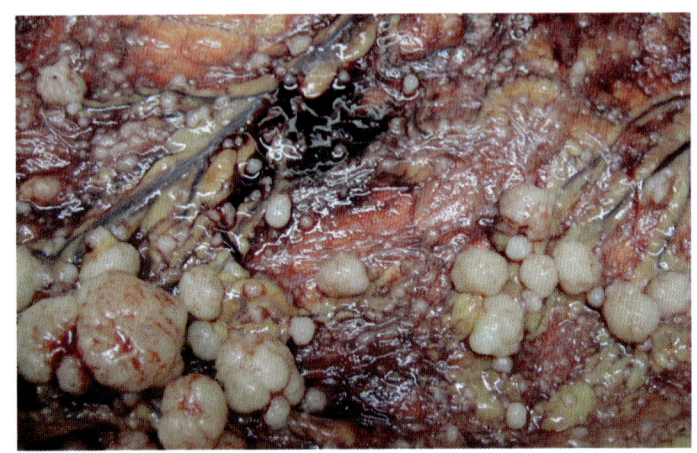

图5-9 种植性转移
胃癌种植在网膜表面形成广泛的种植性癌结节

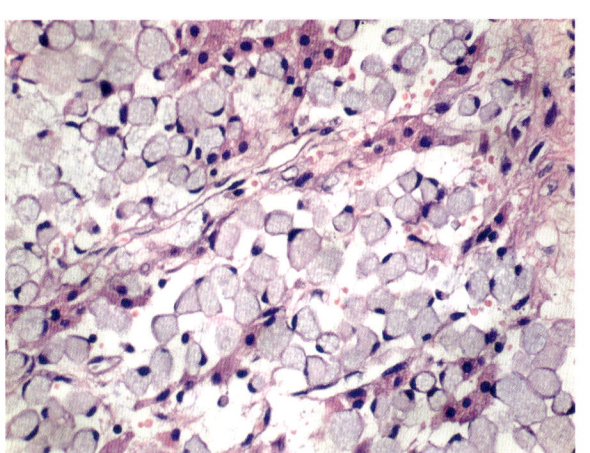

图5-10 种植性转移
胃印戒细胞癌转移至卵巢

（三）恶性肿瘤的侵袭和转移机制

侵袭和转移是恶性肿瘤最主要的生物学特性，是导致恶性肿瘤患者发病和死亡的主要原因。恶性肿瘤侵袭和转移的机制目前尚未完全明了，是由一系列步骤组成的连续的复杂过程，其不同阶段肿瘤细胞形态和功能可能发生不同的变化。具有侵袭能力的亚克隆瘤细胞的出现和肿瘤内血管形成对肿瘤的局部侵袭和转移起重要作用。以上皮源性恶性肿瘤为例，简述其侵袭和转移机制。

1. 局部侵袭（图5-11） 正常上皮细胞之间借助各种细胞黏附分子（cell adhesion molecules，CAMs），如上皮钙黏素（E-cadherin），将其彼此黏着在一起，不能单独分离。恶性肿瘤细胞对于细胞外基质（ECM）的侵袭，可分为以下四步：肿瘤细胞之间连接的松动、ECM的降解、肿瘤细胞与ECM成分的黏附和肿瘤细胞的游出。

（1）肿瘤细胞之间连接的松动 由细胞黏附分子介导的肿瘤细胞间的黏附力减弱（detachment）。在腺癌、鳞癌及移行细胞癌中，上皮钙黏素表达的减少，使得癌细胞彼此分离，便于进一步与基底膜附着。

（2）ECM的降解 基底膜和间质性结缔组织的降解。肿瘤细胞或本身分泌或诱导间质细胞（如成纤维细胞和炎症细胞）产生蛋白酶溶解酶，如基质金属蛋白酶（matrix metalloproteinases，MMPs）、组织蛋白酶D（cathepsin D）和尿激酶纤维蛋白溶酶原激活物（urokinase plasminogen activator），使得ECM溶解。MMPs不仅降解基底膜和间质性结缔组织，而且降解产物还具有化学趋化性、血管生成和生长促进等作用。如MMP9可分解构成上皮组织和血管基底膜的Ⅳ型胶原，并促使VEGF的释放。在乳腺癌、结肠癌和胃癌患者，都观察到MMPs的活性增高。MMPs抑制剂也在临床上试用。

（3）肿瘤细胞与ECM成分的黏附 正常上皮细胞与基底膜的黏附和极向的维持是通过上皮细胞膜表面的称为整联蛋白（integrin）的黏附分子（受体）与其配体，如层粘连蛋白（laminin）和Ⅳ型胶原的结合来实现的。失去彼此黏附的正常上皮会进入凋亡。而肿瘤细胞非但不会进入凋亡，MMP2和MMP9分解层粘连蛋白和Ⅳ型胶原产生的碎片还可出现新的与肿瘤细胞上的受体的结合位置，反而促进瘤细胞的游出。

（4）肿瘤细胞的游出（migration） 肿瘤细胞借助于自身的阿米巴样运动通过被降解的基底膜缺损处游出。近来发现肿瘤细胞产生的自分泌移动因子（autocrine motility factor），可介导肿瘤细胞的移动，促进癌细胞的

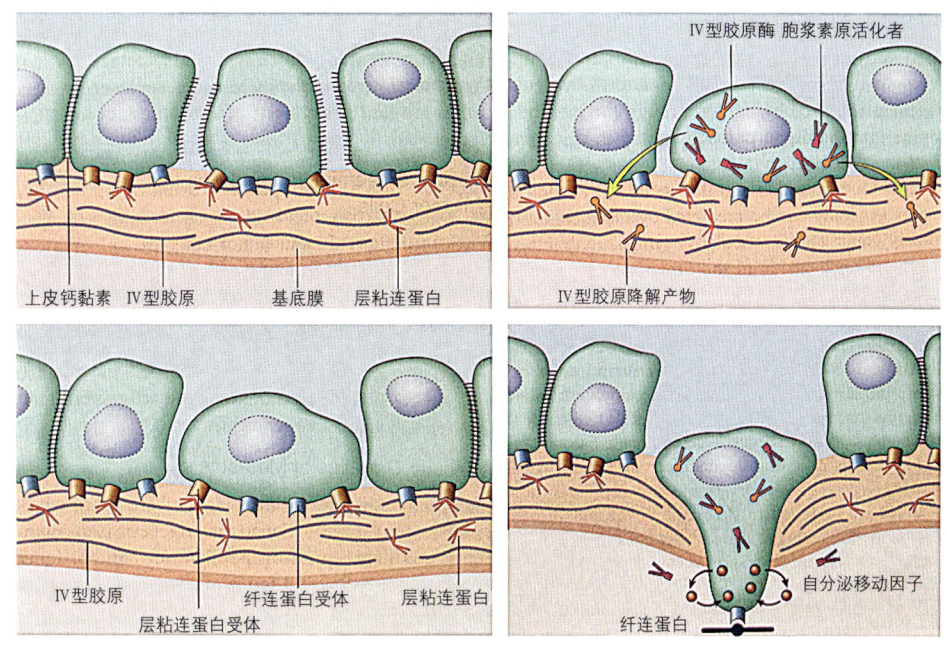

图 5-11 恶性肿瘤细胞局部浸润的机制示意图

A.上皮钙黏素的表达下调导致肿瘤细胞间的连接松动；B.瘤细胞分泌的金属蛋白酶分解基底膜成分；C.瘤细胞通过层粘连蛋白受体与基底膜中的层粘连蛋白结合；D.肿瘤细胞通过受体与纤连蛋白的结合，以及自分泌移动因子等的作用，以阿米巴运动穿过基底膜

浸润和转移。癌细胞穿过基底膜后，重复上述步骤进一步降解 ECM，在间质中移动，其降解产物还可促进血管形成和肿瘤生长，到达血管壁时，肿瘤细胞以同样的方式穿过基底膜进入血管（图 5-12）。

2.血行播散　进入血管的癌细胞能够形成新的转移灶的可能性小于千分之一。单个癌细胞多被机体的自然杀伤细胞消灭。但是被血小板凝集成团的癌栓，不易被消灭，并可与栓塞处的血管内皮细胞黏附，然后以前述机制穿过血管内皮和基底膜，形成新的转移灶（图 5-12）。由于肿瘤的异质化，具有高侵袭性的癌细胞亚克隆更容易形成广泛的血行播散。正常 T 细胞表面有一种 CD44 黏附分子，可以通过识别毛细血管后静脉内皮上的透明质酸而使其回到特定的淋巴组织。近年来发现，癌细胞可表达 CD44 变异型分子（如 V6、V8 等），并与其转移有关。结肠癌 CD44V6 的高表达提示其具有高转移性。

肿瘤的血行转移部位和器官分布具有一定的选择性，如肺癌易转移到肾上腺和脑；甲状腺癌、肾癌和前列腺癌易转移到骨；乳腺癌常转移到肺、肝、骨、卵巢和肾上腺等。产生这种现象的原因可能有：①这些器官的微血管内皮上的配体能与进入血循环的癌细胞表面黏附分子特异性结合。②靶器官能够释放某些吸引癌细胞的化学趋化物质（如胰岛素样生长因子Ⅰ和Ⅱ）。此外，某些组织或器官的环境不适合肿瘤的生长，可能是这些器官很少有转移的原因。如横纹肌组织中很少有肿瘤转移，

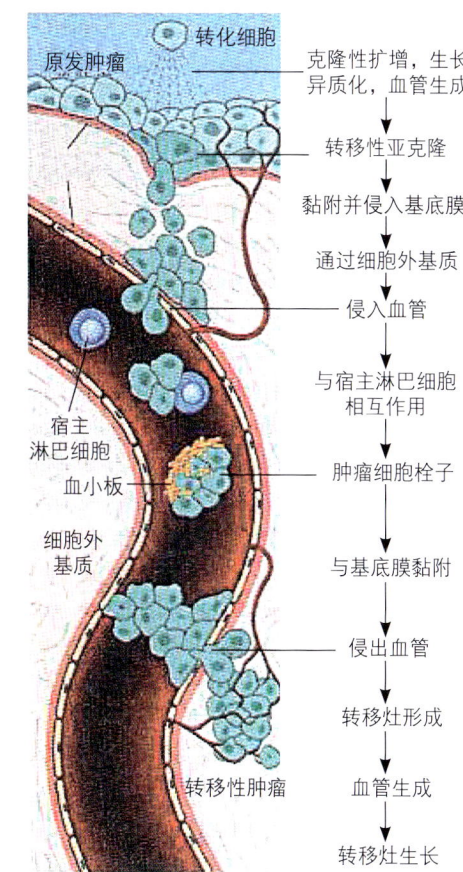

图 5-12　恶性肿瘤局部浸润和血行播散的机制

恶性转化后具有局部浸润能力的肿瘤细胞侵入基底膜和间质性结缔组织，进入血管，形成远处的血行转移灶

可能是由于肌肉经常收缩使肿瘤细胞不易停留，或肌肉内乳酸含量过高不利于肿瘤生长。如脾虽然血液循环丰富但转移癌少见，可能与脾是免疫器官有关。淋巴道转移机制与血行转移机制相类似。

3. 肿瘤转移的分子遗传学　目前尚未发现单独与转移有关的基因。有些编码与浸润有关的蛋白，如上皮钙黏素和金属蛋白酶组织抑制物的基因，可视为转移抑制基因。已发现一种肿瘤抑制基因——nm23，其表达水平与肿瘤的侵袭和转移能力有关。实验发现小鼠模型中 nm23 的表达高者具有低转移性，而 nm23 表达低至 1/10 者伴有高转移性。人类 nm23 基因定位于第 17 号染色体，而侵袭性强的肿瘤常有 nm23 基因丢失。在观察乳腺癌的淋巴结转移时发现，转移少于 3 个者，nm23 表达水平高；而有广泛转移者，nm23 表达水平一般均较低。近来研究发现两个 miRNAs，miR335 和 miR126，对乳腺癌有抑制转移作用，miR10b 有促进转移作用。

三、肿瘤的分级与分期

肿瘤的分级（grading）和分期（staging）仅用于恶性肿瘤。恶性肿瘤的分级是病理学上根据其分化程度的高低、异型性的大小及核分裂象的多少来确定恶性程度的级别。目前多采用简单易掌握的三级分级法，即 Ⅰ 级为高分化，属低度恶性；Ⅱ 级为中分化，属中度恶性；Ⅲ 级为低分化，属高度恶性。这种分级法虽然有优点，对临床治疗和判断预后有一定参考意义，但缺乏定量标准，不能排除主观因素。

肿瘤分期目前有不同的方案，其主要原则是根据原发肿瘤的大小、浸润的深度和范围、局部和远处淋巴结有无转移、有无血源性或其他远处转移等来确定肿瘤的分期。目前国际上广泛使用的是 TNM 分期系统，T 指肿瘤原发病灶，随着肿瘤的增大依次用 $T_1 \sim T_4$ 来表示；N 指局部淋巴结受累及，无淋巴结转移时用 N_0 表示，随着淋巴结受累及程度和范围的扩大，依次用 $N_1 \sim N_3$ 表示；M 指血道转移，无血道转移者用 M_0 表示，有血道转移者用 M_1 或 M_2 表示。

肿瘤的分级和分期对临床医师制订治疗方案和估计预后有一定参考价值，但必须结合各种恶性肿瘤的生物学特性以及患者的全身情况等综合考虑，实施个性化治疗。

第四节　肿瘤对机体的影响

肿瘤因其良恶性、大小及发生部位不同，对机体的影响也有所不同。早期或微小肿瘤，常无明显临床表现，有时在死者尸体解剖时才被发现，如微小子宫平滑肌瘤和甲状腺隐匿癌。以下所述是指中、晚期肿瘤对机体的影响。

一、良性肿瘤

良性肿瘤由于分化较成熟，生长缓慢，无浸润和转移，一般对机体影响较小。但因其发生部位或有相应的继发性改变，有时也可引起较为严重的后果。

（一）局部压迫和阻塞

这是良性肿瘤对机体的主要影响，如消化道良性肿瘤（如突入管腔的平滑肌瘤）可引起肠梗阻或肠套叠；呼吸道良性肿瘤（如支气管壁的平滑肌瘤）可引起严重的呼吸困难；颅内良性肿瘤（如脑膜瘤）压迫脑组织可引起相应的神经系统症状。

（二）继发性改变

良性肿瘤也可发生继发性改变，并对机体造成不同程度的影响。如肠的乳头状腺瘤、膀胱的乳头状瘤和子宫黏膜下肌瘤等肿瘤，表面可发生溃疡而引起出血和感染；支气管壁的良性肿瘤阻塞气道后引起分泌物潴留，可导致肺内感染。

(三）激素增多症状

内分泌腺的良性肿瘤因能引起某种激素分泌过多而对全身产生影响，如垂体腺瘤可分泌大量的生长激素而引起巨人症（gigantism）或肢端肥大症（acromegaly）；胰岛细胞瘤（islet cell tumor）可分泌过多的胰岛素，而引起阵发性低血糖；甲状旁腺瘤可产生过多的甲状旁腺激素，导致纤维囊性骨病等。

二、恶性肿瘤

恶性肿瘤由于分化不成熟，生长快，浸润破坏器官的结构，引起功能障碍，并可发生转移，因而对机体的影响严重。恶性肿瘤除可引起与上述良性瘤相似的局部压迫和阻塞症状外，还可引起更为严重的后果。

（一）继发性改变

肿瘤可因浸润、坏死而并发出血、穿孔、病理性骨折及感染。出血是引起医生或患者警觉的信号。例如，肺癌患者的咯血，大肠癌患者的便血，鼻咽癌患者的涕血，子宫颈癌患者的阴道流血，肾癌、膀胱癌患者的无痛性血尿，胃癌患者的粪便潜血等。坏死可导致自然管道之间的瘘管形成（如食管癌患者的食管气管瘘）。胃肠道癌的穿孔可导致急性腹膜炎。肿瘤可压迫、浸润局部神经而引起顽固性疼痛。恶性肿瘤晚期患者因机体免疫力低下，常并发严重肺内感染而致死。

（二）恶病质

恶性肿瘤晚期，机体严重消瘦、无力、贫血和全身衰竭的状态称为恶病质（cachexia），可导致患者死亡。其机制尚未完全阐明，可能由于进食减少、出血、感染、发热或因肿瘤组织坏死所产生的毒性产物等引起机体的代谢紊乱所致。此外，恶性肿瘤所致的顽固性疼痛，肿瘤快速生长消耗大量营养物质等，也是导致恶病质的重要因素。巨噬细胞产生的肿瘤坏死因子（TNF）可降低食欲和增强分解代谢，与恶病质的发病也有一定关系。

（三）异位内分泌综合征和副肿瘤综合征

有些非内分泌腺发生的肿瘤能产生或分泌激素或激素类物质，能引起内分泌紊乱而出现相应的临床症状，称为异位内分泌综合征（ectopic endocrine syndrome），此类肿瘤称为异位内分泌肿瘤（ectopic endocrine tumor），且大多数为恶性肿瘤，其中以癌为多，如肺癌、胃癌、肝癌、胰腺癌、结肠癌；也可见于纤维肉瘤、平滑肌肉瘤、横纹肌肉瘤和未分化肉瘤等。这类肿瘤可产生促肾上腺皮质激素（adrenocorticotropic hormone ACTH）、甲状旁腺激素（parathyroid hormone，PTH）、胰岛素、抗利尿激素（antidiuretic hormone，ADH）、人绒毛膜促性腺激素（HCG）、促甲状腺激素（thyroid stimulating hormone，TSH）、生长激素（growth hormone，GH）、降钙素（calcitonin）等十多种，可引起相应激素过多的临床症状。

由于肿瘤的产物（包括异位激素产生）或异常免疫反应（包括交叉免疫、自身免疫和免疫复合物沉着等）或其他不明原因，所引起内分泌、神经、消化、造血、骨关节、肾及皮肤等系统发生病变，出现相应临床表现，称为副肿瘤综合征（paraneoplastic syndrome）。这些表现不是由原发肿瘤或转移瘤直接引起，而是通过产生某种物质间接引起的。异位内分泌综合征属于副肿瘤综合征。此外，某些癌如胰腺癌、胃癌、乳腺癌、肺癌等，通过产生凝血物质引起游走性血栓性脉管炎也属于此种综合征。关于副肿瘤综合征产生的机制至今尚无一致的解释，可能与癌细胞内基因异常表达有关。认识此类肿瘤及相应综合征对于早期发现肿瘤和对肿瘤治疗有效性的判定具有十分重要的临床意义。

第五节　良性肿瘤与恶性肿瘤的区别

良性肿瘤和恶性肿瘤在生物学特性和对机体的影响方面常有明显的不同。良性肿瘤一般对机体影响小，易于治疗，疗效好；恶性肿瘤危害较大，治疗措施复杂，疗效也不够理想。如果把恶性肿瘤误诊为良性肿瘤，就会延误治疗或治疗不彻底，造成复发、转移。相反，如把良性肿瘤误诊为恶性肿瘤，由于不必要的治疗，使患者遭受不应有的痛苦、伤害和精神负担。因此，区别良性肿瘤与恶性肿瘤，对于正确的诊断和治疗具有重要的实际意义。对于绝大多数肿瘤，尚未发现特异性的可以区别良、恶性肿瘤的单项形态学或者分子遗传学指标，目前两者的区别仍主要依据病理形态学改变，并结合生物学行为等多项指标。其中最重要的是细胞异型性、侵袭与转移。表5-1列出了良、恶性肿瘤的区别要点。

表5-1　良性肿瘤与恶性肿瘤的区别要点

	良性肿瘤	恶性肿瘤
组织分化程度	分化好，异型性小，与原有组织的形态相似	分化不好，异型性大，与原有组织的形态差别大
核分裂象	无或稀少，不见病理性核分裂象	多见，并可见病理性核分裂象
生长速度	缓慢	较快
生长方式	膨胀性或外生性生长，前者常有包膜形成，与周围组织一般分界清楚，故通常可推动	浸润性或外生性生长，前者无包膜，一般与周围组织分界不清楚，通常不能推动，后者常伴有浸润性生长
继发性改变	很少发生坏死、出血	常发生出血、坏死、溃疡等
转移	不转移	常有转移
复发	手术切除后很少复发	手术切除等治疗后较易复发
对机体的影响	较小，主要为局部压迫或阻塞作用。如发生在重要器官也可引起严重后果	较大，除压迫、阻塞外，还可以破坏原发处和转移处的组织，引起坏死、出血、合并感染，甚至造成恶病质

必须强调，上述各项指标，单就哪一项来说都是相对的或都有例外，必须综合判定。良性肿瘤与恶性肿瘤间有时也无绝对界限，一些组织形态和生物学行为介于两者之间的肿瘤称为交界性肿瘤（borderline tumor），它们可表现为局部复发，但常不发生转移，如卵巢交界性浆液性乳头状囊腺瘤和交界性黏液性囊腺瘤、中间型血管内皮瘤等。此类肿瘤多次复发后可逐渐向恶性发展，在临床上应加强随访。恶性肿瘤的恶性程度也各不相同，有的较早发生转移，如鼻咽癌；有的转移较晚，如子宫体腺癌；有的几乎不发生转移，如皮肤的基底细胞癌。此外，肿瘤的良、恶性也并非一成不变，某些良性肿瘤如不及时治疗，可转变为恶性肿瘤，称为恶变（malignant change），如结肠乳头状腺瘤可恶变为腺癌。而极个别的恶性肿瘤（如黑色素瘤），有时由于机体免疫力加强等原因，可以停止生长甚至完全自然消退。儿童的神经母细胞瘤（neuroblastoma）的瘤细胞有时能发育成为成熟的神经细胞，甚至转移灶的瘤细胞也能继续分化成熟，使肿瘤停止生长而自愈。但这种情况毕竟是极少数。

第六节　肿瘤的命名和分类

一、肿瘤的命名原则

人体任何部位、任何器官、任何组织几乎都可发生肿瘤，因此肿瘤的种类繁多，命名十分复杂，一般根据其组织来源（分化方向）、发生部位和生物学行为来命名。

(一)良性肿瘤的命名

良性肿瘤在其来源组织名称之后加"瘤"(-oma)字。例如来自脂肪组织的良性肿瘤称为脂肪瘤(lipoma);来源于腺体和导管上皮的良性肿瘤称为腺瘤(adenoma);含有腺体和纤维两种成分的良性肿瘤则称纤维腺瘤(fibroadenoma)。有时结合一些肿瘤形态特点命名,如来源于皮肤鳞状上皮的良性肿瘤,外观呈乳头状,称为乳头状瘤(papilloma);腺瘤呈乳头状生长并有囊腔形成,称为乳头状囊腺瘤(papillary cystadenoma);含有一个以上胚层的多种组织的良性肿瘤称为畸胎瘤(teratoma)。

(二)恶性肿瘤的命名

1. 癌(carcinoma) 来源于上皮组织的恶性肿瘤统称为癌,命名时在其来源组织名称之后加"癌"字,如来源于鳞状上皮的恶性肿瘤称为鳞状细胞癌(squamous cell carcinoma);来源于腺体和导管上皮的恶性肿瘤称为腺癌(adenocarcinoma);由腺癌和鳞癌两种成分构成的癌称为腺鳞癌(adenosquamous carcinoma)。有些癌还结合其形态特点命名,如形成乳头状及囊状结构的腺癌,则称为乳头状囊腺癌(papillary cystadenocarcinoma);呈腺样囊状结构的癌称为腺样囊性癌(adenoid cystic carcinoma);由透明细胞构成的癌称为透明细胞癌(clear cell carcinoma)。

2. 肉瘤(sarcoma) 由间叶组织(包括纤维结缔组织、脂肪、肌肉、脉管、骨、软骨组织等)发生的恶性肿瘤统称为肉瘤,其命名方式是在来源组织名称之后加"肉瘤",如纤维肉瘤(fibrosarcoma)、横纹肌肉瘤(rhabdomyosarcoma)、骨肉瘤(osteosarcoma)等。呈腺泡状结构的横纹肌肉瘤可称为腺泡型横纹肌肉瘤(alveolar rhabdomyosarcoma)。

3. 癌肉瘤(carcinosarcoma) 如一个肿瘤中既有癌的成分又有肉瘤的成分,则称为癌肉瘤。

通常所谓的癌症(cancer)则泛指所有恶性肿瘤,包括癌、肉瘤和其他特殊命名的恶性肿瘤。

(三)肿瘤的特殊命名

有少数肿瘤不按上述原则命名。来源于幼稚组织的肿瘤称为母细胞瘤(-blastoma),其中大多数为恶性,如视网膜母细胞瘤(retinoblastoma)、髓母细胞瘤(medulloblastoma)和肾母细胞瘤(nephroblastoma)等;也有良性者如骨母细胞瘤、软骨母细胞瘤、脂肪母细胞瘤、肌母细胞瘤和血管母细胞瘤等。有些恶性肿瘤因成分复杂或由于习惯沿袭,则在肿瘤的名称前加"恶性"两字,如恶性畸胎瘤(malignant teratoma)、恶性神经鞘瘤(malignant schwannoma)和恶性脑膜瘤(malignant meningioma)等。有些恶性肿瘤冠以人名,如尤因肉瘤(Ewing sarcoma)和霍奇金淋巴瘤(Hodgkin lymphoma)。至于白血病(leukemia),则是少数采用习惯名称的恶性肿瘤。因习惯对淋巴瘤(lymphoma)、黑色素瘤(melanoma)和精原细胞瘤(seminoma)省去了"恶性"两字,但仍代表其为恶性肿瘤。瘤病(-omatosis)常用于多发性良性肿瘤,如神经纤维瘤病(neurofibromatosis),或用于在局部呈弥漫性生长的良性肿瘤,如纤维瘤病(fibromatosis)、脂肪瘤病(lipomatosis)和血管瘤病(angiomatosis)。

有的冠以"瘤"命名的病变并非真性肿瘤,如错构瘤、结核瘤、梅毒瘤、动脉瘤、粥瘤、室壁瘤、迷离瘤、创伤性神经瘤、胆脂瘤(珍珠瘤)、子宫腺肌瘤、牙龈瘤等。错构瘤(hamartoma)是由所在器官相同组织组成但结构紊乱比例失常而形成的包块。迷离瘤(choristoma)则指正常组织易位到其他部位而形成的包块。动脉瘤(aneurysm)指动脉管壁的局限性病理性扩张形成的包块。

二、肿瘤的分类

通常依据其组织来源或者分化方向,将肿瘤分为几大类。每一大类又可分为良性与恶性两组。目前全世界统一的肿瘤分类是采用由世界卫生组织(WHO)制订的肿瘤组织学分类,并且不断地进行更新。新系列的WHO肿瘤分类不仅以病理学改变作为基础,而且结合了临床表现、免疫表型和分子遗传学改变。表5-2列举了各组织来源的主要肿瘤分类。

表 5-2　常见肿瘤分类

组织来源	良性肿瘤	恶性肿瘤
上皮组织		
鳞状上皮	乳头状瘤	鳞状细胞癌
基底细胞		基底细胞癌
腺上皮	腺瘤	腺癌
	乳头状腺瘤	乳头状腺癌
	囊腺瘤	囊腺癌
	多形性腺瘤	恶性多形性腺瘤
尿路上皮（移行上皮）	乳头状瘤	尿路上皮癌（移行上皮癌）
间叶组织		
纤维结缔组织	纤维瘤	纤维肉瘤
纤维组织细胞	纤维组织细胞瘤	恶性纤维组织细胞瘤
脂肪组织	脂肪瘤	脂肪肉瘤
平滑肌组织	平滑肌瘤	平滑肌肉瘤
横纹肌组织	横纹肌瘤	横纹肌肉瘤
血管组织	血管瘤	血管肉瘤
淋巴管组织	淋巴管瘤	淋巴管肉瘤
骨组织	骨瘤	骨肉瘤
软骨组织	软骨瘤	软骨肉瘤
滑膜组织	滑膜瘤	滑膜肉瘤
间皮	间皮瘤（孤立性）	恶性间皮瘤
淋巴造血组织		
淋巴组织		淋巴瘤
造血组织		白血病
神经组织		
神经鞘膜组织	神经纤维瘤	神经纤维肉瘤
神经鞘细胞	神经鞘瘤	恶性神经鞘瘤
胶质细胞	胶质细胞瘤	恶性胶质细胞瘤
原始神经细胞		髓母细胞瘤
脑膜组织	脑膜瘤	恶性脑膜瘤
交感神经节	节细胞神经瘤	神经母细胞瘤
其他肿瘤		
黑色素细胞		黑色素瘤
胎盘滋养叶细胞	葡萄胎	绒毛膜癌
生殖细胞		精原细胞瘤
		无性细胞瘤
		胚胎性癌
性腺或胚胎剩件		
中全能干细胞	畸胎瘤	未成熟性畸胎瘤

第七节　常见肿瘤

一、上皮性肿瘤

上皮组织包括被覆上皮、腺上皮和导管上皮，由此发生的肿瘤最为常见。人体的恶性肿瘤大部分来源于上皮组织，故癌对人体的危害最大。

（一）良性上皮组织肿瘤

1. 乳头状瘤（papilloma）　由复层被覆上皮，如鳞状上皮或移行上皮发生的良性肿瘤。肿瘤向表面呈外生性生长，形成许多手指样或乳头状突起，并可呈菜花状或绒毛状外观。肿瘤根部常有细蒂与正常组织相连。镜下观，每一乳头表面覆盖增生的鳞状上皮或者移行上皮，乳头轴心由具有血管的分支状结缔组织间质构成（图5-13）。鳞状上皮乳头状瘤临床常见于外阴、鼻腔、喉等处。外耳道、阴茎等处的鳞状上皮乳头状瘤较易发生恶变而形成鳞状细胞癌。移行上皮乳头状瘤可见于膀胱、输尿管和肾盂。膀胱的移行上皮乳头状瘤更容易恶变。

2. 腺瘤（adenoma）　由腺体、导管或分泌上皮发生的良性肿瘤，多见于甲状腺、卵巢、乳腺、涎腺和肠等处。黏膜的腺瘤多呈息肉状。腺器官内的腺瘤则多呈结节状，且常有包膜，与周围正常组织分界清楚。腺瘤的腺体与其起源的腺体不仅在形态上相似，而且常具有一定的分泌功能，但排列结构不同。

根据腺瘤的组成成分或形态特点，又可将其分为囊腺瘤、纤维腺瘤、多形性腺瘤和息肉状腺瘤等类型。

（1）囊腺瘤（cystadenoma）　由于腺瘤中的腺体分泌物淤积，腺腔逐渐扩大并互相融合，肉眼可见到大小不等的囊腔。囊腺瘤常发生于卵巢，偶见于甲状腺及胰腺。卵巢囊腺瘤主要有两种类型：一种为腺上皮向囊腔内呈乳头状生长，并分泌浆液，故称为浆液性乳头状囊腺瘤（serous papillary cystadenoma）；另一种分泌黏液，常为多房性，囊壁光滑，少有乳头状增生，称为黏液性囊腺瘤（mucinous cystadenoma）。其中浆液性乳头状囊腺瘤较易发生恶变，转化为浆液性囊腺癌（serous cystadenocarcinoma）。

（2）纤维腺瘤（fibroadenoma）　常发生于女性乳腺，是乳腺常见的良性肿瘤。肿瘤有完整包膜，切面分叶状，有裂隙。镜下观：乳腺导管扩张，上皮增生；纤维间质增生明显并有黏液样变，常挤压导管（图5-14）。以前认为纤维腺瘤的腺体和间质共同构成肿瘤的实质，近来证明，增生的间质才是肿瘤的实质。

（3）多形性腺瘤（pleomorphic adenoma）　由腺组织、黏液样及软骨样组织等多种成分混合组成。

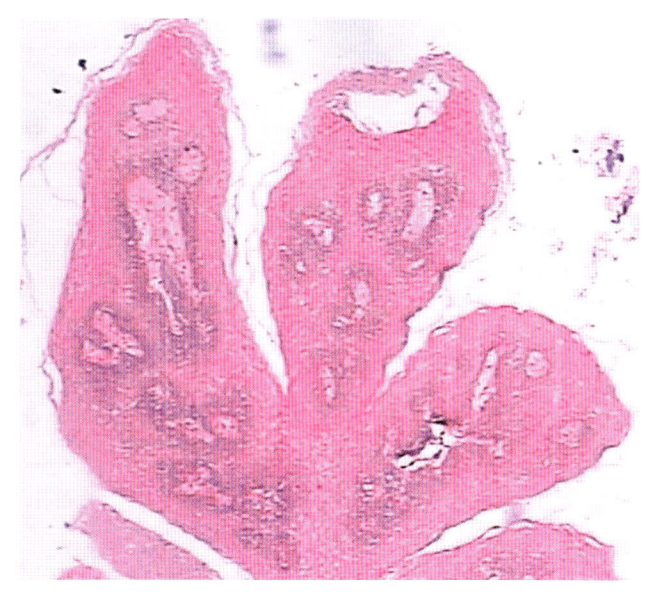

图5-13　皮肤鳞状上皮乳头状瘤

肿瘤形成许多乳头状突起，每一乳头表面覆盖增生的鳞状上皮

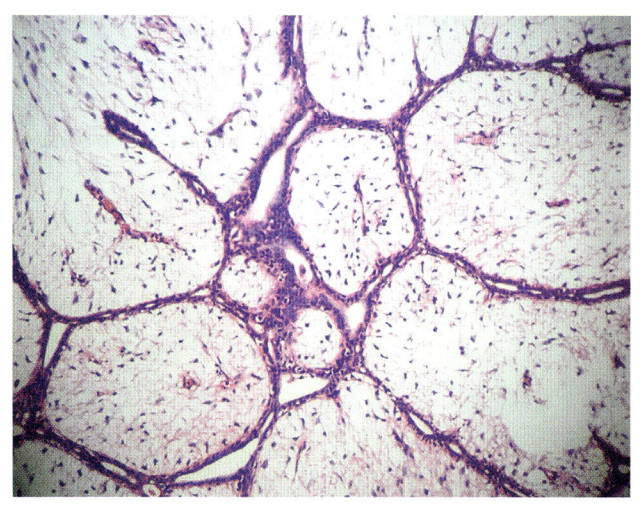

图5-14　纤维腺瘤

乳腺导管扩张，上皮增生，增生的纤维间质挤压导管

常发生于涎腺,特别是腮腺,过去曾称之为混合瘤(mixed tumor)。目前一般认为此瘤是由腮腺闰管上皮细胞和肌上皮细胞发生的一种腺瘤。由于增生的肌上皮细胞之间可出现黏液样基质,并可化生为软骨样组织,从而构成多形性特点。本瘤生长缓慢,但切除后可复发,少数可以发生恶变。

(4) 息肉状腺瘤(polypous adenoma) 又称腺瘤性息肉。发生于黏膜,可呈息肉状、乳头状或绒毛状,有蒂与黏膜相连(图5-15)。多见于直肠和结肠。表面呈乳头状或绒毛状者恶变率较高。结肠多发性腺瘤性息肉病常有家族遗传性,不但癌变率高,而且易早期发生癌变。

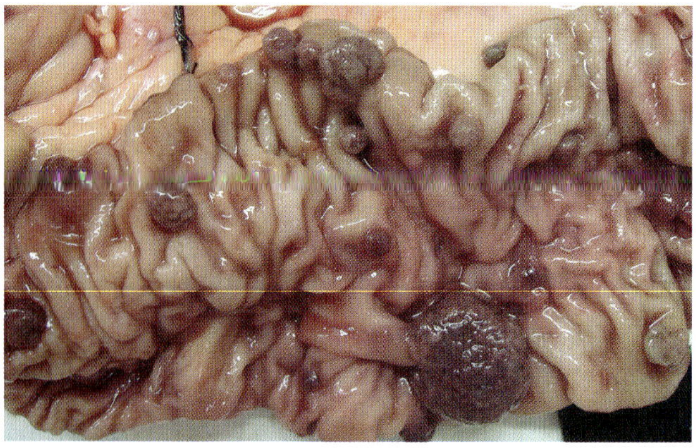

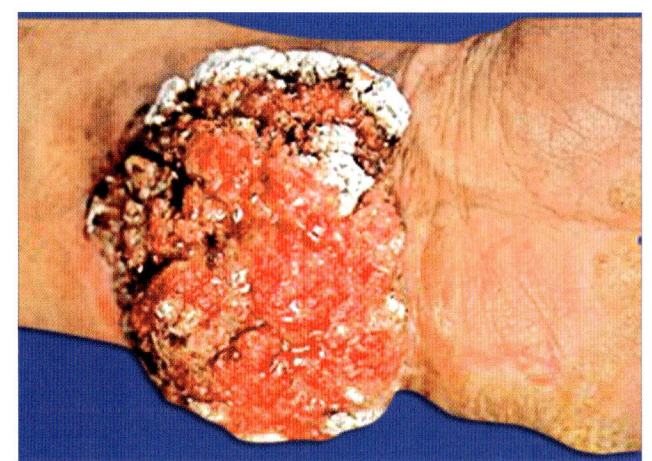

图5-15 结肠息肉状腺瘤
腺瘤呈息肉状,多发性,有蒂与黏膜相连

(二)恶性上皮组织肿瘤

癌多见于40岁以上的人群,是人类最常见的一类恶性肿瘤。癌常以浸润性生长为主,故与周围组织分界不清。发生在皮肤、黏膜表面者外观上常呈息肉状、蕈伞状或菜花状(图5-16),表面常有坏死及溃疡形成;发生在器官内的常为不规则的结节状,并呈树根状或蟹足状向周围组织浸润。切面常为灰白色,质地较硬,较干燥。镜下观:癌细胞可呈腺状、巢状或条索状排列,与间质分界清楚。低分化或未分化癌的癌细胞在间质内呈弥漫浸润性生长,与间质分界不清,可借助网状纤维染色和免疫组化进行鉴别,如网状纤维出现在癌巢的周围而不见于癌细胞之间;癌细胞表达上皮性标记如细胞角蛋白(CK)、上皮膜抗原(EMA)等。

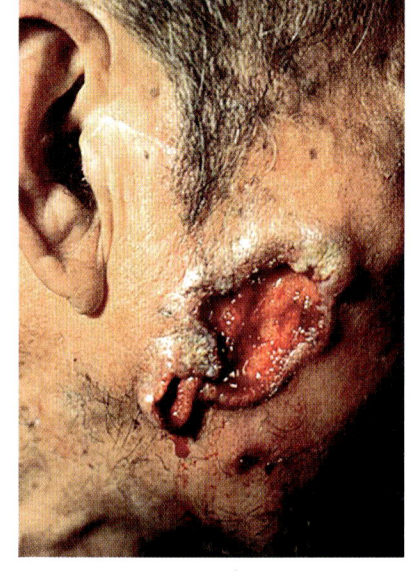

图5-16 皮肤鳞状细胞癌
皮肤鳞状细胞癌外观呈菜花状,有坏死、出血

癌的常见类型有以下几种:

1. **鳞状细胞癌(squamous cell carcinoma)** 简称鳞癌,常发生在身体原有鳞状上皮覆盖的部位,如皮肤、口腔、唇、子宫颈、阴道、食管、喉、阴茎等处,也可发生在有鳞状上皮化生的其他非鳞状上皮覆盖部位,如支气管、胆囊、肾盂等处。肉眼观:常呈菜花状,也可因坏死脱落而形成溃疡状(图5-17),癌组织同时向深层浸润性生长。

镜下观:癌细胞呈巢状分布,与间质分界清楚。分化好的鳞癌癌巢,细胞间可见到细胞间桥,在癌巢的中央可出现层状的角化物,称为角化珠(keratin pearl)或癌珠(图5-18)。分化较差的鳞癌无角化珠形成,甚至也无细胞间桥,细胞异型性明显,并见较多的核分裂象。

2. **基底细胞癌(basal cell carcinoma)** 由表皮原始上皮芽或基底细胞发生,多见于老年人面部如眼睑、颊及鼻翼等处。癌巢主要由浓染的基底细胞样癌细胞构成。此癌生长缓慢,表面常形成溃疡,并可浸润破坏深层组织。但几乎不发生转移,对放射治疗很敏感,临床上呈低度恶性经过。

3. **移行细胞癌(transitional cell carcinoma)** 又称尿路上皮癌,来自膀胱或肾盂等处的移行上皮,临床上常有无痛性血尿。肿瘤常为多发,

图5-17 皮肤鳞状细胞癌
皮肤鳞状细胞癌外观呈火山口溃疡状,伴出血

呈乳头状或菜花状，可溃破形成溃疡或广泛浸润深层组织。镜下观：癌细胞似移行上皮，呈多层排列，有异型性。一般按细胞异型性和浸润情况分Ⅰ、Ⅱ、Ⅲ级。

4. 腺癌（adenocarcinoma） 是从腺体、导管或分泌上皮发生的恶性肿瘤。根据其形态结构和分化程度，可分为分化比较好的，具有腺体结构的管状或乳头状腺癌；分化比较低的，形成实体癌巢的实性癌和分泌黏液较多的黏液癌。

（1）管状或乳头状腺癌（tubular or papillary adenocarcinoma） 较多见于胃、肠、甲状腺、胆囊、子宫体和卵巢等处（图5-19）。癌细胞形成大小不等、形状不一、排列不规则的腺样结构，即癌巢，细胞常排列成多层，核大小不一，核分裂象多见（图5-20）。

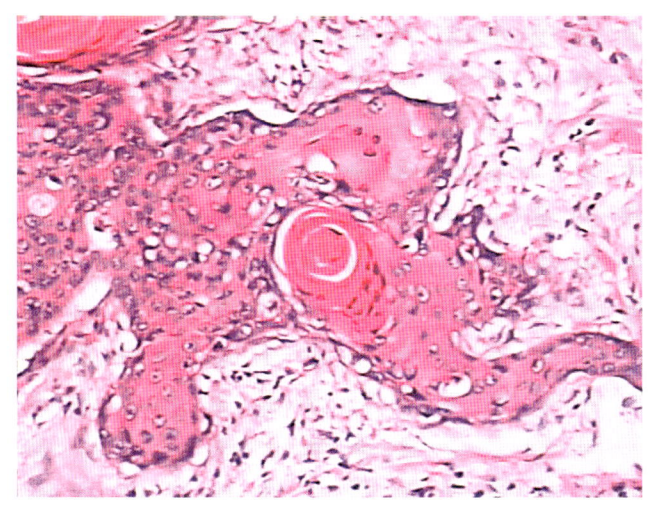

图5-18 鳞状细胞癌
分化好的鳞癌癌巢中见角化珠

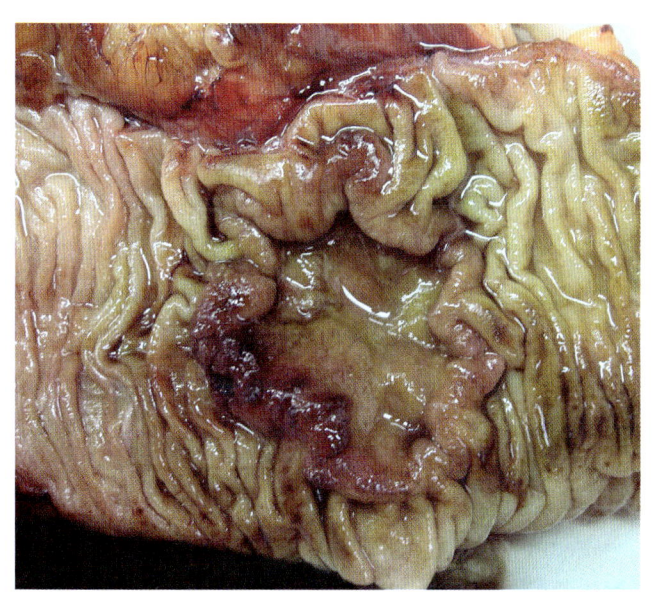

图5-19 结肠腺癌
结肠腺癌外观呈火山口溃疡状

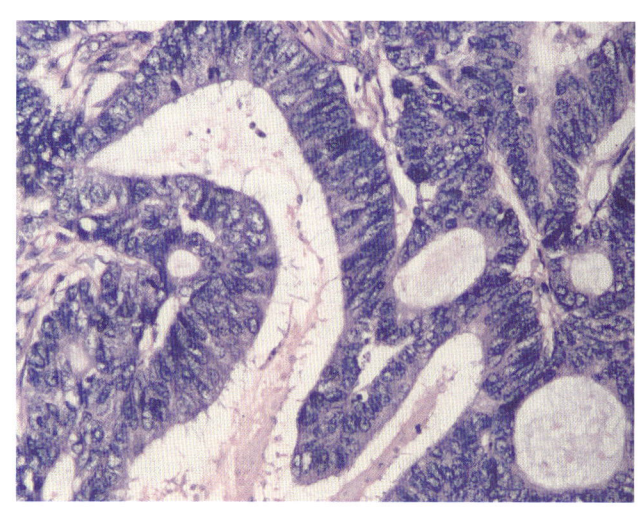

图5-20 结肠管状腺癌
结肠腺癌癌巢形成大小不等、形状不一、排列不规则的腺样结构

当腺癌伴有大量乳头状结构时，称为乳头状癌；腺腔高度扩张呈囊状的腺癌，称为囊腺癌；伴乳头状生长的囊腺癌，称为乳头状囊腺癌。

（2）实性癌（solid carcinoma） 又称单纯癌（carcinoma simplex），属低分化的腺癌，恶性程度较高。多发生于乳腺，少数可发生于胃及甲状腺。癌巢为实体性，无腺样结构，癌细胞异型性明显，核分裂象多见。有的癌巢小而少，间质结缔组织多，质地硬，称为硬癌（scirrhous carcinoma）；有的癌巢较大而多，间质结缔组织相对较少，并可伴有较丰富的淋巴细胞浸润，质软如脑髓，称为髓样癌（medullary carcinoma）（图5-21）。

（3）黏液癌（mucoid carcinoma） 常见于胃和大肠。肉眼观：癌组织呈灰白色半透明如胶冻样，又称为胶样癌（colloid carcinoma）。镜下观：一种为黏液可堆积在腺腔内，并可由于腺体的崩解而形成黏液湖，当癌组织中黏液成分超过50%，则称其为黏液腺癌；另一种为黏液聚积在癌细胞内，将核挤向一侧，使其呈印戒状，以这种细胞为主要成分则称为印戒细胞癌（signet-ring cell carcinoma）（图5-22）。印戒细胞癌早期则可有广泛的浸润和转移，预后不佳。

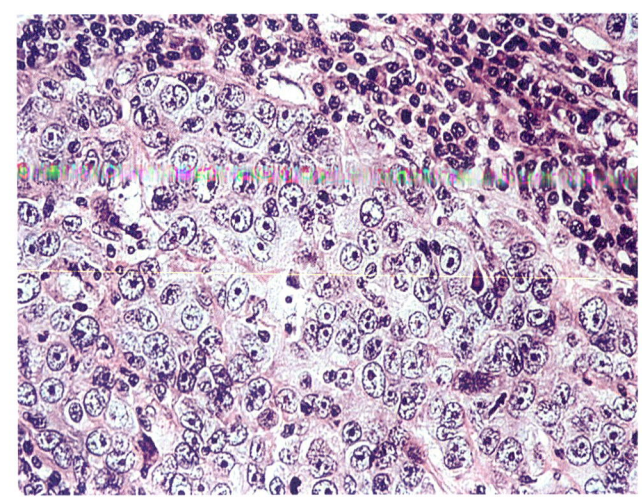

图 5-21 乳腺髓样癌

癌巢较大，间质结缔组织少，伴有较丰富的淋巴细胞浸润

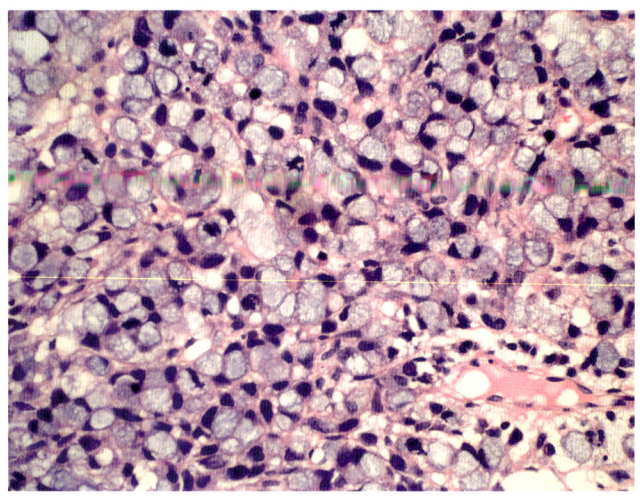

图 5-22 印戒细胞癌

黏液聚积在癌细胞内，将核挤向一侧，呈印戒状

（三）癌前病变、非典型增生及原位癌

早期识别癌前病变、非典型增生及原位癌是防止肿瘤发生发展，利于肿瘤早期诊断和治疗的重要环节。

1.癌前病变（precancerous lesion） 是指某些具有癌变潜在可能性的良性病变，如长期存在即有可能转变为癌。例如肠息肉状腺瘤，不同部位的上皮非典型增生（特别是子宫颈），这些病变可能有部分转化细胞而没有达到全部细胞癌变，因此，早期发现与及时治愈癌前病变，对肿瘤的预防具有重要的实际意义。

常见的癌前病变或疾病有以下几种：

（1）黏膜白斑（leukoplakia） 常发生在口腔、外阴、子宫颈、食管和阴茎等处。主要病理改变是黏膜的鳞状上皮过度增生和过度角化，并出现一定的异型性。肉眼观，呈白色斑块，故称白斑。如长期不愈就有可能转变为鳞癌。

（2）慢性子宫颈炎和子宫颈糜烂（cervical erosion） 在慢性子宫颈炎等因素影响下，子宫颈上皮可通过非典型增生进展为子宫颈鳞状细胞癌。现已清楚，慢性子宫颈炎和宫颈糜烂与人乳头状瘤病毒的感染有密切关系。

（3）乳腺增生性纤维囊性变（proliferative fibrocystic change） 主要表现为乳腺小叶导管和腺泡上皮细胞的增生、大汗腺化生及导管囊性扩张，间质纤维组织也有增生。伴有导管上皮乳头状增生者较易发生癌变。

（4）结肠、直肠的息肉状腺瘤 可发生癌变（尤其是绒毛状腺瘤的癌变率可达 50%）。家族性结肠多发性息肉病，属于遗传性癌前状况，100% 的患者在 50 岁前可发生癌变。

（5）慢性萎缩性胃炎及胃溃疡（chronic atrophic gastritis and gastric ulcer） 慢性萎缩性胃炎时，胃黏膜腺体可有肠上皮化生，这种化生可通过非典型增生进展为胃癌。慢性胃溃疡时溃疡边缘的黏膜因受刺激而不断增生，也可能转变为癌，癌变率约 1%。

（6）慢性溃疡性结肠炎（chronic ulcerative colitis） 在反复溃疡和黏膜增生的基础上可发生结肠腺癌，癌变率约为 25%。

（7）慢性皮肤溃疡（chronic skin ulcer） 经久不愈的皮肤溃疡和瘘管，特别是小腿的慢性溃疡，由于长期慢性刺激，表皮鳞状上皮增生，有的可发生癌变。

（8）肝硬化（cirrhosis of the liver） 由慢性乙型病毒性肝炎所致的肝硬化患者，相当一部分进展为肝细胞癌。

正常细胞从增生到癌变，要经过一个缓慢而渐进的演变过程，平均为 15～20 年，并非所有的癌前病变都必然转变为癌。而且大多数的癌目前并未发现明确的癌前病变，至于肉瘤的"肉瘤前病变"目前更知之甚少。

2.非典型增生（atypical hyperplasia, dysplasia） 是癌前病变的形态学改变，指增生的上皮细胞形态和结构出现一定程度的异型性，但还不足以诊断为癌。表现为增生的细胞大小不一、核大、深染、核质比例增大，核分裂象增多，但一般不见病理性核分裂象；细胞层次增多、排列较乱，极性消失。非典型增生多发生于鳞状上皮，也可发生于腺上皮。根据其异型性程度和/或累及范围，可将鳞状上皮的非典型增生分为轻、中、重度三级。轻、中度非典型增生（分别累及上皮层下部的1/3和2/3），在病因消除后可恢复正常，而重度非典型增生（累及上皮层下部超过2/3尚未达全层）则很难逆转，常转变为癌。前述癌前病变多通过非典型增生而发生癌变。近年来提出的上皮内瘤变（intraepithelial neoplasia）的概念，将轻、中、重度非典型增生分别称为上皮内瘤变Ⅰ、Ⅱ、Ⅲ级，并将原位癌也列入上皮内瘤变Ⅲ级。

以往常把非典型增生与异型增生作为同义词使用，有些学者建议，把具有明显细胞异型性和结构异型性的非典型增生，又称为异型增生。

3. 原位癌（carcinoma in situ） 指异型增生的细胞已累及上皮的全层，但尚未突破基底膜而向下浸润生长者。例如子宫颈、乳腺、食管及皮肤的原位癌（图5-23）。鳞状上皮原位癌有时可累及黏膜腺体，尚未突破腺体基底膜，仍是原位癌，称为原位癌累及腺体（图5-24）。此外，当一种乳腺导管内癌，挤压时可由导管溢出灰黄色软膏样坏死物质，状如皮肤粉刺，故称为粉刺癌（原位癌）（图5-25）。一旦肿瘤突破基底膜，则称为浸润癌（invasive carcinoma）。原位癌是一种早期癌，如果早期发现和积极治疗，可防止其发展为浸润癌，从而提高癌瘤的治愈率。

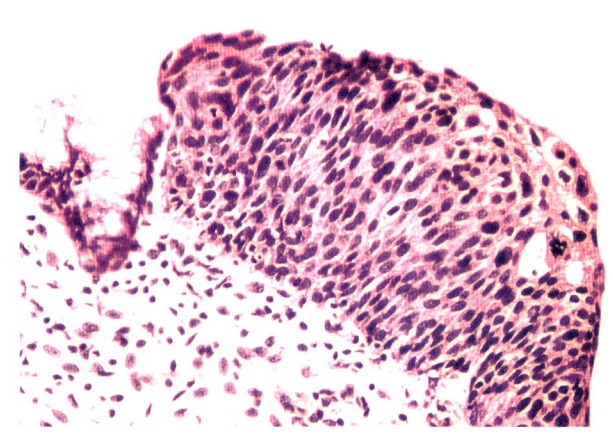

图5-23 宫颈原位癌

癌细胞已累及上皮的全层，但尚未突破基底膜而向下浸润

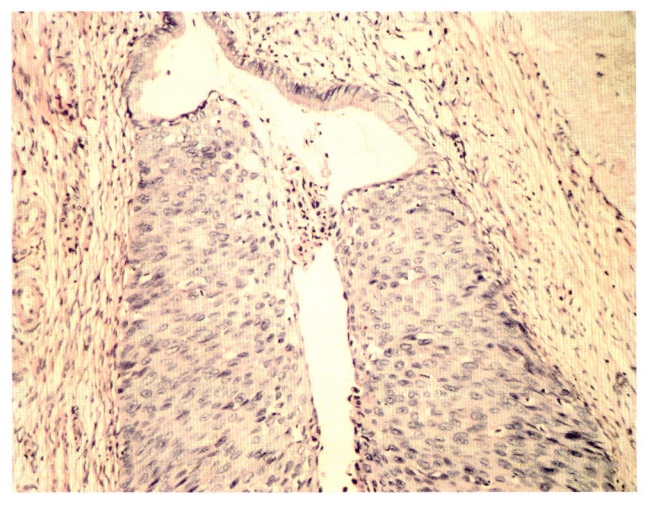

图5-24 原位癌累及腺体

鳞状上皮原位癌累及黏膜腺体，尚未突破腺体基底膜

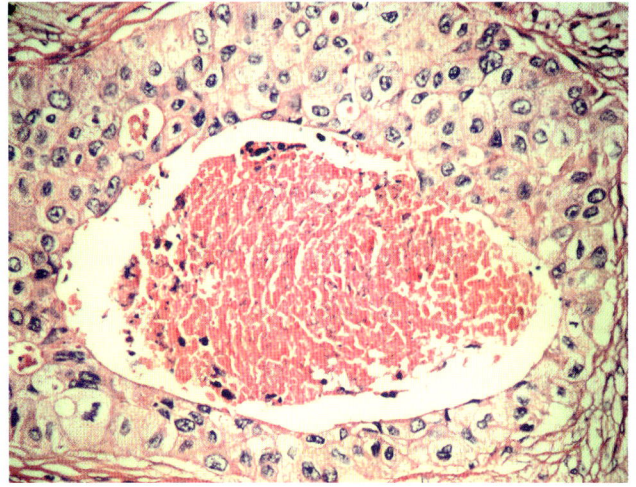

图5-25 乳腺导管内癌

挤压时可由导管溢出灰黄色软膏样坏死物质，状如皮肤粉刺

二、间叶组织肿瘤

（一）良性间叶组织肿瘤

这类肿瘤分化程度高，其组织结构、细胞形态、质地和颜色等均与其来源的正常组织相似。肿瘤多呈膨胀性生长，生长缓慢，有包膜。其常见类型如下：

1. 纤维瘤（fibroma） 外观呈结节状，有包膜，切面灰白色，可见编织状的条纹，质地韧硬，常见于四肢及躯干的皮下。瘤细胞由分化良好的纤维细胞构成,呈编织状排列,瘤细胞间有丰富的胶原纤维(图5-26)。此瘤生长缓慢,手术切除后不再复发。

2. 脂肪瘤(lipoma)　常见于背、肩、颈及四肢近端的皮下组织。外观为扁圆形或分叶状,有包膜,质地柔软,切面色淡黄,有油腻感。肿瘤大小不一,常为单发性,亦可为多发性(脂肪瘤病,lipomatosis)。镜下观:与正常脂肪组织的主要区别在于有包膜(图5-27)和纤维间隔。脂肪瘤极少恶变,手术易切除。

3. 脉管瘤　分为血管瘤(hemangioma)与淋巴管瘤(lymphangioma)两类,其中血管瘤最常见,多为先天性,常见于儿童的头面部皮肤。内脏血管瘤以肝最多见。病理学将血管瘤分为毛细血管瘤(由增生的毛细血管构成)(图5-28a)、海绵状血管瘤(由扩张的血窦构成)(图5-28b)及混合型血管瘤(即两种改变并存)三种。肉眼观:无包膜,呈浸润性生长,在皮肤或黏膜可呈突起的鲜红斑块,或呈暗红、紫红色斑,内脏血管瘤多呈结节状。血管瘤一般随身体发育而长大,成年后即停止发展,较小者可自然消退。

淋巴管瘤由增生的淋巴管构成,内含淋巴液。淋巴管可呈囊性扩大并互相融合,内含大量淋巴液,称为囊状水瘤(cystic hydroma),多见于小儿颈部。

4. 平滑肌瘤(leiomyoma)　最多见于子宫,其次为胃肠道。瘤组织由形态比较一致的梭形平滑肌细胞构成。瘤细胞互相编织呈束状或呈栅状排列,核呈长杆状,两端钝圆,核分裂象少见。

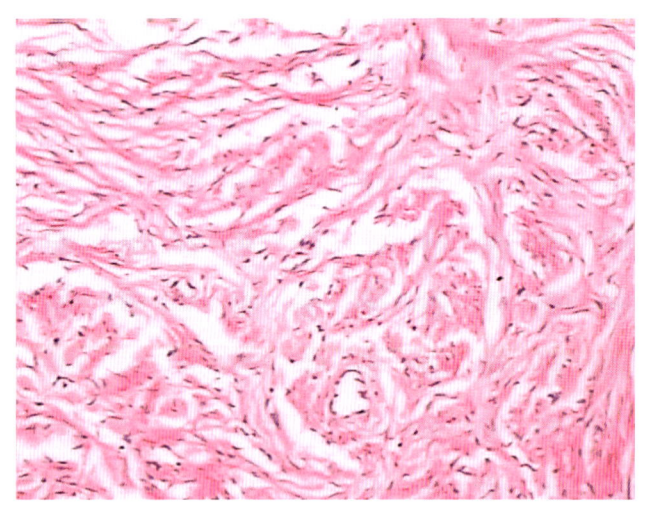

图 5-26　纤维瘤

瘤细胞呈编织状排列,细胞异型性小

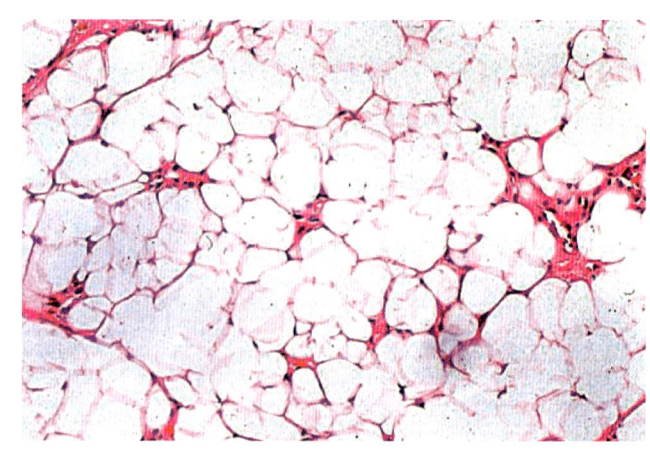

图 5-27　脂肪瘤

瘤细胞的细胞异型性极小

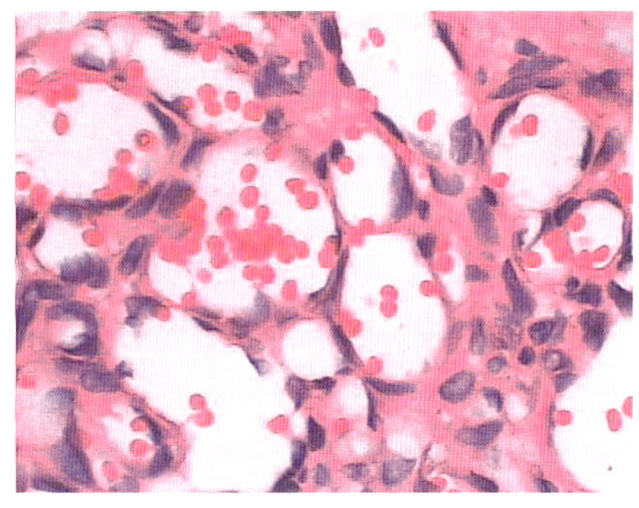

图 5-28a　毛细血管瘤

大量增生的毛细血管

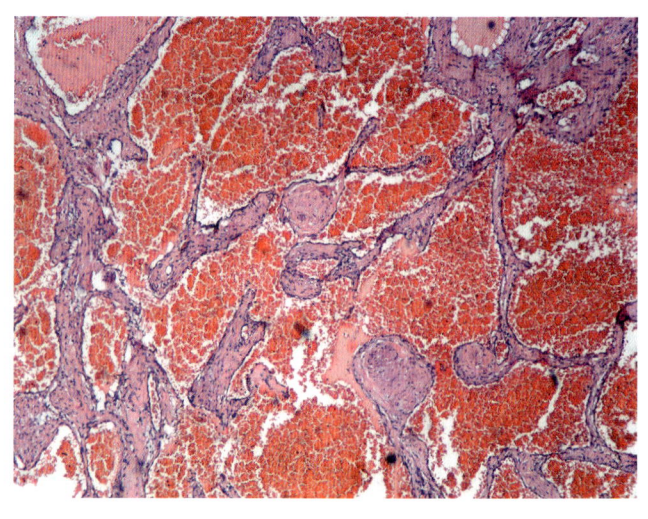

图 5-28b　海绵状血管瘤

由大量扩张的血窦构成

5. **骨瘤（osteoma）** 好发于头面骨和颌骨，也可累及四肢骨，表现为局部隆起。镜下观，肿瘤由成熟骨质组成，但失去正常骨质的结构和排列方向。

6. **软骨瘤（chondroma）** 自骨膜发生并向外突起者，称外生性软骨瘤。发生于手足短骨和四肢长骨等骨干的骨髓腔内者，称为内生性软骨瘤。肉眼观，切面呈淡蓝色或银白色，半透明，可有钙化或囊性变。镜下观，瘤组织由成熟透明软骨组成，呈不规则分叶状。位于盆骨、胸骨、肋骨、四肢长骨或椎骨的软骨瘤易恶变；发生在指（趾）骨的软骨瘤极少恶变。

（二）恶性间叶组织肿瘤

恶性间叶组织肿瘤统称肉瘤。肉瘤比癌少见，多发于青少年。肉眼观：呈结节状或分叶状；肉瘤体积常较大，质软，切面多呈灰红色或灰白色，质地细腻、湿润，呈鱼肉状，故称肉瘤。肉瘤易发生出血、坏死、囊性变等继发性改变。镜下观：肉瘤细胞大多弥漫分布，不形成细胞巢，与间质分界不清，肉瘤细胞间有纤细的网状纤维。肿瘤间质结缔组织少，但血管丰富，故肉瘤易发生血道转移。免疫组织化学染色，肉瘤细胞表达间叶组织标记如波形蛋白（vimentin）。上述特点与癌有所不同。区分癌与肉瘤，对肿瘤的病理诊断及临床治疗均有实际意义（表5-3）。

表 5-3 癌与肉瘤的区别

	癌	肉瘤
组织来源	上皮组织	间叶组织
发病率	较常见，约为肉瘤的9倍，多见于40岁以上成人	较少见，大多见于青少年
大体特点	质较硬，色灰白，较干燥	质软，色灰红，湿润，呈鱼肉状
组织学特点	多形成癌巢，实质与间质分界清楚，纤维组织常有增生	肉瘤细胞多弥漫分布，实质与间质分界不清，间质内血管丰富，纤维组织少
网状纤维	癌细胞间多无网状纤维	肉瘤细胞间多有网状纤维
免疫组化	表达上皮标记如 CK、EMA	表达间叶组织标记如 vimentin
转移	多经淋巴道转移	多经血道转移

常见的肉瘤有以下几种：

1. **纤维肉瘤（fibrosarcoma）** 来自纤维结缔组织的肉瘤，其发生部位与纤维瘤相似，以四肢皮下组织为多见。分化好的纤维肉瘤，瘤细胞多呈菱形，异型性小，与纤维瘤有些相似；分化差者有明显异型性（图5-29）。纤维肉瘤分化好者生长缓慢，转移及复发少见；分化差者生长快，易发生转移，切除后易复发。

2. **脂肪肉瘤（liposarcoma）** 是肉瘤中较常见的一种。多见于40岁以上的成人，常发生在大腿及腹膜后等深部软组织。肉眼观：大多数肿瘤呈结节状或分叶状，表面常有一层假包膜，呈黄红色，有油腻感，有时可呈鱼肉状或黏液样外观。镜下观：肿瘤细胞大小、形态各异，可见分化差的星形、梭形、小圆形或呈明显异型性和多样性的脂肪母细胞，胞质内含有大小不等的脂肪空泡，也可见成熟的脂肪细胞（图5-30）。免疫组化显示 S-100 蛋白阳性。以分化成熟的脂肪细胞为主时，称为高分化脂肪肉瘤；间质有明显黏液变性和大量血管网形成者，称为黏液样型脂肪肉瘤；当以分化差的小圆形脂肪母细胞为主时，称为圆形细胞型脂肪肉瘤；以多形性脂肪母细

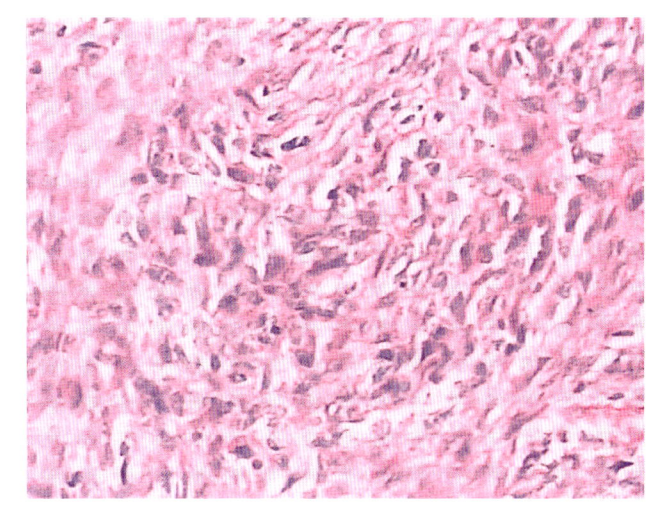

图 5-29 纤维肉瘤

瘤细胞呈编织状排列，分化差，有明显异型性

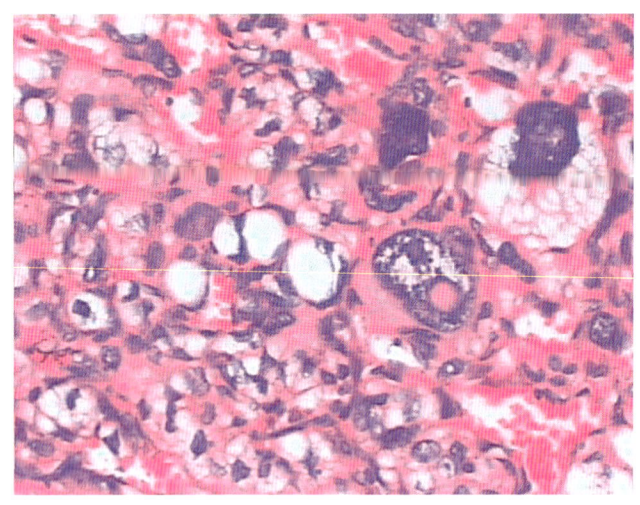

图 5-30 脂肪肉瘤

瘤细胞分化差，有明显异型性，可见脂肪母细胞

胞为主时，称为多形性脂肪肉瘤。后两者恶性程度高，易有复发和转移。

3. 横纹肌肉瘤（rhabdomyosarcoma） 是儿童中除白血病以外最常见的恶性肿瘤。主要见于 10 岁以下婴幼儿和儿童，少见于青少年和成人。儿童好发于鼻腔、眼眶、泌尿生殖道等腔道器官，成人见于头颈部及腹膜后，偶可见于四肢。肿瘤由不同分化阶段的横纹肌母细胞组成。免疫组化显示结蛋白（desmin）、肌红蛋白（myoglobin）和成肌蛋白（myogenin）阳性（图 5-31）。分化较高者胞质内可见纵纹和横纹。根据瘤细胞的分化程度、排列结构和大体特点，可分为三种类型：①胚胎性横纹肌肉瘤：瘤细胞较小，分化很低；②腺泡状横纹肌肉瘤：瘤细胞排列呈腺泡状；③多形性横纹肌肉瘤：瘤细胞形态多种多样。横纹肌肉瘤恶性程度均很高，生长迅速，易早期发生血道转移，如不及时治疗，预后极差，约 90% 以上 5 年内死亡。

4. 平滑肌肉瘤（leiomyosarcoma） 较多见于子宫及胃肠道，偶可见于腹膜后、肠系膜、大网膜及皮下软组织。患者多见于中、老年人。肉瘤细胞多呈梭形，呈轻重不等的异型性。免疫组化显示结蛋白（desmin）和平滑肌性肌动蛋白［actin（SM）］阳性。核分裂象的多少对判定其恶性程度有重要意义。超过 10 个核分裂象/50 个高倍视野者通常表明恶性，其他特点还有肿瘤大小（超过 5 cm）、坏死、浸润邻近组织和器官、高核质比。恶性程度高者手术后易复发，可经血道转移至肺、肝及其他器官。近年研究证实，胃肠道的平滑肌瘤和平滑肌肉瘤实际上多数为来源于胃肠道的 Cajal 细胞（一种具有起搏功能与胃肠道蠕动有关的细胞）的肿瘤，免疫组化显示 CD117 和 CD34 阳性，称其为胃肠道间质瘤（gastrointestinal tract stroma tumor，GIST）（图 5-32）。

5. 血管肉瘤（hemangiosarcoma） 起源于血管内皮细胞，有时又称恶性血管内皮瘤，可发生在各器官和软组织。发生于软组织者多见于皮肤，尤以头面部为多见。肿瘤多隆起于皮肤，呈结节状或丘疹状，暗红或灰白色。肿瘤极易坏死出血。镜下观：分化好者瘤组织形成大小不一、形状不规则的管腔，肿瘤性血管内皮细胞有不同程度异型性，可见核分裂象（图 5-33）；分化差者瘤细胞常呈团片状增生，血管腔可不明显，瘤细胞异型性明显，核分裂象多见。免疫组化显示Ⅷ因子和 CD34 阳性。血管肉瘤一般恶性程度较高，常在局部淋巴结、肝、肺和骨等处形成转移。

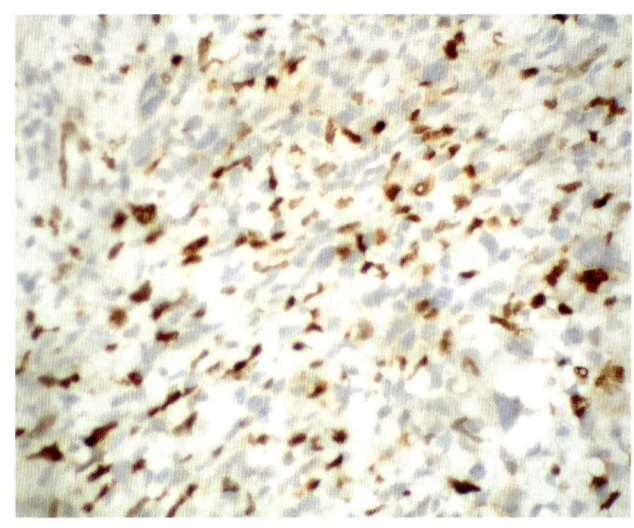

图 5-31 横纹肌肉瘤

瘤细胞表达 myogenin

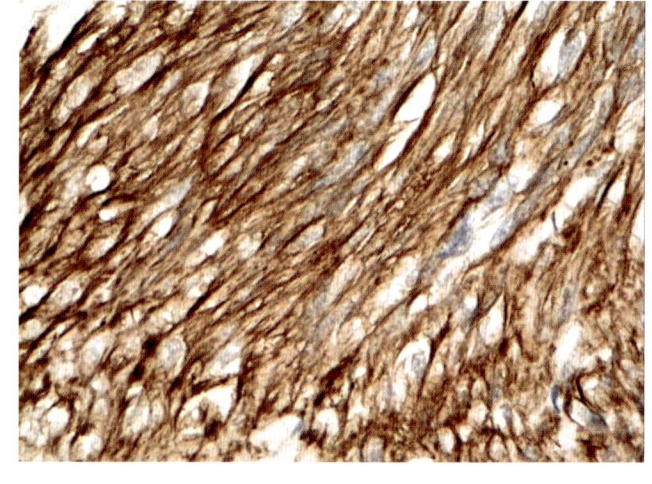

图 5-32 胃肠道间质瘤

瘤细胞表达 CD117

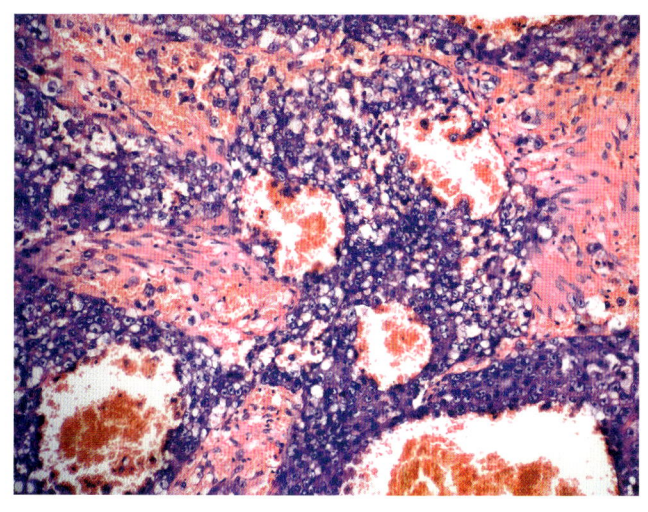

图 5-33 血管肉瘤
瘤组织形成大小不一、形状不规则的血管腔

6.恶性纤维组织细胞瘤（malignant fibrohistiocytoma，MFH） 是一种由成纤维细胞、组织细胞、巨细胞和炎症细胞组成，并排列成席纹状（storiform）结构的恶性肿瘤，又称纤维组织细胞肉瘤、恶性纤维黄色瘤、软组织恶性巨细胞瘤、恶性黄色肉芽肿。免疫组化显示抗胰糜蛋白酶（AACT）和 CD68 阳性。本病可发生于任何年龄，但以中老年为多见。肿瘤主要发生在肢体，尤以下肢多见，其次是腹膜后和腹腔。此瘤恶性程度较高，手术切除后易复发和转移。

7.骨肉瘤（osteosarcoma） 起源于骨母细胞，是最常见的骨恶性肿瘤。常见于青少年。好发于四肢长骨，尤其是股骨下端和胫骨上端。肉眼观：肿瘤位于长骨干骺端，呈梭形膨大，切面灰白色，呈鱼肉状，常见出血坏死，侵犯破坏骨皮质，并可侵犯周围组织（图 5-34a）。肿瘤表面的骨外膜常被瘤组织掀起，上下两端可见骨皮质和掀起的骨外膜之间形成三角形隆起，在 X 线片上称为 Codman 三角。此外，在被掀起的骨外膜和骨皮质之间可形成与骨表面垂直的放射状反应性新生骨小梁，X 线检查表现为日光放射状阴影，这种现象与 Codman 三角对骨肉瘤的诊断具有特异性。镜下观：瘤细胞由明显异型性的梭形或多边形肉瘤细胞组成，瘤细胞可直接形成肿瘤性骨样组织或骨组织是病理诊断骨肉瘤的最重要组织学依据（图 5-34b）。骨肉瘤内还可见软骨肉瘤和纤维肉瘤样成分。骨肉瘤呈高度恶性，生长迅速，常在发现时已经有血道转移至肺。骨肉瘤的诊断要密切结合临床表现、X 线检查与病理学形态，即"三结合"。

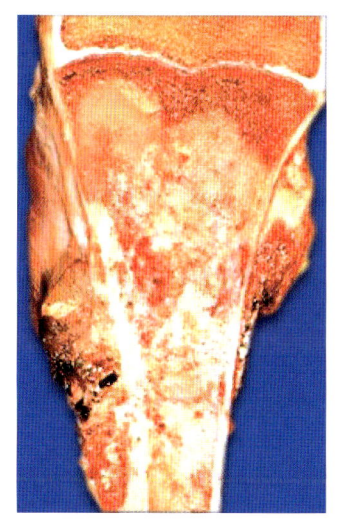

图 5-34a 骨肉瘤
肿瘤破坏骨皮质，浸润周围组织

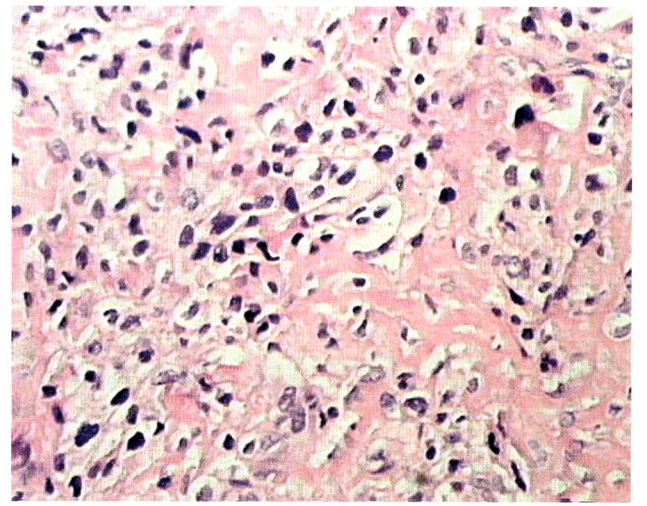

图 5-34b 骨肉瘤
可见瘤细胞和肿瘤性骨样组织

三、神经外胚叶源性肿瘤

神经外胚叶起源的肿瘤种类繁多，包括中枢神经系统肿瘤、周围神经系统肿瘤、能分泌多肽激素及胺的 APUD 系统来源的肿瘤、视网膜母细胞瘤、色素痣和黑色素瘤等。现仅将后三者分述如下，其余见各论中有关章节。

1.视网膜母细胞瘤（retinoblastoma） 是来源于视网膜胚基的恶性肿瘤。绝大多数发生在 3 岁以内的婴幼儿，6 岁以上罕见。7% 在出生时即已存在。大约 40% 的患者具有家族性，是一种常染色体显性遗传性疾病。其余 60% 患者是散发的。多为单侧，双侧者占 26%～30%。肉眼观：肿瘤为灰白色或黄色的结节状物，切面有明显的出血及坏死,并可见钙化。肿瘤最初在视网膜上生长,以后向周围浸润性生长。镜下观:肿瘤由小圆形细胞构成,核圆形、深染,核分裂象多见,有的瘤细胞围绕一空腔作放射状排列,形成菊形团。转移一般不常见,如发生转移时多经血道转移至骨、肝、肺、肾等处。预后不良,多在发病后一年半左右死亡。

2. 色素痣与黑色素瘤

(1) 皮肤色素痣(pigmented nevus) 来源于表皮基底层的黑色素细胞(痣细胞),为良性错构性增生性病变,但有的可恶变成为黑色素瘤。根据其在皮肤组织内发生的部位不同,可分为交界痣(即痣细胞在表皮和真皮的交界处生长,形成痣细胞巢,此型较易恶变)、皮内痣(是最常见的一种,痣细胞在真皮内呈巢状或条索状排列)和混合痣(即交界痣和皮内痣兼而有之)三种。如色素痣的色素加深,体积增大,生长加快或破溃,发炎或出血等可能是恶变的征象。

(2) 黑色素瘤(melanoma) 又称恶性黑色素瘤,是一种能产生黑色素的高度恶性肿瘤。大多见于30岁以上成人,发生于皮肤者以足底、外阴及肛门周围多见。可以一开始即为恶性,但通常由交界痣恶变而来。此瘤也可发生于黏膜和内脏器官。肉眼观:肿瘤凸出或稍凸出于皮肤表面,多呈黑色,与周围组织分界不清(图5-35a)。镜下观,黑色素瘤的组织结构呈多样性,瘤细胞可呈巢状、条索状或腺泡样排列;瘤细胞可呈多边形或梭形,核大,常有粗大的嗜酸性核仁(图5-35b)。胞质内可有黑色素颗粒。无黑色素的黑色素瘤,免疫组织化学染色显示,黑色素瘤(melanoma)呈S-100蛋白、HMB45、Melan A 阳性有助于诊断。电镜下,见瘤细胞胞质内含有少数典型的黑色素小体(melanosome)或前黑色素小体(premelanosome)。黑色素瘤的预后多数较差,晚期可有淋巴道及血道转移,因此,早期诊断和及时治疗十分重要。

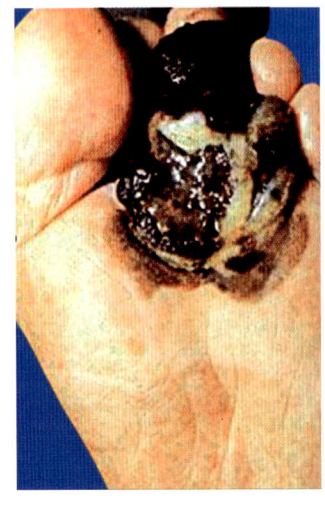

图5-35a 恶性黑色素瘤
肿瘤凸出足底皮肤表面,黑色

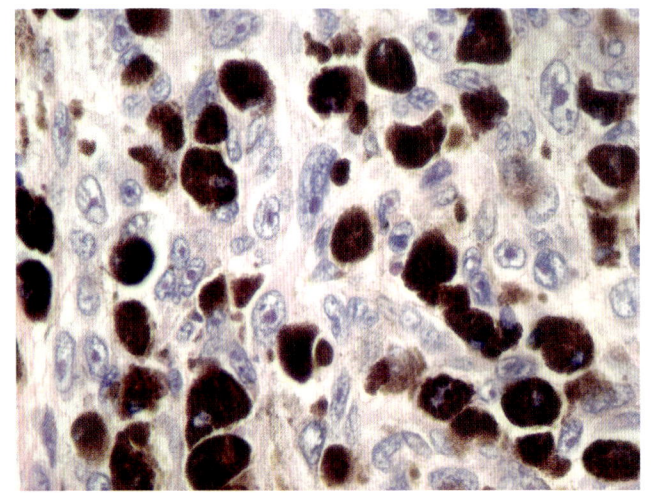

图5-35b 恶性黑色素瘤
瘤细胞产生较多黑色素,细胞异型性明显,可见大而红染的核仁

四、多种组织构成的肿瘤

由两种或两种以上不同类型的组织构成的肿瘤,称为混合瘤。最复杂的混合瘤是畸胎瘤,由来源于多个胚层的各种类型组织混杂在一起构成,有如一个畸形的胎儿。此外,肾母细胞瘤和癌肉瘤因成分多样也属于混合瘤。

(一) 畸胎瘤

畸胎瘤(teratoma)来源于性腺或胚胎剩件中的全能细胞,多含有两个以上胚层的多种多样组织成分,排列结构错乱。根据外观,又可分为囊性和实性两种;根据其组织分化成熟程度不同,又分为皮样囊肿(dermoid cyst)(图5-36a)(也称成熟性畸胎瘤或良性畸胎瘤)和未成熟性畸胎瘤(恶性畸胎瘤)。后者可见未成熟组织,尤其是未成熟神经组织组成的原始神经管和菊形团(图5-36b)。畸胎瘤常发生于卵巢和睾丸,偶尔可见于纵隔、骶尾部、腹膜、松果体等部位。实性者多为恶性。

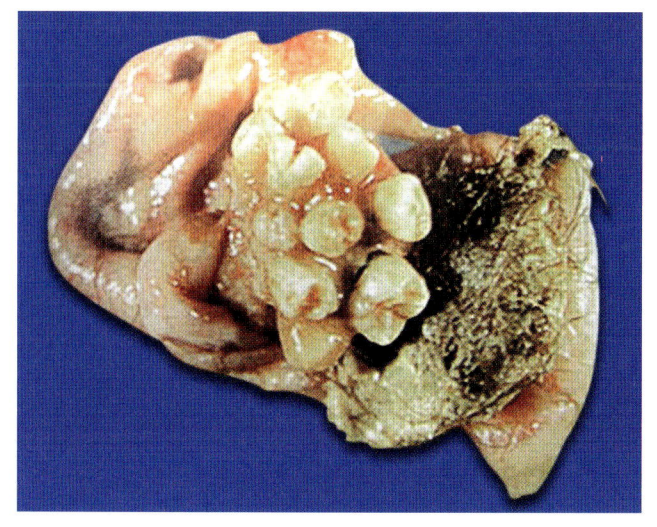

图 5-36a 成熟性畸胎瘤
囊内可见毛发、牙齿和皮脂

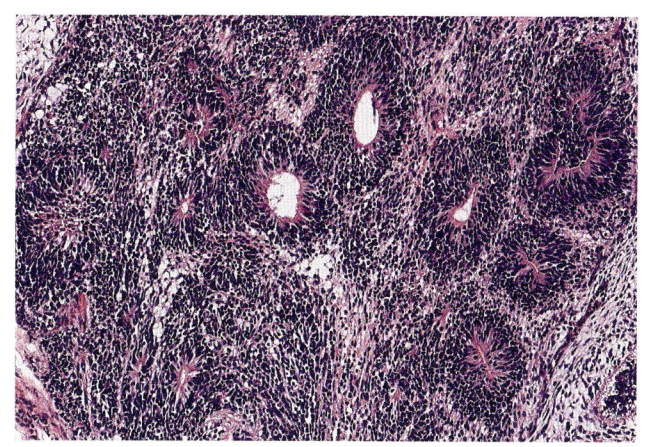

图 5-36b 未成熟性畸胎瘤
可见未成熟的原始神经管和菊形团

(二)肾母细胞瘤

肾母细胞瘤(nephroblastoma)又称 Wilms 瘤,为来源于肾胚基的恶性肿瘤,多见于 5 岁以下儿童。肿瘤由未分化的肾母细胞、未成熟的肾小球和肾小管样结构以及不同分化程度的间叶组织等构成,间叶组织的分化程度与预后密切相关。

(三)癌肉瘤

同一肿瘤中既有癌又有肉瘤成分者称为癌肉瘤(carcinosarcoma)。癌的成分可为鳞癌、移行细胞癌、腺癌或未分化癌等;肉瘤成分可为纤维肉瘤、平滑肌肉瘤、横纹肌肉瘤、骨肉瘤、软骨肉瘤等。癌和肉瘤成分可按不同比例混合,通常含癌和肉瘤成分各一种,偶尔不止一种,如腺癌与平滑肌肉瘤和骨肉瘤混合。癌肉瘤的发生有多种假说,如上皮组织和间叶组织同时恶变;多能干细胞向癌和肉瘤两种方向分化;癌细胞诱导其间质成分恶变等。一些低分化癌,癌细胞可呈梭形或多形性,有瘤巨细胞出现,类似于肉瘤样形态,免疫组织化学染色显示瘤细胞仅上皮细胞标记阳性,则不属于癌肉瘤,而称为肉瘤样癌(sarcomatoid carcinoma)。

第八节 肿瘤的病因学与发病学概述

肿瘤的病因学是研究肿瘤发生的始动因素。目前对癌基因和抑癌基因的研究结果表明,肿瘤从本质上来说是基因病。环境和遗传性致癌因素是引起基因改变的始动环节,两者可能以协同或序贯的方式引起细胞非致死性 DNA 损伤,从而激活原癌基因或(和)灭活肿瘤抑制基因,继而引起附加细胞周期调控基因、凋亡调节基因和(或)DNA 修复基因和表达的改变,使靶细胞发生转化(transformation)(图 5-37)。近年来发现的另外一种新的调节分子——microRNAs(miRNAs)可以以癌基因或肿瘤抑制基因的方式在转录后环节影响其他基因的翻译。被转化的细胞可先呈多克隆性增生,经过漫长的多阶段的演进过程,其中某一个克隆相对无止境的增生,然后通过附加突变,选择性地形成具有不同特点的亚克隆(异质化),从而获得浸润和转移能力,形成恶性肿瘤。

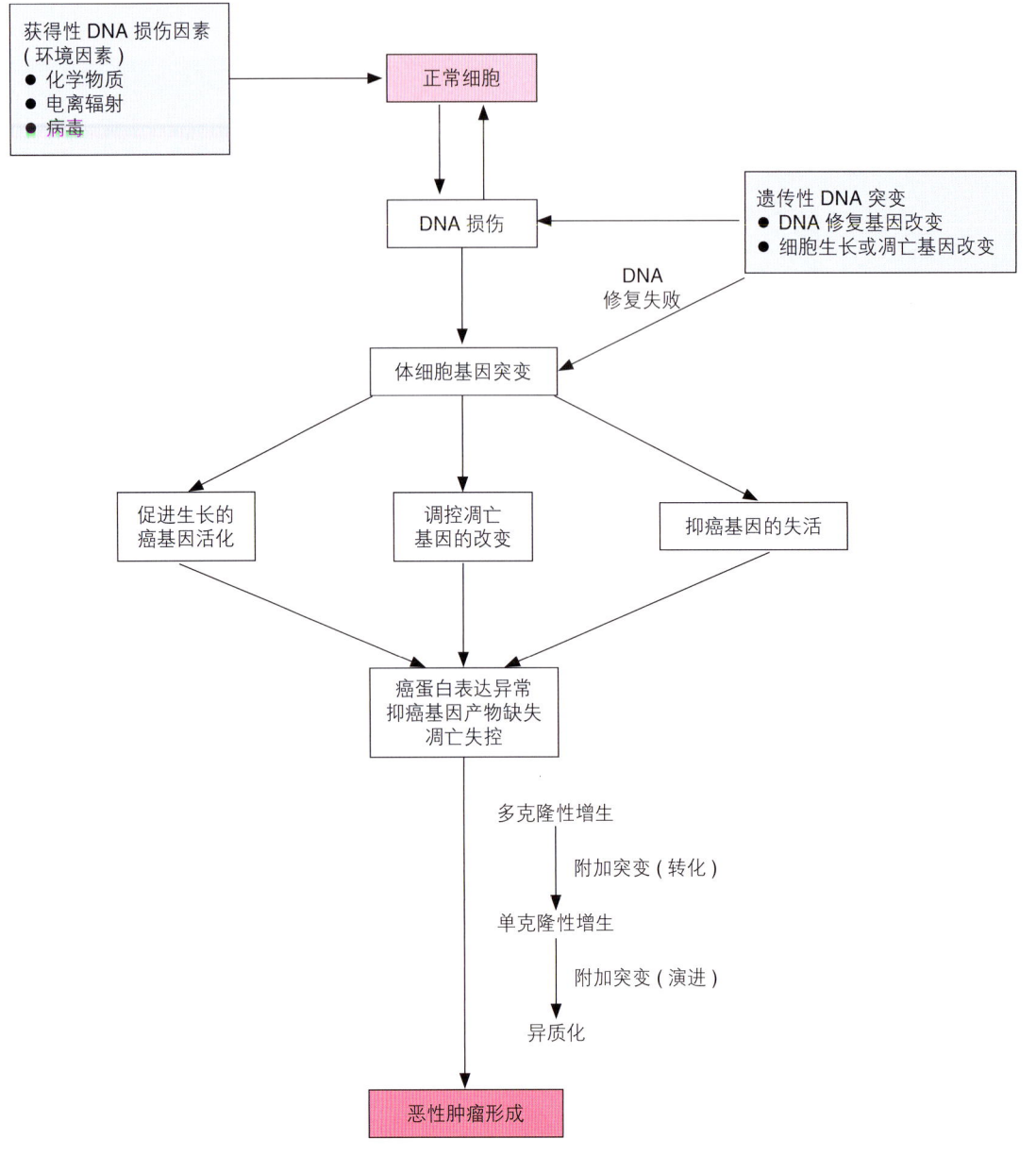

图 5-37 恶性肿瘤病因和发病的分子机制示意图图

一、肿瘤发生的分子生物学基础

与肿瘤发生有关的原癌基因、癌基因和肿瘤抑制基因等，实际上是对细胞生长、分化起正向或反向调节的基因，在保持机体的正常功能方面起重要作用。如果这些基因发生异常改变，则可能引起细胞转化和肿瘤发生。

（一）癌基因活化

1.原癌基因、癌基因和癌蛋白

（1）原癌基因的产物和正常功能以及在肿瘤时的改变　Bishop 和 Varmus 利用某些逆转录病毒在动物体内诱发肿瘤，并能在体外转化细胞，因此将这些能够转化细胞的 RNA 片段称为病毒癌基因（viral oncogene，v-onc）。后来在正常细胞的 DNA 中也发现存在与病毒癌基因几乎完全相同的 DNA 序列，称为细胞癌基因（cellular oncogene，c-onc），如 c-ras，c-myc 等。由于细胞癌基因在正常细胞中以非激活的形式存在，故又称为原癌基因（proto-oncogene）。原癌基因可因多种因素的作用而被激活成为癌基因（oncogene），癌基因是能够促进肿瘤细胞自主生长的基因，具有异常的促进细胞增生的能力，其编码的蛋白称为癌蛋白（oncoprotein）。

癌蛋白可持续地转化靶细胞，使得靶细胞自主生长，不再需要生长因子或者其他刺激信号，并且逃避生长周期的检查点。因此癌基因可以理解为由原癌基因衍生而来的具有转化细胞能力的基因。

原癌基因编码的蛋白质大多都是对正常细胞生长十分重要的细胞生长因子和生长因子受体（如 PDGF、FGF、FGF 受体等），重要的信号转导蛋白（如 GTP 结合蛋白、非受体型酪氨酸激酶、丝氨酸 – 苏氨酸激酶等）、核调节蛋白（如转录激活蛋白）和细胞周期调节蛋白（如细胞周期蛋白、细胞周期蛋白依赖激酶）等。

表 5-4 列出了常见的癌基因及其产物、激活机制和相关人类肿瘤。

表 5-4 常见的癌基因及其产物、激活机制和相关人类肿瘤

蛋白质	原癌基因	激活方式	相关人类肿瘤
生长因子			
PDGF-β 链	SIS	过度表达	星形细胞瘤、骨肉瘤
FGF	HST-1	过度表达	胃癌、膀胱癌、乳腺癌、黑色素瘤
	INT-2	扩增	
TGF-α	TGF-α	过度表达	星形细胞瘤、肝细胞癌
HGF	HGF	过度表达	甲状腺癌
生长因子受体			
EGF 受体家族	ERBB1（EGFR）	过度表达	肺鳞癌、胶质瘤、乳腺癌、卵巢癌
	ERBB2（HER2）	扩增	
FMS 样酪氨酸激酶 3	FLG3	扩增	乳腺癌、卵巢癌
促神经因子受体	RET	点突变	白血病、内分泌肿瘤 2A 和 2B、家族性甲状腺髓样癌
PDGF 受体	PDGF-R	过度表达、易位	胶质瘤、白血病
干细胞因子受体	KIT	点突变	胃肠道间质肿瘤、精原细胞瘤、白血病
信号转导有关蛋白			
GTP 结合蛋白	K-RAS	点突变	结肠、肺、胰腺肿瘤
	H-RAS	点突变	膀胱和肾肿瘤
	N-RAS	点突变	黑色素瘤、造血系统肿瘤
非受体型酪氨酸激酶	ABL	易位	慢性粒细胞白血病、急性淋巴母细胞白血病
RAS 信号转导蛋白	BRAF	点突变	黑色素瘤
WNT 信号转导蛋白	β-catenin	点突变、过度表达	肝母细胞瘤、肝细胞性肝癌
核调节蛋白			
转录活化因子	C-MYC		
	N-MYC		Burkitt 淋巴瘤
	L-MYC		神经母细胞瘤、小细胞肺癌
细胞周期调节蛋白		易位	小细胞肺癌
细胞周期蛋白	cyclin D	扩增	
	cyclin E	扩增	套细胞淋巴瘤
			乳腺癌、食管癌
		易位	乳腺癌
	CDK4	扩增	
细胞周期蛋白依赖激酶		过度表达	胶质母细胞瘤、黑色素瘤、肉瘤
		扩增或点突变	

（2）生长因子（growth factors） 是由损伤等因素刺激细胞分泌的一类蛋白质，可与相应的靶细胞膜上的

生长因子受体（growth factor receptors）结合，产生相应的生理功能，如血管内皮细胞、成纤维细胞的增生。生长因子和生长因子受体在正常的细胞更新、炎症和修复中均起重要作用。

（3）生长因子受体　在许多肿瘤中，瘤细胞可分泌生长因子，通过自身的生长因子受体结合来自我促进细胞的生长（自分泌）。如 *SIS* 原癌基因编码的 PDGF 在脑的胶质母细胞瘤中常过度表达并有 PDGF 受体的表达。在许多肉瘤中有 *TGF-α* 及其受体的过度表达。多数情况下，生长因子及其受体的基因并未发生突变，而是由于信号转导通路如 *RAS* 的改变造成它们的过度表达，过多的生长因子或其受体的表达并不直接引起细胞的转化，而只是增加其发生随机或诱导突变的可能性。

生长因子受体基因的突变或者重排也可引起细胞的转化。例如，在 90% 以上的胃肠道间质肿瘤发现有编码干细胞因子受体（一种酪氨酸激酶受体）*c-KIT* 基因的突变，而根据这一发现开发的酪氨酸激酶抑制剂甲磺酸伊马替尼（imatinib mesylate）已经在临床上应用于胃肠道间质肿瘤的治疗。这种治疗称为靶向治疗（targeted therapy），是今后肿瘤治疗的方向。

对 EGF 家族受体的研究表明，编码该受体家族的两个成员之一的 *ERBB1*（*EFGR*）基因在约 80% 的肺鳞癌和 50% 以上胶质母细胞瘤病例过度表达；另一个成员 *ERBB2*（也称为 *HER2/Weu*）基因在约 25% 的乳腺癌和卵巢癌、肺腺癌、胃癌和唾液腺腺癌中有扩增。由于这种改变仅发生在肿瘤细胞，针对 *ERBB2* 基因扩增用单克隆抗体治疗在临床上已经使用并取得不错的效果。

（4）信号转导蛋白（signal-transducing proteins）　是一类异质性的定位于细胞膜内侧的膜结合蛋白，其作用是在细胞通过生长因子和生长因子受体结合，接收到细胞外的生长信号后，通过第二信使系统将其转导到细胞核内，产生相应的生理功能。某些癌基因编码的蛋白质也具有类似信号转导蛋白的功能。其中最著名的是 RAS 家族。

RAS 蛋白在促进细胞进入有丝分裂上起着重要作用。在正常细胞生长因子与其受体结合后，RAS 蛋白从非活化的与 GDP 结合的状态变为活化的与 GTP 结合状态，从而在 RAF-1 蛋白的协助下，活化 MAP 激酶通路，引起特定的核转录因子活化，使细胞进入周期。然后，活化 RAS 蛋白与 GTP 酶活化蛋白结合，后者可促使 RAS 蛋白的 GTP 酶活性增加 1000 倍，以使活化的与 GTP 结合 RAS 蛋白尽快失活，变成非活化的与 GDP 结合的 RAS 蛋白，防止 RAS 活性的失控。*RAS* 家族基因的点突变是人类肿瘤中最常见的显性癌基因异常，在所有人类肿瘤中有 10%～15% 见 *RAS* 家族基因的突变，在胰腺癌和胆管癌高达 90% 以上，在结肠癌、宫内膜癌和甲状腺癌达 50%。如 *RAS* 原癌基因第一外显子的 12 号密码子（*H-RAS*）、59 号密码子（*K-RAS*）和 61 号密码子（*N-ARS*）的点突变可大大降低其编码的 RAS 癌蛋白的 GTP 酶活性。如 *RAS* 原癌基因第 1 外显子的第 12 号密码子从 GGC 突变为 GTC，相应编码的氨基酸从甘氨酸变为缬氨酸，产生 RAS 癌蛋白。RAS 癌蛋白与 GTP 结合活化后，虽然与 GTP 结合，但其 GTP 酶活性失去，不能水解 GTP 为 GDP，使得细胞持续地处于病理性增殖状态，引起细胞的转化。

2. 非受体型酪氨酸激酶的改变

（1）转录因子　核调节蛋白（nuclear regulatory proteins）是一类将信号转导通路活化的信号带入核内，并与 DNA 的某些部位特异结合，启动 DNA 转录和细胞进入周期的蛋白质。如转录活化蛋白 MYC，是位于细胞核内的信号转导蛋白的下游调节者。*MYC* 原癌基因属于立即早期反应基因，在静止期细胞接受分裂刺激后，MYC mRNA 短暂升高后下降。MYC 蛋白迅速进入核内，与另外的蛋白形成二聚体与靶基因的 DNA 序列结合，并具有潜在转录活化者的作用。

在肿瘤中，*MYC* 基因常常呈现持续表达或过度表达，可导致靶基因的持续转录。如在 Burkitt 淋巴瘤，由于 8 号染色体和 14 号染色体长臂的易位［t(8;14)(q24;q32)］，使得位于 8 号染色体的 *C-MYC* 基因和位于 14 号染色体的 *IgH*（免疫球蛋白重链）基因靠近，由于 *IgH* 基因在 B 细胞是一个极其活跃的基因，可引起 *C-MYC* 基因的过度表达。*N-MYC* 和 *L-MYC* 癌基因的扩增分别见于神经母细胞瘤和小细胞肺癌。

（2）细胞周期蛋白和细胞周期蛋白依赖激酶　在正常细胞周期调节中起重要作用，这些调节蛋白的异常可造成细胞增殖。例如在套细胞淋巴瘤，由于 11 号染色体和 14 号染色体的易位，使 *cyclin D1* 基因与免疫球蛋白重链基因融合，造成 cyclin D1 蛋白过度表达。*CDK4* 基因的扩增见于黑色素瘤、某些肉瘤和胶质母细胞瘤。

3. 原癌基因的激活　原癌基因在各种环境或遗传因素作用下被激活变为癌基因，其激活方式有以下几种：

（1）点突变 如 *RAS* 原癌基因第1外显子的第12号密码子从 GGC 突变为 GTC，相应编码的氨基酸从甘氨酸变为缬氨酸，转录产生异常蛋白。

（2）染色体重排 包括易位和倒转，如 Burkitt 淋巴瘤的 t（8；14）易位，使得 *C-MYC* 基因和 *IgH* 基因拼接，造成 *C-MYC* 基因的过度表达。

（3）基因扩增 如神经母细胞瘤的 *N-MYC* 原癌基因可复制几百个拷贝，出现双微小体和均染区。

（4）启动子插入 使原癌基因过度表达，产生过量的结构正常的促进细胞生长蛋白。

癌基因编码的蛋白质（癌蛋白，oncoprotein）与原癌基因的正常产物有量或结构上的不同，可通过以下方式影响其靶细胞：① 生长因子增加；② 生长因子受体增加；③ 产生突变的信号转导蛋白；④ 产生与 DNA 结合的转录因子等。癌蛋白通过改变正常靶细胞的生长与代谢，促进细胞逐步转化成为肿瘤。如正常细胞的生长因子受体受到刺激后，RAS 蛋白从与 GDP 结合的非活化状态变为与 GTP 结合的活化状态，从而引起核内的转录活化，产生 C-MYC 蛋白，使细胞进入增殖周期，然后，GTP 被水解，RAS 蛋白失活，细胞又可以恢复静止。而在 *RAS* 原癌基因发生点突变后，产生的 RAS 癌蛋白一旦与 GTP 结合，便不能被水解，使得细胞处于持续的增殖状态，从而为肿瘤的形成提供了条件。

（二）肿瘤抑制基因

肿瘤抑制基因（tumor suppressor gene）是正常细胞分裂、生长的负调节基因，其编码的蛋白质能抑制细胞的生长。其功能的丧失则可能促进细胞的转化。肿瘤抑制基因的失活主要是通过等位基因的两次突变、缺失（纯合子）和甲基化的方式实现的。目前了解最多的肿瘤抑制基因是 *RB* 基因和 *p53* 基因，它们的产物都是调控核转录和细胞周期的核蛋白。根据其作用机制，可将肿瘤抑制基因分为管理基因（caretaker gene）和看门基因（gatekeeper gene）。前者的作用是通过修复 DNA 损伤以维持基因组的完整性，如 *BRCA1*、*BRCA2* 等；后者的作用是抑制带损伤 DNA 的细胞增殖或促进其死亡，如 *p53*、*RB*、*APC* 等。其他的肿瘤抑制基因还有神经纤维瘤 -1，2（*NF-1*，*NF-2*）基因、结肠腺瘤性息肉病（adenomatous polyposis coli，*APC*）基因、*PTEN* 基因和 Wilms 瘤 -1（*WT-1*）基因等。

表 5-5 列出了主要的肿瘤抑制基因、功能和相关的人类肿瘤。

1.*RB* 基因 *RB* 基因是随着对一种少见的儿童肿瘤——视网膜母细胞瘤（retinoblastoma，RB）的研究而最早发现的一种肿瘤抑制基因。其杂合性缺失见于所有的视网膜母细胞瘤及部分骨肉瘤、乳腺癌和小细胞肺癌等肿瘤。RB 的两个等位基因必须都发生突变或缺失才能产生肿瘤，*RB* 基因定位于染色体 13q14，编码一种核磷蛋白（RB 蛋白），在细胞周期调节中起重要作用。细胞 DNA 复制的初始需要 cyclin E-CDK2 复合物的活化，而 cyclin E 的表达取决于转录因子 E2F 家族。在 G_1 早期，RB 蛋白处于低磷酸化的活化形式，与转录因子 E2F 家族结合并且抑制 cyclin E 的转录。在促分裂信号作用时，cyclin D 表达，活化 cyclin D-CDK4/6 复合物。后者进一步磷酸化 RB 蛋白，使其处于失活的高磷酸化状态，释放 E2F，诱导 cyclin E 的转录，又刺激 DNA 的复制，使得细胞进入 S 期和 G_2 期。在 M 期，细胞的磷酸酶降解 RB 蛋白的磷酸，使其恢复到活化的低磷酸化状态。因此，RB 蛋白在细胞周期的调节，尤其是 G_1 停滞，扮演"刹车"的作用。

如 13q14 的缺失或 *RB* 基因突变，则 RB 蛋白缺失或 RB 蛋白调节 E2F 转录调节因子的能力受损，受累细胞不再受到 G_1 停滞，可无障碍地进入 S 期。某些人类 DNA 病毒产物，如猿病毒 40 蛋白、多瘤病毒大 T 抗原、腺病毒 EIA 蛋白和 HPV E7 蛋白等，可以与 RB 蛋白结合而使其处于失活状态，释放 E2F 转录因子，使得细胞处于增殖状态，可能导致宫颈癌等肿瘤。

2.*p53* 基因 *p53* 基因定位于染色体 17p13.1。编码的正常 p53 蛋白（野生型）存在于核内，是一种转录因子和核结合蛋白。具有活化暂时性细胞周期停滞、诱导永久性细胞周期停滞（老化）和促进细胞凋亡三大功能。

活化的 p53 作为转录因子，可活化多达上百个调节细胞周期停滞和细胞凋亡的基因的转录。如果 DNA 损害在 G_1 末期能够被修复，细胞可进入 S 期。如不能修复，*p53* 诱导细胞老化或凋亡。*p53* 感知 DNA 损害是通过 ATM 和 ATR 蛋白激酶活化，使 p53 蛋白磷酸化成为转录活化因子与 DNA 结合。使依赖 p53 的 CDK 抑制物 p21 上调性转录，导致受损细胞在 G_1 末期出现生长停滞，以便进行 DNA 修复。p53 蛋白还可诱导 DNA 修复基因的活化，进行 DNA 修复。如修复成功，p53 可活化 *MDM2* 基因，其产物抑制 p53，DNA 修

表 5-5 主要的肿瘤抑制基因、功能和相关的人类肿瘤

亚细胞定位	基因	功能	与体细胞相关的肿瘤	与遗传型突变相关的肿瘤
细胞表面	TGF-β 受体	生长抑制	结肠癌	不明
	E-钙黏蛋白	细胞黏附	胃癌、乳腺癌	家族性胃癌
浆膜下	NF-1	抑制 RAS 的信号传递	神经母细胞瘤	I 型神经纤维瘤和肉瘤
细胞骨架	NF-2	不明	神经鞘瘤、脑膜瘤	II 型神经纤维瘤、听神经瘤和脑膜瘤
胞质	APC	抑制信号传导	胃癌、结肠癌、胰腺癌、黑色素瘤	家族性结肠多发性息肉病、结肠癌
	PTEN	P13 激酶信号转导	子宫内膜和前列腺癌	不明
	SMAD2	TGF-β 信号转导	结肠和胰腺肿瘤	不明
细胞核	RB	调节细胞周期	视网膜母细胞瘤、骨肉瘤、乳腺癌、结肠癌、肺癌	视网膜母细胞瘤、骨肉瘤
	p53	调节细胞周期和 DNA 损伤所致的凋亡	大多数人类肿瘤	Li-Fraumeni 综合征、多发性癌和肉瘤
	WT-1	核转录	肾母细胞瘤	肾母细胞瘤
	P16	通过抑制细胞周期蛋白依赖激酶调节细胞周期	胰腺癌、食管癌	恶性黑色素瘤
	BRCA-1	DNA 修复		女性乳腺癌和卵巢癌
	BRCA-2	DNA 修复		男性和女性乳腺癌

复成功的细胞进入 S 期；如修复失败，带有 DNA 损害的细胞进入老化或者凋亡，以保证基因组的遗传稳定。与 RB 蛋白不同的是 p53 蛋白引起的细胞周期停滞并不涉及 DNA 未受到损伤的细胞。而在 *p53* 基因缺失或发生突变的细胞，DNA 损伤后不能通过 p53 的介导进入 G_1 停滞和 DNA 修复，因此遗传信息受损的细胞可以进入增殖，最终可以发展成恶性肿瘤。

在超过 80% 的人类肿瘤中发现有 *p53* 基因的突变，尤其在结肠癌、肺癌、乳腺癌和胰腺癌的突变更为多见。*p53* 基因异常方式包括纯合缺失、杂合缺失、显性正突变和显性负突变。

在人类许多肿瘤中出现 *p53* 基因突变，说明正常 p53 蛋白在抗肿瘤方面扮演守门员（gatekeeper），又被称为"基因组守卫者"或"分子警察"的作用。近年来还发现，某些 DNA 病毒的转化蛋白，例如 HPV 的 E6 蛋白，其致癌作用是通过其癌蛋白与活化的 RB 蛋白或 p53 蛋白结合而使得转录因子 E2F 活化实现的。p53 蛋白的失活还可通过其上级的抑制蛋白 MDM2 实现，如在 33% 人类肉瘤中 *MDM2* 基因有扩增，从而导致 p53 蛋白功能下降。

（三）凋亡调节基因和 DNA 修复调节基因

调节细胞凋亡的基因及其产物在某些肿瘤的发生上也起着重要的作用。研究结果表明，Bcl-2 蛋白可以抑制凋亡，而 Bax 蛋白则可以促进细胞凋亡。正常情况下 Bcl-2 和 Bax 在细胞内保持平衡。如 Bcl-2 蛋白增多，细胞则长期存活；如 Bax 蛋白增多，细胞则进入凋亡。野生型的 p53 蛋白可以诱导 Bax 蛋白合成，促使 DNA 受损的细胞进入凋亡。凋亡在肿瘤发生、发展过程中具有双重作用，在肿瘤形成前，经过凋亡去除基因受损害或不能修复的细胞，可有效地防止其转化为恶性细胞；而在肿瘤形成后，凋亡基因失活或抗凋亡基因功能增强，则会使肿瘤迅速生长。在 85% 的滤泡性恶性淋巴瘤，存在 t（14；18）（q32；q21）。这一染色体易位使位于 14 号染色体长臂的免疫球蛋白重链基因和位于 18 号染色体的 *Bcl-2* 基因的转录活性位点拼接，造成 *Bcl-2* 基因的过度表达，使 B 淋巴细胞免于凋亡而长期存活，并可能附加其他基因的突变而发展成淋巴瘤。

正常细胞内存在 DNA 修复调节基因，当损伤因素引起轻微的 DNA 损伤时，细胞内的 DNA 修复调节基因对其进行及时的修复。当 DNA 损伤严重，不能修复时，将发生凋亡。因此，与凋亡调节基因一样，DNA 修复调节基因对维持机体遗传基因组的稳定非常重要。在一些有遗传性 DNA 修复调节基因突变或缺失者中，肿瘤的发病率极高，也说明了这一点。

（四）端粒、端粒酶和肿瘤

正常细胞分裂一定次数后就进入老化阶段，失去了复制的能力。而控制细胞 DNA 复制次数的是位于染色体末端的 DNA 重复序列，称其为端粒（telomeres）。细胞复制一次，其端粒就缩短一点。细胞复制一定次数后，端粒缩短使得染色体相互融合，导致细胞死亡。所以端粒可以称为细胞的生命计时器。在生殖细胞，由于端粒酶（telomerase）的存在可使缩短的端粒得以恢复。因此，生殖细胞有十分强大的自我复制能力。而在大多数体细胞中，由于不含有端粒酶，只能复制大约 50 次后而死亡。实验表明，绝大多数的恶性肿瘤细胞都含有较高的端粒酶活性，并与其恶性程度有关。因此，对于肿瘤细胞的端粒酶活性抑制的研究可能为肿瘤的治疗开辟一条新途径。

（五）表观遗传学改变

表观遗传学改变（epigenetic changes）指不伴有基因突变的可逆的基因表达的遗传学改变。例如翻译后的组蛋白修饰和 DNA 甲基化。在正常分化的细胞核中的异染色质，其实是由于 DNA 甲基化和组蛋白的修饰作用而压缩的 DNA 基因组的大部分处于不表达的静止状态。在肿瘤细胞，则出现 DNA 的选择性促进者区域的超甲基化。后者使得有关肿瘤抑制基因沉默，例如，CDKN2A 位点，按照不同的阅读框架编码两个肿瘤抑制基因 *p14/ARF* 和 *p16/INK4a*。前者在结肠癌和胃癌，后者在多种肿瘤出现沉默，因而使得这两个在 p53 和 Rb 通路上的检查点失去正常功能，造成肿瘤的形成。

（六）miRNAs 与肿瘤

miRNAs 是由长度为 21~23 个核苷酸的单链 RNA 构成的发夹样分子，其生理作用为下调基因的表达。miRNAs 由其基因编码，经过初次转录的 pri-miRNAs 经过酶加工成发夹样的 pre-miRNAs，最后成为成熟 miRNAs，但不能转录为蛋白（即非编码 RNAs）。成熟 miRNAs 分子可以与 mRNA 分子全部或部分互补，在转录水平下调基因的表达，类似原癌基因或肿瘤抑制基因，在细胞生长调节、分化和存活以及肿瘤的发生中起作用。

在肿瘤中，miRNAs 常常发生扩增或缺失，导致肿瘤抑制蛋白的表达减少或者癌蛋白的过度表达。例如，在某些白血病和淋巴瘤中，某些 miRNAs 的下调或缺失造成抗凋亡蛋白 Bcl-2 的过度表达。在肺癌和某些 B 细胞淋巴瘤，*RAS* 和 *MYC* 癌基因的表达上调。在脑瘤和乳腺肿瘤中，miRNAs 的表达可上调 5~100 倍。对于 miRNAs 的表达谱的研究，可能开启肿瘤分类和细胞起源的新领域，甚至可研制出抑制或加强 miRNAs 功能的药物用于肿瘤治疗。

（七）多步癌变的分子基础

恶性肿瘤的发生是一个长期的多因素参与的分阶段的过程。这已由流行病学、遗传学和化学致癌的动物模型以及分子遗传学研究所证明。要使细胞完全恶性转化，需要多个基因的改变，包括几个癌基因的激活，两个以上肿瘤抑制基因的失活以及凋亡调节基因和 DNA 修复调节基因的改变。以结肠癌的发生为例，结肠从上皮过度增生到结肠癌的演进过程中，关键步骤是癌基因的突变和肿瘤抑制基因的失活。这些阶梯性积累起来的不同基因水平的改变，可以通过形态学改变反映出来。

二、环境致癌因素及致癌机制

（一）化学致癌因素

到目前为止，已经确定了对动物有致癌作用的化学致癌物有一千多种，其中有些可能与人类癌瘤密切相关。

经研究表明，化学致癌物致癌的方式有：① 少数化学致癌物不需在体内进行代谢转化直接致癌，称为直接作用的化学致癌物，如烷化剂。② 绝大多数化学致癌物需经体内（肝）进行代谢，活化后才能致癌，称为间接作用的化学致癌物，如 3,4- 苯并芘是间接致癌物，其代谢活化产物是环氧化物，为终末致癌物。③ 所有化学致癌物都具有亲电子结构基团（如环氧化物、硫酸酯基团），能与细胞大分子的亲核基团（如 DNA 中的鸟嘌呤 N-7、C-8、胞嘧啶 N-3）共价结合，形成加合物，导致 DNA 突变。④ 某些化学致癌物可以由其他无致癌作用的物质的协同作用而加大。这种增加致癌效应的物质称之为促癌物（promoter），如巴豆油、激素、酚和某些药物。致癌物引发的初始变化称为激发作用（initation），而促癌物的协同作用称为促进作用（promotion）。

主要的化学致癌物有以下几类：

1. 间接作用的化学致癌物

（1）多环芳烃　主要存在于石油、煤焦油中。致癌性特别强的有 3,4- 苯并芘、1,2,5,6- 双苯并蒽、3- 甲基胆蒽及 9,10- 二甲基苯蒽等。3,4- 苯并芘是煤焦油的主要致癌成分，还可由于有机物的燃烧而产生。近几十年来，肺癌发病率日益增加，与吸烟和城市大气污染有密切关系。烟熏和烧烤的鱼、肉等食品也含有较多的多环芳烃，据调查多环芳烃与某些地区胃癌的发病率较高有一定关系。多环芳烃在肝经细胞色素氧化酶 P450 系统氧化成环氧化物，后者以其亲电子基团与核酸分子共价键结合而引起 DNA 突变。

（2）芳香胺类与氨基偶氮染料　致癌的芳香胺类有乙萘胺、联苯胺、4- 氨基联苯等，与印染工人和橡胶工人的膀胱癌发生率高有关。芳香胺是在肝经细胞色素氧化酶 P450 系统使其 N 端羟化形成羟胺衍生物，再与葡萄糖醛酸结合成葡萄糖苷酸从泌尿道排出。在膀胱，葡萄糖苷酸被水解释放出活化的羟胺而致癌。氨基偶氮染料有奶油黄（人工奶油染料）和猩红，主要在肝代谢，经氧化后形成致癌物。

（3）亚硝胺类　具有较强的致癌作用，并且致癌谱广，普遍存在于水与食物中，在变质的蔬菜和食物中含量更高。亚硝酸盐可作为肉和鱼类食品保存剂与着色剂进入人体；也可由细菌分解硝酸盐产生。亚硝酸盐和二级胺可在胃内的酸性环境中合成亚硝胺。亚硝胺在体内经过羟化作用而活化，形成具有很强反应性的烷化碳离子而致癌。我国河南省林县的流行病学调查表明，该地区食管癌发病率高与食物中亚硝胺含量高有关。

（4）真菌毒素　目前已知有数十种真菌毒素具有致癌性，研究最多的是黄曲霉素。黄曲霉素广泛存在于高温、潮湿地区的霉变食品中，尤以霉变的花生、玉米及谷类中含量最多，其致癌性最强。其化学结构为异环芳烃，在肝通过肝细胞内的混合功能氧化酶氧化成环氧化物而致癌。这种毒素主要诱发肝细胞性肝癌。我国和南非肝癌高发地区的调查都显示，黄曲霉素 B_1 在谷物中的污染水平与肝癌的发生有密切关系。但这些地区同时也是乙型肝炎病毒感染的高发区。分子生物学的研究表明，黄曲霉素 B_1 的致癌作用是使肿瘤抑制基因 *p53* 发生点突变而失去活性，而 HBV 感染所致的肝细胞慢性损伤和由此引起的肝细胞持续增生为黄曲霉素的致癌作用提供了有利条件。因此，HBV 感染与黄曲霉素 B_1 污染之间的协同作用可能是我国肝癌高发地区的主要致癌因素。

2. 直接作用的化学致癌物　此类化学致癌物不需要体内代谢活化即可致癌，但一般致癌作用较弱，致癌时间长。

（1）烷化剂与酰化剂　抗癌药物中的环磷酰胺、氮芥、苯丁酸氮芥、亚硝基脲等均属此类。其在应用相当长时间后可诱发第二种肿瘤。如在化学治疗痊愈或已控制的白血病、霍奇金淋巴瘤和卵巢癌患者，数年后可发生粒细胞白血病。应用此类药物治疗其他疾病，如类风湿关节炎和 Wegener 肉芽肿等自身免疫性疾病，以后发生恶性肿瘤的概率大大高于正常人。

（2）其他直接致癌物　金属元素如镍、铬、镉、铍等对人类有致癌作用。如铬可致肺癌，镉可致前列腺癌，镍可致鼻癌和肺癌等。其原因可能是金属的二价阳离子是亲电子的，可与细胞大分子尤其是 DNA 结合反应而致癌。一些非金属元素和有机化合物也有致癌性，如砷可致皮肤癌，氯乙烯可致塑料加工工人的肝血管肉瘤，苯致白血病等。

化学致癌大多与环境污染和职业因素有关。因此，彻底地治理环境污染、加强防护措施、防治职业病对于减少癌症的发病极其重要。

（二）物理性致癌因素

已证实的物理性致癌因素主要是电离辐射。此外，紫外线、热辐射、慢性炎症刺激、创伤和异物亦可能与促癌有关。

1. 电离辐射　系指 X 射线、γ 射线和带亚原子微粒的辐射以及紫外线照射。长期接触 X 射线及镭、铀、氢、钴、锶等放射性核素可引起各种肿瘤。如长期接触 X 射线而未采取必要防护措施的放射线工作者，易发生皮肤癌和白血病；开采放射性物质（钴、铀、氡等）的矿工易患肺癌。经过长期观察发现，日本长崎、广岛受原子弹爆炸影响的居民中白血病、甲状腺癌、乳腺癌及肺癌的发病率明显增高。辐射能使染色体断裂、易位和发生点突变，因此激活癌基因或者使肿瘤抑制基因失活。由于与辐射有关的肿瘤潜伏期较长，最终的肿瘤可能是因辐射所损伤的细胞的子代细胞，再受到促癌因素（如化学致癌物、病毒等）作用引起附加突变之后才形成的。

长期暴晒于阳光和受紫外线过度照射者，易引起皮肤的鳞癌、基底细胞癌和黑色素瘤，白种人或照射后色素不增加的有色人种最易发生。其作用机制是细胞内 DNA 吸收了光子后，使其中相邻的两个嘧啶连接形成嘧啶二聚体，此二聚体又形成环丁烷，从而破坏 DNA 双螺旋中磷酸二酯骨架而受损伤。正常人 DNA 发生损伤后可为一系列的 DNA 修复机制所修复，因此皮肤癌发病少见。而着色性干皮病（常染色体隐性遗传）患者，由于先天性缺乏修复 DNA 所需的酶，不能修复紫外线所致的 DNA 损伤，皮肤癌的发病率很高。

此外，热辐射、慢性炎症刺激（如慢性皮肤溃疡、慢性胃溃疡等发生癌变）、创伤（如骨折后发生骨肉瘤）或异物（如石棉引起胸膜间皮瘤）等也与肿瘤的发生有关。

（三）病毒和细菌

凡能引起人或动物肿瘤或体外能使细胞转化为恶性的病毒均称为致瘤病毒。现已知有上百种可引起动物肿瘤的致瘤病毒，其中 1/3 为 DNA 病毒，2/3 为 RNA 病毒。在人类越来越多的证据显示某些肿瘤的发生与病毒感染相关。

1. RNA 致瘤病毒　这类病毒可通过转导（transduction）或插入突变（insertional mutagenesis）这两种机制将其遗传物质整合到宿主细胞 DNA 中，并使宿主细胞发生转化。

（1）急性转化病毒　这类病毒含有病毒癌基因，如 *v-src*、*v-abl*、*v-myb* 等，感染细胞后，将以其 RNA 为模板通过逆转录酶合成 DNA 片段，并整合（integration）到宿主的 DNA 链中进行表达，导致细胞的转化。

（2）慢性转化病毒　这类病毒（如鼠乳癌病毒）本身不含有癌基因，但感染宿主细胞后，其病毒基因也可由于逆转录酶的作用合成 DNA，并插入到宿主细胞 DNA 链中的原癌基因附近，引起原癌基因过度表达，使宿主细胞转化。

人类 T 细胞白血病/淋巴瘤病毒 1（human T-cell leukemia lymphoma virus 1，HTLV-1）是与人类肿瘤发生密切相关的一种 RNA 病毒，与发生于日本和加勒比地区的 T 细胞白血病/淋巴瘤有关。HTLV-1 病毒与 HIV 一样，在人类通过性交、血液制品和哺乳传播。其转化的靶细胞是 $CD4^+$ 的 T 细胞亚群（辅助 T 细胞）。受染人群发生白血病的概率为 1%。HTLV-1 转化 T 细胞的机制还不完全清楚，但其转化活性与一个称为 *Tax* 的基因有关。*Tax* 基因编码蛋白可激活几种宿主基因（如编码 P55 蛋白的 *c-fos* 基因、编码 PDFG 的 *c-sis* 基因、编码 IL-2 及其受体的基因、编码髓样生长因子的基因）的转录，它们可使 T 细胞发生转化而形成肿瘤。

2. DNA 致瘤病毒　DNA 病毒中有五十多种可引起动物肿瘤。DNA 病毒感染细胞后出现两种后果：① 如果病毒 DNA 未能被整合到宿主的基因组中，病毒的复制不会受到干扰，大量的病毒复制最终使细胞死亡；② 如果病毒基因被整合到宿主的 DNA 中，并且作为细胞的基因加以表达，则可引起细胞的转化。与人类肿瘤发生密切相关的 DNA 病毒有以下三种：

（1）人乳头状瘤病毒（human papilloma virus，HPV）　HPV 与人类上皮性肿瘤，其 16、18 型主要是子宫颈和肛门生殖器区域的鳞癌的关系，近年来已得到证实。在约 85% 的子宫颈癌以及其癌前病变（重度非典型增生和原位癌）的病例中发现 HPV 的 16、18 型的 DNA 序列，并已整合到宿主细胞的 DNA 中。不仅如此，整合的病毒 DNA 在同一种肿瘤的所有癌细胞中均在基因组的同一位置，提示其整合方式是克隆的。整合后 HPV-16、18 的 E6 和 E7 蛋白过度表达，并极易与 RB 和 p53 蛋白结合使其失活，这时如果再转染一个突变的 *RAS* 基因，就会引起完全的恶性转化。这说明 HPV 的致癌作用是作为始动因子，需要其他基因突变的协同。而微生物的感染、激素和饮食等可能是子宫颈癌发生的协同因子。

（2）Epstein-Barr 病毒（EBV） 与之有关的人类肿瘤是 Burkitt 淋巴瘤、鼻咽癌、某些霍奇金淋巴瘤和 B 细胞淋巴瘤、某些外周 T 细胞淋巴瘤和 NK/T 细胞淋巴瘤等。EB 病毒主要感染人类的口腔上皮细胞和 B 淋巴细胞。EB 病毒感染整合到宿主细胞 DNA 中，可能使其潜伏膜蛋白基因 *LMP-1* 表达，并通过其上调凋亡调节基因 *Bcl-2* 而阻止受感染细胞凋亡，同时激活生长促进通路，使细胞增生。Burkitt 淋巴瘤是一种 B 细胞性肿瘤。EBV 能使受染的 B 细胞发生多克隆性的增生。而在非洲高发地区，疟疾或者其他感染损害了患者的免疫功能，使得受染 B 细胞持续性增生，在此基础上再发生附加突变，如染色体易位 t（8；14）。后者使位于 14 号染色体的 *IgH* 基因与位于 8 号染色体的 *MYC* 基因拼接成一个新的融合基因，导致 MYC 激活，出现多克隆性增生。进一步的附加突变，如 *N-RAS* 基因突变，可能使得多克隆增生变成单克隆增生，最后形成淋巴瘤。

鼻咽癌在我国南方和东南亚多见。所有患者的肿瘤细胞中有 EBV 的基因组，而且病毒基因插入的位点在同一肿瘤的所有癌细胞中是一致的（克隆性），因此 EBV 感染是在肿瘤发生之前（图 5-38）。

（3）乙型肝炎病毒（hepatitis B virus，HBV） 慢性 HBV 感染与肝细胞癌发生关系密切。在癌细胞中，HBV 的整合是克隆性的，但其本身不含有编码癌蛋白的基因，其 DNA 也不接近任何癌基因或肿瘤抑制基因。因此，其致癌的机制可能是多因素参与的：① HBV 导致慢性肝细胞损伤，使之不断增生，同时若有其他致癌因素（如黄曲霉素 B_1）的致突变作用容易发生癌变；② HBV 可编码一种 HBX 蛋白，可使受感染的肝细胞的几种生长促进基因激活，如胰岛素样生长因子 Ⅱ 和胰岛素样生长因子受体 Ⅰ；③ HBV 的整合导致 *p53* 基因失活。由此可见，肝细胞性肝癌的发生也可能是多步骤的。

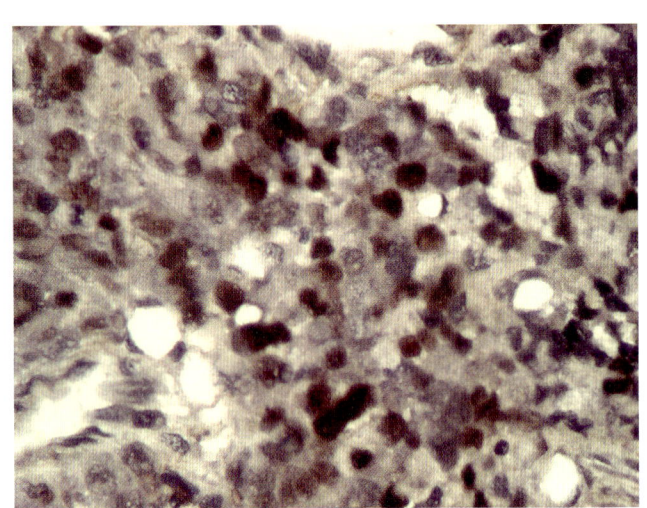

图 5-38　鼻咽癌

癌组织呈 EBER 原位杂交检测阳性

3. 幽门螺杆菌（helicobacter pylori，HP） 研究指出，HP 引起的慢性胃炎与胃腺癌以及胃淋巴瘤的发生有关。HP 与胃腺癌的关系类似于 HBV 与肝癌的关系。在 HP 导致炎症时，产生多种遗传毒性因子，如活性氧基团。引起胃黏膜上皮细胞的萎缩、肠上皮化生、不典型增生和腺癌，发生率约为 3%。HP 的 *CagA* 基因可进入上皮细胞，引起类似于上调生长因子刺激的信号转导作用。

胃黏膜相关淋巴组织的边缘区淋巴瘤（也称为 MALT 淋巴瘤）绝大多数伴有幽门螺杆菌的感染，而且对胃淋巴瘤患者的抗生素治疗，可以使部分患者的淋巴瘤消退。HP 引起淋巴瘤的机制尚不完全明确，可能与 HP 的菌株、宿主的遗传因子等有关。

三、影响肿瘤发生、发展的内在因素及其作用机制

肿瘤的发生和发展除了受外界致癌因素的作用外，机体的内在因素也起着重要作用，如宿主对肿瘤的反应以及肿瘤对宿主的影响等。这些内在因素是复杂的，许多问题至今尚未明了，还有待进一步研究。机体的内在因素可分为以下几方面：

（一）遗传因素

遗传因素对肿瘤发生的作用在动物实验中已得到证实。人类肿瘤是否有遗传性，以及遗传因素到底在肿瘤发生上起多大作用，这是人们普遍关注的课题。大量的流行病学调查表明，一些癌前病变，如结肠腺瘤性息肉病、神经纤维瘤等都属单基因遗传，以常染色体显性遗传的规律出现。其他肿瘤，如视网膜母细胞瘤、肾母细胞瘤、肾上腺或神经节的神经母细胞瘤等也都是常染色体显性遗传的肿瘤。这类肿瘤主要表现为遗传性肿瘤抑制基因（如 *RB*、*p53*、*APC*）的突变或缺失，其发生还需第二次突变。有些肿瘤呈染色体隐性遗传的遗传综合征，均表现为遗传性 DNA 修复基因缺陷，如 Bloom 综合征（先天性毛细血管扩张性红斑及生长

发育障碍）时易发生白血病及其他恶性肿瘤，毛细血管扩张性共济失调症患者多发生急性白血病和淋巴瘤，着色性干皮病患者经紫外线照射易患皮肤基底细胞癌、鳞癌或黑色素瘤。这里还应强调，遗传因素与环境因素在肿瘤发生中起协同作用，而环境因素尤为重要。

总的说来，不同肿瘤可能有不同的遗传传递方式，真正直接遗传的只是少数不常见的肿瘤。因此，在大多数肿瘤的发生中，遗传因素的作用只表现为对致癌因素的易感性或倾向性。以视网膜母细胞瘤为例，此基因定位在染色体 13q14，只有两条同源染色体上的 *RB* 等位基因都被灭活，即需两次突变后，才能使肿瘤发生。在家族性视网膜母细胞瘤患儿的基因组中已有一个 *RB* 基因是缺陷的，当另一个基因再次受致癌因素作用而突变时，即可形成肿瘤。

（二）宿主对肿瘤的反应——肿瘤免疫

恶性转化是由于遗传基因的改变引起的。有些异常基因表达的蛋白可以引起免疫系统的反应，从而使机体能消灭这些"非己"的转化细胞。如果没有这种免疫监视机制，肿瘤的发生要比实际上出现的多得多。在此，$CD8^+$ 的细胞毒性 T 细胞（cytotoxic T-lymphocyte，CTL）和 NK 细胞扮演最重要的角色。

免疫因素在肿瘤发生中的作用主要体现在以下方面：

1. **肿瘤抗原** 引起机体免疫反应的肿瘤抗原可分为两类：① 只存在于肿瘤细胞而不存在于正常细胞的肿瘤特异性抗原；② 存在于肿瘤细胞和某些正常细胞的肿瘤相关抗原。

对化学致癌的动物模型研究发现，肿瘤特异性抗原是个体独特的，即不同个体中的同一种致癌物诱发的同一组织学类型的肿瘤有不同的特异性抗原。其原因可能为癌变时基因突变的随机性引起产生的异常蛋白质的氨基酸序列变化不定。在人类肿瘤，CTL 可以通过其表面的 T 细胞受体，识别只存在于肿瘤细胞，而且与 MHC 分子一起组成复合物状态下的肿瘤特异性抗原，从而杀伤肿瘤细胞。

肿瘤相关抗原可分为两类：肿瘤胚胎抗原和肿瘤分化抗原。前者在正常情况下出现在发育中的胚胎组织而不见于成熟组织，但可见于癌变组织，例如在胚胎肝细胞和肝细胞癌中出现的甲胎蛋白（AFP），以及在胚胎组织和结肠癌中出现的癌胚抗原（CEA）。后者是指正常细胞和肿瘤细胞都具有的与分化程度有关的某些抗原，例如前列腺特异抗原（PSA）见于正常前列腺上皮和前列腺癌细胞，酪氨酸酶见于正常黑色素细胞和黑色素瘤。肿瘤相关抗原在有关肿瘤的诊断和病情监测上是有用的标记，也可用此制备活性 T 细胞或抗体，用于肿瘤的免疫治疗。

2. **抗肿瘤的免疫效应机制** 肿瘤免疫反应以细胞免疫为主，体液免疫为辅。参加细胞免疫的效应细胞主要有 CTL、自然杀伤（nature killing cell，NK）细胞和巨噬细胞。CTL 被白细胞介素 2（IL-2）激活后可以通过其 T 细胞受体识别瘤细胞上的人类主要组织相容性复合体（major histocompatibility complex，MHC）I 型分子而释放某些溶解酶将瘤细胞杀灭。CTL 的保护作用在对抗病毒所致的肿瘤（如 EBV 引起的 Burkitt 淋巴瘤和 HPV 导致的肿瘤）时特别明显。NK 细胞是不需要预先致敏的能杀伤肿瘤细胞的淋巴细胞。由 IL-2 激活后，NK 细胞可以溶解多种人体肿瘤细胞，其中有些并不引起 T 细胞的免疫反应，因此 NK 细胞是抗肿瘤免疫的第一线的抵抗力量。NK 细胞识别靶细胞的机制可能是通过 NK 细胞受体和抗体依赖的细胞介导的细胞毒作用（antibody-dependent cell-mediated cytotoxicity，ADCC）。巨噬细胞在抗肿瘤反应中与 T 细胞协同作用。T 细胞产生的 γ-干扰素可激活巨噬细胞，而巨噬细胞产生的肿瘤坏死因子（TNF-α）和活性氧代谢产物在溶解瘤细胞中起主要作用。此外，巨噬细胞的 Fc 受体还可与肿瘤细胞表面的 IgG 结合，通过 ADCC 杀伤肿瘤细胞。参与抗肿瘤反应的体液免疫机制主要是激活补体和介导 NK 细胞参与的 ADCC。

3. **免疫监视** 在先天性免疫缺陷或接受免疫抑制剂治疗的患者中恶性肿瘤发病率明显增加，说明了免疫监视机制在抗肿瘤作用中的重要性，如先天性免疫缺陷病（X 性连锁无 γ 球蛋白血症）的患者有 5% 发生恶性肿瘤，比对照组高 200 倍；器官移植的受者和 AIDS 病患者发生淋巴瘤的可能也大大增加。恶性肿瘤患者随着病程的发展和病情恶化可伴有免疫功能普遍下降，晚期患者尤为突出。相反，有些肿瘤，如神经母细胞瘤、黑色素瘤和绒毛膜上皮癌等患者，由于机体免疫功能增强可发生自然消退。但是大多数的恶性肿瘤发生于免疫功能正常的人群，肿瘤细胞如何逃脱免疫系统的监视并破坏机体的免疫系统的功能还不完全清楚。可能与下列因素有关：① 在肿瘤生长过程中，具有较强的抗原性的亚克隆被免疫系统消灭，而无抗原性的或者抗原性弱的亚克隆则生长成肿瘤。②CTL 攻击肿瘤细胞时要识别瘤细胞膜上的 I 型 MHC 抗原。肿瘤细胞的 MHC 抗原表达丧失或减少，会使瘤细胞避开 CTL 的攻击。③在肿瘤细胞表达 MHC 抗原时，如果缺乏协同刺激因子，瘤细胞仍然可以逃避 CTL 的攻击。④肿瘤产物也可以抑制免疫反应，如许多肿瘤分泌的肿瘤转化生长因子 β（TGF-β）就是一种潜在的免疫抑制剂。肿瘤引发的有些免疫反应，如抑制 T 细胞的激活，本身就可抑制对肿瘤的免疫反应。⑤CTL 的凋亡。某些黑色素瘤和肝细胞癌表达 Fas 配体，可以与表达 Fas 的 T 细胞结合而使其发生凋亡。

综上所述，肿瘤的病因是相当复杂的，特别是对其发病机制的了解，还有许多未知的领域。总结近年来分子遗传学研究的进展，有以下几点是比较肯定的：①从遗传学角度上来说肿瘤是一种基因病；②肿瘤的形成是瘤细胞单克隆性扩增的结果；③环境和遗传的致癌因素引起的细胞遗传物质（DNA）改变的主要靶基因是原癌基因和肿瘤的抑制基因，原癌基因的激活和/或肿瘤抑制基因的失活导致细胞的恶性转化；④肿瘤的发生不只是单个基因突变的结果，而是一个长期的、分阶段的、多种基因突变积累的过程；⑤机体的免疫监视体系在防止肿瘤发生上起重要作用，肿瘤的发生是免疫监视功能丧失的结果。

临床病理讨论

病例摘要

患者，女性，63 岁。5 个月前出现胃痛，逐渐加重，服复方氢氧化铝（胃舒平）、去痛片等稍见缓解。3 个月前出现持续胃痛、胃胀、呕吐，并有便血和呕血。入院后体检发现有锁骨上多个淋巴结肿大、变硬，肝大。胃肠 X 线透视发现胃小弯侧近幽门处有充盈缺损；B 超检查显示肝有多个大小不等的强回声团。临床采用化疗和营养支持疗法。以后患者逐渐消瘦，出现贫血、腹胀及腹水，并出现咯血、咳脓痰及呼吸困难等症状。X 线检查显示肺部多发散在、边界清楚的圆形病灶，多靠近胸膜，之间可见散在模糊片状阴影。经抗感染治疗无效，入院后 2 个月死亡。

尸检摘要

身体极度消瘦，体重 30 kg。左锁骨上淋巴结肿大。腹水 2500 ml，橙红、半透明状。胃：胃小弯近幽门处有一椭圆形肿瘤，中央有一个 4 cm×3 cm 大小的溃疡，溃疡边缘呈不规整隆起，切面呈灰白色，质硬，溃疡底凸凹不平，有处见出血坏死；镜下见：大量腺样细胞巢侵入黏膜下层、肌层及浆膜层，细胞异型性明显，核分裂象多见。肝：体积增大，表面及切面可见大小不一的灰白色结节，境界清楚；镜下见，结节内为不规则腺样细胞巢，细胞异型性明显，可见核分裂象。肺：表面及切面可见多发散在的灰白色结节，境界清楚；镜下所见病变与肝内结节相同，双肺下叶还可见散在的，呈黄白色直径为 1 cm 左右的实变病灶；镜下见，病灶内细支气管腔内大量中性粒细胞及坏死渗出物，上皮细胞有坏死脱落，细支气管周围肺泡腔有中性粒细胞及液体渗出。淋巴结：胃周边淋巴结、肠系膜、大网膜、纵隔、肝门、肺门等处淋巴结肿大变硬，切面灰白；镜下所见病变相同，正常淋巴结结构破坏，内见腺样细胞巢。卵巢：双侧均有多个灰白色、大小不等的结节；镜下所见与肝内结节相同。

讨论题

1. 此患者的临床诊断、病理诊断和死亡原因是什么？
2. 通过此病例如何判断肿瘤的良、恶性？
3. 肿瘤对机体的危害有哪些表现？
4. 肿瘤的转移方式有哪些？此病例表现如何？

（周建华　杨　姣）

第六章 环境和营养病理学

环境和营养性疾病（environmental and nutritional diseases）指暴露于周围环境、工作场所及个人环境中存在的各种有害化学、物理因素而发生的疾病。环境污染、工作环境的某些特殊条件、特定的自然环境因素或个人不良习惯（如吸烟、酗酒、药物滥用及异常营养状态）等均可造成机体发生病理改变，如城市大气污染或吸烟导致的慢性支气管炎和肺气肿，工作环境的特殊条件引起的各种职业病，自然条件异常造成的地方病及摄取过多营养物质而导致的营养过剩等。随着当前我国工业化和城市化进程不断加速，各种内、外源性的化学物质对环境中人体所需的空气、水、食物的污染日趋严重，对机体的损害日趋增大；随着我国居民物质生活条件的不断改善，摄取过多食物或某些营养物质超过机体对营养的需要而导致的营养过剩病例逐渐增多。环境和营养病理学（environmental and nutritional pathology）主要包含了环境和营养性疾病的病因、发病机制、病理改变及病理临床联系等方面的内容。本章主要叙述全球关注及我国特殊发生的相关环境和营养性疾病，而环境性物理损伤因篇幅有限未包含在内。

第一节 环境污染与职业暴露

环境污染（environmental pollution）是指进入环境的污染物的量超过了环境的自净能力，造成环境质量下降和恶化，直接或间接影响到人体健康。凡能污染环境，使环境质量恶化，从而直接或间接使人患病的环境污染因素，统称为环境污染性致病因素（environmental pollution-related pathogenic factor）。随着现代科学技术发展与人类生活水平的提高，环境污染的程度和危害日益增加。尤其是在发展中国家，环境污染问题是社会发展中面临的一个重大问题。职业暴露（occupational exposure）是指由于职业关系而暴露在危险因素中，从而有可能损害健康或危及生命的一种情况。

一、空气污染

空气污染（air pollution）是指有害的化学性、物理性或生物性物质存在于空气中所造成的污染。空气污染能够对人体健康造成不良影响，如空气中污染物浓度短期内急剧增高，可使人群吸入大量污染物造成急性中毒，主要见于烟雾事件和生产事故。此外，空气污染还可对人体造成慢性危害及远期影响，如二氧化硫、二氧化氮、硫酸雾、硝酸雾、盐酸等污染物不仅能产生急性刺激作用，而且能长期反复刺激机体的感受部位，使局部组织充血，产生咽炎、喉炎、眼结膜炎、气管炎等炎症；大气污染造成肺部疾患，使肺功能下降，肺动脉压升高，从而继发肺心病等。

（一）室外空气污染

工业和交通运输是室外空气污染的主要来源，室外空气污染已经成为全球性的严重社会问题。火力发电厂、炼钢炉、民用炉灶等使用矿物燃料燃烧和汽车、火车、飞机、轮船燃烧石油或烧煤所产生的废气是重要的污染来源，排放到大气中的污染物有硫氧化物、氮氧化物、碳化合物、有机化合物及各种微粒。污染物可为气体或烟尘，例如大量二氧化硫（SO_2）进入大气后可造成硫酸雾和酸雨。下面主要讨论几种常见污染物。

1. 微粒（particulates）及酸性气溶胶（acid aerosols） 微粒又称烟尘（soot），在煤、汽油和柴油燃烧过程中产生。微粒被人体吸入后易停留于肺泡，被巨噬细胞和中性粒细胞吞噬后释放出炎症介质，如巨噬细胞炎性蛋白-1α和内皮素。直径小于 10 μm 的微粒最有害，可大量沉积在肺部（如含硅的粉尘），对人体造成永久伤害，导致硅沉着病（矽肺）。急性暴露于柴油燃烧后产生的细小微粒可刺激眼、喉和肺，引起哮喘发作，促使心肌缺血。

排放到大气中的硫和二氧化氮（NO_2）氧化后能够分别生成硫酸和硝酸，后两者可溶解于水或吸附在微粒表面，形成酸性气溶胶。酸性气溶胶可刺激呼吸道上皮，改变黏膜纤毛上皮细胞的自净功能，进一步影响哮喘病患者的呼吸功能。NO_2可引起肺泡表面活性物质的过氧化，损害细支气管的纤毛上皮细胞和肺泡细胞，破坏肺泡组织的胶原纤维，严重时引起肺气肿。吸入的NO_2以亚硝酸根和硝酸根的形式进入血液，最终由尿排出。亚硝酸根与血红蛋白结合生成高铁血红蛋白，导致组织缺氧。

NO_2与大气中的二氧化硫和臭氧分别具有相加和协同作用，造成呼吸道阻力增加以及对感染的抵抗力降低。

2. **臭氧（ozone，O_3）** 臭氧是汽车的排放物（二氧化氮）在含有碳氢化合物的空气中经阳光照射而产生的一种强力氧化剂，亦被称为光化学反应（photochemical reaction）的污染物。

大量吸入臭氧可引起呼吸系统改变，如咳嗽、胸部不适、肺部炎症、短暂或长期支气管过敏；哮喘患者对臭氧尤其敏感。臭氧在化学性质上的高度不稳定性，使其极易与细胞膜表面的不饱和脂肪酸发生反应，生成过多的自由基而发挥毒性作用，导致炎症介质的释放，引起呼吸道的炎症。臭氧还能阻碍血液的输氧功能，造成组织缺氧；使甲状腺功能受损；骨骼早期钙化；损害体内某些酶的活性和产生溶血反应。

3. **一氧化碳（carbon monoxide，CO）** 室外一氧化碳主要来自汽车发动机运转产生的尾气、某些工业生产过程中化石燃料的燃烧、森林火灾释放出的萜烯类化合物及其他生物体的燃烧。燃烧时，供氧条件越差，一氧化碳含量越高。一氧化碳是一种无色无味的气体，人体吸入后可迅速导致身体不适，甚至死亡。一氧化碳很容易通过肺泡、毛细血管以及胎盘屏障。吸收入血以后，一氧化碳与血液中血红蛋白结合可以形成碳氧血红蛋白（carboxyhemoglobin，COHb），其亲和力较氧高200倍，形成COHb后其解离速度是氧合血红蛋白的1/3600，影响血红蛋白的携氧能力。此外，COHb还影响氧合血红蛋白的解离，阻碍氧的释放，造成心肌、脑组织的缺氧，脑水肿，神经元变性与坏死及胶质细胞增生。暴露于高浓度的CO时，吸收入血的CO还可与肌红蛋白、细胞色素氧化酶以及P450结合。血液中COHb的含量与空气中CO的浓度呈正相关，正常人的COHb饱和度为0.4%～2.0%，贫血者略高。当血红蛋白与一氧化碳结合的饱和度达到20%～30%时可发生全身性缺氧，饱和度达到60%～70%时则可发生意识丧失和死亡。

流行病学调查发现，CO暴露与人群心血管疾病的发病率和死亡率增加有关。低浓度CO暴露还可使冠心病患者发生心律失常、心电图异常等。由于内源性CO产生增加，妇女妊娠时血中COHb浓度要比非妊娠时高20%左右。正常胎儿血中COHb浓度比母体高10%～15%，因此胎儿对CO的毒性比成人敏感。研究证实，妊娠妇女吸烟可引起胎儿血中COHb浓度上升至2%～10%，其结果是导致低体重儿、围生期死亡率增高以及婴幼儿的神经行为障碍。

（二）室内空气污染

室内空气污染（indoor air pollution）是指在密闭空间中含有影响人体健康的有害物质，如来自烟草燃烧的烟雾、煤气炉和煤炉燃烧产生的废气、建材和家具释放的甲醛、宠物的过敏原、灰尘、真菌孢子和细菌等。特别是室内装饰材料及家具的污染是目前造成室内空气污染的主要原因。室内装饰材料中具有毒气污染的材料会挥发出三百多种挥发性的有机化合物，包含甲醛、氨、苯、甲苯、二甲苯以及放射性气体氡等。2002年，WHO有关世界卫生报告中已将室内空气污染与肥胖症、高血压和胆固醇过高症等共同列为人类健康的十大威胁。现代城市中空调和暖气的使用导致室内通风减少，增高了室内空气污染物水平。室内空气污染可诱发人体发生肿瘤、咽喉部刺激症状、慢性呼吸道疾病、心血管疾病、发育及生殖功能障碍等。

1. **一氧化碳** 室内一氧化碳的来源主要是人群吸烟、取暖设备和厨房。一支香烟能产生13 mg一氧化碳；取暖设备及厨房产生一氧化碳的原因主要是燃料不完全燃烧。取暖和天然气热水器使用不当可造成急性一氧化碳中毒（即煤气中毒）；在密闭室内燃放煤气造成一氧化碳中毒是自杀死亡的常见原因。急性一氧化碳中毒时，由于大量碳氧血红蛋白形成使全身皮肤和黏膜呈特殊的樱桃红色，其他器官出现水肿、出血和变性等缺氧改变。

2. **甲醛（formaldehyde）** 甲醛是高度可溶性和挥发性的有机化合物，被广泛地运用于木制品、家具、纺织品和绝缘等。甲醛可演变为丙烯醛和乙醛，加重其刺激性，是我国新装修家庭中的主要污染物。通常室温在 19℃以上，物体中的甲醛就容易释放出来。儿童是室内环境污染的高危人群。甲醛已经被世界卫生组织确定为一类致癌物，可能是引起城市白血病患儿增多的主要原因。甲醛浓度在 1 mg/L 时即可引起急性眼、上呼吸道的刺激感或加重已有的哮喘症状。长期生活在高浓度甲醛环境下可出现神经衰弱症状；有的还可引起肝细胞损伤，肝功能异常，出现肝中毒性病变；也可出现呼气性肺功能障碍。遗传毒性研究发现，甲醛能引起基因突变和染色体损伤。

3. **木材烟雾（wood smoke）** 用燃木炉子取暖是木材烟雾造成室内空气污染的原因，木材燃烧的烟雾中含有各种氧化氮、含碳微粒。木材烟雾可刺激呼吸道，是肺部感染的前因，其所含的多环碳氢化合物是危险的致癌物。

4. **其他** 氡（radon）是放射性气体，由铀衰变而来，广泛地分布在土壤中。居室中的氡气污染十分普遍，尤其是地下室。吸入氡气后，在肺部继续衰变产生 α 射线，可致肺癌。其他的室内污染还有石棉和生物气溶胶等。所有的室内空气污染均与通风不良有关，因此，及时采用足够的通风是减少和避免室内空气污染的主要方法。

二、职业及环境暴露性污染

劳动者在职业活动中因接触粉尘、放射性物质和其他有毒、有害物质而引起的疾病称为职业病（occupational disease），包括肺尘埃沉着病（尘肺）、职业性放射病和职业中毒等。职业暴露及环境暴露污染（occupational and environmental exposing pollutions）因素包含有机溶剂、高分子聚合物、金属和非金属离子等。

（一）有机溶剂

常见的有机溶剂有氯仿、四氯化碳、苯、三氯乙烯和甲醇等。急性吸入高浓度有机溶剂可引起头痛、眩晕、中枢神经系统抑制、昏迷、肝肾损害、骨髓造血功能改变等；长期低剂量吸入有机溶剂可使肿瘤发生的危险性增加，对生殖能力有一定影响。职业暴露人群多发生在生产有机溶剂的企业、建筑装潢业、橡胶制作业和制鞋业等。

（二）塑料、橡胶和高分子聚合物

合成塑料、橡胶、高分子聚合物广泛用于制造地板、家用品、乳胶制品、管道、电缆和容器等。在合成聚氯乙烯过程中使用的氯乙烯单体为无色易燃气体，可通过肺和皮肤进入体内，氯乙烯可致血管肉瘤；橡胶工人接触的 1，3-丁二烯可导致白血病的发病危险性增加；塑料制品中使用的增塑剂邻苯二甲酸酯可引起实验大鼠的睾丸损伤。

（三）金属元素

从远古时期某些金属或其化合物就被用作毒药使用，如砷（砒霜）和汞。铅、锰、砷、汞、镉等是最常见的对人体有毒性作用的重金属。

1. **铅（lead）** 铅在自然界分布很广，常以硫化铅的形式存在。从事铅矿开采、铅冶炼、铅加工、电池制造、含铅涂料的粉刷，服用含铅中药（如黑锡丹、红丹、樟丹等），含铅汽油，老式楼房中使用的铅水管和含铅油漆等均可造成铅中毒。环境中的铅可通过污染空气、食物和水等方式经呼吸道或消化道进入人体，少部分经皮肤吸收。铅吸收入血后，95%～99% 与红细胞中的血红蛋白结合，随血流进入组织和器官中。血中的铅可经肾排出，进入消化道的铅 90% 以上经肠道排出。无机铅在体内主要与巯基蛋白结合，或形成稳定的磷酸铅及可扩散的磷酸氢铅和甘油磷酸铅；四乙铅可转化为三乙铅，再分解为二乙铅和无机铅。过多的铅在体内蓄积引起神经、消化、呼吸和免疫系统急性或慢性中毒。铅中毒性脑病可出现脑水肿甚至脑疝形成，镜下可见脑组织充血、点片状出血、神经细胞灶性坏死，病灶附近伴有星形细胞弥漫性增生、血管扩张及毛细血管增生。成人铅中毒还表现为周围运动神经损害，由于累及桡神经和腓神经而引起特征性的腕下垂（wrist drop）和足下垂（foot drop）。铅中毒时可引起胃肠道周围神经病变而导致胃肠道疼痛。肾的损害主要是近曲小管上皮细胞线粒体和细胞核的改变，肾纤维化和肾小管重吸收障碍；临床上可出现氨基酸尿、糖尿和高磷酸盐尿。儿童慢性铅中毒可表现为异食癖，重者情绪易怒和共济失调，甚至发生抽搐或意识改变、嗜睡或昏迷。铅中毒儿童长骨的干骺端由于铅和钙的沉积可造成骨密度增加，形成 X 线照片上的特殊改变——"铅线"（lead line）。过量的铅还可刺激牙龈，使近齿龈处的色素沉着，形成另一种"铅线"。

铅中毒的作用机制较为复杂。铅可抑制多种酶活性，如红细胞内 δ- 氨基乙酰丙酸脱氢酶、亚铁螯合酶、谷胱甘肽还原酶、碳酸酐酶、Na^+-K^+-ATP 酶等，使相应酶的代谢过程障碍。铅可抑制神经突触的传导，使大脑皮质兴奋和抑制功能紊乱。铅作为二价离子，与钙离子竞争，影响骨的钙代谢，干扰神经传递和脑的发育。铅可抑制 1，25- 二羟维生素 D 的生成。

铅中毒的实验室诊断依据为血铅浓度和游离的红细胞原卟啉浓度增高、红细胞的 δ- 氨基乙酰丙酸脱氢酶活性减低、尿中 δ- 氨基乙酰丙酸排出增多等。临床上使用螯合剂，如 EDTA，或者合用二巯丙醇（dimercaprol）治疗铅中毒。铅导致的肾和造血系统的损害是可逆的，但神经系统的损害一般不可逆。

2. 汞（mercury） 汞是金属中毒性较高的元素之一，在汞矿开采，汞合金冶炼，金和银提取，日光照明灯、温度计、补牙汞合金等的生产过程中，易于接触，可通过汞蒸气吸入体内。无机汞（如氯化汞）和有机汞（如甲基汞），可通过食物摄入。汞可通过肾、胆汁、消化道、呼吸等途径排出。20 世纪 50 年代，日本熊本县水俣湾地区化肥厂和塑料厂排放甲基汞进入海湾，当地居民食入被汞污染的鱼类后发生大批慢性汞中毒事件，引起社会对汞污染问题的关注。

金属汞容易通过血脑屏障进入脑组织，并在脑组织中氧化为汞离子，与脑内的蛋白质结合而造成脑的损害；有机汞也首先表现出对脑组织的损害。神经系统的改变有视觉受限、瘫痪、共济失调、发音困难和听力障碍等；形态改变主要为小脑萎缩和视皮质海绵状软化。无机汞进入体内后以离子态与金属硫蛋白结合，容易在肾蓄积而造成损害，表现为肾近曲小管上皮细胞坏死，临床表现为无尿性的肾衰竭。慢性汞中毒者出现蛋白尿，甚至肾病综合征，可见膜性肾小球肾炎的病理学改变，电镜下可见上皮下电子致密物沉积，提示有免疫复合物沉积。

3. 砷（arsenic） 砷是一种类金属元素，主要以硫化物的形式存在，如雄黄（As_2S）、雌黄（As_2S_3）等。砷在潮湿的空气中易被氧化生成三氧化二砷（As_2O_3），又名亚砷酐，俗称砒霜、砒石、白信石等。中医常用雄黄、三氧化二砷为外用药治疗皮肤病，砷剂也用作抗癌药。砷及其化合物广泛地用作杀虫剂、除草剂和木材防腐剂等。

砷中毒（arsenic poisoning）常称砒霜中毒，多因服用含砷药物剂量过大、砷化合物生产加工过程中吸入其粉末，或误食含砷的毒鼠药和杀虫药所致。最近几年陆续有报道服用牛黄解毒片（含有雄黄）而引起慢性砷中毒的病例，已引起高度重视。

在特定地理环境下的居民长期通过饮水、空气、食物等途径摄入过多的砷，可发生地方性砷中毒（endemic arsenic poisoning）。国外的地方性砷中毒主要集中在孟加拉、印度、泰国、美国、澳大利亚、阿根廷、匈牙利、智利和墨西哥等国，由于饮水中砷含量超过 WHO 规定的 0.01 mg/L 标准而发生饮水型地方性砷中毒。在我国新疆、云南、湖南、内蒙古、台湾地区等地发现了大面积的砷中毒病区，饮用水砷含量高达 0.88 mg/L。另外，在贵州和山西还发现了燃煤污染型地方性砷中毒病区。由于燃煤中富含砷，当地居民通过敞炉燃煤取暖和食用燃煤烘烤过的粮食或蔬菜等，从呼吸道或消化道摄入大量的砷，砷长期蓄积在体内而造成慢性砷中毒。

急性砷中毒的症状有中枢神经麻痹，出现四肢疼痛性痉挛、意识模糊、谵妄、昏迷、血压下降及呼吸困难，数小时内因毒物抑制中枢神经而死亡。砷中毒呈胃肠型症状者在服毒 1~2 h 内可发生剧烈的恶心、呕吐、腹痛和腹泻，酷似霍乱或重症胃肠炎，粪便呈水样并带血，可伴脱水和休克。砷中毒患者可伴有肝及心肌损害。地方性砷中毒的临床表现主要有皮肤损害（皮肤角化、色素沉着或色素脱失）（图 6-1），消化系统、神经系统、心血管系统和呼吸系统改变以及癌症，特别是皮肤癌和肝癌。

砷中毒的作用机制还未阐明，进入人体内的砷过多可抑制机体抗氧化系统，导致自由基生成过多而损伤

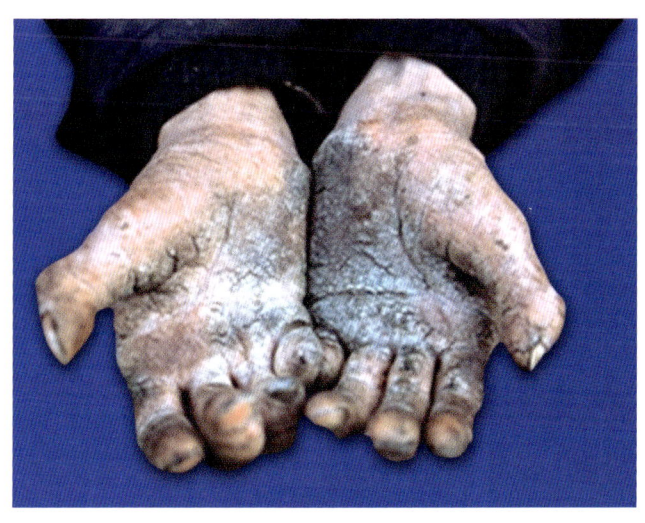

图 6-1 砷中毒患者

手掌过度角化：掌跖皮肤粗糙、增厚，并有不同程度的角化过度、皲裂，表现为棕褐色或灰褐色

组织或细胞；砷可损伤 DNA 和引起 DNA 甲基化异常，可能与砷中毒时癌症的发生有关。

4. 镉（cadmium） 镉常与铅、锌矿共生，用于制造合金、碱性电池和电镀等。镉可通过呼吸道和消化道吸收进入体内，一次大量吸入可引起急性肺炎和肺水肿；慢性镉中毒主要引起肺纤维化、肺气肿、肾小管损害（可致蛋白尿）等。日本发生的镉污染所致的"痛痛病"，就是因长期摄入被硫酸镉污染的水源而引起的一种慢性镉中毒。

镉可与含硫基、氨基或羧基的蛋白质分子结合形成镉结合蛋白（Cd-binding protein），抑制多种酶的活性。镉能损伤肾小管和肝细胞，诱发低色素性贫血和肺气肿。镉损伤肾小管后，使人出现糖尿、蛋白尿和氨基酸尿等症状，并使尿钙和尿酸的排出量增加。肾功能不全又会影响维生素 D_3 的活性，使骨骼的生长代谢受阻碍，从而造成骨骼疏松、萎缩、变形等。病理检验可见肾小管出现退行性变，管腔扩大或呈慢性间质性改变，电镜下可见近端肾小管和部分远端肾小管上皮细胞发生改变，线粒体膨化，核浓缩，线粒体内颗粒增加，细胞质内出现电子密度高的含镉颗粒，肾小球无显著变化。

5. 镍（nickel） 镍广泛用于制造电器、硬币、合金钢、电池。镍最多见的损害为皮炎，所谓"镍痒"（nickel itch）。这是由镍引起的过敏反应所致。镍也可增加接触者患某些肿瘤的危险，如肺癌和鼻癌。

6. 铁（iron） 常见的缺铁性贫血主要见于儿童和妇女。缺铁性贫血的治疗剂硫酸亚铁在儿童若过量服用则可造成铁中毒，尤其是 1~2 岁的儿童服用量在每次 1~2 g 时可致急性中毒，甚至死亡。尸体解剖发现这种患儿主要为出血性胃炎和急性重型肝炎。慢性铁中毒可导致体内铁异常蓄积于肝等处，可导致肝硬化、糖尿病和心脏疾病。

（四）非金属元素

1. 氟（fluoride） 氟是化学性质最活泼、氧化性最强的物质。摄入氟过多可引起氟中毒（fluorosis）。氟中毒分为工业性氟中毒和地方性氟中毒。前者是由于工业生产过程中产生过多的氟而造成污染，如铝厂在电解铝生产过程中产生大量的含氟废气造成机体中毒；后者则是在特定地区的外环境中氟元素含量过多，导致生活在该环境中的人群长期摄入过量氟而引起慢性全身中毒性改变，涉及全世界五十多个国家和地区，包括中国、印度、孟加拉、越南、斯里兰卡、埃及及南非等。我国和印度是世界上受氟中毒危害最重的国家。据统计，我国除上海和海南外，其他省、自治区和直辖市均有不同程度的地方性氟中毒流行病区，主要存在饮水型、燃煤污染型和饮茶型三种类型。其中，饮水型氟中毒主要分布在北方地区，由于饮水中氟含量大大高于国家标准（1 mg/L）所致；燃煤污染型氟中毒主要分布在贵州、四川、云南和重庆等，由于燃煤中氟含量高，人体经敞炉燃煤取暖和食用燃煤烘烤过而造成氟污染的粮食、蔬菜后通过吸入和摄入造成慢性中毒；而饮茶型主要是藏族地区居民长期大量饮用富含氟的奶茶而引起慢性中毒。

慢性氟中毒的典型表现是氟斑牙和氟骨症（图 6-2）。长期摄入的氟可大量沉积在骨性组织和多种非骨性器官，造成骨质硬化、骨密度增加，并可使骨膜、韧带及肌腱等发生硬化。成骨细胞和破骨细胞活动，又促进新骨形成，骨内膜增生，因而造成骨皮质增厚、表面粗糙、外生骨疣等病变。过量氟可消耗大量的钙，使血钙水平降低，刺激甲状旁腺分泌激素增多，抑制肾小管对磷的重吸收，使磷排出增多，继而导致磷代谢紊乱。血钙减少和甲状旁腺激素（parathyroid hormone，PTH）的增加反过来又刺激钙从骨组织中不断释放入血，造成骨质脱钙或溶骨，临床上可表现为骨质疏松、骨软化甚至骨骼变形。此外，氟离子可改变骨基质胶原的生

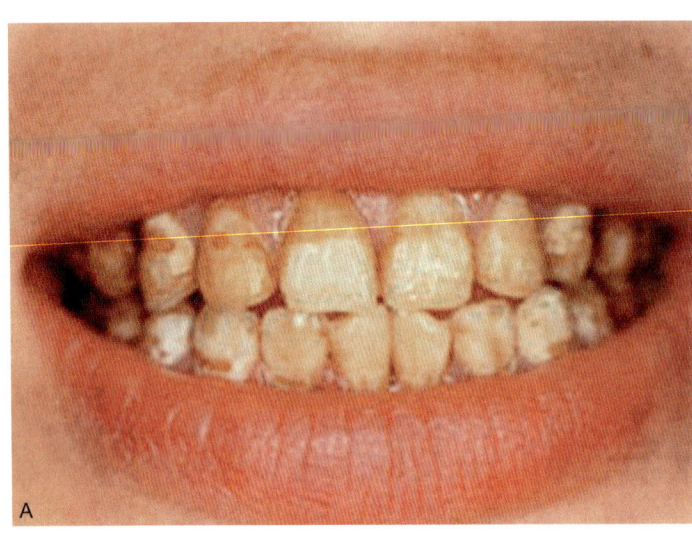
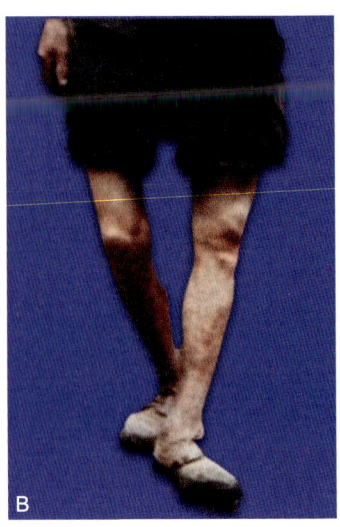

图 6-2 慢性氟中毒患者

氟斑牙（左图）：牙釉质出现着色的斑块和缺损；氟骨症（右图）：骨关节变形，由于骨质改变而形成 X 形腿

化特性，导致异常胶原蛋白的形成。氟对胶原的影响使骨基质性质改变也影响了骨盐沉积，导致骨质疏松和软化。钙和维生素 D 不足、营养不良，加之妊娠、哺乳，使女性受影响更大，易导致严重骨质疏松或骨软化。氟对骨的双向作用使氟中毒时出现骨质硬化、骨质疏松或两者同时并存。对软骨细胞毒害影响了软骨成骨作用，严重者使身高发育受影响。对骨膜、骨内膜的刺激常导致骨膜、骨内膜增生和新骨形成，发生骨骼形态和功能改变。氟在预防和控制龋病的发生中起着一定的作用。但是，摄入氟过多时可抑制碱性磷酸酶的活力，从而造成牙釉质发育不良和矿化不全，易于吸附外来色素而产生氟斑牙。

同时，慢性氟中毒还可对其他非骨性器官和组织造成一定的病理损害，神经系统、肝和肾的病理改变尤为明显。慢性氟中毒导致的全身性病理损害的发生机制不完全清楚，多数学者认为氧化应激水平升高是慢性氟中毒全身损害发生的主要环节。

2. 碘（iodine） 碘是人体必需的元素，是合成甲状腺激素的重要原料。长期碘摄入不足可引起以脑发育障碍及弥散性非毒性甲状腺肿为主要特征的碘缺乏病。我国有七亿多人居住在缺碘地区，随着我国实施全民食盐加碘政策，有效控制了碘缺乏病。但是，碘摄入过量也会引起甲状腺肿，水源性高碘是造成高碘性甲状腺肿流行的主要原因。我国高水碘地区主要集中在山东、河南、河北、江苏、安徽和山西等省，高碘地区的全民补碘方式是否恰当已引起相关专家的高度重视。

（五）农药及灭鼠药污染

杀虫剂（如美曲磷酯、滴滴涕等）、除草剂（如甲草胺、乙草胺、百草枯等）和灭鼠药（如溴敌隆、华法林钠等）不仅在农业中广泛地大量使用，而且也常常在家庭中使用。农药的广泛使用保证了全世界有足够的粮食，但是许多农药又污染环境，如土壤和水，并通过食物链危害人们的健康。急性农药中毒（如自杀和投毒）也是许多医院急诊科的常见病。

有机磷农药（如美曲磷酯和对硫磷）的急性中毒机制为抑制乙酰胆碱酯酶活性，使组织中神经递质乙酰胆碱过量蓄积，神经系统处于兴奋状态，可因呼吸衰竭而死亡。除草剂（如百草枯）可促进细胞的氧化还原反应，产生大量氧自由基，造成多个系统的损害。灭鼠药中较常使用的是溴敌隆，通过抑制维生素 K 和环氧化物还原酶而阻止肝产生凝血酶原，破坏血液的凝固功能。

第二节 个人暴露——成瘾及其相关疾病

个人不良嗜好包括吸烟、酗酒及药物滥用等造成成瘾（addictions），可导致机体发生病理改变和心理伤害，是国内外不可忽视的社会问题和卫生问题。

一、吸烟

吸烟是一种最可以预防的人类死亡原因，全世界每年约有 500 万人死于吸烟引起的心血管疾病、癌症及慢性呼吸系统疾病。我国原卫生部 2009 年公布的第四次国家卫生服务调查结果表明，我国 15 岁及以上人口男性吸烟率为 48.0%，女性吸烟率为 2.6%，以此推算我国目前吸烟人口约有 2.7 亿。我国每年死于吸烟相关疾病的人数高达 120 万。

香烟中潜在的有害化学物质非常多，所含 2000~4000 种化学物质中 60% 是致癌剂，如含多环芳烃的苯并芘、苯并蒽，亚硝胺、^{210}钋、镉、β-萘胺、邻甲酚及苯酚等。烟叶中所含的尼古丁（nicotine）是一种生物碱，不是引起疾病的直接原因，而是成瘾性因素。尼古丁与脑内相应的尼古丁受体结合后间接引起脑组织中多巴胺释放增加，由此产生幸福感和放松感，这就是吸烟后产生成瘾的原因。烟草燃烧产生的烟雾中包含了单胺氧化酶抑制剂（monoamine oxidase inhibitor），可抑制单胺氧化酶分解单胺类神经递质（多巴胺、去甲肾上腺素和 5-羟色胺）的作用，而使这些物质增多，是引起血管收缩、心跳加快、血压上升、呼吸变快及精神状况改变（如变得情绪稳定或精神兴奋）的原因，是造成心血管疾病的主要帮凶。

（一）吸烟与慢性支气管炎、阻塞性肺气肿和肺源性心脏病

吸烟可引起慢性支气管炎，慢性支气管炎可引起阻塞性肺气肿，阻塞性肺气肿又可引起肺源性心脏病。这一发病过程临床上十分常见，严重危害人类健康。

吸烟的早期，在烟中有害物质如尼古丁、CO_2、CO、苯并芘等作用下，气管、支气管和小支气管黏膜上皮的纤毛出现倒伏、脱落，黏膜上皮细胞变性坏死，继之引起黏膜上皮再生、鳞化，杯状细胞增生、黏液腺增生，黏膜下大量淋巴细胞的浸润，从而引起慢性支气管炎。细支气管慢性炎症的增生性改变不仅可引起管壁增厚、管腔狭窄、气道阻塞，肺内气体不易排出等表现，更可使细支气管壁的 α_1-抗胰蛋白酶减少，胰蛋白酶使得细支气管管壁的弹力纤维、胶原纤维分解，细支气管管壁的支撑结构遭到破坏。这些改变使得细支气管在吸气时胸腔负压的作用下扩张，气体更易进入肺泡；而在呼气时胸腔变为正压，细支气管受压变窄，吸进肺泡的气体不易排出，肺泡内的气体积聚增多，从而引起阻塞性肺气肿。阻塞性肺气肿形成后，肺泡壁的毛细血管因肺泡腔内过多的气体受压变窄，血管床减少，循环阻力增大，加之肺气肿时肺组织的小动脉壁纤维性增厚、管腔狭窄，血流阻力增大，进而形成肺动脉高压。肺动脉高压时右心负荷可增加，早期右心出现代偿性肥大，继之可引起右心衰竭，这种因肺部疾病引起右心衰竭的心脏病称为肺源性心脏病。

临床上慢性支气管常有咳嗽、咳黏液痰和喘息；病变发展至阻塞性肺气肿时，除上述症状外，患者出现呼气性呼吸困难，血中 CO_2 分压升高，氧分压下降。如伴有肺源性心脏病时，则有右心衰竭的临床表现，患者常常因右心衰竭和肺源性心脏病而死亡。

（二）吸烟与肺癌

香烟成分中多环碳氢化合物和亚硝胺是潜在的致癌剂，能直接引起肺癌发生。在我国，肺癌已成为城市居民第一位的恶性肿瘤死因，肺癌死亡者中 85% 以上为吸烟者，吸烟量与肺癌发生具有量效关系。

吸烟可增加职业性致癌危害的概率，如铀矿工人可因吸入氡气而发生肺癌，而铀矿工人中的吸烟者较非吸烟者发生肺癌的可能性更大；石棉开采和加工工人中、重度吸烟者发生肺癌的概率较非吸烟者大 60 倍。

（三）吸烟与其他疾病

吸烟是心血管疾病的重要危险因素，可导致冠心病、动脉粥样硬化症、脑血管疾病、主动脉瘤和外周血管疾病等，其中冠心病是吸烟引发的致死性疾病之一。心肌梗死是吸烟的主要并发症，特别是伴有高血压和高胆固醇血症的患者易于发生心肌梗死。

吸烟引起心血管疾病的机制可能有：促进血小板聚集，促进血栓形成；使一氧化氮生物合成减少，引起血管内皮功能紊乱；促进体内脂质的过氧化反应，增强氧化应激水平；增强炎症反应；引起心肌能量代谢障碍等。

消化性溃疡的发生也可能与吸烟有关；吸烟可导致妇女的骨质疏松症加重和绝经期提前，可能与吸烟减少雌二醇的生成有关；怀孕期女性吸烟将会影响到胎儿的发育，吸烟母亲发生胎盘早剥、前置胎盘、子宫出血和羊膜早破的危险也增加。

与吸烟有关的肿瘤还包括唇癌、舌癌、口腔癌、喉癌、食管癌、膀胱癌等。

（四）被动吸烟

被动吸烟（passive smoke inhalation）是指不吸烟者非自愿地暴露于烟雾环境中而不自觉地吸进烟雾尘粒和各种有毒物质。被动吸烟者发生肺癌、冠状动脉粥样硬化和致死性心肌梗死的危险性极大增加。被动吸烟还导致哮喘、肺炎和生殖系统发育不良等改变。

二、酒精中毒

酒精中毒（alcoholism）是由于对乙醇的嗜好所引起的急性或慢性机体中毒。饮入的酒精80%经十二指肠及空肠吸收，进入体内后90%由肝进行代谢，主要经乙醇脱氢酶（alcohol dehydrogenase）将乙醇转化为乙醛，然后经醛脱氢酶（aldehyde dehydrogenase）转化为乙酸，最后经枸橼酸循环氧化为水和CO_2。少部分由微粒体中细胞色素P450系统和过氧化物酶体中过氧化氢酶代谢。进入脑内的乙醇与脑组织中卵磷脂结合而沉积在脑组织内，可对中枢神经系统产生较持久的毒性作用。

（一）酒精中毒类型

1. 急性酒精中毒（acute alcoholism） 急性酒精中毒俗称醉酒，指饮入过量含乙醇的饮料后所引起的中枢神经系统兴奋及随后的抑制状态，重度中毒可造成呼吸、心跳抑制而死亡。急性酒精中毒发病急，变化快，病因一般较明确，在节假日尤为多见，是内科急诊疾病之一。急性酒精中毒造成的后果十分严重，交通事故死亡人数中约40%是因为酒后驾驶所致。

急性酒精中毒时酒精作用于脑可引起欣快感，其机制可能与多巴胺分泌增多有关。乙醇作为一种作用较小的神经性麻醉剂，饮入较大剂量可引起中枢神经系统抑制。血中乙醇浓度大于50 mg/dl时，饮酒者可出现行为和语言的异常；大于300 mg/dl时，多数人进入昏睡状态；大于400 mg/dl时，饮酒者可能会死于呼吸衰竭。乙醇对人的半数致死量为5 g/kg。

2. 慢性酒精中毒（chronic alcoholism） 慢性酒精中毒是指长期摄入一定量的乙醇引起的中枢神经系统严重中毒。其特征是性格改变、智能衰退和心理障碍。慢性酒精中毒的每天摄入乙醇量一般以大于45 g/d 为标准（10 g 乙醇约等于25 ml 浓度为52%的高度酒）。慢性酒精中毒可造成肝损害、营养不良（如维生素B_1缺乏症和叶酸缺乏症），以及神经系统损害等。

（二）酒精对器官和组织的作用

1. 消化系统 酒精对肝的损害非常严重，慢性酒精中毒时主要表现为脂肪肝和肝硬化。在西方国家，酗酒是造成肝硬化的主要原因；而在我国尽管肝硬化的主要原因是病毒性肝炎，但慢性酒精中毒的作用也不可忽视。长期大量饮酒可引起谷氨酰转肽酶、丙氨酸氨基转移酶和天冬氨酸转移酶活性异常，加速肝纤维化的形成，肝癌的发生危险也增加。

酒精刺激引起的胃腺体分泌胃酸过多,可造成胃和食管黏膜损伤,引起消化性溃疡和反流性食管炎。剧烈的呕吐还引起食管-胃结合部的撕裂(Mallory-Weiss syndrome),甚至造成大出血。小肠黏膜也可被酒精损伤,引起氨基酸、维生素 B_1 和维生素 B_{12} 等物质吸收不良。

酗酒可导致急性胰腺炎,其机制与酒精直接刺激胰液和胰酶分泌过量有关;慢性胰腺炎多为长期酒精刺激,促胃液素分泌增多,引起胃酸分泌量增加,进而引起胰腺和胰酶分泌亢进。

2. 神经系统 慢性酒精中毒者可出现大脑皮质萎缩,重量减轻,脑室扩大。酒精引起的维生素 B_1 缺乏可造成 Wernicke-Korsakoff 脑病;引起的烟酸缺乏造成糙皮性脑病。临床症状有精神混乱、运动性共济失调、眼球运动异常和多发性神经病等。

3. 心血管系统 酒精对外周血管的影响表现为血管运动中枢受抑制,使外周毛细血管扩张,并产生一种特殊的温暖感觉。酒精中毒引起扩张型心肌病,又称为酒精性心肌病(alcoholic cardiomyopathy),病理形态改变有心肌变性、纤维化及心腔扩张。临床表现为心悸、气急、胸闷、胸痛、心律失常、心力衰竭等,可发生晕厥和猝死。

4. 其他系统 酒精中毒引起叶酸和维生素 B_{12} 吸收不良而导致巨幼细胞性贫血(megaloblastic anemia)。急性酒精中毒还可引起暂时性的血小板减少症,造成出血。酗酒可造成肌肉萎缩,发生酒精中毒性急性或慢性肌病(alcoholic myopathy),病理检查可见肌肉坏死、肌纤维萎缩,临床表现有肌无力和肌萎缩;男性慢性酒精中毒者常可发生不育、性欲下降、男性乳腺发育(gynecomastia),其机制与酒精性肝病引起的雌激素灭能减少有关;慢性酒精中毒妇女,常出现骨质疏松症,可能与酒精在体外可抑制骨母细胞的功能有关。酗酒者中,口腔癌、喉癌和食管癌的发病率高于非酗酒者。饮酒可加重慢性肝炎患者肝细胞的损害,促进肝癌的发生。

5. 胎儿酒精综合征 胎儿酒精综合征是母亲在妊娠期间酗酒对胎儿造成的永久出生缺陷,表现为独特的脸部小斑、体质、心智或行为异常,包括有记忆力变弱、注意力不足、冲动的行为及较弱的理解力等。其机制与酒精通过母体进入胎盘后,阻碍胎儿神经细胞及脑部结构的发育或造成畸形,破坏神经元及脑部结构有关。

6. 多器官功能衰竭 急性酒精中毒可引起多器官功能衰竭(multiple system organ failure),饮酒量与器官损害的程度呈正比。机体各系统发生损伤的顺序为神经系统、消化系统、肺、心、肾,甚至引起代谢紊乱、休克和 DIC。

三、治疗性药物损伤

治疗性药物损伤(injury by therapeutic drugs)或称药物不良反应(adverse drug reactions),指的是使用某种药物治疗疾病时产生的与治疗无关,并对患者健康不利的作用。药物不良反应相当常见,入院患者中 10% 的不良反应是致命的。药物不良反应发生的原因可能有剂量过大、生理反应过度、遗传倾向、过敏、不同药物之间的交叉反应,以及其他不明原因。

(一)激素替代疗法

激素替代疗法(hormonal replacement therapy)最常见的形式是用含有雌激素和孕酮的药物来治疗绝经期和绝经后妇女,意义在于缓解更年期的症状、减少骨质疏松和骨折、降低心肌梗死的可能性等。但是,近年来的研究发现采用激素替代疗法 5 年以上的患者,其乳腺癌发生的危险和血栓形成概率增加,也未发现这种治疗方法有预防心脏病的作用。

(二)口服避孕药

口服避孕药通常含有合成的雌激素和具有孕酮样作用的类固醇。在月经中期,它们可抑制促性腺激素的释放,从而防止排卵,或阻止着床。口服避孕药可降低子宫内膜癌和卵巢癌的发病率,降低盆腔炎和乳腺纤维性囊肿的危险。

口服避孕药的不良反应有引起静脉和肺动脉血栓形成的危险性增加,其机制可能与口服避孕药引起血栓形成的急性时相反应、C 反应蛋白和凝血因子(Ⅶ、Ⅸ和Ⅷ)增加、抗凝血蛋白 S 和抗血栓素Ⅲ减少等因素有关;增加吸烟妇女发生心肌梗死的危险;使女性患肝良性腺瘤和肝细胞性肝癌的可能性明显加大。

四、药物滥用

药物滥用（drug abuse）或非治疗性因素损伤是指违背了公认的医疗用途和社会准则而使用的任何一种药物。这些药物可产生欣快感，但常常引起生理、情感、精神或感官上的损害。现代药物滥用的特点为新药物的不断出现和静脉内违法用药，造成新的疾病和控制上的新问题以及构成了HIV感染的重要传播途径。本节重点介绍几种常见的滥用药物。

（一）海洛因

阿片类物质包括海洛因（heroin）、吗啡、氢化吗啡、可待因及氧可酮等。海洛因俗称白粉，化学名为二乙酰吗啡，是最常见的阿片类毒品，一般使用皮下或静脉注射。

海洛因可产生欣快感和睡意，使用者沉浸在半麻醉状态。心醉神迷后便是对毒品的容忍、依赖和习惯。成瘾后的戒断症状十分剧烈，痛苦难忍。海洛因滥用者常常由于大剂量使用造成呼吸抑制、心律失常、心跳停止及严重肺水肿等，可发生突然死亡。

（二）可卡因

可卡因（cocaine）别名古柯碱，可用鼻吸入或通过静脉注射。快克是一种经高度化学提纯的可卡因药丸，通过玻璃烟管吸取，很容易使人上瘾。

可卡因小剂量时能兴奋大脑皮质，引起使用者高度的欣快感和对各种刺激的高度敏感，然后出现狂妄和明显的情感易变。可卡因最明显的影响是对心血管系统的作用，在肾上腺神经末梢阻止肾上腺素和去甲肾上腺素的再摄取，引起心动过速、高血压、外周血管收缩、心肌缺血、致死性心律失常，长期使用者可有致死性扩张型心肌病。大剂量使用可出现中枢性呼吸抑制、心力衰竭或猝死。

（三）甲基苯丙胺

甲基苯丙胺（methamphetamine）又称为安非他明或"冰毒"。甲基苯丙胺最早是作为血管收缩药用于鼻腔充血的治疗，后来其掩饰疲劳和减少食欲的作用使其得到广泛使用。

甲基苯丙胺通过促使大脑多巴胺的释放而发挥作用，抑制大脑皮质-纹状体突触前神经递质功能，减少谷氨酸的释放。因此，甲基苯丙胺产生一种欢快的感觉，随后出现严重抑郁、疲劳和激怒。甲基苯丙胺最严重的并发症为惊厥、心律失常和体温升高。其他副作用还有中枢神经系统的血管炎、蛛网膜下腔出血和颅内出血等。长期使用可引起激烈行动、精神异常，包括妄想狂和幻觉。

（四）摇头丸

摇头丸（ecstasy）化学名为3,4-甲烯二氧甲基苯丙胺（3,4-methylenedioxymethamphetamine，MDMA），有甲基苯丙胺样作用，并具有迷幻作用，口服摇头丸后其作用可长达4~6 h，故在城市娱乐场所常常被年轻人使用。摇头丸使用轻者出现头晕、头痛、心悸、易激动，重者出现呕吐、精神混乱、心律失常、心绞痛、惊厥、脑出血、昏迷乃至死亡。有服用者出现精神异常，经常处于幻觉、妄想状态，类似于偏执型精神分裂症。

（五）大麻

大麻（marijuana）是荨麻目大麻科草本植物，其主要有效化学成分为四氢大麻酚（Δ^9-tetrahydrocannabinol），经常被用来辅助某些晚期绝症（癌症、艾滋病）的治疗，可减轻疼痛、增进食欲、缓解神经症状。人吸食后能产生致幻作用，过量使用会导致精神与行为障碍、心率增快、血压升高、心绞痛、咽喉炎、气管炎和哮喘等。

（六）苯环利定

苯环利定（phencyclidine）俗称天使粉（angel dust），为一种麻醉药和致幻剂，可口服、鼻腔内给药或从纸烟中吸入。苯环利定具有麻醉、止痛和致幻多种作用；可导致感觉障碍、幻觉、偏执狂、敌对心理和暴力行为等；可发生惊厥、昏迷，甚至死亡等急性中毒症状。

（七）静脉内药物滥用并发症

药物滥用除了药物本身的毒性作用外，最常见的并发症是静脉内药物滥用后因静脉注射引起的感染，如在注射部位的皮肤脓肿、毛囊炎和溃疡、血栓性静脉炎等。自己注射毒品可引起破伤风和败血症等并发症。

静脉内药物滥用最为严重的后果是病毒的传播，吸毒者常共用注射器，因此造成 HIV、HBV 和 HCV 等病毒在吸毒者中传播，艾滋病、病毒性肝炎、坏死性血管炎和肾小球肾炎等常常发生。

五、戒断综合征

戒断综合征（abstinence syndrome）指在戒烟、戒酒、戒毒等情况下出现的一系列瘾癖症候群，临床表现为精神症状、躯体症状或社会功能受损。

多数吸烟者知道吸烟的危害，但由于尼古丁的成瘾性而不易戒断。戒烟的戒断症状有焦躁、忧郁、注意力不易集中、渴望香烟、肠胃不适、心跳减慢、体重增加等。戒烟的第 1~2 天戒断症状最为明显，直到第 2~3 周这些症状才慢慢消失。

戒酒戒断症状通常停饮 4~8 h 后可出现坐立不安、出汗、心动过速、震颤、恶心、呕吐、易激动、癫痫样发作，严重者可有听幻觉和视幻觉、定向障碍等表现。

戒毒综合征是指吸毒者因长期吸食毒品成瘾，戒断时出现的渴求使用毒品、恶心或呕吐、肌肉疼痛、流泪流涕、瞳孔扩大、毛发竖立或出汗、腹泻、呵欠、发热、失眠等瘾癖症候群。

第三节 营养性疾病

营养性疾病（nutritional diseases）是指因营养素供给过多、不足或比例失调而引起的一系列疾病的总称，可由不平衡膳食引起，或与遗传、体质及其他疾病引起的代谢功能异常有关。

一、肥胖症

肥胖症（obesity）是最常见的过营养性疾病，是指人体脂肪过度储存，与其他组织失去正常比例的一种状态。目前全世界的肥胖症患者以每 5 年翻一番的惊人速度增长。随着我国社会和经济的快速发展，我国城市居民，尤其是儿童的肥胖问题越来越严重。一般来说，超过正常体重的 20% 即为肥胖。根据 WHO 亚太地区标准体质指数（body mass index，BMI）来计算肥胖程度和估计危险度（表 6-1），即 BMI＝体重（kg）/身高（m^2），正常 BMI 值为 18.5~23.9。脂肪在肥胖者体内的分布方式与激素（尤其是性激素）关系密切，如女性肥胖者的脂肪主要集中在臀部，男性主要集中在腹部，而 Cushing 综合征患者集中在背部。

表 6-1 体质指数与肥胖程度、危险度的关系

BMI（kg/m^2）	肥胖程度	危险度
＜18.5	体重不足	增加
18.5~24.9	正常	正常
25.0~29.9	超重	增加
30.0~34.9	肥胖Ⅰ	高
35.0~39.9	肥胖Ⅱ	非常高
≥40.0	极度肥胖Ⅲ	极度高

(一) 肥胖的病因及发病机制

热量摄入多于热量消耗使脂肪合成增加是肥胖的物质基础；活动过少、体育锻炼不足、产后休养等导致热量消耗不足也是肥胖的原因。环境、遗传以及精神因素等在肥胖的发病机制中起着重要作用。肥胖可分为单纯性、继发性及遗传性三种。单纯性肥胖是指无明显内分泌及代谢性病因的肥胖，属于非病理性肥胖；继发性肥胖是有明确病因的肥胖，如继发于肾上腺皮质功能亢进（Cushing 综合征）、甲状腺功能低下等；遗传性肥胖主要是指遗传物质发生改变而引起的肥胖，罕见，有家族性肥胖倾向。

参与体内能量平衡调节的因素很多，有瘦素（leptin）、胰岛素（insulin）、胃促生长激素（ghrelin）、脂连素（adiponectin）、神经肽 Y（neuropeptide Y, NPY）、胰高血糖素样肽 1（glucagon-like peptide I, GLP 1）等。本节主要介绍瘦素、胰岛素和胃促生长激素（图 6-3）。

瘦素是人体内脂肪细胞分泌的一种激素，通过与瘦素受体结合而发出向中枢传递体内脂肪存储的负反馈信号。当机体以脂肪形式储备的能量充足时，脂肪细胞分泌瘦素增多，通过血脑屏障进入下丘脑与弓形核神经元，与瘦素受体结合后产生抑制合成代谢和激发分解代谢的效应，如神经多肽 Y 分泌增加，胰高血糖素样多肽 1 合成增多，从而抑制食欲，促进能量消耗，减少体内脂肪储存，使体重下降。反之，当机体脂肪减少时瘦素分泌减少，与神经元瘦素受体结合减少，使合成代谢增加，分解代谢下降，脂肪储存增加。已发现肥胖者大脑中枢发生瘦素抵抗作用，使瘦素对食欲和能量平衡的调节作用失常而使摄入增多，导致肥胖；个别极度肥胖的人可由于遗传缺陷导致瘦素或其受体缺乏所致。

胰岛素和胰岛素受体途径的作用机制与瘦素途径类同，当脂肪组织中储存有足够能量和个体感到饱足时，

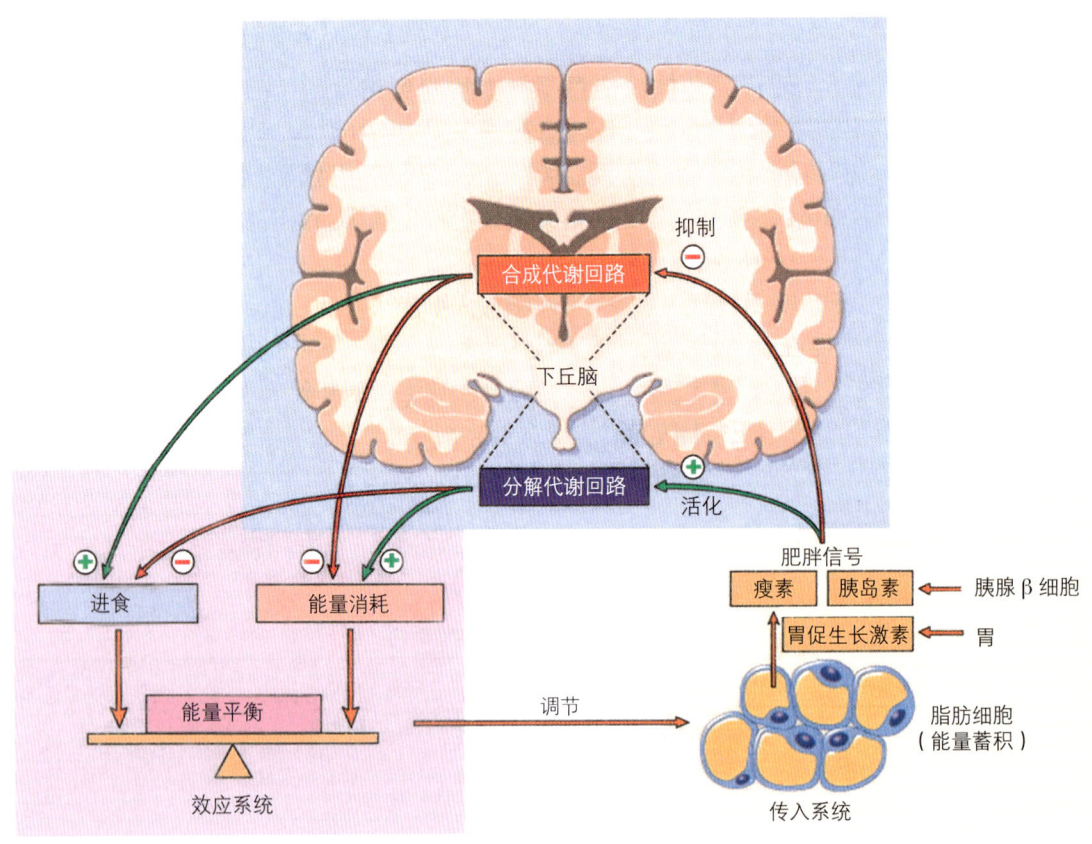

图 6-3 能量平衡调节模式图

脂肪组织中储存有足够能量和个体感到饱足时，分别由脂肪组织产生的瘦素，由胰腺产生的胰岛素和由胃产生的胃促生长激素作为体液信号传入下丘脑弓形核，与相应神经元上的受体结合后，产生抑制合成代谢，活化分解代谢的效应，如神经肽 Y 分泌增加，胰高血糖素样肽 1 合成增多，从而抑制食欲，促进能量的消耗，减少体内的脂肪储存。反之，能量储存下降时，合成代谢超过分解代谢，脂肪储存增加，达到新的平衡

由胰腺产生的胰岛素作为体液信号传入下丘脑弓形核与相应神经元上的受体结合，然后产生抑制合成代谢、活化分解代谢的效应，从而减少体内的脂肪储存，降低体重。

胃促生长激素是一种由 28 个氨基酸组成的内源性脑肠肽，有抑制胰岛素分泌、调节血糖、刺激食欲、促进生长激素释放等作用，对心血管、性腺和其他器官功能有直接刺激作用。禁食和低血糖可使其分泌增加，其作用机制与瘦素途径相反。肥胖患者血中胃促生长激素水平明显下降，而在神经性厌食及各种恶病质的患者体内胃促生长激素水平上升。

瘦素、胰岛素和胃促生长激素及其受体通过体内能量平衡的正、负反馈作用来调节体重，由三个部分构成：① 传入系统：由脂肪组织产生的瘦素，胰腺产生的胰岛素和胃产生的胃促生长激素作为体液信号入血并透过血脑屏障进入下丘脑的能量平衡中枢；② 受体结合：瘦素、胰岛素或胃促生长激素与相应受体结合后兴奋位于下丘脑的神经细胞，整合传入信号并发出次级调节信号；③ 效应系统：执行下丘脑的指令，抑制或刺激食欲，增加或减少能量消耗。但三种激素之间也有不同，瘦素和胰岛素的作用时间较长，胃促生长激素则作用时间短，血中半衰期仅有 2 min。三者中任何一种出现异常均能导致脂肪堆积。

（二）肥胖的危害和治疗

肥胖不仅影响形体美观，更严重的是容易引起多种并发症，肥胖者预期寿命远远短于正常体重者。与肥胖相关的疾病有 2 型糖尿病、动脉粥样硬化症、高血压、脑血管病、脂肪肝、骨关节炎、胆结石、血脂异常等。肥胖者手术后切口愈合慢，并发症较多，手术死亡率约为正常体重者的 2 倍。

肥胖的治疗十分困难，尤其是肥胖儿童。限制热量摄入和适量增加运动仍然是当前有效的减肥方法，如采用低脂饮食、减少饮食量、增加运动项目和时间、纠正不良生活习惯等。对于减肥药物的使用需慎重把握，应考虑药物的副作用，尤其是含麻黄碱和咖啡因的草药性减肥药，利尿药物只能减少体内的水分而不会减少脂肪；对于极度肥胖者可行胃肠旁路手术治疗。目前人们往往采用运动减肥的方法，运动减肥是否正确尚存在一定争议。大负荷运动减肥虽然可以燃烧脂肪，减轻体重，但这加重心、肝、肾等器官的负担，而且一旦停止运动，有可能反弹。此外，由于肥胖患者常伴有糖尿病、高脂血症、冠心病等，故需补充各种脂溶性和水溶性维生素。饮酒可诱发体内糖原异生障碍，导致酮体增多。长期饮酒还会影响脂肪代谢，使血浆三酰甘油升高，诱发肝脂肪变性，影响糖代谢，故应尽量少饮或适量饮酒，提倡戒酒。

二、营养不良

广义的营养不良（malnutrition）包括营养不足和营养过剩两方面。本节所述的营养不良是指由于摄入不足、吸收不良、过度损耗或膳食不平衡所造成的营养要素不足。维持生命的营养要素有水、糖类、蛋白质、维生素和矿物质（含微量元素）等。适当的饮食应当含有：① 以糖类、脂肪和蛋白质形式提供机体代谢所需的能量；② 必需氨基酸和脂肪酸作为合成蛋白质和脂质结构的原料；③ 维生素和矿物质作为重要代谢途径中的辅酶或重要的结构成分。原发性营养不良由于饮食中一种或多种营养素缺乏引起；继发性营养不良则由于摄入不足、吸收不良、利用或储存障碍、需要量增加等所致。常见的营养不良有以下两种类型：

（一）蛋白质 – 能量营养不良

蛋白质 – 能量营养不良（protein energy malnutrition，PEM）是因食物供应不足或疾病因素引起的一种营养缺乏病，临床上表现为重度消瘦型营养不良（marasmus）和恶性营养不良（kwashiorkor）。前者是由于长期在膳食中缺乏热量、蛋白质以及其他营养素的结果，或患者对食物的消化、吸收和利用障碍引起。此型以能量缺乏为主、兼有蛋白质缺乏，表现为进行性消瘦、皮下脂肪减少、水肿及各器官功能紊乱；内脏器官萎缩、淋巴结易触及，镜下可见大部分脏器组织中有脂褐素沉积、尤其在心脏和肝。恶性营养不良则表现为膳食中蛋白质缺乏突出，而热能供应相当充足，如用米粉（缺乏蛋白质食物）喂养的婴儿和儿童，由于食物中不缺乏糖类，患儿的皮下脂肪厚度正常，但主要表现为营养不良性水肿、肝脾大、皮肤色素沉着、腹水、贫血、肝脂肪变性和肠上皮绒毛萎缩等。特别严重的患儿可出现特征性的头发线状色素缺失。患儿除了身体发育停滞，易感染外，精神和智力发育也受到影响。

（二）维生素缺乏症

维持人体健康所需的维生素有13种，其中维生素A、D、E、K是脂溶性，其余为水溶性。脂溶性维生素易于在体内储存，但消化功能紊乱时不利于脂质的吸收而造成脂溶性维生素缺乏。机体内可合成某些维生素，如维生素D、K、H和烟酸。不过，在饮食中供给所有类型的维生素对于健康来说是必需的。维生素缺乏症可分为原发性和继发性。原发性维生素缺乏症是由于摄入不足引起的；继发性维生素缺乏症是由于肠道吸收、血液转运、组织储存和代谢转换等环节的紊乱所致。临床上单一的维生素缺乏不常见，维生素缺乏常常是蛋白质-能量营养不良的伴随结果。

1. 维生素A缺乏症 维生素A实际是一类包括具有维生素A一样的生物活性物质，有视黄醇、视黄醛和视黄酸，来自植物的α、β、γ胡萝卜素和β-隐黄质，可分解转变为维生素A。维生素A缺乏的主要原因有：①膳食中长期摄入量不足：是引起维生素A缺乏的最主要原因，如主食缺乏维生素A，一些长期以米粉、脱脂乳喂养婴儿时，未添加维生素A食物的。还有偏食的不良习惯，因厌食引起食欲下降等，都会造成维生素A缺乏或不足。②某些疾病如长期腹泻、肝胆疾病、蛋白质营养不良等，均妨碍维生素A的吸收、运转和储存。③儿童发育、妇女妊娠期与哺乳期等生理情况下其需要量增加，患消耗性疾病等病理条件下其消耗量加大等。

维生素A缺乏的症状包括：

（1）眼 夜盲症和眼干燥症。维生素A有维持夜间正常视力、维护泪腺上皮完整性的作用。维生素A缺乏时，视网膜视杆细胞内的视紫红质（感光物质）得不到及时补充，引起对暗光的敏感度下降，暗适应能力减弱导致夜盲症。如累及泪腺上皮，其细胞膜所需的糖蛋白或黏蛋白合成减少，泪腺分泌减少或停止，致使结膜干燥易产生眼干燥症，结膜出现皱褶和毕脱斑（呈白色泡状小白斑），症状严重时累及角膜造成角膜软化及溃疡，如未及时治疗，最后可导致全盲。

（2）皮肤 上皮组织角化等系列症状。上皮组织的变化是维生素A缺乏的一个重要症状，由于维生素A有维持上皮组织结构的完整性，增加抗病能力的功能。维生素A缺乏时，正常上皮组织的原有结构和特性发生变化，基底膜增生变厚成角化细胞，症状为表皮粗糙、干燥、鳞状角化。累及泪腺、皮脂腺、汗腺、唾液腺等腺体，直接影响分泌功能，如皮脂腺受累时，出现干燥、脱屑，在上臂外侧、肩、腿等部位的毛囊周围出现棘状血疹或毛发脱落。生殖上皮受累可引起睾丸萎缩、精子发育不良；女性卵巢排卵减少，生殖功能减退。影响呼吸道可使分泌液减少，容易感染疾病（如气管炎等）。

（3）其他 维生素A有促进生长和骨骼发育，维生素A缺乏时表现生长发育缓慢，也影响牙齿釉质细胞，牙齿易出现裂纹、凹陷及溃烂，指甲可有纵嵴。维生素A可促进上皮细胞正常分化，阻止和延缓癌前病变消退，具有抗癌作用等。根据维生素A缺乏的临床表现，通过体格检查、暗适应检查和维生素A浓度测定的生化指标，可作出判断。

2. 维生素B_1缺乏症 维生素B_1又称抗脚气病维生素，由于分子中含有硫和氨基，故又称硫胺素。维生素B_1缺乏引起脚气病。根据发病年龄，分为成人型脚气病和混合型脚气病。维生素B_1缺乏原因有：

（1）膳食中摄入量不足 长期食用精制米、面或食用去米汤的蒸饭，易导致维生素B_1缺乏。烹调时加碱和罐头食品，大部分的维生素B_1也遭破坏。

（2）消化吸收障碍 长期腹泻与慢性消化道功能紊乱，可影响维生素B_1的吸收。长期饮酒者胃液分泌减少，也易造成维生素B_1缺乏。

（3）在某些病理、生理情况下，如高热、甲状腺功能亢进、怀孕或哺乳期等，其需要量增加，也易发生维生素B_1缺乏。

维生素B_1缺乏早期无特性异性临床表现，随着缺乏程度的加重则表现一系列症状。以神经系统症状为主的为干性脚气病，以心血管系统症状为主的为湿性脚气病，临床上常见是混合型脚气病。干性脚气病的症状为初起易健忘、烦躁、多梦等，继而发展为多发性神经炎，如腓肠肌疼痛或压痛，严重者可出现肌萎缩，喉返神经受累时出现声音嘶哑，胃肠神经受累时食欲缺乏、恶心、消化不良、便秘等。湿性脚气病主要以水肿、浆液渗出为主，初起可见出现疲倦、心悸、气急、脉搏缓慢、血压低、右心扩大有杂音，患者也可出现水肿，常见于踝部，严重时可发展为心包及胸腹腔积液。混合型脚气病既有神经炎症状，又有心力衰竭和水肿等症状。临床主要依据营养缺乏史和临床表现以及实验室生化指标诊断，通常肌触觉过敏是轻度与中度维生素 B_1 缺乏的特异性指标。评定维生素 B_1 的营养状况，可采用红细胞转酮酶（ETK）活性测定、负荷实验及空腹尿中维生素 B_1 和肌酐含量测定。

3. 核黄素缺乏症　核黄素又称维生素 B_2。核黄素缺乏的临床表现为上皮损伤，最常引起阴囊炎，舌炎次之。它是发展中国家最普通的营养缺乏病，据以往膳食普查结果，我国成人核黄素的摄入量也远远低于推荐量的标准。正常成年人每日摄入量为 1.2～2.0 mg。核黄素缺乏的原因有：

（1）食物摄取量不足　核黄素大多来自动物性食物，除豆类外，植物性食物含量较低，故动物性食物摄取不足容易引起缺乏。

（2）烹调或加工不当，可丢失部分核黄素。如米加工过精或淘洗过度、烹调时加碱或切碎的菜长时间浸泡于水中，都会造成损失。核黄素对光敏感，牛奶在光照 3～4 小时后可丢失 70%。

（3）重体力劳动、用眼过度、熬夜以及消耗性疾病等，核黄素需要量增加。

（4）慢性胃肠炎可影响核黄素吸收。

核黄素缺乏有以下症状：

（1）口、眼部的早期表现，如口角炎、唇炎、舌炎，眼部可有眼睑痉挛、视力疲劳与模糊、夜间视力减弱、畏光、流泪、角膜充血等症状。

（2）在皮脂腺分泌旺盛处，脂溢性皮炎较多见，一般较多见于鼻唇沟、脸颊、胸部及腹股沟等皱褶处，如阴囊炎，女性也可出现会阴瘙痒、阴唇皮炎等症状。

由于维生素缺乏往往不是单一性营养素的缺乏，虽然症状较多但又无特异性，故确诊时应多方面考虑。应结合临床症状与体征，详细了解饮食情况以及实验室检查结果，做出诊断。评定维生素 B_2 营养状况可采用血液中红细胞核黄素含量测定、空腹尿核黄素及肌酐含量测定、红细胞中谷胱甘肽还原酶活性系数测定等实验室检查。

4. 维生素 C 缺乏症　维生素 C 又名抗坏血酸。维生素 C 缺乏可引起坏血病，其特征是全身多处出血，伤口不易愈合，肌肉与关节疼痛、身体逐渐虚弱、甚至死亡。维生素 C 缺乏原因有：

（1）维生素 C 摄入不足　维生素 C 主要存在于新鲜的水果和蔬菜中，如长期摄入不足，可造成维生素 C 缺乏。

（2）食物加工处理不当，大量维生素易遭破坏　维生素 C 有很强的还原性，易被热或氧化破坏，遇光及金属离子（铁、铜）极易氧化分解。如蔬菜先切后洗或切后暴露时间过久，以及烹调时间过长，都会造成大量维生素 C 流失和破坏。

（3）胃酸缺乏和肠道感染都将影响维生素 C 的吸收。

（4）在某些生理、病理情况下，机体需要量增加，也易引起维生素 C 不足。如儿童发育、妇女妊娠和哺乳期、重体力劳动、高热、慢性消耗性疾病等。

维生素 C 有多种功能，参与机体代谢甚广，缺乏时出现不同程度的症状，并且成人与儿童的临床表现也不同。成人坏血病一般表现疲倦乏力，肌肉疼痛，关节以及情绪改变等或体重减轻，齿龈发炎出血，牙齿松动，之后皮下组织、大腿肌肉也出血，鼻、消化道、泌尿道和生殖器等也常出血，严重时还波及肋骨及其软骨连接处。儿童坏血病好发于 1 岁以内的婴儿，常见的症状是下肢肿胀、疼痛，有时可出现胸膜腔及骨膜下出血，肋骨与肋软骨之间明显凸出，呈串珠状，也可伴有骨质疏松等。根据饮食情况、典型临床症状和实验室检查结果可作出诊断。实验室检查一般可采用毛细血管脆性试验、血浆中维生素 C 含量测定、维生素 C 尿负荷试验等。

（郝一　张子敬）

第七章　病理过程中疾病发生发展的一般规律

尽管疾病种类繁多，病理改变千变万化，临床表现千差万别，但我们仍然可以发现疾病的某些共同特性，找出疾病发生发展的一些规律，有助于我们更好地认识和了解疾病。

一、损伤与抗损伤反应贯穿于疾病过程的始终

机体在生命的过程中，总会受到各种不同程度的损伤，导致疾病的发生。这种损伤必然会引起机体的抗损伤反应。抗损伤反应是机体在进化过程中形成的基本属性，是生物进化的动力，它贯穿疾病过程的始终。临床上许多疾病的痊愈，主要是机体内在的抗损伤反应的结果。

适应是一种抗损伤反应。当遇到不良的刺激和轻度的损伤时，机体可以调节其代谢、功能和形态结构与之协调，这一过程称为适应（adaptation）。适应在形态学上的表现有肥大、增生、萎缩和化生（metaplasia）。适应是一种抗损伤反应，肥大和增生可以增强局部组织、器官和细胞的功能，化生可以增强局部组织器官的抵抗能力，机体在营养不良、神经损伤及废用等情况下发生的萎缩，其体积缩小可以减少能量、营养物质和氧气的消耗，对机体仍然是一种有利的抗损伤反应。

修复也是一种抗损伤反应。当受到较严重的损伤，引起局部组织细胞坏死时，机体则通过修复进行抗损伤反应。如表皮、黏膜上皮浅表性坏死时，通过完全性再生进行修复，完全性再生的组织，其形态、功能与原组织完全一样。如坏死的范围增大，则进行纤维性修复，纤维性修复是通过肉芽组织实现的，肉芽组织最后形成瘢痕组织，瘢痕组织的形态、功能虽然与原损伤的组织不一样，但保持了组织器官的完整性，并且具有一定的抗拉强度，对机体是十分有利的。假如心肌梗死没有纤维性修复，其后果会更加严重，心脏破裂的可能性增加，病死率更高。

炎症更是一种以抗损伤为主的反应。损伤与抗损伤反应在炎症时表现更加明显，炎症的本质是机体对致炎因子的损伤产生的一种以防御为主的抗损伤反应。炎症时体温的增高不仅对细菌的生长繁殖不利，此时机体的免疫功能增强，抗体补体产生增多，白细胞增多，吞噬功能增强，白细胞内酶的活性增高，特别是中性粒细胞的髓过氧化物酶引起次氯酸的生成，对病原微生物有极强的杀灭作用。此外，炎症的渗出、增生等反应都有较强的抗损伤作用，如果没有炎症，感染不能控制，创伤不能愈合，损伤会持续存在。所有的传染病都是炎症性疾病，损伤与抗损伤更是贯穿于这些疾病的始终，决定着它们的结局。

凋亡（apoptosis）同样也是一种抗损伤反应。细胞凋亡是基因调控作用下的细胞程序性死亡，如同"花瓣或树叶的枯落"。通过凋亡被机体清除的细胞每秒可达数百万个，凋亡是机体清除受损、突变、衰老、发育不良、被感染和营养不良细胞的最好方式。清除突变的细胞，可以减少肿瘤的发生；清除针对自身抗原的T淋巴细胞，可以减少自身免疫性疾病；清除被病毒感染的细胞，受感染的细胞发生凋亡伴随基因组DNA的降解，整合到基因中的病毒DNA也随之被破坏，阻止了病毒的复制。凋亡不伴有炎症反应，不引起组织的坏死和有毒物质的生成，对机体造成的损伤最小。

二、因果转化规律推动疾病的发展并引起新的疾病或并发症

因果转化是指疾病过程中起始致病因素作用于机体后产生一定的病理变化或疾病，在一定的条件下，这种病理变化或疾病又可作为发病原因引起新的病理变化或疾病，即起始病因作用引起的病变或疾病在一定条件下可转化为新的病变或疾病的原因，如此因果交替转化推动着疾病的发展，使疾病的发展呈现连续动态的过程。因果转化规律在病理学中得以充分体现，以下举例阐述。

(一)吸烟→慢性支气管炎→慢性阻塞性肺气肿→肺动脉高压→慢性肺源性心脏病

在长期吸烟的患者，烟草中尼古丁等多种有害物质对气管、支气管黏膜造成损伤，引起慢性支气管炎。慢性支气管炎的病变主要表现在黏膜上皮变性坏死、腺体肥大增生、黏液腺化生及慢性炎症细胞的浸润。这些病变使得细支气管管壁增厚、管腔狭窄，引起慢性阻塞性通气障碍。同时，炎症时白细胞（中性粒细胞、单核细胞）的代谢产物——氧自由基使 α_1-抗胰蛋白酶活性降低，细支气管管壁和肺泡壁弹力蛋白、Ⅳ型胶原蛋白和糖蛋白降解，肺泡壁弹性回缩力减弱。阻塞性通气障碍和肺泡弹性回缩力减弱，及黏液栓的阻塞，使肺泡残气量增多，引起慢性阻塞性肺气肿。阻塞性肺气肿时，肺泡腔过度充气扩张，肺泡间隔的毛细血管受压变窄，加之肺小动脉壁纤维结缔组织增生，管壁增厚，管腔狭窄，导致肺循环阻力增大，引起肺动脉高压的形成。肺动脉高压使右心后负荷增大，早期出现代偿性肥大，久之引起右心衰竭即慢性肺源性心脏病。慢性支气管炎、慢性阻塞性肺气肿、慢性肺源性心脏病是疾病连续发展的动态过程，也是因果转化的结果。临床上，慢性支气管炎、慢性阻塞性肺气肿、慢性肺源性心脏病较为常见，患者可因心力衰竭或肺性脑病死亡。

(二)风湿性心内膜炎发生在二尖瓣膜→二尖瓣关闭不全→左心衰竭→肺淤血→肺动脉高压→右心衰竭

风湿性心内膜炎反复发作于二尖瓣，会引起二尖瓣增厚、变硬、卷曲和缩短，加之瓣膜受损后引起赘生物（即白色血栓）的形成，赘生物发生机化使相邻的瓣叶粘连，以上病变可导致二尖瓣关闭不全。二尖瓣关闭不全引起左心负荷增加，出现代偿性肥大，并逐渐演变成左心衰竭，左心衰竭导致慢性肺淤血。慢性肺淤血引起纤维结缔组织的增生以及肺小动脉痉挛，导致肺循环阻力增大，肺动脉压力升高。肺动脉高压又引起右心负荷增大，导致右心肥大，最终引起右心衰竭。

(三)急性肾小球肾炎→慢性肾小球肾炎→肾性高血压→左心衰竭、右心衰竭

急性肾小球肾炎反复发作，引起肾组织纤维结缔组织增生，肾小球和肾小管纤维化和玻璃样变性，引起慢性肾小球肾炎。肾组织纤维结缔组织增生使肾小球入球小动脉受压或小动脉硬化使入球小动脉血量减少，球旁细胞产生肾素，肾素可使血管紧张素原转化为血管紧张素，血管紧张素又可使肾上腺皮质产生醛固酮，导致肾素-血管紧张素-醛固酮系统的激活。血管紧张素使全身的细、小动脉痉挛，引起血压增高，醛固酮又可促使肾小管上皮细胞对钠离子和水分的重吸收，血容量增加，也可引起血压增高。肾性高血压形成后，左心负荷增大，早期出现代偿性肥大，之后可引起左心衰竭。左心衰竭又可进一步发展成右心衰竭。临床上，疾病的因果交替规律决定着疾病的发展过程，也决定着患者的结局。慢性肾小球肾炎患者不仅可引起肾衰竭，也可因肾性高血压导致心力衰竭或脑出血。

此外，在肿瘤的发生发展过程中，轻度不典型增生、中度不典型增生、重度不典型增生、原位癌、早期浸润癌和浸润癌是癌变连续发展的不同阶段，前一种病变常成为后一种病变的发病原因或基础。

三、慢性炎症及慢性病变引起病变组织器官的纤维化和硬化

慢性炎症是以增生性改变为主的炎症，主要表现有间质内成纤维细胞和毛细血管的增生即肉芽组织的增生，肉芽组织形成纤维结缔组织和瘢痕组织，引起病变组织和器官的纤维化和硬化。例如，各种不同类型的肾小球肾炎，早期的病变和临床表现各不相同，但随着病变的持续发展，肾组织出现纤维化和硬化，病变逐渐趋于一致，临床表现也逐渐相似。于是，各种不同类型的肾小球肾炎到了晚期都转变为以纤维化和硬化为特点的慢性肾小球肾炎。

肾盂肾炎与肾小球肾炎是两类不同性质的炎症。急性肾盂肾炎是化脓性炎症而肾小球肾炎是变态反应性炎症。但随着病变的发展转化为慢性，肾组织发生纤维化和硬化，慢性肾小球肾炎和慢性肾盂肾炎两者的病变逐渐趋于一致，临床表现逐渐趋于相似，最终都因肾组织的纤维化或硬化引起慢性肾衰竭。

由此不难理解，慢性肝炎也引起肝硬化；慢性肺结核也引起肺纤维化。慢性病变如慢性肺淤血和慢性肝淤血同样也可以导致间质内纤维结缔组织的增生而引起淤血性肺硬化和淤血性肝硬化。

慢性炎症、慢性病变引起的纤维化和硬化是一个不可逆的过程。纤维化和硬化的后果是严重的，如肾纤维化可以引起肾衰竭；肝硬化可引起肝功能衰竭；心肌纤维化可引起心功能衰竭；肺纤维化可引起呼吸功能衰竭，还可引起肺动脉高压的形成，导致肺源性心脏病。

慢性炎症如果发生在管道性器官，由于纤维结缔组织增生及瘢痕组织的形成，常引起这些器官管腔狭窄。如慢性输卵管炎常因输卵管狭窄引起不孕；肠结核可引起肠道狭窄；胃溃疡可引起幽门梗阻等。

一般说来，慢性炎症、慢性病变常因间质纤维组织增生引起组织器官体积增大，如慢性阑尾炎、慢性胆囊炎、心肌纤维化，会引起相应器官体积增大。如果增生的纤维结缔组织压迫周围组织或使小动脉硬化，则因局部血液循环障碍引起实质细胞萎缩、变性、坏死，反而使组织器官体积缩小，重量减轻，质地变硬，加之纤维结缔组织的收缩使病变组织器官表面凹凸不平，呈结节状或颗粒状。如原发性高血压引起原发性颗粒性固缩肾；慢性肾小球肾炎引起继发性颗粒性固缩肾；肝硬化时肝体积缩小，质地变硬，表面和切面呈结节状。慢性肾盂肾炎等也都有类似的病理改变。

人们已经注意到某些慢性炎症与肿瘤的发生存在着某些相关性，虽然理论上对其发生的机制未能完全阐明，但这一现象引起了众多学者的注意。如慢性溃疡性结肠炎易引起肠癌；反流性食管炎易引起食管癌；慢性肝炎可引起肝癌；慢性胰腺炎可引起胰腺癌；慢性宫颈炎可引起宫颈癌；肠血吸虫病可引起肠癌；小腿皮肤经久不愈的溃疡可引起鳞状细胞癌等。

四、形态结构改变与代谢、功能改变密切相关

大多数疾病都会出现形态结构的改变（即病理改变），形态结构的改变必然会引起代谢、功能的改变；功能、代谢发生了改变，也意味着形态结构可能出现改变。

呼吸系统疾病的病变常引起呼吸功能的障碍和酸碱平衡紊乱。肺炎、肺实变、肺纤维化、肺淤血、肺气肿、肺透明膜的形成等，使得血气交换出现障碍，血液中氧分压降低和二氧化碳分压增加，刺激呼吸中枢，出现呼吸加深、加快，引起呼吸困难；血液中二氧化碳增多引起呼吸性酸中毒（若过度通气，则出现呼吸性碱中毒）。

心脏负荷增大，功能增强时，可使心脏出现形态结构的变化，引起心肌肥大，心肌肥大进一步发展引起心功能不全（心力衰竭），心力衰竭时心输出量减少，使全身组织细胞缺氧，乳酸产生增多，引起代谢性酸中毒。

肝是人体内代谢最旺盛的器官，其功能复杂。重症肝炎、肝硬化、肝癌等，可引起肝细胞变性坏死，肝细胞变性坏死可引起肝蛋白质、糖、脂肪代谢障碍，同时也引起肝的解毒功能障碍、消化功能障碍等。此外，重症肝炎可诱发肝肾综合征，引起代谢性酸中毒。

肾的疾病也是如此，慢性肾小球肾炎时，肾小球、肾小管广泛的纤维化和玻璃样变性，导致肾衰竭，引起水、电解质代谢障碍和酸碱平衡紊乱。

其他疾病形态结构的改变与代谢、功能改变之间的联系，将在各种疾病的临床与病理联系中进行阐述。

五、病理改变与临床表现紧密相关

（一）病理改变决定临床表现

不同的疾病有不同的病理改变和临床表现。病理改变决定临床表现，有什么样的病理改变，就有相应的临床表现。

大叶性肺炎是一种典型的急性炎症，发病第1~2天（充血水肿期），由于肺炎链球菌毒素的作用，病变肺叶的肺泡壁毛细血管扩张、充血，毛细血管通透性增大，肺泡腔内有水肿液。这些改变引起的临床表现包括：① 水肿液随呼吸运动与空气混合，听诊时可闻及细湿啰音；② 水肿液刺激细支气管壁的神经末梢，反射性地引起咳嗽、咳白色泡沫样痰；③ 血管扩张充血和肺水肿使病变肺组织密度稍有增加，X线检查呈淡薄阴影。

大叶性肺炎发病第3~4天（红色肝样变期），由于肺炎链球菌毒素增多，血管扩张、充血更加明显，毛细血管的通透性进一步增大，肺泡腔内有大量纤维蛋白及红细胞，引起肺组织发生实变，临床表现随之发生改变：① 由于肺组织实变，叩诊呈浊音；② 实变导致病变肺组织对声音传导增强，听诊时可闻及支气管呼吸音及语颤增强；③ 肺组织密度增大，X线下呈现大片状致密阴影；④ 由于此期肺泡腔内有较多红细胞，红细

胞被巨噬细胞吞噬发生分解，形成含铁血黄素颗粒，患者咳铁锈色痰；⑤由于病变肺组织的肺泡腔内有大量纤维蛋白和红细胞，气体交换受阻，加之病变肺组织的血管扩张、充血，肺动脉的血液（静脉血）通过扩张的血管形成"短路"效应进入肺静脉，使得动脉血的二氧化碳分压升高和氧分压下降，这些改变刺激呼吸中枢，使呼吸加深加快，引起呼吸困难。由此可见，病变决定了临床表现，有什么样的病理改变就有相应的临床表现；病理改变不同，临床表现随之发生变化。

一般而言，急性炎症起病急，病理改变变化迅速，临床表现变化明显。上述大叶性肺炎充血水肿期与红色肝样变期，病程相差仅两天，但临床表现却明显不同。

慢性疾病病变发展缓慢，临床表现相对稳定，一定时间内改变不大。例如二尖瓣狭窄引起慢性肺淤血，肺淤血患者出现不同程度的呼吸困难（劳力性呼吸困难、端坐呼吸等）。由于二尖瓣狭窄这一慢性病变进展缓慢，肺淤血引起的呼吸困难的症状可持续几年或更长时间。另外，肝硬化引起门脉高压症和肝功能障碍。肝硬化是一个不可逆的过程，故门脉高压症和肝功能障碍可长期存在，并逐渐加重。

（二）不同的病变可引起不同的疾病类型，同一种类型的疾病其临床表现相似

炎症时，细菌毒素、炎症介质以及其他因素造成血管壁损伤，血管壁通透性增大，引起渗出，根据渗出物的不同，渗出性炎有不同的类型。当损伤轻时，血管壁通透性轻度增大，主要以血浆小分子蛋白和水渗出为主，称为浆液性炎；若损伤加重，血管壁通透性加大，引起血浆大分子蛋白——纤维蛋白的渗出，以纤维蛋白渗出为主的炎症称为纤维素性炎；如果受到严重损伤，血管壁通透性进一步增大，出现红细胞的漏出，则称之为出血性炎；化脓性炎则是以中性粒细胞渗出为主，伴有组织的坏死和脓液形成的炎症。如果这些改变发生在胸膜，由于胸膜血管受损的程度不同，渗出物不同，则有浆液性胸膜炎（胸腔积液）、纤维素性胸膜炎、出血性胸膜炎和化脓性胸膜炎。发生在心包膜，同样有浆液性心包炎（心包腔积液）、纤维素性心包炎（绒毛心）、出血性心包炎和化脓性心包炎。

浆液性炎、纤维素性炎、出血性炎和化脓性炎，尽管发生在不同部位，同一类型的疾病，因其病变相同，损伤程度一致，临床表现也相似。浆液性炎，因有浆液的渗出常引起压迫阻塞的症状；纤维素性炎，因大量纤维蛋白渗出，易引起机化和粘连；化脓性炎，有组织的坏死和脓液的形成，修复后往往形成瘢痕；出血性炎，因血管壁损伤严重引起出血，临床预后较差，鼠疫、流行性出血热、钩端螺旋体病是出血性炎，其病死率较高。

恶性肿瘤细胞因侵犯血管引起出血，常常是癌变的危险信号。如肺癌引起咯血；鼻咽癌引起鼻出血；大肠癌引起便血；乳腺癌引起乳头溢血；膀胱癌引起血尿；宫颈癌引起宫颈出血；胸腔和腹腔的恶性肿瘤，常引起胸腔和腹腔的血性积液等。

（三）病变越多，临床表现越复杂

患者若伴有多种疾病，病变越多，其临床表现越复杂。如大叶性肺炎合并感染性休克时，患者除了有大叶性肺炎的临床表现外，还伴有感染性休克的临床表现。

应该注意，某些疾病随着病变的发展可引起新的疾病，并出现新的临床症状，如果原有的病变或疾病仍然存在，新的疾病也兼有原有疾病的临床症状。

如二尖瓣狭窄引起左心衰竭和肺淤血，肺淤血又可引起肺动脉高压形成，导致右心衰竭。此时，患者既有右心衰竭的症状（全身性水肿、胃肠道淤血、肝脾肿大、颈静脉怒张等），又伴有二尖瓣狭窄引起肺淤血的临床表现。同样的道理，慢性支气管炎引起慢性阻塞性肺气肿，慢性阻塞性肺气肿又引起慢性肺源性心脏病。此时，慢性支气管炎和慢性阻塞性肺气肿的病变仍然存在，慢性肺源性心脏病患者既有慢性肺源性心脏病的临床表现，也伴有慢性支气管炎和慢性阻塞肺气肿的临床表现。

（四）病变越严重，临床症状往往越明显

大多数疾病，其病变损伤程度与临床表现成正相关，即病变越严重，临床表现往往越明显。如病毒性肝炎是以肝细胞变性、坏死为主要特征的变质性炎症，肝细胞损伤程度越严重，其临床表现越明显。急性普通型肝炎时，肝细胞出现点状坏死，此时患者转氨酶可升至 100 U/L 左右（正常 50 U/L），可能出现轻度黄疸；

重度慢性肝炎时，肝细胞出现桥接坏死，患者转氨酶可升至 200 U/L 左右，出现黄疸，或伴有肝功能障碍；急性重症肝炎时，肝细胞大片坏死，肝细胞内的转氨酶和胆红素大量释放入血，患者可出现明显黄疸，转氨酶甚至升至 1000 U/L 以上，患者有明显肝功能障碍，常因肝性脑病而死亡。同样的道理，心肌梗死的范围越大，心肌细胞内的乳酸脱氢酶（LDH）和肌酸磷酸激酶（CPK）释放入血，血液中这两种酶含量的升高也更明显。其他如胰腺炎、乙型脑炎等大多数疾病，病变越明显，临床症状往往越严重。

六、疾病过程的局部和整体相互影响、相互制约

任何疾病都有局部表现和全身反应。一方面局部的病变反应可通过神经-体液途径引起机体的整体反应；另一方面，机体的整体反应也会影响局部病变的发展。所以在疾病过程中，局部和整体是相互影响、相互制约的。例如，肺结核的病变主要在肺，临床表现为咳嗽、咯血、咳痰等，但同时也会引起发热、盗汗、消瘦乏力和红细胞沉降率加快等全身反应，而全身状态又可影响肺部病变的发展方向。当全身抵抗力下降时，肺结核病变可进一步发展甚至扩散至全身形成新的病灶。当全身抵抗力增强时，肺部的病变即可逐渐缩小，直至痊愈。

认识疾病过程中局部和整体关系的相互转化需要透过现象看本质，以明确是全身病变还是局部病变在疾病发生发展过程中起主导作用，如疖肿是局部的化脓性炎，一般进行局部的处理就可治愈。当疖肿是糖尿病的局部表现时，单纯性的局部治疗就不会有明显的效果，须进行糖尿病的治疗。总之，正确认识局部与整体的相互关系对疾病的诊断治疗具有重要意义，切不可只顾局部忽视全身，或只重视全身而忽视局部。

（张子敬）

第八章　心血管系统疾病

心血管系统由心脏、动脉、静脉及毛细血管组成，维持机体血液循环，供给组织营养，传递体液信息等。心血管系统的器官或组织形态结构发生变化，可导致其功能改变，引起全身或局部血液循环障碍与一些严重的并发症产生。心血管系统疾病是严重危害人类健康和生命的一类疾病。在我国，心血管疾病在总死亡率中居第二位，仅次于恶性肿瘤。

第一节　动脉粥样硬化

动脉粥样硬化（atherosclerosis，AS）是心血管系统疾病中最常见的疾病，其发病率在我国呈逐年上升趋势，发病多见于中、老年人，40～50岁发展最快。AS主要累及大动脉（弹性动脉——主动脉及其一级分支脉）、中动脉（肌性动脉——冠状动脉、脑动脉等），以动脉内膜的脂质沉积、灶状纤维化和粥样斑块形成为特征，使管壁变硬、管腔狭窄，中膜弹性减弱，引起组织及器官，特别是心和脑等器官发生缺血与出血性病变，严重者常危及患者生命。

动脉粥样硬化与动脉硬化（arteriosclerosis）涵盖范围不同，动脉硬化泛指动脉壁增厚变硬、失去弹性的一类疾病，包括三种类型：① AS；② 细动脉硬化（arteriolosclerosis）；③ 动脉中层钙化（Monckeberg's sclerosis）。

病因与发病机制

（一）病因

AS的病因尚未完全阐明，已知其发生与多种因素密切相关，这些因素被视为危险因素，其中有些因素是可以改变的，有些因素是不可改变的。

1. 可控性危险因素

（1）高脂血症（hyperlipidemia）　是指血浆总胆固醇（TC）和（或）三酰甘油（TG，甘油三酯）的异常增高，是AS发生的最主要危险因素。AS病变中的脂质来源于游离胆固醇及胆固醇酯（CE）、三酰甘油、磷脂和载脂蛋白B（apoB）。流行病学调查证明，大多数AS患者血中胆固醇水平比正常人高，且AS的严重程度随血浆胆固醇的水平升高而加重。血浆胆固醇的浓度与冠状动脉心脏病（coronary heart disease，CHD，简称冠心病）的死亡率及危险程度亦呈正相关。高甘油三酯血症也被认为是AS的危险因素，而我国人群的膳食结构多以糖类为主，高糖类饮食容易发生高甘油三酯血症，从而促进AS的发生与发展。

血浆中脂质是以脂蛋白的形式存在于血液中，因而高脂血症实际上是高脂蛋白血症。血浆脂蛋白包括乳糜微粒（CM）、低密度脂蛋白（LDL）、极低密度脂蛋白（VLDL）和高密度脂蛋白（HDL）。其中LDL、VLDL升高与AS的发生呈正相关。大量研究发现，LDL被动脉壁细胞氧化修饰后具有促进粥样斑块形成的作用。目前认为氧化型LDL（ox-LDL）是最重要的致AS因子，是损伤内皮细胞和平滑肌细胞的主要因子。ox-LDL不能被正常LDL受体识别，而被巨噬细胞的清道夫受体（scavenger receptor）识别后快速摄取，促进巨噬细胞形成泡沫细胞；相反，HDL可通过胆固醇逆向转运机制清除动脉壁的胆固醇，防止AS的发生。此外，HDL还有抗氧化作用，防止LDL的氧化，可竞争性抑制LDL与内皮细胞的受体结合而减少其摄取。因此，LDL、VLDL是判断AS和CHD的最佳指标，而HDL具有抗AS和CHD发病的作用。

各种脂蛋白在动脉粥样硬化发病中的不同作用还与其载脂蛋白（apolipoprotein，apo）有关。CM、VLDL

及 LDL 的主要载脂蛋白分别为 apo B-48、apo B-100，而 HDL 的主要载脂蛋白为 apo A-I。目前认为，LDL、IDL、VLDL、TG 和 apo B 的异常升高与 HDL 及 apo A-I 的降低同时存在，是高危险性血脂蛋白综合征，称为致动脉粥样硬化性脂蛋白表型，对 AS 的发生和发展具有极为重要的作用。脂蛋白 A（lipoprotein A，LpA）是一种变异的 LDL，其血浆浓度与动脉粥样硬化的发病率呈正相关，动脉粥样硬化的病灶中发现有 LpA 的沉积，LpA 在动脉粥样硬化继发血栓形成时也起重要作用。

高脂血症具有一定的家族性和遗传倾向。家族性高胆固醇血症、家族性脂蛋白脂酶缺乏症等患者的动脉粥样硬化发病率明显高于对照组。目前已发现多种基因参与脂质的摄取和代谢，直接参与脂质代谢的载脂蛋白、酶和受体的相关基因有：apo A-I、apo B、apo E、apo C、脂蛋白脂酶、肝脂酶、胆固醇-卵磷脂酰基转移酶、胆固醇转运蛋白、LDL 受体、清道夫受体等基因。这些基因功能及其表达产物的变化与饮食因素的相互作用可能是高脂血症的最主要原因。LDL 受体的基因突变能引起家族性高胆固醇血症。家族性高甘油三酯血症的不同亚型则分别与脂蛋白脂酶基因缺陷或 apo C-Ⅱ基因缺陷有关。

（2）高血压（hypertension） 高血压能促进动脉粥样硬化的发生和发展。不同地区和不同人种的流行病学研究发现，高血压与冠心病、脑卒中的发病率相关，高血压患者的冠状动脉粥样硬化发病率比正常血压者高 4 倍。与同年龄、同性别的正常血压者相比，高血压患者的动脉粥样硬化发病较早且病变较重。控制高血压能明显降低心肌梗死和脑卒中的发病率。高血压促进动脉粥样硬化发生的具体机制尚不十分清楚，可能与下列因素有关：① 高血压时，血流对血管壁的机械性压力和冲击作用较强；② 血压能直接影响动脉内膜结缔组织代谢；③ 高血压可引起内皮损伤和（或）功能障碍，使内膜对脂质的通透性增加；④ 与高血压发病有关的肾素、儿茶酚胺和血管紧张素等也可改变动脉壁代谢。这些因素导致血管内皮损伤，从而造成脂蛋白渗入内膜增多，血小板和单核细胞黏附，中膜平滑肌细胞迁入内膜等变化，促进 AS 的发生和发展。

（3）吸烟 是 AS 的危险因素之一，也是冠心病主要的独立危险因素。吸烟能促进冠状动脉和主动脉粥样硬化病变的发展和加重病情，并与吸烟量有关。吸烟致动脉粥样硬化的机制可能与内皮细胞损伤和血液中 CO 浓度升高，碳氧血红蛋白增多有关。血液中 CO 浓度升高可刺激内皮细胞释放生长因子（如 PDGF），促使中膜平滑肌细胞向内膜迁入、增生，参与动脉粥样硬化的发生。大量吸烟可使血中 LDL 易于氧化，氧化修饰的 LDL 具有更强的致动脉粥样硬化作用。烟内含有一种糖蛋白，可激活凝血因子Ⅻ及某些致突变物质，后者可引起血管壁平滑肌细胞（SMC）增生。吸烟还可以促使血小板聚集、血中儿茶酚胺浓度升高及 HDL 水平降低，这些均可促进 AS 的发生。

（4）致继发性高脂血症的疾病 ① 糖尿病（diabetes）：冠心病是糖尿病的重要并发症，糖尿病患者动脉粥样硬化发生较早且病变更为严重。糖尿病患者血中 TG 和 VLDL 水平明显升高，HDL 水平较低，而且高血糖可致 LDL 氧化，促进血液单核细胞迁入内膜及转变为泡沫细胞。② 高胰岛素血症（hyperinsulinemia）：与动脉粥样硬化的发生关系密切，血中胰岛素水平越高，冠心病的发病率与死亡率越高。高胰岛素水平可促进动脉壁平滑肌细胞的增生，并且与血中 HDL 含量呈负相关。③ 甲状腺功能减退症和肾病综合征：两者均可引起高胆固醇血症，使血浆 LDL 明显增高。

（5）其他因素 ① 饮食：食入过多动物脂肪（饱和脂肪酸）和高胆固醇食物（如动物内脏、蛋黄等），易使血脂升高，促进 AS 的发生；而食用植物油（不饱和脂肪酸）可预防 AS 的发生，但橄榄油除外。② 肥胖：肥胖者易患高脂血症、高血压和糖尿病，间接促进 AS 的发生。③ 行为：缺乏体力活动、过度敌意、心理负担和工作压力等均与 AS 的发生有关。因此，坚持适量运动、保持适宜体态、注意心理调适和舒缓工作压力可有助于预防 AS 的发生和发展。④ 某些细菌、病毒、支原体甚至衣原体等感染与 AS 的发生有关。⑤ 微量元素铬、锰、锌和硒等摄入减少，铅、镉和钴等摄入增加与 AS 的发生有关。

2. 不可控危险因素

（1）遗传因素 AS 的发生有家族聚集现象，提示遗传因素是 AS 发病的危险因素。LDL 受体的基因突变导致血浆 LDL 极度升高，年龄很小就可发病。大量研究表明，200 多种基因可能对脂质的摄取、代谢和排泄产生影响，是导致高脂血症的最常见原因。直接参与脂质代谢的 apo、酶和受体的基因多数已被证实和定位，这些基因及其产物的变化与饮食因素的相互作用可能是高脂血症的最常见原因。家族性高胆固醇血症（familial hypercholesterolemia）患者是由于 LDL 受体的基因突变导致功能缺陷，引起血浆 LDL 水平极度增高。

（2）年龄　病理研究资料显示，AS是从婴儿期就开始缓慢发展的过程，动脉内膜的脂斑或脂纹从婴儿期就可以出现，其检出率和病变的严重程度均随年龄增长而增加，与动脉壁的年龄性变化有关。在40~60岁，心肌梗死的发病率增加5倍。

（3）性别　女性在绝经期前AS的发病率低于同年龄组男性，而HDL水平高于男性，LDL水平低于男性。绝经期后，这种差别消失，是由于雌激素具有改善血管内皮的功能、降低血胆固醇水平的作用。

（二）发病机制

AS对人类的严重危害使人们极力去探索其发病机制，至今AS发病的确切机制尚未阐明，形成了多种解释学说，如有脂质渗入学说、单核巨噬细胞作用学说、血栓镶嵌学说、单克隆学说、血流动力学说、损伤应答学说及炎症学说等。但是，其中任何一种学说均不能全面解释AS的发病机制。现将部分学说的有关机制归纳如下：

1. 损伤应答学说　各种原因（机械性、LDL、高胆固醇血症、吸烟、毒素、病毒等）引起内皮细胞的损伤，损伤的内皮细胞分泌生长因子，如单核细胞趋化蛋白1（MPC-1）、血小板源性生长因子（PDGF）、转化生长因子β（TGF-β），吸引单核细胞聚集、黏附于内皮，并迁入内皮下间隙，经其表面的清道夫受体、CD36受体和Fc受体的介导，源源不断地摄取已进入内膜发生氧化的脂质，形成单核细胞源性泡沫细胞。内皮细胞的损伤是非剥脱性的，内皮细胞更新、增生并分泌生长因子，从而激活动脉中膜SMC经内弹力膜的窗孔迁入内膜，并发生增生、转化、分泌细胞因子以及合成细胞外基质。SMC经其表面的LPL受体介导而吞噬脂质，形成平滑肌细胞源性泡沫细胞。

2. 脂质渗入学说　该学说认为AS的发生是血浆中含量高的脂质沉积在动脉内膜并刺激结缔组织增生的结果。因为高脂血症引起的内皮细胞损伤和内皮细胞通透性增加使血液中的脂质易于沉积在内膜，引起巨噬细胞的清除反应和中膜平滑肌细胞的增生而形成粥样斑块。上述变化导致动脉内膜脂纹、纤维斑块和（或）粥样斑块的形成（图8-1）。

3. 单核巨噬细胞作用学说　动脉粥样硬化中，单核巨噬细胞主要有以下作用：①吞噬作用：动脉粥样硬化早期病变的脂纹由内皮下大量吞噬胆固醇的泡沫细胞聚集而成。一般认为，病变早期的泡沫细胞多数来源于血中的单核细胞，后者进入内皮下转变为巨噬细胞，其表面的特异性受体（LDL受体和清道夫受体）可与ox-LDL结合，使之摄入大量的胆固醇，成为泡沫细胞。②促进增殖作用：被激活的巨噬细胞可以释放多种生长因子和细胞因子，促进中膜平滑肌细胞的迁移和增生。③参与炎症与免疫过程：在动脉粥样硬化病变中，可见T淋巴细胞的浸润，T淋巴细胞通过巨噬细胞的相互作用，参与动脉粥样硬化病变的形成。另外，循环中的单核细胞，其表面LDL受体的数目过少或缺失，或者血胆固醇过高，超过了单核细胞的清除能力，也与胆固醇最终沉积在内皮下，形成粥样硬化密切相关。

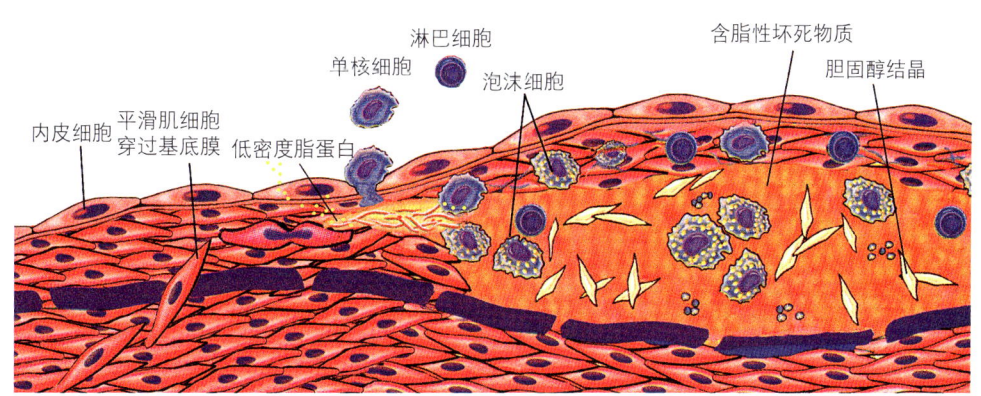

图8-1　动脉粥样硬化发病机制示意图

LDL通过内皮细胞渗入内皮下间隙，单核细胞迁入内膜；ox-LDL与巨噬细胞表面受体结合而被摄取，形成巨噬细胞源性泡沫细胞；动脉中膜的SMC经内弹力膜窗孔迁入内膜，吞噬脂质形成肌源性泡沫细胞；SMC增生迁移形成纤维帽；ox-LDL使泡沫细胞坏死、崩解，形成糜粥样坏死物，粥样斑块形成

基本病理变化

AS 主要发生于大、中动脉，最好发于腹主动脉，其他依次为冠状动脉、降主动脉、颈动脉和脑底动脉 Willis 环，这些动脉分叉、分支开口和血管弯曲凸面为好发部位。AS 的基本病变是在动脉内膜形成粥样斑块，主要有三种成分：① 细胞：包括 SMC、巨噬细胞、泡沫细胞和 T 淋巴细胞；② 细胞外基质：包括胶原、弹性纤维和蛋白多糖；③ 细胞内和细胞外脂质。这三种成分的含量和分布随斑块的变化有所不同。AS 根据病变的发生、发展过程分为以下四个阶段：

（一）脂纹

脂纹（fatty streak）是 AS 肉眼可见的最早病变，可出现于儿童期，但并非都发展为纤维斑块，是一种可逆性病变。

肉眼观：动脉内膜面见黄色针头大小的斑点或长短不一的条纹，条纹宽 1~2 mm，平坦或微隆起（图 8-2），常见于主动脉后壁及其分支出口处。

光镜下：病灶处内膜下有大量泡沫细胞聚集。泡沫细胞体积大，呈圆形或椭圆形，胞质内含有大量小空泡（图 8-3），苏丹Ⅲ染色为橘红色，证明是脂质成分。泡沫细胞来源于巨噬细胞和 SMC。

电镜下：可将泡沫细胞分为巨噬细胞源性泡沫细胞和肌源性泡沫细胞。

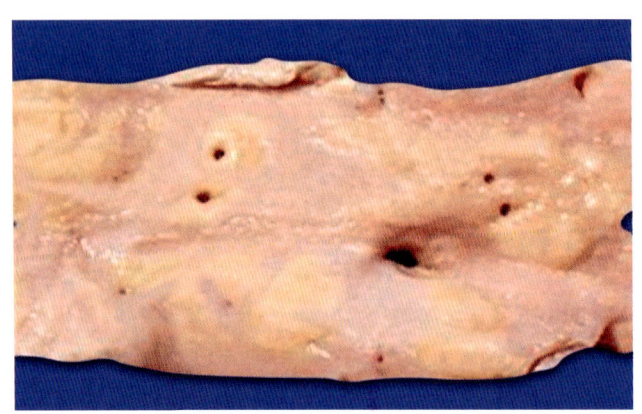

图 8-2　主动脉粥样硬化（脂纹）
内膜表面见黄色针头大小的斑点或条纹

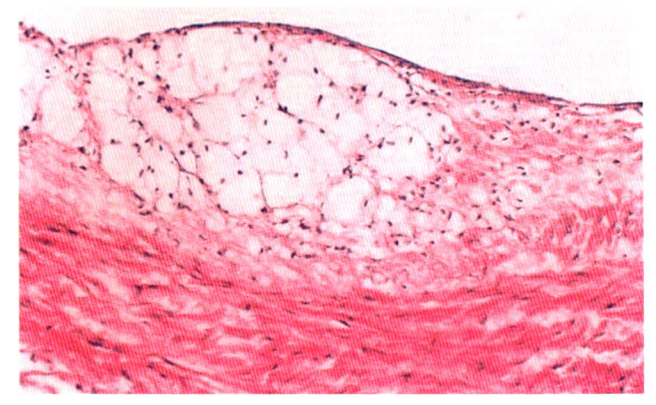

图 8-3　动脉粥样硬化（脂纹）
动脉内膜局部增厚，其内见有大量泡沫细胞聚集

（二）纤维斑块

纤维斑块（fibrous plaque）由脂纹进一步发展而来。

肉眼观：内膜表面散在不规则隆起的斑块，初期淡黄或灰黄色，后因斑块表层胶原纤维增多及玻璃样变性而呈瓷白色，状如凝固的蜡烛油（图 8-4）。斑块大小不等，并可相互融合。

光镜下：病灶表层为大量胶原纤维、散在的 SMC、少数弹性纤维及蛋白聚糖形成的纤维帽，胶原纤维可发生玻璃样变性。SMC 增生并分泌大量细胞外基质（胶原纤维和蛋白多糖等），脂质逐渐被埋藏在深层。斑块表面为大量 SMC 和细胞外基质所组成的厚薄不一的纤维帽。在纤维帽之下可见数量不等的泡沫细胞、SMC、细胞外脂质、细胞外基质和炎症细胞。病变进一步发展，可见脂质蓄积及肉芽组织反应。

（三）粥样斑块

粥样斑块（atheromatous plaque）又称粥瘤（atheroma），是由纤维斑块深层细胞坏死发展而来，为 AS 的典型病变。

肉眼观：动脉内膜面可见灰黄色斑块既向内膜表面隆起，又向深部压迫中膜。切面见斑块的管腔面为白

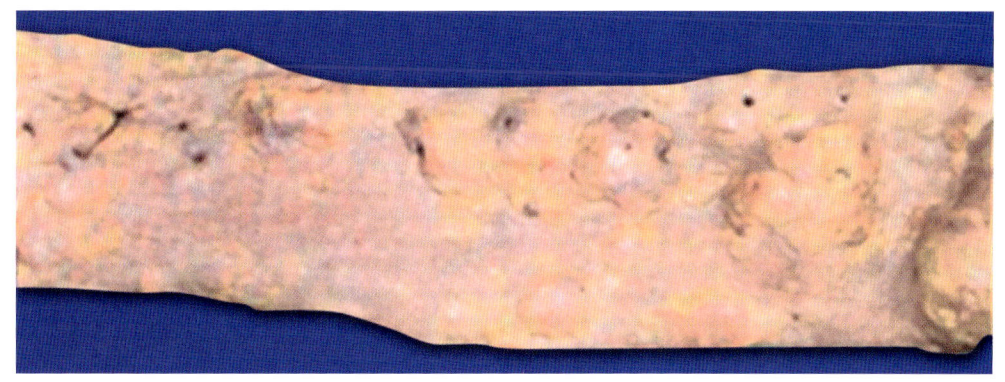

图 8-4 主动脉粥样硬化
灰白色稍隆起的为纤维斑块

色质硬组织，深部为黄色或黄白色质软的粥样物质。

镜下观：在玻璃样变性的纤维帽之下，有大量不定形物质，为细胞外脂质及坏死物，其中可见胆固醇结晶（针状空隙）和钙化灶，斑块底部和周边可见肉芽组织，少量淋巴细胞和泡沫细胞浸润，中膜平滑肌细胞因斑块压迫萎缩、弹力纤维破坏而变薄（图 8-5）。外膜可见毛细血管新生、结缔组织增生及淋巴细胞、浆细胞浸润。

（四）继发性病变

继发性病变是指在纤维斑块和粥样斑块的基础上的继发改变。

1. 斑块内出血 斑块内新生的毛细血管破裂，或斑块纤维帽破裂使血液流入斑块，形成斑块内血肿（图 8-6），使斑块进一步隆起，甚至完全闭塞管腔，导致急性供血中断，致使动脉供血器官发生梗死。

2. 斑块破裂 斑块表面的纤维帽破裂，粥样物自裂口逸入血流，形成粥瘤样溃疡，易导致血栓形成。排入血流的坏死物和脂质可形成胆固醇栓子，引起栓塞。

3. 血栓形成 斑块破裂后形成溃疡，使胶原纤维暴露，促进血栓形成（图 8-7），导致动脉管腔阻塞（图 8-8），进而引起器官梗死。

4. 斑块钙化 在纤维帽和粥瘤病灶内可见钙盐沉积，致动脉管壁变硬、变脆，易破裂。

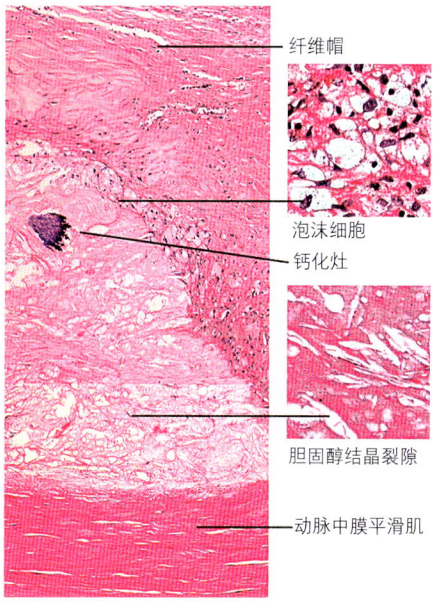

图 8-5 动脉粥样硬化（粥样斑块）
玻璃样变性的纤维帽深部可见细胞外脂质及坏死物、裂隙状胆固醇结晶及不规则钙化灶，周边部可见肉芽组织、少量泡沫细胞和淋巴细胞浸润

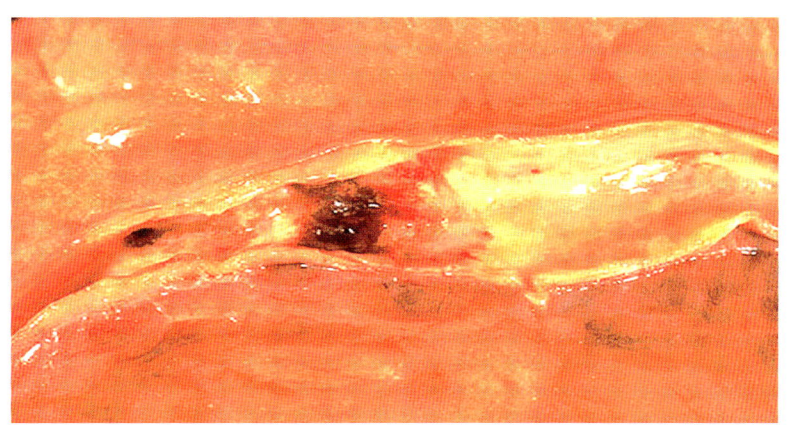

图 8-6 斑块内出血
斑块内新生的毛细血管破裂，形成血肿，导致管腔进一步狭窄

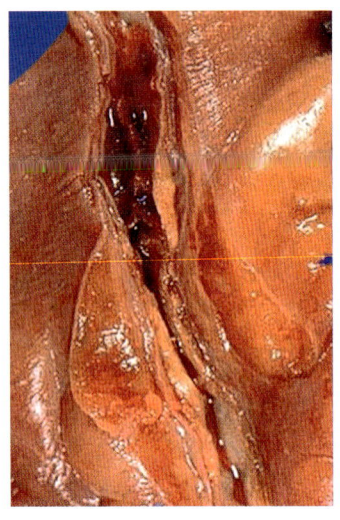

图 8-7 动脉血管内血栓形成

粥样斑块破裂后，血栓形成，导致动脉管腔阻塞

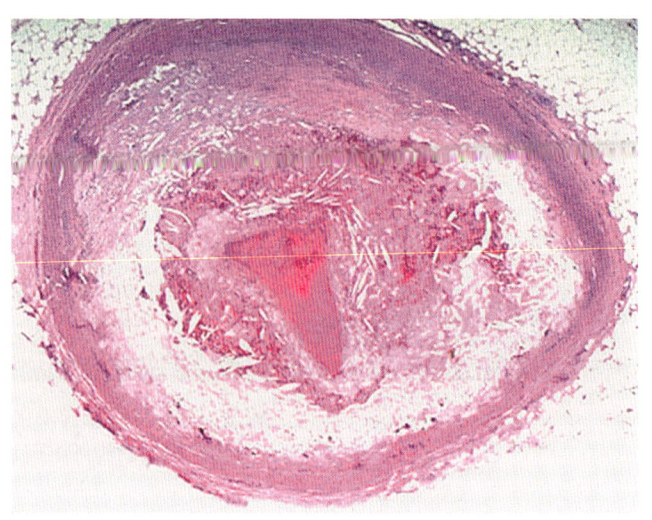

图 8-8 动脉血管内血栓形成

动脉血管内血栓形成，导致管腔完全阻塞

5. 动脉瘤形成　严重的粥样斑块底部的中膜平滑肌可发生不同程度的萎缩和弹性降低，在血管内压力的作用下，动脉壁局限性扩张，形成动脉瘤（aneurysm），动脉瘤破裂可致大出血。此外，血液可从粥瘤性溃疡处注入动脉中膜，或中膜内血管破裂出血，可造成中膜撕裂，形成夹层动脉瘤。

6. 血管管腔狭窄　肌性动脉（中动脉）可因粥样斑块而导致管腔狭窄，引起所供应区域的血量减少，致相应器官发生缺血性病变。

重要器官的动脉粥样硬化

（一）主动脉粥样硬化

主动脉粥样硬化最常见，病变好发于主动脉的后壁及其分支开口处，以腹主动脉病变最为严重，依次为胸主动脉、主动脉弓和升主动脉。前述主动脉内膜出现的各种病变均可见到，但由于主动脉管腔大，虽有严重粥样硬化，并不引起明显的症状。但病变严重者，因中膜萎缩及弹力板断裂使管壁变得薄弱，受血压作用易形成动脉瘤（图 8-9），可于腹部触及搏动性的肿块，听到血管杂音。动脉瘤破裂可引起致命性大出血。

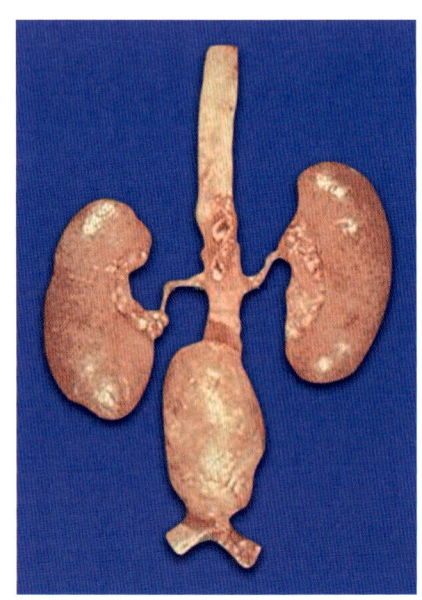

图 8-9 腹主动脉粥样硬化性动脉瘤

腹主动脉粥样硬化，动脉壁局限性扩张，形成动脉瘤

（二）冠状动脉粥样硬化

见本章第二节。

（三）颈动脉及脑动脉粥样硬化

颈动脉及脑动脉粥样硬化最常见于颈内动脉起始部、基底动脉、大脑中动脉和 Willis 环。纤维斑块和粥样斑块常导致管腔狭窄，可因血栓形成等继发性病变加重，血管狭窄甚至闭塞。由于脑动脉管腔狭窄，脑组织长期供血不足而发生脑萎缩，表现为脑回变窄，皮质变薄，脑沟变宽、变深，脑重量减轻。患者可有智力及记忆力减退，精神变态，甚至痴呆。由于斑块处常继发血栓形成而阻塞管腔，引起脑梗死（脑软化）（图 8-10）。因脑小动脉管壁较薄，脑 AS 病变常可形成动脉瘤，动脉瘤多见于 Willis 环部，患者血压突然升高时，可致小动脉瘤破裂，引起脑出血。

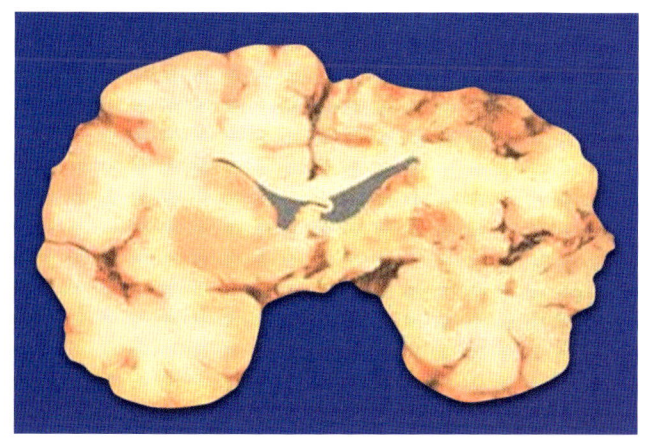

图 8-10　脑动脉粥样硬化（脑梗死）
脑动脉粥样硬化，继发血栓形成而阻塞管腔，引起脑梗死

（四）肾动脉粥样硬化

病变最常累及肾动脉开口处及主干近侧端，也可累及叶间动脉和弓形动脉。肾动脉粥样硬化因斑块致管腔狭窄，肾组织缺血，肾实质萎缩和间质纤维组织增生，使肾组织体积缩小，质地变硬，称为动脉粥样硬化性固缩肾，进而可引起肾衰竭；肾动脉粥样硬化引起肾血流量减少，入球小动脉血流量减少，球旁细胞兴奋，激活肾素-血管紧张素-醛固酮系统，从而引起肾性高血压；若肾动脉斑块合并血栓形成，可致肾组织梗死。肾梗死属于贫血性梗死，临床上引起肾区疼痛、闭尿及发热等。

（五）四肢动脉粥样硬化

病变以下肢动脉为重，常发生在髂动脉、股动脉及前、后胫动脉。当较大的动脉管腔狭窄时，可引起下肢供血不足，下肢疼痛而不能行走，但休息后好转，即所谓间歇性跛行（claudication）。当肢体长期慢性缺血时，可引起萎缩。当管腔完全阻塞，侧支循环又不能代偿时，可导致缺血部位的干性坏疽（图8-11）。

（六）肠系膜动脉粥样硬化

肠系膜动脉的管腔狭窄甚至阻塞时，可引起肠梗死。患者有剧烈腹痛、腹胀和发热等症状，还可有便血、麻痹性肠梗阻及休克等症状。

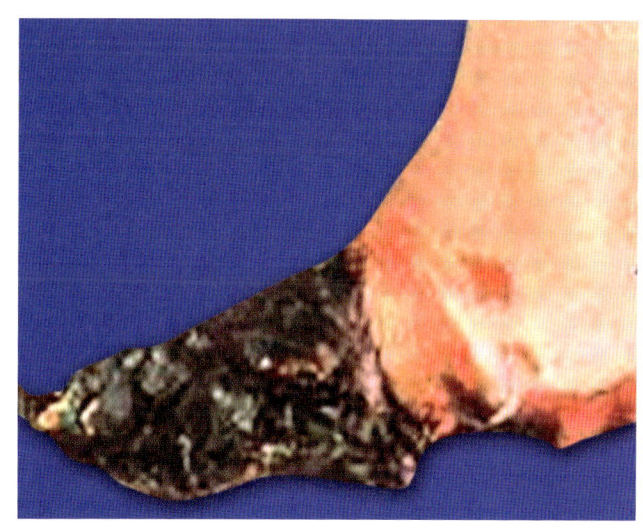

图 8-11　足干性坏疽
下肢动脉粥样硬化，管腔完全阻塞，导致足缺血，形成干性坏疽

第二节　冠状动脉粥样硬化及冠状动脉粥样硬化性心脏病

一、冠状动脉粥样硬化

冠状动脉粥样硬化（coronary atherosclerosis）是 AS 中对人类构成威胁最大的疾病，但一般较主动脉硬化症晚发 10 年。冠状动脉狭窄在 35~55 岁发展较快。据国内、外统计，60 岁之前，发病率男性显著高于女性，60 岁之后，男、女性病变检出率相近。冠状动脉粥样硬化病变分布的特点是：一般左侧多于右侧；大支多于小支；同一支的近端多于远端，即主要累及在心肌表面走行的一段，进入心肌的部分很少受累。根据病变检出率和统计结果，以左冠状动脉前降支为最高，其余依次为右主干、左主干或左旋支、后降支。重症者可有一支以上的动脉受累，但各支的病变程度可以不同，且常为阶段性受累。

病理变化

AS 的上述基本病变均可在冠状动脉中发生。由于其解剖学和相应的力学特点，走行在心肌表面的动脉靠近心肌侧缓冲余地小，内皮细胞受血流冲击而损伤的概率大，因而斑块病变多发生于血管的心壁侧，在横切面上，斑块多呈新月形，偏心位，使管腔呈不同程度的狭窄。参照正常冠状动脉管腔大小（图 8-12），根据血管狭窄（即缩小）程度分为四级：Ⅰ级，斑块面积≤25%（图8-13）；Ⅱ级，斑块面积为26%~50%；Ⅲ级，斑块面积为51%~75%（图8-14）；Ⅳ级，斑块面积为≥76%（图8-15）。

冠状动脉粥样硬化常伴发冠状动脉痉挛，可使管腔狭窄程度加剧，甚至导致供血中断，引起心肌缺血及相应的心脏病变，如心绞痛、心肌梗死等，并成为冠状动脉性猝死的原因。

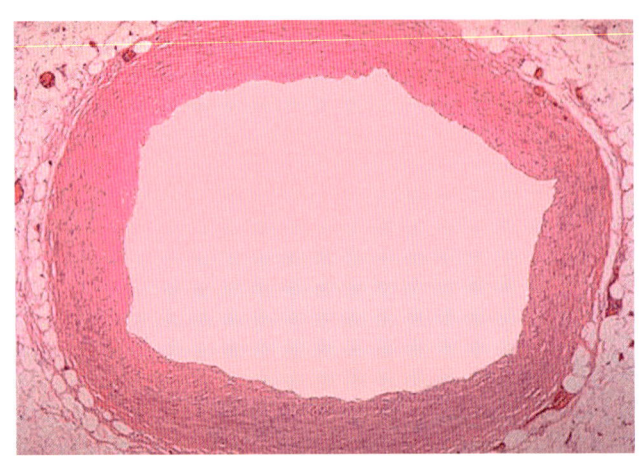

图8-12　正常冠状动脉
正常冠状动脉四周管壁均匀一致，管径相对较大

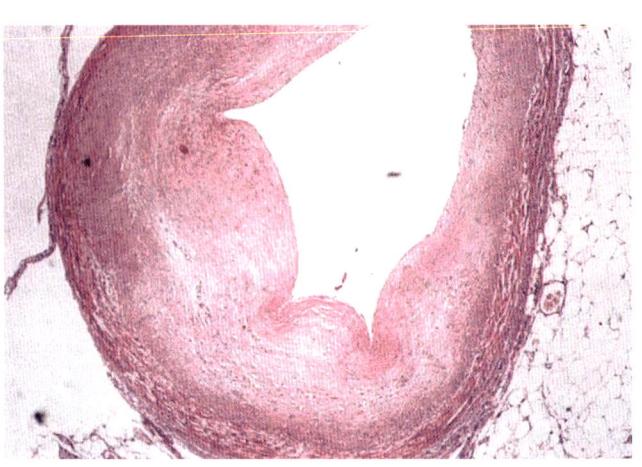

图8-13　冠状动脉粥样硬化Ⅰ级
冠状动脉内膜增厚，管腔狭窄，斑块面积≤25%

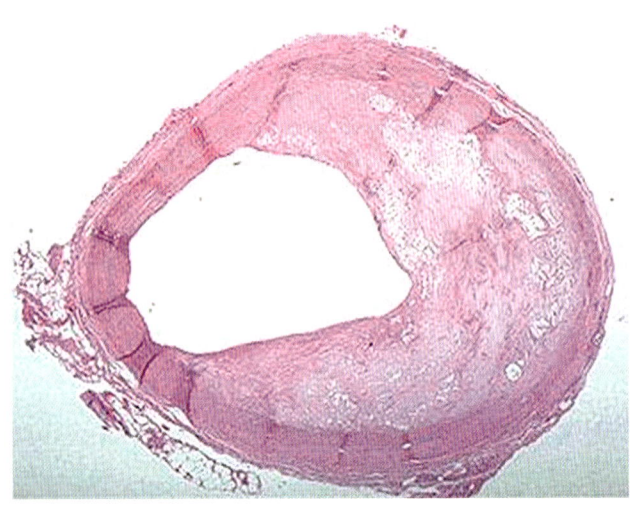

图8-14　冠状动脉粥样硬化Ⅲ级
冠状动脉内膜不规则增厚，管腔狭窄，斑块面积为51%~75%

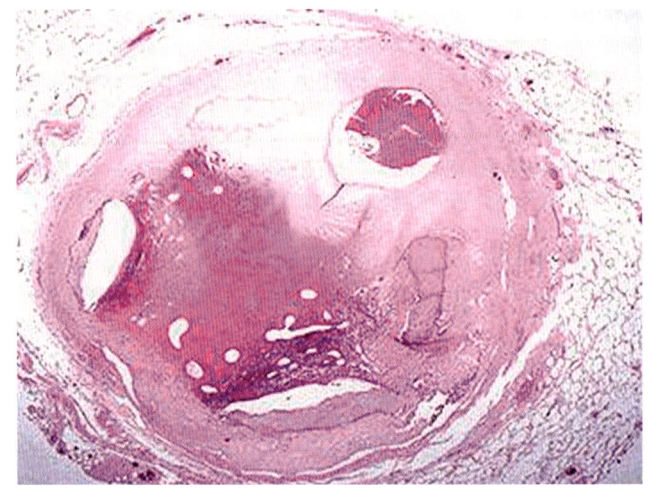

图8-15　冠状动脉粥样硬化Ⅳ级
冠状动脉粥样斑块显著增厚，管腔严重狭窄，斑块面积≥76%

二、冠状动脉粥样硬化性心脏病

冠状动脉性心脏病（coronary heart disease，CHD），简称冠心病，是由冠状动脉狭窄所致心肌缺血的心脏病，也称缺血性心脏病（ischemic heart disease，IHD）。冠心病是多种冠状动脉疾病的结果。冠状动脉粥样硬化症占冠心病的绝大多数（95%~99%），其他如风湿性动脉炎、梅毒性动脉炎及冠状动脉畸形等占极少数，因此，习惯上把CHD视为冠状动脉粥样硬化性心脏病（coronary atherosclerotic heart disease）的同义词。

冠状动脉粥样硬化是冠心病的最常见的原因。冠状动脉粥样硬化的程度一般多与主动脉粥样硬化程度相一致。由于冠状动脉靠近心室，一直承受心室壁的撞击，因而冠状动脉粥样硬化的程度要比其他器官内同口径血管严重。冠心病虽然绝大部分由冠状动脉粥样硬化引起，但只有在后者已引起心肌缺血、缺氧的功能性和（或）器质性病变时，才可称为CHD。目前倾向于只有当冠状动脉狭窄程度大于50%，有临床症状，或有下列证据，如心电图、放射性核素心肌显像或病理检查显示有心肌缺血表现者，才属于CHD。

冠心病心肌缺血、缺氧的原因及机制有：① 冠状动脉供血不足：主要为冠状动脉粥样硬化斑块引起的管腔狭窄（＞50%），以及继发病变及冠状动脉痉挛等。其他如低血压、冠状动脉灌注期缩短（如心动过速）、体内血液重新分配（如饱餐后）等，也可使原已处于危险临界状态的冠状动脉供血下降。② 心肌耗氧量剧增：主要有各种原因引起的心肌负荷增加，如血压骤升、过度劳累、情绪激动、心动过速及心肌肥大等，使冠状动脉出现供血相对不足。冠心病患者男性多在40~60岁出现临床症状，女性在绝经期前后出现临床症状，男性多于女性。

冠心病临床可表现为心绞痛、心肌梗死、心肌纤维化和冠状动脉性猝死等。若临床表现为不稳定型心绞痛、急性心肌梗死或冠状动脉性猝死，称为急性冠状动脉综合征（acute coronary syndrome，ACS）。

（一）心绞痛

心绞痛（angina pectoris）是由于心肌急剧的暂时性缺血、缺氧所造成的一种常见的临床综合征。心绞痛可因心肌耗氧量暂时增加，超出了已狭窄的冠状动脉所能提供的氧而发生，也可因冠状动脉痉挛而导致心肌供氧不足而引起。临床表现为阵发性心前区疼痛或压迫感，可放射至心前区或左上肢，持续数分钟，服用硝酸酯制剂或休息后症状可缓解或消失。

心绞痛的发生机制：可能是由于缺血、缺氧的情况下，心肌内无氧酵解的酸性产物或类似激肽的多肽类物质堆积，刺激心脏内自主神经末梢，信号经第1~5胸交感神经节和相应脊髓段传至大脑，产生痛觉。这种痛觉反映与自主神经进入水平相同脊髓段脊神经所分布的区域，即胸骨后及两臂的前内侧与小指。所以，心绞痛是心肌缺血所引起的反射性症状。

根据引起的原因和疼痛的程度，国际上习惯将心绞痛分为：① 稳定型心绞痛（stable angina pectoris）：又称轻型心绞痛，一般不发作，可稳定数月，仅在体力活动过度增加、心肌耗氧量增多时发作，症状持续几分钟，经休息或舌下含服硝酸甘油后往往迅速消失。主要原因是冠状动脉粥样硬化引起管腔狭窄（＞75%），同时心肌耗氧量增加所致。② 不稳定型心绞痛（instable angina pectoris）：是一种进行性加重的心绞痛，临床上很不稳定，在负荷时或休息时均可发作，发作强度和频度逐渐增加。患者多有一支或多支冠状动脉主干高度狭窄。光镜下常见到因心肌纤维萎缩和坏死而引起的弥漫性心肌纤维化。其性质介于稳定型心绞痛和心肌梗死之间。主要原因是冠状动脉粥样硬化继发斑块破裂或血栓形成、血管收缩、微血管栓塞等所导致的急性或亚急性心肌缺氧。③ 变异型心绞痛（variant angina pectoris），又称Prinzmetal心绞痛，多无明显诱因，常在休息或梦醒时因冠状动脉痉挛而诱发的心绞痛，无体力劳动或情绪激动等诱因，心电图与其他型心绞痛相反，显示有关导联ST段抬高。主要原因是冠状动脉粥样硬化基础上的痉挛所致。变异型心绞痛常并发急性心肌梗死和严重的心律失常，包括室性心动过速、心室颤动及猝死等。吸烟是变异型心绞痛的重要危险因素。

近年来，冠状动脉支架和冠状动脉旁路移植术的兴起为治疗心绞痛带来了新的希望。冠状动脉支架是通过大腿（股动脉）或手腕（桡动脉）的穿刺口，引入细导管，将特殊材料制作的支架，如镍合金支架放至冠状动脉狭窄处，并用球囊撑开，从而扩张狭窄处冠状动脉，恢复血流量。支架放入后10%~30%的患者可发生再次狭窄，为了解决这一问题，现已经开发了药物涂层支架，使再次狭窄率降至4%以下。这种新型支架表面药物涂层可抑制血管内皮细胞增生，从而防止再次狭窄。冠状动脉旁路移植术是指在冠状动脉狭窄处建立一条通道，使血流绕过狭窄处到达远端。常用大隐静脉和胸廓内动脉作为血管通道。主动脉冠状动脉大隐静脉旁路移植术是用患者的大隐静脉与冠状动脉狭窄口和升主动脉吻合，也可同时和几支冠状动脉吻合，适合年龄大的患者。全动脉化冠状动脉旁路移植术适合年轻患者。与支架应用相似，冠状动脉旁路移植术也面临再次狭窄的问题。

（二）心肌梗死

心肌梗死（myocardial infarction，MI）是指冠状动脉供血急剧减少或中断，使相应的心肌严重而持续性痉挛所致的心肌缺血性坏死。原因通常是在冠状动脉粥样硬化病变基础上继发血栓形成或持续性痉挛所致。临床上有剧烈而较持久的胸骨后疼痛，经休息及服用硝酸酯类药物，症状不能完全缓解，伴发热、白细胞增多、红细胞沉降率加快、血清心肌酶活性增高及进行性心电图变化,可并发心律失常、休克或心力衰竭。多发生于中老年人,40岁以上者占87%~96%,男性略多于女性,冬春发病较多,部分患者发病前有某些诱因。

MI的部位与冠状动脉供血区域一致,常因冠状动脉因动脉粥样硬化且高度狭窄(多数>75%),并多数合并血栓形成。常累及一支以上的冠状动脉分支。绝大多数病例的病变局限于左心室的一定范围,少数病例为心肌多发广泛受累。根据MI的范围和深度将其分为心内膜下心肌梗死和透壁性心肌梗死。

类型

1. **心内膜下心肌梗死**(subendocardial myocardial infarction) 是指梗死仅累及心室壁内侧1/3的心肌,并波及肉柱及乳头肌。常表现为多发性、小灶性(0.5~1.5 cm)坏死,坏死区域不规则地分布于左心室四周,不限于某一冠状动脉供血区,严重者病变可融合而累及整个左心室内膜下心肌,形成环状梗死(circumferential infarction)。患者通常有冠状动脉三大分支的严重动脉粥样硬化性狭窄,当附加某种诱因(如休克、心动过速或不适当的体力活动等)而加重冠状动脉供血不足时,可造成各冠状动脉分支最末梢区域(心内膜下心肌)缺血、缺氧,导致广泛的多灶性的心内膜下心肌梗死。此型心肌梗死的心电图一般无病理性Q波,其冠状动脉罕见血栓形成,不引起心包炎。

2. **透壁性心肌梗死**(transmural myocardial infarction) 为典型的心肌梗死类型。心肌梗死的部位与闭塞的冠状动脉分支供血区一致(图8-16),病灶较大,直径多在2.5 cm以上,累及心室壁全层或深达室壁2/3以上。最常见的梗死部位是冠状动脉左前降支供血区,即左室前壁、心尖部、室间隔前2/3及前内乳头肌,约占全部心肌梗死的50%。其次是右冠状动脉供血区,即左室后壁、室间隔后1/3及右心室,并可累及窦房结,占25%~30%。再次为左旋支供血区,即左室侧壁、膈面及左房,并可累及房室结,占15%~20%。透壁性心肌梗死常为相应的冠状动脉分支病变严重,并继发血栓形成或动脉持续痉挛。

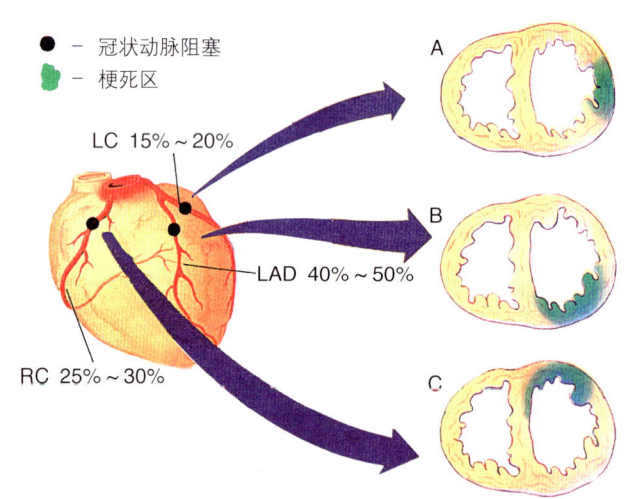

图8-16 透壁性心肌梗死部位

A. 示因左冠状动脉旋支(LC)阻塞引起的左心室侧壁心肌梗死;B. 示左冠状动脉前降支(LAD)阻塞引起的左心室前壁心肌梗死;C. 示右冠状动脉(RC)阻塞引起的左心室后壁心肌梗死

病理变化

MI多属贫血性梗死。MI的形态学变化是一个动态演变过程。肉眼观:冠状动脉缺血区6 h内无明显变化,但四唑氮蓝染色时,梗死心肌因氧化酶的缺乏呈无色,而未梗死心肌呈蓝色。梗死后6 h,梗死灶呈苍白色;8~9 h,梗死灶呈土黄色(图8-17);24~72 h,梗死灶呈伴有污点的苍白色,有时充血明显;3~7天,梗死灶轮廓清晰,呈杂色,以黄色为主,中心呈白色,梗死区边缘有暗红色充血、出血带;2~3周,梗死区凹陷、变软,呈折光的明胶状;3周后,愈合的梗死灶呈质硬、收缩状态,为灰白色瘢痕组织(图8-18)。

损伤最早的形态学变化是超微结构改变。冠状动脉缺血30 min内,肌细胞损伤多为可逆性,表现为胞质水肿、轻度线粒体肿胀和糖原消失。缺血30~60 min后,肌细胞损伤为不可逆性,表现为线粒体严重肿胀、嵴不规则和不定形基质致密物出现,核染色质边集和呈块状,肌膜局灶性溶解。

光镜下:不能收缩的缺血心肌细胞随心脏收缩牵拉而呈"波浪状纤维"。缺血24 h后,心肌细胞呈深红色的凝固性坏死,但心肌细胞核几天后才能完全溶解消失;2~3天后,梗死区边缘中性粒细胞浸润,并达最高峰,间质水肿和漏出性出血(图8-19);2~4天,心肌细胞坏死明显,核消失,梗死区边缘的部分中性粒细胞开始崩解;5~7天,急性炎症反应终止,中性粒细胞逐渐减少,梗死区边缘死亡的心肌细胞被巨噬细胞吞噬,成纤维细胞增生、胶原纤维沉积、淋巴细胞、巨噬细胞增多,边缘区形成肉芽组织并长入代替坏死心肌组织,以后逐渐向梗死区中心扩展;1~3周,胶原纤维继续沉积,炎症细胞浸润逐渐减少,新生毛细血管芽逐渐消失，肉芽组织逐渐变成瘢痕组织（图 8-20）；4 周以后，瘢痕组织形成为致密纤维组织，质地坚实，细胞少而逐渐成熟。

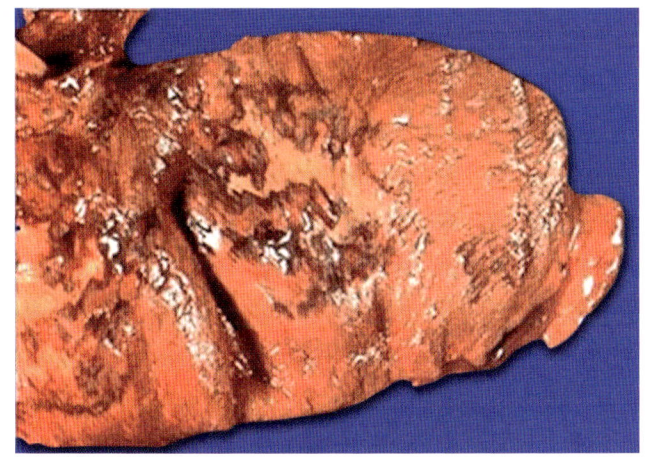

图 8-17　透壁性心肌梗死

室间隔土黄色者为梗死心肌，周围暗红色者为充血、出血带

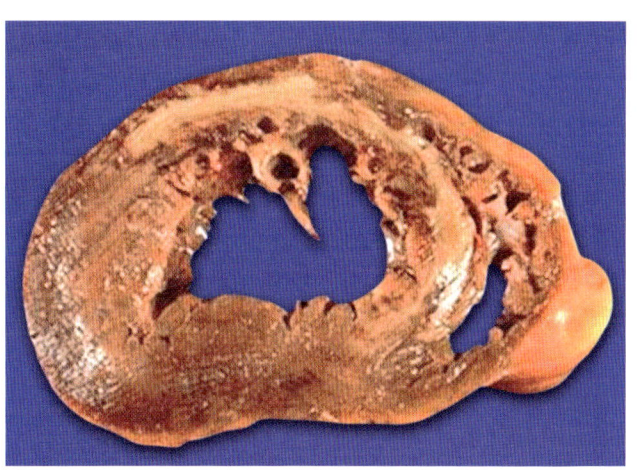

图 8-18　透壁性心肌梗死

左心室前壁及室间隔前 2/3 为灰白色（瘢痕组织）的梗死区

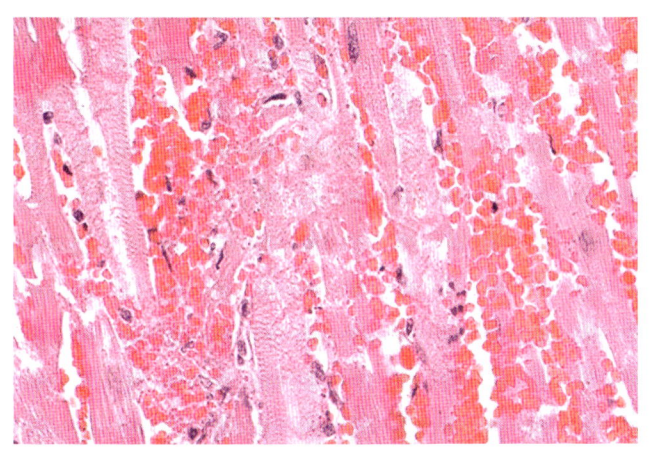

图 8-19　心肌梗死（镜下）

心肌梗死后 3～4 天，梗死区边缘出现血管充血、出血带，中性粒细胞浸润

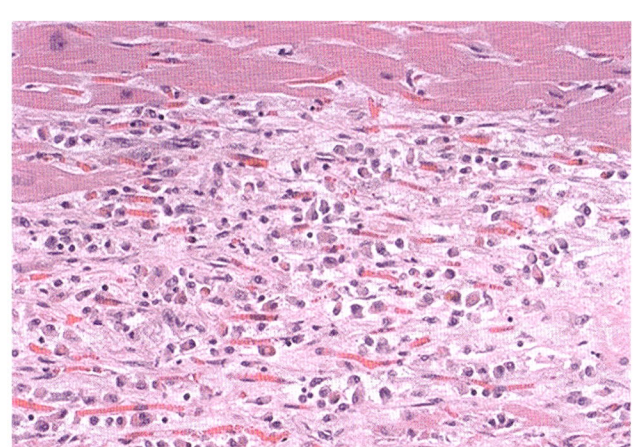

图 8-20　心肌梗死（镜下）

心肌梗死后 1～2 周，边缘区形成肉芽组织，上部分为正常心肌纤维，下部分为肉芽组织

生化改变

心肌缺血 30 min，心肌细胞内糖原减少或消失。此后，肌红蛋白、肌球蛋白及肌钙蛋白从心肌细胞逸出入血，在心肌梗死 6～12 h 达高峰。心肌细胞梗死后心肌细胞内的谷氨酸 – 草酰乙酸转氨酶（SGOT）、谷氨酸 – 丙酮酸转氨酶（SGPT）、肌酸磷酸激酶（CPK）和乳酸脱氢酶（LDH）透过损伤的细胞膜释放入血。一般在 MI 后的 24 h 后血清浓度达最高峰，其中 CPK 的同工酶 MB 和 LDH 的同工酶 LDH_1 对心肌梗死的诊断特异性最高。

并发症

心肌梗死，尤其是透壁性心肌梗死，可发生下列并发症：

1. 心律失常　占 MI 的 75%～95%。MI 累及传导系统，引起传导紊乱，严重时可导致心脏骤停、猝死，是常见的死亡原因之一。

2. 乳头肌功能失调或断裂　乳头肌功能失调发病率可高达 50%，二尖瓣乳头肌因缺血、坏死使其收缩功能障碍，造成不同程度的二尖瓣脱垂或关闭不全，可导致心力衰竭。乳头肌完全断裂极少见，多发生于后壁心肌梗死的二尖瓣后乳头肌,心力衰竭更明显。

3. **心脏破裂** 是透壁性心肌梗死的严重合并症,为 MI 致死病例的 3%～13%,发生于梗死后 2 周内。好发部位是左心室下 1/3 处、室间隔和左心室乳头肌。破裂原因是由于梗死灶失去弹性,坏死的心肌细胞,尤其是中性粒细胞和单核细胞的坏死释放大量蛋白水解酶作用,使梗死灶发生溶解所致。发生于左心室前壁者,破裂后血液涌入心包腔造成急性心脏压塞而迅速死亡(图 8-21)。室间隔破裂后,左心室血液流入右心室,导致急性右心室功能不全。

4. **心室壁瘤(ventricular aneurysm)** 10%～30% 的 MI 合并室壁瘤,可发生在 MI 的急性期,但常见于 MI 的愈合期。原因是梗死心肌或形成的瘢痕组织在左心室内压力作用下形成的局限性向外膨隆(图 8-22)。多发生于左心室前壁近心尖处,引起心功能不全或继发血栓形成。

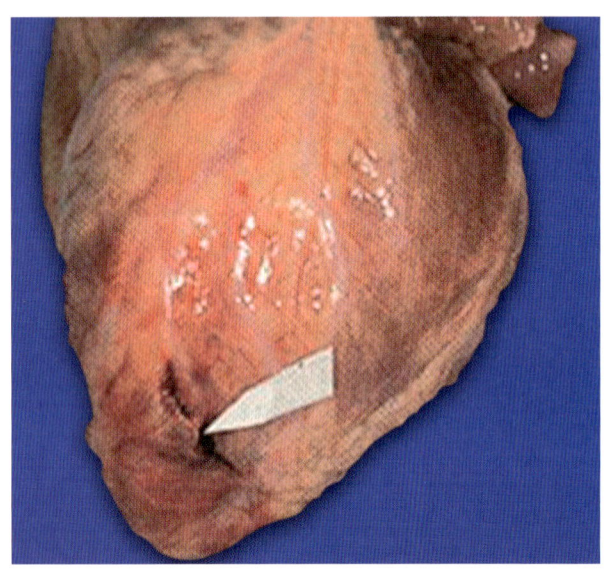

图 8-21　透壁性心肌梗死心脏破裂
左心室前壁透壁性心肌梗死后,心脏破裂,血液涌入心包腔,造成急性心脏压塞

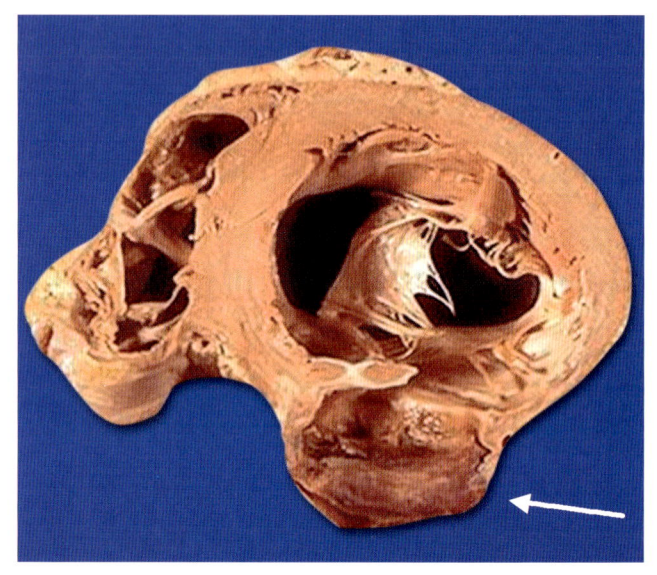

图 8-22　心室壁瘤形成
梗死心肌在左心室内压力作用下局限性向外膨隆,形成心室壁瘤

5. **附壁血栓形成(mural thrombosis)** 多见于左心室,MI 波及心内膜使之粗糙,或因心室壁瘤形成处血流形成涡流等原因,可促进局部附壁血栓形成。

6. **心源性休克** 占 MI 的 10%～20%。MI 面积>40% 时,心肌收缩力极度减弱,心输出量显著下降,即可发生心源性休克而死亡,是常见的并发症。

7. **急性梗死后综合征** 透壁性梗死可诱发急性浆液纤维素性心包炎,发病率约 10%,于心肌梗死后数周至数月内出现,可反复发生,表现为心包炎、胸膜炎或肺炎,有发热、胸痛等症状,可能为机体对坏死物质的过敏反应。

8. **急性心包炎** 15%～30% 患者在 MI 后 2～4 天发生,由于坏死累及心外膜可引起纤维素性心包炎。

(三) 心肌纤维化

心肌纤维化(myocardial fibrosis)是由于中、重度的冠状动脉粥样硬化性狭窄引起心肌纤维持续性和(或)反复加重的缺血、缺氧所致。肉眼观:心脏体积增大,重量增加,心腔扩张,以左心室明显;心室壁厚度可正常,伴有多灶性白色纤维条块,甚至透壁性瘢痕;心内膜增厚并失去正常光泽,有时可见机化的附壁血栓。镜下观:广泛性、多灶性心肌纤维化,伴邻近心肌纤维萎缩和(或)肥大,多灶性的陈旧性心肌梗死灶或瘢痕灶,部分心内膜下心肌细胞弥漫性空泡变。

临床表现为心律失常(心律失常型冠心病)或心力衰竭(心力衰竭型冠心病),也称之为缺血性心肌病(ischemic cardiomyopathy)或慢性缺血性心脏病(chronic ischemic heart disease)。

(四)冠状动脉性猝死

冠状动脉性猝死(sudden coronary death)是指由于冠状动脉改变而引起的出乎意料的突发性死亡,通常是由于严重的心律失常(心室纤颤)而发生,是心源性猝死中最常见的一种。多见于40~50岁成年人,男性多于女性。猝死是指自然发生的、出乎意料的突然死亡。冠状动脉性猝死可发生于某种诱因后,如饮酒、劳累、吸烟及运动后,患者突然昏倒,四肢抽搐,尿失禁,或突然发生呼吸困难,口吐白沫,迅速昏迷,可立即死亡或在一至数小时后死亡,有的则在夜间睡眠中死亡。

冠状动脉性猝死最常见的病变是冠状动脉粥样硬化,常有1支以上的冠状动脉呈中至重度粥样硬化性狭窄,无其他致死性病变。部分病例有继发性病变(如血栓形成或斑块内出血),导致心肌急性缺血,造成局部电生理紊乱,引起严重心律失常。但有的病例冠状动脉粥样硬化病变较轻,推测可能与合并冠状动脉痉挛有关。心肌纤维可有波浪状弯曲或胞质不匀,也可无明显病变。诊断心源性猝死必须具备两个条件:① 法医学检查排除自杀和他杀;② 病理解剖检查除冠状动脉和心肌病变外,无其他致死性疾病。

三、慢性缺血性心脏病

慢性缺血性心脏病(chronic ischemic heart disease)或称缺血性心肌病(ischemic cardiomyopathy)是用来描述长期缺血性心肌受损而进行性发展的充血性心力衰竭。多数患者既往都有心绞痛病史。

冠状动脉呈中、重度动脉粥样硬化。心脏扩大,心腔扩张,见多灶性心肌纤维化,常伴有透壁性的瘢痕灶。虽然心肌细胞肥大,但是由于心腔的扩张使心肌壁厚度大致正常。心内膜增厚,见不同阶段的极化血栓黏附内膜表面。镜下见由于慢性缺血所致的心肌纤维化,残留的心肌细胞肥大或萎缩。心肌细胞质液化(细胞质溶解)非常常见,尤以心内膜下为明显。

慢性缺血性心脏病的临床特点是出现严重的、进行性心力衰竭,有时发生心绞痛和心肌梗死病情加重。心律失常常见,若伴随充血性心力衰竭和间发性心肌梗死,则易致患者死亡。有时缺血性心脏病的表现和扩张性心肌病难以区别。

第三节 高 血 压

高血压(hypertension)是人类最常见的心血管疾病之一,以体循环动脉血压持续升高为主要特点的临床综合征。成年人收缩压≥140 mmHg(18.4 kPa)和/或舒张压≥90 mmHg(12.0 kPa)则为高血压。高血压分为原发性高血压(primary hypertension)或特发性高血压和继发性高血压(secondary hypertension)或症状性高血压(symptomatic hypertension)。原发性高血压(占90%~95%)是一种原因未明的、以体循环动脉血压升高为主要表现的独立性全身性疾病,以全身细动脉硬化为基本病变,常引起心、脑、肾及眼底病变,并伴有相应的临床表现,以往也称高血压病。继发性高血压(占5%~10%)是指患有某些疾病时出现的血压升高,如慢性肾小球肾炎、肾动脉狭窄、肾盂肾炎所引起的肾性高血压,嗜铬细胞瘤和肾上腺肿瘤所引起的内分泌性高血压,这种血压升高是某种疾病的病症之一,是一种体征。

原发性高血压是我国最常见的心血管疾病,多见于30~40岁以后的中、老年人,是以细小动脉硬化为基本病变的全身性疾病,多数病程较长,症状不明显,不易被发现。原发性高血压是冠心病和脑血管意外最重要的危险因素之一,发展至晚期,常引起心、脑、肾及眼底的病变并有相应的临床表现,严重者可因心功能衰竭、脑卒中和肾衰竭而致死。降低血压能明显地降低冠心病、心功能衰竭和脑卒中的发病率和死亡率。

我国高血压病的发病率呈上升趋势,据估计全国约有1亿高血压病患者,每年新增300万~400万人。在地理分布上,东北高于西南和东南地区,东部高于西部地区。男、女性患病率无明显差异。

病因与发病机制

原发性高血压的病因与发病机制很复杂,近年的研究虽有较大进展,但仍未完全清楚。目前多认为,本病主要是受多基因遗传影响，在多种环境因素作用下，使正常血压调节机制失衡而致的疾病。已知有关高血压病的发病因素和发病机制如下：

（一）发病因素

1. **遗传因素** 患者常有明显的遗传倾向。据调查，约有75%的原发性高血压患者具有遗传素质（genetic predisposition），患者有家族史，即具有明显的家族聚集性。原发性高血压受多基因影响，近年来研究结果表明，高血压病患者、有高血压家族史而血压正常者和有高血压倾向者，常有一种以上与血压调节相关的基因异常。目前已发现肾素-血管紧张素系统（RAS）的编码基因有多种变化（多态性和突变点），如有高血压患者伴有血管紧张素原位点和血管紧张素Ⅱ的Ⅰ型受体位点的多态性。另外，高血压患者及有高血压家族史而血压正常者的血清中有一种激素样物质，可抑制Na^+/K^+-ATP酶活性，使Na^+/K^+泵功能降低，向细胞外的转运减少，导致细胞内Na^+、K^+浓度增加，细小动脉壁收缩加强，从而使血压升高。

2. **环境因素** 高血压病可能是遗传因素和环境因素相互影响的结果。环境因素很早就起作用，如营养不良性低体重产儿以后发生高血压病的概率增加。目前，我国流行病学研究证实，与高血压病密切相关的危险因素是体重超重、高盐膳食和中度以上饮酒。

（1）饮食因素 最重要的是Na^+的摄入量。膳食中钠盐摄入量与人群血压水平和高血压病患病率呈显著相关。减少钠盐摄入或用药物增加Na^+的排泄可降低血压。WHO建议每人每日摄入钠盐量应≤5 g，可预防高血压病。钾盐摄入量与血压呈负相关，K^+摄入减少，可使Na^+/K^+比例升高，促进高血压。多数认为膳食低钙是高血压的危险因素，Ca^{2+}摄入不足易导致高血压，高钙饮食可降低高血压发病率。

（2）社会心理因素 调查表明，精神长期或反复处于紧张状态的人或从事相应的职业的人群，其高血压患病率比对照组升高，可能是其大脑皮质功能失调，失去对皮质下血管舒缩中枢的调控能力，当血管舒缩中枢产生持久的以收缩为主的兴奋时，可引起全身细、小动脉痉挛而增加外周血管阻力，使血压升高。应激事件，如暴怒、过度惊恐和忧伤等使神经精神受到剧烈冲击，可导致高血压的发生和发展。目前认为，社会心理应激可改变体内激素平衡，影响代谢过程，导致血压升高。

（3）神经内分泌因素 一般认为，细动脉的交感神经纤维兴奋性增强是高血压病发病的主要神经因素。缩血管递质（去甲肾上腺素、神经肽Y等）和舒血管神经递质（降钙素基因相关肽、P物质等）具有升压或降压作用。

（二）发病机制

动脉血压取决于心输出量和外周血管阻力。心输出量受心率、心收缩力及血容量影响。外周血管阻力受神经、体液因素及局部自动调节因素影响，因此，能引起血容量、外周血管阻力、心率及心收缩力等增加的各种因素，都可使动脉血压升高。目前认为，高血压病是多种因素相互影响、共同作用的结果。这些因素包括遗传、环境、神经内分泌和体液等。

1. **钠、水潴留** 各种因素引起Na^+在体内过多，因而引起水潴留，使血浆和细胞外液增多、血容量增加，致心输出量增加，血压升高。在膳食因素中，摄入钠盐过多而且又是钠盐敏感的人群，主要就是通过钠、水潴留的途径引起高血压病。遗传因素如肾素-血管紧张素系统基因多种缺陷或上皮钠通道蛋白单基因突变等，均能引起肾排钠功能的缺陷，导致肾性钠、水潴留，血压升高。丘脑-垂体-肾上腺活动增强时，肾上腺皮质分泌醛固酮增多，使肾排Na^+减少，导致钠、水潴留，升高血压。如某种基因异常可使动脉平滑肌细胞膜和内质网的功能缺陷，细胞膜Ca^{2+}通道增加，Ca^{2+}内流，内质网Ca^{2+}释放，胞质内Ca^{2+}增加，平滑肌细胞过度收缩，导致外周阻力增加，使血压相应升高。

此外，外周血管具有自动调节机制，为防止组织过度灌注，外周血管会随心输出量增加而发生收缩以限制组织灌注。但是随着血管收缩、外周阻力增加，血压也相应升高。

2. **外周血管功能和结构异常** 凡是能引起外周血管收缩物质（肾素、儿茶酚胺、内皮素等）增多的因素，都可以通过缩血管作用使血管口径缩小，从而使外周阻力增加，导致血压升高。如交感神经兴奋可通过分泌大量的去甲肾上腺素（儿茶酚胺类），作用于细小动脉平滑肌受体，引起细小动脉收缩或痉挛，使血压升高。

交感神经兴奋的缩血管作用可导致肾缺血，刺激球旁装置的ε细胞分泌肾素，肾素入血流，使血管紧张素原转变为血管紧张素Ⅰ，后者随血经过肺、肾组织时，在血管紧张素活化酶的作用下形成血管紧张素Ⅱ，可直接引起细小动脉强烈收缩，使血压升高。血管紧张素Ⅱ还能刺激肾上腺皮质分泌醛固酮，进而引起Na^+、水潴留，增加血容量，使血压升高。

一般来说，细小动脉平滑肌肥大和增生常继发于长期的或过度的血管收缩，从而使血管壁平滑肌细胞增生、肥大，管壁肥厚，管腔缩窄，使血压持续或永久性升高。但也有证据表明，有些血管壁的结构变化是发生在高血压病早期，先于血管的持续收缩，这可能是由于遗传上的缺陷或环境因素的诱导，使平滑肌细胞内的信号转导发生变化而引起。血管收缩因子如血管紧张素Ⅱ还具有生长因子作用，引起血管平滑肌的肥大、增生和基质的沉积，从而使血管壁增厚，血压升高。

3. **功能性的血管收缩** 该途径是指外周血管（细小动脉）的结构无明显变化，仅平滑肌收缩使血管口径缩小，从而增加外周血管阻力，导致血压升高。

在发病因素中，凡能引起血管收缩物质如肾素、儿茶酚胺和内皮素等增多的因素，都可通过这条途径引起血压升高。长期过度紧张、焦虑、烦躁等，可致大脑皮质高级中枢功能失调，对皮质下中枢调控能力减弱以致丧失，其中的血管舒缩中枢将产生以收缩为主的冲动时，交感神经节后纤维则分泌大量的去甲肾上腺素，作用于细小动脉平滑肌α受体，引起细小动脉收缩或痉挛，使血压升高。此外，交感神经兴奋引起的细小动脉收缩，使肾缺血，刺激球旁装置ε细胞分泌肾素，通过肾素－血管紧张素系统直接引起细小动脉强烈收缩，使血压升高。研究发现，血管紧张素系统的一些基因还表达于肾以外的其他组织器官，血管内皮细胞和平滑肌细胞的表达可直接使血管收缩、血压升高。

血管平滑肌细胞对血管收缩物质敏感性增加而引起细小动脉的收缩增强，如平滑肌细胞对Na^+、Ca^{2+}跨膜转运的遗传缺陷，可致细胞内Ca^{2+}增多并增加平滑肌细胞对血管收缩物质的敏感性，使血压升高。血管紧张素Ⅱ除通过收缩血管增加外周阻力作用外，还能刺激肾上腺皮质分泌醛固酮，引起Na^+、水潴留，增加血容量，使血压升高。

总之，高血压病的发病机制的实际情况和参与因素要比上述途径复杂得多。对上述三条主要途径总结如图8-23所示。

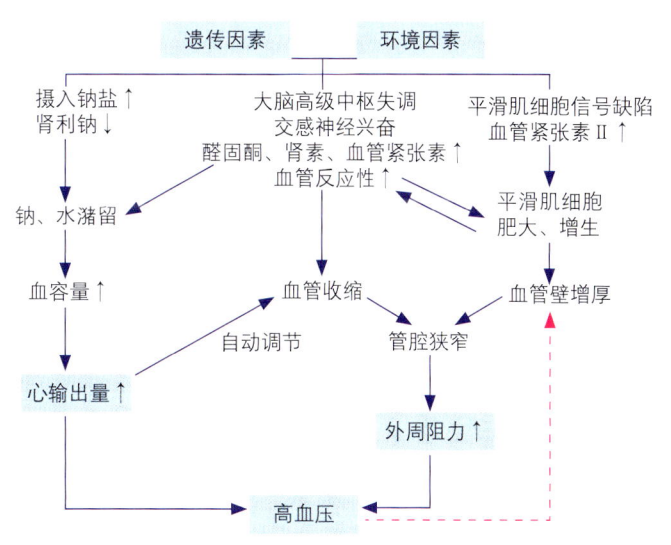

图8-23 高血压病发病机制示意图

类型和病理变化

原发性高血压可分为良性高血压和恶性高血压两类。

（一）良性高血压

良性高血压（benign hypertension）又称缓进型高血压，约占原发性高血压的95%，多见于中、老年人，病程长，进程缓慢，可达十余年或数十年，最终常死于心脏和脑病变，死于肾病变者少见。按病变的发展可分为三期：

1. **功能紊乱期** 为高血压的早期阶段。基本变化是全身细小动脉间歇性的痉挛，并可伴有高级中枢神经功能失调等，但血管无器质性病变，痉挛缓解后血压可恢复正常。细动脉是指中膜仅有1~2层平滑肌细胞，血管口径在1 mm以下的动脉。此期临床表现血压升高，但常有波动，可伴有头晕、头痛，经休息和药物治疗，血压可恢复正常。长期反复细小动脉痉挛和血压升高，受累的血管逐渐发生器质性病变，发展为下一期。

2. **动脉病变期**

（1）细动脉硬化（arteriolosclerosis） 是高血压病的主要病变特征，表现为细动脉玻璃样变性，易累及肾小球入球动脉、脾中央动脉及视网膜小动脉等，均具有诊断意义。

由于细动脉长期痉挛及血管内皮细胞受长期的高血压刺激，使内皮细胞及基底膜受损，内皮细胞间隙扩大，通透性增强，血浆蛋白渗入到血管壁中。同时，内皮细胞及平滑肌细胞分泌细胞外基质增多，继而平滑肌细胞因缺氧等发生变性、坏死，动脉壁逐渐为上述血浆蛋白和细胞外基质所代替，管壁正常结构消失，形成均质状、红染、无结构的玻璃样物质，使管壁增厚变硬，管腔狭窄甚至闭塞（图8-24）。

（2）肌性小动脉硬化 主要累及肾小叶间动脉、弓形动脉及脑动脉等。肌性小动脉内膜胶原纤维及弹性纤维增生，内弹力膜分裂，中膜平滑肌细胞不同程度增生和肥大，以及不同程度地胶原纤维和弹性纤维增生，致使血管壁增厚，管腔狭窄。

（3）大动脉硬化 肌性及弹性大动脉可并发动脉粥样硬化。

此期临床表现为血压进一步升高，并保持在较高水平，失去波动性，常需降压药才能降低血压。

3. 内脏病变期

（1）心脏的病变 因血压持续升高，外周阻力增大，心肌负荷增加，左心室代偿性肥大。心脏重量增加，可达400 g以上。肉眼观：左心室壁增厚，可达1.5～2.0 cm（正常1.0 cm以内）。乳头肌和肉柱增粗，心腔不扩张，相对缩小，称为向心性肥大（concentric hypertrophy）（图8-25）。镜下观：心肌细胞变粗、变长，伴有较多分支。心肌细胞核肥大，圆形或椭圆形，核深染。晚期，当左心室代偿失调，心肌收缩力降低，逐渐出现心腔扩张，称为离心性肥大（eccentric hypertrophy），严重时可发生心力衰竭。

心脏发生的上述病变，称为高血压性心脏病（hypertensive heart disease）。临床早期，左心室向心性肥大能完全代偿其功能，使心输出量维持在正常水平，不引起明显的症状。此时高血压性心脏病的

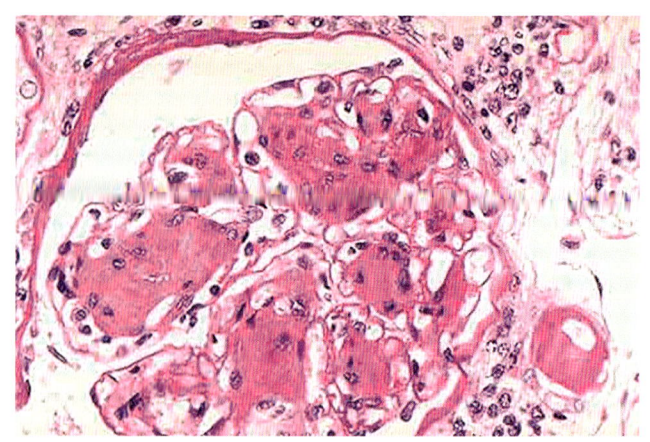

图8-24 肾小球入球动脉玻璃样变性

肾小球入球动脉管壁形成均质状、红染、无结构的玻璃样物质，管壁增厚，管腔狭窄

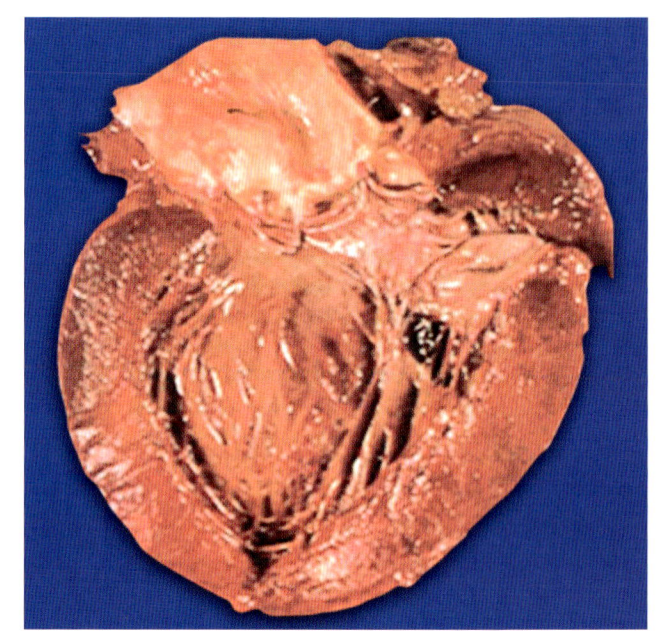

图8-25 高血压向心性肥大

心脏重量增加，左心室壁增厚，乳头肌和肉柱增粗，心腔相对缩小

诊断主要是根据胸部X线、心脏超声和心电图等查出其左心室肥大。晚期，左心室离心性肥大，心功能失代偿，出现左心衰竭的表现。伴发冠状动脉粥样硬化者，更易有心肌缺血的表现如心绞痛等。高血压性心脏病者出现心力衰竭则预后不良，存活5年以上者仅有50%。

（2）肾的病变 高血压时，由于入球小动脉玻璃样变性和肌性小动脉硬化，管壁增厚，管腔狭窄，受累肾小球因缺血，发生纤维化和玻璃样变性，所属肾小管萎缩、消失，间质纤维结缔组织增生和淋巴细胞浸润。病变相对较轻的肾小球代偿性肥大，相应的肾小管代偿性扩张，肾小管内可见蛋白管型。肉眼观：双侧肾对称性缩小，质地变硬，肾表面凹凸不平，呈细颗粒状，重量减轻，单侧肾重量可小于100 g（正常成人约为150 g），切面肾皮质变薄（达0.2 cm，正常厚0.3～0.6 cm），皮髓质界限模糊，肾盂和肾周围脂肪组织增多，称为原发性颗粒性固缩肾（primary granular atrophy of the kidney）。严重时可发生肾衰竭。

（3）脑的病变 由于脑细小动脉痉挛和硬化造成局部组织缺血，毛细血管通透性增加，脑可发生一系列

病变,主要有脑水肿、脑软化和脑出血。

脑水肿:由于脑细小动脉硬化和痉挛,局部组织缺血,毛细血管通透性增加,发生脑水肿。临床表现头痛、头晕、眼花和呕吐等表现,严重时可发生高血压脑病及高血压危象。高血压脑病(hypertensive encephalopathy)是因高血压时脑水肿加重,使血压急剧升高而引起以中枢神经系统功能障碍为主要表现的症候群。临床表现头痛、头晕、眼花、呕吐和视力障碍等,有时血压急剧升高,患者可出现剧烈头痛、意识障碍、抽搐等症状,称为高血压危象(hypertensive crisis)。此种危象可见于高血压的各个时期。

脑软化:由于脑的细小动脉硬化和痉挛,供血区脑组织缺血而发生多数小坏死灶,即微梗死灶(microinfarct)或脑腔隙性梗死(cerebral lacunar infarct)。光镜下:梗死灶组织液化、坏死,形成质地疏松的筛网状病灶。一般不引起严重后果,后期坏死组织被吸收,由胶质瘢痕修复。

脑出血:是高血压病最严重且致命性的并发症。常发生于基底节、内囊,其次为大脑白质、桥脑和小脑,约15%发生于脑干。出血区脑组织完全被破坏,形成囊腔状,其内充满坏死脑组织和血凝块。当出血范围较大时,可破入侧脑室(图8-26)。脑出血的主要原因是脑细小动脉硬化使血管壁变脆,当血压突然升高时血管破裂。此外,血管壁病变致弹性降低,当失去壁外组织支撑(如位于微小软化灶处)时,可发生微小动脉瘤(microaneurysm),如再遇到血压升高或剧烈波动,可致微小动脉瘤破裂、出血。脑出血多见于基底节区域(尤以豆状核区最多见),是因为供应该区域血液的豆纹动脉从大脑中动脉呈直角分支,管径较细,受到压力较高的大脑中动脉血流直接冲击和牵引,因而易使已有病变的豆纹动脉破裂。临床表现常因出血部位不同和出血量的大小而异。可表现为突发性昏迷、呼吸加深、脉搏加速、肌腱反射消失、肢体弛缓、大小便失禁等,严重者可发生潮式呼吸(Cheyne-Stokes respiration)、瞳孔及角膜反射消失。内囊出血者可引起对侧肢体偏瘫及感觉消失。出血破入脑室时,患者发生昏迷,常导致死亡。左侧脑出血常引起失语。桥脑出血可引起同侧面神经麻痹及对侧上、下肢瘫痪。脑出血可因血肿及脑水肿导致颅内高压,并可引起脑疝(图8-27)。小的血肿可被吸收,胶质瘢痕修复。中等、大出血灶可被胶质瘢痕包裹,形成血肿或液化成囊腔。

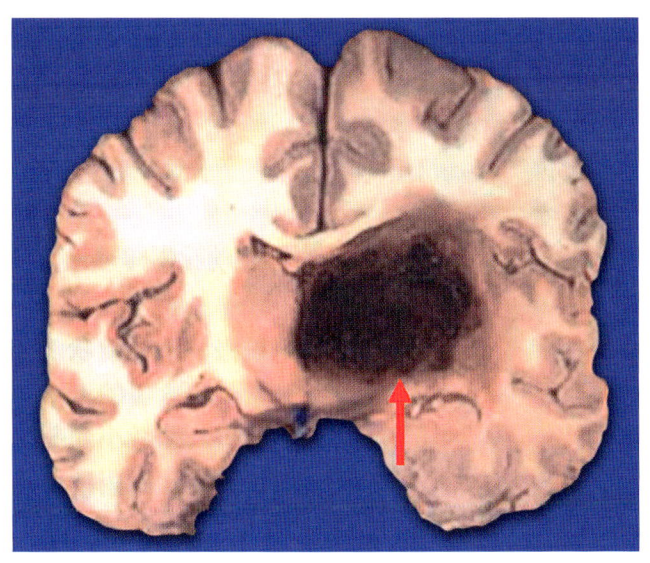

图8-26 脑出血

内囊区域见囊状出血灶,脑组织结构破坏,血肿内充满血凝块,并可破入侧脑室

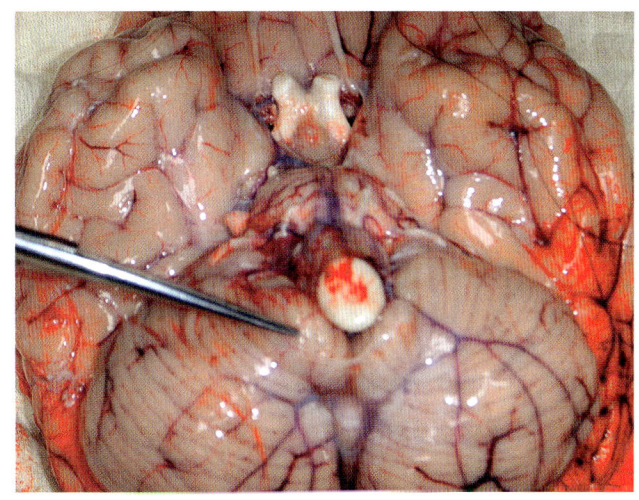

图8-27 脑疝

脑出血致颅内高压,小脑扁桃体受压膨出,形成枕骨大孔疝

4.视网膜的病变 眼底镜检查可见视网膜中央动脉和视网膜病变。视网膜中央动脉因硬化而出现变细、迂曲、反光增强、动脉交叉压迫征;晚期视网膜渗出、出血和视神经盘水肿等,视力可受到不同的影响。

(二)恶性高血压

恶性高血压(malignant hypertension)又称急进型高血压(accelerated hypertension),多见于青少年,血

压升高显著，常超过 230/130 mmHg，尤以舒张压为明显，病变进展迅速，可发生高血压脑病，或较早就出现肾衰竭。多为原发性，部分可继发于良性高血压。

病理变化

恶性高血压的特征性病变是增生性小动脉硬化（hyperplastic arteriolosclerosis）和坏死性细动脉炎（necrotizing arteriolitis），主要累及肾。增生性小动脉硬化主要发生在小叶间动脉及弓形动脉等，表现为内膜显著增厚，内弹力膜呈多层，平滑肌细胞增生、肥大，胶原纤维等基质增多，使血管壁呈同心圆状增厚，如圆葱皮样，血管腔狭窄（图 8-28）。坏死性细动脉炎主要累及入球动脉，动脉内膜和中膜发生纤维素样坏死，周围有单核细胞及中性粒细胞浸润（图 8-29）。免疫组化染色证明，含有大量纤维蛋白、免疫球蛋白和补体成分。血管壁及其周围可见核碎片、单核细胞和中性粒细胞等浸润。上述小动脉病变主要累及肾、脑和视网膜。肾的入球小动脉最常受累，病变可波及肾小球，使肾小球毛细血管丛发生节段性坏死。大脑常引起局部脑组织缺血，微梗死形成和脑出血。

临床表现为血压显著升高，可发生高血压性脑病，可出现视网膜出血及视神经盘水肿。常有持续性蛋白尿、血尿及管型尿。患者多在 1 年内迅速发展为尿毒症而死亡，也可因脑出血或心力衰竭致死。

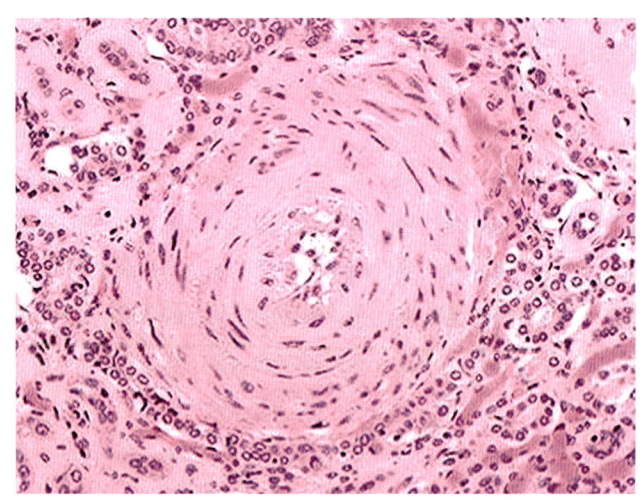

图 8-28 增生性小动脉硬化

内膜显著增厚，平滑肌细胞增生肥大，管壁呈同心圆状增厚，如圆葱皮样，管腔狭窄

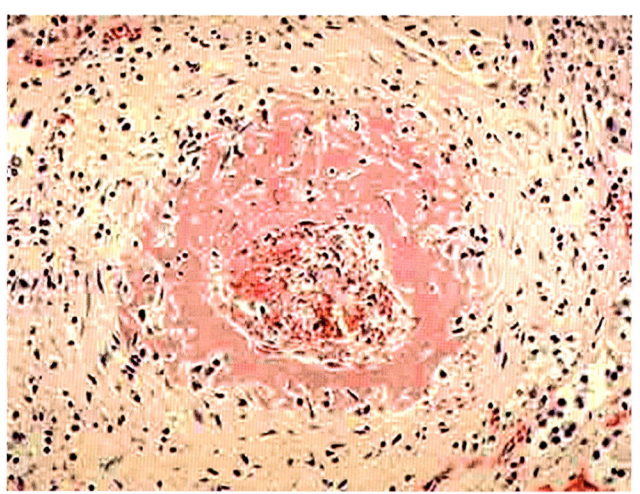

图 8-29 坏死性细动脉炎

动脉内膜和中膜发生纤维素样坏死，周围有单核细胞及中性粒细胞浸润

第四节 风 湿 病

风湿病（rheumatism）是一种与 A 组乙型溶血性链球菌感染有关的变态反应——自身免疫性疾病。病变主要累及全身结缔组织及血管，常形成特征性风湿性肉芽肿，最常侵犯心脏与关节，其次是皮肤、皮下组织、脑和血管等，其中以心脏病变最严重。风湿病的急性期有发热、心脏和关节损害、环形红斑、皮下结节、舞蹈病等症状和体征。血液检查抗链球菌溶血素"O"（antistreptolysin O，ASO）抗体滴度升高，血沉加快，白细胞增多，心电图示 P-R 间期延长等表现，也称风湿热（rheumatic fever）。风湿热常反复发作，急性期过后，常造成轻重不等的心脏病变，特别是心瓣膜的器质性变化，形成慢性心瓣膜病，可带来严重后果。

风湿病多发生于 5~15 岁人群，以 6~9 岁为发病高峰，男、女性患病率无显著性差别。风湿病以冬春季为多发，常见于寒冷地区，我国东北、西北和华北地区发病率较高。根据我国近年统计，风湿病的年发病率为 20.05/10 万，现有风湿性心脏病患者 237 万 ~250 万人。

病因与发病机制

(一) 致病因素

风湿病的发生与咽喉部 A 组乙型溶血性链球菌感染有关。发病前患者常有咽峡炎、扁桃体炎等上呼吸道链球菌感染的病史。本病多发生于链球菌感染盛行的冬、春季节及咽部链球菌感染好发的寒冷潮湿地区，抗生素广泛使用后，不但能预防和治疗咽峡炎、扁桃体炎，而且也可明显地减少风湿病的发生和复发。风湿病虽然与链球菌感染有关，但不是此菌直接引起的感染性疾病。例如风湿病的病变不是化脓性炎；发病不在链球菌感染时期，多在链球菌感染后的 2～3 周；典型病变不在链球菌感染的原发部位，而是在远离感染灶的心脏、关节、脑和皮肤；在风湿病病变区培养不出链球菌。

风湿病是一种与链球菌感染有关的变态反应——自身免疫性疾病。从链球菌细胞壁分离出 C 抗原（糖蛋白）所产生的抗体与体内多处结缔组织产生交叉反应；细菌胞壁的 M 抗原（蛋白质）产生的抗体可与心肌、血管平滑肌产生交叉反应。患者血中可有抗心肌抗体（AHA）、抗 N- 乙酰氨基酸葡萄糖（心瓣膜成分）抗体增高；风湿性关节炎患者可有免疫复合物增高；风湿病的典型病变为变态反应性炎，常有纤维素样坏死；风湿小体是一种细胞介导的迟发型变态反应引起的肉芽肿性病变。

受寒、受潮湿及上呼吸道病毒感染等因素可能是风湿病的诱因。

(二) 发病机制

风湿病的发病机制仍然不十分清楚，多数倾向于抗原抗体交叉反应学说，即链球菌细胞壁的 C 抗原（糖蛋白）引起的抗体可与结缔组织（如心脏瓣膜及关节等）的糖蛋白发生交叉反应（图 8-30）；链球菌细胞壁的 M 蛋白引起的抗体与心脏、关节、血管平滑肌细胞及其他组织的某些成分发生交叉反应，导致组织损伤。有学者研究证实，多数风湿病患者具有可对心内膜、心外膜、心肌和血管平滑肌等起反应的自身抗体，链球菌感染可能激发患者对自身抗原的自身免疫反应，引起相应的病变。另外，风湿病的发生具有一定的遗传易感性。除链球菌感染以外，某些病毒、细菌感染也可能改变心脏、血管及全身结缔组织的分子结构使之具有抗原性，引发自身免疫反应，引起风湿病的发生。

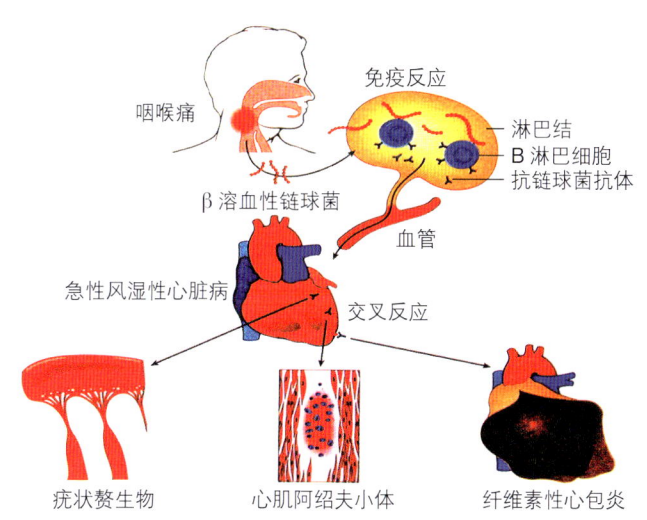

图 8-30　风湿病的抗原抗体交叉反应

抗原抗体交叉反应即链球菌细胞壁 C 抗原（糖蛋白）引起的抗体与全身结缔组织（心脏瓣膜、心肌间质及关节）的糖蛋白发生交叉反应

基本病理变化

风湿病病变主要是全身结缔组织和血管的变态反应性炎症。病变的发展过程不尽相同，典型病变形成过程较长，并具有一定的特征性，可分为三期：

(一) 变质渗出期

变质渗出期（alterative and exudative phase）是风湿病的早期改变。心脏、浆膜、关节、皮肤、脑、肺和血管等病变部位的结缔组织发生黏液样变性和纤维素样坏死，同时伴有充血，浆液、纤维素的渗出及少量淋巴细胞、浆细胞、单核细胞和中性粒细胞浸润。病变可被完全溶解吸收或发生纤维化而愈合；成人心脏病变常继续发展进入肉芽肿期；动脉、关节和皮肤等处病变也可发展为类似肉芽肿的病变。此期病变可持续 1 个月。

（二）增生期或肉芽肿期

增生期或肉芽肿期（proliferative phase or granulomatous phase）的病变特点是在心肌间质、心内膜下和皮下结缔组织中，特别是在胶原纤维之间水肿，基质内蛋白多糖增多，在纤维素样坏死的基础上，出现巨噬细胞增生、聚集，吞噬纤维素样坏死物，转变为风湿细胞或阿绍夫细胞（Aschoff cell），形成特征性的风湿性肉芽肿——风湿小体，也称阿绍夫小体（Aschoff body），是风湿病特征性病变，具有病理诊断意义（图8-31），提示有风湿活动。风湿小体多为球形、椭圆形或梭形，多数较小，肉眼难于察觉，少数也可较大，尤其在皮肤和关节的肉芽肿性病变可达 1 cm。

在心肌间质内的阿绍夫小体多位于小血管旁、心内膜下和皮下结缔组织，风湿细胞体积大，呈圆形，胞质丰富，嗜碱性，核大，圆形或椭圆形，核膜清晰，染色质集中于中央，核的横切面似枭眼状，纵切面呈毛虫状。免疫组化显示，风湿细胞表达 vimentin、mac387、lysozyme 而 actin 和 desmin 表达阴性，说明风湿细胞是单核-巨噬细胞来源，而不是心肌细胞来源。病变周围可见少量的淋巴细胞浸润。此期病变可持续 2~3 个月。

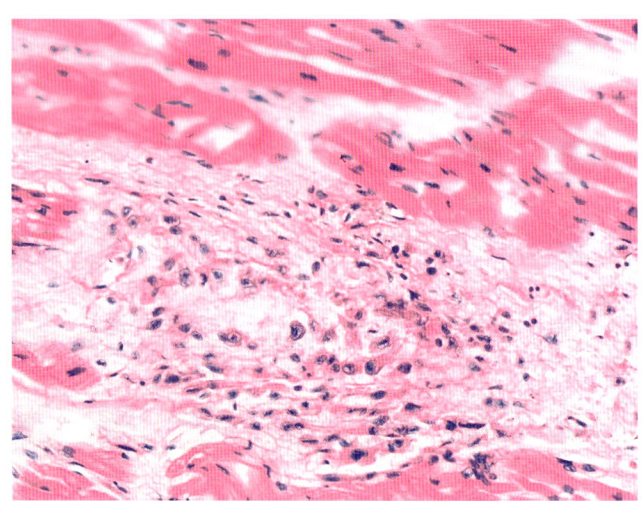

图 8-31 阿绍夫小体
心肌间质见梭形阿绍夫小体、中心少量纤维素样坏死，周围聚集风湿细胞及少量淋巴细胞

（三）纤维化期或愈合期

纤维化期或愈合期（fibrous phase or healed phase）的病变特点是阿绍夫小体中的纤维素样坏死物被溶解吸收，阿绍夫细胞变为成纤维细胞，细胞间胶原纤维沉积，使风湿小体逐渐纤维化，最后形成梭形瘢痕。此期病变可持续 2~3 个月。

上述整个病程为 4~6 个月。由于风湿病常有反复急性发作，因此受累器官中可有新旧病变并存。病变持续反复进展，纤维化的瘢痕可不断形成，破坏组织结构，影响器官功能。

风湿病的各器官病变

（一）风湿性心脏病

风湿性心脏病（rheumatic heart disease）包括急性期的风湿性心脏炎和静止期的慢性风湿性心脏病（心瓣膜病、心肌间质纤维化及心包粘连或缩窄性心包炎）。几乎每位风湿病患者都有心脏炎，只是轻者不易被察觉和可能不引起慢性风湿性心脏病而已。风湿性心脏病多见于青壮年，17~18 岁为高峰。男女间发病率无明显差别。

风湿病引起的心脏病变可以表现为风湿性心内膜炎（rheumatic endocarditis）、风湿性心肌炎（rheumatic myocarditis）和风湿性心外膜炎（rheumatic pericarditis）。若病变累及心脏全层组织，则称风湿性全心炎（rheumatic pancarditis）或风湿性心脏炎（rheumatic carditis）。在儿童风湿病患者中，60%~80% 有心脏炎的临床表现。临床上一般说的风湿性心脏病是指慢性风湿性心脏病。

1. 风湿性心内膜炎（rheumatic endocarditis） 是风湿病最重要的病变，主要累及心瓣膜引起瓣膜炎，也可累及瓣膜邻近的心内膜和腱索，引起瓣膜变形和功能障碍。病变主要侵犯心瓣膜，其中二尖瓣最常受累，其次为二尖瓣和主动脉瓣同时受累，三尖瓣和肺动脉瓣极少受累。

病变初期，受累瓣膜肿胀，瓣膜内出现黏液变性和纤维素样坏死，浆液渗出和炎症细胞浸润，病变瓣膜表面，尤以闭锁缘向血流面的内皮细胞，由于受到瓣膜开关时的摩擦，易发生变性、脱落，其下胶原暴露，形成白色血栓（图8-32），称赘生物（vegetations），呈单行排列，直径为1～3 mm。这些赘生物呈灰白色、半透明状，呈疣状，附着牢固，不易脱落。光镜下：赘生物由血小板和纤维素构成，伴小灶状的纤维素样坏死，其周围可出现少量的阿绍夫细胞。病变后期，由于病变反复发作，赘生物被机化，引起纤维组织增生，最后形成慢性心瓣膜病。当炎症病变累及房、室内膜时，引起内膜灶状增厚及附壁血栓形成。其中，左房后壁因病变瓣膜关闭不全，受血液反流冲击较重，故该处病变较重，内膜增厚，常形成纤维性增厚的斑块，称为McCallum斑。

2. 风湿性心肌炎（rheumatic myocarditis） 发生于成人者，常表现为灶性间质性心肌炎，以心肌间质内小血管附近出现阿绍夫小体为特征。病变主要累及心肌间质结缔组织，常表现为灶状间质性心肌炎，间质水肿，在间质血管附近可见阿绍夫小体和少量的淋巴细胞浸润。病变累及神经传导系统及冠状动脉时，也可形成相似的肉芽肿性病变。病变反复发作，阿绍夫小体机化形成小瘢痕。病变常见于左心室、室间隔、左心房及左心耳等处。

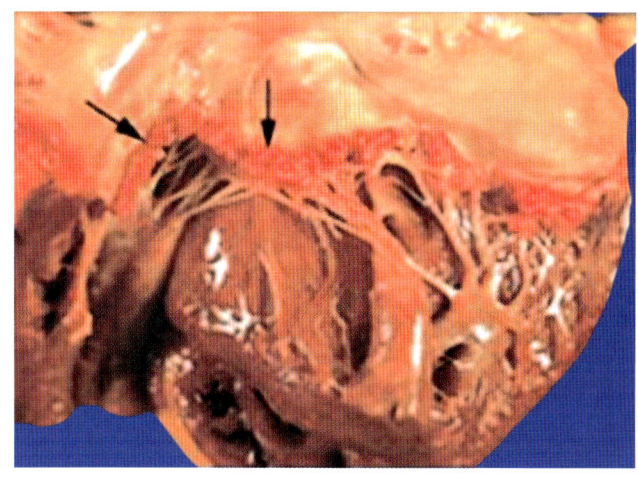

图8-32　风湿性心内膜炎
可见瓣膜边缘有粟米大小的赘生物即白色血栓

发生于儿童者，常表现为弥漫性间质性心肌炎。心肌间质明显水肿，有较多的淋巴细胞、嗜酸性粒细胞以及中性粒细胞浸润，心肌细胞水肿及脂肪变性，有时可见左房心肌发生条束状纤维素样坏死。患儿心脏扩大，呈球形。可发生急性充血性心力衰竭；累及传导系统时，可出现传导阻滞。

3. 风湿性心外膜炎（rheumatic pericarditis） 病变主要累及心外膜脏层，呈浆液性或纤维素性炎。在心外膜腔内有大量浆液渗出，形成心外膜积液，当渗出以纤维素为主时，覆盖于心外膜表面的纤维素可因心脏的不停搏动和牵拉而形成绒毛状，称为绒毛心（cor villosum）（图8-33）。渗出的大量纤维素如不能被溶解吸收，则发生机化，使心外膜脏层和壁层互相粘连，形成缩窄性心外膜炎（constrictive pericarditis）。

干性心外膜炎，患者心前区疼痛，听诊可闻及心包摩擦音。湿性心外膜炎，以浆液渗出为主，形成心包积液，患者可诉胸闷不适，听诊心音弱而遥远，X线检查显示心影增大，立位时如烧瓶状，平卧后心脏阴影形状及大小发生变化。

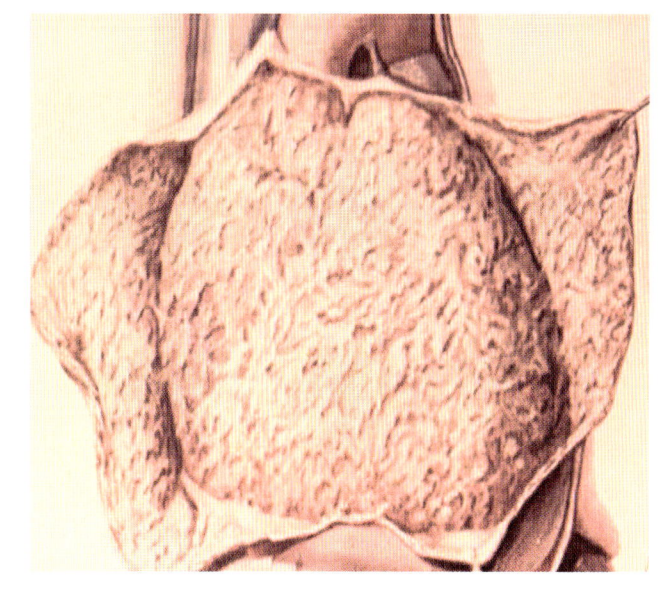

图8-33　风湿性心外膜炎
心外膜表面的纤维素形成"绒毛心"

（二）风湿性关节炎

约75%的风湿热患者早期出现风湿性关节炎（rheumatic arthritis）。多见于成年患者，最常侵犯膝、踝、肩、腕、肘等大关节，呈游走性、反复发作性。临床表现为大关节局部出现红、肿、热、痛和功能障碍。病变主要为关节滑膜的浆液及纤维素渗出，滑膜及关节周围组织充血、水肿，胶原纤维黏液样变性和纤维素样坏死，有时可见少数不典型的阿绍夫小体形成。急性期后，渗出物易被完全吸收，一般不遗留关节变形。

（三）皮肤的风湿性病变

急性风湿病时，皮肤出现环形红斑和皮下结节，具有诊断意义。

1. **环形红斑**（erythema annulare） 为渗出性病变。多见于儿童，临床上少见（<5%）。多见于躯干和四肢皮肤，为淡红色环状红晕，中央皮肤色泽正常，直径约 3 cm。光镜下：红斑处真皮浅层血管充血，血管周围水肿及淋巴细胞和单核细胞浸润。病变常在 1~2 天消退。

2. **皮下结节**（subcutaneous nodules） 为增生性病变，临床上少见（约 3%）。多见于肘、腕、膝、踝等大关节附近的伸侧面皮下结缔组织，直径为 0.5~2 cm，呈圆形或椭圆形，质地较硬，境界清楚，可活动，无压痛。光镜下：为典型的阿绍夫小体，结节中心为大片的纤维素样坏死物，周围呈放射状排列的阿绍夫细胞和成纤维细胞，伴有以淋巴细胞为主的炎症细胞浸润。皮下结节的出现常与风湿性心脏病的发生有关。风湿活动停止后，结节纤维化，形成小瘢痕。

（四）风湿性动脉炎

风湿性动脉炎（rheumatic arteritis）大、动脉均可受累，以小动脉受累较为常见，例如冠状动脉、肾动脉、肠系膜动脉、脑动脉及肺动脉等。急性期，血管壁发生黏液变性，纤维素样坏死和淋巴细胞浸润，并伴有阿绍夫小体形成。病变后期，血管壁纤维化而增厚，管腔狭窄，并发血栓形成。风湿性冠状动脉炎时，临床可表现与冠心病相似的心肌缺血症状。

（五）风湿性脑病

多见于 5~12 岁儿童，女孩较多。主要病变为脑的风湿性动脉炎和皮质下脑炎。后者主要累及大脑皮质、基底节、丘脑及小脑皮质。光镜下表现为神经细胞变性，胶质细胞增生及胶质结节形成。当病变累及基底节（尤以纹状体）和尾核等锥体外系时，患儿出现面肌及肢体的不自主运动，称为小舞蹈症（chorea minor）或 Sydenham 舞蹈症。

第五节 感染性心内膜炎

感染性心内膜炎（infective endocarditis）是由病原体直接侵袭心内膜、心瓣膜或邻近大动脉内膜而引起的炎症性疾病，伴赘生物形成。病原体包括各种细菌、真菌、立克次体等，以细菌最为多见，故也称为细菌性心内膜炎（bacterial endocarditis）。通常分为急性和亚急性两种。

一、急性感染性心内膜炎

急性感染性心内膜炎（acute infective endocarditis）或称急性细菌性心内膜炎（acute bacterial endocarditis），主要是由于致病力强的化脓菌（如金黄色葡萄球菌、溶血性链球菌、肺炎球菌等）引起。一般病原菌先在机体局部引起化脓性炎症（如化脓性骨髓炎、痈、产褥热等），当机体抵抗力降低时（如肿瘤、心脏手术、免疫抑制等），病原菌入血引起败血症，并侵犯心内膜。

病变多发生于原来无病变的心内膜，主要侵犯二尖瓣和主动脉瓣，引起急性化脓性心瓣膜炎，可致瓣膜溃烂，在破溃瓣膜表面形成巨大而松脆的赘生物，赘生物由血栓、坏死组织和大量细菌菌落混合组成（图 8-34）。疣状赘生物体积庞大，质地松脆，呈灰黄或浅绿色，破碎后形成含菌性栓子，可引起心、脑、肾、脾等器官的败血性梗死和脓肿。受累瓣膜可发生破裂、穿孔或腱索断裂，引起急性心瓣膜功能不全。

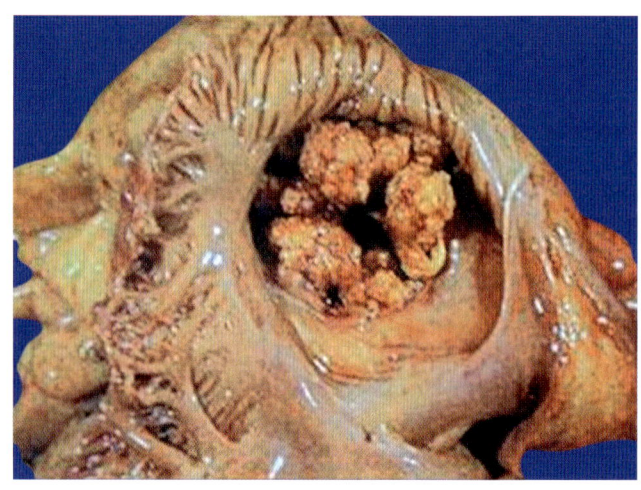

图 8-34 急性感染性心内膜炎的疣状赘生物

瓣膜表面形成体积庞大、质地松脆、灰黄色的疣状赘生物

此病起病急，病程短，病情严重，50%以上的患者于数日或数周内死亡。治愈后的瓣膜因形成大量瘢痕，导致慢性心瓣膜病。

二、亚急性感染性心内膜炎

亚急性感染性心内膜炎（subacute infective endocarditis）也称为亚急性细菌性心内膜炎（subacute bacterial endocarditis），主要由毒力相对较弱的草绿色链球菌所引起（约占75%），其次由肠球菌、肺炎球菌、淋球菌、立克次体、真菌等引起此。这些病原体可自感染灶（扁桃体炎、牙周炎、咽喉炎、骨髓炎等）入血，形成菌血症，再随血流侵入瓣膜；也可因拔牙、扁桃体摘除、心导管及心脏手术、前列腺摘除、静脉导管术、外置起搏器、腹部和泌尿道手术等医源性操作致细菌入血侵入瓣膜。临床上除有心脏体征外，还有长期发热、点状出血、栓塞病状、脾肿大及进行性贫血等迁延性败血症表现。病程较长，可迁延数月，甚至1年以上。

病理变化

1. 心脏　病变常发生在已有病变的瓣膜上，大多数发生在风湿性心内膜炎的基础上，其他可发生于先天性心脏病（如室间隔缺损、法洛四联症等）、行修补术后瓣膜等。最常侵犯二尖瓣和主动脉瓣，病变特点是常在有病变的瓣膜或缺损的间隔上形成赘生物。赘生物大小不一，呈息肉状或菜花状，质松脆，易破碎、脱落。受累瓣膜易变形，发生溃疡和穿孔。光镜下：赘生物由血小板、纤维素、细菌菌落、坏死组织、少量中性粒细胞组成，溃疡底部可见肉芽组织增生、淋巴细胞和单核细胞浸润。瓣膜损害可致瓣膜口狭窄或关闭不全，临床上可听到相应的杂音，瓣膜变形严重时可出现心力衰竭。

2. 血管　细菌毒素和赘生物脱落形成栓子，引起动脉性栓塞和血管炎。栓塞最多见于脑，其次为肾、脾等，引起相应部位的梗死。由于栓子常来自赘生物的浅层，不含或仅含极少细菌，加之细菌毒力弱，常为无菌性梗死。由于细菌毒素和（或）免疫复合物的作用，微小血管壁受损，引起血管炎，发生漏出性出血。临床表现为皮肤（颈、胸部）、黏膜（如口腔、睑结膜）及眼底出血点（Roth点）。在部分患者，由于皮下小动脉炎，于指（趾）末节腹面、足底或大、小鱼际等处，出现红紫色微隆起、有压痛的小结节，称欧氏小结（Osler nodule）。

3. 肾　可因微栓塞引起局灶性肾小球肾炎，或因抗原抗体复合物的沉积引起弥漫性肾小球肾炎。

4. 败血症　脱落的赘生物内的细菌和毒素的持续作用，并入血流，细菌在血流中繁殖，致患者有长期发热、脾肿大、白细胞增多、皮肤、黏膜和眼底常有小出血点、贫血等迁延败血症的表现。

第六节　心瓣膜病

心瓣膜病（heart valve disorders）是指心瓣膜因各种原因损伤后或先天性发育异常所造成的器质性病变，表现为瓣膜口狭窄和/或关闭不全，最后导致心功能不全，引起全身血液循环障碍，是最常见的慢性心脏病之一。

瓣膜关闭不全（valvular insufficiency）是由于瓣膜增厚、变硬、卷曲、缩短或瓣膜的破裂和穿孔，也可因腱索增粗、缩短和粘连，使心瓣膜关闭时瓣膜口不能完全闭合，使部分血液发生反流。瓣膜口狭窄（valvular stenosis）的原因是相邻瓣膜互相粘连、瓣膜增厚，其弹性减弱或丧失，瓣膜环硬化和缩窄，瓣膜开放时不能完全张开，瓣膜口缩小，导致血流通过障碍。瓣膜关闭不全和狭窄可单独存在，也可合并存在，后者称为联合瓣膜病。

引起心瓣膜病的疾病较多，绝大多数为风湿性心内膜炎和感染性心内膜炎的结局，其次是动脉粥样硬化和梅毒性主动脉炎引起，少数由瓣膜退变、钙化及先天发育异常等所致。心瓣膜病可引起血流动力学的变化，失代偿时出现心功能不全，并发全身血液循环障碍。

一、二尖瓣狭窄

二尖瓣狭窄（mitral stenosis）大多由风湿性心内膜炎反复发作所致，少数由感染性心内膜炎引起，偶为先天性。正常二尖瓣由前内侧的主瓣和后外侧的小瓣组成，瓣膜口面积约为 5 cm²，可通过两个手指。依瓣膜面积缩小程度分为三级：轻度（1.5～2.0 cm²）、中度（1.0～1.5 cm²）、重度（小于 1.0 cm²）。依瓣膜病变可分为：①隔膜型：瓣叶间粘连，瓣膜轻、中度增厚，以小瓣严重，主瓣仍可轻度活动；②漏斗型：两瓣严重增厚，瓣叶间严重粘连，失去活动性，瓣膜口缩小，呈"鱼口状"（图 8-35）。腱索及乳头肌明显粘连短缩，常合并关闭不全。

血流动力学及心脏变化：早期由于二尖瓣口狭窄，心脏舒张期从左心房流入左心室的血流受阻，左心房代偿性扩张肥大，使血液在加压情况下快速通过狭窄口，并引起漩涡与震动，产生心尖区舒张期隆隆样杂音。后期左心房功能代偿失调，左心房扩张、血液淤积，肺静脉回流受阻，引起肺淤血、肺水肿或漏出性出血。临床出现呼吸困难、发绀、咳嗽和

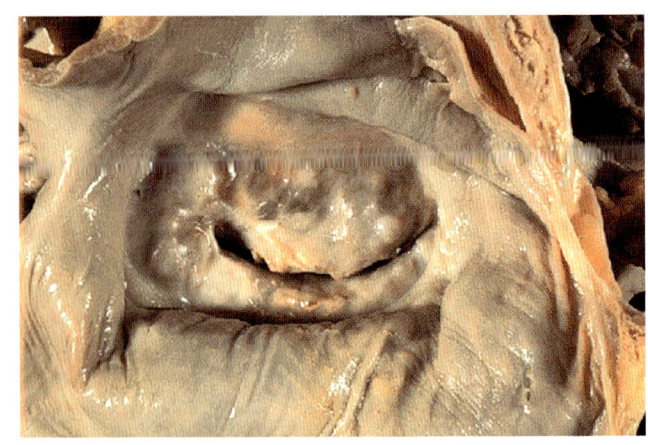

图 8-35　二尖瓣狭窄
二尖瓣狭窄时两瓣严重增厚，瓣叶间严重粘连，失去活动性，瓣膜口缩小，呈"鱼口状"

咳出带血的泡沫状痰等左心衰竭的表现。当肺静脉压升高（＞25 mmHg）时，通过神经反射引起肺内小动脉收缩或痉挛，使肺动脉压升高。反复发作后，肺小动脉发生内膜增生和中膜肥厚，管腔变小，肺动脉压因而进一步升高并持续存在。长期肺动脉高压，可导致右心室代偿性肥大，继而失代偿，右心室扩张，右心室瓣膜环随之扩大，出现三尖瓣相对关闭不全，最终引起右心房淤血及体循环静脉淤血。临床表现：颈静脉怒张，肝淤血肿大，下肢水肿及浆膜腔积液等右心衰竭的表现。听诊心尖区可闻及舒张期隆隆样杂音。整个病程中，左心室未受累。当狭窄严重时，左心室甚至轻度缩小，左心房、右心房、右心室均肥大、扩张，因而心脏呈"三大一小"，X 线检查显示为倒置的"梨形心"。

二、二尖瓣关闭不全

二尖瓣关闭不全（mitral insufficiency）大多为风湿性心内膜炎的后果，也可由亚急性细菌性心内膜炎引起，偶为先天性。二尖瓣关闭不全常与狭窄合并发生。

二尖瓣关闭不全时，左心收缩期左心室部分血液反流到左心房，并在局部引起漩涡与震动，产生收缩期吹风样杂音。左心房既接受肺静脉的血液又接受左心室反流的血流，左心房血容量较正常增多，压力升高，因而代偿性肥大，在心室舒张期，大量血液涌入左心室，左心室容量性负荷增加，引起代偿性肥大。久而久之，左心房、左心室均可发生失代偿（左心衰竭），从而又依次出现肺淤血、肺动脉高压、右心室代偿性肥大，进而失代偿，最终出现右心衰竭和全身静脉淤血。X 线检查显示，左、右心房和心室均肥大、扩张，呈"球形心"。临床表现：听诊心尖区可闻及收缩期吹风样杂音。

三、主动脉瓣狭窄

主动脉瓣狭窄（aortic valve stenosis）主要由风湿性主动脉炎引起，少数是由先天性发育异常、动脉粥样硬化引起的主动脉瓣膜钙化所致。风湿性主动脉瓣狭窄常与二尖瓣病变合并发生形成联合瓣膜病。主动脉瓣膜间发生粘连、瓣膜增厚、变硬，并发生钙化致瓣膜口狭窄。主动脉瓣狭窄后左心室血液排出受阻，左心室发生代偿性肥大，室壁增厚，呈向心性肥大。后期左心功能代偿性失调，出现左心衰竭，进而引起肺淤血、右心衰竭和体循环淤血。临床表现：听诊主动脉瓣区可闻及粗糙、喷射性收缩期杂音。X 线检查显示，心脏呈"靴形"。患者因左心室血液排出受阻，使冠状动脉供血不足、心肌缺血，而出现心绞痛、脉压减小等症状。

四、主动脉瓣关闭不全

主动脉瓣关闭不全（aortic insufficiency）主要由风湿性主动脉炎引起，也可由感染性心内膜炎、主动脉粥样硬化、梅毒性主动脉炎引起。另外，类风湿性主动脉炎及 Marfan 综合征也可使主动脉环扩大而造成主动脉瓣关闭不全。在舒张期，主动脉瓣关闭不全，主动脉部分血液反流至左心室，使脉压差增加并引起主动

瓣区舒张期杂音，使左心室血容量增加，发生代偿性肥大。久而久之，相继发生左心衰竭、肺淤血、肺动脉高压和右心衰竭、体循环淤血。临床表现为听诊主动脉瓣区可闻及舒张期吹风样杂音。患者可出现颈动脉搏动、水冲脉、血管枪击音及毛细血管搏动现象，脉压差加大。

第七节 心肌病

心肌病（cardiomyopathy）多指至今病因不明的以心肌病变为主的一类心脏病，常合并有心脏功能障碍，称为原发性心肌病（primary cardiomyopathy），也称特发性心肌病（idiopathic cardiomyopathy）。

一、扩张型心肌病

扩张型心肌病（dilated cardiomyopathy，DCM），也称充血性心脏病（congestive cardiomyopathy），是心肌病中最常见的类型，约占心肌病的90%，以进行性心脏肥大、心腔扩张和心肌收缩能力下降为特征的心肌病。大多数为继发性，少数为原发性，病因不清。近十余年来，此病发病率呈增长趋势，年发病率为（5～10）/10万，男性多于女性，以20～50岁多见。

病理变化

肉眼观：心脏体积增大，重量增加常超过正常人50%～100%、可达500～800 g或更重（诊断标准：男性＞350 g，女性＞300 g）。两侧心腔明显扩张，心室壁略厚或正常（离心性肥大），心尖部室壁常呈钝圆形（图8-36）。二尖瓣和三尖瓣可因心室扩张导致二尖瓣和三尖瓣关闭不全。心内膜增厚及纤维化，常见附壁血栓。光镜下：心肌细胞不均匀性肥大和伸长，细胞核大，浓染，核型不整，出现沟裂、迂曲或皱褶。肥大和萎缩心肌细胞交错排列。心肌细胞常发生空泡变、小灶性肌溶解、心肌间质纤维化和微小坏死灶或瘢痕灶。

临床上常有运动后气急、乏力、胸闷、心律失常及缓慢性进展性充血性心力衰竭的症状和体征，心电图显示心肌劳损和心律失常，部分患者可发生猝死（30%）。

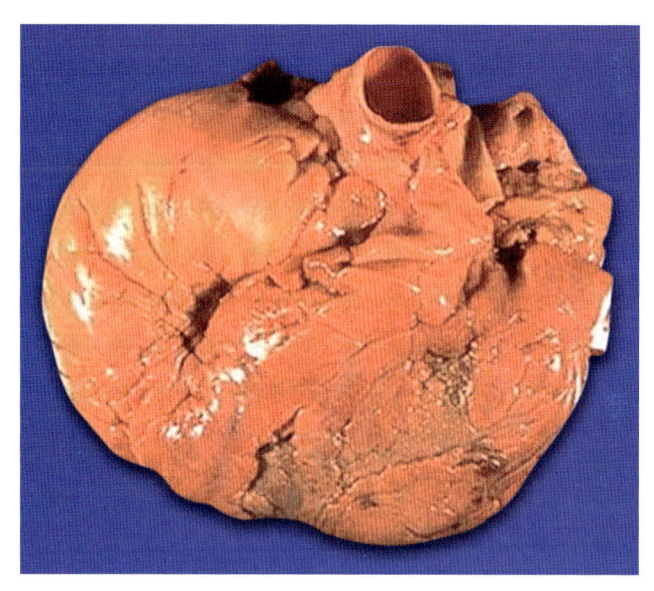

图8-36 扩张型心肌病
心脏体积增大，重量增加，心尖部室壁钝圆

二、肥厚型心肌病

肥厚型心肌病（hypertrophic cardiomyopathy，HCM）是以左心室显著肥厚、室间隔不对称增厚、舒张期心室充盈异常，左心室流出道受阻为特征的心肌病。本病常为青年人猝死的原因。肥厚型心肌病常有家族史，约50%有基因变化，主要为β-肌球蛋白重链、心肌钙通道、α-原肌球蛋白和肌球蛋白-结合蛋白c等基因突变。

病理变化

肉眼观：心脏增大、重量增加，可为正常的1～2倍，成人者心脏多重达500 g以上，两侧心室壁肥厚，室间隔厚度大于左心室壁的游离侧（占90%），两者之比＞1.3（正常0.95），并明显突向左心室，使左心室腔及左室流出道狭窄。乳头肌和肉柱肥大，心室腔狭窄，左心室尤其显著。由于收缩期二尖瓣向前移动与室间隔左侧心内膜接触，可引起二尖瓣增厚和主动脉瓣下的心内膜局限性增厚。镜下观：心肌细胞弥漫性肥大，单个心肌细胞横切面直径>40 μm（正常约 15 μm），核大、畸形、深染，心肌细胞排列紊乱是最显著的组织学特征，邻近肥厚心肌呈垂直和斜向排列，尤以室间隔深部及左室游离壁明显。心肌间质纤维化或大小不等的瘢痕。

临床上心输出量下降，可引发心悸、心绞痛；肺动脉高压可致呼吸困难，附壁血栓脱落可引起栓塞。长期左室过度压力负荷，可引起心力衰竭。大多数患者有心律失常，部分患者出现一过性晕厥，甚至猝死。

三、限制型心肌病

限制型心肌病（restrictive cardiomyopathy）是以心室充盈受限制和舒张期容量降低为特点的心肌病。典型病变为心室内膜和内膜下心肌进行性纤维化，导致心室壁顺应性降低、心腔狭窄，舒张期心室充盈受限。此病少见，男、女性之比为 3∶1，大多数年龄在 15～50 岁。

病理变化

肉眼观：心腔狭窄，心内膜及心内膜下纤维性增厚可达 2～3 mm，呈灰白色，质地较硬，以心尖部为重，向上蔓延累及三尖瓣或二尖瓣（可引起关闭不全），心室容积及顺应性因而下降。镜下观：心内膜纤维化、玻璃样变性和钙化，伴有附壁血栓形成。心内膜下心肌常见萎缩和变性改变，亦称心内膜心肌纤维化症（endomyocardial fibrosis）。

临床上主要表现为心力衰竭和栓塞，少数可发生猝死。

四、克山病

克山病（Keshan disease）是一种以心肌的变性坏死及修复后瘢痕形成为病变特点的地方性心肌病（endemic cardiomyopathy）。临床上常引起急、慢性心力衰竭，甚至危及生命。1935 年首先在黑龙江省克山县发现，因此命名为克山病。本病主要流行在我国东北、西北、华北和西南一带山区和丘陵地带。克山病的病因尚不清楚。多数研究结果提出，可能是由于缺乏硒等某些微量元素和营养物质，干扰和破坏了心肌代谢而引起心肌细胞的损伤。

病理变化

克山病的病变主要表现是心肌严重的变性、坏死和瘢痕形成。

肉眼观：心脏不同程度增大，重量增加，可达正常心脏的 2～3 倍以上。两侧心腔扩大，心室壁变薄，尤以心尖部为重，心脏呈球形。慢性病例心脏重量增加更明显，可超过 500 g。心室切面可见多数散在分布的变性坏死灶（灰黄色）及机化的瘢痕灶（灰白色）。病变新旧交杂，色泽斑驳。部分病例在心室肉柱间或左、右心耳内可见附壁血栓形成。镜下观：心肌细胞有不同程度的颗粒变性、空泡变性和脂肪变性，坏死灶凝固状或液化性肌溶解，心肌细胞核消失，肌原纤维崩解，残留心肌细胞膜空架，病灶呈网眼状空架，慢性病例以瘢痕灶为主。

临床上常把本病分为急性型、亚急性型、慢性型和潜在型 4 个类型。急性型发病急骤，由于心肌变性坏死广泛、严重，导致急性心功能衰竭及心源性休克。亚急性型病情稍缓，心肌呈变性、坏死、机化和瘢痕相混合，出现明显心力衰竭。慢性型病情缓慢，由潜在型、急性型或亚急性型转化而来，心肌间弥漫陈旧性瘢痕形成，表现为慢性心功能不全。潜在型心脏受损较轻或因代偿功能较好，临床上无自觉症状，但体检可发现心界扩大和心电图改变。

第八节 心 肌 炎

心肌炎（myocarditis）是各种原因引起的心肌局限性或弥漫性炎症，伴心肌细胞变性、坏死。炎症可累及心肌细胞、间质及血管、心瓣膜、心包，甚至整个心脏。心肌炎可发生于任何年龄，但以 1～10 岁儿童最常见。

根据病因，可将心肌炎分为病毒性心肌炎、细菌性心肌炎、寄生虫性心肌炎、孤立性心肌炎和免疫反应性心肌炎五类。本节主要介绍病毒性心肌炎、孤立性心肌炎和免疫反应性心肌炎。

一、病毒性心肌炎

病毒性心肌炎（viral myocarditis）比较常见，是由嗜心肌病毒引起的以心肌间质原发性非特异性炎症为主要病变的心肌炎，常累及心包，引起心包心肌炎。引起心肌炎的常见病毒有柯萨奇病毒、埃可病毒、流感病毒、风疹病毒、虫媒病毒、巨细胞病毒、肝炎病毒、HIV、流行性腮腺炎病毒、脊髓灰质炎病毒和合胞病毒等三十余种。

病理变化

病毒可直接导致心肌细胞的损伤，也可以通过 T 细胞介导的免疫反应间接地引起心肌细胞的损伤。病毒性心肌炎的初期可见心肌细胞变性、坏死及间质内中性粒细胞浸润。其后，代之以淋巴细胞、巨噬细胞和浆细胞浸润以及肉芽组织形成。在成人，多累及心房后壁、室间隔及心尖区，有时可累及传导系统。肉眼观：心脏略增大或无明显变化。镜下观：心肌损害为主的心肌炎表现为心肌细胞水肿、肌浆溶解和坏死；以间质损害为主的心肌炎表现为间质内炎症细胞浸润（图 8-37），将心肌分隔成条索状，有的心肌断裂，随病变进展，并伴有心肌间质纤维化等改变，如炎症累及传导系统，临床表现为心律失常。

临床表现轻重不一，常出现不同程度的心律失常。一般预后较好。但病变严重者可引起心力衰竭等并发症。

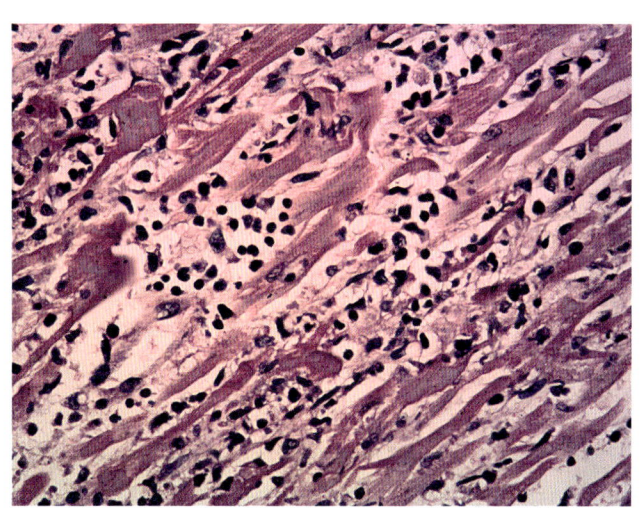

图 8-37　病毒性心肌炎
心肌间质水肿，大量淋巴细胞、单核细胞浸润，部分心肌纤维断裂

二、孤立性心肌炎

孤立性心肌炎（isolated myocarditis）又称特发性心肌炎（idiopathic myocarditis）。1899 年由 Fiedler 首先描述，也称为 Fiedler 心肌炎。其原因至今未明。多发生于 20～50 岁青、中年人。急性型常导致心脏扩张，可突然发生衰竭引起死亡。

病理变化

依据组织学变化，分两型：

1. 弥漫性间质性心肌炎（diffuse interstitial myocarditis）　主要表现为心肌间质或小血管周围有较多淋巴细胞、单核细胞和巨噬细胞浸润。早期心肌细胞较少发生变性、坏死，病程较长者，心肌间质纤维化，心肌细胞肥大。

2. 特发性巨细胞性心肌炎（idiopathic giant cell myocarditis）　病灶的心肌内可见灶性坏死和肉芽肿的形成。病灶中心可见红染、无结构的坏死物，周围有淋巴细胞、单核细胞、浆细胞或嗜酸性粒细胞浸润，并混有大量的多核巨细胞。多核巨细胞的大小、形态变异较大，可为异物型或朗汉斯巨细胞。

三、免疫反应性心肌炎

免疫反应性心肌炎（myocarditis due to immune-mediated reactions）主要见于一些变态反应性疾病，如风湿性心肌炎、类风湿性心肌炎、系统性红斑狼疮和结节性多动脉炎所引起的心肌炎；其次见于某些药物，如磺胺类、青霉素、四环素、链霉素、金霉素、抗癫痫药等引起的过敏性心肌炎（hypersensitivity myocarditis）。

病理变化

主要表现为心肌间质性炎。在心肌间质及小血管周围可见嗜酸性粒细胞、淋巴细胞、单核细胞浸润，偶见肉芽肿形成。心肌细胞有不同程度的变性、坏死。

第九节 心 包 炎

心包炎（pericarditis）是由病原微生物（主要为细菌）和某些代谢产物引起的脏、壁层心外膜发生的炎症反应，大多是一种伴发疾病。多继发于其他心脏病、变态反应性疾病、尿毒症、心脏创伤及恶性肿瘤转移等。原发性者主要是病毒性心肌炎合并心包炎。

上述发病因素中，绝大多数因素可引起急性心包炎，少数如结核和真菌等可引起慢性心包炎。

一、急性心包炎

急性心包炎（acute pericarditis）多为渗出性炎，常形成心包积液。根据渗出的主要成分，可分为四种类型，即浆液性、纤维素性及浆液纤维素性、化脓性和出血性心包炎。

1. 浆液性心包炎（serous pericarditis） 是指以浆液渗出为主的急性心外膜的炎症，表现为心包积液。主要由非感染性疾病引起，如风湿病、系统性红斑狼疮、硬皮病、肿瘤、尿毒症等。病毒感染以及伴有其他部位的感染亦常引起心包炎。患者多为青年人，病变亦可累及心肌，称心肌心包炎（myopericarditis）。

病理变化 心外膜血管扩张、充血，血管壁通透性增高。心包腔有一定量的浆液性渗出液，并伴有少量的中性粒细胞、淋巴细胞和单核细胞的渗出。

临床表现 为患者胸闷不适。心浊音界扩大，听诊心音弱而遥远。X线检查显示心影增大，立位时状如烧瓶，平卧后形状及大小发生变化。

2. 纤维素性及浆液纤维素性心包炎（fibrinous and serofibrinous pericarditis） 是指以纤维素或浆液与纤维素渗出为主的急性心包炎，是心包炎中最常见的类型。常由风湿病、系统性红斑狼疮、尿毒症、结核、急性心肌梗死、Dressler综合征（心肌梗死后综合征，在心肌梗死后数周内发生的类似自身免疫性病变）以及心外科手术等引起。

病理变化 肉眼观：心包脏、壁两层表面附着一层粗糙的黄白色纤维素渗出物，呈绒毛状，故称绒毛心，或绒毛心伴心包积液。镜下观：渗出物由浆液、纤维素、少量的炎症细胞和变性坏死的组织所构成。

临床表现 有心前区疼痛，听诊可闻及心包摩擦音。渗出物可以全部或部分吸收消散；不能完全吸收者，转变为慢性心包炎，心包腔内的渗出物发生机化，使心包腔部分或全部纤维化而粘连。

3. 化脓性心包炎（purulent pericarditis） 是指以大量中性粒细胞渗出为主的表面化脓性急性心包炎。常由链球菌、葡萄球菌和肺炎双球菌等化脓菌侵袭心包所致。这些细菌可经多种途径侵入心包，如通过邻近组织病变直接蔓延；血液、淋巴道播散所致；心脏手术直接感染。

病理变化 肉眼观：脏、壁层心外膜表面（心包腔面）覆盖一层较厚的呈灰绿色、浑浊而黏稠（似乳膏状）的纤维性脓性渗出物。脓性渗出物较多且稀薄时，积聚于心包腔内，称心包积脓（pyopericardium）。镜下观：脏、壁层心外膜充血、水肿，大量中性粒细胞浸润，渗出物内可见大量坏死的中性粒细胞、脓细胞及无结构粉红染物质。当纤维蛋白量较多时，可称纤维素性化脓性心包炎（fibrinous suppurative pericarditis）。炎症累及周围心肌细胞，称纵隔心包炎（mediastinal pericarditis）。

临床表现 除感染症状外，可伴有上述两种心包炎（浆液性、纤维素性）的心包积液和绒毛心症状和体征。当渗出物吸收不完全时，可发生机化，导致缩窄性心包炎（constrictive pericarditis）。

4. 出血性心包炎（hemorrhagic pericarditis） 是浆液性和/或浆液纤维素性渗出物中混有多量红细胞的心包炎，表现为血性心包积液。大多数是由结核分枝杆菌经血道感染引起，亦可由恶性肿瘤累及心包所致。此外，心外科手术等可继发出血性心包炎。心包腔含大量浆液性、出血性的积液。出血多时可致心脏压塞（tamponade）。

二、慢性心包炎

慢性心包炎（chronic pericarditis）多由急性心包炎转化而来，亦有少数无明显临床表现，尸体解剖时发现心包有纤细、菲薄的纤维性粘连者。临床病程持续3个月以上者。此型又分为两型：

1. 粘连性纵隔心包炎（adhesive mediastinal pericarditis） 常继发于化脓性心包炎、干酪样心包炎、心外科手术或纵隔放射性损伤之后，仅在极少数情况下，为单纯的纤维蛋白性渗出。心外膜因纤维粘连而闭塞，并与纵隔及周围器官粘连。心脏因受心外膜壁层的限制和受到与周围器官粘连的牵制而工作负担增加，引起心脏肥大、扩张。

2. 缩窄性心包炎（constrictive pericarditis） 由于心包腔内渗出物机化、瘢痕形成、玻璃样变性和钙化等，使心包完全闭锁，形成一个硬而厚的（常达0.5~1.0 cm）、灰白色、半透明的结缔组织囊，紧紧地包绕在心脏周围，形似盔甲，故称盔甲心，致心脏舒张期充盈受限，严重影响心输出量。多继发于化脓性心包炎、结核性心包炎和出血性心包炎。

第十节 先天性心脏病

先天性心脏病（congenital heart disease）是指出生时存在心血管结构和功能的异常，是由于胎儿时期，心血管系统发育异常或发育障碍以及出生后应当退化的组织未能退化所致，也称先天性心脏畸形（congenital heart deformity），是新生儿和儿童时期的常见的心脏病。病因和发病机制尚未完全阐明，先天性心脏病有明显的遗传性，许多单基因或多基因遗传性疾病伴有心血管畸形。母体妊娠早期（5~8周）为胚胎心血管形成期间，母体患病毒感染性疾病、宫内缺血、服用致畸作用的药物，或母体患糖尿病、红斑狼疮、饮酒、接受放射线辐射等，影响了心脏正常发育，均可引起胎儿心脏血管畸形发生。先天性心脏病分为：房间隔缺损、室间隔缺损、Fallot四联症、动脉导管未闭、主动脉狭窄、大动脉移位等类型（图8-38）。临床上按照早期是否发绀分为发绀型、非发绀型和阻塞型三类。房、室间隔缺损和动脉导管未闭属于非发绀型，Fallot四联症和大动脉移位属于发绀型，主动脉狭窄属于阻塞型。

一、房间隔缺损

房间隔缺损（atrial septal defect，ASD）是先天性心脏病中常见的类型之一，其发病率占小儿先天性心脏病的第二位。因小儿时期症状轻,心脏杂音不明显,不少患者到成年才被发现。ASD根据解剖部位分为卵圆孔未闭、中央型缺损、静脉窦型、冠状静脉窦型及原发孔缺损等类型。ASD产生的左向右分流的大小取决于左、右心室的顺应性，肺循环与体循环的相对阻力。ASD时，由于左房压力高，血液通过缺损向右房、右室分流，导致右心负荷加重，致右心肥大及肺动脉高压，促使右心衰竭。严重者可引起右心房血液向左心房逆流分流，此时则可出现发绀（晚期发绀）。X线检查显示心脏扩大，以右心房、右心室最明显，肺动脉段突出、主动脉结缩小。

房间隔缺损比较常见，女孩多于男孩，患儿常能存活到中年，晚期可死于右心衰竭、交叉性栓塞及肺内感染等。手术修复缺损效果良好。

二、室间隔缺损

室间隔缺损（ventricular septal defect，VSD）是临床上最常见的重要先天性心脏病，可以单独存在，或合并其他心脏病。单纯VSD的病理生理取决于缺损大小及肺血管阻力。多数适合手术治疗的患者可分为两组：一组为充血性心力衰竭患者，通常是婴儿，生长停止，有反复胸部感染史，其缺损较大，血管阻力低，伴大量左向右分流。另一组为大儿童，症状不明显，缺损及左向右分流也较大，可伴有肺血管压力或阻力增高。

临床上，由于左心室内压力高于右心室，血液通过室间隔的缺损从左心室向右心室分流。缺损较小时，患者不出现发绀。缺损口径大时，左心室向右心室分流大，右心室负荷增加，继而产生肺动脉高压及肺小血管病变。如肺循环压力超过体循环压力，可引起右心室向左心室分流，临床上可出现发绀（晚期发绀）。X线检查显示，心脏增大和肺血管影加重。VSD也可进行手术修复。

三、Fallot 四联症

Fallot 四联症（tetralogy of Fallot）是由Fallot（1888年）首次描述的，是成人最常见的发绀型先天性心脏病，是4种心脏和大血管畸形的组合：① 室间隔缺损；② 右心室流出道狭窄（肺动脉口狭窄）；③ 主动脉右移，骑跨于室间隔缺损上方；④ 右心室肥大。其中室间隔缺损和肺动脉口狭窄为基本病变。Fallot 四联症也是存活婴儿中发病率最高的发绀型心脏病。出生时仅有轻度发绀，随着年龄增长，由于左心室漏斗部肥厚的进展而加重。

临床上，由于肺动脉狭窄，血液流入肺内受阻而引起右心室肥大，由于室间隔巨大缺损，血液由左向右分流，右心室负荷增加，致右心室扩张。由于主动脉骑跨膜性缺损的上方，同时接受左、右心室的血液，致主动脉管腔扩张，管壁增厚。肺动脉越狭窄，右心室流入主动脉的血液越多，主动脉的扩张和肥厚也越明显。肺动脉高度狭窄，使肺循环血量锐减，因而出现发绀、呼吸困难和活动受限，属于发绀型心脏病。X线检查显示，心脏大小一般正常，肺动脉相对偏小，呈"靴形心"。

四、动脉导管未闭

动脉导管未闭（patent ductus arteriosus）是指连接于主动脉干与肺动脉干之间的短管——动脉导管，在出生以后始终不闭锁的异常状态。正常者，在胎儿期大部分肺动脉血液由此导管流入主动脉。出生后呼吸功能建立，肺内血管扩张，血液进入肺内，动脉导管失去作用，出生后少则3个月多则1年以内闭锁为动脉韧带。如出生后1年仍不闭锁，则为动脉导管未闭或动脉导管开放。

临床上，由于主动脉内压力高于肺动脉，主动脉血液由此导管流入肺内，患儿无发绀，为非发绀型。当肺循环血量多，回流入左心血量也多，可导致左心室肥厚。分流量大时，常伴有严重的肺动脉高压，致右向左分流，患者多有发绀，临床症状严重。此型心脏病可与其他心脏病合并发生，单纯性动脉导管未闭可以手术治愈。

五、主动脉狭窄

主动脉狭窄（aortic stenosis）是指主动脉局限性狭窄，分为婴儿型和成人型两种。前者为动脉导管之前的主动脉狭窄，又称导管前狭窄；后者为动脉导管之后的主动脉狭窄，又称导管后狭窄。

婴儿型（infantile form）狭窄常较重，常合并动脉导管开放，不合并动脉导管开放的患儿很难存活，而合并动脉导管开放的患儿，由于含氧量低的肺循环血液可经开放的导管进入主动脉远端供应下半身，患儿可以存活。下半部因动脉血氧含量低而下肢冰冷、青紫、跛行等。

成人型（adult form）狭窄程度常较轻，动脉导管常闭锁。由于狭窄以上的主动脉（胸主动脉以上）与狭窄以下的主动脉（腹主动脉及分支）形成较大的脉压，两者之间的动脉分支常形成广泛而明显的侧支循环，以代偿下肢的血液供应。

六、大动脉移位

大动脉移位（transposition of the great arteries）也称大血管移位（transposition of the great vessels），是由

于胚胎时期主动脉和肺动脉转位异常而导致的先天性心脏病，有纠正型和非纠正型两种。

1. 纠正型（corrected form） 是主动脉移向前方，肺动脉移向后方，但通常伴有左、右心室互相移位，故主动脉仍出自左心室，肺动脉出自右心室，血液循环无异常，患者无症状，可健康存活。

2. 非纠正型（non-corrected form） 又称完全性大动脉移位，即主动脉和肺动脉互相交换位置，主动脉出自右心室，肺动脉出自左心室。右心室血液不能流入肺，而经主动脉流入体循环；左心室血液不能流入体循环，而经肺动脉流入肺。在胎儿时期，因脐静脉和动脉导管的沟通可以存活；出生后，肺开始呼吸，患儿出现发绀，因而属于发绀型先天性心脏病。若心脏无其他异常血液通路，很快死亡；若体、肺循环间有异常的通路，如卵圆孔未闭，动脉导管开放、房间隔缺损或室间隔缺损等，可使部分血液发生混合，供给全身需要，维持生命。

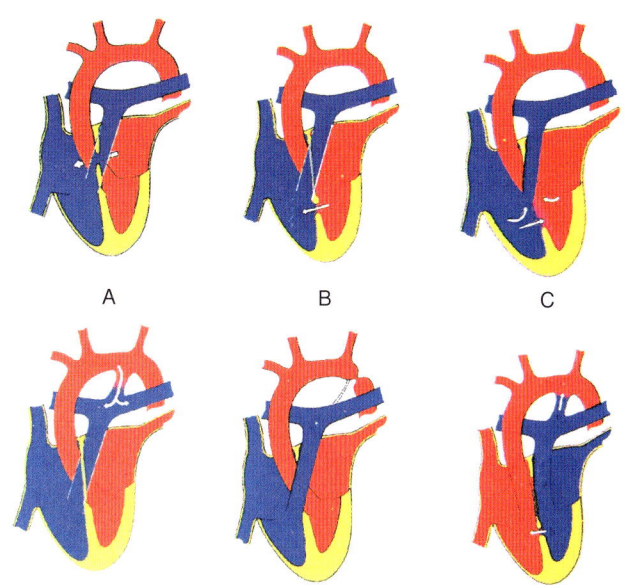

图 8-38 先天性心脏病示意图
A. 房间隔缺损；B. 室间隔缺损；C. Fallot 四联症；D. 动脉导管未闭；E. 主动脉狭窄；F. 大动脉移位

第十一节 心脏肿瘤

心脏原发性肿瘤极少见，多为良性，如黏液瘤和横纹肌瘤。心脏原发性恶性肿瘤罕见，以血管肉瘤、横纹肌肉瘤较多见。转移性肿瘤为原发性的 20~40 倍。

一、心脏良性肿瘤

1. 黏液瘤（myxoma） 是最常见的一种，多见于左心房，多为单发，多见于中年人。肿瘤大小不等，多为息肉状、绒毛状、分叶状或乳头状，表面淡黄色，呈半透明胶冻状，质软易碎。光镜下，瘤细胞周围充满大量浅蓝色黏液基质（HE 染色），阿辛蓝染色为强阳性。

临床表现与肿瘤发生的部位和大小有关。左侧肿瘤可表现为二尖瓣关闭不全，右侧肿瘤表现为呼吸困难、颈静脉怒张等症状。

2. 横纹肌瘤（rhabdomyoma） 多见于婴幼儿，常为多发性。瘤结节散在分布于心肌壁内，最多见于室间隔。部分病例伴有结节硬化症。光镜下，瘤细胞较正常心肌细胞大，胞质因含有大量糖原而呈空泡状，核位于中央，肌原纤维疏松，呈网状，放射状分布，形成特征性有诊断意义的似蜘蛛细胞，具有诊断意义。

二、心脏恶性肿瘤

心脏恶性肿瘤很少见。在心脏恶性肿瘤中，以血管肉瘤、横纹肌肉瘤较多见。

三、心脏转移性肿瘤

心脏转移性肿瘤比心脏原发性肿瘤多，但与其他一些器官相比，心脏转移性肿瘤少见。恶性肿瘤转移到心脏可以是从邻近器官的恶性肿瘤蔓延而来，但主要是通过血道转移至心脏。心脏内的转移瘤一般为多发性、结节状。通过血源播散至心脏的常见恶性肿瘤为黑色素瘤、肾癌、肺癌、胃癌、乳腺癌、绒毛膜癌、食管癌、儿童横纹肌肉瘤以及纵隔肿瘤等。

第十二节 周围血管病

一、多发性大动脉炎

多发性大动脉炎（multiple aortoarteritis）主要累及主动脉及其大分支，包括高安动脉炎和巨细胞性动脉炎。

1. 高安动脉炎（Takayasu's arteritis） 1908年由Takayasu首次描述，主要累及主动脉及其大分支，亦称特发性主动脉炎（idiopathic aortitis）及无脉病（pulseless disease）。本病多发于青年女性，世界各地均有发生，但东方人发病率较高。

病理变化

肉眼观：受累的动脉壁增厚、变硬、管腔狭窄。镜下观：动脉中膜黏液变性，弹力纤维断裂、崩解，其间可见淋巴细胞、浆细胞、单核细胞浸润，伴少量的巨细胞。晚期，中膜平滑肌细胞增生，动脉壁全层纤维组织增生，伴瘢痕形成。

2. 巨细胞性动脉炎（giant cell arteritis） 主要累及颞动脉、脑动脉以及全身的中等大动脉和小动脉的一种肉芽肿性炎。本病主要累及中、老年人，多为女性。

巨细胞性动脉炎病因尚不清楚，有报道，HLA-DR（人类白细胞抗原-DR）阳性表达，并有60% $CD4^+$ T细胞活化，提示机体可能对动脉壁的某种成分有免疫反应。

病理变化

病变的动脉呈节段性血管壁增厚，可伴有血栓形成。光镜下，动脉中膜平滑肌细胞变性、坏死，内弹力膜周围可见淋巴细胞和单核细胞浸润，并可见有 $CD4^+$、$CD8^+$ 的T淋巴细胞和巨噬细胞。病变进展，导致内弹力膜断裂和肉芽肿性炎症反应。

3. 结节性多动脉炎（polyarteritis nodosa） 是一类原因不明的主要侵犯中、小肌动脉的坏死性血管炎。本病可能是一种自身免疫性疾病，可累及多个器官和组织，最常累及的器官为肾、心、肝和胃肠道。受累的肌动脉呈节段性结节，动脉壁全层炎症细胞浸润，动脉中膜纤维素样坏死，继而肉芽组织形成，致动脉壁增厚，管腔狭窄。

4. Wegener肉芽肿（Wegener granuloma）或Wegener肉芽肿病（Wegener's granulomatosis） 1936年由Wegener（韦格纳）首次报道并命名，是一种少见的原因不明的疾病。其主要病变特点是上、下呼吸道的坏死性肉芽肿性血管炎，局灶性坏死性肾小球肾炎和其他部位（眼、皮肤）坏死性小血管炎。本病可见于各年龄段。

病理变化

动脉和小静脉壁纤维素性坏死，中性粒细胞、淋巴细胞及多核巨噬细胞浸润，晚期坏死组织由肉芽组织取代。局灶性节段性坏死性肾小球肾炎可伴有新月体的形成。

二、动脉瘤

动脉瘤（aneurysm）是指动脉壁因局部病变（可因薄弱或结构破坏）而向外膨出，形成永久性的局限性扩张。动脉病变可发生在身体任何部位，最常见于弹性动脉及其主要分支。动脉瘤的病因可有先天性和后天性之分，后天性的动脉瘤多继发于动脉粥样硬化、细菌感染和梅毒等。

根据形态和结构，动脉瘤可分为以下几种（图8-39）：

1. 囊状动脉瘤（saccular aneurysm） 某一段血管壁局部性向外膨出

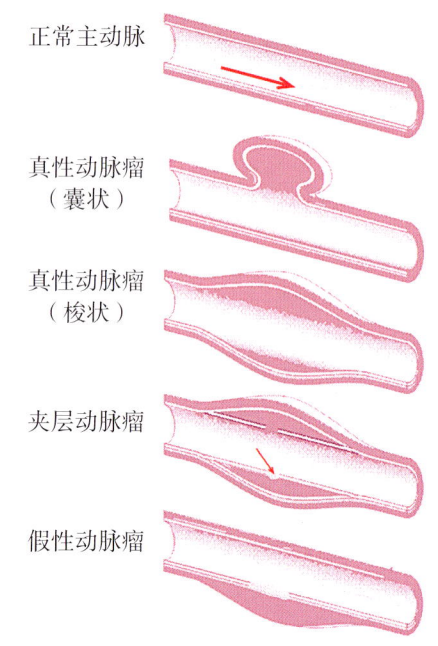

图8-39 动脉瘤结构类型示意图

呈气球状囊性扩张，直径多在 2 cm 左右，有的可达 5 cm。此种动脉瘤可使血流形成逆行性漩涡。

2. 梭形动脉瘤（fusiform aneurysm） 所累及的血管部位呈均匀性扩张，两端均匀性缩小，可回到正常血管直径。

3. 匐行性动脉瘤（serpentine aneurysm） 所累及的血管呈不对称性扩张，呈蜿蜒状膨隆。

4. 舟状动脉瘤（navicular aneurysm） 累及的血管壁近一侧扩张，对侧管壁正常。

5. 夹层动脉瘤（dissecting aneurysm） 常发生于血压变动最明显的升主动脉和主动脉弓等部位。动脉瘤可从动脉内膜的破裂口进入动脉的中膜，使中膜形成假血管腔。

6. 假性动脉瘤（false or pseudoaneurysm） 多由外伤引起，故又称外伤性动脉瘤。动脉瘤壁由动脉外膜和局部血管破裂形成的血肿及周围结缔组织构成，并与动脉腔相通。

并发症

动脉瘤最严重的并发症为破裂出血。梅毒性主动脉瘤、动脉粥样硬化性主动脉瘤破裂可引起致死性大出血；主动脉夹层破入心包腔可引起心脏压塞，破入胸、腹腔则引起大出血致死。脑表面动脉瘤破裂可引起蛛网膜下腔出血、颅内高压和脑疝等，脑实质内动脉瘤破裂引起血肿、脑软化，后果常较严重。此外，动脉瘤内附壁血栓形成及血栓脱落引起的栓塞等亦可导致相应血管缺血和梗死等后果。

临床病理讨论

病例一

病例摘要

患者，男性，60岁，工人。患高血压病已二十多年，常年有头昏、头痛，血压波动在 190～220/96～106 mmHg。医生除了给他积极治疗外，还要他适当休息，但他仍然坚持工作。近两年来，每次劳累后出现心悸、气促，不能平卧，咳嗽，咳粉红色痰，夜间睡眠中常因"出气不赢"而突然惊醒，有时在劳累或饱食后出现胸骨后痛，但数分钟后缓解。半年来感右下肢发麻，走动时跛行，休息后好转。以上症状渐渐加重，前几天右脚剧痛，足背动脉波动消失，皮肤逐渐变黑，不能活动。入院后立即进行右下肢截肢术。昨天午餐后突然发生心前区剧痛，焦虑不安，血压下降，面色苍白，皮肤湿冷，脉细，最后抢救无效而死亡。

讨论题

1. 该患者患有什么病？如何解释临床表现？
2. 该患者心、肺、肾、主动脉、脾、右足等有何病变？
3. 该患者死亡原因是什么？

病例二

病例摘要

患者，男性，37岁，游走性关节疼痛13年，心悸、双下肢水肿5年；口唇及肢端发绀，颈静脉怒张，双肺闻及湿啰音；心尖区闻及Ⅲ级粗糙收缩期杂音和雷鸣样舒张期杂音。肝肋下3 cm，肝颈征（+），毛细血管搏动征（+），双下肢水肿。

胸部X线片：示肺淤血，间质性肺水肿，心界向左、右扩大，心脏各房、室普遍增大。

讨论题

1. 该患者患何种疾病?
2. 患者可能出现哪些病理变化?

(张志伟 李 洁)

第九章 呼吸系统疾病

呼吸系统是与外界相通的管道系统，也称呼吸道，包括鼻、咽、喉、气管、支气管和肺。从鼻腔到肺内终末细支气管司传导气体，为导气部；从肺内呼吸性细支气管至肺泡，是气体交换的部位，为呼吸部。又以喉环状软骨为界将呼吸道分为上呼吸道和下呼吸道。

肺导气部除喉及声带被覆复层鳞状上皮外，其余均被覆假复层或单层纤毛柱状上皮，这些纤毛、杯状细胞及管壁上腺体分泌的黏液共同构成黏液-纤毛排送系统。黏液-纤毛排送系统具有净化空气的功能，可将吸入气管、支气管的直径在 2~10 μm 的粉尘颗粒和病原体黏附在气管、支气管表面的黏液层，由纤毛自下向上摆动，以咳痰形式排出。而进入肺泡内直径小于 2 μm 的粉尘颗粒和病原体，则被肺泡内巨噬细胞吞噬、降解。肺巨噬细胞还能合成分泌溶菌酶、过氧化氢酶、γ-干扰素、TNF-α、中性蛋白酶等，消化降解被吞噬的物质，增强防御能力。如果吸入的病原体具有抗原性，巨噬细胞还可将抗原信息呈递给呼吸道的淋巴细胞，激发体液免疫和细胞免疫反应。当呼吸系统防御能力和免疫功能下降或进入的病原体、有害物质数量过多或毒力过强，超出了机体局部防御能力时，将导致呼吸系统疾病发生。

第一节 呼吸道炎症性疾病

呼吸系统是人体与外界相通的主要门户，随着空气进入呼吸道的病原体、有害气体、粉尘及致敏原等均可引起炎性疾病的发生，主要包括鼻炎、鼻窦炎、咽炎、喉炎、急性支气管炎、细支气管炎和肺炎等。

一、慢性鼻咽炎

慢性鼻咽炎（chronic nasopharyngitis）是咽部黏膜、黏膜下层及淋巴组织的慢性炎症，常与邻近器官或全身性疾病并存，如急性咽炎反复发作或邻近器官疾病（慢性扁桃体炎、牙龈炎、慢性鼻炎、慢性鼻窦炎）等都可引起，气候寒冷、干燥，工作环境中的空气被粉尘、化学气体污染，烟酒和辛辣饮食长期刺激，以及由于职业因素而用嗓过多的人易患慢性咽炎，长期生活不规律，疲劳，精神紧张，可使身体抵抗力下降，细菌和病毒容易反复感染，也会引起慢性咽炎。另外，某些不明原因的疾病或症状，如内分泌紊乱，胃肠功能失调，风湿性关节炎，长期低热、头痛、头晕、口臭及嗅觉不灵等与慢性咽炎的发病密切相关。

病理变化

鼻咽部检查见黏膜慢性充血，增生肥厚，覆以分泌物或干痂。根据病变特点可分为：① 慢性单纯性咽炎：较多见，病变主要在黏膜层，表现为咽部黏膜慢性充血，其血管周围有较多淋巴细胞浸润，也可见白细胞及浆细胞浸润，黏膜及黏膜下结缔组织增生，黏液腺可肥大，分泌功能亢进，黏液分泌增多。多见于成年人。② 肥厚性咽炎：主要表现咽部黏膜增厚，咽部淋巴组织及黏膜下结缔组织增生，暗红色，小血管扩张，腭弓及软腭边缘呈肥厚现象，咽腔较狭小，咽后壁的增生淋巴滤泡分散呈颗粒状突起，或相互融合成红色块状组织，突出于黏膜表面。③ 慢性萎缩性咽炎：主要表现为黏膜层及黏膜下层萎缩变薄，咽后壁有痂皮附着，分泌减少。

临床病理联系

临床常表现为鼻咽干燥不适，有黏稠样分泌物不易咳出，故患者咳嗽频繁常伴有恶心，严重者有声嘶、咽痛、头痛、头晕、乏力、消化不良、低热等全身或局部症状。因病程发展缓慢，病变部位隐蔽，故往往早期不易明确诊断。根据临床表现，仔细检查咽部，对于咽反向敏感或不能配合检查的患者采用纤维鼻咽镜检查，必要时做活检，以明确诊断。

二、急性气管支气管炎

急性气管支气管炎（acute tracheobronchitis）是呼吸道常见病、多发病，多见于婴儿及老年人。常在寒冷及气候突变季节继上呼吸道感染后发病，病因常在流感病毒、副流感病毒、呼吸道合胞病毒、腺病毒等病毒感染的基础上继发细菌感染。常见合并感染的细菌有肺炎球菌、流感嗜血杆菌、金黄色葡萄球菌及化脓性链球菌等。在少数情况下吸入各种有害气体（氯气、氨、二氧化硫）、粉尘、异物也可以引起本病的发生。

病理变化

肉眼观：气管、支气管黏膜充血、肿胀，表面黏附白色或淡黄色黏性分泌物，严重者可出现黏膜坏死及溃疡形成。根据病变特点可分为：① 急性卡他性气管支气管炎（acute catarrhal tracheobronchitis）：黏膜及黏膜下层充血、水肿，可见少量中性粒细胞浸润，管腔表面黏液分泌增多，较稀薄，呈淡黄色，通常易咳出。有时分泌物也可阻塞支气管引起通气障碍。② 急性化脓性气管支气管炎（acute suppurative tracheobronchitis）：多由急性卡他性炎发展而来，此时分泌物由黏液性转变为化脓性，黏膜及黏膜下层可见大量中性粒细胞浸润，患者可咳出黄色脓痰，严重者支气管黏膜表面上皮脱落。炎症也可经细支气管累及邻近肺泡。③ 急性溃疡性气管支气管炎（acute ulcerative tracheobronchitis）：多为病毒感染合并化脓性细菌感染引起，病情较重，开始时管腔黏膜发生浅表性坏死、糜烂，继而黏膜下组织坏死、脱落形成溃疡并可有少量出血。如损伤程度较轻时，炎症消退后损伤的黏膜上皮由基底层细胞增生修复，溃疡则由肉芽组织修复后形成瘢痕。

临床病理联系

急性支气管炎先有上呼吸道感染的症状，如鼻塞、流涕，逐渐出现咳嗽、咳痰。随着病情的发展，痰液由初期黏液性转变为黏液脓性；胸部听诊可闻及湿啰音，主要散在分布于胸下部；胸部 X 线检查显示肺纹理增粗或正常，偶有肺门阴影增粗。病变严重者可有发热，如治疗不当可引起肺炎。

特殊类型的急性气管炎有：白喉时，在气管黏膜表面形成的假膜性炎；支气管扩张症伴发腐败菌感染引起的坏疽性支气管炎；麻疹时的巨细胞支气管炎等。

三、急性细支气管炎

急性细支气管炎（acute bronchiolitis）是指管径小于 2 mm 的细支气管的急性炎症，多由病毒（呼吸道合胞病毒、腺病毒和副流感病毒等）感染引起。常在冬季发病，多见于婴幼儿，特别是 1 岁以内的婴儿，此前常有上呼吸道感染。婴幼儿气道较成年人狭窄，气流速度慢，病原微生物易于停留和沉积，加之免疫功能发育不完善，黏膜表面的 IgA 水平很低，因而易发生病毒感染。由于婴幼儿细支气管壁常无软骨支撑，故炎症时易发生管腔阻塞，出现喘息样呼吸困难。

病理变化

细支气管黏膜充血、肿胀，单层纤毛柱状上皮坏死脱落，代之以增生的无纤毛柱状上皮或扁平上皮，杯状细胞增多，黏膜分泌物增加，黏膜下有淋巴细胞、单核细胞及中性粒细胞浸润。管腔内充满炎性渗出物及脱落的上皮细胞，使管腔部分或完全阻塞，导致呼吸困难。由于细支气管管壁薄，感染易扩散到周围的肺间质，也可通过终末细支气管向所属肺泡蔓延形成细支气管周围炎（peribronchiolitis）或局限性肺炎（focal pneumonitis），当病变程度较轻，组织损伤程度不严重时，炎症消退后渗出物咳出或被吸收而痊愈。少数病变严重者由于病变广泛，炎症迁延，管壁损伤由瘢痕修复，腔内渗出物发生机化，阻塞管腔形成纤维闭塞性细支气管炎（bronchiolitis fibrosa obliterans），并可进一步发展引起肺气肿、支气管扩张及肺纤维化。

临床病理联系

急性细支气管炎起病急骤，病情发展迅速，患者很快出现呼吸增快、喘息、重度咳嗽和高热。多数患者有明显的"三凹征"，鼻翼扇动，烦躁不安和发绀，喘息样呼吸困难。听诊呼吸音减低，布满哮鸣音或哨笛音，喘息减轻时可闻及细湿啰音。严重者可出现呼吸衰竭，部分患者有脱水、缺氧和酸中毒，严重时可出现神志模糊、惊厥、嗜睡、甚至昏迷等肺性脑病症状。

四、肺炎

肺炎（pneumonia）通常指肺的终末气道、肺泡和肺间质的急性渗出性炎，是呼吸系统的多发病、常见病。肺炎可由不同的致病因子引起。根据病因，可将由各种生物因子引起的肺炎分为细菌性肺炎、病毒性肺炎、支原体肺炎、真菌性肺炎和寄生虫性肺炎；由不同理化因素引起的肺炎分为放射性肺炎、吸入性肺炎、类脂性肺炎和过敏性肺炎等；根据炎症发生的部位，发生肺泡内者称肺泡性肺炎，发生于肺间质者称间质性肺炎；根据累及范围，累及一个或多个肺大叶者称大叶性肺炎，累及肺小叶者称小叶性肺炎，累及肺段者称节段性肺炎；按病变的性质，又可将肺炎分为浆液性肺炎、纤维素性肺炎、化脓性肺炎、出血性肺炎、干酪性肺炎及肉芽肿性肺炎等不同类型，临床上通常选用最能反映肺炎特征和本质的名称予以冠名。

（一）细菌性肺炎

1. **大叶性肺炎（lobar pneumonia）** 是主要由肺炎球菌引起的累及肺大叶的大部或全部，以肺泡内弥漫性纤维素渗出为主的急性炎症。本病多见于青壮年，在寒冷及气候突变季节多发，临床起病急，以寒战、高热、咳嗽、咳铁锈色痰、胸痛、呼吸困难、肺实变体征及外周白细胞增多为主要临床表现。一般经6~8天，体温下降，症状消退。

病因与发病机制

大叶性肺炎绝大多数由肺炎链球菌引起，以1、3、7和2型多见，其中以3型毒力最强，肺炎球菌、肺炎克雷伯杆菌、金黄色葡萄球菌、溶血性链球菌、流感嗜血杆菌、铜绿假单胞菌等也可引起本病发生，但较少见。毒性较弱的肺炎链球菌可长期存在正常人的呼吸道，机体防御功能正常时一般不会发病，当受寒、缺氧、酗酒、吸烟、疲劳和手术麻醉时呼吸道的防御机制受损，机体抵抗力降低，易使细菌侵入肺泡而发病。进入肺泡内的病原菌迅速生长繁殖并引发肺组织的变态反应，导致肺泡隔毛细血管扩张、通透性增加、浆液和纤维蛋白原大量渗出。细菌和炎性渗出物通过肺泡间孔或呼吸性细支气管向邻近肺组织蔓延，使炎症在肺内迅速扩展，累及部分或整个肺大叶。

病理变化及临床病理联系

病变一般发生在单侧肺，多见于左肺或右肺下叶，也可同时或先后发生于两个或两个以上肺叶。典型的自然病程大致可分为四期：

（1）充血水肿期 为发病的第1~2天。肉眼观：病变肺叶肿胀，呈暗红色，重量增加。镜下观：病变肺泡隔毛细血管弥漫性扩张、充血，肺泡腔内可见大量的浆液性渗出物并混有少量红细胞、中性粒细胞和巨噬细胞（图9-1）。

细菌在渗出物中大量繁殖并迅速向相邻肺泡播散，使病变范围扩大到整个肺段或肺大叶。渗出液中

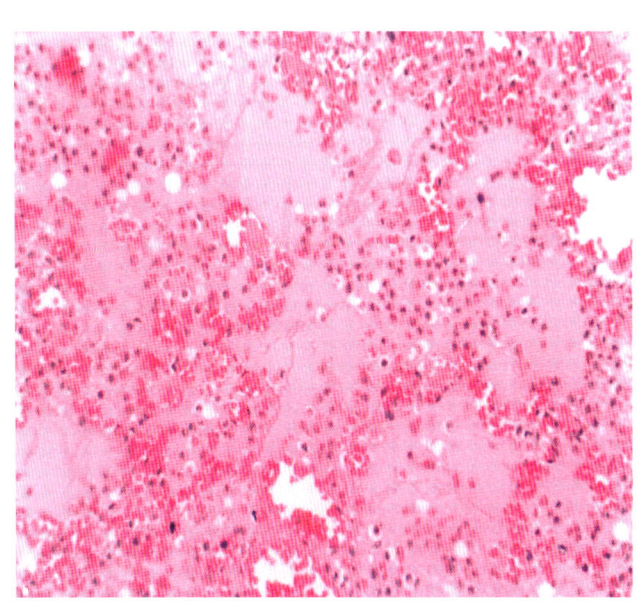

图9-1 大叶性肺炎（充血水肿期）
肺泡隔毛细血管扩张、充血，肺泡腔以浆液性渗出物为主

常可检出肺炎链球菌。患者因毒血症而出现寒战、高热及外周血白细胞计数升高。此期因肺实变不明显,胸部X线检查显示片状分布的模糊阴影。

（2）红色肝样变期　一般为发病的第3~4天。肉眼观：病变肺叶肿胀、充血，呈暗红色，质地实变，切面灰红，似肝，故称红色肝样变期（图9-2）。

镜下观：肺泡隔内毛细血管仍处于扩张、充血状态，肺泡腔内充满大量红细胞及纤维素、少量中性粒细胞和巨噬细胞（图9-3）。其中纤维素连接成网，可穿过肺泡孔与相邻肺泡内的纤维素网相连接，这种肺泡间纤维素网的互相连接，限制了病原菌的扩散，有利于吞噬细胞吞噬病原菌。渗出物中仍能检出大量的肺炎链球菌。此期，由于病变的肺泡腔内有浆液、纤维素和红细胞渗出，使得病变肺组织不能有效地进行气体交换；另外，肺动脉内的静脉血可通过病变肺组织毛细血管直接掺入肺静脉，使患者血液中氧分压下降和二氧化碳分压增高，这些改变可兴奋颈动脉窦的化学感受器或直接兴奋呼吸中枢，使呼吸加深、加快，并出现发绀等缺氧症状。肺泡腔内红细胞被巨噬细胞吞噬崩解后形成含铁血黄素混入痰中，使痰液呈铁锈色。病变累及胸膜时引起纤维素性胸膜炎，出现胸痛，并可随呼吸和咳嗽而加重。此期，肺实变明显，并出现相应的临床体征，叩诊呈浊音；听诊可闻及支气管呼吸音；胸部X线检查可见大片致密阴影。

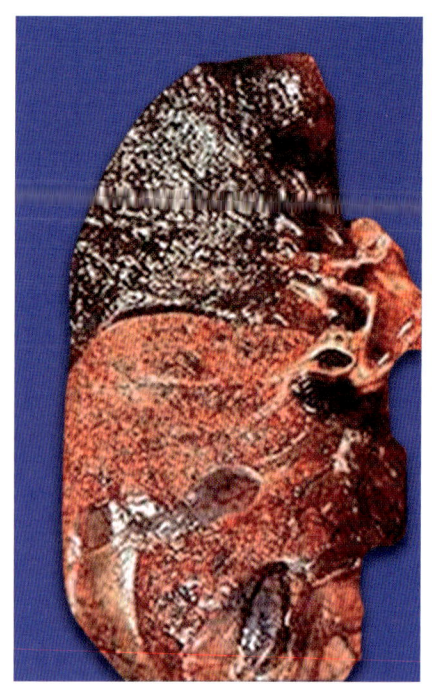

图9-2　大叶性肺炎（红色肝样变期）
病变肺叶充血，呈暗红色，质地实变

（3）灰色肝样变期　为发病的第5~6天。肉眼观：病变肺叶仍肿大，但充血消退，故由红色逐渐转变为灰白色，质实如肝，故称灰色肝样变期（图9-4）。

镜下观：肺泡腔内渗出的纤维素增多，相邻肺泡内纤维素经肺泡孔相互连接的现象更为多见。纤维素网中含有大量中性粒细胞（图9-5）。

此期，由于病变肺组织的毛细血管受压，血流锐减，导致病变部位肺动脉内的静脉血掺入肺静脉的量极少，

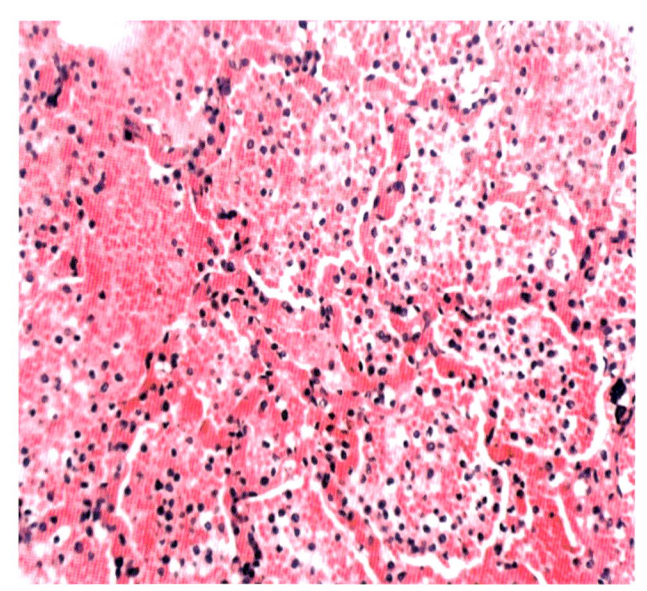

图9-3　大叶性肺炎（红色肝样变期）
肺泡隔内毛细血管仍处于扩张、充血状态，肺泡腔内充满大量红细胞及纤维素

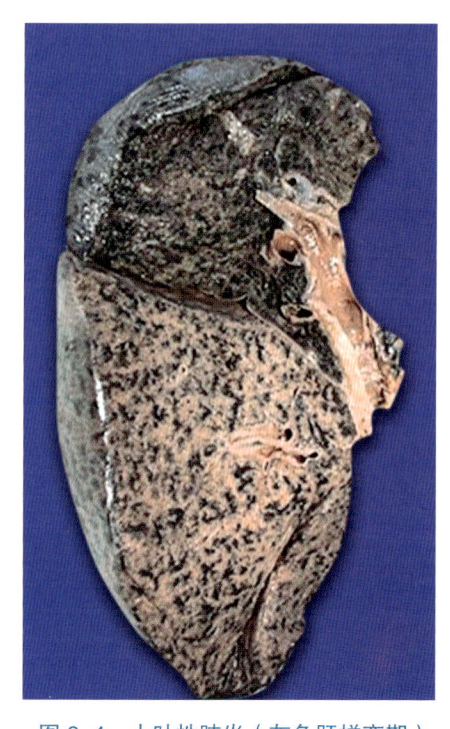

图9-4　大叶性肺炎（灰色肝样变期）
病变肺叶肿大，呈灰白色，质实如肝

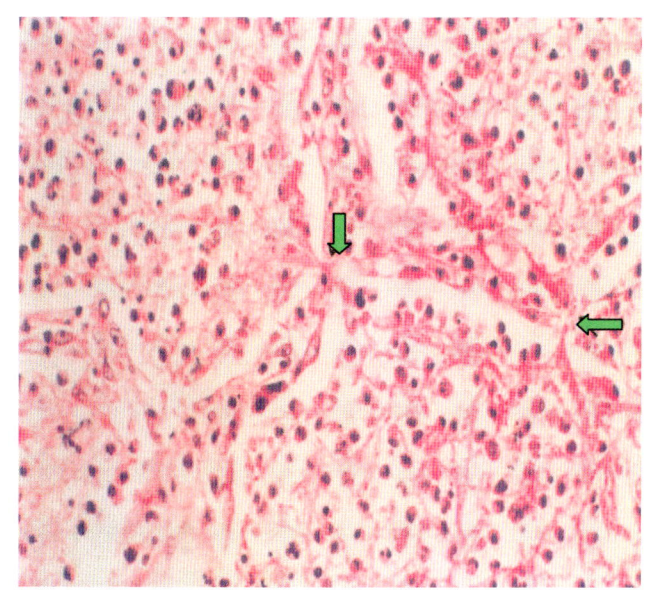

图 9-5 大叶性肺炎（灰色肝样变期）
肺泡腔内大量渗出的纤维素和中性粒细胞，相邻肺泡腔内纤维素经肺泡间孔相互连接（箭头所示）

而未病变肺组织维持在通气和通血比例正常（$V/Q=0.8$）的情况下进行呼吸代偿，因而血液中氧分压的下降和二氧化碳分压的升高不明显，静脉血氧含量不足的情况反而减轻，缺氧状况有所改善，患者呼吸困难等临床症状较红色肝样变期开始减轻。咳出的痰液由铁锈色痰逐渐转为黏液脓性痰，渗出物中的病原菌被中性粒细胞吞噬杀灭，机体针对病原微生物的特异性抗体已形成，故渗出物中不易检出细菌。由于肺泡腔内仍有大量渗出物，此期肺实变仍然明显，叩诊呈浊音；听诊可闻及支气管呼吸音；胸部X线检查仍可见大片致密阴影。

（4）溶解消散期　发病后1周左右进入该期。此期机体抗菌防御功能明显增强，病原菌被吞噬消灭。肺泡腔内中性粒细胞变性、坏死，释放出大量蛋白水解酶将渗出物中的纤维素溶解，经气道咳出或由淋巴管吸收。肉眼观：病变肺组织质地变软，肺内炎症病灶完全溶解消散后，肺组织的结构和功能恢复正常。胸膜渗出物被吸收或机化，此期需1~3周。临床表现为患者体温下降，症状和体征逐渐减轻、消失。胸部X线检查见阴影消失，恢复正常。

结局及并发症

现在由于抗生素类药物的广泛使用，绝大多数大叶性肺炎经及时治疗可以痊愈，并发症已少见。如延误诊断或治疗不及时，则可产生下列并发症：

（1）肺肉质变　又称机化性肺炎。由于肺内病灶中渗出的中性粒细胞过少，释放的蛋白酶不足以溶解肺泡腔内渗出的纤维素，未能溶解吸收的纤维素即由肉芽组织取代而机化。肉眼观：病变肺组织呈褐色肉样外观，故称肺肉质变（pulmonary carnification）（图9-6）。

（2）肺脓肿及脓胸　金黄色葡萄球菌和肺炎链球菌混合感染者易并发肺脓肿，并常伴有脓胸。

（3）败血症或脓毒败血症　见于严重感染时，细菌侵入血液大量繁殖并产生毒素所致。

（4）感染性休克　是大叶性肺炎的严重并发症，见于重症病例，主要表现为微循环衰竭和严重的全身中毒症状，又称中毒性肺炎或休克性肺炎，临床常见，病死率较高。

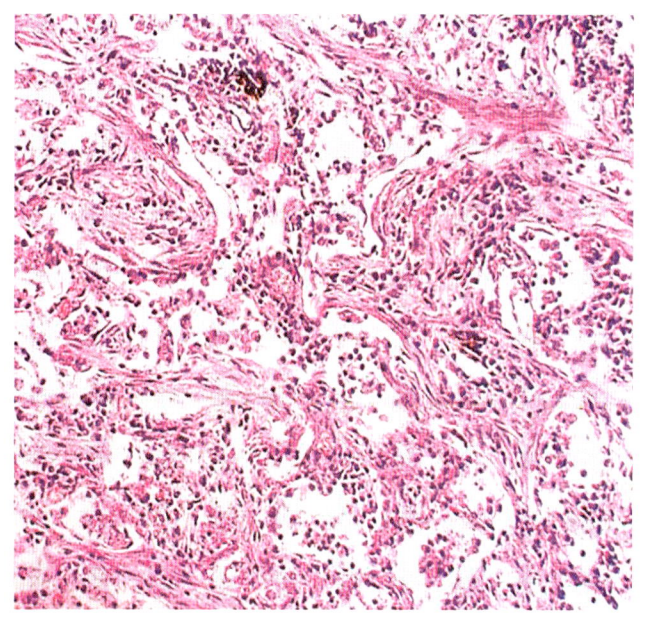

图 9-6　肺肉质变

（5）胸膜肥厚和粘连　病变累及胸膜而发生纤维素性胸膜炎，渗出的纤维素不能被完全溶解吸收而发生机化，致胸膜增厚或粘连。

2. 小叶性肺炎（lobular pneumonia）　是以细支气管为中心，以肺小叶为单位的急性渗出性炎，故又称支气管肺炎（bronchopneumonia），主要由化脓性细菌引起。常发生于机体免疫功能不健全的小孩、免疫能力降低的老人、体弱多病或久病卧床者以及肺部有其他感染的患者。小叶性肺炎常为机体防御能力明显降低的情况下并发的肺部感染，冬春寒冷季节发病率增高。临床上有发热、咳嗽、咳痰等症状。

病因与发病机制

小叶性肺炎大多由细菌引起，凡能引起支气管炎的细菌均可致小叶性肺炎，常见的致病菌有葡萄球菌、肺炎球菌、流感嗜血杆菌、肺炎克雷伯杆菌、铜绿假单胞菌、链球菌及大肠埃希菌等。小叶性肺炎的发病常与这些细菌中致病力较弱的菌群有关，这些细菌多系正常人呼吸道的常驻寄生菌，当机体抵抗力下降、呼吸系统生理防御功能降低时，均可诱发此病。如在受寒、营养不良、恶病质、昏迷、醉酒或全身麻醉等情况下及患麻疹、流感、百日咳或白喉等急性传染病时，寄生于上呼吸道的细菌就容易侵入细支气管及末梢肺组织生长繁殖，引起小叶性肺炎。长期卧床或慢性心力衰竭者全身抵抗力下降，肺组织特别是肺下叶下部或背侧往往淤血水肿，侵入肺内的致病菌易生长繁殖而引起小叶性肺炎，又称坠积性肺炎（hypostatic pneumonia）。新生儿及昏迷患者易将上呼吸道分泌物或呕吐物吸入肺内，从而引发小叶性肺炎，又称吸入性肺炎（aspiration pneumonia）。因此，小叶性肺炎常是某些疾病的并发症。

病理变化

小叶性肺炎病变特征是肺组织内散在的以细支管为中心的化脓性炎。肉眼观：双肺表面和切面上散在分布的灰黄色实变病灶，通常以肺下叶和背侧多见。病灶大小不等，直径在 0.5～1 cm，即相当于肺小叶范围，形状不规则，病灶中央常可见细气管的横断面。病变严重者邻近病灶相互融合甚或累及整个大叶，发展为融合性支气管肺炎（confluent bronchopneumonia）但一般不累及胸膜（图 9-7）。

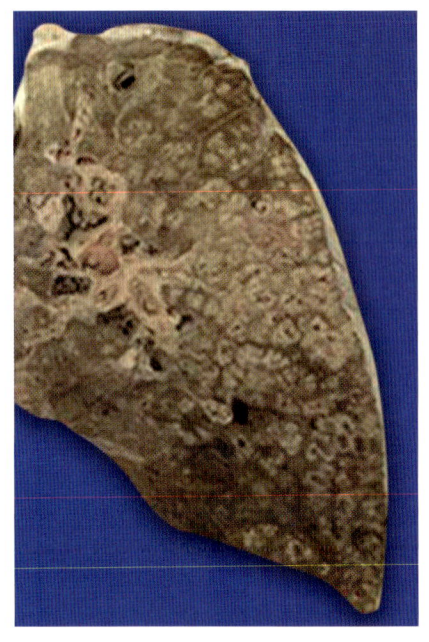

图 9-7 小叶性肺炎

切面上散在分布的灰黄色实变病灶，大小不等，直径为 0.5～1cm，形状不规则

镜下观：小叶性肺炎表现为细支气管管壁化脓性炎和细支气管周围肺组织化脓性炎，病灶内细支气管黏膜充血、水肿，表面附着黏液性渗出物，随着病变进展，被覆的纤毛柱状上皮变性、坏死、脱落，管腔及周围肺泡腔内出现较多中性粒细胞、少量红细胞及脱落的肺泡上皮细胞。病灶周围肺组织充血，可有浆液渗出，部分肺泡扩张（代偿性肺气肿）（图 9-8）。

由于各病灶病变发展阶段不一，病变表现和严重程度也不一致，有些病灶完全呈化脓性炎改变，支气管和肺组织遭到破坏，有些还停留在细支气管及周围炎阶段。

临床病理联系

小叶性肺炎临床症状常表现为发热、咳嗽和咳痰。支气管黏膜受炎症及渗出物的刺激引起咳嗽，痰液往往为黏液脓性或脓性，因病灶较小而且分散，故肺实变体征不明显，X 线检查可见肺内散在不规则小片状或斑点状模糊阴影。病变区细支气管和肺泡腔含有渗出物，听诊可闻及湿啰音。由于小叶性肺炎常以并发症的形式出现，其临床症状常被原发疾病所掩盖。

结局及并发症

由于抗生素的广泛应用，经及时有效治疗，本

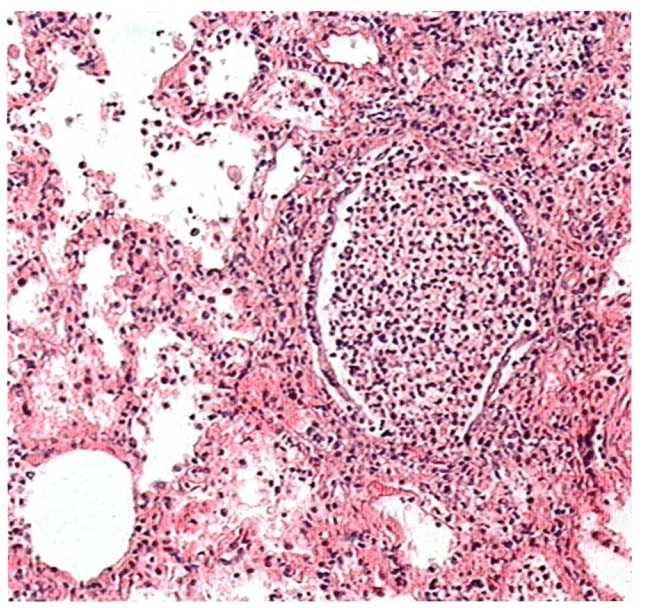

图 9-8 小叶性肺炎

病灶内细支管黏膜充血、水肿，被覆的纤毛柱状上皮坏死、脱落，管腔及周围肺泡腔内充满以中性粒细胞为主的炎性渗出物

病大多可以痊愈。但婴幼儿、年老体弱者，特别是并发其他严重疾病者，预后常较差。常见的并发症有呼吸功能不全、心力衰竭、脓毒血症、肺脓肿及脓胸、支气管扩张症等。

大叶性肺炎与小叶性肺炎的比较见表9-1。

表9-1 大叶性肺炎与小叶性肺炎的比较

	大叶性肺炎	小叶性肺炎
炎症性质	纤维素性	化脓性
病原菌	肺炎链球菌多见	化脓菌多见
发病人群	青壮年人多见	小孩、老人、久病卧床患者及肺部有其他病感染者
病变范围	常累及一个肺大叶，病变呈弥漫性	累及多个肺小叶，散在性分布，以双肺下叶及背侧多见
病变特点	肺泡腔内有浆液、红细胞、纤维蛋白及中性粒细胞渗出	细支气管管壁及细支气管周围肺组织的化脓性炎改变
临床表现	起病急，寒战高热，咳铁锈色痰，呼吸困难，有明显实变体征	发热，咳嗽，咳脓痰，常无明显实变体征
并发症	肺脓肿及脓胸，中毒性休克，肺肉质变，胸膜粘连	肺脓肿，呼吸衰竭，心力衰竭

3. 军团菌肺炎（legionella pneumonia） 是由嗜肺军团杆菌（legionella pneumophila）引起的，以肺组织急性纤维素性化脓性炎为病变特点的急性传染病。本病是1976年在美国费城退伍军人集会中首次暴发而得名。军团菌属现有四十余个菌种，临床分离到的90%是嗜肺军团杆菌。嗜肺军团杆菌为需氧的多形革兰阴性菌，通过空气传播，常从呼吸道侵入人体，主要侵犯肺泡和细支气管。患者常起病急，病情严重，除有发热、咳嗽、胸痛等呼吸道症状外，尚可有消化系统及神经系统症状，严重者可出现肺脓肿、胸膜炎、心肌炎、呼吸衰竭、肾衰竭、心功能不全等。由于临床表现缺乏特异性症状和体征，X线检查显示为浸润性病灶，与其他肺炎难以鉴别，故给早期诊断及治疗造成困难，死亡率达15%左右。

病理变化

肉眼观：肺体积增大，质地变硬，表面粗糙，常有渗出的纤维素附着。切面可见片状或团块状病灶，边界不清，暗灰色，实性。早期病变常局限单个肺叶，晚期可累及多个肺叶，严重者可形成肺脓肿。镜下观：表现为肺组织的急性纤维素性化脓性炎，肺泡隔血管扩张、充血，细小支气管及肺泡腔可见大量纤维素和中性粒细胞渗出，常伴有肺组织和细支气管的坏死。病变晚期渗出物及坏死组织机化，间质纤维化。约有1/3病例累及胸膜。

（二）病毒性肺炎

病毒性肺炎（viral pneumonia）常由上呼吸道病毒感染向下蔓延所致，可发生在任何年龄，但以儿童多见。引起该类肺炎的病毒种类较多，常见的有流感病毒，其次是呼吸道合胞病毒、腺病毒、副流感病毒、麻疹病毒、单纯疱疹病毒及巨细胞病毒等。除流感病毒、副流感病毒外，其余病毒所致肺炎多见于儿童。此类肺炎可由一种病毒感染，也可由多种病毒混合感染或继发细菌感染。临床症状轻重不一，除有发热和全身中毒症状外，还常表现为频繁咳嗽、气急和发绀。病变特点及严重程度因病毒类型和患者状态而异。

病理变化

病毒性肺炎主要表现为肺间质的炎症。肉眼观：病变常不明显,病变肺组织因充血、水肿致体积轻度肿大，无明显实变。镜下观：一般呈间质性肺炎改变，肺泡隔明显增宽，其内血管扩张、充血，间质水肿及淋巴细胞、单核细胞浸润，肺泡腔内一般无渗出物或仅有少量浆液。病变较重时，肺泡腔内可出现由浆液、少量纤维素、红细胞及巨噬细胞组成的炎性渗出物，甚至可见肺组织坏死。由流感病毒、麻疹病毒和腺病毒引起的肺炎，其肺泡腔内浆液性渗出物常浓缩凝结成薄层红染的膜状物，贴附于肺泡内表面，形成透明膜（图9-9）。

细支气管上皮和肺泡上皮也可增生、肥大,甚至形成多核巨细胞。如麻疹性肺炎时出现巨细胞较多,又称巨细胞肺炎。在增生的上皮细胞和多核巨细胞内可见病毒包涵体。病毒包涵体呈球形或椭圆形,约红细胞大小,其周围常有一清晰的透明晕(图 9-10)。病毒包涵体在细胞内出现的位置因病毒而异。腺病毒、单纯疱疹病毒和巨细胞病毒感染时,病毒包涵体出现于上皮细胞的核内并呈嗜碱性;呼吸道合胞病毒感染时,病毒包涵体出现在胞质内;麻疹病毒感染时,胞核和胞质内均可见到。检出病毒包涵体是病理组织学诊断病毒性肺炎的重要依据,但流感病毒性肺炎时常不易检出病毒包涵体。

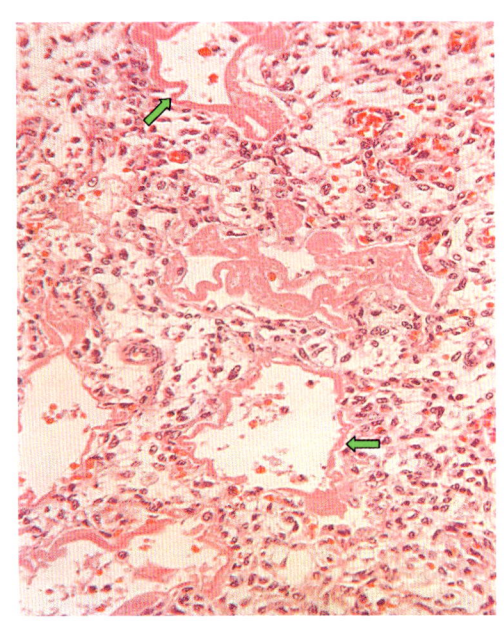

图 9-9 病毒性肺炎

肺泡隔明显增宽,其内血管扩张、充血,间质水肿及淋巴细胞、单核细胞浸润,肺泡表面可见透明膜形成(箭头所示)

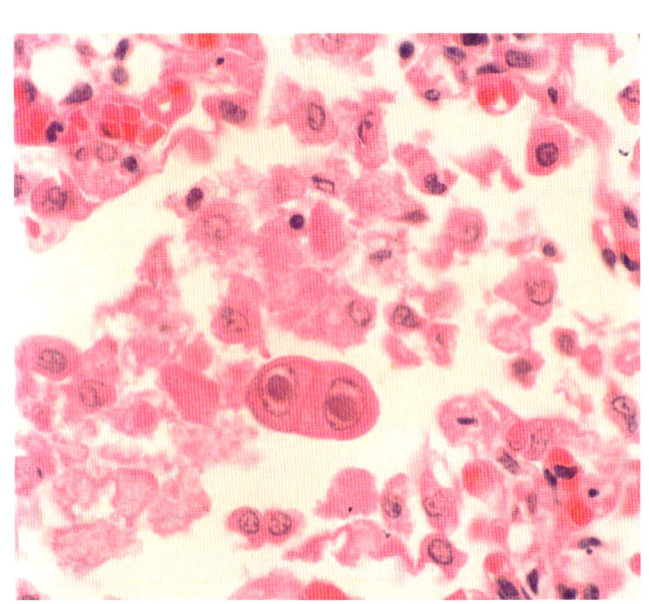

图 9-10 病毒性肺炎

增生的肺泡上皮细胞内可见呈圆形,约红细胞大小的病毒包涵体,其周围常有一清晰的透明晕

病毒性肺炎若混合感染,如麻疹病毒合并腺病毒感染或继发细菌性感染而使病变更加严重和复杂,病灶可呈小叶性、节段性和大叶性分布,支气管和肺组织明显坏死、出血,并可混杂有化脓性病变,从而掩盖了病毒性肺炎的病变特征。

临床病理联系

病毒性肺炎好发于病毒疾病流行季节,临床症状通常较轻,预后较好。患者常有头痛、乏力、发热、咳嗽、少痰或少量黏液痰。X 线检查肺部可见斑点状、片状或均匀的阴影。但小儿或老年人易发生重症病毒性肺炎,表现为呼吸困难、发绀、嗜睡、精神萎靡,甚至发生休克、心力衰竭和呼吸衰竭等合并症。

(三)严重急性呼吸综合征

严重急性呼吸综合征(severe acute respiratory syndrome,SARS)是一种由冠状病毒引起的以呼吸道传播为主的急性传染病,2003 年世界卫生组织根据病变的特点而命名为"严重急性呼吸综合征",曾称为非典型肺炎(atypical pneumonia)。病原体为一种新型的冠状病毒,现命名为 SARS 冠状病毒(SARS-associated coronavirus SARS-CoV)。本病传染性极强,主要通过近距离空气飞沫传播,也可通过直接接触患者粪便、尿液和血液而感染,医务人员为高发人群,发病有家庭和医院聚集现象。其发病机制尚未明确,现有研究提示 SARS 病毒刺激机体发生免疫超敏反应,引起严重的肺组织损伤,患者 T 细胞免疫功能遭受严重破坏。SARS 起病急,常以高热及呼吸道症状为临床表现,伴头痛、肌肉和关节酸痛、干咳、少痰,严重者出现呼吸窘迫。

病理变化

肉眼观：双肺呈斑块状实变或完全实变，暗红色，切面可见肺出血灶及出血性梗死灶。镜下观：以弥漫性肺泡损伤为主，肺组织重度充血、出血和水肿，肺泡腔内充满大量脱落和增生的肺泡上皮细胞及渗出的单核细胞、淋巴细胞和浆细胞。部分肺泡上皮细胞胞质内可见典型的病毒包涵体。肺泡腔内广泛透明膜形成（图9-11）。

肺小血管呈血管炎改变。部分管壁可见纤维素样坏死伴血栓形成，微血管内可见纤维素性血栓。脾体积稍缩小，脾小结萎缩，脾动脉周围淋巴鞘内淋巴细胞减少，红髓内淋巴细胞稀疏，白髓和被膜下淋巴组织可见大片灶状出血性坏死。肺门淋巴结固有结构消失，皮质区淋巴细胞数量明显减少，常可见淋巴组织呈灶状坏死。心、肝、肾等器官可见小血管炎症性病变及不同程度变性、坏死和出血。

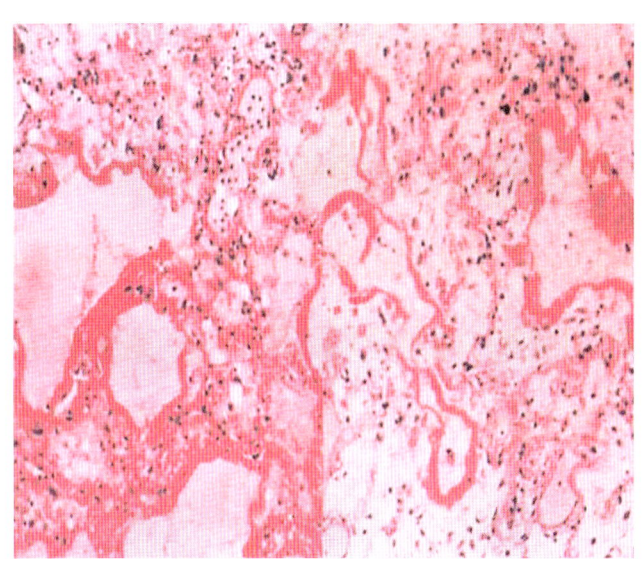

图 9-11　SARS 肺部病变
肺泡腔内充满大量脱落的肺泡上皮细胞及渗出的单核细胞、淋巴细胞和浆细胞，肺泡腔内可见大量透明膜形成

临床病理联系

严重急性呼吸综合征起病急，常以发热为首发症状，体温一般高于 38 ℃，偶有畏寒，伴有头痛、关节酸痛、肌肉酸痛、乏力、腹泻，常无上呼吸道卡他症状。可有咳嗽、胸闷，但多为干咳、少痰，偶有血丝痰。严重者出现呼吸加速、气促或呼吸窘迫，甚至呼吸衰竭。肺部体征不明显，部分患者可闻及少许湿啰音或有肺实变体征。外周血白细胞计数一般不升高或降低，常有淋巴细胞减少。胸部 X 线检查显示有不同程度的片状、斑片状浸润性阴影或呈网状改变。部分患者病变进展迅速，常累及多叶或双侧肺组织，X 线检查呈大片状阴影。阴影吸收消散较慢，肺部阴影与症状体征可不一致。

本病若能及时发现并有效治疗大多可治愈，死亡率 5% 左右，主要死亡原因为呼吸衰竭。

（四）支原体肺炎

支原体肺炎（mycoplasmal pneumonia）是由肺炎支原体引起的一种急性间质性肺炎。支原体是属于细菌和病毒之间的衍生物，寄生于人体的支原体种类较多，但仅有肺炎支原体对人体致病。主要经呼吸道感染，秋冬季节发病较多，儿童和青年发病率较高。患者起病急，多有发热、头痛、顽固剧烈咳嗽、气促和胸痛，咳痰常不显著。听诊时可闻及干、湿啰音。X 线检查可见肺部呈节段性分布的纹理增强及网状或斑片状阴影。白细胞计数轻度增高，淋巴细胞和单核细胞增多。本病临床不易与病毒性肺炎鉴别，但可由患者痰、鼻分泌物及咽拭子培养出肺炎支原体而确诊。支原体肺炎一般预后良好，死亡率在 1% 以下。

病理变化

肺炎支原体可侵犯整个呼吸道黏膜和肺，引起气管炎、支气管炎及肺炎。肺部病变常累及一叶肺组织，以下叶多见，病灶呈节段性分布。病变主要发生在肺间质。肉眼观：病灶呈暗红色，切面可有少量红色泡沫状液体溢出，气管或支气管腔内有黏液性渗出物。胸膜常无累及。镜下观：病变区内肺泡隔明显增宽，血管扩张、充血，间质水肿伴有大量淋巴细胞、单核细胞和少量浆细胞浸润。肺泡腔内无渗出物或仅有少量混有单核细胞的浆液性渗出液。细支气管和细支气管壁及周围间质充血、水肿及慢性炎症细胞浸润，伴有细菌感染时可有中性粒细胞浸润。重症病例，支气管上皮可有坏死、脱落。

第二节 慢性阻塞性肺疾病

慢性阻塞性肺疾病（chronic obstructive pulmonary disease，COPD）是一组以慢性气道阻塞、呼吸阻力增大、肺功能不全为共同特征的疾病统称，主要包括慢性支气管炎、肺气肿、支气管哮喘和支气管扩张症等疾病。

一、慢性支气管炎

慢性支气管炎（chronic bronchitis）是指气管、支气管黏膜及周围组织的慢性非特异性炎症。临床上以反复发作的咳嗽、咳痰或伴有喘息为特征。上述症状每年至少持续 3 个月，连续 2 年以上，并排除心、肺其他疾病引起的咳嗽即可诊断为慢性支气管炎。常发生于冬春季节。病变持续多年者常并发肺气肿及慢性肺源性心脏病，是一种严重危害中老年人群健康的呼吸系统常见疾病。

病因与发病机制

慢性支气管炎往往是多种因素长期综合作用的结果，呼吸道反复感染、大气污染、气候变化、机体抵抗力下降是本病发生的重要因素。① 病毒和细菌感染：慢性支气管炎发病与感冒密切相关，凡能引起感冒的病毒均能引起本病的发生，鼻病毒、腺病毒和呼吸道合胞病毒、乙型流感病毒、副流感病毒为常见的致病病毒。病毒感染造成呼吸道黏膜上皮的损伤，使局部组织功能下降，为细菌感染创造有利条件。而上呼吸道常驻菌中，肺炎球菌、肺炎克雷伯杆菌、甲型链球菌、流感嗜血杆菌等可能是导致慢性支气管炎急性发作的主要病原菌。② 吸烟：吸烟与慢性支气管炎的发病关系密切。吸烟者比不吸烟者患病率高 2～10 倍，且患病率与吸烟时间、吸烟量成正比。香烟烟雾中的焦油、尼古丁等有害成分能使支气管黏膜受损、上皮纤毛变短、运动受限、杯状细胞增生、黏液分泌增多、局部抵抗力下降，有利于细菌感染。另外，吸烟又可刺激支气管痉挛，从而使气道的阻力增加。③ 大气污染：大气中烟雾、有害气体、粉尘等能使黏膜损伤。纤毛运动和清除能力下降，腺体黏液分泌增多，为细菌入侵创造有利条件。④ 其他过敏因素与慢性支气管炎有一定关系，特别是喘息型慢性支气管炎患者往往有过敏史，在患者痰中嗜酸性粒细胞数量增多。另外，机体抵抗能力降低，自主神经功能紊乱，内分泌功能失调，营养成分缺乏等也与本病的发生有一定的关系。

病理变化

早期，病变常起始于较大的支气管，随着病情进展各级支气管均可受累，主要病变为：① 支气管黏膜纤毛发生粘连、变短、倒伏，纤毛柱状上皮变性、坏死、脱落，再生修复时，杯状细胞增多，可伴有鳞状上皮化生。② 支气管黏膜及黏膜下充血、水肿，淋巴细胞、浆细胞浸润。③ 黏膜下腺体增生、肥大，部分浆液腺泡发生黏液腺化生，黏膜上皮及腺体分泌功能亢进，患者常出现咳嗽、咳痰症状，因分泌物黏稠故不易咳出，易潴留于支气管腔内，造成支气管腔完全或不完全性阻塞。病变后期，患者支气管黏膜及腺体萎缩，分泌物减少，出现少痰或无痰。④ 病变反复发作可使支气管壁平滑肌断裂、萎缩，软骨可变性、萎缩或骨化（图 9-12）。

病变反复发作导致病情逐渐加重，累及的细支气管也不断增多，管壁纤维性增厚，管腔狭窄甚至闭锁。炎症向管壁周围组织及肺泡扩展，形成细支

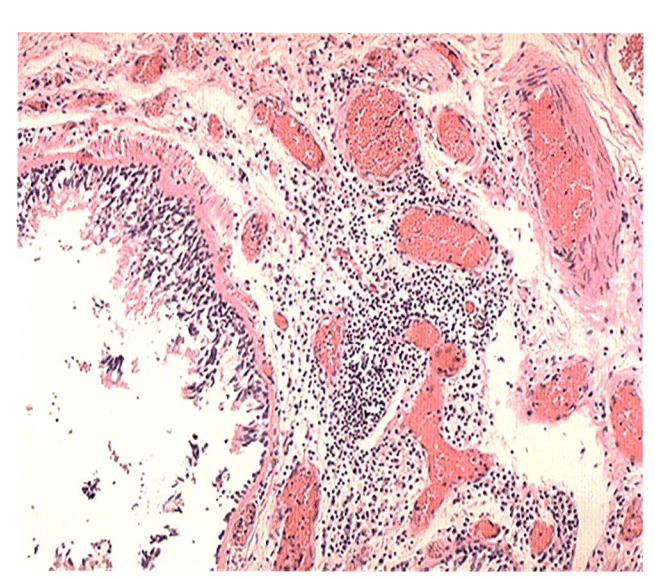

图 9-12 慢性支气管炎

支气管黏膜纤毛粘连、倒伏，纤毛柱状上皮坏死、脱落，支气管黏膜及黏膜下充血、水肿，淋巴细胞、浆细胞浸润

气管炎及细支气管周围炎导致气道阻力增大、肺组织损伤加重，甚至引起慢性阻塞性肺气肿。

临床病理联系

慢性支气管炎因支气管黏膜炎症刺激及分泌的黏液增多，患者出现咳嗽、咳痰、气喘等症状。痰液一般为白色黏液泡沫状。急性发作伴有细菌感染时，痰液变为黏液脓性或脓性，且咳嗽加重，痰量增多。支气管痉挛或狭窄及黏液分泌物阻塞管腔时可伴喘息，听诊可闻及哮鸣音。有些患者可因支气管黏膜和腺体萎缩，分泌物减少而痰量减少或无痰，出现干咳。由于小气道狭窄和阻塞可致阻塞性通气障碍，呼吸阻力大于吸气，使末梢肺组织过度充气，肺残气量明显增多而并发肺气肿，甚至发展成慢性肺源性心脏病。

二、肺气肿

肺气肿（emphysema）是呼吸性细支气管至肺泡的末梢肺组织因含气量过多，肺组织弹性减弱，并伴有肺泡间隔破坏而导致肺体积膨大的一种病理状态，发病人群以老年人居多，是支气管和肺部疾病常见的并发症。

病因与发病机制

吸烟、空气污染、小气道感染和尘肺等是肺气肿常见的发病原因。常继发于其他肺阻塞性疾病，尤其是慢性支气管炎。发病机制可有下列因素：

1. 支气管阻塞性通气功能障碍　慢性支气管炎时由于炎症使小气道管壁破坏、塌陷、纤维化，导致管壁增厚、管腔狭窄，同时炎症破坏支气管和肺间质弹力纤维，炎性渗出物和黏液栓的形成造成支气管阻塞，导致吸入的气体排出受阻，使肺内残气量增多，肺泡长期处于高张状态，弹性回缩能力减弱，导致肺组织过度膨胀、肺泡扩张、间隔断裂、肺泡互相融合，甚至形成肺大泡。

2. $α_1$-抗胰蛋白酶缺乏　$α_1$-抗胰蛋白酶（$α_1$-antitrypsin，$α_1$-AT）存在于血清、组织液以及炎症细胞中，是多种蛋白水解酶的抑制物。慢性支气管炎时，渗出的中性粒细胞和单核细胞释放大量弹性蛋白酶和氧自由基。弹性蛋白酶对支气管壁及肺泡间隔的弹力蛋白有破坏溶解作用，正常水平的 $α_1$-AT 可抑制这种破坏，而中性粒细胞和单核细胞释放的氧自由基可氧化 $α_1$-AT 使之失活，从而对弹性蛋白酶的抑制减弱，导致弹性蛋白酶数量增加，活性增强，加剧了细支气管壁弹性蛋白、IV型胶原蛋白和糖蛋白的降解，使肺组织中的支持结构受到破坏，肺泡回缩力降低，肺泡间隔断裂，肺泡融合形成肺气肿。临床资料表明，遗传性 $α_1$-AT 缺乏者的家族肺气肿的发病率比一般人高 15 倍。

3. 吸烟　吸烟可引起并促进慢性支气管炎形成肺气肿。吸烟者肺组织内中性粒细胞和单核细胞渗出明显升高，两者可释放弹性蛋白酶，还可形成大量的氧自由基，氧化 $α_1$-AT 使其失活，导致弹性蛋白酶活性增强，肺组织结构破坏。

类型

根据受累部位、范围和性质不同，可将肺气肿分为肺泡性肺气肿（图 9-13）、间质性肺气肿和其他类型肺气肿。

1. 肺泡性肺气肿（alveolar emphysema）　病变发生在肺腺泡内，因常合并有小气道的阻塞性通气障碍，故又称为阻塞性肺气肿（obstructive emphysema），根据发生的部位和范围不同又分为以下几种类型：

（1）腺泡中央型肺气肿（centriacinar emphysema）　位于肺腺泡中央的呼吸性细支气管呈囊状扩张，而肺泡管和肺泡囊扩张不明显。此型最为常见，多伴有小气道炎症（图 9-14）。

（2）腺泡周围型肺气肿（periacinar emphysema）　呼吸性细支气管基本正常，肺泡管和肺泡囊扩张。由于此型肺气肿多系因小叶间隔受牵拉或发生炎症引起，故又称隔旁肺气肿（paraseptal emphysema）。

（3）全腺泡型肺气肿（panacinar emphysema）　整个肺腺泡（呼吸性细支气管、肺泡管、肺泡囊和肺泡）均弥漫性扩张，气肿囊腔布满肺腺泡内。若肺泡隔破坏严重时，气肿囊腔融合形成直径可超过 1 cm 的大囊泡，则称为大泡性肺气肿，多见于肺边缘近胸膜处。

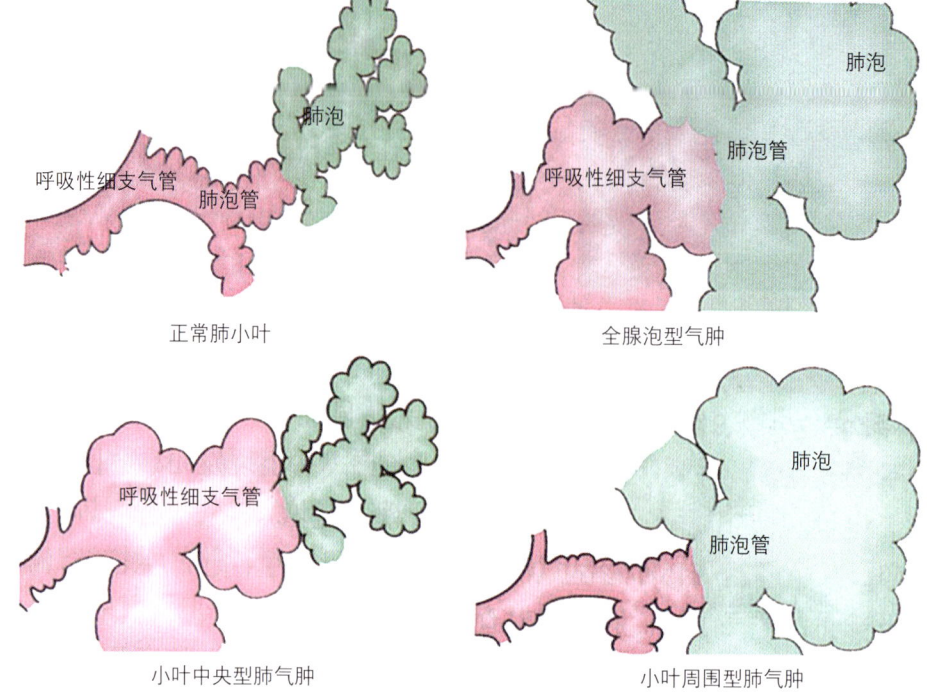

图 9-13 肺泡性肺气肿类型模式图

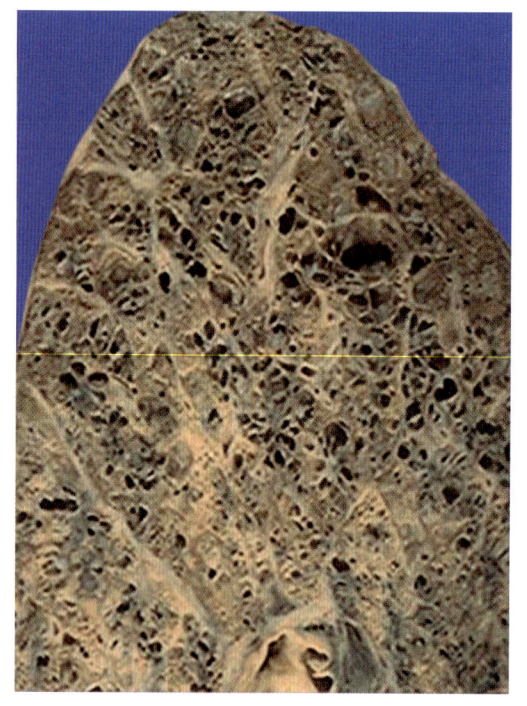

图 9-14 肺气肿
肺腺泡中央型，呼吸性细支气管呈囊状扩张

2. **间质性肺气肿**（interstitial emphysema） 由于肺内压急剧升高，细支气管壁或肺泡壁破裂，气体进入肺间质所致。常在肋骨骨折、胸壁穿透伤或剧烈咳嗽使肺内压急剧增高时发生，成串的小气泡分布在肺膜下、肺小叶间隔，也可沿细支气管壁和血管周围组织间隙扩展至肺门、纵隔，甚至可在胸部和颈部皮下形成皮下气肿。

3. **其他类型肺气肿**

（1）瘢痕旁肺气肿（paracicatricial emphysema） 肺瘢痕周围肺泡受到破坏、融合形成的局限性肺气肿。如局部肺泡破坏严重，气肿囊泡直径超过 2 cm，破坏了肺小叶间隔，称为肺大泡，位于胸膜下的肺大泡破裂可引起气胸。

（2）代偿性肺气肿（compensatory emphysema） 指肺萎缩或肺叶切除后及肺炎症实变灶周围肺组织，肺泡过度充气、膨胀，多无气道的破坏及肺泡隔断裂。

（3）老年性肺气肿（senile emphysema） 因老年人肺组织弹性回缩力减弱，使肺残气量逐渐增加，肺泡膨胀。为老年人肺组织发生的退行性改变，肺组织结构无破坏。

病理变化

肉眼观：病变肺组织体积明显膨大，色灰白，边缘圆钝，表面可见肋骨压痕，肺组织柔软而缺乏弹性，指压后压痕不易消退。切面见大小不等囊腔。镜下观：肺泡扩张、肺泡隔变窄、断裂，相邻肺泡融合形成较大的囊泡腔（图 9-15）。肺泡隔受压，毛细血管床减少，肺小动脉内膜纤维性增厚。小支气管和细支气管可见慢性炎症改变。肺泡中央型肺气肿的气肿囊壁上可见呼吸上皮及平滑肌束的残迹。全腺泡型肺气肿的囊泡壁上偶见残存的平滑肌束片段，较大的融合性气肿囊腔内有时可见间质和肺小动脉构成的悬梁。

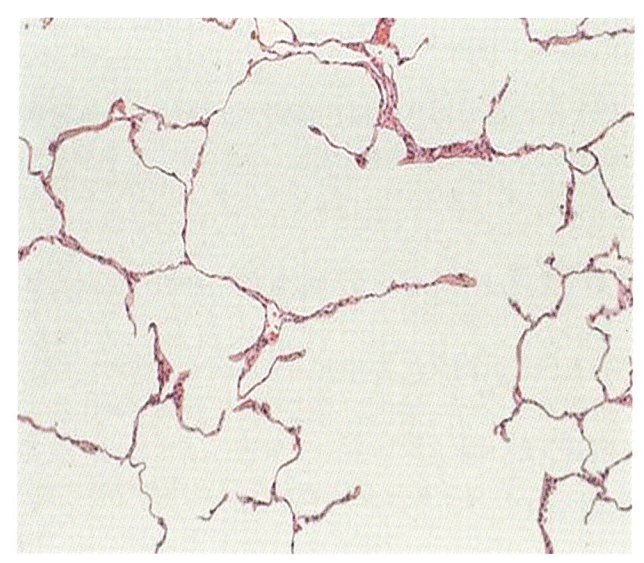

图 9-15 肺气肿
肺泡扩张、肺泡隔变窄、断裂，相邻肺泡融合形成较大的囊泡腔

临床病理联系

患者有咳嗽、咳痰、呼吸性呼吸困难、气促、胸闷及发绀等临床症状。严重者因长期处于吸气状态，使肋骨上抬、肋间隙增宽、膈肌下降、胸廓前后径加大，形成肺气肿患者典型的临床体征"桶状胸"。叩诊呈过清音，心浊音界缩小，触诊语颤减弱，胸部X线检查见肺野扩大，透明度增强。肺泡间隔毛细血管床受压及数量减少，使肺循环阻力增大，肺动脉压升高，导致肺源性心脏病及右心衰竭。肺边缘的肺大泡破裂可导致自发性气胸。

三、支气管哮喘

支气管哮喘（bronchial asthma）简称哮喘，是一种由于各种因素作用引发呼吸道过敏反应而导致的以支气管可逆性发作性痉挛为特征的慢性阻塞性炎性疾病。临床上表现为反复发作性喘息伴有哮鸣音的呼吸性呼吸困难、胸闷、咳嗽等症状，可合并慢性支气管炎、肺气肿或肺源性心脏病。患者大部分具有特异性变态反应体质。

病因与发病机制

支气管哮喘病因复杂，发病机制尚不清楚。诱发哮喘的过敏原种类多样，如花粉、尘埃、尘螨、动物毛屑、真菌、食物、药品等，这些物质主要经呼吸道吸入，也可由食入或其他途径进入人体。其发作机制复杂。过敏原进入机体后，激活T淋巴细胞并分化为Th_1、Th_2两个亚型，同时释放多种白细胞介素（interleukin，IL），如Th_2可释放IL-4、IL-5，IL-4可促进B细胞增殖、分化、产生IgE，促进肥大细胞生成。由致敏的IgE包裹的肥大细胞与抗原发生反应，引发哮喘。IL-5可选择性促进嗜酸性粒细胞分化，并激活参与过敏反应。当过敏原再次进入体内时，与肥大细胞表面IgE结合，并使肥大细胞、嗜酸性粒细胞合成释放炎症介质，导致平滑肌收缩，血管通透性增加，黏液分泌增加，细胞外基质形成，从而使气道发生明显收缩，气道阻力显著增高。这是哮喘发病的主要环节。哮喘的发病受多种因素的作用，除环境因素外，还受遗传因素影响，神经因素也被视为支气管哮喘发病的重要因素。哮喘患者β-肾上腺素受体常呈遗传性封闭或敏感性降低，迷走神经张力亢进，均可导致支气管强烈收缩，气道阻力增加。

病理变化

肉眼观：肺组织因充气而膨胀，质地柔软。支气管管壁内可见黏稠的黏液栓，支气管壁增厚，黏膜充血，并发感染时，管壁内可出现脓性渗出物。镜下观：支气管黏膜上皮局部脱落，黏膜下水肿，黏液腺增生，杯状细胞增多，管壁平滑肌肥大，基底膜显著增厚并玻璃样变性。管壁各层均可见嗜酸性粒细胞、单核细胞、淋巴细胞和浆细胞浸润。黏液栓中可见嗜酸性粒细胞崩解产物夏科-莱登晶体（Charcot-Leyden crystal）及脱落崩解的上皮细胞和黏液成分形成的螺旋状细丝。

临床病理联系

哮喘发作时，由于细支气管痉挛和黏液栓的阻塞，引起呼吸性呼吸困难、胸痛、喘息并伴有哮鸣音。症状可自行缓解或经治疗后缓解，反复发作的哮喘可导致胸廓变形及弥漫性肺气肿，有时可发生自发性气胸。

四、支气管扩张症

支气管扩张症（bronchiectasis）是以肺内小支气管的持久性扩张为特征的慢性疾病，扩张的支气管常因分泌物潴留而继发化脓性感染。临床表现为慢性咳嗽，大量浓痰及反复咯血等症状。

病因与发病机制

凡是能损伤支气管壁弹力纤维、平滑肌及软骨，导致支气管壁结构完整性受到破坏的因素均可引起支气管扩张症的发生。

1. 支气管壁的炎性损伤　慢性支气管炎，婴幼儿百日咳及麻疹后的支气管肺炎、结核病等疾病时，因反复感染特别是化脓性炎症损伤了支气管壁的弹力纤维、平滑肌及软骨等支撑组织，或受支气管周围肺组织炎症形成纤维瘢痕的牵拉及咳嗽时支气管腔内压增加，使呼吸时管壁不能完全回缩，支气管逐渐发展为永久性扩张。此外，支气管受肿瘤、异物或肿大的淋巴结压迫、阻塞，远端分泌物排出受阻而发生阻塞性支气管炎时，也可使支气管管壁受到破坏。

2. 支气管先天性发育不全及遗传因素　支气管壁先天性发育不全，弹力纤维及平滑肌生长薄弱或缺失，导致管壁的支撑力降低，如在此基础上继发感染，则极易发生支气管扩张。常染色体隐性遗传性胰腺囊性纤维化病常合并肺囊性纤维化（pulmonary cystic fibrosis），由于末梢肺组织发育不良，弹性较差，细小支气管常呈柱状及囊性扩张，腔内分泌物潴留，引起管腔阻塞并继发感染和肺间质纤维化，反复感染，支气管管壁结构破坏，导致支气管扩张。

病理变化

肉眼观：病变肺切面上可见支气管呈筒状或囊状扩张（图9-16）。病变范围常累及一侧肺或一个肺段，下叶肺多见，左肺多于右肺，也可双肺受累。扩张的支气管腔内含有黏液脓性渗出物或血性渗出物，若继发腐败菌感染而带恶臭。支气管平滑肌可萎缩变薄。

镜下观：支气管黏膜上皮增生、肥厚，表面突起，呈颗粒状，可伴有鳞状上皮化生。如有坏死脱落，可形成糜烂或溃疡。支气管弹力纤维、平滑肌、腺体及软骨可发生变性、萎缩，甚至完全消失，管壁被肉芽组织取代。黏膜下血管扩张充血，可见淋巴细胞、浆细胞、中性粒细胞浸润。扩张支气管周围肺组织纤维组织增生并纤维化。

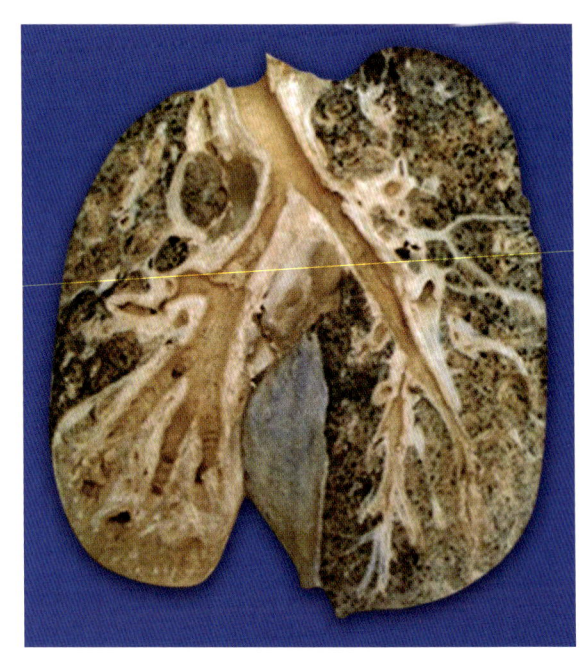

图9-16　支气管扩张症
肺切面上可见支气管呈筒状或囊状扩张

临床病理联系及并发症

支气管扩张症由于慢性炎性渗出及继发感染，典型的临床症状为频发性咳嗽伴大量脓痰，痰量随体位的变化而改变，若支气管壁的血管遭到破坏可引起咯血。大量咯血可致失血过多或血凝块阻塞气道引起窒息。病变严重者因痰液排出受阻而出现胸闷、呼吸困难、发绀和杵状指或趾。

支气管扩张常因继发感染引起肺炎、肺脓肿、脓胸、脓气胸。晚期，肺组织广泛纤维化，肺毛细血管床受压，肺动脉末梢阻力增大可导致肺动脉高压，引起肺源性心脏病。

第三节　慢性肺源性心脏病

慢性肺源性心脏病（chronic pulmonary heart disease）简称肺心病，是由慢性肺疾病、肺血管疾病及胸廓运动障碍性疾病引起肺循环阻力增加、肺动脉压升高而导致以右心室肥厚、心腔扩张，并可发生右心衰竭的心脏病。肺心病在我国发病率较高，平均患病率为0.46%，北方地区为高发区，随年龄增长患病率增加，多在寒冷季节发病。

病因与发病机制

1. 支气管、肺疾病　慢性阻塞性肺疾病是引起肺心病常见的病因，其中以慢性支气管炎并发阻塞性肺气肿最为常见，占80%~90%，其余依次为支气管哮喘、支气管扩张症、肺尘埃沉着病、慢性纤维空洞型肺结核和肺间质纤维化等。这些疾病引起阻塞性通气功能障碍，肺气血屏障受到破坏，肺毛细血管数量减少，气体交换面积降低，导致肺泡氧分压降低，二氧化碳分压升高而发生低氧血症。缺氧可引起前列腺素、白细胞三烯、血管紧张素Ⅱ、组胺等缩血管活性物质增多，造成肺小动脉血管痉挛，肺循环阻力增加，形成肺动脉高压。缺氧还可使肺血管平滑肌的收缩性增强，肺血管构型改建，肺细小动脉壁平滑肌细胞肥大，中膜增厚，使无肌性细动脉血管周细胞向平滑肌细胞转化，形成无肌性动脉肌化，管腔狭窄，肺循环阻力增大，肺动脉压升高，导致右心肥大、扩张。

2. 胸廓运动障碍性疾病　较少见，严重的脊柱弯曲、类风湿性关节炎、脊柱结核、胸膜广泛粘连及其他严重的胸廓畸形均可引起胸廓运动受限，肺组织受压，引起限制性通气障碍，肺血管受压扭曲，使肺循环阻力增大，肺动脉高压而导致肺心病。

3. 肺血管疾病　甚少见，广泛或反复发生的肺小动脉栓塞、原发性肺动脉高压症等可引起肺动脉高压而形成肺心病。

病理变化

1. 肺部病变　除原有肺部疾病如慢性支气管炎、肺气肿、肺尘埃沉着病及肺间质纤维化等病变外，肺小动脉的改变是肺心病的肺部主要病变。表现为肌性小动脉中膜增生、肥厚，内膜下出现纵行肌束，血管壁增厚、管腔狭窄，无肌性细动脉因动脉高压出现中膜肌层和内、外弹力层，即发生了无肌性细动脉肌化。还可见肺小动脉炎、肺小动脉弹力纤维及胶原纤维增生、小动脉血栓形成和机化以及肺泡隔毛细血管数量显著减少等。

2. 心脏病变　以右心室的病变为主。右心室肥厚，心腔扩张，扩大的右心室将左心室心尖区推向左后方而占据心尖部，外观钝圆。心脏体积增大，重量增加。右心室前壁肺动脉圆锥显著膨隆，右心室内乳头肌、肉柱明显增粗，室上嵴增厚。通常以肺动脉瓣下2 cm处右心室肌壁厚度大于5 mm（正常为3~4 mm）作为肺心病的病理诊断标准（图9-17）。

镜下观：右心室壁心肌细胞肥大，核增大，深染。缺氧区的心肌纤维萎缩、肌浆溶解、横纹消失，心肌间质水肿和胶原纤维增生等改变。

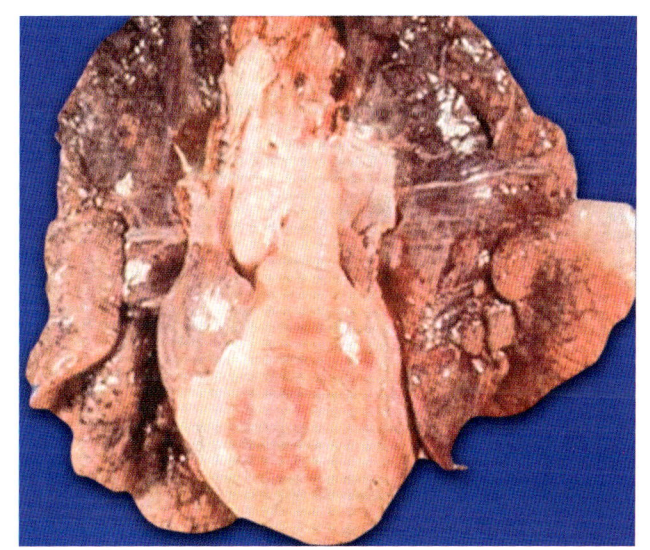

图9-17　肺心病的心肺病变图
肺组织充气膨胀，右心肥大，心尖钝圆

临床病理联系

肺心病是在原有肺疾病的基础上发生的，其临床表现除原有的肺疾病的症状和体征之外，逐渐出现呼吸功能不全和右心衰竭的征象，表现为呼吸困难、气促、发绀、心悸、心率加快、肝脾肿大、下肢水肿、全身淤血等。病情严重者，由于缺氧和二氧化碳潴留，可导致脑水肿而并发肺性脑病，出现头痛、烦躁不安、抽搐、嗜睡甚至昏迷等精神障碍和神经系统症状。肺性脑病是肺心病的主要死因。缓解肺动脉高压及缺氧现象，控制肺原发病变的进展，预防呼吸道感染的发生是治疗并减轻本病的关键。

第四节　肺尘埃沉着病

肺尘埃沉着病（pneumoconiosis）简称尘肺，是因长期吸入有害粉尘并沉积于肺，引起肺组织损伤及肺纤维化为主要病变的疾病，为常见的肺部职业病。按沉着粉尘的化学性质分为无机尘肺和有机尘肺两类。我国常见的是无机尘埃沉着病，主要有硅沉着病、石棉沉着病、煤沉着病等。有机尘肺多为真菌代谢产物或动物性蛋白质、细菌产物引起的肺组织变态反应性炎症，如农民肺、棉尘肺、蘑菇尘肺及皮毛尘肺等。

一、硅沉着病

硅沉着病（silicosis）简称硅肺（曾称矽肺），是因长期吸入含大量游离二氧化硅（SiO_2）粉尘而引起的一种职业病。游离的二氧化硅在绝大多数的岩石中存在，尤其在石英中，二氧化硅含量达97%以上。所以在长期从事开矿、采石、坑道作业及石英粉厂、玻璃厂、陶瓷厂等工作的工人，如果防护措施不当，极易患本病。

病因与发病机制

吸入含游离二氧化硅的粉尘是硅肺发生的主要原因。硅肺的发病与吸入二氧化硅的数量、接触的时间、颗粒的大小及呼吸道防御功能等因素有关。硅尘中硅结晶形态不同，其致病作用亦不相同，其中以四面体的石英结晶致纤维化作用最强。硅尘颗粒的大小也决定其致病作用，颗粒越小，在空气中沉降速度越慢，被吸入的机会越多。一般认为硅尘颗粒直径大于5 μm者被吸入后，易被呼吸道黏膜黏附，并通过黏液-纤毛排送系统排出体外；而直径小于5 μm的硅尘颗粒可被吸入肺内并沉积于肺间质，被肺间隔或支气管周围的巨噬细胞吞噬，形成硅肺早期的改变，即细胞性硅结节。硅尘颗粒中以直径为1～2 μm者致病力最强，间质内部分吞噬了硅尘的巨噬细胞可通过淋巴管回流至肺门淋巴结，引起淋巴结病变。

硅尘颗粒引起硅肺的机制目前尚未完全明确，多数学者认为主要与二氧化硅的性质及巨噬细胞有关。当硅尘被巨噬细胞吞噬后，在其中与水聚合形成硅酸，硅酸为一种强的成氢键化合物，其羟基与细胞内吞噬溶酶体膜结构中的磷脂或脂蛋白上的氢原子形成氢键，从而改变溶酶体膜的通透性并使其破裂。溶酶体破裂后释放出多种溶酶体酶，引起巨噬细胞自溶崩解，硅尘从中游离出来，又被其他巨噬细胞再吞噬，如此反复进行。崩解的和已被激活的巨噬细胞可释放白细胞介素（IL）、肿瘤坏死因子（TNF）、巨噬细胞生长因子（MDGF）、纤连蛋白（FN）等引起肺组织炎症反应，促进成纤维细胞增生和胶原形成，导致肺纤维化。硅尘反复吸入沉积，巨噬细胞吞噬、释放、再吞噬，反复进行，使得肺部病变不断地发展和加重，即使患者脱离硅尘作业环境，肺部病变仍会继续发展。

免疫因素在硅肺病变中也具有作用。研究表明，玻璃样变的硅结节内存在免疫球蛋白，患者血清中也可检出异常的抗体IgG、IgM及核抗体。但机制未明，推测二氧化硅与血清蛋白结合成为抗原，缓慢刺激了抗体的产生，但尚未有直接证据。

病理变化

硅肺的基本病变是硅结节（siliconic nodule）的形成和肺间质弥漫纤维化。

1.硅结节的形成　硅结节为境界清楚的圆形或椭圆形结节，大小不等，直径为2～5 mm，灰白色，质硬，触之有砂粒感。镜下观：早期硅结节是由大量吞噬硅尘的巨噬细胞聚集形成细胞性结节。随着病变的进展，结节纤维化形成纤维性结节（图9-18A）。可见胶原纤维呈同心层状或漩涡状排列，纤维性结节中胶原纤维逐渐玻璃样变性，最终整个结节全部玻璃样变性，形成玻璃样结节（图7-18B）。结节中央常常可见管壁明显增厚的血管。相邻的硅结节可以相互融合形成团、块状融合性病灶，其中央常因缺血、缺氧而发生坏死液化，形成硅肺性空洞（silicotic cavity）。肺门淋巴结内也可有硅结节形成，淋巴结肿大、纤维化变硬。

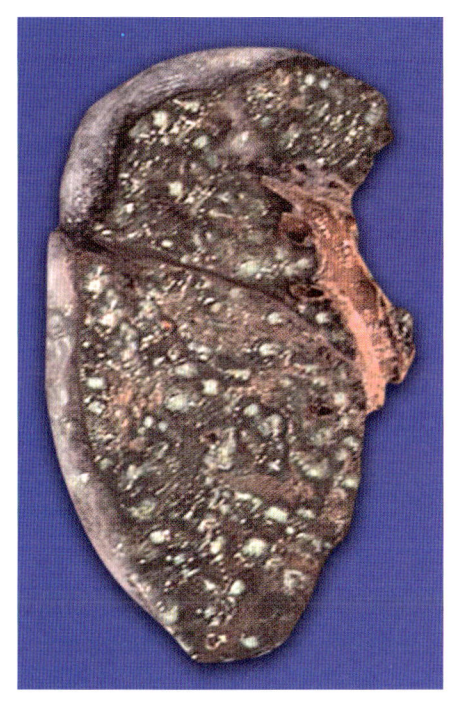

图 9-18A　硅肺（大体）
可见肺组织内密布硅结节

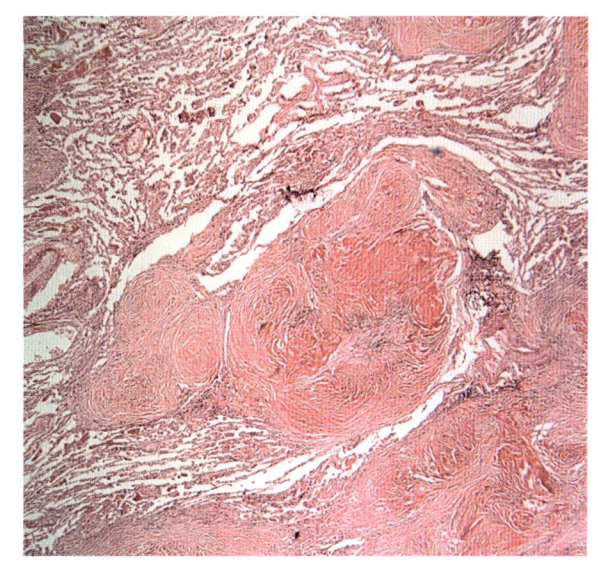

图 9-18B　硅肺（镜下）
纤维性硅结节中胶原纤维呈同心层状或漩涡状排列，玻璃样变性，相邻的硅结节可以相互融合形成团块状融合性病灶

2. 肺间质弥漫性纤维化　病变肺组织不同程度的间质纤维化，纤维化组织为致密的玻璃样变的胶原纤维。晚期纤维化范围可达全肺2/3以上。胸膜也可因纤维化而广泛增厚，厚度可达1~2 cm。

硅肺的分期和病变特点

根据肺内硅结节的数量、分布范围，结节的大小及肺纤维化程度，将硅肺分为三期：

Ⅰ期硅肺　硅结节主要局限于肺门淋巴结，肺组织内硅结节数量较少，且体积小，直径1~3 mm，主要位于双肺中、下肺叶近肺门部。胸膜可有硅结节形成，但增厚不明显。肺的重量、体积、硬度无明显改变。X线检查见肺门阴影增大、密度增高，肺野内可见少量圆形或不规则形小阴影，主要靠近中、下肺叶近肺门部。

Ⅱ期硅肺　硅结节数量增多、体积增大、散在分布于全肺，但仍以中、下肺叶近肺门部较为密集，总的病变范围不超过全肺的1/3。胸膜增厚，肺的重量、体积、硬度均有增加。X线检查见肺野内有大量直径小于1 cm的阴影。

Ⅲ期硅肺　硅结节密度增大且融合成肿瘤样团块。肺重量和硬度明显增大，入水可下沉。团块状中央可见硅肺空洞，切开阻力增大，有沙砾感。胸膜明显增厚，肺纤维化明显。X线检查可见团块状大阴影，直径可超过2 cm，肺门淋巴结肿大。

并发症

1. 肺结核　硅肺易并发肺结核，称硅肺结核（silicotuberculosis）。硅肺结核的发病与硅肺病变的严重程度成正相关，硅肺越严重，肺结核并发率越高，三期硅肺患者并发率达70%以上。硅肺与肺结核病变可单独分开存在，也可混合存在，硅肺结核比单纯结核发展速度更快，累及的范围更广，更易形成空洞。硅肺并发肺结核的原因可能由于肺内巨噬细胞吞噬功能降低及肺间质弥漫性纤维化，使肺内淋巴和血液循环障碍，导致肺组织对结核分枝杆菌的防御能力降低。

2. **肺源性心脏病** 晚期硅肺并发肺源性心脏病者达60%以上。原因为肺组织弥漫性纤维化，肺毛细血管床减少，肺小动脉闭塞性动脉内膜炎，肺组织缺氧引起小动脉痉挛等导致肺循环阻力增加、肺动脉高压，最终发展为肺源性心脏病。

3. **肺部感染** 由于硅肺患者抵抗力低下，呼吸道防御功能降低，易继发细菌、病毒感染、呼吸衰竭，导致患者死亡。

4. **阻塞性肺气肿和自发性气胸** 晚期硅肺患者常发生不同程度的阻塞性肺气肿，由于肺泡间隔断裂，肺泡融合，可出现肺大泡。肺大泡可因剧烈咳嗽或过度用力等破裂，引起自发性气胸。

二、石棉沉着病

石棉沉着病（asbestosis）又称石棉肺，是长期吸入石棉粉尘引起的以肺组织纤维化为主要病变的职业性尘肺。石棉是一种含多种化学元素的具有纤维结构的硅酸盐复合物，有高度抗热性，工业用途广。长期从事石棉矿开采、选矿、运输、加工及成品制作的工人因吸入石棉粉尘而发生本病。常以咳嗽、咳痰、气急、胸痛和胸闷为临床表现，晚期出现肺功能障碍和慢性肺源性心脏病的症状和体征。患者痰中可检见石棉小体。

发病机制

石棉肺是由于石棉纤维致病。石棉纤维的致病力与吸入的数量、大小、形状及溶解度有关。石棉纤维有螺旋形和直形两种。两者均有致纤维化作用，可诱发石棉肺，其中直形纤维在呼吸道穿透力强，故致病性更强，特别是长度大于8 mm，厚度小于0.5 mm的直形纤维对肺组织损伤力最强。早期，吸入的石棉纤维常停留在细支气管分支处，并穿入黏膜下组织及肺泡。部分石棉纤维吸入后可直接抵达肺泡腔，然后被肺泡内和肺间质的巨噬细胞吞噬。巨噬细胞释放致炎因子和致纤维化因子，引起肺间质炎症及广泛肺间质纤维化。致纤维化的机制尚不清楚，可能由石棉纤维直接刺激成纤维细胞，促使脯氨酸羟化为羟脯氨酸，加速胶原纤维合成，形成纤维化。

病理变化

石棉沉着病的病变特点是肺间质弥漫性纤维化，石棉小体形成及胸膜脏层肥厚，胸膜壁层形成胸膜斑。

肉眼观：病变肺组织体积变小，质地变硬。病变早期，由于细支气管周围、肺泡壁、小叶间隔内纤维组织增生，切面显网状结构，病变以双肺下部和胸膜下肺组织显著。晚期，肺组织弥漫性纤维化，常因明显的肺气肿和支气管扩张，肺组织切面呈蜂窝状。胸膜脏层增厚，形成纤维性斑块和广泛纤维化，胸膜腔闭塞。胸膜壁层出现灰白色，质硬，呈半透明状，局限性纤维瘢痕斑块凸起，形成胸膜斑（pleural plaque）。常位于两侧中、下胸壁，对称分布。

镜下观：早期由于石棉粉尘刺激引起脱屑性肺泡炎，肺泡腔内见大量脱落的肺泡Ⅱ型上皮细胞和巨噬细胞，部分巨噬细胞内可见吞噬的石棉纤维。细支气管壁、血管周围及肺泡间隔内有大量淋巴细胞和单核细胞浸润，有时也可见嗜酸性粒细胞、浆细胞浸润。小动脉呈闭塞性内膜炎改变。细支气管周围首先开始纤维化，并向肺泡间隔发展，肺泡结构破坏，纤维组织取代，导致肺组织弥漫性纤维化。在增生的纤维组织中可见多量石棉小体。石棉小体为铁蛋白包裹的石棉纤维，黄褐色，呈哑铃状、棒状或蝌蚪形，长短不一，其旁边可见异物巨细胞。石棉小体的检出是诊断石棉肺的重要病理依据。

并发症

1. **恶性肿瘤** 现有研究表明，石棉有明显致癌作用，石棉肺易并发的恶性肿瘤以恶性胸膜间皮瘤最多见，其余依次为肺癌、食管癌、胃癌和喉癌。致癌机制尚不清楚。

2. **肺结核与肺源性心脏病** 石棉肺合并肺结核病者约10%，远低于硅肺。石棉肺晚期肺组织弥漫性纤维化，引起肺小血管闭塞，肺循环阻力增加，肺动脉高压，易发生肺源性心脏病。

第五节 呼吸窘迫综合征

一、成人型呼吸窘迫综合征

成人型呼吸窘迫综合征（adult respiratory distress syndrome，ARDS）是指全身遭受严重创伤、感染及肺内严重疾患时以肺部毛细血管弥漫性损伤引起的，以进行性呼吸窘迫和低氧血症为特征的急性呼吸衰竭综合征。ARDS 是急性肺损伤严重阶段的典型表现。本病起病急，发展迅猛并常和全身多器官功能衰竭同时出现，预后极差，死亡率达 50% 以上。因本病常多发生在创伤和休克之后，故又称创伤后湿肺或休克肺，又因弥漫性肺泡毛细血管损伤而引起，故又称弥漫性肺泡损伤。

病因与发病机制

ARDS 多继发于休克、严重感染、创伤、DIC、吸入刺激性气体、大量输血、药物中毒、溺水和肺的直接损伤，其发生常由多种原因复合存在所致。其发病机制尚未阐明。现认为这些原发性病变均能引起肺毛细血管和肺泡上皮的严重损伤。其损伤机制可能是由白细胞和炎症介质所引起，如严重感染引起的 ARDS，血中细菌毒素可造成肺直接损伤，还可激活巨噬细胞和中性粒细胞，并可增强毛细血管内皮细胞黏附分子的表达，激活的巨噬细胞和中性粒细胞释放的大量蛋白水解酶、氧自由基、花生四烯酸的代谢产物（前列腺素、白细胞三烯、血栓素 A_2 等）和血小板激活因子（PAF）均可引起肺毛细血管广泛损伤，导致管壁通透性升高，纤维素大量渗出，间质及肺泡内水肿。Ⅱ型肺泡上皮受损后，使肺泡表面活性物质缺失，导致肺泡表面透明膜形成及肺萎陷。上述改变引起肺泡内氧弥散障碍，通气血流比例失调而发生低氧血症，引起呼吸窘迫。

病理变化

肉眼观：双肺肿胀，呈暗红色，表面湿润，重量增加，弹性降低，可见局灶性实变区和萎缩区，散在出血点。镜下观：肺间质毛细血管弥漫性充血、水肿，肺泡隔增宽，肺泡腔内有大量浆液。在呼吸性细支气管、肺泡管和肺泡内表面可见一层红染的膜状物，即透明膜。透明膜的成分为渗出的血浆蛋白及坏死崩解的肺泡上皮细胞碎屑。肺内可见灶状出血和坏死，微血管内可见透明血栓和白细胞栓塞。数日后可见肺间质内成纤维细胞和Ⅱ型肺泡上皮细胞大量增生，肺内渗出物机化，最终导致弥漫性肺泡内和肺间质纤维化。

二、新生儿呼吸窘迫综合征

新生儿呼吸窘迫综合征（neonatal respiratory distress syndrome，NRDS）是指新生儿出生后，仅有短暂的自然呼吸便发生进行性呼吸困难、发绀等急性呼吸窘迫症状和呼吸衰竭综合征。多发生于早产儿、过低体重儿或过期产儿等。本病有家族遗传倾向，发病急，预后差，死亡率高。主要以患儿肺内形成透明膜为主要病变特点，故又称新生儿肺透明膜病（hyaline membrane disease of newborn）。

病因与发病机制

新生儿呼吸窘迫综合征的发生主要与肺发育不全、缺乏表面活性物质有关。肺泡壁上Ⅱ型肺泡上皮细胞分泌的肺表面活性物质具有降低肺表面张力、保持呼气时肺张开的作用。肺表面活性物质在胎龄 20~24 周时初现，35 周后迅速增加，以保证在胎儿时期肺发育的主要阶段肺泡能充分发育和肺容积增加。如果在此期间胎儿缺氧或有毒物质损伤Ⅱ型肺泡上皮，肺表面活性物质合成和分泌减少，导致肺泡表面张力增加，肺泡半径缩小，必然会导致肺通气和换气功能障碍，通气与灌注血流比失调，造成低氧血症和二氧化碳潴留。严重的低氧血症和酸中毒使肺血管收缩又致肺灌注不足，进一步抑制表面活性物质的合成及分泌，使病情加重，导致肺组织缺氧、毛细血管通透性增加，血浆纤维蛋白渗出至肺泡腔，沉着于呼吸性细支气管、肺泡管和肺泡内表面形成透明膜，严重妨碍气体交换，病变循环进行，导致病情越来越严重。

病理变化

双肺质地较坚实，色暗红，含气量少。镜下观：呼吸性细支气管、肺泡管和肺泡壁内表面贴附一层均质红染的透明膜。所有肺叶均有不同程度的肺不张和肺水肿，严重病例肺间质及肺泡腔内可见较明显的出血，部分病例可见鳞状上皮细胞和角化物质等吸入的羊水成分。

第六节　呼吸系统常见肿瘤

一、鼻咽癌

鼻咽癌（nasopharyngeal carcinoma）是鼻咽部上皮组织发生的恶性肿瘤，为我国常见的恶性肿瘤之一，有明显的地域性，以我国广东、广西、福建、香港、台湾等地多见，特别是广东珠江三角洲发病率最高。男性患者多于女性，发病年龄多在40～50岁。临床症状常为鼻出血、鼻塞、耳鸣、听力减退、偏头痛、复视和颈部淋巴结肿大等。

病因

鼻咽癌的病因迄今尚未完全阐明，国、内外现有的研究表明鼻咽癌的发病可能与下列因素有关：

1. **EB病毒**　研究证据表明，鼻咽癌的发生与EB病毒（Epstein-Barr virus, EBV）感染有密切关系，在鼻咽癌癌细胞内存在EBV-DNA和EB核抗原（EBNA），绝大多数患者血清内有高效价的EB病毒核抗原、膜抗原及壳抗原等各自抗原的抗体，尤其是病毒壳抗原的IgA抗体（VCA-IgA）阳性率达97%。但EB病毒是鼻咽癌的直接致病因素还是其他致癌物质的辅助因素还需进一步研究确定。

2. **环境致癌物质**　食物及环境中的致癌物质如亚硝胺、多环芳烃类及微量元素镍等与鼻咽癌的发病有一定的关系。

3. **遗传因素**　鼻咽癌的发病有明显的地域性，高发地区居民移居外地或国外后，其后裔鼻咽癌发病率仍远远高于当地居民。此外，鼻咽癌患者有家族发病史也不少见。这些表明鼻咽癌的发病与遗传因素有关。

病理变化

鼻咽癌最常发生在鼻咽顶部，其次为外侧壁和咽隐窝，也可同时发生在两个部位，如顶部和侧壁，前壁发病最少见。

肉眼观：鼻咽癌呈结节型、菜花型、黏膜下浸润型和溃疡型，结节型最多见，其次是菜花型（图9-19）。

早期常表现为局部黏膜粗糙、增厚或稍隆起，临床检查不易发现。其中黏膜下浸润型，表面黏膜可完好或仅轻度隆起，而癌组织在黏膜下浸润生长，甚或转移，以致鼻咽部未有明显症状而颈部淋巴结肿大。

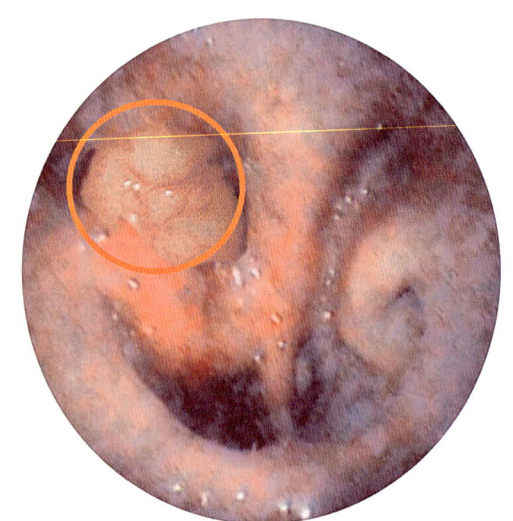

图9-19　鼻咽癌

组织学类型

鼻咽癌绝大多数起源于鼻咽黏膜柱状上皮的储备细胞，少数来源于鳞状上皮的基底细胞。鼻咽部柱状上皮中的储备细胞是一种原始多能性细胞，具有多向分化潜能，既可分化为柱状上皮，又可分化为鳞状上皮，以致鼻咽癌组织结构复杂，目前无统一的病理学分类，现将常见的组织学类型按其特征及分化程度介绍如下：

1. **鳞状细胞癌**　根据癌细胞的分化程度可分为分化性和未分化性两类。分化性鳞状细胞癌根据有无角化又可分为角化型鳞癌和非角化型鳞癌。角化型鳞癌即高分化鳞癌，其癌巢内细胞分层明显，可见细胞间桥及大量角化珠（图9-20）。非角化型鳞癌即低分化鳞癌，为鼻咽癌中最常见的类型，其癌巢内细胞分层不明显，癌细胞常呈多角形、卵圆形或梭形，大小不一，无细胞间桥，无细胞角化及角化珠形成。此型鼻咽癌的发生与EB病毒感染关系密切。

未分化型鳞状细胞癌又可分为两型：泡状核细胞癌和未分化癌。泡状核细胞癌，癌细胞特点为细胞胞质丰富，境界不清，淡染，核大，呈圆形或卵圆形，空泡状，有1~2个大而明显的核仁，核分裂象少见。癌细胞呈片状或巢状分布，境界常不清楚，癌细胞或癌巢间常有较多淋巴细胞浸润（图9-21）。该型在鼻咽癌中占10%左右，对放疗敏感。未分化鳞癌，癌细胞体积小，胞质少，呈小圆形或梭形，弥漫分布，无明显巢状结构。此型癌细胞形状易与恶性淋巴瘤、未分化横纹肌肉瘤及神经母细胞瘤等肿瘤混淆，可用免疫组织化学方法及电镜检查鉴别，如肿瘤细胞呈CK（细胞角质蛋白）阳性，LCA（白细胞共同抗原）阴性，则支持未分化鳞癌，LCA阳性、CK阴性则支持淋巴瘤。电镜下可见，癌细胞胞质内有数量不等的张力原纤维，显示有一定程度的鳞状上皮分化，则为未分化鳞癌。

2. 腺癌　主要来源鼻咽黏膜的柱状上皮或鼻咽部小腺体。高分化腺癌少见，癌细胞排列成腺泡状或腺腔样结构。低分化腺癌，癌细胞较小，癌细胞排列成不规则的条索状或片状，腺样结构不明显。

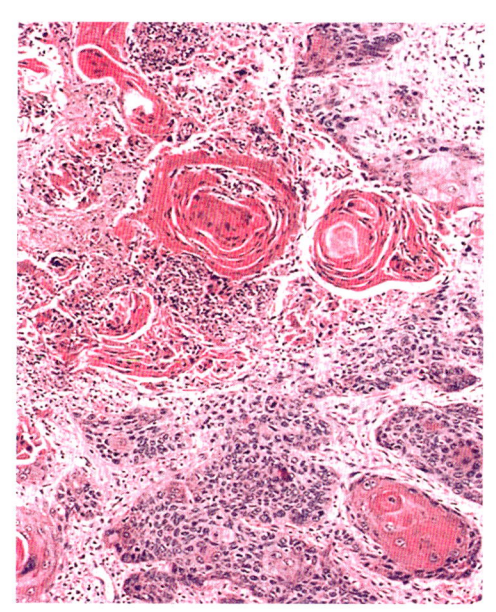

图 9-20　鼻咽癌（高分化鳞状细胞癌）
癌巢内癌细胞分化较成熟，分层明显，
可见大量角化珠

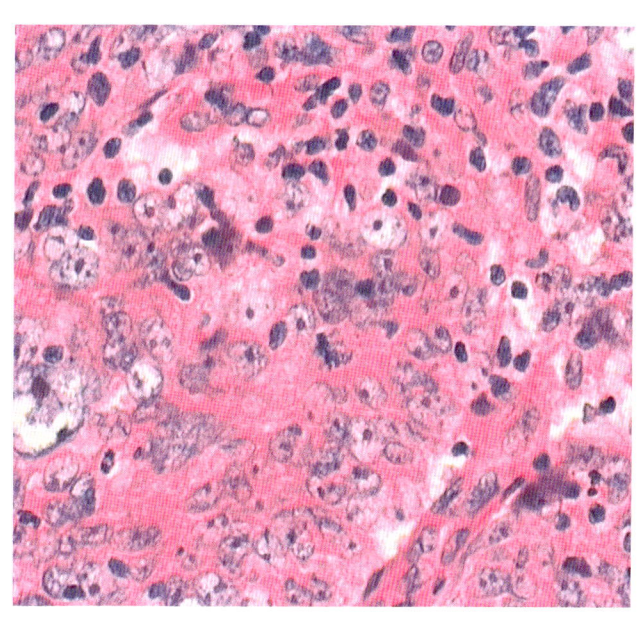

图 9-21　鼻咽癌（泡状核细胞癌）
癌细胞胞质丰富，边界不清，淡染，核大，呈圆形或卵圆形，
空泡状，有1~2个大而明显的核仁，癌细胞或癌巢
间常有较多淋巴细胞浸润

扩散途径

1. 直接蔓延　癌组织向上蔓延可侵犯并破坏颅底骨。晚期，可破坏蝶鞍，通过裂孔进入颅内，损伤第Ⅱ~Ⅵ对脑神经；向下达口咽，侵犯梨状隐窝、会厌；向外可破坏耳咽管，侵入中耳；向前可蔓延至鼻腔甚至眼眶；向后则侵犯颈椎。

2. 淋巴道转移　鼻咽黏膜固有层内有丰富的淋巴管，故鼻咽癌早期就可发生淋巴道转移，多在颈上部胸锁乳突肌上缘内侧出现无痛结节，约50%的患者以颈部淋巴结肿大作为首发症状就诊，而原发灶症状不明显。淋巴道转移途径是癌细胞经咽后淋巴结达到颈上深部淋巴结。极少转移到颈浅淋巴结。颈部淋巴结转移一般为同侧，对侧极少发生，后期可双侧受累。

3. 血道转移　常转移至肝、肺、骨、肾、肾上腺和胰腺等处。

临床病理联系

鼻咽癌起病较隐匿，早期症状常不明显，原发灶小，不易被发现，常被漏诊，确诊时已多为中、晚期，常发生了转移，故治愈率低。临床上有鼻涕带血、鼻塞、耳鸣等症状的患者要做详细的鼻咽部检查，因早期可发生淋巴道转移，故对乳突下或胸锁乳突肌上段前缘出现的无痛性结节，要高度怀疑并做病理活体组织检查。必要时做血清学检查，EB病毒 VCA-IgA 对鼻咽癌有一定的诊断意义。本病治疗以放疗为主，其疗效与预后与病理组织学类型有关。低分化鳞状细胞癌和泡状核细胞癌对放疗敏感，经放射治疗后病情可缓解，但易复发。

二、喉癌

喉癌（laryngeal carcinoma）是上呼吸道常见的恶性肿瘤，多见于40岁以上男性患者。本病的发生与长期大量吸烟、酗酒及环境污染等因素有密切的关系。声嘶是声带型喉癌患者早期常见的症状，但发生在声带外侧者可无声嘶症状。

病理变化

按发生的部位不同，将喉癌分为声带型（声带癌）、声门上型、跨声门型、声带下型四型。其中以声带型最多见，占全部喉癌的60%左右，肿瘤起源于真声带，且最常位于声带前1/3。

肉眼观：肿瘤呈乳头状、疣状或菜花状隆起，有时局部形成溃疡。喉癌的主要组织学类型是鳞状细胞癌，占95%~98%；腺癌少见，约为2%。

喉鳞状细胞癌按发展程度可分为三型：

1. 原位癌 癌仅限于上皮内，组织学诊断标准是上皮全层均癌变，但没有突破基底膜。该型少见，经过一段时间可发展成浸润癌，但也有少数原位癌可长期保持。
2. 早期浸润癌 一般由原位癌突破基底膜向下浸润，在固有层内形成癌巢。
3. 浸润癌 又可分为浸润癌和疣状癌两型。浸润型最常见，癌组织已浸润喉壁。组织学上分为高、中、低分化鳞状细胞癌三型，以高分化型最多见，癌细胞间有细胞间桥，有细胞角化和癌珠形成。低分化型鳞癌少见，细胞异型性大，常以梭形细胞为主，癌细胞排列紊乱，弥散分布，不形成癌巢，似肉瘤结构。疣状癌少见，占喉癌的1%~2%，癌组织向喉腔呈疣状突起，形成菜花状或息肉状肿块，镜下见多呈乳头状结构，是一种高分化鳞状细胞癌，可不同程度地局限性浸润。疣状癌生长比较缓慢，很少转移。

扩散及转移

喉癌向黏膜下浸润蔓延侵犯邻近软组织，并可破坏甲状软骨、侵犯颈前软组织及甲状腺，向后累及食管，向下可蔓延至气管。

喉癌转移一般发生较晚，多经淋巴道转移至颈部淋巴结，常见于颈总动脉分叉处淋巴结。血道转移较少见，主要转移至肺、骨、肝等处。

三、肺癌

肺癌（carcinoma of the lung）是最常见的恶性肿瘤之一，近50年来肺癌的发病率和死亡率在世界许多国家和地区均呈明显的上升趋势，在多数发达国家及我国多数城市肺癌的发病率和死亡率居恶性肿瘤的第一位。发病年龄多在40岁以上，男性多见，近年来女性吸烟者不断增多，男女患者比例由原来的4:1上升到1.5:1。

病因

肺癌的病因较复杂，目前认为主要与下列因素有关：

1. 吸烟 国、内外大量研究表明，肺癌的发病与吸烟有密切的关系，吸烟者肺癌的发病率比不吸烟者高20倍以上，且与日吸烟量、吸烟时间的长短呈正相关。香烟燃烧的烟雾中含有的化学物质超过1200种，其中尼古丁、3,4-苯并芘、焦油等为致癌物质。此外，镍、砷等也都有致癌作用。3,4-苯并芘等多环芳烃化合物在芳烃羟化酶（AHH）的作用下转化为环氧化物，成为致癌物质，可与 DNA 结合，导致细胞突变。由于体内芳烃羟化酶的活性不同，因而吸烟的致癌性存在着个体差异。

2. 空气污染　工业、交通工具排出的废气及粉尘均可造成空气污染，被污染的空气中含有 3，4- 苯并芘、二乙基亚硝胺和砷等致癌物质。有资料表明，肺癌的发病率与空气中 3，4- 苯并芘的浓度呈正相关。此外，家装材料中散发的氡及氡子体等物质也有致癌作用。

3. 职业因素　长期从事采矿、冶炼、石棉及接触砷粉等职业的人群，由于常接触放射性物质或吸入含石棉、镍、砷等化学致癌粉尘，肺癌的发病率较高。

现有研究表明，各种致癌因素主要作用于基因，引起基因改变而导致正常细胞癌变。已查明肺癌中约有 20 种癌基因发生突变或抑癌基因失活，如在小细胞肺癌和肺腺癌中发生突变的主要癌基因分别是 *C-MYC* 和 *K-RAS*，抑癌基因 *p53* 失活。

病理变化

1. 大体类型　根据肿瘤的部位，可将肺癌分为三种类型：中央型、周围型和弥漫型。这种病理大体分型与临床 X 线分型基本一致。

（1）中央型　此型最常见，约占肺癌的 60%，肺癌发生于主支气管或叶支气管等大支气管，早期病变气管壁弥漫增厚或形成息肉、乳头状肿块突向管腔，使气管管腔狭窄或闭塞。随着病变进展，癌组织从支气管壁向周围肺组织浸润、扩散，在肺门部形成包绕支气管的巨大肿块（图 9-22）。癌细胞易经淋巴管转移支气管旁及肺门淋巴结。有时癌组织如树枝状由肺门沿支气管分支向肺门周边扩散。

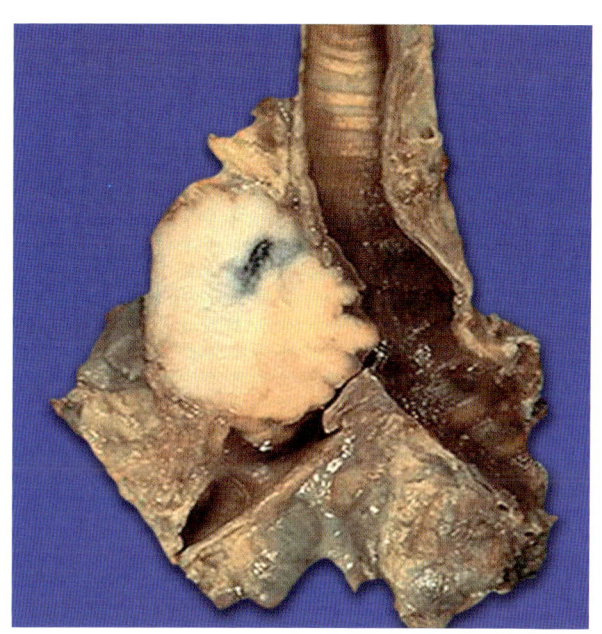

图 9-22　肺癌（中央型）
癌组织从支气管壁向周围肺组织浸润、扩散，在肺门部形成包绕支气管的巨大肿块

（2）周围型　此型占肺癌的 30%～40%，起源于肺段或以下支气管，常在靠近胸膜的肺周边部形成孤立的癌结节，直径常在 2～8 cm，与周围肺组织分界较清楚，无包膜，与支气管关系不明显（图 9-23）。发生淋巴结转移较中央型晚，可侵犯胸膜。

（3）弥漫型　此型少见，癌组织起源于末梢肺组织，沿肺泡管及肺泡弥漫性浸润性生长，肉眼观：呈粟粒大小灰白色结节，弥漫侵犯部分肺大叶或全肺叶，易与肺转移性癌或播散性肺结核混淆（图 9-24）。

早期肺癌和隐性肺癌：一般将癌块直径小于 2 cm 并局限于支气管内或浸润管壁及其周围的肺癌，称为早期肺癌，无淋巴道转移。隐性肺癌指痰细胞学检查癌细胞阳性，临床及 X 线检查阴性，手术切除标本经病理学检查证实为支气管黏膜原位癌或早期浸润癌而无淋巴道转移。

2. 组织学类型　根据 1999 年 WHO 关于肺癌的分类，分为鳞状细胞癌、腺癌、大细胞癌、小细胞癌、腺鳞癌和肉瘤样癌六个基本类型。该分类能较好地反映不同组织学类型肺癌的临床特点及预后，并指导选择治疗方案，因而有较高的临床应用价值。部分肺癌并非只有单一的组织学形态，而是可有多种组织学表现混合存在。

（1）鳞状细胞癌　为肺癌中最常见的类型，约占肺癌手术切除病例的 60%，大体类型多为中央型。患者绝大多数为中、老年男性，多有吸烟史。常发生在段以上支气管，纤维支气管镜检查易被发现，肿瘤生长较缓慢。组织学上根据分化程度可分为高、中、低分化鳞癌。高分化鳞癌癌巢中有角化珠形成，常可见到细胞间桥；中分化鳞癌有细胞角化现象，但不形成角化珠；低分化鳞癌癌巢分界不甚明显，细胞异型性大，无角化现象，无细胞间桥。免疫组化染色显示，高分子角蛋白（keratin）阳性。

（2）腺癌　是原发性肺癌中常见的类型，仅次于鳞癌，近年来其发病率有明显的上升趋势，部分地区两者发病率十分接近。肺腺癌通常发生在较小的支气管上皮，故多为周围型肺癌。女性患者多见，且多不吸烟。

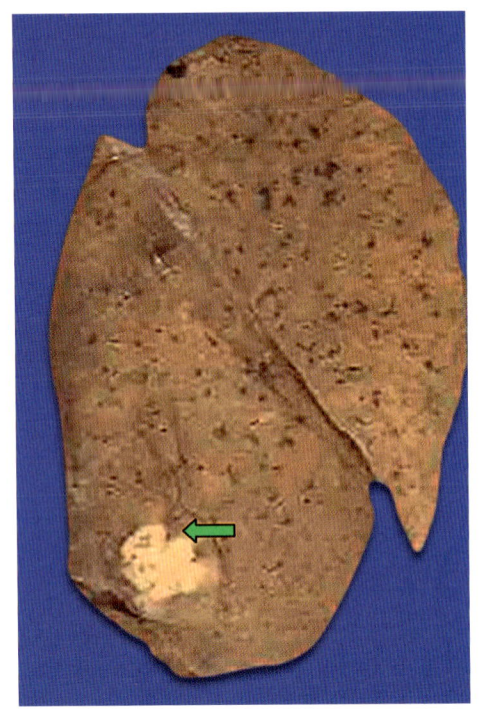

图 9-23 肺癌（周围型）
在肺周边部形成孤立的癌结节

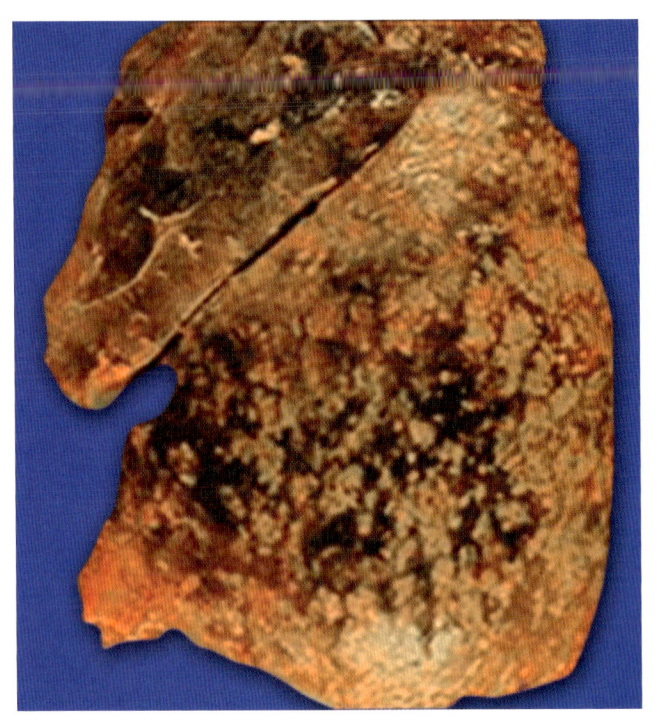

图 9-24 肺癌（弥漫型）
在肺组织内可见大小不等的灰白色结节，呈弥散分布

肿块常在肺周边部近胸膜处，易累及胸膜。腺癌伴纤维化和瘢痕形成者，称为瘢痕癌。腺癌临床治疗效果及预后不如鳞癌，手术切除后五年存活率不到 10%。细支气管肺泡癌（bronchioalveolar carcinoma）是肺腺癌的一个亚型，分化较好。肉眼观：呈弥漫型或多结节型。镜下观：癌细胞沿肺泡壁、肺泡管壁呈单层或多层生长，肺泡腔、肺泡管异常扩张，形成腺腔样结构，常有乳头形成，肺泡隔大多完整，肺泡轮廓存在（图 9-25）。

低分化腺癌常无腺样结构，呈实心条索状，细胞异型性明显。免疫组化染色显示，低分子角蛋白、EMA、ECA 呈阳性。

（3）小细胞癌 此型占肺癌的 10%～20%，又称为小细胞神经内分泌癌，过去称为小细胞未分化癌。患者多为中、老年男性，与吸烟有密切关系，是肺癌中分化程度最低、恶性程度最高的一种，生长迅速，转移早，存活期多数不超过 1 年。手术切除效果差，但对放疗及化疗敏感。镜下观：癌细胞小，呈圆形或卵圆形，似淋巴细胞，也可呈梭形或燕麦形，染色深，胞质少，似裸核，癌细胞呈弥漫分布或呈片状、条索状排列，称燕麦细胞癌；有时癌细胞围绕小血管排列形成家菊形团结构（图 9-26）。

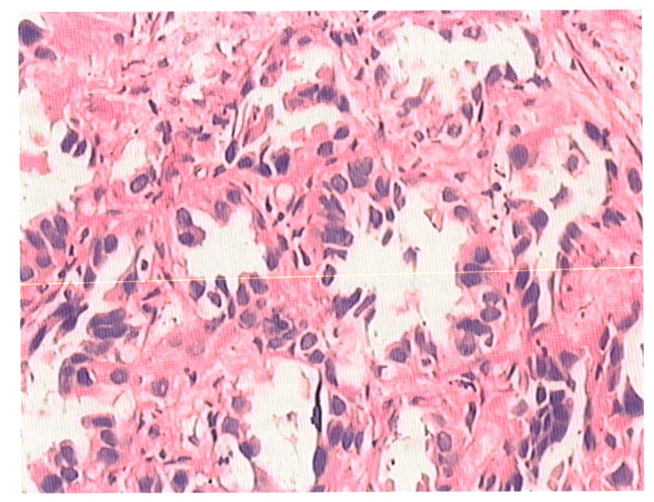

图 9-25 肺腺癌（细支气管肺泡癌）
癌细胞沿肺泡壁、肺泡管壁呈单层或多层生长，形成腺腔样结构

小细胞癌具有神经内分泌功能，电镜下胞质内可见神经内分泌颗粒，故认为其起源于支气管黏膜上皮的 Kulchitsky 细胞，是一种异源性神经内分泌肿瘤。免疫组化染色显示癌细胞对神经内分泌标记如 NSE、CagA、syn 及 Leu7 等呈阳性，角蛋白亦可显示阳性。

（4）大细胞癌 约占肺癌的 15%，属于未分化癌，恶性程度高，生长迅速，早期就可发生转移，发病后生存一般不超过 1 年。镜下观：癌组织呈团块状或片状，或弥漫分布。细胞异型性明显，癌细胞体积大，胞质丰富，淡染。核呈圆形、卵圆形或不规则形，染色深，核分裂象多见（图9-27）。

光镜下可见常无腺癌或鳞癌的组织学形态特点，但电镜下能证实为低分化腺癌或鳞癌。也有部分大细胞癌呈神经内分泌特性，故又称之为大细胞神经内分泌癌。

（5）腺鳞癌　癌组织中含有腺癌和鳞癌两种成分。较少见，约占肺癌的10%。现认为此型肺癌来自支气管上皮具有多种分化潜能的干细胞，故可分化形成两种不同类型的癌组织。

（6）肉瘤样癌　为近年WHO新列出的一种肺癌类型。癌组织分化差，恶性程度高，根据癌细胞的形态特点又可分为多形性癌、梭形细胞癌、巨细胞癌及癌肉瘤等多种亚型。

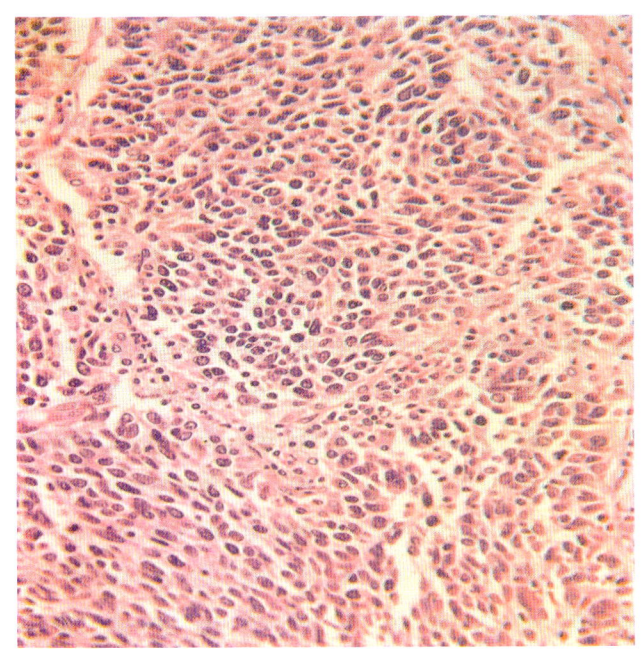

图 9-26　肺小细胞癌

癌细胞弥漫分布，呈片状、条索状，细胞小，呈圆形、卵圆形或梭形，核染色深，胞质少，似裸核，又称燕麦细胞癌

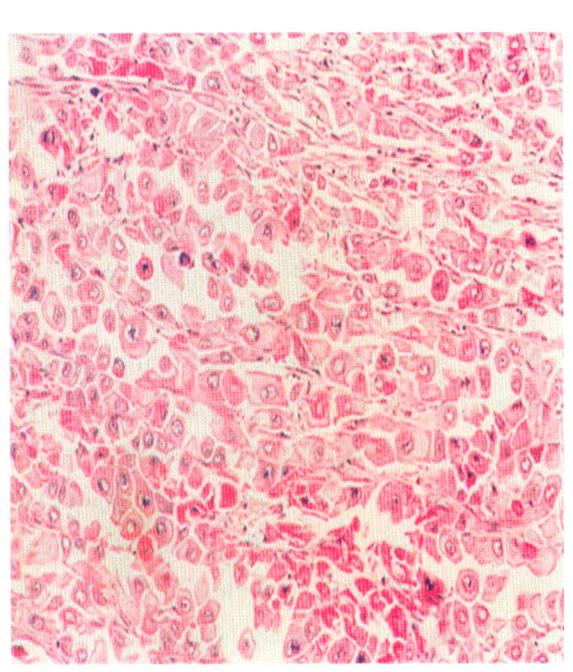

图 9-27　肺大细胞癌

癌组织呈团块状或片状，或弥漫分布，异型性明显，癌细胞体积大，胞质丰富，淡染

扩散途径

1.直接蔓延　中央型肺癌常直接侵入纵隔、心包及周围血管，沿支气管向同侧甚至对侧肺组织蔓延。周围型肺癌可直接侵犯胸膜，侵入胸壁。

2.转移　肺癌沿淋巴道转移首先转移至支气管旁、肺门淋巴结，然后再扩散到纵隔、锁骨上、腋窝和颈部淋巴结。周围型肺癌癌细胞可进入胸膜下淋巴丛，在胸膜下形成条索状转移灶，并引起胸膜腔血性积液。血道转移常见于脑、肾上腺和骨等器官和组织。

临床病理联系

肺癌因为早期症状不明显，易被忽视而失去及时治疗时机，当出现咳嗽、痰中带血、胸痛甚至咯血时才引起患者注意而就诊，此时多已进入中、晚期。患者症状和体征与肿瘤的部位、大小及扩散的范围有关，癌组织压迫或阻塞支气管可引起远端肺组织局限性萎缩或肺气肿；合并感染时，引起化脓性炎或阻塞性肺脓肿；癌组织侵及胸壁引起胸痛、胸腔积液；侵犯纵隔可压迫上腔静脉，引起上腔静脉综合征，表现为面、颈部水肿及颈、胸部静脉曲张。肺尖部肿瘤易侵犯交感神经引起Horner综合征，表现为病侧眼睑下垂、瞳孔缩小和胸壁皮肤无汗等交感神经麻痹症状。神经内分泌型肺癌，可因有异位内分泌作用而引起副肿瘤综合征。尤其是小细胞肺癌，能分泌大量5-羟色胺引起类癌综合征，表现为支气管痉挛、阵发性心动过速、水样腹泻及皮肤潮红等。

肺癌患者病情发现一般较晚，故预后大多不良，早发现、早诊断、早治疗对提高治疗效果至关重要。对

40岁以上有长期吸烟史者，若出现咳嗽、痰中带血、气急和胸痛或干咳无痰等症状，应高度警惕并及时进行X线、痰液脱落细胞学检查和肺纤维支气管镜检查及病理活体组织学检查，以期早发现，提高疗效。

临床病理讨论

病例一

病例摘要

患者，男性，65岁。因气促6年，加重伴腹胀、双下肢水肿10天入院。15年来反复出现咳嗽、咳痰伴喘息，尤以冬春季为重。近6年以来自觉胸闷、气促，活动后加重。近2年来休息时也感呼吸困难，有时双下肢水肿。10天前因感冒病情加重，出现腹胀，双下肢水肿。有40年吸烟史。

体格检查：体温38.5℃，呼吸30次/分，脉搏110次/分，血压110/80 mmHg。慢性病容，神志清楚，口、唇发绀，颈静脉怒张，桶状胸，叩诊呈过清音；听诊心音遥远。肝右肋缘下可触及，腹部叩诊有移动性浊音，双下肢凹陷性水肿。

实验室检查：WBC 12.0×10^9/L，N 80%，PaO_2 62 mmHg，$PaCO_2$ 68 mmHg，腹水穿刺常规检查为漏出液。

讨论题

1. 根据所学的病理学知识，谈谈你对该患者的诊断和诊断依据。
2. 该患者的肺、心、肝及脾有何病理变化？
3. 试分析病因及疾病的发展演变过程，解释相关的临床症状。

病例二

病例摘要

患儿，男性，1岁。因发热、咳嗽、咳痰10天，加重伴寒战2天入院。

体格检查：体温39℃，呼吸35次/分，脉搏160次/分，血压76/52 mmHg。患儿消瘦，营养欠佳，神志欠清，胸、腹部皮肤多发性出血斑点，颈部及腋窝可扪及数个肿大淋巴结。呼吸急促，面色苍白，口、唇发绀，鼻翼扇动，无颈项强直。双肺可闻及散在湿啰音。心音弱，心律齐。肝肋缘下4 cm，剑突下6 cm，脾肋缘下3 cm，双下肢凹陷性水肿。

实验室检查：WBC 19×10^9/L，N 80%（儿童35%~60%）。

血液培养有细菌生长。

X线检查：双肺可见散在小灶状阴影，双下肺为甚。

曾给予患儿多种抗生素及止咳药物治疗。入院后经输氧，静脉输入头孢菌素等治疗，病情未见好转，治疗无效死亡。

讨论题

1. 该患儿的临床诊断是什么？其依据是什么？
2. 尸解时，主要脏器可能有哪些病变？
3. 该患儿的病变是如何发展的？死因是什么？

（廖鸿纯　张子敬）

第十章 消化系统疾病

消化系统由消化道和消化腺两部分组成。消化道包括口腔、咽、食管、胃、小肠、大肠及肛门。在临床上，常把消化道分为上消化道（十二指肠以上的消化道）和下消化道（十二指肠以下的消化道）。消化腺包括涎腺、肝、胰及消化管的黏膜腺，有小消化腺和大消化腺两种。

消化系统是人类疾病患病率较高的一个系统，胃炎、消化性溃疡、肠炎、肝炎、肝硬化等是临床上的常见病；外科急腹症中的阑尾炎、胆囊炎、胆石症、急性胰腺炎、肠梗阻等也是临床上的多发病；食管癌、胃癌、肝癌和大肠癌等消化系统肿瘤，均属于我国常见的肿瘤。

第一节 食管的炎症、狭窄与扩张

一、食管的炎症

（一）急性食管炎

1. 单纯性卡他性炎 常因食入刺激性强的或高温食物引起。
2. 化脓性炎 多继发于食管憩室食物潴留、腐败及感染，或形成脓肿，或沿食管壁扩散造成蜂窝织炎，进而可继发纵隔炎、胸膜炎与脓胸。
3. 坏死性食管炎 强酸、强碱等化学腐蚀剂可造成食管黏膜坏死及溃疡形成，愈合后可引起瘢痕狭窄。此外，还可由某些传染病如猩红热、白喉等炎症病变累及食管黏膜所致。

（二）慢性食管炎

单纯性慢性食管炎常由长期摄入刺激性食物、重度吸烟、食管狭窄致食物潴留与慢性淤血等引起。病理变化常呈现食管上皮局限性增生与不全角化，还可形成黏膜白斑。

1. 反流性食管炎（regurgitant esophagitis） 又称胃食管反流性疾病（gastroesophageal reflux disease，GERD），是由于胃液反流至食管，引起食管下部黏膜慢性炎性改变。临床上有反胃、胃灼热、疼痛和吞咽困难，也可有呕血、黑便。但临床症状的严重程度与食管炎的组织学改变程度并不一定一致。

病因与发病机制

因功能性或器质性疾病导致胃内容物逆流入食管下段，食管黏膜损伤而引起的炎症，因此，本质上属于化学性因素引起的食管炎。

病理变化

大体或胃镜观察，大多仅见局部黏膜充血，重度损害表现为明显的充血。早期病变，镜下表现为上皮增生及中性粒细胞和嗜酸性粒细胞浸润，有时伴有局灶上皮坏死，可以进展为浅表性溃疡；炎症扩散到食管壁，可以发生环状纤维化伴有狭窄形成。在长期慢性炎症的病例可形成 Barrett 食管。

2. Barrett 食管 食管下段括约肌水平以上的一段远端食管，出现胃黏膜柱状上皮化生。内镜检查可见该段食管正常苍白的鳞状上皮黏膜变成橙红色，黏膜区充血、水肿，呈斑块状突起，有时伴有糜烂，甚至形成深溃疡，于食管与胃交界的齿状线数厘米以上所取黏膜为单层柱状上皮时，可诊断为 Barrett 食管。该处可发生溃疡或癌变（Barrett 食管腺癌）。

病因与发病机制

胃食管反流是 Barrett 食管的主要原因。Barrett 食管黏膜上皮癌变的机制尚不清楚，但已证明在这些上皮中已有分子遗传学的改变，包括 $p53$ 基因的突变和过度表达。有迹象表明，Barrett 食管的发生具有遗传倾向。

病理变化

肉眼观：Barrett 食管黏膜区可见橘红色、天鹅绒样不规则形病变，在灰白色正常食管黏膜的背景上呈补丁状、岛状或环状。可继发有糜烂、溃疡、食管狭窄和裂孔疝。镜下观：Barrett 食管黏膜由类似胃黏膜或小肠黏膜的上皮细胞和腺体所构成。Barrett 黏膜的柱状上皮细胞兼有鳞状上皮和柱状上皮细胞的超微结构和细胞化学特征。腺体排列紊乱，常有腺体扩张、萎缩和程度不同的纤维化及炎症细胞浸润，局部黏膜肌层常增厚。

Barrett 食管的主要并发症与反流性食管炎一样，即消化性溃疡、狭窄、出血，还可发生非典型增生和腺癌。

二、食管狭窄、扩张与贲门失弛缓症

（一）食管狭窄

食管狭窄（esophageal stenosis）可分先天性与后天性两种。在狭窄部位的上方常伴有食管的扩张和肥厚。

后天性狭窄常见原因：食管黏膜上皮因炎症破坏或化学药品腐蚀，修复后形成瘢痕性狭窄；食管肿瘤如食管癌不同程度阻塞食管管腔；食管周围组织病变从外部压迫食管所致，如肺及纵隔肿瘤、动脉瘤、甲状腺肿等。

（二）食管扩张

食管扩张（dilatation of esophagus）可分为原发性和继发性两种。

1.原发性食管扩张　根据扩张的范围又可分为广泛性扩张和局限性扩张。

（1）广泛性扩张　又称为巨大食管症（megaesophagus）。先天性扩张，发病原因不明，食管神经肌肉功能障碍引起全段食管扩张。

（2）局限性扩张　又称憩室（diverticulum），常分为真性膨出性憩室和假性牵引性憩室。

真性膨出性憩室多因食管壁平滑肌层先天发育不良，表面的黏膜部分由该处脱出，多发生在咽食管交界处，少数发生在食管下段。憩室多突出于后壁，增大的憩室在脊柱前方下垂，故内存食物常压迫食管形成狭窄。

假性牵引性憩室常因食管周围组织的慢性炎症造成瘢痕性收缩，牵拉食管壁而形成，多发生在食管前壁，呈漏斗状扩张。

2.继发性食管扩张　发生在食管狭窄部上方的扩张。

（三）贲门失弛缓症

贲门失弛缓症（achalasia of cardia）发生在食管的中、下段及贲门。当食物通过时食管壁肌肉失去弛缓性调节而发生吞咽困难（dysphagia）。食管中、下段的管壁平滑肌运动功能受 Auerbach 神经丛调节。如该处神经节细胞发生器质性或功能性异常，甚至完全缺损时，则发生食管壁肌肉痉挛从而引起本病。由于中、下段食管痉挛狭窄常伴发食管上段扩张，贲门部也发生痉挛，其肌层也明显肥厚。

第二节 胃 炎

胃炎（gastritis）是胃黏膜的炎性病变，是一种常见病，可分为急性胃炎和慢性胃炎。急性胃炎常有明确的病因，慢性胃炎的病因及发病机制较复杂，目前尚未完全明了。

一、急性胃炎

病因

1. 感染或细菌毒素　进食被金黄色葡萄球菌、沙门菌属等细菌或其毒素污染的食物引起。
2. 强烈刺激性食物　因暴饮暴食，食用过热、过冷、粗糙食物，饮浓茶、咖啡以及烈性酒损伤胃黏膜。
3. 化学物质　服用水杨酸类药物、肾上腺糖皮质激素、氯化钾、某些抗生素及抗肿瘤药物等刺激损伤胃黏膜；误食或吞服强酸、强碱或其他腐蚀性化学物质引起胃黏膜腐蚀性病变。
4. 急性应激　当颅脑损伤、严重创伤、大面积烧伤、大手术、败血症、休克等时，机体处于应激状态，可引起胃黏膜糜烂出血。

发病机制

急性胃炎的发病机制因不同发病原因而异，有的直接损伤胃黏膜，有的造成黏膜缺血、缺氧、氢离子逆向弥散，导致胃黏膜表层细胞坏死脱落。

类型及病理变化

根据病因不同，急性胃炎分为四种类型：

1. 急性刺激性胃炎（acute irritated gastritis）　又称单纯性胃炎，多因暴饮暴食，食用过热或刺激性食品及烈性酒所致。胃镜检查可见黏膜潮红、充血、水肿，有黏液附着，或可见糜烂。镜下观：胃黏膜上皮细胞变性、坏死、脱落，黏膜毛细血管扩张、充血，有大量炎性渗出物。

2. 急性出血性胃炎（acute hemorrhagic gastritis）　多由服药不当或酗酒所致。此外，创伤及手术等引起的应激反应也可诱发。病变可见胃黏膜急性出血合并轻度糜烂（图10-1），或可见多发性应激性浅表溃疡形成。

3. 腐蚀性胃炎（corrosive gastritis）　多由吞服腐蚀性化学试剂引起。病变多较严重，胃黏膜坏死、溶解（图10-2），可累及深层组织甚至穿孔。

4. 急性感染性胃炎（acute infective gastritis）　由金黄色葡萄球菌、链球菌或大肠埃希菌等化脓菌经血道（败血症或脓毒血症）或胃外伤直接感染所致，可引起急性蜂窝织炎性胃炎（acute phlegmonous gastritis）。镜下观：胃黏膜上皮细胞变性、坏死、脱落，黏膜毛细血管扩张、充血，固有膜水肿，有大量中性粒细胞浸润。

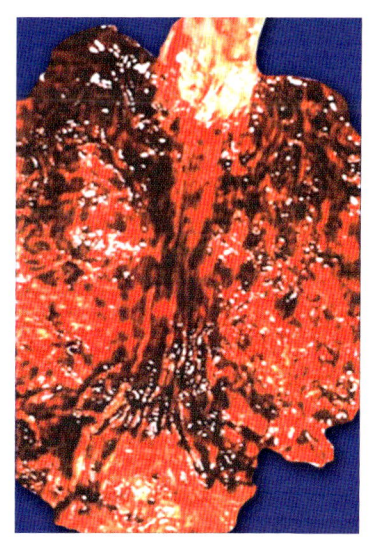

图 10-1　急性出血性胃炎
胃黏膜大片出血

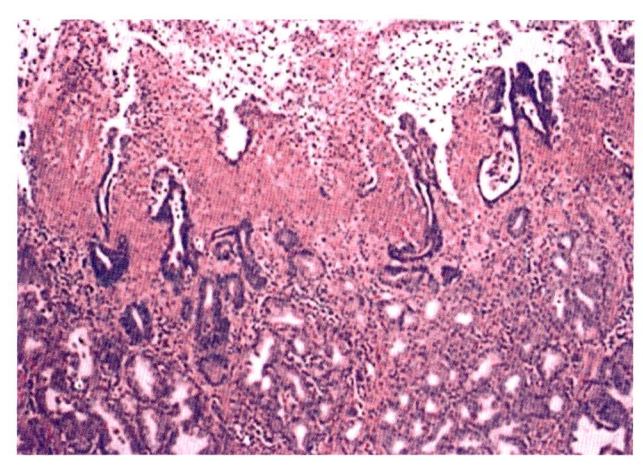

图 10-2　急性腐蚀性胃炎
胃黏膜大片坏死、溶解，大量炎症细胞渗出

临床病理联系

该病起病较急。由进食污染的食物引起者，有恶心、呕吐、厌食，中、上腹不适或疼痛，伴急性水样腹泻，重者有发热、脱水、休克等中毒表现；由刺激性食物或药物引起者，表现为上腹不适或疼痛、厌食、恶心、呕吐等；由水杨酸类药物或急性应激引起者，主要是上消化道出血，表现为呕血、黑便。

二、慢性胃炎

慢性胃炎（chronic gastritis）是胃黏膜的慢性非特异性炎症，发病率高。

病因与发病机制

目前尚未完全明了，大致可分为以下四类：

1. **幽门螺杆菌**（*Helicobacter pylori*）**感染** 幽门螺杆菌是一种微弯曲的棒状革兰阴性杆菌（图10-3），存在于多数慢性胃炎患者的胃黏膜上皮表面和腺体内的黏液层中。幽门螺杆菌可分泌尿素酶、细胞毒素相关蛋白、细胞空泡毒素等物质而致病。如尿素酶能水解尿素，产生氨和二氧化碳，可抵御胃酸对细菌的杀灭作用。在慢性胃炎、胃溃疡、十二指肠溃疡内镜活检标本中幽门螺杆菌的检出率均较高，因此，认为幽门螺杆菌感染与慢性胃炎、消化性溃疡密切相关。

2. **长期慢性刺激** 如长期饮酒、吸烟、滥用水杨酸类药物、喜食热烫或浓碱及刺激性食物等使急性胃炎迁延不愈。

3. **幽门括约肌功能失调** 可使十二指肠肠液反流，从而破坏胃黏膜屏障。

4. **自身免疫损伤** 主要见于 A 型慢性萎缩性胃炎，其发生与自身免疫有关。

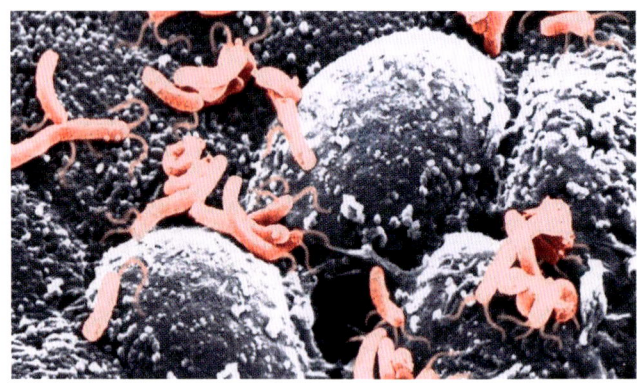

图 10-3 幽门螺杆菌（电镜）

幽门螺杆菌呈弧形或 S 形，菌体的一端可伸出 2~6 条带鞘的鞭毛

类型及病理变化

根据病理变化的不同，慢性胃炎分为以下四类：

1. **慢性浅表性胃炎**（chronic superficial gastritis） 又称慢性单纯性胃炎，是胃黏膜最常见的病变，国内胃镜检出率为 20%~40%，病变可累及胃的各个部位，以胃窦部最为常见。临床上有上腹痛或不适、上腹部坠胀或恶心等症状。

胃镜所见：病变部胃黏膜充血、水肿，呈淡红色，可伴有点状出血和糜烂，表面可有灰黄或灰白色黏液性渗出物覆盖。镜下观：病变仅限于黏膜浅层即黏膜层上 1/3，呈灶状或弥漫分布，胃黏膜充血、水肿，表浅上皮坏死脱落，固有层有淋巴细胞、浆细胞浸润（图 10-4）。

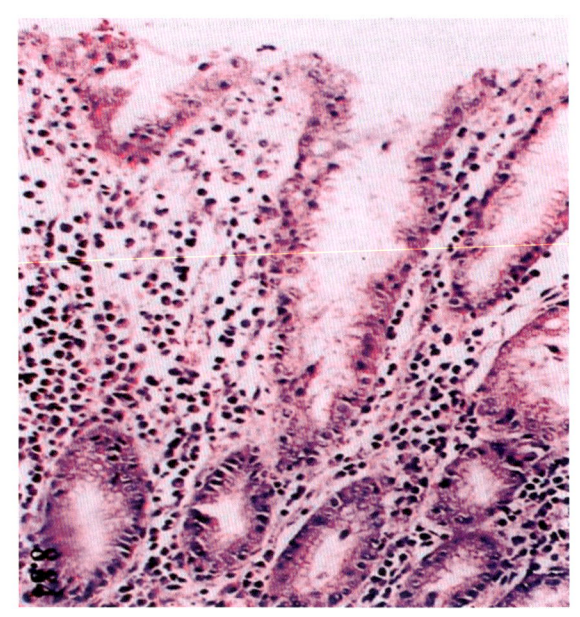

图 10-4 慢性浅表性胃炎

胃黏膜上皮坏死、脱落，淋巴细胞和浆细胞浸润

结局：大多经治疗或合理饮食而痊愈。少数转变为慢性萎缩性胃炎。

2. **慢性萎缩性胃炎**（chronic atrophic gastritis） 以胃黏膜萎缩变薄，黏膜腺体减少或消失并伴有肠上皮化生、固有膜内大量淋巴细胞、浆细胞浸润为特点。

（1）病因 本型胃炎的病因较复杂，部分可能与吸烟、酗酒或用药不当有关；部分由慢性浅表性胃炎迁延发展而来；还有部分属自身免疫性疾病。

（2）分型 根据发病是否与自身免疫有关及是否伴有恶性贫血，将本型胃炎分 A、B 两型。A 型属于自身免疫性疾病，患者血清中抗壁细胞抗体和内因子抗体检查阳性，并伴有恶性贫血，病变主要在胃体和胃底部。B 型病变多见于胃窦部，无恶性贫血。我国患者多属于 B 型。两型胃黏膜病变基本类似。

（3）病理变化　胃镜所见：胃黏膜由正常的橘红色变为灰色或灰绿色，黏膜层变薄，皱襞变浅，甚至消失，黏膜下血管透见，表面呈细颗粒状，偶有出血及糜烂。镜下观（图 10-5）：① 胃固有腺体萎缩，腺体变小，数目减少，胃小凹变浅，并可有囊性扩张；② 黏膜全层内有不同程度淋巴细胞和浆细胞浸润，病程长的病例可形成淋巴滤泡；③ 胃黏膜内可见纤维组织增生；④ 常出现腺上皮化生现象，以肠上皮化生（intestinal metaplasia）为常见。

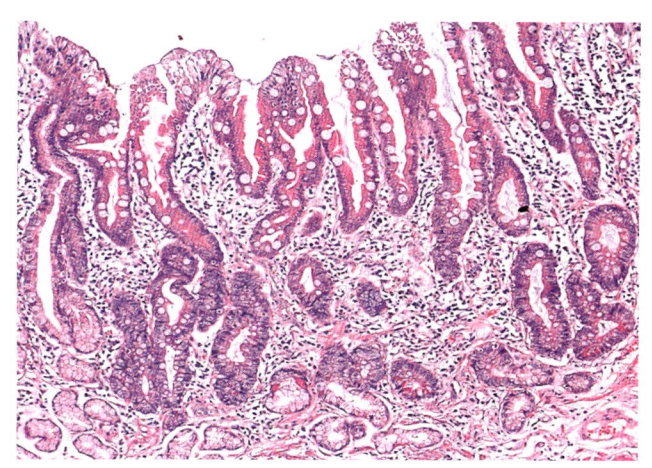

图 10-5　慢性萎缩性胃炎
胃黏膜上皮肠上皮化生，固有腺体萎缩，黏膜全层有淋巴细胞和浆细胞浸润

肠上皮化生是指病变区胃黏膜上皮被肠型腺上皮替代的现象。在胃窦部病变区，胃黏膜表层上皮细胞中出现分泌酸性黏液的杯状细胞、有纹状缘的吸收上皮细胞和潘氏细胞等。在肠上皮化生中，可出现细胞异型性增生。肠化生上皮有杯状细胞和吸收上皮细胞者称为完全化生，只有杯状细胞者为不完全化生。不完全化生中又可根据其黏液组化反应分为两型，氧乙酰化唾液酸阳性者为大肠型不完全化生；阴性者则为小肠型不完全化生。目前多数研究者发现大肠型不完全化生与肠型胃癌的发生关系较为密切。

此外，尚存在另一种化生，称为假幽门腺化生，即胃体部或胃底部的腺体壁细胞和主细胞消失，为类似幽门腺的黏液分泌细胞所取代。

（4）临床病理联系　本型胃炎由于病变特点主要为胃腺萎缩、壁细胞和主细胞减少或消失，因而胃液分泌也减少，患者出现消化不良、食欲不佳、上腹部不适等症状。A 型患者由于壁细胞破坏明显，内因子缺乏，维生素 B_{12} 吸收障碍，故易发生恶性贫血。萎缩性胃炎伴有不同程度的肠腺化生，在化生过程中，必然伴随局部上皮细胞的不断增生，若出现异常增生，则可能导致癌变。

3. 慢性肥厚性胃炎（chronic hypertrophic gastritis）　又称巨大肥厚性胃炎（giant hypertrophic gastritis）、Menetrier 病。原因尚不明了。病变常发生在胃底及胃体部。胃镜检查主要有以下特点：① 黏膜皱襞粗大，加深变宽，呈脑回状（图 10-6）；② 黏膜皱襞上可见横裂，有多个疣状隆起的小结；③ 黏膜隆起的顶端常伴有糜烂。镜下观：腺体肥大增生，腺管延长，有时增生的腺体可穿过黏膜肌层。黏膜表面黏液分泌细胞数量增多，分泌增多。黏膜固有层炎症细胞浸润不显著。

4. 疣状胃炎（gastritis verrucosa）　原因不明，是一种有特征性病理变化的胃炎，病变多见于胃窦部。病变处胃黏膜出现许多中心凹陷的疣状突起病灶。镜下观：病灶中心凹陷部胃黏膜上皮变性、坏死并脱落，伴有急性炎性渗出物覆盖。

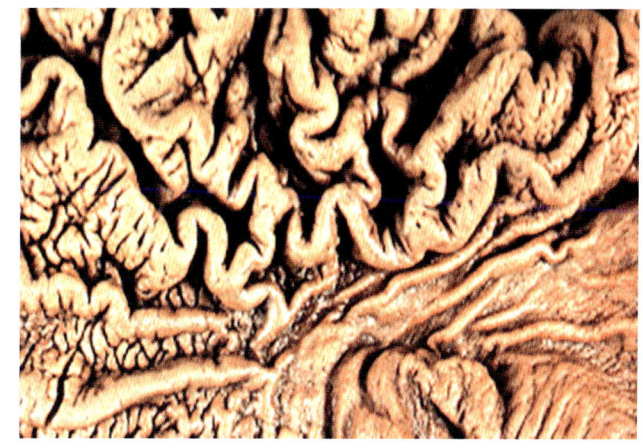

图 10-6　慢性肥厚性胃炎
胃黏膜皱襞肥大、增厚似脑回

临床病理联系

本病进展缓慢，常反复发作，中年以上好发病，并有随年龄增长而发病率增加的倾向。多数患者可有不同程度的消化不良症状，体征不明显。各型胃炎的临床表现不尽相同。浅表性胃炎可有慢性不规则的上腹隐痛、

腹胀、嗳气等，尤以饮食不当时明显，部分患者可有反酸、上消化道出血，此类患者胃镜检查证实糜烂性及疣状胃炎居多。萎缩性胃炎影响胃窦时，胃肠道症状较明显，特别有胆汁反流时，常表现为持续性上、中腹部疼痛，于进食后即出现，可伴有含胆汁的呕吐物和胸骨后疼痛及烧灼感，有时可有反复少量上消化道出血，甚至出现呕血，此系胃黏膜屏障遭受破坏而发生急性胃黏膜糜烂所致。

第三节　消化性溃疡

消化性溃疡（peptic ulcer）是以胃或十二指肠黏膜形成慢性溃疡为特征的一种常见病，多见于成人（年龄在 20～50 岁）。本病多反复发作，呈慢性经过。鉴于其发生与胃液的自我消化作用有关，故称为消化性溃疡。据统计，溃疡发生在十二指肠者较为多见，约占 70%，发生在胃者，约占 25%；胃和十二指肠同时发生溃疡，称为复合性溃疡，约占 5%。临床上，患者有周期性上腹部疼痛、反酸、嗳气等症状。

病因与发病机制

消化性溃疡的病因与发病机制复杂，尚未完全清楚，目前认为与以下因素有关：

1. **幽门螺杆菌感染**　大量研究表明，幽门螺杆菌在溃疡的发病机制中具有重要的作用。在胃镜检查中，慢性胃炎、胃溃疡及十二指肠溃疡中幽门螺杆菌的检出率均较高。实验证明，幽门螺杆菌感染可释放一种细菌型血小板激活因子，促进表面毛细血管内血栓形成而导致血管阻塞、黏膜缺血等，从而破坏胃十二指肠黏膜防御屏障；能分泌催化游离氨生成的尿素酶和裂解胃黏膜糖蛋白的蛋白酶，还可产生能破坏黏膜表面上皮细胞脂质膜的磷脂酶，以及有生物活性的白细胞三烯和二十烷等，有利于胃酸直接接触上皮并进入黏膜内；促进胃黏膜 G 细胞增生，导致胃酸分泌增加；具有趋化中性粒细胞的作用，后者释放髓过氧化物酶而产生次氯酸，这时在氨的存在下就会合成一氯化氨，次氯酸和一氯化氨均能破坏黏膜上皮细胞，诱发消化性溃疡。体外实验发现，幽门螺杆菌易于黏附到表达 O 型血抗原的细胞上，这是否与下述 O 型血人群胃溃疡发病率较高有关，尚待进一步确认。

2. **黏膜抗消化能力降低**　许多胃溃疡患者胃酸水平正常，约 50% 的十二指肠溃疡患者无高胃酸。另外，许多人有高胃酸而无溃疡，提示胃、十二指肠黏膜防御屏障功能的破坏是胃或十二指肠黏膜组织被胃酸与胃蛋白酶消化而形成溃疡的重要原因。正常胃和十二指肠黏膜通过黏膜分泌的黏液（黏液屏障）和黏膜上皮细胞的脂蛋白（黏膜屏障）保护黏膜不被胃液所消化。胃黏膜分泌的黏液形成黏液膜覆盖于黏膜表面，可以避免和减少胃酸、胃蛋白酶与胃黏膜的直接接触（胃酸和胃蛋白酶是从腺体通过腺体开口处陷窝以喷射的方式分泌到表面黏液层），碱性黏液还具有中和胃酸的作用，黏膜上皮细胞膜的脂蛋白可阻止胃酸中 H^+ 逆向弥散入胃黏膜内。当胃黏液分泌不足或黏膜上皮受损时，胃黏膜的屏障功能减弱，抗消化能力降低，胃液中的 H^+ 便可以逆向弥散入胃黏膜，损伤黏膜中的毛细血管，促使黏膜中的肥大细胞释放组胺，引起局部血液循环障碍，黏膜组织受损伤。还可触发胆碱能效应，促使胃蛋白酶原分泌，加强胃液的消化作用，导致溃疡形成。H^+ 由胃腔进入胃黏膜的弥散能力在胃窦部为在胃底的 15 倍，而在十二指肠又为在胃窦部的 2～3 倍。故溃疡好发于十二指肠和胃窦部可能与此有关。

其他如长期服用非甾体抗炎药如阿司匹林等，除直接刺激胃黏膜外，还可抑制胃黏膜前列腺素的合成，影响血液循环；吸烟也可能损害黏膜血液循环，进而损害黏膜防御屏障。各种因素造成上述黏膜防御屏障的破坏，均可诱发消化性溃疡的发生。

3. **胃液的消化作用**　多年研究证明，溃疡的发病是胃和十二指肠局部黏膜组织被胃酸和胃蛋白酶消化的结果。十二指肠溃疡时可见分泌胃酸的壁细胞总数明显增多，造成胃酸分泌增加。空肠与回肠内为碱性环境，一般极少发生这种溃疡。但做过胃空肠吻合术后，吻合处的空肠则可因胃液的消化作用而形成溃疡。这均说明胃液对胃壁组织的自我消化过程是溃疡形成的原因。

4. **神经、内分泌功能失调**　溃疡患者常有精神过度紧张或忧虑、胃液分泌障碍及迷走神经功能紊乱等。精神因素刺激可引起大脑皮质功能失调，从而导致自主神经功能紊乱。迷走神经功能亢进可促使胃酸分泌增多，这与十二指肠溃疡发生有关；而迷走神经兴奋性降低，胃蠕动减弱，通过促胃液素分泌增加，进而促使胃酸分泌增加，促进胃溃疡形成。

5. 遗传因素 溃疡在一些家庭中有高发趋势，血型为"O"型者的发病率高于其他血型者1.5~2倍，说明本病的发生也可能与遗传因素有关。

病理变化

1. 肉眼观

（1）胃溃疡 多位于胃小弯侧，愈近幽门愈多见，约75%分布在胃窦部（图10-7）。溃疡通常只有1个，呈圆形或椭圆形，直径多在2cm以内。溃疡边缘整齐，状如刀切，底部平坦、洁净，通常穿越黏膜下层，深可达肌层甚至浆膜层。由于胃的蠕动，一般溃疡的贲门侧较深，其边缘耸直为潜掘状。溃疡的幽门侧较浅，呈阶梯状，即局部胃壁各层相继为阶梯状显露。溃疡周围的胃黏膜皱襞因受溃疡底瘢痕组织的牵拉而呈放射状。

（2）十二指肠溃疡 其形态与胃溃疡相似。多发生在球部的前壁或后壁（图10-8）。溃疡一般较小，直径常在1cm以内，溃疡较浅且易愈合。

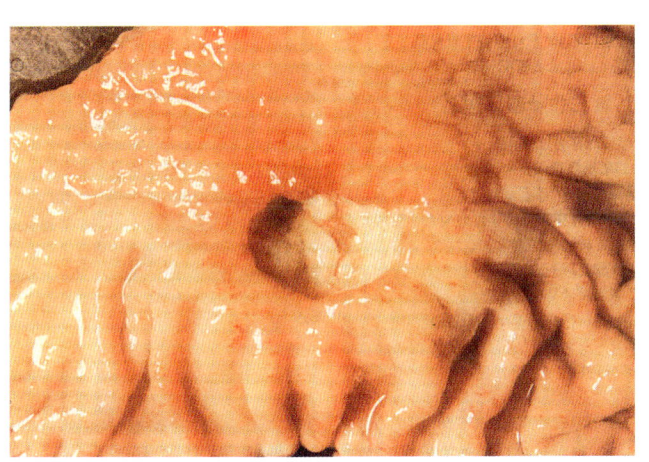

图10-7 胃溃疡
溃疡呈椭圆形，大小约1.5 cm×1.0 cm，边缘整齐，底部平坦

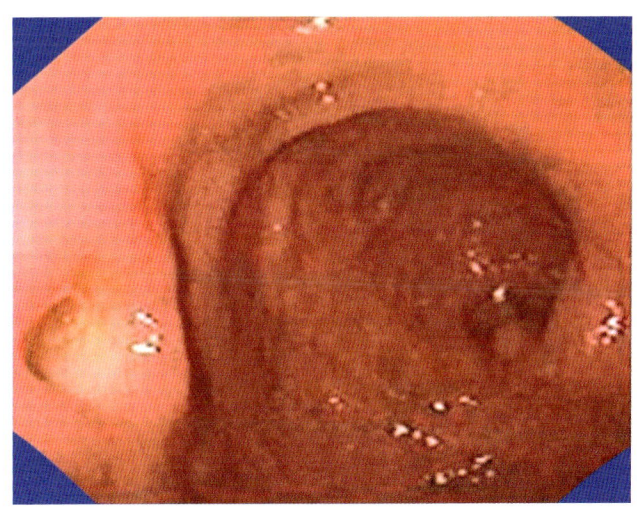

图10-8 十二指肠溃疡
溃疡位于十二指肠球部前壁

2. 镜下观 溃疡底部由内向外分四层（图10-9）：

（1）渗出层 最表层，由少量炎性渗出物（白细胞、纤维素等）覆盖。

（2）坏死层 主要为坏死组织及大量炎症细胞浸润。

（3）肉芽组织层 由大量毛细血管、成纤维细胞等组成。

（4）瘢痕层 为大量增生的纤维组织。瘢痕底部小动脉因炎症刺激常有增殖性动脉内膜炎，使小动脉管壁增厚，管腔狭窄或有血栓形成，因而可造成局部血供不足，妨碍组织再生和溃疡的修复，所以慢性溃疡一般不易愈合。但这种变化却可防止溃疡血管破裂、出血。溃疡底部的神经节细胞及神经纤维常发生变性和断裂，有时神经纤维断端呈小球状增生，这可能是患者产生疼痛症状的原因之一。

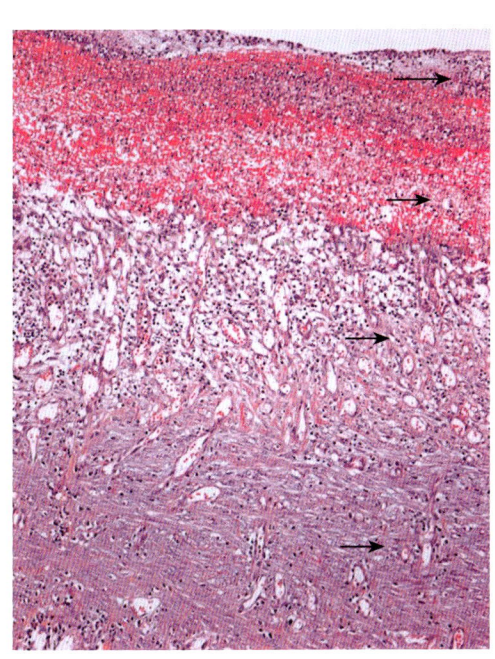

图10-9 溃疡底部四层结构
由上至下箭头所指依次为渗出层、坏死层、肉芽层组织和瘢痕层

结局及并发症

1. 愈合 如果溃疡不再发生，渗出物及坏死组织逐渐被吸收、排出，已被破坏的肌层不能再生，由底部的肉芽组织增生形成瘢痕组织充填修复。同时周围黏膜上皮再生覆盖溃疡面而

愈合（图 10-10）。

2. 并发症

（1）出血　为最常见的并发症，占 10%~35%。因溃疡底部毛细血管破裂，溃疡面有少量出血。此时患者粪便潜血试验常阳性。若溃疡底部大血管破裂（图 10-11），患者则出现呕血及柏油样粪便，严重者出现失血性休克。

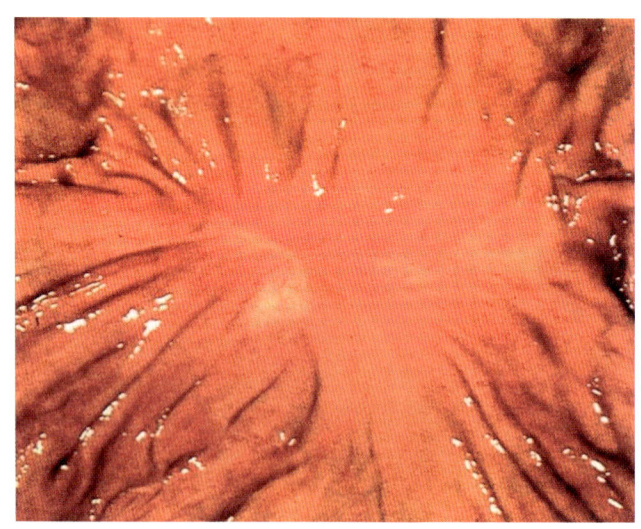

图 10-10　溃疡愈合
瘢痕收缩呈现以溃疡为中心的星芒状

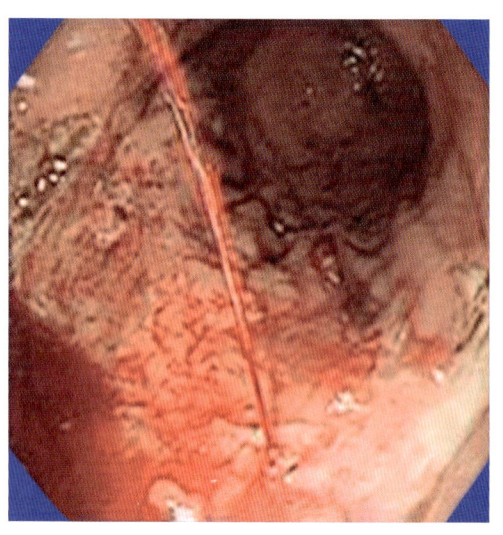

图 10-11　胃溃疡合并出血
溃疡底部小动脉破裂，发生大出血

（2）穿孔　约占 5% 的患者，十二指肠溃疡因肠壁较薄更易发生穿孔（图 10-12）。穿孔后由于胃肠内容物漏入腹腔而引起腹膜炎。若发生在胃后壁，胃肠内容物则漏入小网膜囊。

（3）幽门狭窄　约占 3% 的患者，经久的溃疡易形成大量瘢痕。由于瘢痕收缩可引起幽门狭窄，使胃内容物通过困难，继发胃扩张，临床称之为"葫芦胃"。患者出现反复呕吐，严重者因大量胃酸丢失导致代谢性碱中毒。

（4）癌变　胃溃疡癌变率约 1%，多发生于长期胃溃疡患者，十二指肠溃疡几乎不发生癌变。癌变来自溃疡边缘的黏膜上皮或腺体，因不断受到破坏及反复再生，在此过程中在某种致癌因素作用下细胞发生癌变。

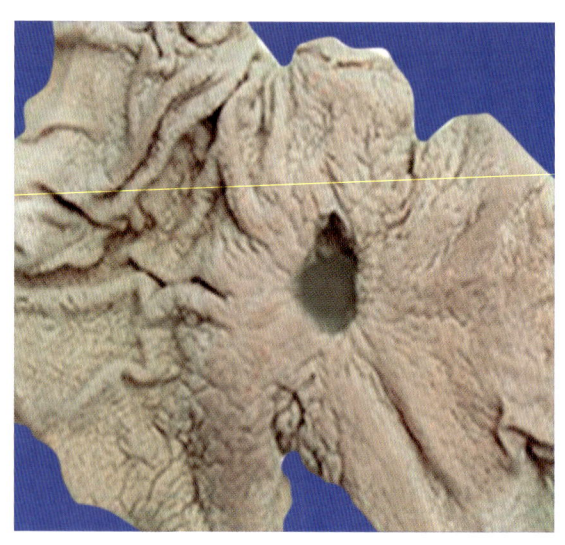

图 10-12　胃溃疡合并穿孔

临床病理联系

溃疡患者主要表现为长期性、周期性和节律性上腹部疼痛，疼痛多为钝痛、烧灼痛或饥饿样痛，如产生剧痛提示穿孔。胃溃疡常表现为进食后疼痛，是由于胃液中的胃酸刺激溃疡局部的神经末梢所致，另一方面与胃壁平滑肌痉挛也有关系。十二指肠溃疡常表现为空腹痛、饥饿痛及夜间痛，这与迷走神经兴奋性增高，刺激胃酸分泌增多有关。进食后由于胃酸被中和或稀释，疼痛反而减轻或缓解。反酸、呕吐主要与胃酸刺激、幽门狭窄及胃逆向蠕动、胃内容物反流有关。嗳气与消化不良及胃内容物排空困难而发酵，引起胃部饱胀感等有关。

第四节 阑尾炎

阑尾炎（appendicitis）是一种常见病。临床主要表现为转移性右下腹疼痛、呕吐伴有体温升高及外周血中性粒细胞升高。根据病程常分为急性和慢性两种。

病因与发病机制

细菌感染和阑尾腔的阻塞是阑尾炎发病的两个主要因素。阑尾是一条细长的盲管，管腔狭小，易潴留来自肠腔的粪便及细菌。阑尾壁富于神经组织（如肌神经丛等），阑尾根部具有类似括约肌的结构，故受刺激时易于收缩，使管腔更为狭窄。

阑尾炎因细菌感染引起，但无特定的病原菌。通常在阑尾腔内能找到大肠埃希菌、肠球菌及链球菌等，但必须在阑尾黏膜发生损害后，这些细菌才能侵入引起阑尾炎。有50%～80%的阑尾炎病例伴有阑尾腔阻塞。阑尾腔可因粪石、寄生虫等造成机械性阻塞，也可因各种刺激引起阑尾挛缩，致使阑尾壁的血液循环障碍造成黏膜损害，有利于细菌感染而引起阑尾炎。

病理变化

1. 急性阑尾炎　有三种主要类型：

（1）急性单纯性阑尾炎（acute simple appendicitis）　为早期的阑尾炎，病变以阑尾黏膜或黏膜下层较重。阑尾轻度肿胀，浆膜面充血，失去正常光泽，黏膜上皮可见一个或多个缺损，并有中性粒细胞浸润和纤维素渗出。黏膜下各层有炎性水肿。

（2）急性蜂窝织炎性阑尾炎（acute phlegmonous appendicitis）　或称急性化脓性阑尾炎，常由单纯性阑尾炎发展而来。阑尾显著肿胀，浆膜高度充血，表面覆以纤维素性渗出物。镜下观：炎性病变呈扇面形由表浅层向深层扩延，直达肌层及浆膜层。阑尾壁各层可见大量中性粒细胞弥漫浸润（图10-13），并有炎性水肿及纤维素渗出。阑尾浆膜面为渗出的纤维素和中性粒细胞组成的薄膜所覆盖，即有阑尾周围炎及局限性腹膜炎表现。

（3）急性坏疽性阑尾炎（acute gangrenous appendicitis）　是一种重型的阑尾炎。阑尾因腔内阻塞、积脓、腔内压力增高及阑尾系膜静脉受炎症波及而发生血栓性静脉炎等，均可引起阑尾壁血液循环障碍，以致阑尾壁发生坏死。此时，阑尾呈暗红色或黑色，常导致穿孔，引起弥漫性腹膜炎或阑尾周围脓肿。

2. 慢性阑尾炎　多为急性阑尾炎转变而来，也可开始即呈慢性经过。主要病变为阑尾壁的不同程度纤维化及慢性炎症细胞浸润等。临床上有时有右下腹疼痛。慢性阑尾炎有时也可急性发作。

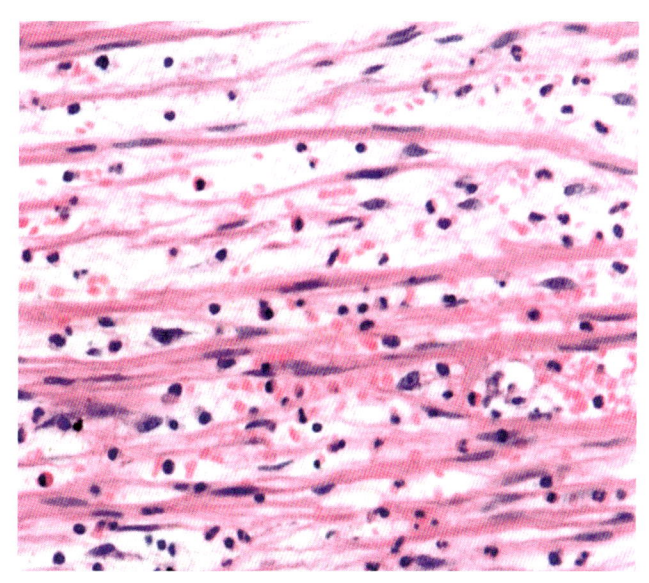

图10-13　急性蜂窝织炎性阑尾炎
阑尾肌层水肿，可见大量中性粒细胞浸润

临床病理联系

1. 腹痛　典型的急性阑尾炎患者，腹痛开始的部位多在上腹部、剑突下或脐周围，经6～8h或十多小时后，腹痛部位逐渐下移，最后固定于右下腹部。多数以突发性和持续性开始，少数可能以阵发性腹痛开始，而后逐渐加重。

2. 胃肠道反应　恶心、呕吐最为常见，早期的呕吐多为反射性，常发生在腹痛的高峰期，呕吐物为食物残渣和胃液，晚期的呕吐与腹膜炎有关。

3. 全身反应　单纯性阑尾炎的体温多在 37.5～38.0 ℃，化脓性和穿孔性阑尾炎时，体温较高，可达 39 ℃ 左右，极少数甚至可达 40 ℃ 以上。白细胞总数和中性粒细胞有不同程度升高。

结局及并发症

急性阑尾炎经过外科治疗，预后良好。只有少数病例因治疗不及时或机体抵抗力过低，出现并发症或转变为慢性阑尾炎。

并发症主要有因阑尾穿孔引起的急性弥漫性腹膜炎和阑尾周围脓肿。有时因并发阑尾系膜静脉的血栓性静脉炎，细菌或脱落的含菌血栓可循门静脉血流入肝而形成肝脓肿。如果阑尾近端发生阻塞，远端常高度膨胀，形成囊肿，其内容物可为脓汁（阑尾积脓）或为黏液（阑尾黏液囊肿，appendiceal mucocele）。黏液囊肿破裂，黏液进入腹腔，可在腹膜上形成假黏液瘤（pseudomyxoma）。

第五节　非特异性肠炎

非特异性肠炎包括肠多种非特异性炎症性疾病，大都病因不明，在病理学上无特异性变化，故称为非特异性肠炎。

一、局限性肠炎

局限性肠炎（regional enteritis）又称克罗恩病（Crohn disease），是一种病因未明的主要侵犯消化道的全身性疾病。病变主要累及回肠末端，其次为结肠、回肠近端和空肠等处。临床主要表现为腹痛、腹泻、腹部肿块、肠溃疡穿孔、肠瘘形成及肠梗阻。还可出现肠外免疫性疾病，如游走性多关节炎、强直性脊柱炎等。本病呈慢性经过，经治疗后可缓解，但常复发。慢性病例肠黏膜上皮细胞可由不典型增生发生癌变，但癌变率明显小于溃疡性结肠炎。临床上本病与肠结核、慢性溃疡性结肠炎等很难鉴别。

病因与发病机制

至今病因不明。近年发现本病常伴有免疫异常现象。在患者的血液中可检测到抗结肠上皮细胞抗体。在病变部位用免疫荧光和酶标方法证明有免疫复合物沉积。

病理变化

肉眼观：病变呈节段性，由正常黏膜分隔。病变处肠壁变厚、变硬，肠黏膜高度水肿。皱襞呈块状增厚，黏膜面有纵行溃疡并进而发展为裂隙，重者可引起肠穿孔及瘘管形成。病变肠管常因纤维化而狭窄，并易与邻近肠管或肠壁粘连。肠壁可粘连成团，与回盲部增殖型结核很相似。

镜下观：病变复杂多样，裂隙状溃疡表面被覆坏死组织，其下肠壁各层可见大量淋巴细胞、巨噬细胞与浆细胞浸润，称为穿壁性炎症，可见淋巴组织增生并有淋巴滤泡形成，约半数以上病例出现结核样肉芽肿，但无干酪样坏死改变。肠黏膜下层增厚、水肿，其中有多数扩张的淋巴管。

二、慢性溃疡性结肠炎

慢性溃疡性结肠炎（chronic ulcerative colitis，CUC）是一种原因不明的慢性结肠炎症。可累及结肠各段，偶尔见于回肠。本病也常伴肠外免疫性疾病，如游走性多关节炎、葡萄膜炎、原发性硬化性胆管炎等。

病因与发病机制

本病的病因不明，现多认为是一种自身免疫性疾病。据报道，在大约半数患者的血清中可查出抗结肠上皮细胞抗体。这种自身抗体可与结肠组织浸液起交叉反应。这种交叉反应结果可引起肠黏膜的免疫性损伤。

但也有在正常人血清中检出此类抗体的报道。总之，造成本病结肠黏膜破坏及溃疡形成的免疫学机制目前仍不清楚。

病理变化

肉眼观：最初结肠黏膜充血并出现点状出血，肠黏膜隐窝有小脓肿形成。脓肿逐渐扩大，局部肠黏膜表层坏死脱落，形成表浅小溃疡并可累及黏膜下层。溃疡可融合扩大或相互穿通形成窦道。病变进一步发展，肠黏膜可出现大片坏死并形成大的溃疡。残存的肠黏膜充血、水肿并增生形成息肉样外观，称假息肉（图10-14）。假息肉细长，其蒂与体无明显区别。有时溃疡穿通肠壁引起结肠周围脓肿并继发腹膜炎。病变局部的结肠可与邻近腹腔器官发生粘连。

镜下观：早期可见肠黏膜隐窝处有小脓肿形成，黏膜及黏膜下层可见中性粒细胞、淋巴细胞、浆细胞及嗜酸性粒细胞浸润，继而有广泛溃疡形成。溃疡底部有时可见急性血管炎，血管壁呈纤维素样坏死。溃疡边缘假息肉形成处的肠黏膜上皮可见有不典型增生，提示有癌变的可能。晚期病变区肠壁有大量纤维组织增生。

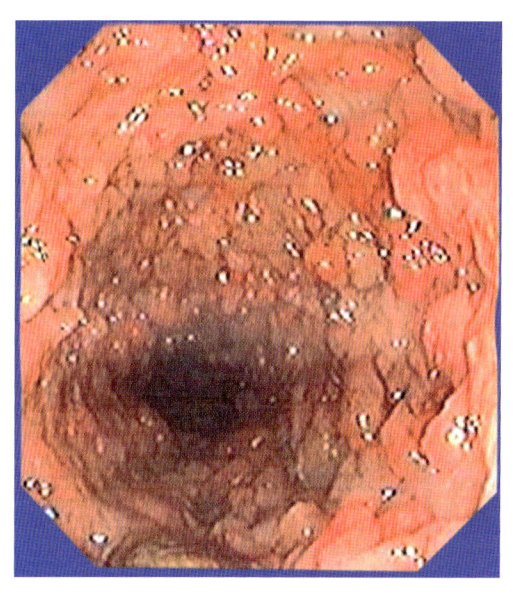

图10-14　慢性溃疡性结肠炎
肠黏膜增生，形成息肉样外观

并发症

本病除可引起结肠周围脓肿、腹膜炎外，尚可合并肠癌，且一般为多发性肠癌。癌变率取决于病程长短及病变范围。一般病变仅限于左侧结肠，癌变率低，而全结肠均有病变，病程达20年者癌变率为10%，30年者癌变率为15%～25%。此外，在暴发型病例，结肠可因中毒，丧失蠕动功能而发生麻痹性扩张，故有急性中毒性巨结肠之称。

三、急性出血性坏死性肠炎

急性出血性坏死性肠炎（acute hemorrhagic enteritis，AHE）也称坏死性肠炎，是以小肠急性出血坏死性炎症为主要病变的儿科急症。常发生于婴儿，临床主要表现为腹痛、便血、发热、呕吐、腹泻等，重者常引起休克致死。

病因和发病机制

至今不明。有较多的报告提出，本病是一种非特异性感染，如细菌、病毒或其分解产物所引起的激烈的变态反应性疾病。此外，有学者在本病患者肠腔中发现一种可产生剧毒的F型厌气菌，其B毒素有引起强烈的溶血、坏死作用。但此种细菌的病因作用尚待进一步证实。

病理变化

肠壁发生明显的出血及坏死，常呈节段性分布，以空肠及回肠最为多见且严重。病变肠壁增厚，黏膜肿胀、广泛出血、坏死，表面常被覆假膜。病变黏膜与正常黏膜分界清楚，常继发溃疡形成，溃疡深者可引起肠穿孔。黏膜下层除广泛出血外，还发生严重水肿及炎症细胞浸润。肌层平滑肌纤维断裂并可发生坏死。

第六节 病毒性肝炎

病毒性肝炎（viral hepatitis）是指由一组肝炎病毒引起的以肝实质细胞变性、坏死为主要病变的一种常见传染病。目前已证实引起病毒性肝炎的肝炎病毒有甲型（HAV）、乙型（HBV）、丙型（HCV）、丁型（HDV）、戊型（HEV）及庚型（HGV）六种。病毒性肝炎发病率较高且有不断升高的趋势，流行地区广泛，各种年龄及不同性别均可罹患，严重危害人类的健康。

病因与发病机制

病毒性肝炎的发病机制比较复杂，至今尚未完全阐明，取决于多种因素，尤其是与机体的免疫状态有密切关系。

1. **甲型肝炎病毒（HAV）** 引起甲型肝炎，其特点为经消化道感染，潜伏期短（2～6周），可散发或造成流行。HAV通过肠道上皮经门静脉系统到达肝，病毒在肝细胞内复制，分泌入胆汁，故粪便中可查到病毒。HAV并不直接损伤细胞，可能通过细胞免疫机制而导致肝细胞损伤。HAV一般不引起携带者状态，也不导致慢性肝炎。通常急性起病，大多数可痊愈，极少发生急性重型肝炎（暴发性肝炎）。

2. **乙型肝炎病毒（HBV）** 完整的HBV颗粒呈球形，具有双层衣壳，由Dane于1970年首先发现，故又称Dane颗粒。HBV基因组是环状双链结构，环状双链长短不一，长链为负链，长度固定，短链为正链，长度可变。在3.2 kb的HBV基因组内，主要有S、C、P与X基因。X基因编码的X蛋白在肝细胞癌发生中起很重要的作用。HBV有一糖蛋白外壳，称乙型肝炎表面抗原（HBsAg）；在感染的肝细胞表面可分泌大量HBsAg，使机体免疫系统，尤其是$CD8^+$细胞识别并杀伤感染细胞，导致肝细胞坏死或凋亡。在机体缺乏有效的免疫反应的情况下则表现为携带者状态。HBV的核壳体有"核心蛋白"（乙型肝炎核心抗原，HBcAg），在核心区还有一多肽转录物（HBeAg）。HBcAg一直在感染的肝细胞内，而HBeAg则分泌到血液中。HBV是我国慢性肝炎的主要致病原，最终导致肝硬化，也可引起急性乙型肝炎、急性重型肝炎和无症状携带者状态。HBV主要经血流、血液污染的物品、吸毒或密切接触传播。在高发区，母婴传播也很明显。

3. **丙型肝炎病毒（HCV）** HCV主要通过注射或输血传播。HCV是单链RNA病毒，有6个主要的基因型，最常见的为1a、1b、2a和2b，1b基因型与肝细胞癌发生关系密切，饮酒可促进病毒的复制、激活和肝纤维化的发生。HCV可直接破坏肝细胞，较多实验证明免疫因素也是肝细胞损伤的重要原因。HCV感染者约3/4可演变成慢性肝炎。其中20%可进展为肝硬化，部分可发生肝细胞性肝癌。

4. **丁型肝炎病毒（HDV）** 为一复制缺陷型RNA病毒，它必须依赖同HBV复合感染才能复制。其感染可通过两种途径：与HBV同时感染，此时约90%可恢复，仅少数演变成慢性HBV/HDV复合性慢性肝炎，少数发生急性重型肝炎；或在HBV携带者中再感染HDV，此时约80%可转变成慢性HBV/HDV复合性慢性肝炎，发生急性重型肝炎的比例也较高。

5. **戊型肝炎病毒（HEV）** HEV也是单链RNA病毒，主要通过消化道传播，易在雨季和洪水过后流行，多见于秋冬季（10～11月）。在环境与水源卫生状况差的地区，全年都有散发病例。HEV多感染35岁以上的中年人和老年人（病情往往较重），妊娠期戊型肝炎发生重症肝炎的比例较高。HEV引起的戊型病毒性肝炎主要见于亚洲和非洲等发展中国家。HEV一般不导致携带者状态和慢性肝炎。大多数病例预后良好，但在孕妇中死亡率可达20%。

6. **庚型肝炎病毒（HGV）** HGV感染主要发生在透析患者，主要通过污染的血液或血液制品传播，也可能经性传播，部分患者可变成慢性。此型病毒是否为肝炎病毒尚有争议，目前认为HGV能在单核细胞中复制，因此不一定是嗜肝病毒。

肝炎病毒引起肝损害的机制还不十分清楚。各种肝炎的发病机制可能不同。迄今对乙型肝炎的发病机制研究较多。许多研究表明，HBV主要是通过细胞免疫反应引起病变，而且由于人体对肝炎病毒的免疫反应以及感染的病毒数量与毒力不同，引起肝细胞的损害不同，因而肝炎的临床类型也不同。乙型肝炎发病机制见图10-15。

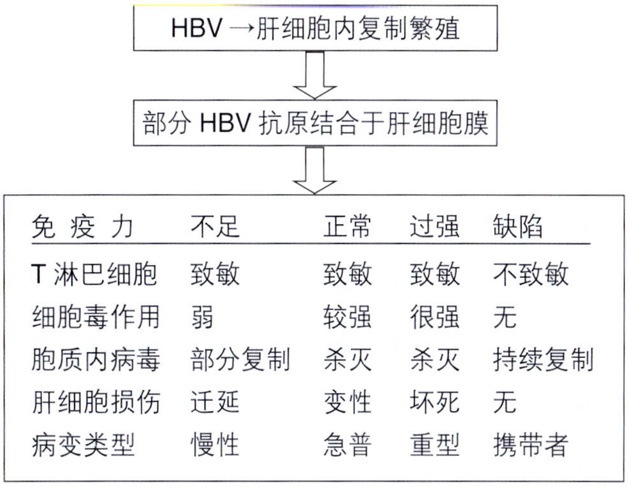

基本病理变化

各型病毒性肝炎病变基本相同，都是以肝细胞的变性、坏死为主，同时伴有不同程度的炎症细胞浸润、肝细胞再生和间质纤维组织增生，属于以变质为主的炎症。

（一）肝细胞变性、坏死

1. 肝细胞变性　常见有两种类型的变性：

（1）细胞水肿　为最常见的病变。镜下观：肝细胞明显肿大，胞质疏松呈网状、半透明，称为胞质疏松化。进一步发展，肝细胞体积更加肿大，由多角形变为圆球形。胞质几乎完全透明，呈气球样变。电镜下见内质网不同程度扩张，线粒体明显肿胀，溶酶体增多。

（2）嗜酸性变　此种变性一般仅累及单个或数个肝细胞，散在于肝小叶内。镜下观：病变肝细胞由于胞质水分脱失、浓缩使肝细胞体积变小，胞质嗜酸性增强，故红染。细胞核染色也较深。

2. 肝细胞坏死　一般也有两种类型：

（1）嗜酸性坏死　即由上述的嗜酸性变发展而来，胞质进一步浓缩，核也浓缩消失，最终形成深红色浓染的圆形小体，称为嗜酸性小体。为单个肝细胞的死亡，属细胞凋亡。

（2）溶解性坏死　由严重的细胞水肿发展而来。在不同类型的病毒性肝炎，此种坏死的范围和分布不同，可分为：

① 点状坏死（spotty necrosis）：指单个或数个肝细胞的坏死，常见于急性普通型肝炎。
② 碎片状坏死（piecemeal necrosis）：指肝小叶周边部界板肝细胞的灶性坏死和崩解，常见于慢性肝炎。
③ 桥接坏死（bridging necrosis）：指中央静脉与汇管区之间、两个汇管区之间或两个中央静脉之间出现的互相连接的坏死带，常见于中度与重度慢性肝炎。
④ 大片坏死：指几乎累及整个肝小叶的大范围肝细胞坏死，常见于重型肝炎。

3. 毛玻璃样肝细胞　镜下观：HE染色，在乙型肝炎表面抗原（HBsAg）携带者和慢性肝炎患者的肝组织常可见部分肝细胞胞质内充满嗜酸性细颗粒物质，胞质不透明似毛玻璃样，故称毛玻璃样肝细胞（图10-16）。免疫组织化学和免疫荧光检查显示HBsAg反应阳性。电镜下见细胞质滑面内质网增生，内质网池内可见较多的HBsAg颗粒。

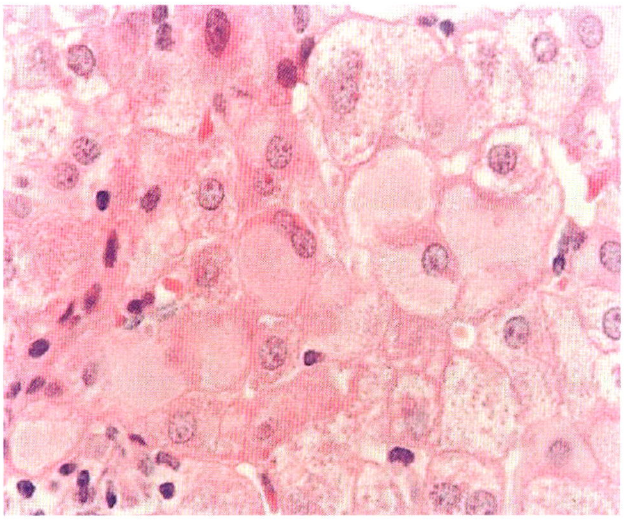

（二）炎症细胞浸润

主要为淋巴细胞和单核细胞呈散在性或灶状浸润于肝小叶内或汇管区。

（三）肝细胞再生

坏死的肝细胞由周围的肝细胞通过直接或间接分裂再生而修复。再生的肝细胞体积较大，胞质略呈嗜碱性，细胞核大且深染，有时可见双核。这种再生的肝细胞可沿原有的网状支架排列。但如坏死严重，原小叶

图10-15　乙型肝炎发病机制

免疫力	不足	正常	过强	缺陷
T淋巴细胞	致敏	致敏	致敏	不致敏
细胞毒作用	弱	较强	很强	无
胞质内病毒	部分复制	杀灭	杀灭	持续复制
肝细胞损伤	迁延	变性	坏死	无
病变类型	慢性	急普	重型	携带者

图10-16　毛玻璃样肝细胞
肝细胞胞质内充满嗜酸性细颗粒，不透明似毛玻璃样

内的网状支架塌陷，再生的肝细胞则呈团块状排列，称为结节状再生。

（四）间质反应性增生和小胆管增生

间质反应性增生包括：①肝巨噬细胞增生，并可脱入窦腔内变为游走的吞噬细胞，参与炎症细胞浸润；②间叶细胞和成纤维细胞增生，参与损伤的修复。慢性且坏死较严重的病例，在汇管区或大片坏死灶内，可见小胆管增生。

【附】

急性期丙型肝炎患者肝组织病理改变：常见肝细胞胞质疏松，细胞膜轮廓分明，肝细胞胞质内呈不规则嗜伊红变及嗜伊红小体，肝细胞还可见小脂肪滴；肝巨噬细胞增生，肝血窦内可见淋巴细胞，有的表现为"单核细胞增多症样改变"，可见巨细胞。汇管区病变差别较大，轻者仅见以淋巴细胞浸润为主，重者可见大量滤泡淋巴细胞聚集、碎片状坏死、桥接坏死、小胆管损伤。反复急性发作的丙型肝炎患者易发展成肝硬化。

丁型肝炎的病理特点：肝细胞嗜酸性变及小泡状脂肪变性，伴以炎症细胞浸润及汇管区炎症反应。慢性HBV感染者重叠感染HDV后，有加重肝组织病变现象。

单一HGV感染的庚型肝炎的病理特点：一般损害较轻。急性肝炎主要以肝细胞肿胀和汇管区炎症细胞浸润为主。慢性肝炎以肝细胞肿胀、小叶点状或灶状坏死、汇管区炎症细胞浸润以及纤维组织轻度增生为主。

临床病理类型

（一）普通型病毒性肝炎

分急性和慢性两种类型：

1. **急性（普通型）肝炎** 最常见。临床根据患者是否出现黄疸而分为黄疸型及无黄疸型两种。我国以无黄疸型多见，且主要为乙型病毒性肝炎，一部分为丙型病毒性肝炎。黄疸型肝炎病变稍重，病程较短，多见于甲型、丁型和戊型肝炎。黄疸型与无黄疸型肝炎病理变化基本相同。

病理变化 肉眼观：肝肿大，质较软，表面光滑。镜下观：肝细胞出现广泛的变性，且以细胞水肿为主，表现为肝细胞胞质疏松化和气球样变，因而肝细胞体积增大，排列紊乱拥挤，肝血窦受压而变窄，肝细胞内可见淤胆现象。肝细胞坏死轻微，肝小叶内可见点状坏死与嗜酸性小体（图10-17）。肝小叶内与汇管区可见轻度炎症细胞浸润。黄疸型坏死往往稍重，毛细胆管内常有淤胆和胆栓形成。

临床病理联系 弥漫性肝细胞肿大，使肝体积变大（图10-18），包膜紧张，引起肝区疼痛。肝细胞变质性改变，造成肝细胞内酶释放入血，血清谷丙转氨酶（SGPT）升高，同时还可引起多种肝功能异常，病变严重者出现黄疸。

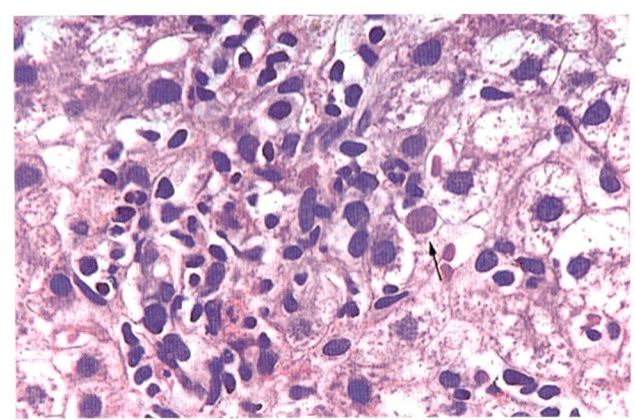

图10-17 急性普通型肝炎
肝细胞水肿，箭头示嗜酸性小体

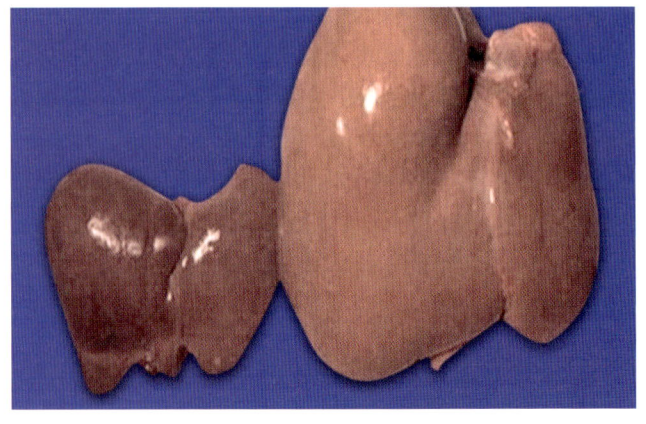

图10-18 急性普通型肝炎
与正常肝相比，急性普通型肝炎患者肝体积明显变大，包膜紧张

结局 本型肝炎患者多数在6个月内治愈，点状坏死肝细胞能完全再生修复。但乙型、丙型肝炎往往恢复较慢，其中乙型肝炎的5%~10%、丙型肝炎的70%可转变为慢性肝炎。

2. **慢性（普通型）肝炎** 病毒性肝炎病程持续半年以上者即为慢性肝炎。导致肝炎慢性化的因素有：感染的病毒类型、治疗不当、营养不良、同时患有其他传染病、饮酒、服用对肝有损害的药物以及免疫因素等，这些应引起临床医生注意。以往将慢性肝炎分为慢性持续性肝炎与慢性活动性肝炎。目前学者们注意到HCV患者由慢性肝炎演变为肝硬化的比例极高，与最初的肝病变程度无关，因而慢性肝炎的病原分型更为重要。学者们根据炎症、坏死、纤维化程度，将慢性肝炎分为三型：

（1）轻度慢性肝炎 点状坏死，偶见轻度碎片状坏死，汇管区慢性炎症细胞浸润，周围有少量纤维组织增生。肝小叶界板无破坏，肝小叶结构清楚（图10-19）。

（2）中度慢性肝炎 肝细胞变性、坏死较明显，中度碎片状坏死，出现特征的桥接坏死。肝小叶内有纤维间隔形成，但肝小叶结构大部分保存。

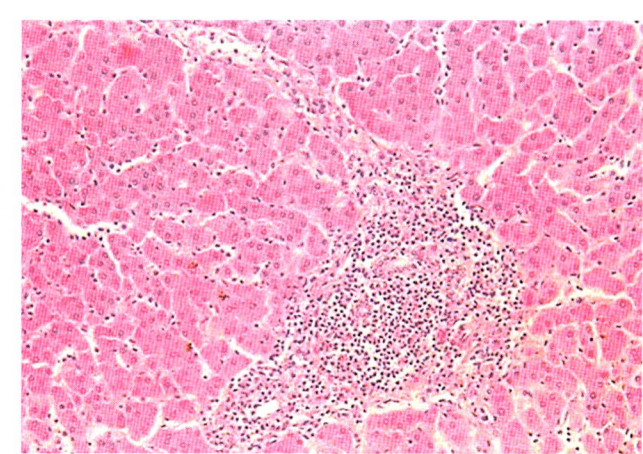

图10-19 轻度慢性肝炎
肝细胞点状坏死，汇管区慢性炎症细胞浸润，肝小叶结构清楚

（3）重度慢性肝炎 重度的碎片状坏死与大范围的桥接坏死。坏死区出现肝细胞不规则再生，纤维间隔分隔肝小叶结构。

晚期逐步转变为肝硬化。若在慢性肝炎的基础上，发生新鲜的大片坏死，即转变为重型肝炎。

（二）重型病毒性肝炎

是最严重的一型病毒性肝炎，较少见。根据发病缓急及病变程度的不同，又分为急性重型和亚急性重型两种。

1. **急性重型肝炎** 少见，起病急骤，病变发展迅猛，病死率极高，大多在十余天内死亡，临床上又称暴发型、电击型或恶性肝炎。

病理变化 肉眼观：肝体积明显缩小，重量减至600~800g，尤以左叶为甚。被膜皱缩，质地柔软，切面呈黄色或红褐色，部分区域呈红黄相间的斑纹状，因而又称急性黄色肝萎缩或急性红色肝萎缩（图10-20）。镜下观：肝细胞坏死广泛而严重，肝细胞索解离，肝细胞溶解，出现弥漫性大片坏死（图10-21）。肝细胞坏死多从肝小叶中央开始并迅速向四周扩展。仅肝小叶周边部残留少许变性的肝细胞。溶解、坏死的肝细胞很快被清除，仅残留网状支架。肝血窦明显扩张、充血甚至出血，肝巨噬细胞增生、肥大，吞噬活跃。肝小叶内及汇管区大量炎症细胞浸润。其中以淋巴细胞、巨噬细胞浸润为主。数日后网状支架塌陷，残留的肝细胞无明显再生现象。

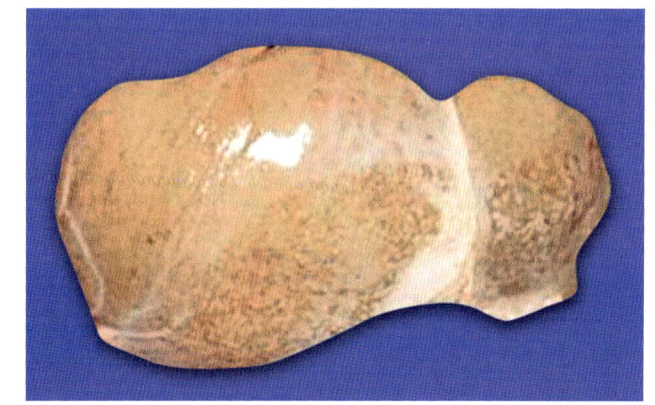

图10-20 急性重型肝炎
肝体积明显缩小，重量减轻，包膜皱缩，切面呈黄色

临床病理联系 大量肝细胞溶解、坏死，可导致：①胆红素大量入血，引起严重的肝细胞性黄疸；②凝血因子合成障碍导致明显的出血倾向；③肝功能衰竭，对各种代谢产物的解毒功能出现障碍，导致肝性脑病。此外，由于胆红素代谢障碍及血循环障碍等，还可诱发肾衰竭（肝肾综合征，hepatorenal syndrome）。

结局 大多数在短期内死亡，死亡原因主要为肝功能衰竭（肝性脑病），其次为消化道大出血或急性肾衰

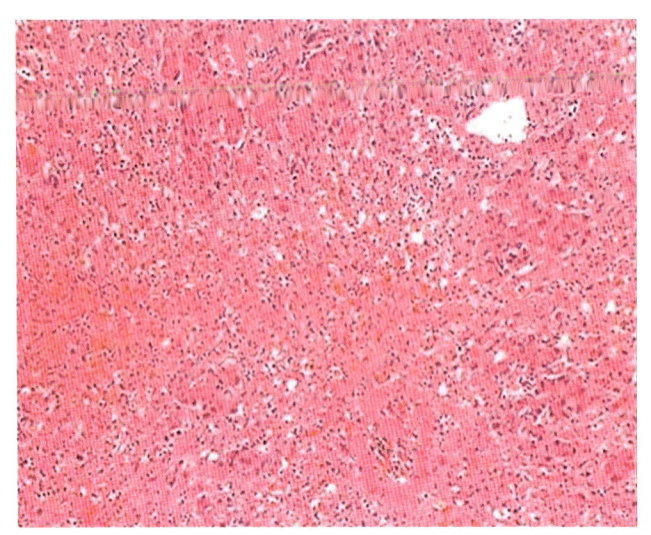

图 10-21 急性重型肝炎
肝细胞弥漫性大片坏死时，肝细胞再生不明显

竭。弥散性血管内凝血（DIC）也较常见。少数迁延而转为亚急性重型肝炎。

2. 亚急性重型肝炎　多数是由急性重型肝炎迁延而来或一开始病变就比较缓和呈亚急性经过。少数由急性普通型肝炎恶化进展而来。本型病程可达一至数月。

病理变化　肉眼观：肝体积缩小，表面包膜皱缩不平。质地软硬程度不一，部分区域呈大小不一的结节状。切面见坏死区呈红褐色或土黄色，再生的结节因胆汁淤积而呈现黄绿色。镜下观：本型肝炎的特点为既有肝细胞的大片坏死，又有结节状肝细胞再生（图10-22）。坏死区网状纤维支架塌陷和胶原纤维化，因而使残存的肝细胞再生时不能沿原有支架排列，而呈结节状。肝小叶内、外可见明显的炎症细胞浸润。主要为淋巴细胞、单核细胞。肝小叶周边部有小胆管增生，较陈旧的病变区有明显的结缔组织增生。

结局　如治疗得当且及时，病变可停止发展并有治愈可能。多数常继续发展而转变为坏死后性肝硬化。

【附】

携带者状态（carrier state）：指无明显症状或仅为亚临床表现的慢性肝炎，多由 HBV、HCV 或 HDV 感染所致。患者仅为病毒抗原阳性，而无明显的进行性肝细胞损害。HBV 感染可能出现"毛玻璃样"肝细胞或"砂状"核。

无症状感染（asymptomatic infection）：患者可仅表现为轻度的血清转氨酶升高，然后出现病毒抗体。

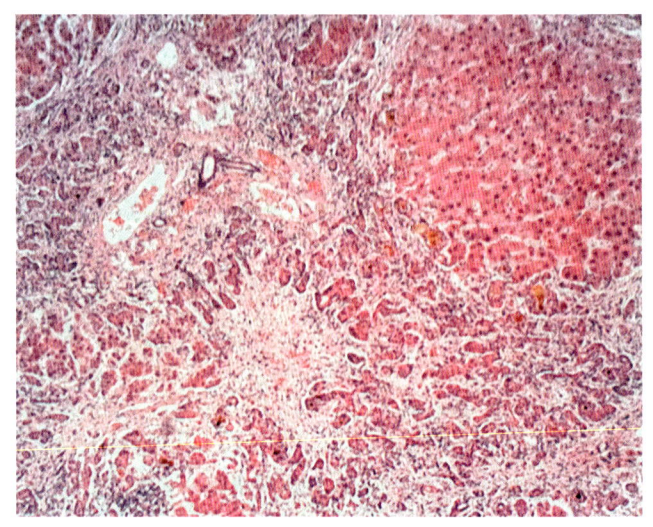

图 10-22　亚急性重型肝炎
肝细胞大片状坏死，可见肝细胞结节状再生

第七节　酒精性肝病

酒精性肝病（alcoholic liver disease）为慢性乙醇中毒的主要表现之一。据国外资料统计，住院患者因酗酒发生酒精性肝病者占 25%~30%。我国的酒精性肝病发病率尚没有确切的统计资料，但近年也有明显增加的倾向。

发病机制

肝是乙醇代谢、降解的主要场所。乙醇对肝有直接损伤作用。其机制如下：

进入肝内的乙醇，在乙醇脱氢酶和微粒体乙醇氧化酶系的作用下转变为乙醛，再转变为乙酸。后一反应使辅酶Ⅰ（NAD）转变为还原型辅酶Ⅰ（NADH），导致 NADH 对 NAD 比值增高，从而抑制肝细胞线粒体三羧酸循环，造成肝细胞对脂肪酸的氧化能力降低，引起脂肪在肝内堆积而发生脂肪肝；NADH 增多还可造成乳酸增多，耗氧增多影响肝代谢。乙醇在肝细胞内受微粒体氧化系统作用产生自由基损伤膜系统；乙醇中间代谢产物乙醛具有强烈的脂质过氧化反应和毒性，可破坏肝细胞结构，并诱导发生免疫反应。此外，嗜酒者常有营养不良,尤其是蛋白质、维生素缺乏。

病理变化

慢性酒精中毒主要引起肝的三种损伤,即脂肪肝、酒精性肝炎和酒精性肝硬化。三者可单独出现,也可同时并存或先后移行。

1. 脂肪肝 酒精中毒最常见的肝病变是脂肪变性。肉眼观:肝体积大,质地柔软,黄色(图10-23)。镜下观:肝细胞肿大、变圆。肝细胞含有相当大的脂滴时,可将胞核推挤到细胞一侧。肝小叶中央区受累明显,有时伴有各种程度的肝细胞水样变性。单纯的脂肪肝常无症状。如病变未发展到纤维化,戒酒可使脂肪肝消失。

2. 酒精性肝炎(alcoholic hepatitis) 在有临床症状表现的病例,常出现三种病变:肝细胞脂肪变性、酒精性透明小体形成和灶状肝细胞坏死伴中性粒细胞浸润。

3. 酒精性肝硬化(alcoholic cirrhosis) 一般认为此种肝硬化是由脂肪肝和酒精性肝炎进展而来。一般的脂肪肝,如继续酗酒则多发展为酒精性肝炎,再演变为肝硬化。酒精性肝炎时肝细胞发生坏死,最终引起纤维化。相邻肝小叶的纤维化条索相互连接,导致肝小叶的正常结构被分隔破坏,发展成假小叶,形成酒精性肝硬化。

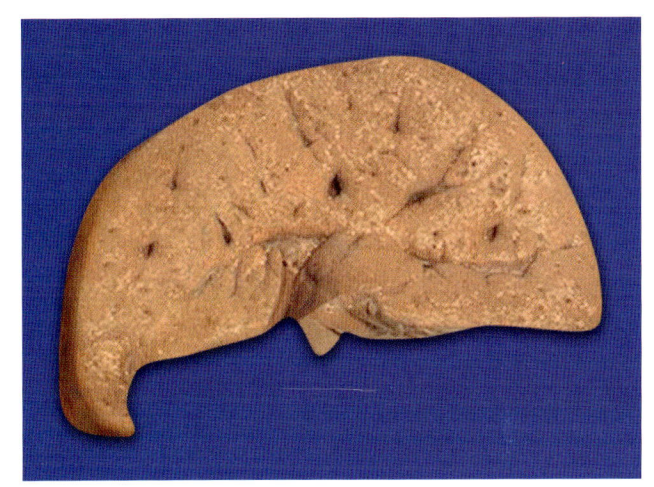

图10-23 脂肪肝
肝体积大,质地柔软,黄色

临床病理联系

1. 脂肪肝 轻度脂肪肝患者有的仅有疲乏感,而多数脂肪肝患者较胖,故更难发现轻微的自觉症状。中、重度脂肪肝有类似慢性肝炎的表现,可有食欲缺乏、疲倦乏力、恶心、呕吐、体重减轻、肝区或右上腹隐痛等。

2. 酒精性肝炎 常由脂肪肝发展而来,也可与肝硬化重叠。患者常于近期内有大量饮酒史,可有食欲缺乏、恶心、呕吐、腹痛和体重减轻,并可有发热。症状的轻重常与肝组织学改变的程度一致,但有些患者可无任何症状。体征以黄疸、肝肿大和压痛为其特点。80%~100%的患者有肝肿大。10%~70%的患者表现为腹水、发热、脾肿大、蜘蛛痣和神经精神症状。部分患者双侧腮腺呈中等程度肿大。

3. 酒精性肝硬化 患者早期常无症状,以后可出现体重减轻、食欲缺乏、腹痛、乏力、倦怠、尿色深、牙龈出血及鼻出血等(到失代偿期可出现黄疸、腹水、水肿、皮肤黏膜和上消化道出血等)。患者还有面色晦暗、营养差,毛细血管扩张、蜘蛛痣、肝掌、腮腺非炎性肿大、掌挛缩、男性乳房发育、睾丸萎缩和阴毛呈女性分布,以及厌氧菌所致的原发性腹膜炎、肝性脑病等表现。

第八节 肝 硬 化

肝硬化(cirrhosis of liver)是由肝细胞广泛变性、坏死,继而出现纤维组织增生和肝细胞结节状再生,这三种病变反复交错进行而导致肝变形、变硬的一种常见的慢性肝疾病。晚期患者临床常表现有不同程度的门静脉压升高和肝功能障碍,对人体危害较大。大多数发病年龄在20~50岁,男、女性发病率无明显差异。由于引起肝硬化的病因及其发病较为复杂,因而至今尚无统一分类方法。一般是按照病因或依据形成结节的大小进行分类。国际上依据形态分类,将肝硬化分为大结节型、小结节型、大小结节混合型及不全分隔型四型;我国常采用的是结合病因、病变特点以及临床表现的综合分类方法。下面主要介绍我国分类法中常见的三种肝硬化类型。

一、门脉性肝硬化

门脉性肝硬化（portal cirrhosis）旧称雷奈克肝硬化，是最常见的一型肝硬化，遍布世界各地。相当于小结节型肝硬化。

病因与发病机制

尚未完全清楚。多数研究表明，很多不同的因素均可引起肝细胞的损害，进而发展为肝硬化，常见的因素有：

1. **病毒性肝炎**　在我国，病毒性肝炎是引起门脉性肝硬化的主要原因，尤其是乙型和丙型肝炎。这无论在流行病学、临床还是病理形态等方面都有很多令人信服的资料，值得重视。

2. **慢性酒精中毒**　长期酗酒是引起肝硬化的另一个重要因素，在欧美国家，60%～70% 的门脉性肝硬化由酒精性肝病引起。在我国，由慢性酒精中毒引起的门脉性肝硬化也越来越多见。目前认为，乙精在体内代谢过程中产生的乙醛对肝细胞有直接毒害作用，使肝细胞发生脂肪变性而逐渐进展为肝硬化。

3. **营养不良**　动物实验表明，如食物中长期缺乏蛋氨酸或胆碱类物质时，使肝合成磷脂发生障碍，经过脂肪肝逐渐发展为肝硬化。

4. **有毒物质的损伤作用**　许多化学物质可以损伤肝细胞，例如四氯化碳、砷等，如长期作用可致肝损伤而引起肝硬化。

上述各种因素均可引起肝细胞弥漫性损害，如长期作用、反复发作，可导致肝内广泛的胶原纤维增生。这种增多的胶原纤维有两种来源：其一为肝细胞坏死后，肝小叶内原有的网状纤维支架受到破坏而塌陷，塌陷的网状纤维互相融合形成胶原纤维（又称无细胞硬化）或由坏死区内肝星状细胞转变为肌成纤维细胞样细胞（myofibroblast-like cell）产生胶原纤维；其二为汇管区的成纤维细胞增生并分泌产生胶原纤维。肝小叶内网状支架塌陷后，再生的肝细胞不能沿原有支架排列，而形成不规则的再生肝细胞结节。广泛增生的胶原纤维一方面向肝小叶内伸展，分隔肝小叶；另一方面与肝小叶内的胶原纤维连接成纤维间隔包绕原有的或再生的肝细胞团，形成假小叶。这些病变随着肝细胞不断坏死与再生而反复进行，最终形成弥漫全肝的假小叶，并导致肝内血液循环改建和肝功能障碍而形成肝硬化。

病理变化

肉眼观：早期，肝体积可正常或稍增大，重量增加，质地正常或稍硬。晚期，肝体积明显缩小，重量减轻，硬度增加。表面和切面呈弥漫全肝的小结节。结节大小相仿，直径多在 0.15～0.5 cm，一般不超过 1cm。肝被膜增厚。切面见有圆形或类圆形岛屿状结构，其大小与表面的结节一致，周围有灰白色纤维组织条索或间隔包绕（图 10-24）。

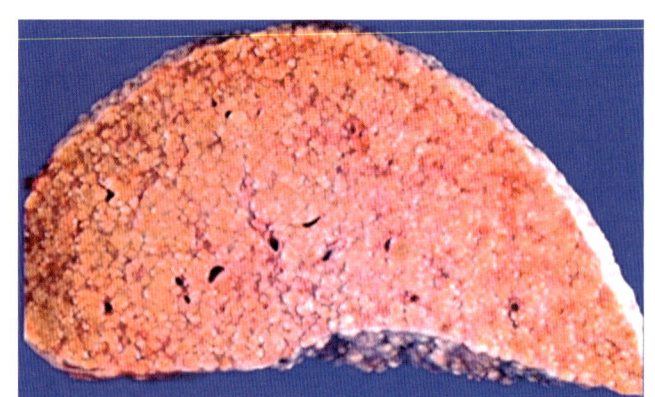

图 10-24　门脉性肝硬化
肝体积缩小、重量减轻，质地变硬，表面和切面呈弥漫、大小一致的小结节

镜下观：① 正常肝小叶结构被破坏，广泛增生的纤维组织分隔原来的肝小叶并包绕成大小不等的圆形或类圆形的肝细胞团，称为假小叶（pseudolobule）。假小叶的特点：中央静脉缺如或偏位或 2 个以上；假小叶中的肝细胞排列紊乱，常出现不同程度的脂肪变性或坏死；可见再生的肝细胞结节，再生的肝细胞体积大，核大且深染，并常出现双核。② 包绕假小叶的纤维间隔宽窄比较一致，内有少量淋巴细胞和单核细胞浸润，并可见小胆管增生（图 10-25）。

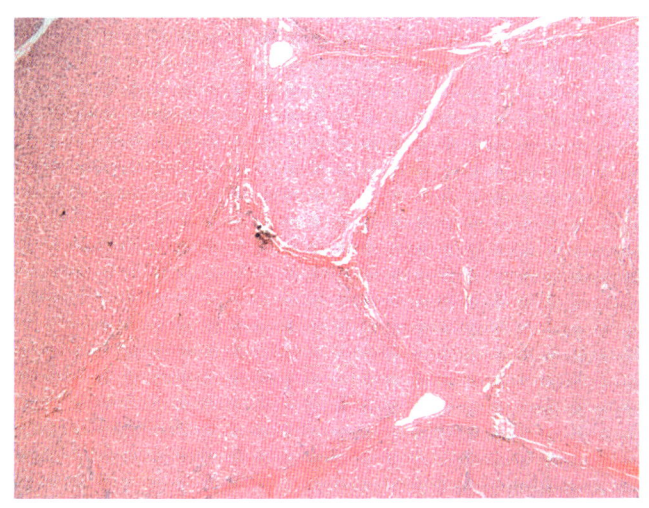

图 10-25 门脉性肝硬化
大量假小叶形成，纤维间隔宽窄比较一致

临床病理联系

1. 门静脉高压症　正常门静脉压为 1.27～2.35 kPa（13～24 cmH₂O），门静脉高压时可达 2.94～4.9 kPa（30～50 cmH₂O）。门静脉压力增高的原因有：①肝内广泛的结缔组织增生，肝血窦闭塞或窦周纤维化，使门静脉循环受阻（窦性阻塞）；②假小叶压迫小叶下静脉，使肝血窦内血液流出受阻，进而影响门静脉血流入肝血窦（窦后性阻塞）；③肝动脉与门静脉形成异常吻合支，压力高的肝动脉血流入门静脉（窦前性）。门静脉压升高后，患者常出现一系列的症状和体征。主要表现如下：

（1）脾肿大　肝硬化患者中有 70%～85% 出现脾肿大（图 10-26）。肉眼观：脾大，重量多在 500 g以下，少数可达 800～1000 g，质硬，包膜增厚。镜下观：脾小体萎缩，脾索增宽，纤维化，脾血窦扩张、淤血，窦内皮细胞增生，红髓内纤维组织增生，常形成含铁结节。脾大后可引起脾功能亢进，临床可出现贫血、白细胞和血小板减少症。

（2）胃肠淤血、水肿　表现为胃肠壁增厚，皱襞增宽，严重者黏膜呈胶冻状外观，因而引起消化、吸收功能障碍，临床可出现食欲缺乏、消化不良等表现。

（3）腹水　肝硬化晚期，在腹腔内可积聚大量淡黄色透明的漏出液，称为腹水（ascites），量较大时可致腹部明显膨隆。腹水形成的原因有：①门静脉压升高，使门静脉系统的毛细血管流体静压升高，血管壁通透性增大，液体漏入腹腔；②肝细胞合成白蛋白功能降低及消化不良形成低蛋白血症，使血浆胶体渗透压降低，促进腹水形成；

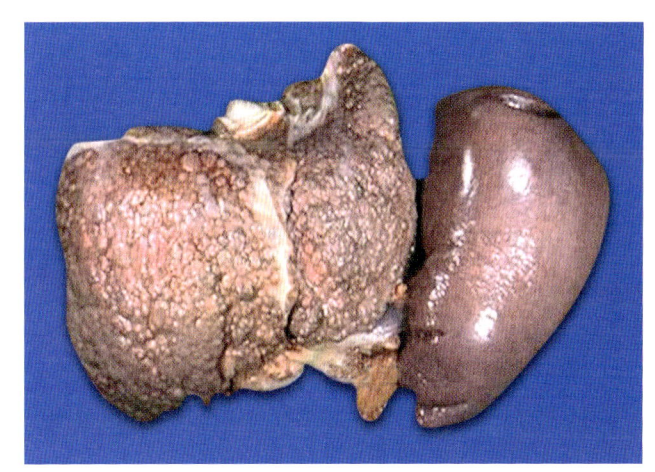

图 10-26 门脉性肝硬化合并脾肿大
脾体积明显增大，包膜紧张

③肝功能降低，对醛固酮、抗利尿激素灭活减少，加上腹水形成后有效循环血量减少，导致醛固酮、抗利尿激素分泌增加，导致水、钠潴留而促使腹水形成。

（4）侧支循环形成　门静脉压升高使一部分门静脉血液经吻合支绕过肝直接回右心。主要的侧支循环和并发症有：①门静脉血经胃冠状静脉→食管下静脉丛→奇静脉入上腔静脉，这是最主要、最常见的侧支循环，可致食管下段静脉丛曲张，甚至破裂，发生致命性大出血，是肝硬化患者死亡的常见原因之一，这种情况发生在腹压升高或受粗糙食物磨损时。②门静脉血经肠系膜下静脉、直肠上静脉→直肠静脉丛→直肠下静脉→髂内静脉→髂总静脉进入下腔静脉，可引起直肠静脉丛曲张，形成痔核，如破裂可出现便血，长期便血可引起贫血。③门静脉血经脐旁静脉→脐周静脉网→腹壁上、下静脉→上、下腔静脉，可引起脐周浅静脉高度扩张，临床上可出现"海蛇头"（caput medusae）现象（图 10-27）。

2. 肝功能障碍　主要系肝实质长期反复受到损伤所致。当肝细胞不能完全再生补充和代偿损伤肝细胞的功能时，则可出现以下肝功能不全的症状及体征。

（1）蛋白质合成障碍　肝细胞受损伤后，合成蛋白质的功能降低，使血浆蛋白减少。同时由于从胃肠道吸收的一些抗原性物质不经肝细胞处理，直接经过侧支循环而进入体循环，刺激免疫系统合成球蛋白增多，因而可出现白/球蛋白比值下降或倒置现象。

（2）出血倾向　肝硬化患者可有鼻出血、牙龈出血、浆膜及黏膜出血、皮下瘀斑等。主要是肝合成凝血

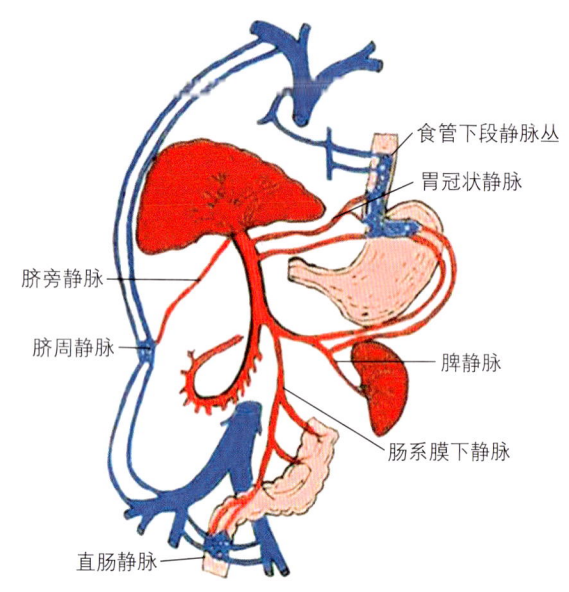

图 10-27　门静脉高压时侧支循环示意图

因子减少所致。另外，与脾功能亢进，使血小板破坏过多也有关系。

（3）胆色素代谢障碍　主要与肝细胞坏死及毛细胆管淤胆有关。患者在临床上常有肝细胞性黄疸表现。

（4）对激素的灭活作用减弱　出现蜘蛛状血管痣和肝掌，系肝内雌激素灭活障碍致体内雌激素水平升高，小动脉末梢扩张所致。常出现在患者的颈部、胸部、面部等。男性还可出现睾丸萎缩，女性出现月经不调、不孕等。

（5）肝性脑病　这是最严重的合并症，系肝功能极度衰竭的表现。常为肝硬化的死因之一。

二、坏死后性肝硬化

坏死后性肝硬化（postnecrotic cirrhosis）是在肝细胞发生大片坏死的基础上形成的，相当于大结节型和大小结节混合型肝硬化。坏死后性肝硬化预后差，易合并肝癌。

病因与发病机制

1. 病毒性肝炎　多由亚急性重型肝炎迁延而来。慢性肝炎的反复发作过程中，若坏死严重时，也可发展为本型肝硬化。

2. 药物及化学物质中毒　某些药物或化学物质可引起肝细胞广泛中毒性坏死，继而出现结节状再生而发展为坏死后性肝硬化。

病理变化

肉眼观：肝体积缩小，重量减轻，质地变硬，以左叶为甚。与门脉性肝硬化不同之处在于肝变形明显（图 10-28），结节大小不等，最大结节直径可达 5～6 cm，结节呈黄绿或黄褐色。切面纤维结缔组织间隔宽，且厚薄不均。

镜下观：正常肝小叶结构破坏，代之以大小不等的假小叶。假小叶内肝细胞常有不同程度的变性、坏死和胆色素沉着。假小叶间的纤维间隔较宽且厚薄不均，其内有大量炎症细胞浸润及小胆管增生。

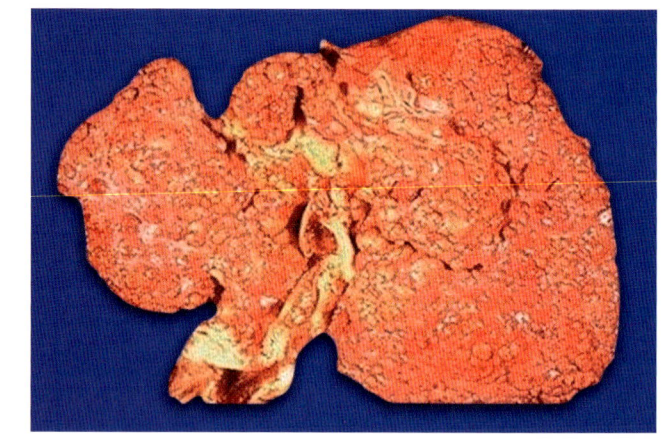

图 10-28　坏死后性肝硬化
肝体积明显缩小，结节大小不一，肝明显变形

结局

坏死后性肝硬化因肝细胞坏死较严重，病程较短，因而肝功能障碍较门脉性肝硬化明显且出现较早，而门静脉高压症较轻且出现晚。此外，本型肝硬化的癌变率也较门脉性肝硬化高。

三、胆汁性肝硬化

胆汁性肝硬化（biliary cirrhosis）是由于胆道阻塞，胆汁淤积引起的肝硬化，较少见。

病因与发病机制

根据病因不同，分原发性和继发性两种。

1. 原发性胆汁性肝硬化　在我国少见，原因不明，可能与自身免疫反应有关，这是因为在患者血中可检查到自身抗体。可由肝内小胆管的慢性非化脓性胆管炎引起。

2. 继发性胆汁性肝硬化　与长期肝外胆管阻塞和胆道上行性感染两种因素有关。长期的胆管阻塞，胆汁淤积，使肝细胞变性、坏死，继发结缔组织增生而导致肝硬化。

病理变化

1. 原发性胆汁性肝硬化　早期，汇管区小叶间胆管上皮空泡变性、坏死，淋巴细胞浸润，继而胆小管破坏及纤维组织增生侵入肝小叶内形成分隔。

2. 继发性胆汁性肝硬化　肉眼观：肝表面平滑或呈细颗粒状，硬度中等，呈褐绿色，切面结节细小（图10-29）。镜下观：肝细胞胞质内胆色素沉积，坏死肝细胞肿大，胞质疏松呈网状（成为网状或羽毛状坏死）。胆汁外淤明显。

临床病理联系

主要表现为长期梗阻性黄疸、肝大、皮肤瘙痒，常伴有高脂血症和皮肤黄色瘤。

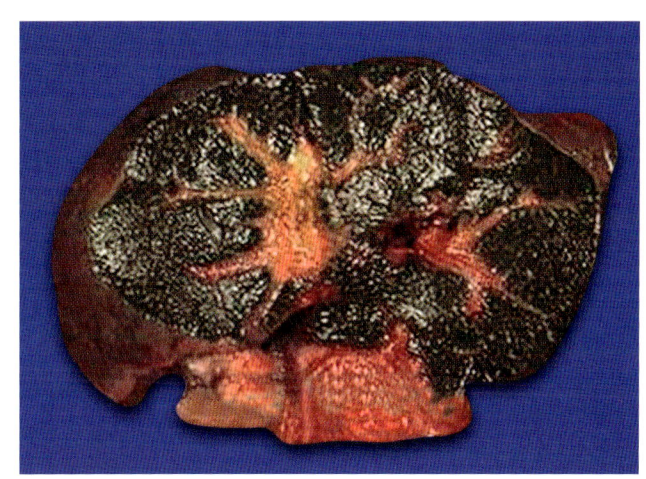

图 10-29　胆汁性肝硬化
肝体积缩小不明显，表面较光滑，呈细小结节，颜色呈深绿色

第九节　肝代谢性疾病与循环障碍

肝是体内代谢的主要器官、各种物质代谢的中心，因此，常可发生代谢性疾病，主要包括肝豆状核变性、含铁血黄素沉积症、糖原沉积症和类脂质沉积症等。体循环淤血可导致肝循环障碍。肝循环障碍主要包括门静脉阻塞和肝静脉阻塞。

一、肝代谢性疾病

1. 肝豆状核变性（hepatolenticular degeneration）　又称威尔逊病（Wilson's disease）。本病为位于第13号染色体的隐性基因遗传性疾病，家族性多发。患者多为儿童及青少年。

本病的特点是铜代谢障碍，铜不能正常排出而蓄积于各器官。首先累及肝，待肝饱和后再沉积于中枢神经系统，故出现神经症状。铜也可蓄积于角膜，在角膜周围出现绿褐色环（Kayser-Fleischer 环）。

肝病变：在肝细胞中可见有脂褐素、铜结合蛋白、铁等沉着。铜或铜结合蛋白可由组织化学染色检出。早期见肝细胞线粒体基质中有大颗粒或晶体沉着。可伴发急、慢性肝炎及肝硬化等病变。

中枢神经系统病变：以纹状体、丘脑及苍白球最显著。

2. 含铁血黄素沉积症（hemosiderosis）　是指肝组织内有可染性铁的色素沉着。含铁血黄素沉积症主要是由于大量红细胞破坏,血红蛋白分解所引起,如引起溶血及肝内出血的疾病。含铁血黄素主要沉积于肝细胞内,肝巨噬细胞内也常有该色素沉积,但一般较肝细胞轻。在因输血引起者,肝巨噬细胞色素沉积则明显。

血色病（hemochromatosis）是一种先天性铁代谢异常的全身性疾病。其发病机制不明。肝病变为全身病变的一部分，表现为肝内重度含铁血黄素沉积、全肝呈铁锈色。后期伴有肝纤维化或肝硬化。

3. 糖原沉积症（glycogenosis）　为先天性常染色体隐性遗传所引起的组织内糖原质的异常和量的增多，而引起沉积。主要累及肝、心、肾及肌组织，有低血糖、酮尿及发育迟缓等表现。按糖代谢过程中不同环节、不同酶的异常，现已将本症分为多种类型及其亚型。

肉眼观：肝大，有的可达正常肝的3倍以上，颜色变淡。镜下观：肝细胞明显肿大，胞质淡染，呈疏松的颗粒状并有透亮区。冷冻切片，PAS 染色可见肝细胞内红色的糖原颗粒，对淀粉酶的消化反应稳定。后期，多种类型可伴有肝纤维化或肝硬化。需要指出的是，确诊糖原沉积症及分型，不能单凭病理组织学改变，而必须结合临床及用肝穿刺获取新鲜标本做酶类分析。

4. 类脂质沉积症（lipoidosis） 是指先天缺陷性脂质代谢障碍所致的组织内类脂质增多并沉积。主要有糖脂、磷脂及胆固醇等沉积。其发生机制大都是由于作用于脂质分解代谢某些环节上的酶类的遗传性缺失，使其相应的底物（脂质）分解代谢不能进行而沉积在组织内。

（1）糖脂沉积症 糖脂是指不含磷酸的脑苷脂及神经苷脂等脂类。它们的分解代谢障碍可分别引起脑苷脂沉积症（如戈谢病）和神经节苷脂沉积症。脑苷脂沉积症也称戈谢病（Gaucher disease），是由于常染色体隐性遗传所致体内β-葡萄糖苷酶缺乏而引起的脑苷脂分解代谢障碍。主要累及肝、脾、淋巴结及骨髓等单核巨噬细胞系统。常发生在婴儿，为致命性疾病。主要病变为肝、脾大，脾大尤为明显，可达正常脾重量的20倍。镜下观：肝内聚集大量高度胀大的载脂巨噬细胞，有的胞质呈泡沫状，有的胞质出现红染条纹，后者排列成皱纹纸样外观，胞核小，呈圆形或椭圆形居于细胞中央，称为戈谢细胞（Gaucher cell）。这些细胞主要分布于小叶中央静脉附近的肝血窦内和汇管区。偶见发生肝纤维化和肝硬化。

（2）磷脂沉积症 主要为不含甘油成分的神经磷脂的增多、蓄积，又称尼曼-皮克病（Niemann-Pick disease）或称神经磷脂沉积症，系由于常染色体隐性遗传所致的神经磷脂酶缺乏，使神经磷脂不能被水解而沉积于组织内所致。另外，还可伴有其他脂质贮积。本病主要累及肝、脾、骨髓及淋巴结等器官，在儿童也可侵犯神经系统。主要病变为肝大，镜下见在肝血窦内和汇管区有大量肝巨噬细胞聚集，细胞体积肿大，胞质呈泡沫状，核小，居中，称为 Pick 细胞。肝细胞内也可见脂肪，主要为中性脂肪及胆固醇。电镜下见 Pick 细胞内充满多数年轮样层状排列的球形包涵体。本病常发生于幼儿，预后不佳。

二、肝循环障碍

1. 门静脉阻塞 较为少见。多由于肝、胰疾病如肝硬化、肝癌、胰腺癌等压迫、侵袭肝内门静脉，以及化脓性腹膜炎，新生儿脐带感染化脓等引起门静脉的血栓形成或栓塞。门静脉完全而广泛的阻塞很少见。其肝内分支的一支或多支阻塞可引起梗死（Zahn 梗死）。Zahn 梗死又称萎缩性红色梗死，为肝内少见的循环障碍性病变。病变以局部肝淤血为主，而不是真性梗死。病变区呈圆形或长方形，暗红色，境界清楚。镜下观：肝小叶中央区高度淤血并有出血。局部肝细胞萎缩、坏死或消失。病变恢复期可见阻塞的门静脉周围出现新吻合支。本病变对机体无大影响，偶可成为腹腔内出血的来源。

2. 肝静脉阻塞 肝静脉阻塞一般分为两类：一类为肝静脉干至下腔静脉的阻塞，称 Budd-Chiari 综合征；另一类为肝内肝静脉小分支阻塞，称肝小静脉闭塞症（veno-occlusive disease）。

Budd-Chiari 综合征是指肝静脉干和（或）下腔静脉的肝静脉入口处有一段完全或不完全阻塞而引起的综合征。本综合征的病因有原发性及继发性两种。原发者主要是先天性血管异常，如下腔静脉膜性阻塞所致的肝静脉阻塞。继发者可由血液凝固性升高疾病（如红细胞增多症）、肝癌及腹腔肿瘤、腹部创伤及某些口服避孕药等引起的该段静脉血栓形成所致。病理变化主要为肝淤血，肝细胞萎缩、变性甚至坏死。此外，还有肝出血，即淤积于肝血窦内的红细胞进入窦外压力较低的 Disse 腔及萎缩的肝板内。慢性病例则发展为淤血性肝硬化。

第十节 胆囊炎与胆石症

胆囊炎是常见的胆道系统炎症，常与胆管炎同时发生，其病因、发病机制及病理变化基本相同，大多数是在胆汁淤滞的基础上继发细菌感染所致。胆石症也是胆道系统的常见疾病，可继发于炎症，形成结石后又可诱发炎症。

一、胆囊炎

胆囊炎（cholecystitis）是以细菌感染为主要原因的炎症性疾病，可分为急性和慢性两种，女性略多于男性。

病因与发病机制

胆囊炎多由细菌引起，主要感染的细菌为大肠埃希菌、葡萄球菌等。细菌感染是胆囊炎的基本原因，入侵的细菌经淋巴道或血道到达胆道，也可由肠腔经十二指肠乳头逆行进入胆道。此外，胆囊炎多有胆汁淤滞作为发病的基础。胆汁淤滞时，胆汁理化性状发生改变，可刺激胆道黏膜，导致其抵抗力降低。

病理变化

1. 急性胆囊炎　黏膜充血水肿，上皮细胞变性、坏死脱落，管壁内不同程度的中性粒细胞浸润。黏膜腺体分泌亢进时称卡他性胆囊炎，若病变继续发展，胆囊壁各层均为中性粒细胞浸润，称蜂窝织炎性胆囊炎。浆膜面常有纤维素脓性渗出物覆盖。如胆囊管阻塞，可引起胆囊积脓。痉挛、水肿、阻塞及淤胆等导致胆囊壁的血液循环障碍时，可发生坏疽性胆囊炎，甚至发生穿孔，引起胆汁性腹膜炎。

2. 慢性胆囊炎　多由急性者反复发作迁延所致。此时，胆囊黏膜多发生萎缩，各层组织中均有淋巴细胞、单核细胞浸润和明显纤维化。

临床病理联系

1. 急性胆囊炎　多在进食油腻性晚餐后半夜发病，因高脂饮食能使胆囊收缩加强，而平卧又可使小胆石易于滑入并嵌顿胆囊管。主要表现为右上腹持续性疼痛、阵发性加剧，可向右肩背放射；常伴发热、恶心、呕吐，但寒战少见，黄疸轻。腹部检查发现右上腹饱满，胆囊区腹肌紧张，有明显压痛和反跳痛。

2. 慢性胆囊炎　多数表现为胆源性消化不良，厌油腻食物，上腹部闷胀，嗳气，胃部灼热等，与溃疡或慢性阑尾炎近似；有时因结石梗阻胆囊管，可呈急性发作，但当结石移动、梗阻解除时，即迅速好转。体格检查：胆囊区可有轻度压痛或叩击痛；若胆囊积水，常能扪及圆形、光滑的囊性肿块。

二、胆石症

胆石症（cholelithiasis）也称胆石病，是胆汁淤滞、胆道感染及胆固醇代谢失调等多因素作用，在胆道系统内形成结石的病变。可发生于胆囊、肝内胆管和胆总管。胆石症是常见的多发病之一，其发病年龄以20～45岁最为多见。女性多于男性，男、女性比例为1∶3～1∶4。

病因与发病机制

1. 胆汁理化性状的改变　正常胆汁中的胆红素多与葡萄糖醛酸结合成酯类而不游离。游离胆红素浓度增高可与胆汁中的钙结合形成不溶性的胆红素钙而析出。大肠埃希菌等肠道细菌中的葡萄糖醛酸酶则有分解上述酯类使胆红素游离出来的作用。胆汁中如胆固醇含量过多呈过饱和状态，则易析出形成胆固醇结石。某些肠疾病丢失胆盐，则促进胆固醇的析出，形成结石。

2. 胆汁淤滞　胆汁中水分被过多吸收，胆汁过度浓缩，可使胆色素浓度增高，胆固醇过饱和都可促进胆石形成。

3. 感染　胆道感染时的炎性水肿和慢性期的纤维组织增生可使胆道壁增厚，从而引起胆汁淤滞。炎症时渗出的细胞或脱落上皮、蛔虫残体及虫卵等也可作为结石的核心，促进胆石形成。

胆石的种类和特点

1. 色素性胆石　有泥沙样及砂粒状两种，常为多个，多见于胆管。
2. 胆固醇性胆石　结石常为单个，体积较大，呈类圆形，多见于胆囊。
3. 混合性胆石　由两种以上主要成分构成，以胆红素为主的混合性胆石在我国最多见。结石多为多面体，呈多种颜色。外层常很硬，切面呈层状。多发生于胆囊或较大胆管内，大小、数目不等，常为多个。

临床病理联系

胆石症的临床表现取决于胆石发生的部位。胆囊内的结石一般不产生绞痛，但由于胆道功能障碍引起胆囊排空延缓，间接影响胰腺的功能，可在中上腹或右上腹产生饱胀感，在摄取油腻食物后症状更加显著。胆总管内的结石可来自胆囊，也可原发于胆总管。胆石初入胆总管或由于扩张的胆总管移至壶腹部时，常产生绞痛，可伴有阻塞性黄疸。

第十一节　胰　腺　炎

胰腺炎（pancreatitis）是指各种原因引起胰腺酶的异常激活，导致胰腺自身消化所造成的胰腺炎性疾病。临床症状轻重不一，轻者有胰腺水肿，表现为腹痛、恶心、呕吐等；重者胰腺发生坏死或出血，可出现休克和腹膜炎，病情凶险，死亡率高。本病好发年龄为 20~50 岁，女性多于男性。

病因与发病机制

1. **十二指肠壶腹部的阻塞引起胆汁反流**　引起十二指肠壶腹部阻塞的原因有胆石、蛔虫、暴饮暴食引起的壶腹括约肌痉挛及十二指肠乳头水肿等，后两种原因也可使十二指肠肠液进入胰腺内。

2. **胰液分泌亢进使胰管内压升高**　暴饮暴食，酒精的刺激使胃酸及十二指肠促胰液素分泌增多，进而促进胰液分泌增多，造成胰管内压升高。重者可导致胰腺小导管及腺泡破裂，释放出内源性活性物质，激活胰蛋白酶原等，从而引起胰腺组织的出血、坏死。

3. **其他**　手术与损伤、高钙血症与甲状旁腺功能亢进等可诱发急性胰腺炎，某些传染性疾病如流行性腮腺炎、病毒性肝炎等可伴有胰腺炎。

类型及病理变化

（一）急性胰腺炎

急性胰腺炎是胰酶消化胰腺及其周围组织所引起的急性炎症，好发于中年男性，发作前多有暴饮暴食或胆道疾病史。临床表现为突然发作的上腹部剧烈疼痛并可出现休克。按病变表现不同，可分为急性水肿性胰腺炎和急性出血性胰腺炎

1. **急性水肿性胰腺炎**　较多见，病变多局限在胰尾。病变的胰腺肿大、变硬、间质充血、水肿并有中性粒细胞及单核细胞浸润。有时可发生局限性脂肪坏死。腹腔可有少量渗出液，预后较好。少数病例也可转变为急性出血性胰腺炎。

2. **急性出血性胰腺炎**　此型发病急骤，病情危重，以广泛出血、坏死为特征。

肉眼观：胰腺肿大，质软，无光泽，呈暗红色，胰腺原有的分叶结构模糊、消失；胰腺、大网膜及肠系膜等处可见散在混浊的黄白色斑点（脂肪被酶解为甘油及脂肪酸后，又可与组织液中的钙离子结合形成不溶性的钙皂），或小灶状脂肪坏死（胰液从坏死的胰组织溢出后，引起脂肪组织酶解坏死）。

镜下观：胰腺组织大片凝固性坏死，细胞结构不清，间质小血管壁也有坏死，故有大量出血。在坏死胰腺组织的四周，可见轻度炎症细胞浸润。患者如幸免于难，度过危急关头，则炎性渗出及出血均可吸收，或可纤维化痊愈，或转为慢性胰腺炎。

（二）慢性胰腺炎

慢性胰腺炎是由于急性胰腺炎反复发作造成的一种胰腺慢性进行性破坏的疾病。临床上患者常伴有胆道系统疾患，有时伴有糖尿病。此外，慢性酒精中毒也常致本病发生。

肉眼观：胰腺呈结节状萎缩，质较硬。切面可见弥漫性纤维化。胰管内偶见结石形成。有时可见胰腺内

灶状坏死，或被纤维包裹的假性囊肿。

镜下观：可见胰腺内广泛纤维化，腺泡萎缩、消失，间质有淋巴细胞、浆细胞浸润。

临床病理联系

1. 休克　急性胰腺炎常出现。原因可有多种：① 由胰液外溢刺激腹膜导致剧烈腹痛所致；② 由大量出血及呕吐造成大量体液丢失及电解质代谢紊乱所致；③ 由组织坏死、蛋白质分解引起的机体中毒所致。

2. 腹膜炎　由于急性胰腺坏死及胰液外溢，常引起急性腹膜炎。

3. 酶的改变　胰腺坏死时，由于胰液外溢，其中所含的大量淀粉酶及脂酶可被吸收入血并由尿排出，临床常规检测患者血和尿中此酶含量升高，可帮助诊断。

4. 血清离子改变　患者血清中 Ca^{2+}、K^+、Na^+ 水平下降。胰腺炎时由于胰岛 α 细胞受到刺激，分泌胰高血糖素致使甲状腺分泌降钙素，抑制钙从骨质内游离，结合钙皂消耗的钙得不到补充，故血 Ca^{2+} 浓度降低。由于持续呕吐则发生血清中 K^+、Na^+ 浓度降低。

第十二节　消化系统常见肿瘤

消化系统肿瘤中，食管癌、胃癌、大肠癌和肝癌均属于临床上常见的肿瘤，严重影响人们的健康，并危及生命。我国对这些肿瘤的防治工作给予了高度重视，也取得了许多成果。如对食管癌的病因研究及早期诊断、肝癌的早期诊断和治疗取得了显著的成就。

一、食管癌

食管癌（carcinoma of esophagus）是食管黏膜上皮或腺体发生的恶性肿瘤，是我国常见的肿瘤之一。全世界每年约有 30 万人死于食管癌，其中一半是中国人。国内食管癌高发区为太行山区、苏北地区、大别山区、川北地区、闽粤交界地区（潮汕地区）。发病年龄多在 40 岁以上，尤以 60 岁以上者居多，男性多于女性。临床上主要表现为哽噎和进行性吞咽困难，故祖国医学称本病为"噎膈"。

病因

尚未完全明了，主要的危险因素包含以下几个方面：

1. 饮食习惯　饮食因素在本病的发病中较为重要。长期食用过热、过硬及粗糙的饮食，刺激和损伤食管黏膜，可能与食管癌发生有关。我国有些地区居民喜欢的食品如自制的酸菜中含有较多的亚硝酸盐，此类物质可诱发食管癌。

2. 环境因素　流行病学调查发现，食管癌高发区的土壤中所含微量元素与非高发区不同，例如有钼缺乏。钼是硝酸盐还原酶的成分，可降低植物中硝酸盐的含量，缺钼可使农作物中硝酸盐的含量增加。

3. 遗传因素　中国汉族人食管癌高发区主要在北方的太行山区及南方的潮汕与闽南地区。在高发区，食管癌的家族聚集现象较为明显。据历史与系谱记载，潮汕食管癌高危人群是由古中原起源经闽涉潮的中原汉族后裔。最新的分子生物学研究揭示，潮汕食管癌高危人群与河南食管癌高危人群有密切的血缘关系，提示食管癌发病可能与遗传易感性有一定的关系。

病理变化

食管癌好发于三个生理性狭窄部，以中段最多见，其次为下段，而上段最少，可分为早期食管癌和中、晚期食管癌两类。

1. 早期食管癌　指癌组织只局限于黏膜下层以内，无局部淋巴结转移者。此期临床无明显症状。肉眼观：癌变处黏膜轻度糜烂或表面呈颗粒状、微小的乳头状。X 线钡餐检查仅见管壁轻度局限性僵硬或正常。镜下观：绝大部分为鳞状细胞癌。

2. 中、晚期癌　指癌组织已侵入肌层及其以下者。此期患者多出现吞咽困难等典型的临床症状。

（1）肉眼分型　根据肉眼形态特点可分为以下四型。①髓质型：最多见，癌组织在食管壁内浸润性生长累及食管全周或大部分，管壁增厚，管腔变小。切面癌组织质地较软，似脑髓，色灰白。癌组织表面常有溃疡（图10-30A）。②蕈伞型：癌呈扁圆形肿块，突向食管腔，表面有浅溃疡，边缘外翻。肿瘤组织侵犯食管管周的部分或大部（图10-30B）。③溃疡型：肿瘤表面有较深溃疡，深达肌层，底部凹凸不平，多浸润食管管周的一部分（图10-30C）。④缩窄型：癌组织质硬，癌组织内有明显的结缔组织增生并浸润食管全周，因而使局部食管壁呈环形狭窄，狭窄上端食管腔则明显扩张（图10-30D）。

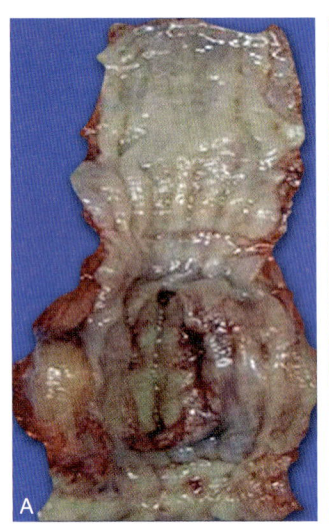 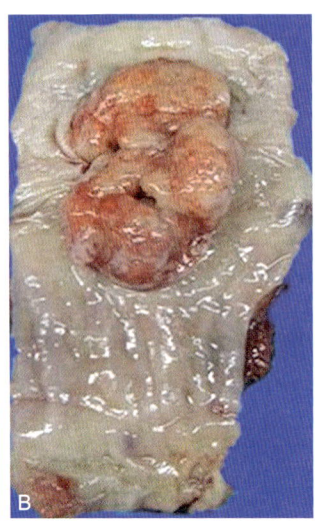 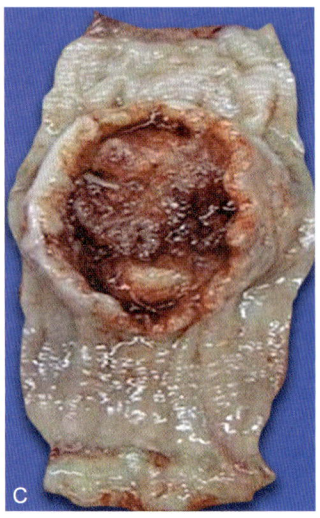 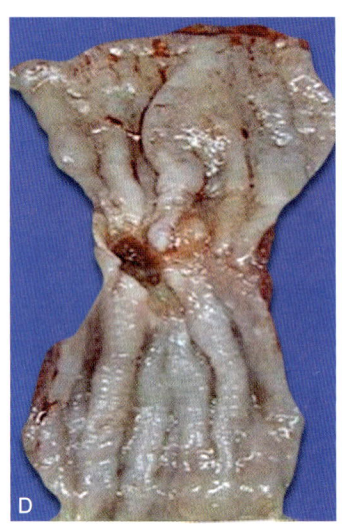

图10-30　中、晚期食管癌
A.髓质型；B.蕈伞型；C.溃疡型；D.缩窄型

（2）组织学分型　食管癌在组织学上有鳞状细胞癌、腺癌、腺棘皮癌和小细胞癌等类型。其中食管癌患者中90%以上为鳞状细胞癌，腺癌次之。大部腺癌来自Barrett食管。近年来，白种人的发病率呈明显上升趋势。

扩散与转移

1. 直接蔓延　癌组织穿透食管壁后，连续不断地向周围组织及器官浸润。依所发生的部位不同，其累及的范围及器官不同，影响也不同。食管上段癌可侵入喉部、气管和颈部软组织；中段癌多侵入支气管壁、肺；下段癌常侵入贲门、膈、心包等处。

2. 淋巴道转移　转移部位与食管淋巴引流途径一致。上段可转移至颈和上纵隔淋巴结；中段常转移到食管旁或肺门淋巴结；下段常转移至食管旁、贲门旁及腹腔上部淋巴结。

3. 血道转移　为晚期转移的方式，常转移至肝、肺。

临床病理联系

早期，癌组织无明显浸润，无肿块形成，故症状不明显，部分患者出现轻微的胸骨后疼痛、烧灼感、梗噎感，这些可能是由于食管痉挛或肿瘤浸润黏膜引起的。中、晚期，由于癌肿不断浸润生长，使管壁狭窄，患者出现吞咽困难，甚至不能进食，最终导致恶病质、全身衰竭而死亡。如累及周围组织和器官，可出现相应的症状。如侵犯气管或支气管可致呼吸困难，形成食管支气管瘘则可引起呛咳；压迫喉返神经，出现声音嘶哑等。

二、胃癌

胃癌（carcinoma of stomach）是胃黏膜上皮和腺上皮发生的恶性肿瘤，是我国最常见的恶性肿瘤之一，其死亡率在某些地区已居第一位。胃癌的好发年龄在40～60岁，男性多于女性。好发于胃窦部小弯侧。

病因

尚未完全阐明,可能与下述因素有关:

1. **饮食和环境饮食** 胃癌的发生有地理分布特点,可能与生活、饮食习惯以及环境因素有关。长期食用鱼、肉类熏制食品,进过热饮食、滑石粉处理的大米等与胃癌发生有关。

2. **化学致癌物质** 经动物实验证明,用黄曲霉素污染或含亚硝酸盐食物饲喂动物,可诱发胃癌。

3. **幽门螺杆菌感染** 流行病学调查揭示,幽门螺杆菌感染与胃癌发生可能有关。胃癌患者幽门螺杆菌阳性率可达66.7%。研究表明,幽门螺杆菌感染可通过增加细胞的增殖活性、癌基因激活和抑癌基因失活,诱发胃黏膜上皮细胞的癌变。

另外,某些长期未治愈的慢性胃疾病如慢性萎缩性胃炎、胃息肉、胃溃疡伴有异型增生、胃黏膜大肠型肠上皮化生也是胃癌发生的病理学基础。

病理变化

根据胃癌病理变化的进展程度,可分为早期胃癌与进展期胃癌两大类。

1. **早期胃癌** 早期胃癌是指癌组织浸润仅限于黏膜层或黏膜下层。判断早期胃癌的标准不是其面积大小和是否有局部淋巴结转移,而是其深度,故早期胃癌也称黏膜内癌或表浅扩散癌。早期胃癌经手术切除治疗,预后较好。早期胃癌中,若直径小于0.5 cm者称为微小癌;直径为0.6~1.0 cm者称小胃癌;内镜检查时,在癌变处钳取活检确诊为癌,但手术切除标本经节段性连续切片均未发现癌,称为一点癌。

(1)肉眼分型 ①隆起型(protruded type,Ⅰ型):肿瘤从黏膜面明显隆起或呈息肉状,此型较少;②表浅型(superficial type,Ⅱ型):肿瘤表面较平坦,稍隆起于黏膜表面;③凹陷型(excavated type,Ⅲ型):有溃疡形成,溃疡可破坏黏膜肌层,但仍局限在黏膜下层,此型最为多见。

(2)组织学分型 以管状腺癌最多见,其次为乳头状腺癌,未分化癌最少见。

2. **进展期胃癌(中、晚期胃癌)** 指癌组织浸润超过黏膜下层或浸润胃壁全层的胃癌。癌组织浸润越深,预后越差。

(1)肉眼分型 ①息肉型或蕈伞型(polypoid or fungating type):癌组织向黏膜表面生长,呈息肉状或蕈伞状,突入胃腔内(图10-31);②溃疡型(ulcerative type):癌组织坏死脱落形成溃疡,溃疡一般多呈皿状,有的边缘隆起,如火山口状(图10-32);③浸润型(infiltrating type):癌组织向胃壁内局限性或弥漫性浸润,与周围正常组织无明显分界。其弥漫浸润可致胃壁增厚、变硬,胃腔缩小,胃黏膜皱襞大部分消失。典型的弥漫型胃癌患者的胃状似皮革制成的囊袋,称为革囊胃(linitis plastica)(图10-33)。

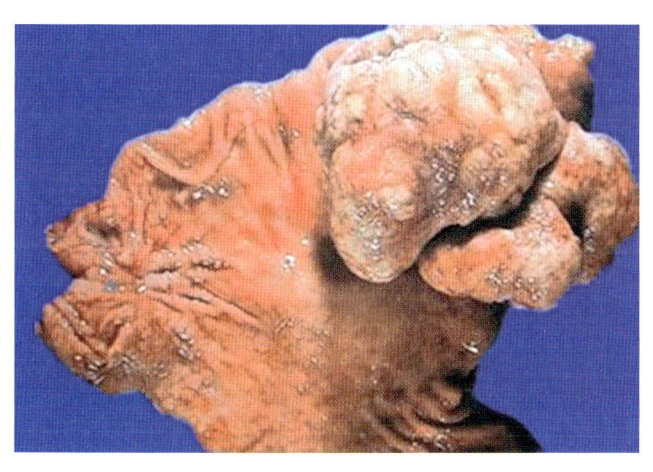

图10-31 蕈伞型胃癌

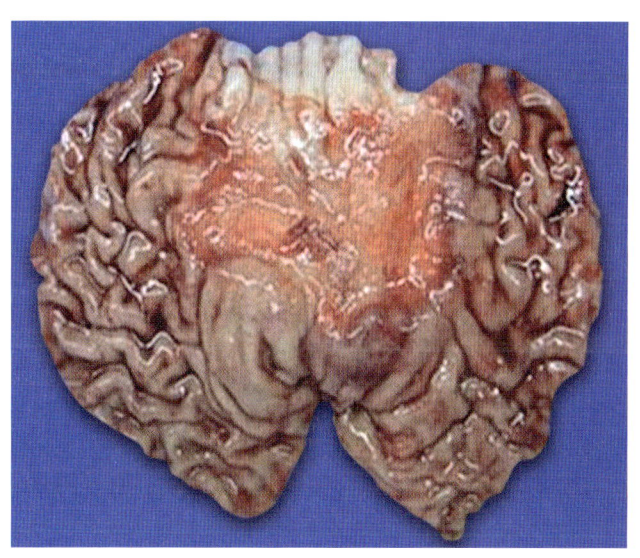

图10-32 溃疡型胃癌

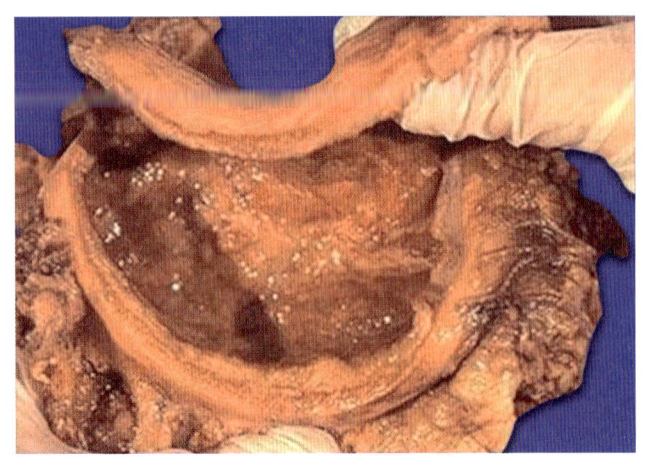

图10-33 革囊胃

（2）组织学分型　腺癌最常见，可分为乳头状腺癌、管状腺癌、黏液腺癌和印戒细胞癌四种。此外还有少见的腺鳞癌、鳞状细胞癌和未分化癌。需要指出的是，在同一胃癌标本中，往往有两种以上的组织类型同时存在。

扩散与转移

1. 直接蔓延　癌组织向胃壁各层浸润，当穿透浆膜后，癌组织可连接不断地向周围组织和邻近器官广泛蔓延生长，例如向肝、胰腺及大网膜等处浸润蔓延。

2. 淋巴道转移　为其转移的主要途径，首先转移到局部淋巴结，最常见于幽门下胃小弯的局部淋巴结，进一步转移至腹主动脉旁淋巴结、肝门或肠系膜根部淋巴结。晚期，癌细胞可经胸导管转移至锁骨上淋巴结，且以左锁骨上淋巴结（Virchow 淋巴结）多见。

3. 血道转移　多发生于胃癌的晚期，常经门静脉转移至肝，其次是肺、脑、骨等器官。

4. 种植性转移　胃癌特别是胃黏液癌细胞浸润至胃浆膜表面后，可脱落至腹腔，种植于腹壁、大网膜、直肠膀胱陷凹及盆腔器官浆膜上。女性常在双侧卵巢形成转移性黏液癌，称 Krukenberg 瘤。

临床病理联系

早期胃癌临床症状和体征不明显。进展期胃癌患者可出现上腹部疼痛并逐渐加重、食欲缺乏、消瘦及贫血等；肿瘤侵及血管可出现呕血、便血，甚至大出血；位于贲门、幽门等部位的胃癌常导致梗阻表现，如吞咽困难、呕吐等；侵及浆膜穿孔，则可致弥漫性腹膜炎，扩散和转移后可出现腹水和黄疸，晚期常有恶病质表现。

三、大肠癌

大肠癌（carcinoma of large intestine）是大肠黏膜上皮和腺体发生的恶性肿瘤，包括结肠癌与直肠癌。大肠癌是全世界第三大常见的恶性肿瘤，常见于欧洲、北美、其他有英国血统人居住的地区。从全世界范围看，我国是大肠癌的低发区，但近年来由于饮食结构变化，本癌的发病率呈上升趋势，在消化道癌肿中仅次于胃癌。大肠癌的好发年龄多在 40～60 岁，男性多于女性。临床上患者常有贫血、消瘦、排便次数增多、黏液血便、腹痛、腹部肿块或肠梗阻等表现。

病因与发病机制

1. 病因　至今未得到完全阐明，可能与生活方式、环境因素及遗传因素等有关。

（1）饮食习惯　高营养而少膳食纤维的饮食与本病发生有关。这类饮食因缺少消化残渣而不利于有规律的排便，延长了肠黏膜与食物中可能含有的致癌物质的接触时间。另外，高脂肪饮食的人群有较高的大肠癌发病率。

（2）遗传因素　大肠癌有家族性高发现象。遗传性大肠癌主要有两类：① 家族性腺瘤性息肉病（familial adenomatous polyposis，FAP）癌变，其发生是由于 APC 基因的突变；② 遗传性非息肉病性大肠癌（hereditary nonpolyposis colorectal cancer，HNPCC），其发生是由于错配修复基因（mis-match repair genes）的突变，如 hMSH，hMLH1 等。

（3）其他　肠息肉状腺瘤、增生性息肉病、幼年性息肉病、绒毛状腺瘤、慢性血吸虫病及慢性溃疡性结肠炎等由于黏膜上皮过度增生而发展为胃癌。

2. 发病机制　目前认为大肠癌的发病机制主要有以下四种：

（1）经腺瘤癌变　大肠癌绝大多数来自原先存在的腺瘤，即所谓腺瘤腺癌顺序（adenoma-carcinoma sequence），如家族性腺瘤性息肉病、遗传性非息肉病性大肠癌。多认为散发性大肠癌的发生与 APC-β 连环蛋白 -T

细胞因子（APC-β-catenin-Tcf）途径异常、特异基因的甲基化静止、有丝分裂稽查点（checkpoint）功能异常等有关。

（2）锯齿状病变通路（serrated route to cancer） 如增生性息肉病、锯齿状腺瘤的恶变。由于错配修复基因启动子区甲基化导致基因表达的抑制、功能丧失所致。

（3）溃疡性结肠炎相关的大肠癌通路（ulcerative colitis associated cancer pathway） 溃疡性结肠炎相关的大肠癌与散发性大肠癌不同，发病年龄较早，不同肠段发生率相似，其分子机制也有所不同，如 *p53* 基因异常在散发性大肠癌多发生在腺瘤向腺癌转变阶段，而在溃疡性结肠炎相关的大肠癌则在很早期的上皮增生阶段就有 *p53* 的改变。在形态学上具有多发性、病灶呈扁平浸润灶、低分化腺癌及黏液腺癌多见。

（4）幼年性息肉病-癌途径（juvenile polyposis-carcinoma pathway） 部分幼年性息肉病的发生是由于 *smad4* 基因的突变所致。

病理变化

大肠癌的好发部位以直肠最多见（50%），其余依次为乙状结肠、盲肠及升结肠、横结肠和降结肠。少数病例为多中心生长，常由多发性息肉癌变而来。

大肠癌可分早期大肠癌和进展期大肠癌。早期大肠癌是指肿瘤限于黏膜下层，无淋巴结转移者。进展期大肠癌是指肿瘤已侵犯肠壁肌层者。

1. 肉眼分型

（1）隆起型 肿瘤向肠腔内突出，又可分为隆起息肉型和盘状型两个亚型，多为分化较高的腺癌。

（2）溃疡型 肿瘤表面形成较深溃疡或呈火山口状，直径多在 2 cm 以上。本型较多见。

（3）浸润型 癌组织向肠壁深层弥漫浸润，常累及肠管全周，导致局部肠壁增厚，表面常无明显溃疡。肿瘤若伴间质纤维组织增生，可使局部肠管周径明显缩小，形成环状狭窄。

（4）胶样型 肿瘤表面及切面均呈半透明、胶冻状。此型多见于青年人，预后较差。

大肠癌肉眼形态在左、右结肠略有不同，左侧大肠癌浸润型多见，易引起肠壁狭窄，早期出现梗阻症状。右侧结肠癌隆起息肉型多见。

2. 组织学分型

（1）乳头状腺癌 细乳头状，乳头内间质很少。

（2）管状腺癌 根据分化程度可分为三级。

（3）黏液腺癌或印戒细胞癌 以形成大片黏液湖为特点。

（4）其他 包括未分化癌、腺鳞癌和鳞状细胞癌。

大肠癌主要以高分化管状腺癌及乳头状腺癌多见，少数为未分化癌或鳞状细胞癌。后者常发生于直肠肛门附近。

分期与预后

Dukes 根据大肠癌病变在肠壁的扩散范围以及是否转移到局部淋巴结将大肠癌分为四期：

A 期：癌组织仅限于黏膜层。

B1 期：癌组织侵及肌层，但未穿透，无淋巴结转移。

B2 期：癌组织穿透肌层，但无淋巴结转移。

C1 期：癌组织未穿透肌层，已发生淋巴结转移。

C2 期：癌组织已穿透肌层，有淋巴结转移。

D 期：有远隔脏器转移。

A 期经手术可以治愈，B 期术后 5 年存活率 60% 左右，C 期约 30%，D 期则极低。

扩散与转移

1. 直接蔓延 当癌组织浸润肌层达浆膜层后，可直接蔓延至邻近器官，如前列腺、膀胱及腹膜等处。

2. 淋巴道转移 癌组织未穿透肠壁肌层时，较少发生淋巴道转移。一旦穿透肌层，则转移率明显增加。一一般先转移至癌所在部位的局部淋巴结，再沿淋巴引流方向到达远隔淋巴结，偶尔可侵入胸导管而达锁骨上淋巴结。

3. 血道转移　晚期癌细胞可沿血道转移至肝，甚至更远的器官，如肺、脑等。

4. 种植性转移　癌组织穿破肠壁浆膜后，到达肠壁表面，癌细胞脱落，播散到腹腔内形成种植性转移。

临床病理联系

早期，多无明显症状。随瘤体增大出现相关表现，常见的有便秘和腹泻交替出现、腹部胀痛、腹部肿块。后期，出现贫血、消瘦、腹水及恶病质。各种症状中以便血最多见。右侧结肠癌可出现腹部肿块、贫血及中毒症状，左侧结肠癌易出现肠腔狭窄和肠梗阻，伴发腹痛、腹胀、便秘和肠蠕动亢进。大肠癌的预后与分期密切相关，早期发现并给予及时手术治疗者可以治愈，晚期可发生远处转移，预后较差。

四、原发性肝癌

原发生肝癌（primary hepatic carcinoma）是肝细胞或肝内胆管上皮细胞发生的恶性肿瘤，简称肝癌。本癌在我国发病率较高，为我国常见肿瘤之一，多在中年后发病，男性多于女性。肝癌发病隐匿，早期无临床症状，故临床发现时大多已为晚期，死亡率较高。近年来，由于广泛应用甲胎蛋白（AFP）、影像学检查使早期肝癌的检出率明显提高。一些直径在1 cm以下的早期肝癌被发现并取得满意的疗效。

病因

尚不清楚，相关因素如下：

1. 病毒性肝炎　乙型肝炎病毒与肝癌关系密切，其次为丙型肝炎。有报道肝癌高发地区60%～90%的肝癌患者有HBV感染。目前，学者们已发现，肝癌患者常见有HBV基因整合到肝癌细胞基因组内。HBV基因组编码的HBx蛋白能够抑制p53蛋白功能，还能激活有丝分裂原活化的蛋白激酶（MAPK）和Janus家族酪氨酸激酶（JAK）信号转导和转录激活因子通路（STATA），活化原癌基因，诱导肝癌发生。

2. 肝硬化　肝硬化与肝癌之间关系密切。据估计，一般肝硬化约经7年可发展为肝癌，其中以坏死后性肝硬化为多。肝硬化基础上出现的非典型增生结节被认为是一种癌前病变。

3. 真菌及其毒素　黄曲霉菌、青霉菌等可以引起实验性肝癌，尤其是黄曲霉菌最为重要（aspergillus flavus），食入该菌或其毒素或被其污染的食物均可诱发动物肝癌。

4. 亚硝胺类化合物　从肝癌高发区居民的食物中已分离出二甲基亚硝胺。此类化合物也可引起其他部位的肿瘤，如食管癌。

病理变化

1. **肉眼分型**

（1）早期肝癌　也称小肝癌，指单个癌结节最大直径<3 cm或两个癌结节合计最大直径<3 cm的原发性肝癌。癌结节多呈球形，边界清楚，切面均匀一致，无出血及坏死。

（2）中、晚期肝癌　肉眼可分为三型：

① 巨块型：肿瘤体积巨大，直径通常在10 cm以上，呈圆形，右叶多见（图10-34）。切面中心部常有出血、坏死。瘤体周围常有多少不一的卫星状癌结节。本型不合并或仅合并轻度肝硬化。

② 多结节型：最常见，通常合并有肝硬化。癌结节散在，呈圆形或椭圆形，大小不等（图10-35）。如融合，则形成较大结节。

③ 弥漫型：癌组织弥散于肝内，结节不明显（图10-36），常发生在肝硬化基础上。形态上与肝硬化易混淆。

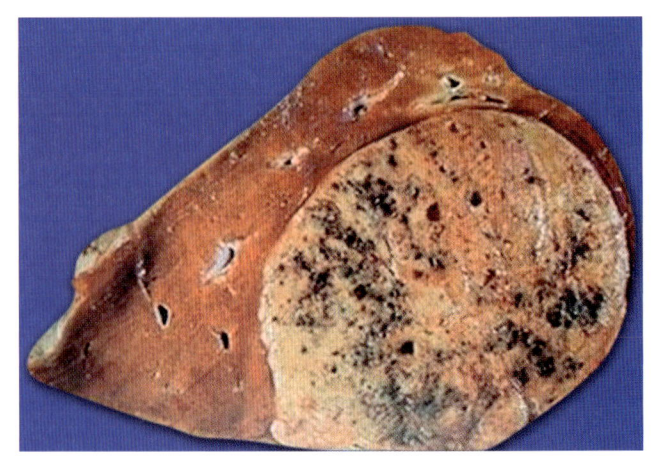

图10-34　巨块型肝癌

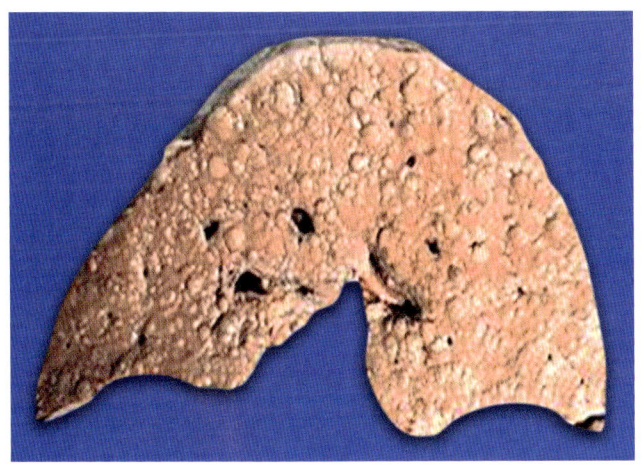
图 10-35　多结节型肝癌

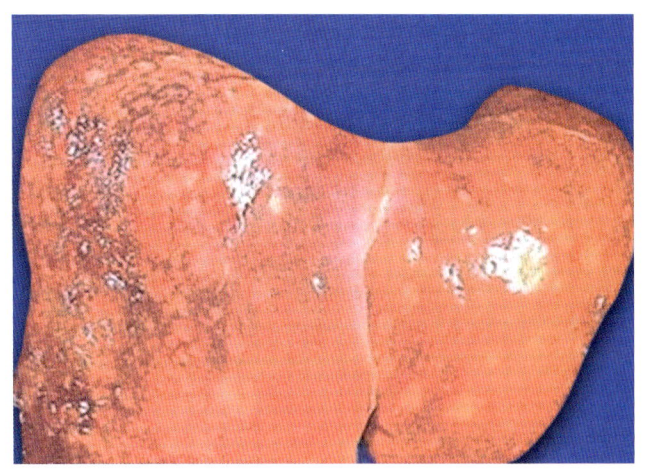
图 10-36　弥漫型肝癌

此型较少见。

2.组织学分型

（1）肝细胞性肝癌　发生于肝细胞，最多见。分化程度差异较大，分化较高者癌细胞类似于肝细胞，分泌胆汁，癌细胞排列呈巢状，血管多（似肝血窦），间质少；分化低者异型性明显，癌细胞大小不一，形态各异。

（2）胆管细胞性肝癌　发生于肝内胆管上皮的恶性肿瘤。癌细胞呈腺管状排列，可分泌黏液，癌组织间质较多，一般不并发肝硬化。

（3）混合细胞性肝癌　癌组织中具有肝细胞性肝癌及胆管细胞性肝癌两种成分，最少见。

扩散与转移

1.肝内蔓延或转移　癌组织首先在肝内直接蔓延，也可在肝内沿门静脉分支播散、转移，使肝内出现多处转移结节。

2.肝外转移　常通过淋巴道转移至肝门淋巴结、上腹部淋巴结和腹膜后淋巴结。晚期通过肝静脉转移至肺、肾上腺、脑及肾等处。有时侵入到肝表面的癌细胞可脱落，在腹膜和卵巢表面形成种植性转移。

临床病理联系

临床上多有肝硬化病史，出现进行性消瘦、肝区疼痛、肝迅速增大、黄疸及腹水等表现。有时由于肝表面癌结节自发性破裂或破坏大血管而引起腹腔内大出血。由于肿瘤压迫肝内、外胆管及肝组织广泛破坏而出现黄疸。晚期肝癌患者预后差，病程呈进行性发展。死亡的主要原因是肝性脑病、上消化道出血、腹腔大出血合并感染及恶病质等。

五、胰腺癌

胰腺癌（carcinoma of pancreas）是发生在胰腺外分泌腺上皮的恶性肿瘤，为较少见的一种消化系恶性肿瘤，在我国约占人体恶性肿瘤的1%。但据有些国家统计，胰腺癌近年有逐渐增多趋势，患者年龄多在40～70岁，男性多于女性。约90%的患者出现 *K-RAS* 基因的点突变，此外还可有 *C-MYC* 过度表达及 *p53* 基因突变。

病理变化

胰腺癌可发生于胰腺的头、体、尾部或累及整个胰腺，以胰头部最多见，占胰腺癌的60%～70%，其次为胰腺体部，尾部最少。

肉眼观：大小和形态不一，呈硬性结节突出于胰腺表面，有时癌结节则埋藏于胰腺内，无法由胰腺外观上看出，不深部取材难以确诊。癌周组织常见硬化，以致全腺变硬，甚至剖腹探查时都很难与慢性胰腺炎相鉴别。

镜下观：腺癌最多见，常见组织学类型有导管腺癌、囊腺癌、黏液癌、实性癌。还可见未分化癌或多形性癌，少见类型有鳞状细胞癌或腺鳞癌。

扩散与转移

胰头部癌早期可直接蔓延至邻近组织和器官，如胆管、十二指肠。随后转移至胰头旁及胆总管旁淋巴结。经门静脉转移至肝内最为常见，尤以体、尾部癌为甚，进而侵入腹腔神经丛周淋巴间隙，远处转移至肺、骨等处。体、尾部癌常伴有多发性静脉血栓形成。

临床病理联系

胰头癌的主要症状为无痛性、逐渐加重的黄疸。体、尾部癌常无黄疸，其主要症状为因侵入腹腔神经丛而发生的深部刺痛，或因侵入门静脉而产生的腹水以及压迫脾静脉而发生的脾大。此外，可见贫血、呕血、便秘等症状。如果不能早期发现确诊，则预后不佳，多在1年内死亡。

临床病理讨论

病例摘要

男性，51岁。肝区隐痛2年，双下肢反复水肿7个月，复发加重伴乏力18天入院。2年多前开始出现的不明原因的肝区疼痛，为持续隐痛，伴鼻出血及刷牙后牙龈出血。体格检查：左颈部和面部见多个蜘蛛状血管痣。右侧腹部上区膨隆，有叩痛，肝肋下未扪及，剑突下4cm，质韧。脾大，腹水征阳性，双下肢凹陷性水肿。

入院后给予保肝、利尿、支持等对症治疗。于入院后2周突发呕血，抢救无效死亡。

尸检摘要

口、鼻腔内有血性液体，胃及空肠内约2000 ml咖啡色液体，胃底食管下段静脉曲张，并见一处破口，长约1 cm。肝：体积小，质硬，表面为0.1~0.5 cm不等的细小均匀的结节。镜下观：肝小叶结构破坏，代之以大小不等的假小叶，假小叶间纤维结缔组织内慢性炎症明显，肝细胞广泛变性，小灶性坏死。脾：大，重450 g，呈暗红色，切面有较多血液流出。腹腔：各脏器无粘连，腹腔内有淡黄色液体1000 ml。其余各脏器除双肺胸膜广泛陈旧性粘连外，未见明显异常。

讨论题

1. 请写出本例的病理诊断，并分析死亡原因。
2. 用脏器病变解释临床表现：鼻和牙龈出血、呕血、腹水。

（雷久士 李亚林）

第十一章 泌尿系统疾病

泌尿系统由肾、输尿管、膀胱和尿道组成。肾是重要的生命器官，其主要功能是：① 排泄体内的代谢产物；② 调节水、电解质和酸碱平衡；③ 内分泌功能，分泌肾素、促红细胞生成素、前列腺素和 1，25- 二羟维生素 D_3 等，参与调节血压、红细胞生成和钙的代谢等。

肾单位是肾的基本结构和功能单位，由肾小球和与之相连的肾小管组成，每个肾有约 100 万个肾单位。肾的代偿功能很强，部分肾单位损伤引起的功能丧失可由其他肾单位予以代偿。

肾小球直径为 150～250 μm，由位于中央的血管球和位于周边的肾小囊构成（图 11-1）。肾小囊是肾小管盲端凹陷而成的杯状双层囊，肾小囊的外层（或称壁层）由单层扁平上皮构成，在肾小球的尿极处与近曲小管上皮相连续；在血管极处，外层细胞返折延续成肾小囊内层（或称脏层），紧包在盘曲的毛细血管袢外面，两层上皮间的狭窄腔隙称为肾小囊腔。血管球由盘曲的毛细血管袢组成。入球小动脉在血管极进入血管球，分成 5～8 个初级分支，每个初级分支各分出数个网状吻合的毛细血管袢。初级分支及其所属分支构成血管球的小叶或节段。小叶的毛细血管汇集成数支微动脉，后者汇集成出球小动脉，从血管极离开肾小球。肾小球毛细血管壁为滤过膜（filtering membrane），其有 3 层结构，由内皮细胞、基底膜和脏层上皮细胞构成（图 11-2，图 11-3）。

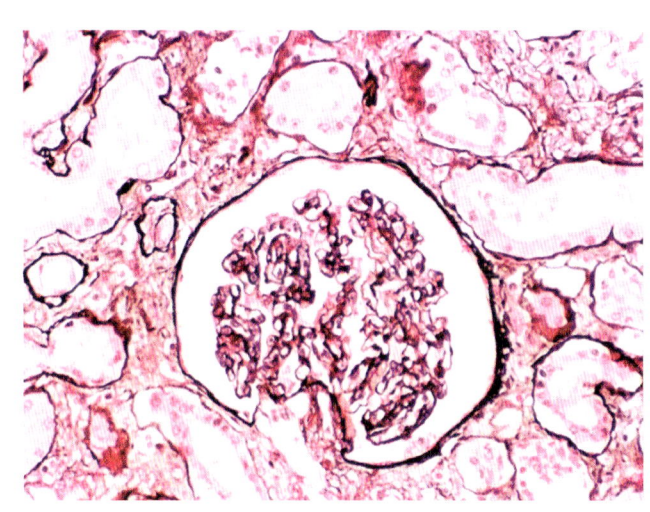

图 11-1　正常肾小球（PASM 染色）

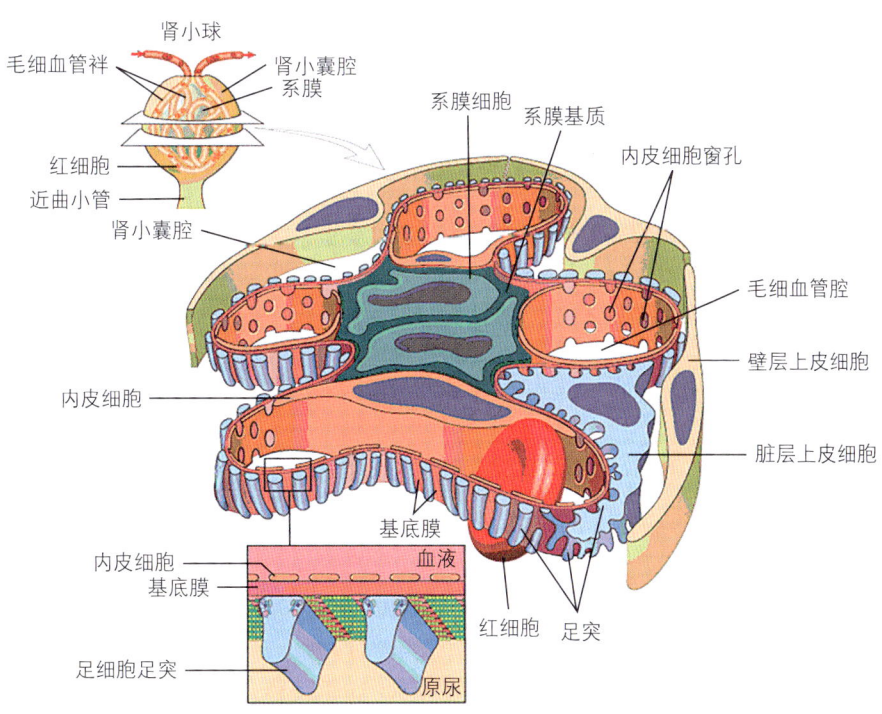

图 11-2　肾小球超微结构示意图

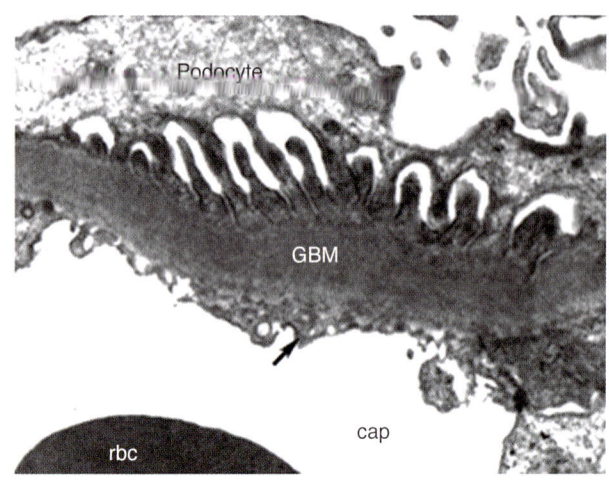

图 11-3 肾小球滤过屏障模式图
Podocyte：足细胞；GBM：肾小球基底膜；
cap：毛细血管腔；rbc：红细胞

1. 内皮细胞（endothelial cell） 肾小球毛细血管内皮细胞构成滤过膜的内层，其为胞体布满 70～100 nm 的窗孔的扁平细胞，透射电镜观察时胞体呈不连续状。细胞表面由薄层带负电荷的唾液酸糖蛋白被覆。

2. 肾小球基底膜（glomerular basement membrane，GBM） 构成滤过膜的中层，是肾小球滤过的主要机械屏障。其由 3 层构成，中间一层电子密度高，称为致密层；内、外两层电子密度低，分别称为内、外疏松层。急速冷冻深度蚀刻电镜技术表明，基底膜致密层是由细纤维构成的网状构造，与上皮细胞和内皮细胞之间由垂直的构架细纤维连接。免疫复合物性肾小球肾炎时，内、外疏松层常有电子致密沉积物。正常基底膜厚约 250 nm，某些疾病时，其厚度可增加 2 倍以上。

3. 脏层上皮细胞（visceral epithelial cell） 也称为足细胞，构成滤过膜的外层。足细胞自胞体伸出几个大的初级突起，继而分出指状的次级突起——足突，足细胞紧贴于基底膜外疏松层，相邻的足突间形成 20～30 nm 的间隙，称为裂孔。裂孔近基底膜处有一薄层的膜，称裂孔膜。足细胞表面有一层带负电荷的物质被覆，其主要成分为带负电荷的唾液酸糖蛋白。脏层上皮细胞对维持肾小球的屏障功能具有关键性的作用。基底膜成分主要由脏层上皮细胞合成。裂孔膜是滤过物质的最后一道防线。

肾小球系膜充填于毛细血管间，由系膜细胞（mesangial cell）和系膜基质（mesangial matrix）组成，构成毛细血管小叶的中轴。电镜观察，一个系膜区有 1～2 个系膜细胞。系膜基质是系膜细胞的产物，结构与基底膜相似，但电子密度稍低。系膜细胞具有收缩、吞噬、增殖及合成系膜基质和胶原纤维等功能，并能分泌多种生物活性物质，对多种类型的肾小球病变的形成具有重要作用。

肾小囊又称为鲍曼囊（Bowman's capsule），内层为脏层上皮细胞，外层为壁层上皮细胞，脏、壁两层构成双层球状囊，尿极与近曲小管相通。

肾小球滤过膜对水和小分子溶质可滤过，这种滤过作用与滤过膜的结构和所带的电荷有关。内皮细胞的窗孔、基底膜胶原的网状构造和足细胞足突间的裂孔导致对溶质分子大小的选择性，形成体积依赖性屏障作用。滤过膜的滤过作用还受电荷依赖性屏障作用的影响。由于内皮细胞、上皮细胞表面被覆的唾液酸糖蛋白和基底膜所含的硫酸肝素，滤过膜带负电荷，对负电荷的溶质具有排斥作用。白蛋白因带较强的负电荷，正常情况下不能通过滤过膜。肾小球病变时，由于滤过膜结构和功能的改变，通透性增加，常出现尿液成分的改变。

肾的各组成部分之间有密切联系，受损伤时可相互影响，一部分的病变可引起其他部分的损伤。因此肾疾病晚期往往各个部分都被破坏。肾小球不能再生，损伤后只能由健存肾单位代偿，所以肾小球发生严重的弥漫性病变时才造成严重后果。肾小管的再生能力很强，发生损伤时如及时再生，则可恢复功能。肾的代偿储备能力很大，因此肾功能障碍往往在病变比较严重的时候才表现出来，有些已到疾病晚期，所以注意早期可能出现的症状非常重要。

第一节　肾小球疾病

肾小球疾病（glomerular disease）又称肾小球肾炎（glomerulonephritis，GN），是以肾小球损伤和改变为主的一组疾病，是我国慢性肾衰竭的主要原因。肾小球疾病可以分为原发性或继发性。前者指原发于肾的独立性疾病，肾为唯一或者主要受累的器官，是一组以肾小球损害为主的超敏反应性疾病。后者的肾病变是其他疾病引起的或者为全身性疾病的一部分。某些全身性疾病，如系统性红斑狼疮等免疫性疾病，原发性高血压、过敏性紫癜和结节性多动脉炎等血管性疾病，糖尿病等代谢性疾病和 Alport 综合征等遗传性疾病均可引起肾小球的改变，此类疾病属于继发性肾小球病变。本节主要讨论原发性肾小球肾炎。

病因与发病机制

原发性肾小球肾炎确切的病因和发病机制并未完全阐明。临床和实验研究表明，大多数肾小球肾炎是由免疫机制引起的，其中抗原抗体复合物引起的Ⅲ型超敏反应是最常见的原因。

与肾小球肾炎发病有关的抗原分为内源性和外源性两大类。内源性抗原包括肾小球性抗原（肾小球基底膜抗原、足细胞足突抗原、内皮细胞和系膜细胞的细胞膜抗原等）和非肾小球性抗原（核抗原、免疫球蛋白、肿瘤抗原、甲状腺球蛋白）；外源性抗原包括细菌、病毒、寄生虫、真菌、螺旋体等生物性病原体成分，以及药物、外源性凝集素和异种血清等。各种不同的抗原物质引起的抗体反应和形成的免疫复合物的方式和部位不同，与肾小球肾炎的发病和引起的病变类型有密切关系。

抗原抗体复合物是引起肾小球肾炎的主要原因。肾小球内免疫复合物主要通过原位免疫复合物形成和循环免疫复合物沉积两种形成出现（图11-4）。其他与肾小球肾炎发生有关的免疫机制包括抗肾小球细胞抗体、细胞免疫、补体激活及多种炎症介质的参与。

1. 原位免疫复合物（in situ complex deposition） 肾小球本身的固有成分，在感染或某种情况下结构发生改变成为抗原；或者非肾小球性抗原进入肾小球后，与肾小球某一成分结合而形成植入性抗原，均可刺激机体产生相应抗体。抗原和相应的抗体在肾小球局部结合，形成原位免疫复合物，并引起相应的肾炎。

抗肾小球基底膜肾炎（anti-GBM nephritis）和Heymann肾炎（Heymann nephritis）这两个动物模型反映了原位免疫复合物形成的机制和特点，有助于阐明某些肾小球肾炎的发病机制。

（1）抗肾小球基底膜肾炎 该模型又称为Masugi肾炎（Masugi nephritis）。用大鼠肾皮质匀浆对兔进行免疫后获得抗大鼠肾组织的抗体，将该抗体给予健康大鼠注射后，抗体与大鼠GBM成分反应，引起肾炎（图

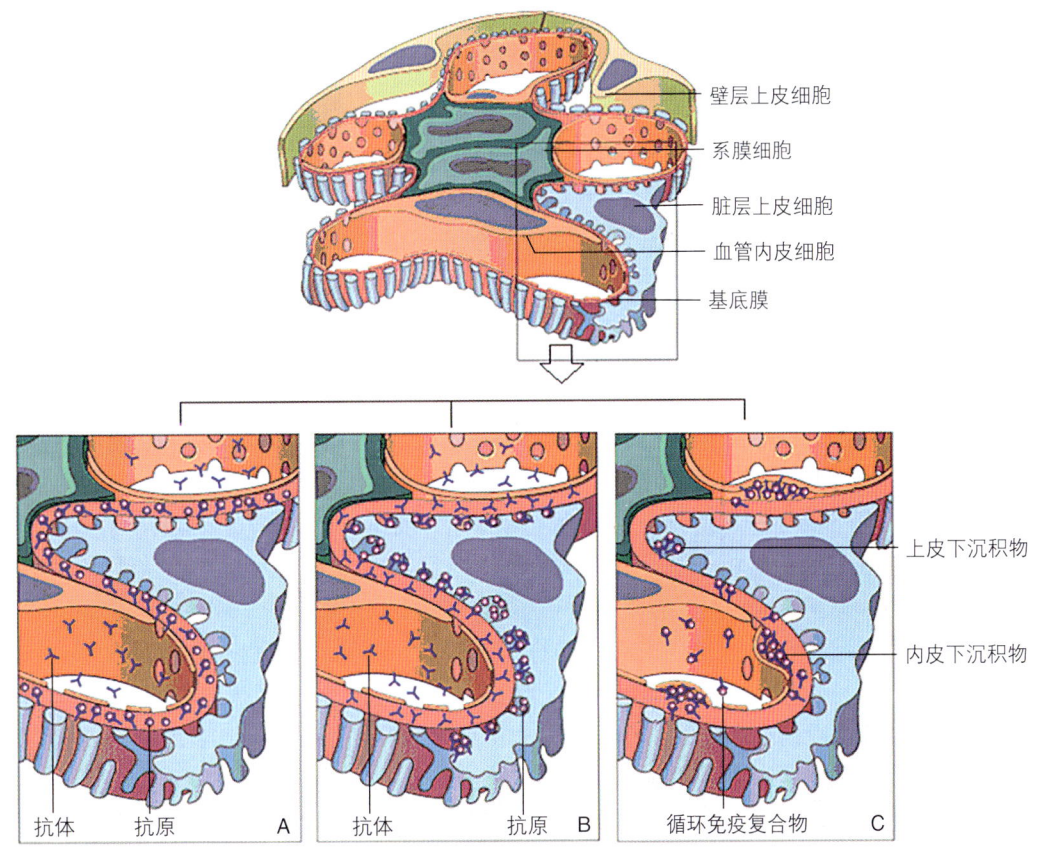

图11-4 抗体介导的免疫损伤

A.抗肾小球基底膜肾小球肾炎——形成线性荧光；B.非肾小球基底膜性抗原，包括其他肾小球性抗原或植入性抗原在肾小球内与抗体结合（Heymann肾炎）——形成不连续的颗粒状荧光；C.循环免疫复合物沉积——形成不连续的颗粒状荧光

11-4A）。抗体沿着 GBM 沉积，免疫荧光检查显示特征性的连续的线性荧光（图 11-5）。人类的某些肾炎的发病机制与该模型相似，但病变由抗 GBM 的自身抗体引起。GBM 抗原形成的可能原因如下：① 感染或其他因素使基底膜成分发生改变而具有抗原性，刺激机体产生自身抗体。② 某些病原微生物与 GBM 成分具有共同抗原性而引起的交叉反应。基底膜的抗原成分为Ⅳ型胶原 α_3 链羧基端的非胶原区（NC1）。抗 GBM 肾炎在人类肾炎中所占比例不到 5%。

（2）Heymann 肾炎　本模型用近曲小管刷状缘成分为抗原免疫大鼠，使大鼠产生相应的抗体，由于肾小管刷状缘与足细胞具有共同抗原性，该抗体与足细胞反应，并导致其产生与人膜性肾小球肾炎相似的肾小球改变。现已证明，Heymann 抗原为 330 kD 的糖蛋白，又称为 megalin，它与 44 kD 的受体相关蛋白（receptor-associated protein，RAP）结合形成抗原复合物。该抗原复合物位于足细胞的基底侧，相应的抗体与足细胞小凹上的抗原复合物结合，形成典型的上皮下沉积物。电镜观察显示上皮下区域有大量电子致密沉积物。免疫荧光检查显示不连续的颗粒状荧光（图 11-6）。

（3）抗体与植入性抗原反应　植入性抗原是肾小球外的成分，随着血流流经肾，通过与肾小球的成分结合，形成植入性抗原，并刺激机体产生相应抗体，相应抗体与其结合，在原位形成免疫复合物。免疫荧光显示散在的颗粒状荧光（图 11-4B）。

2. 循环免疫复合物（circulating immune complex deposition）　外源性或内源性非肾小球性的可溶性抗原与相应的抗体结合，在血液循环中形成免疫复合物，并沉积于肾小球引起病变。其机制为免疫复合物性损伤，属Ⅲ型超敏反应。免疫复合物在电镜下表现为电子致密沉积物，可定位于系膜区、内皮下（内皮细胞和基底膜之间）、基底膜内或上皮下（基底膜和足细胞之间），有时沉积物可同时出现于不同的部位。免疫荧光检测到颗粒状荧光（图 11-4C）。

循环免疫复合物是否在肾小球内沉积并引起肾小球损伤受多种因素的影响，主要取决于免疫复合物分子的大小、溶解度、所携带的电荷及单核巨噬细胞的功能状态等。通常认为抗体明显多于抗原时，常形成大分子不溶性免疫复合物，这些免疫复合物常被吞噬细胞所清除，不引起肾小球损伤。相反，抗原明显多于抗体时，形成小分子可溶性复合物，这些免疫复合物不能结合补体，且易通过肾小球滤过，也不引起肾小球损伤。只有当抗原稍多于抗体或抗原与抗体等量时，所形成的免疫复合物能在血液中保存较长时间，随血液循环流经肾小球时沉积下来，引起肾小球损伤。含阳离子的复合物可通过基底膜，沉积于上皮下；含阴离子的复合物不易通过基底膜，常沉积于内皮下；电荷中性的复合物，易沉积于系膜区。其他影响免疫复合物沉积的因素包括肾小球血流动力学、系膜细胞的功能和滤过膜的电荷等。

3. 细胞免疫　许多证据证明，细胞免疫产生的致敏 T 淋巴细胞可引起肾小球损伤。细胞免疫在肾小球肾炎的发病中有一定的作用。

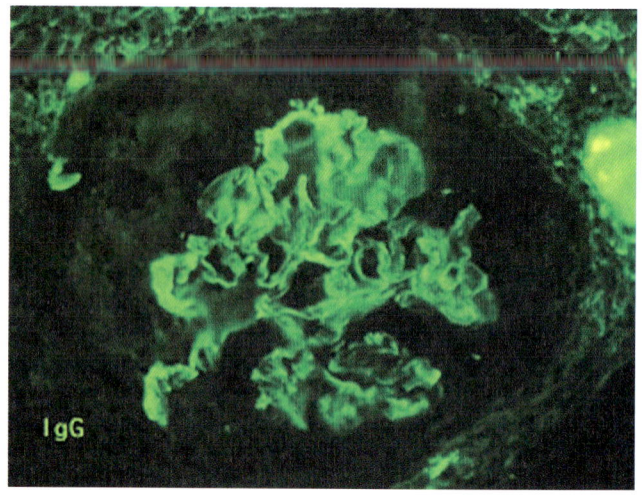

图 11-5　抗肾小球基底膜肾炎
免疫复合物沿着肾小球毛细血管基底膜沉积，呈连续的线性荧光（免疫荧光染色 FITC-IgG）

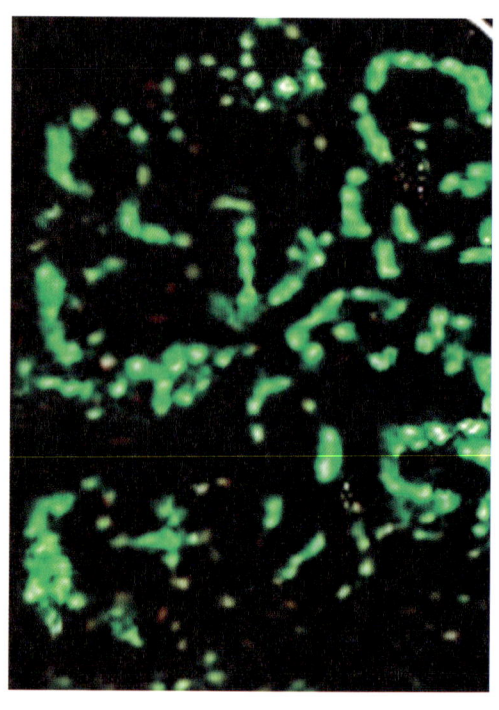

图 11-6　膜性肾小球肾炎
免疫荧光染色示不连续的颗粒状荧光（免疫荧光染色 FITC-IgG）

此外，抗肾小球细胞抗体和补体替代途径的激活也可引起肾小球肾炎。

4. **肾小球损伤中的介质**　肾小球内出现免疫复合物或致敏 T 淋巴细胞后需要有各种介质的参与才能引起肾小球损伤。引起肾小球损伤的主要介质包括细胞成分和大分子可溶性生物活性物质两大类。

（1）细胞成分　包括：① 中性粒细胞：部分肾炎由于补体激活，形成 C5a 等趋化因子，或因 Fc 段调节的免疫黏附作用，肾小球内出现中性粒细胞的浸润。中性粒细胞释放蛋白水解酶，产生氧自由基和花生四烯酸代谢产物。蛋白水解酶使 GBM 降解，氧自由基引起细胞损伤，花生四烯酸代谢产物引起肾小球滤过率下降。② 巨噬细胞、淋巴细胞和 NK 细胞：肾炎时，此类细胞渗出至肾小球内，细胞激活时可释放多种生物活性物质，如 IL-1、蛋白酶、白细胞三烯、前列腺素及其他细胞因子。③ 血小板：肾小球毛细血管免疫性损伤可导致血小板聚集，并释放花生四烯酸衍生物和生长因子等，促进肾小球的炎症改变。④ 系膜细胞：在肾小球损伤的应激状态下产生氧自由基、细胞因子、花生四烯酸衍生物、一氧化氮和内皮素等介质，引起肾小球的炎症反应。

（2）大分子可溶性生物活性物质　包括：① 补体成分：补体激活产生 C5a 等趋化因子，引起中性粒细胞及单核巨噬细胞的浸润。中性粒细胞产生多种介质，形成补体 – 中性粒细胞依赖性损伤；C5a-C9 引起细胞溶解并刺激系膜细胞释放氧化剂和蛋白酶。某些肾炎在无中性粒细胞参与的情况下，C5a-C9 单独作用可以引起蛋白尿。② 花生四烯酸、一氧化氮和内皮素：和血流动力学改变有关。③ 细胞因子：IL-1 和 TNF 具有促进白细胞黏附和其他多种功能。④ 趋化性细胞因子和生长因子：前者促进单核细胞和淋巴细胞在局部聚集，后者在 PDGF 中引起系膜细胞增生，TGF-β 在慢性肾炎时促进细胞外基质沉积和透明变性，在肾小球硬化过程中起着重要的作用。⑤ 凝血系统：肾炎时肾小球内常有纤维素形成，肾小囊内的纤维素可刺激壁层上皮细胞增生。

免疫损伤的各种途径并非相互排斥，不同的损伤机制可共同作用，引起肾小球病变。

基本病理变化

由于经皮肾穿刺活检的广泛开展，肾组织的病理学检查在肾小球疾病的诊断方面具有不可替代的重要作用。肾穿刺组织需进行的常规病理学检查方法包括光镜、免疫荧光和透射电镜检查。光镜检查除了用苏木精 – 伊红（HE）染色外，还常规进行过碘酸 –Schiff（periodic acid Schiff，PAS）染色、过碘酸六胺银（periodic acid–silver metheramine，PASM）染色和 Masson 三色染色（Masson's trichrome stain）、Fibrin 染色等特殊染色。PAS 和 PASM 染色可显示基底膜和系膜区的改变。Masson 三色染色可显示特殊蛋白性物质（包括免疫复合物），也可显示基底膜、系膜和胶原纤维等结构。Fibrin 染色显示血栓和纤维素样坏死。此外，免疫荧光检查免疫球蛋白（IgG、IgM 或 IgA）和补体的成分（C3、C1q 和 C4）的沉积。透射电镜检查可用于观察肾小球超微结构改变及免疫复合物沉积的状况和部位。

肾小球肾炎的基本病理改变包括：

1. **肾小球细胞增多（hypercellularity）**　增生性肾小球肾炎因肾小球系膜细胞、内皮细胞和上皮细胞增生，并有中性粒细胞、单核巨噬细胞及淋巴细胞浸润，肾小球内细胞数量增多，体积增大。壁层上皮细胞增生可导致肾小囊内新月体形成。

2. **基底膜增厚和系膜基质增多**　增厚的基底膜理化性状发生改变，通透性增加，代谢转换率降低，免疫复合物不易被分解和清除，病变进展可导致血管袢或血管球硬化。病变累及系膜时，系膜细胞增生，系膜基质增多，严重时可导致肾小球硬化。镜下观：PAS 和 PASM 等染色方法可显示基底膜增厚。电镜检查显示基底膜改变可以是基底膜本身的增厚，也可以由内皮下、上皮下或基底膜内免疫复合物沉积引起。

3. **炎性渗出和坏死**　急性炎症时，肾小球内可有中性粒细胞等炎症细胞和纤维素渗出，毛细血管壁可发生纤维素样坏死，并伴有血栓形成。

4. **玻璃样变性和硬化（sclerosis）**　肾小球玻璃样变性指光镜下 HE 染色显示均质的嗜酸性物质沉积。电镜下表现为细胞外出现无定形物质，其成分为沉积的血浆蛋白、增厚的基底膜和增多的系膜基质。严重时毛细血管管腔狭窄和闭塞，肾小球固有细胞减少甚至消失，胶原纤维增加，最终导致节段性甚至整个肾小球的硬化。肾小球玻璃样变性和硬化为各种肾小球病变发展的最终结果。

5. **肾小管和肾间质的改变**　由于肾小球血流和滤过物性状的改变，肾小管上皮细胞常发生变性，管腔内出现管型。肾间质发生充血、水肿和炎症细胞浸润。肾小球发生玻璃样变性和硬化时，其所属肾小管萎缩或消失，间质发生纤维化。

肾小球疾病的病理诊断应反映病变的分布状况。根据病变累及肾小球的数量和比例，肾小球肾炎可分为弥漫性和局灶性两大类。弥漫性肾小球肾炎指病变累及全部或大多数（通常为 50% 以上）肾小球；局灶性肾小球肾炎的病变仅累及少数或部分肾小球（50% 以下）。根据病变肾小球受累的毛细血管袢的范围，肾小球肾炎可分为球性和节段性两类。球性肾小球肾炎的病变肾小球的毛细血管袢全部或大部分受累（50% 以上）；节段性肾小球肾炎的病变肾小球的毛细血管袢少数或部分受累（50% 以下）。

临床表现

肾小球肾炎引起不同的症状和体征，包括尿量的改变（少尿、无尿、多尿或夜尿）或尿液性状的改变（血尿、蛋白尿或管型尿）、水肿、高血压等。临床上肾小球肾炎常表现为具有结构和功能联系的组合症状，即综合征（syndrome）。肾小球肾炎的病理类型和临床表现虽然有密切联系，但并不完全平行。不同的病变可以引起相似的临床表现，同一病理类型的病变可产生不同的症状和体征。此外，肾小球肾炎的临床表现尚与病变的严重程度、持续时间和发病缓急等因素相关。

（一）尿的变化

1. 少尿或无尿　24 h 尿量少于 400 ml，称为少尿（oliguria）；少于 100 ml，称为无尿（anuria）。肾小球内皮细胞和系膜细胞肿胀、增生，毛细血管受压变窄；肾小囊腔有形成分增多并形成新月体；肾小球结构破坏或硬化，均可造成肾小球滤过率下降，出现少尿或无尿。

2. 多尿、夜尿和低比重尿　24 h 尿量超过 2 500 ml，称为多尿（polyuria）；夜间尿量超过白天总尿量的 1/2 以上，称为夜尿（nycturia）；尿比重常固定于 1.010～1.020，称低比重尿，是原尿浓缩稀释功能障碍所致。大部分肾单位破坏，健存肾单位减少时，肾单位浓缩、改造原尿的功能下降，所以会出现多尿、夜尿和低比重尿。

3. 血尿　尿沉渣检查，每 10 个高倍镜视野（400×）有 2 个以上的红细胞则为血尿（hematuria）。尿液混有 0.1% 以上的血液，尿呈洗肉水色或者红色，为肉眼血尿（gross hematuria）。肉眼观尿色正常，需显微镜检查方可见，为镜下血尿（microscopic hematuria）。肾小球疾病时的血尿是由于毛细血管壁严重损伤或断裂所致，血尿多为持续性或间断性、无痛性、全程性、变形性血尿。其变形的原因主要在于红细胞通过受损、断裂的肾小球基底膜时受压，通过肾小管时又受渗透压和 pH 值的影响，因而变形、容积变小甚至断裂。相差显微镜检查可用于鉴别血尿来源。

4. 蛋白尿　尿中蛋白含量大于 150 mg/d 为蛋白尿（proteinuria），大于 3.5 g/d 则提示肾小球有严重损伤。出现蛋白尿是由于肾小球滤过膜的通透性增加所致。尿蛋白如为白蛋白等低分子蛋白构成，说明肾小球对蛋白呈选择性滤过，因此称为选择性蛋白尿，提示肾小球的体积和电荷依赖性屏障损伤较轻；如尿蛋白中含有球蛋白等大分子蛋白，称为非选择性蛋白尿，提示肾小球的滤过屏障损伤较重。

5. 管型尿　管型（cast）是由漏出的蛋白质、细胞或细胞碎片等在肾小管内浓缩、聚集而形成的异物性圆柱体。管型的基质均为肾小管来源的 Tamm-Horsfall 蛋白，但所含其他成分不同，形态和性质不一。管型包括透明管型（由白蛋白构成）、颗粒管型（由细胞碎片构成）、红细胞管型、白细胞管型、上皮细胞管型、脂肪管型等。管型可随尿液排出，正常情况下，尿液中可见少量的透明管型；但如尿液中出现大量的管型，则称为管型尿，表明肾小球或者肾小管有病变。肾小球病变时，透明管型和颗粒管型多见。

（二）系统性改变

1. 肾性水肿（renal edema）　发生的原因主要有：肾疾病导致滤过膜的通透性增加，蛋白质通过尿液长期大量丢失，使血浆胶体渗透压下降；排钠功能紊乱，造成水、钠潴留。肾性水肿首先发生于疏松组织，如眼睑、颜面，逐渐波及全身。

2. 肾性高血压　由于肾实质病变导致的高血压称为肾性高血压（renal hypertension）。肾小球内皮细胞、系膜细胞或壁层上皮细胞增生，肾小球结构破坏或硬化，肾小球毛细血管挤压闭塞乃至消失，导致肾小球缺血，肾素-血管紧张素-醛固酮系统激活，血压升高。另外，由于肾功能异常，钠、水潴留，有效循环血量增加，也可出现肾性高血压。

3. 血肌酐值升高　肌酐（creatinine）主要经肾小球排出。血肌酐值不受肾外因素的影响，与肾小球滤过率相关。因此，血肌酐浓度是了解肾功能损伤程度的极为有用的指标。血肌酐正常值为 88～177 μmol/L（1～2 mg/dl），大于 221 μmol/L（2.5 mg/dl）则为肾功能不全。

4. 肾性贫血（renal anemia）和肾性骨病（renal osteopathia）　主要见于慢性肾功能不全和部分急性肾衰竭。肾性贫血的机制可因病因不同而分别与营养不良、失血、溶血、促红细胞生成素减少、体内毒素对骨髓造血功能抑制等有关。因此，临床上发现贫血一定要考虑到肾性疾病的可能性。肾性骨病是由于高血磷、低血钙及继发甲状旁腺功能亢进、维生素 D_3 活化障碍、酸中毒等因素引起的骨病，临床上表现为儿童的肾性佝偻病和成年人的骨质软化、纤维性骨炎、骨质疏松和病理性骨折及骨外组织钙化等。

（三）肾小球肾炎的临床综合征

根据上述表现结合其他检查结果、临床经过等，将肾小球肾炎的临床表现分为以下几种类型：

1. 急性肾炎综合征（acute nephritis syndrome）　起病急，表现为明显的血尿、蛋白尿和管型尿，常有水肿和高血压。严重者可出现氮质血症。主要病理类型是急性弥漫性增生性肾小球肾炎。

2. 快速进行性肾炎综合征（rapidly progressive nephritis syndrome）　起病急，进展快。出现血尿、蛋白尿和水肿改变后，迅速发展为少尿或无尿，伴氮质血症，并发展为急性肾衰竭。主要病理类型为快速进行性肾小球肾炎。

3. 肾病综合征（nephritic syndrome）　主要表现为：① 大量蛋白尿：尿蛋白含量达到甚至超过 3.5 g/d；② 明显水肿；③ 低蛋白血症（hypoalbuminemia）：血清白蛋白低于 30 g/L；④ 高脂血症（hyperlipidemia）和脂肪尿（lipiduria）。这四者即所谓的"三高一低"。多种类型的肾炎都可以表现为肾病综合征。

4. 无症状性血尿（asymptomatic hematuria）或蛋白尿　表现为持续性或反复发作的镜下血尿或肉眼血尿，或轻度的蛋白尿，一般无肾小球肾炎的其他症状，故又称为隐匿性肾炎综合征。主要病理类型为 IgA 肾病。

5. 慢性肾炎综合征（chronic nephritis syndrome）　主要表现为多尿、夜尿、低比重尿、高血压、贫血、氮质血症和尿毒症，缓慢发展为肾衰竭。见于各种肾小球肾炎的终末阶段。

肾小球疾病可使肾小球滤过率下降，代谢产物排出减少，血肌酐和尿素氮水平升高，形成氮质血症（azotemia）。尿毒症（uremia）发生于急、慢性肾衰竭的晚期，除了表现为氮质血症外，还表现为一系列的自体中毒的症状和体征。由于体内毒性物质的刺激和水、电解质平衡失调，使多系统出现病变，如毒性物质刺激引起毛细血管通透性增加，导致脑水肿、心肌水肿、胃肠道水肿及其他各部位的水肿和积液；毒性物质刺激引起化学性炎，出现纤维素性小叶性肺炎、纤维素性心包炎、胸膜炎、腹膜炎、肠炎等；电解质平衡失调和代谢紊乱导致肾性贫血和肾性骨病。急性肾衰竭时表现为少尿、无尿，并出现氮质血症。慢性肾衰竭时持续出现尿毒症的症状和体征。

病理类型

原发性肾小球肾炎常见的病理类型为：急性弥漫性增生性肾小球肾炎、快速进行性（新月体性）肾小球肾炎、膜性肾小球肾炎（膜性肾病）、轻微病变性肾小球肾炎（脂性肾病）、局灶性节段性肾小球硬化、膜性增生性肾小球肾炎、系膜增生性肾小球肾炎、IgA 肾病、慢性肾小球肾炎。

原发性肾小球肾炎（primary glomerulonephritis）多数是变态反应引起的以增生为主的炎症。少数（如膜性肾小球肾炎、轻微病变性肾小球肾炎）并无明显的炎症变化。

（一）急性弥漫性增生性肾小球肾炎

急性弥漫性增生性肾小球肾炎（acute diffuse proliferative glomerulonephritis）的病变特点是毛细血管丛的内皮细胞和系膜细胞增生，伴中性粒细胞和巨噬细胞的浸润，又称为毛细血管内增生性肾小球肾炎（endocapillary proliferative GN）（图 11-7）。大多数病例与感染有关，故又称为感染后肾小球肾炎（postinfectious

GN)。最常见的病原体为链球菌，也可由其他病原体引起，故又可分为链球菌感染后肾小球肾炎（poststreptococcal GN）和非链球菌感染后肾小球肾炎（nonstreptococcal GN）两种类型。本病主要见于5~14岁儿童，为临床最常见的肾炎类型。临床简称急性肾小球肾炎，主要临床表现为急性肾炎综合征。

病因与发病机制

病原微生物的感染为发病的主要因素。常见的病原体为A族乙型溶血性链球菌中的致肾炎菌株（12、4和1型等）。肾小球肾炎通常于咽部或皮肤链球菌感染1~4周后发生，此间隔期与抗体形成的时间相等。大部分患者血清抗链球菌溶血素"O"滴度增高，说明患者近期有链球菌感染史。患者可有低补体血症，说明补体系统参与发病过程。除链球菌外，其他病原体包括葡萄球菌、腮腺炎病毒、麻疹病毒、水痘病毒和乙型肝炎病毒等也可引起本型肾小球肾炎。病原体的抗原成分刺激机体产生相应的抗体，并在循环血液中形成抗原抗体

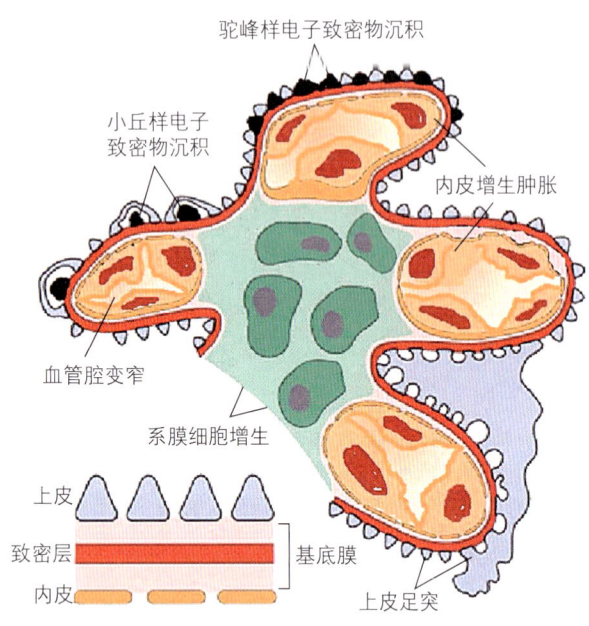

图11-7　急性弥漫性增生性肾小球肾炎模式图

复合物，沉积于肾小球内，引起相应的炎症反应。

病理变化

肉眼观：双侧肾轻到中度肿大，被膜紧张，表面光滑并有充血，色较红，故称为大红肾；有的肾表面可见粟粒大小的出血点，故又称为蚤咬肾（图11-8）。肾切面的皮质可略增厚。

光镜下：双侧肾绝大部分肾小球体积增大、细胞数量明显增多是其主要的特征。受累肾小球内皮细胞和系膜细胞增生，内皮细胞肿胀，早期可见中性粒细胞和单核细胞浸润（图11-9）。肿胀、增生的细胞使毛细

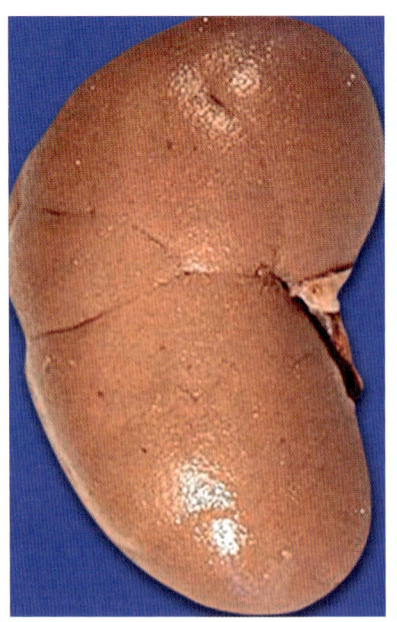 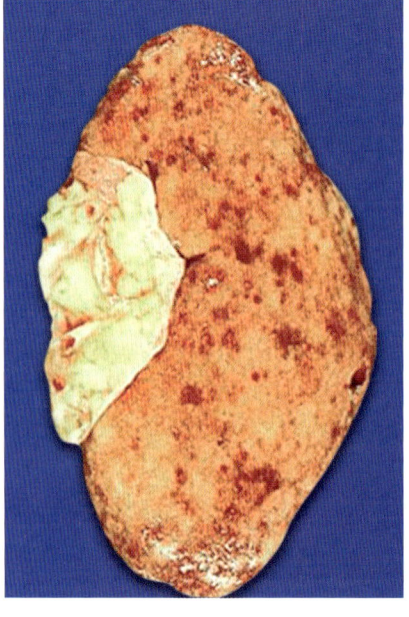

图11-8　急性肾小球肾炎
左：大红肾；右：蚤咬肾

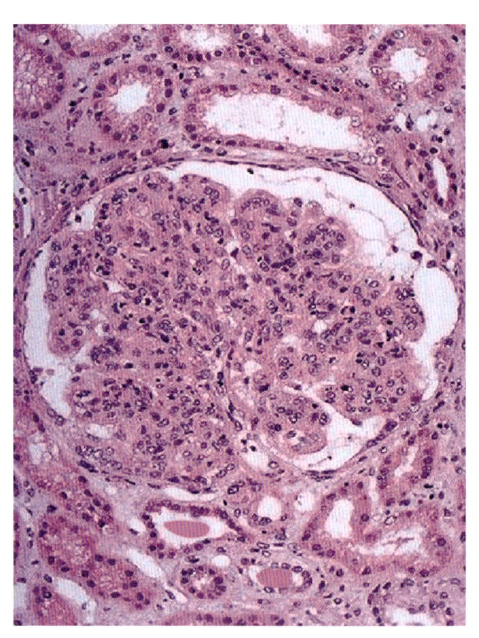

图11-9　急性肾小球肾炎（镜下）
肾小球体积增大，出现"富核"现象，肾小囊腔变狭窄

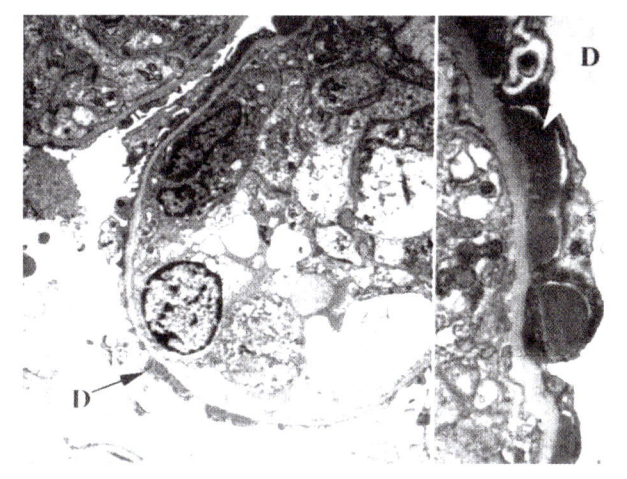

图 11-10　急性肾小球肾炎（电镜）
D：上皮下出现驼峰状电子致密沉积物

血管管腔狭窄甚至闭塞，肾小球缺血。严重者毛细血管壁发生节段性纤维素性坏死，血管破裂、出血。部分病例壁层上皮细胞增生，形成新月体。

由于肾小球缺血，近曲小管上皮细胞继发缺血性损伤，可发生各种变性，如水样变性或脂肪变性，肾小管管腔内可出现各种管型，如蛋白管型、红细胞管型、白细胞管型或颗粒管型等。肾间质充血、水肿，并有炎症细胞浸润。

免疫荧光检查：沿 GBM 和系膜区有 IgG 和补体 C3 的沉积，表现为颗粒状荧光。

电镜检查：主要特点为上皮下电子致密沉积物形成。沉积物在基底膜外侧形成驼峰状（hump）突起，也可出现在内皮细胞下或基底膜内（图 11-10）。

临床病理联系

本病的主要临床表现为急性肾炎综合征。多见于儿童，通常于咽部等感染后 10 天左右发病，主要表现为少尿、无尿、蛋白尿、血尿和管型尿。由于双侧肾大多数肾小球内皮细胞和系膜细胞增生、肿胀，毛细血管腔受压变狭窄甚至闭塞，肾小球缺血，滤过率降低，但肾小管的重吸收功能尚正常，故出现少尿、无尿；肾小球缺血及炎症细胞释放的炎症介质和蛋白水解酶的作用，使滤过膜受损，其通透性增加，血浆蛋白、红细胞滤出到肾小囊腔形成蛋白尿、血尿；滤出的细胞或蛋白成分再随着原尿在远端肾小管浓缩、凝集形成各种管型。此外，由于肾小球滤过率降低，水、钠潴留，患者常出现水肿和轻、中度高血压。高血压主要为血容量增加所致，血浆肾素水平一般不高。成人患者的症状不典型，可表现为水肿和高血压，常伴有血尿素氮增高。

儿童患者预后好，多数患儿肾病变逐渐消退，症状缓解和消失。不到 1% 的患儿转为快速进行性肾小球肾炎。少数患儿病变缓慢进展，转为慢性肾小球肾炎。持续肾小球滤过率降低和大量蛋白尿提示预后不佳。成人患者预后较差，转变为慢性肾小球肾炎比例较高。

（二）快速进行性肾小球肾炎

快速进行性肾小球肾炎（rapidly progressive glomerulonephritis，RPGN），又称为急进性肾小球肾炎，为一组病情急速发展的肾小球肾炎，临床表现为快速进行性肾炎综合征。患者由蛋白尿、血尿等症状迅速发展为少尿、无尿，肾功能发生进行性衰竭。如不能及时治疗，患者常在数周至数月内因急性肾衰竭而死亡。本组肾炎的病理学特征为肾小球壁层上皮细胞增生形成新月体，故又称为新月体性肾小球肾炎（crescentic glomerulonephritis，CrGN）或毛细血管外增生性肾小球肾炎（extracapillary proliferative glomerulonephritis）。

病因和分类

快速进行性肾小球肾炎为一组由不同原因引起的疾病。部分病例有肾外改变或已明确原发疾病，如系统性红斑狼疮或过敏性紫癜等疾病，属继发性快速进行性肾小球肾炎。有的原因不明，并且病变局限于肾，属原发性快速进行性肾小球肾炎。尽管原因不一，大多数 RPGN 的肾小球改变由免疫复合物介导的损伤引起。根据免疫学和病理学检查的结果，可将 RPGN 分为三种类型：

1. Ⅰ 型 RPGN　属于抗肾小球基底膜抗体性肾小球肾炎。免疫荧光检查显示 GBM 有 IgG 和 C3 的线性沉积。部分病例表现为肺出血肾炎综合征（Goodpasture syndrome），患者的抗 GBM 抗体与肺泡基底膜发生交叉反应。患者常有咯血，并出现血尿、蛋白尿和轻度高血压，可有肾功能改变，常发展为肾衰竭。而其他病例则为局限于肾的原发性改变。

2. Ⅱ 型 RPGN　为免疫复合物介导的新月体性肾小球肾炎，在我国较多见。本型可由免疫复合物性沉积引起的肾炎（如链球菌感染后肾炎）发展形成，也可为系统性红斑狼疮等系统性疾病的组成部分。部分病例虽能证明免疫复合物存在，但复合物形成机制不清。免疫荧光检查显示基底膜和系膜区颗粒状荧光。电镜下也可见电子致密沉积物。免疫复合物的存在和大量新月体形成为本型的特点。

3. Ⅲ型 RPGN　又称为其他型或免疫反应不明显型。无论是免疫荧光还是电镜检查均不能显示患者肾组织内有抗 GBM 抗体或抗原抗体复合物，或有微量的免疫复合物沉积。其发病可能由非免疫性机制或细胞免疫引起。部分患者血清内可检出抗中性粒细胞胞质抗体（antineutrophil cytoplasmic antibody，ACNA）。该抗体与一些类型血管炎的发生有关。部分Ⅲ型 RPGN 为 Wegener 肉芽肿病或显微型下多动脉炎等系统性血管炎的组成部分。但很多病例的病因和发病机制不清，为原发性病变。

RPGN 约有 50% 的病例原因不清，属于原发性疾病，其余病例则与已知的肾小球肾炎或全身性疾病有关。三种肾小球肾炎都可以导致严重的肾小球损伤。血管球的免疫和炎性损伤导致基底膜损伤，球囊腔内纤维素渗出。研究表明，渗出的纤维素是刺激新月体形成的主要因素。其他与新月体形成及炎症细胞浸润有关的因子包括组织因子、白介素 –1（IL-1）、肿瘤坏死因子（TNF）和 γ- 干扰素等。

病理变化

肉眼观：双侧肾体积增大，色苍白，表面可见点状出血，切面可见肾皮质增厚。

光镜下：见多数肾小囊内有新月体形成。新月体主要由增生的壁层上皮细胞和渗出的单核细胞构成，可有中性粒细胞和淋巴细胞浸润。以上成分附着于肾小囊壁层，在毛细血管球外侧形成新月形或环状结构（图 11-11）。病变肾小球毛细血管袢严重损伤，毛细血管壁破裂，血液流入肾小囊并凝固，导致肾小囊壁层上皮细胞增生，并形成新月体。渗出的纤维素是新月体形成的重要原因。早期的新月体以细胞成分为主，称为细胞性新月体。之后上皮细胞间逐渐出现纤维细胞，胶原纤维逐渐增多，形成细胞纤维性新月体。最后完全被纤维组织取代，形成纤维性新月体。新月体或环状体压迫毛细血管丛，血流减少或阻断，肾小球滤过率下降，肾小球失去了泌尿功能，最终使肾小球纤维化，并发生玻璃样变性。有的患者肾小球出现节段性坏死、弥漫或者局灶性内皮细胞增生和系膜细胞增生等改变。病变肾单位所属肾小管上皮细胞发生玻璃样变性。部分肾小管上皮细胞萎缩甚至消失。肾间质水肿、炎症细胞浸润，后期发生纤维化。

电镜检查：除见新月体形成外，部分病例可见电子致密沉积物（Ⅱ型 RPGN）。几乎所有病例均可见肾小球 GBM 的缺损和断裂。

免疫荧光检查：结果与 RPGN 的类型有关，Ⅰ

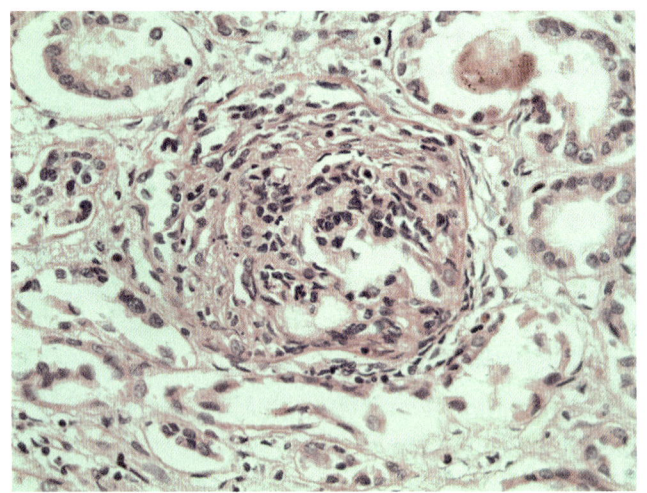
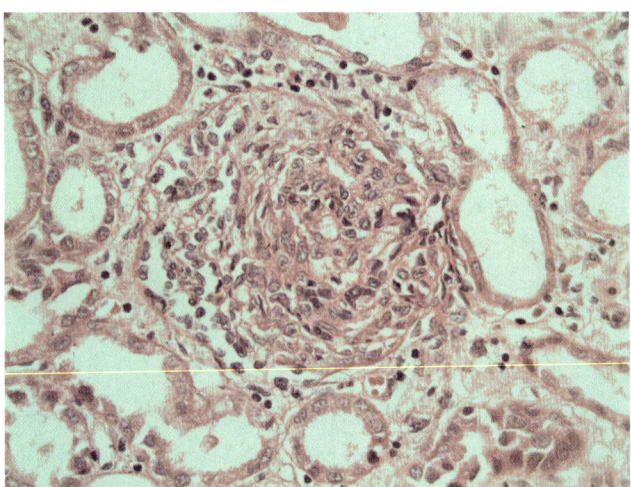
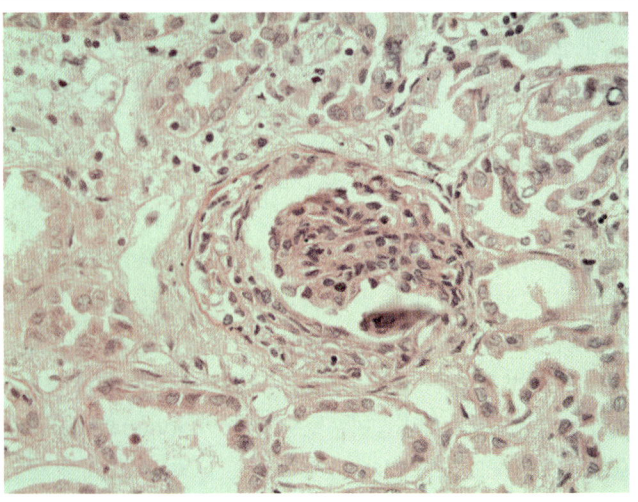

图 11-11　新月体性肾小球肾炎（HE 染色）

肾小囊内有新月体形成，肾小囊腔变狭窄、甚至闭塞，毛细血管球受压，变小

型为线性荧光，Ⅱ型为颗粒状荧光，Ⅲ型为阴性。

临床病理联系

本病的主要临床表现为快速进行性肾炎综合征。患者多出现血尿、蛋白尿，迅速出现少尿、无尿和氮质血症。由于肾小球毛细血管有穿孔缺损，基底膜破裂并发生出血，故血尿明显。大量的新月体或环状体形成，使肾小囊腔狭窄或闭塞，并压迫毛细血管丛，肾小球滤过率降低，故出现少尿、无尿。代谢废物在体内潴留引起氮质血症并快速发展为尿毒症。随着病变进展，多数肾小球纤维化、玻璃样变性，肾单位功能丧失，最终发生肾衰竭。

RPGN 的预后较差。患者的预后与出现新月体的肾小球的比例相关。具有新月体的肾小球的比例低于 80% 的患者预后略好于比例更高者。预后还与病变类型相关，与感染有关的Ⅱ型预后较好，由血管炎引起的Ⅲ型预后较差，Ⅰ型预后最差。早期联合应用血浆置换法和类固醇及细胞毒制剂可使肾功能得到恢复，但部分患者病变转化为肾小球硬化，进入慢性期，需要长期透析或肾移植。

（三）肾病综合征及相关的肾小球肾炎类型

肾病综合征的发生主要由于肾小球毛细血管壁损伤，血浆蛋白滤过增加，导致大量蛋白尿。尿中为低分子量的蛋白（白蛋白和转铁蛋白），则为选择性蛋白尿，提示滤过膜损伤较轻；尿中出现大分子量的蛋白，则为非选择性蛋白尿，提示滤过膜损伤严重。长期大量蛋白尿使血浆蛋白减少，形成低蛋白血症。低蛋白血症引起血浆胶体渗透压降低，出现水肿。由于组织液增多，血容量下降，肾小球滤过减少，醛固酮和抗利尿激素分泌增多，钠、水潴留，导致水肿加重。高脂血症的发生机制尚不明确，一般认为与低蛋白血症刺激肝脂蛋白合成有关。脂肪尿表明 GBM 通透性增高，脂蛋白滤过增加。肾病综合征为临床类型，可由不同病理类型的肾小球肾炎引起。对临床表现为肾病综合征的病例，需根据病理和临床检查予以鉴别。以下介绍临床上通常表现为肾病综合征的肾小球肾炎的病理类型。

1.膜性肾小球肾炎（membranous glomerulonephritis） 是引起成人肾病综合征最常见的原因。早期光镜下可见肾小球炎性改变不明显，又称膜性肾病（membranous nephropathy）。病变特征是弥漫性毛细血管壁增厚，上皮下出现含免疫球蛋白的电子致密沉积物。

约 85% 的膜性肾小球肾炎为原发性。其余病例为系统性疾病的组成部分，属继发性膜性肾小球肾炎。

病因与发病机制 膜性肾小球肾炎为慢性免疫复合物性肾炎。原发性膜性肾小球肾炎病变与 Heymann 肾炎极为相似。现认为本病是由抗肾小球抗原的自身抗体引起的自身免疫性疾病。自身抗体与肾小球上皮细胞膜抗原反应，在上皮细胞与基底膜间形成免疫复合物。肾小球内通常没有炎症细胞反应，但有补体成分出现，故病变发生可能与补体的直接作用有关。本型肾炎患者 HLA-DR$_3$ 出现频率高，提示遗传因素在发病中具有一定的作用。

病理变化

肉眼观：双侧肾肿大，色苍白，有"大白肾"之称。光镜下：早期，肾小球基本正常，之后 GBM 弥漫性增厚（图 11-12）。免疫荧光检查：显示典型的颗粒状荧光，IgG 和 C3 沿基底膜沉积。电镜观察：显示上皮细胞肿胀，足突消失，上皮下有大量的电子致密沉积物。沉积物间基底膜样物质形成钉状突起（图 11-13）。六胺银染色显示增厚的基底膜及与之垂直排列的钉突，形如梳齿（图 11-14）。随后钉突向沉积物表面延伸，覆盖沉积物，GBM 明显增厚，其中的沉积物逐渐被溶解，形成虫蚀状空隙。虫蚀状空隙逐渐被基底膜样物质填充。增厚的基底膜使毛细血管腔变狭窄，最终肾小球发生玻璃样变性和硬化（图 11-15）。

临床病理联系 膜性肾小球肾炎多发生于成人，起病隐匿，临床表现为肾病综合征。由于 GBM 严重损伤，通透性明显增加，大量血浆蛋白（包括大分子蛋白）由肾小球滤过，引发严重的非选择性蛋白尿。部分患者出现镜下血尿和高血压。

膜性肾小球肾炎常为慢性进行性过程，对肾上腺皮质激素不敏感。病程长，部分患者病情可自行缓解或得到控制，约 1/4 患者数年进展至慢性肾衰竭。

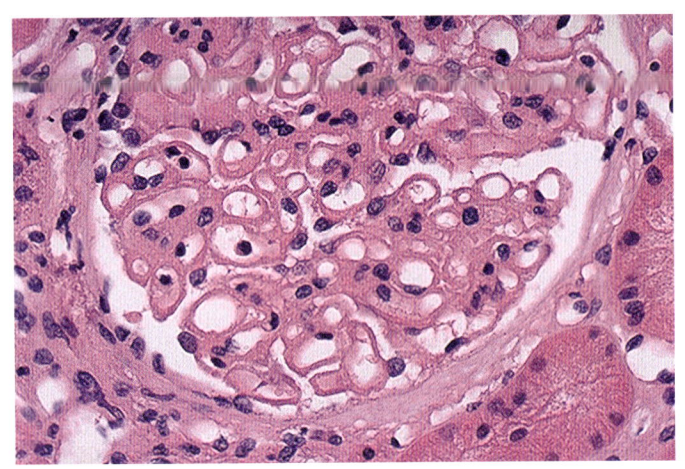

图 11-12 膜性肾小球肾炎（HE 染色）
毛细血管壁明显增厚

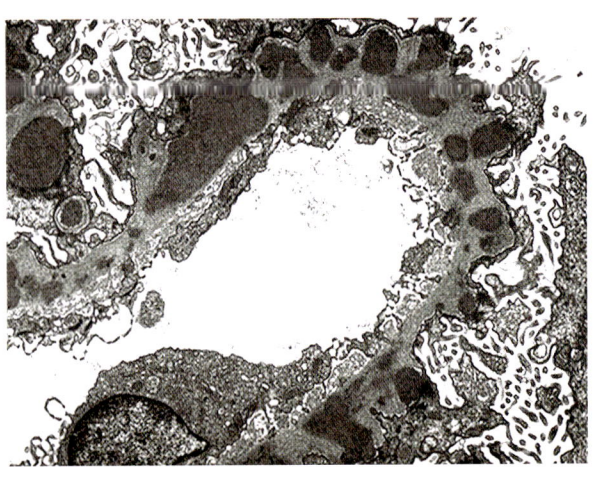

图 11-13 膜性肾小球肾炎的超微结构图
电镜下，基底膜样物质明显增多，并向上皮侧增多，形成钉状突起，并分隔上皮下电子致密沉积物

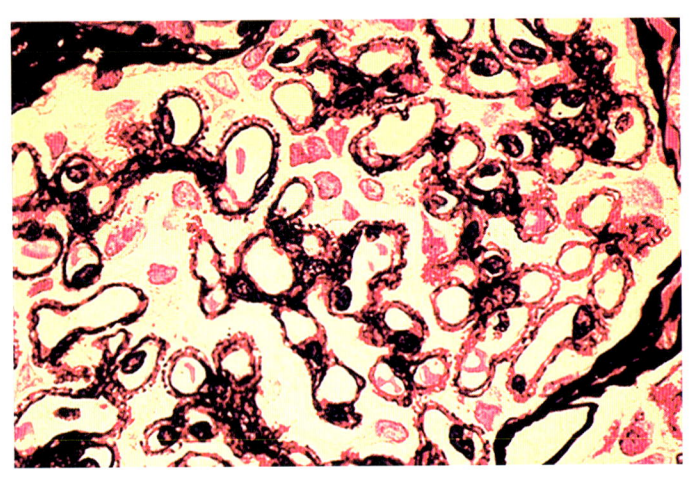

图 11-14 膜性肾小球肾炎（六胺银染色）
基底膜样物质明显增多，并向上皮侧增多，形成钉状突起

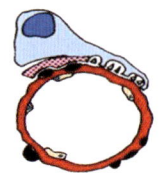

基底膜表面少数沉积物

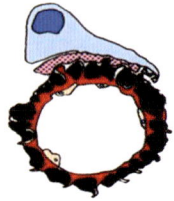

基底膜样物质增多，向上皮表面形成钉状突起并分隔致密沉积物

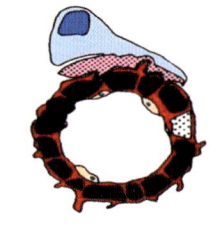

基底膜样物质进一步增多，包绕致密沉积物

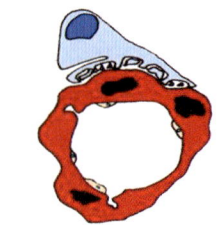

部分致密沉积物消失，留下呈虫蚀状不规则增厚的基底膜

图 11-15 膜性肾小球肾炎不同阶段超微结构示意图

2. 轻微病变性肾小球肾炎（minimal change glomerulonephritis） 也称为轻微病变性肾病（minimal change disease）或轻微病变性肾小球病（minimal change glomerulopathy），是引起儿童肾病综合征的最常见的原因。病变特点是弥漫性上皮细胞足突消失，肾小管上皮细胞内有脂质沉积（图 11-16、图 11-17），故又称为脂性肾病（lipoid nephrosis）。

本病病因和发病机制不清。尽管肾小球内无免疫复合物沉积，但仍提示其发病与免疫机制有关。目前认为本病发生与免疫功能失调，特别是 T 细胞功能异常有关，并导致血液循环中细胞因子样物质产生，引起脏层上皮细胞损伤和蛋白尿。超微结构观察显示原发性脏层上皮细胞损伤。实验研究表明，肾小球滤过膜阴离子丢失，提示电荷依赖性屏障的缺陷与蛋白尿发生有关。此外，由于基底膜黏附性降低，上皮细胞与基底膜分离也与蛋白质滤过有关。

肉眼观：肾肿胀，色苍白。因肾小管上皮细胞内脂质沉积，切面肾皮质出现黄白色条纹。光镜下：主要特征为肾小球基本正常，近曲小管上皮细胞内出现大量脂滴。免疫荧光检查：显示肾小球内无免疫球蛋白或补体沉积。电镜检查：也未见沉积物，主要变化为弥漫性脏层上皮细胞足突消失。其原因为上皮细胞结构改变，足突收缩和肿胀，使之变扁平或消失，而非足突融合。足突改变经肾上腺皮质激素治疗可恢复正常。

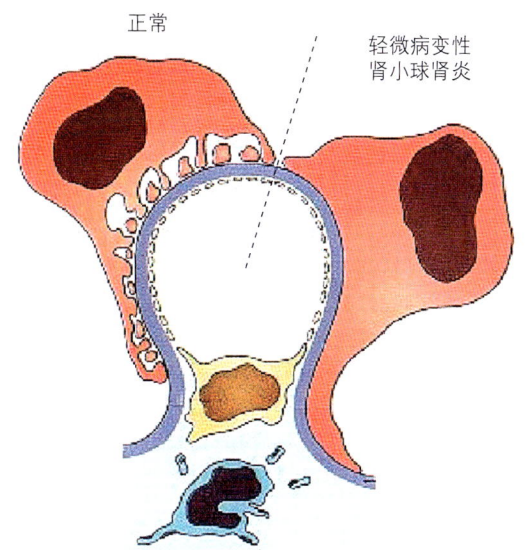

图 11-16　轻微病变性肾小球肾炎模式图
脏层上皮细胞足突消失

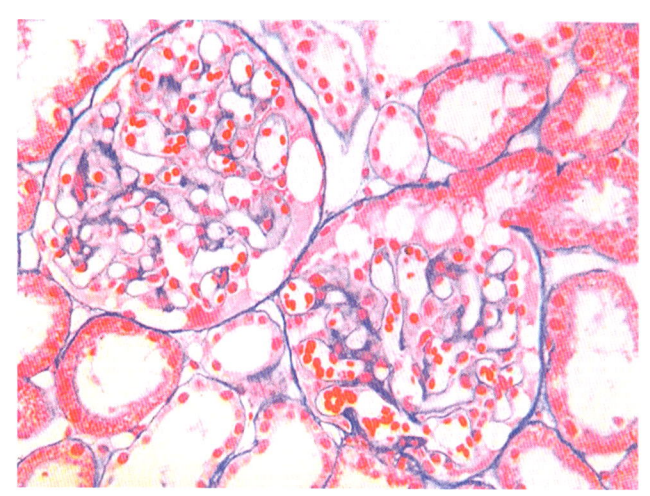

图 11-17　轻微病变性肾小球肾炎（苏丹Ⅲ染色）
肾小球基本正常，肾小管上皮细胞内有脂质沉积

本病多见于儿童，可发生于呼吸道感染或预防接种之后。临床主要表现为肾病综合征。水肿是最早出现的症状。多为选择性蛋白尿，通常不出现血尿或高血压。肾上腺皮质激素治疗对 90% 以上儿童患者有效。不到 5% 的儿童患者最终发生慢性肾衰竭。成人患者对肾上腺皮质激素治疗反应缓慢或疗效不明显，肾功能障碍发生率较高。

3. 局灶性节段性肾小球硬化（focal segmental glomerulosclerosis，FSGS）　强调病变肾小球的分布范围，其病变特征为部分肾小球（50% 以下）的部分小叶（50% 以下）发生硬化的肾小球疾病。主要临床表现为肾病综合征。

局灶性节段性肾小球硬化的类型包括：① 继发于某些已知疾病，如 HIV 病毒感染者或吸毒者（HIV 肾炎或海洛因成瘾性肾病）；② 作为 IgA 肾病等其他原发性肾炎的继发性改变。③ 发生于其他肾病变引起部分肾组织破坏之后，对病变组织的代偿反应；④ 原发性局灶性节段性肾小球硬化。

原发性局灶性节段性肾小球硬化的发生机制尚未明确。一般认为本病的主要环节为脏层上皮细胞的改变。循环因子导致其通透性明显增加，血浆蛋白和脂质在细胞外基质内沉积，激活系膜细胞，导致节段性的玻璃样变性和硬化。患者接受肾移植后短时间内再次出现蛋白尿，提示其体内可能有损伤上皮细胞的循环因子（可能为细胞因子）存在。近年已有从患者体内提取出 50 kD 的非免疫球蛋白性因子的报道，该因子可引起蛋白尿。

光镜下：可见病变呈局灶性分布，早期仅累及皮髓交界处肾小球，以后逐渐波及皮质全层。病变肾小球部分小叶系膜基质增生，基底膜塌陷，玻璃样物质沉积。随着病变进展，则引起肾小球硬化（图 11-18）。免疫荧光检查：显示病变处有 IgM 和补体沉积。电镜检查：显示弥漫性脏层上皮细胞足突消失，并有明显的上皮细胞从 GBM 剥脱的现象。

大部分患者临床表现为肾病综合征，少数患者表现为蛋白尿。本病与轻微病变性肾小球肾炎在病程和预后上具有显著差异，这对两者的鉴别诊断非常重要。两者的不同点在于：① 本病患者出现血尿和高血压的比例较高；② 本病患者的蛋白尿常为非选择性；③ 本病患者对肾上腺皮质激素治疗不敏感；④ 免疫

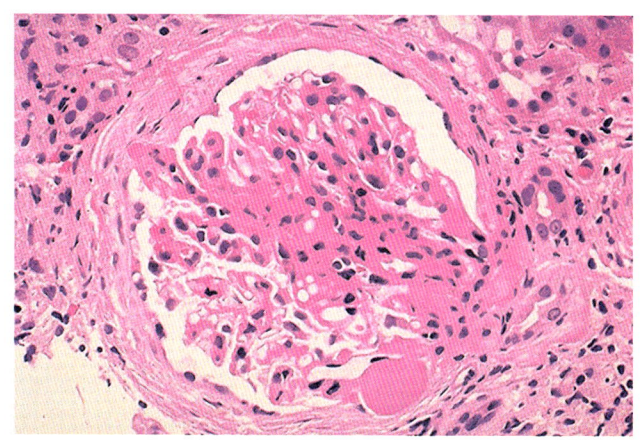

图 11-18　局灶性节段性肾小球硬化（HE 染色）
肾小球毛细血管丛部分玻璃样变性、硬化

荧光检查显示硬化的血管球节段内有 IgM 和 C3 沉积。

50% 患者在发病后 10 年内发展为终末期肾小球肾炎。小儿患者预后较好，成人预后差。

4. 膜增生性肾小球肾炎（membranoproliferative glomerulonephritis，MPGN） 病变特点是肾小球基底膜增厚、系膜细胞和系膜基质增生。由于系膜细胞增生明显，所以又称为系膜毛细血管性肾小球肾炎（mesangiocapillary glomerulonephritis）。

膜增生性肾小球肾炎可以是原发性的，也可为继发性。根据超微结构和免疫荧光的特点，原发性膜增生性肾小球肾炎可分为 I 型和 II 型两个主要类型（图 11-19）。

I 型，约占原发性膜增生性肾小球肾炎的 2/3。电镜下特点为内皮下出现电子致密沉积物，系膜区和上皮下偶有少量沉积物出现。免疫荧光检查可见 C3 颗粒状沉积，并可出现 IgG 及 C1q 和 C4 等早期补体成分。

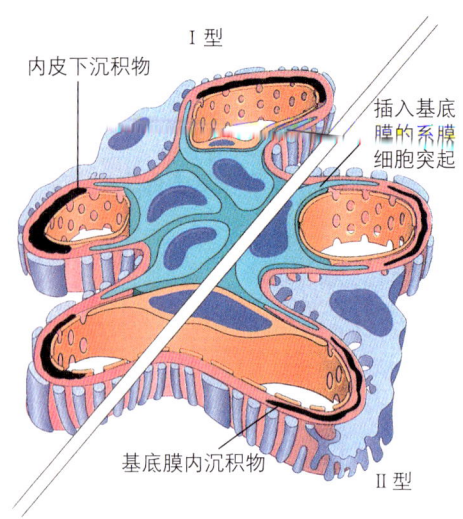

图 11-19 膜增生性肾小球肾炎示意图

II 型，又称为致密沉积物病（dense-deposit disease）。电镜下特点为大量块状电子密度极高的沉积物在基底膜致密层呈带状沉积。免疫荧光检查显示 C3 沉积，通常无 IgG、C1q 和 C4 出现。

I 型和 II 型的发病机制不同。I 型常由免疫复合物沉积引起，并有补体的参与，但引起免疫反应的抗原成分不清。II 型患者常出现补体替代途径的异常激活，50%~60% 患者的血清 C3 水平降低，但 C1 和 C4 等补体早期激活成分水平正常或轻度降低。70% 以上 II 型患者血清中具有被称为 C3 肾炎因子（C3 nephritic factor，C3NeF）的自身抗体。该抗体可与 C3 转化酶结合，使该酶不被降解，C3 持续被分解为 C3b。但 C3NeF 如何引起肾小球改变的机制尚不清楚。

光镜下：两型病变相似。肾小球体积增大，细胞数目增多。增生的主要为系膜细胞。由于系膜细胞增生和系膜基质增多，沿着内皮细胞和基底膜之间插入，使毛细血管壁增厚，六胺银或 PAS 染色显示基底膜呈双层或多层改变。其形成的原因为系膜细胞突起插入邻近毛细血管并形成系膜基质，而不是基底膜本身的分离导致的；其中一层为原有基底膜，另一层或多层为插入的系膜基质，系膜基质和基底膜的形态和电子密度相似，因而看似双层或多层的基底膜。系膜细胞增生和系膜基质的增多，系膜区域扩大导致肾小球呈明显分叶状（图 11-20）。

本病多发生于儿童和青年，主要表现为肾病综合征，常伴有血尿，也可仅表现为蛋白尿。常表现为慢性进展性，肾上腺皮质激素治疗可延缓病情进展，预后较差。部分患者出现大量新月体，转化为快速进行性肾小球肾炎。约 50% 患者在 10 年内出现慢性肾衰竭。II 型患者预后较 I 型患者差。

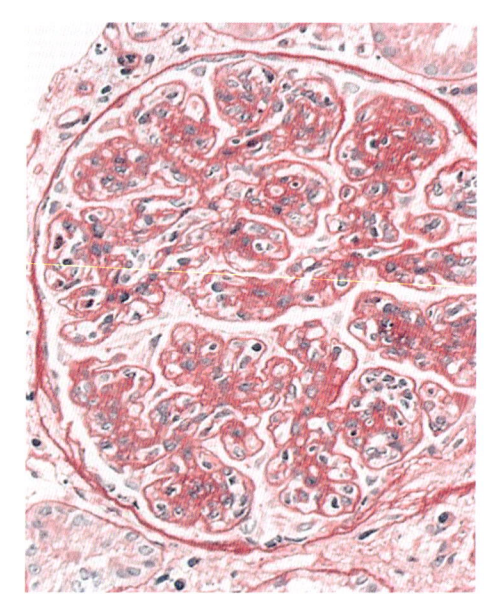

图 11-20 膜增生性肾小球肾炎
肾小球的血管球小叶间隔增宽，呈分叶状

5. 系膜增生性肾小球肾炎（mesangial proliferative glomerulonephritis） 为一组以弥漫性系膜细胞增生和系膜基质增多为特征的肾小球肾炎。本病在我国和亚太地区常见，在欧美较少见。

原发性系膜增生性肾小球肾炎的病因和发病机制尚未明确，可能存在多种致病途径，如循环免疫复合物的沉积或原位免疫复合物形成等。在免疫复合物介导的免疫反应中，炎症介质刺激系膜细胞，使系膜细胞增生、系膜基质增多。

光镜下特征为弥漫性系膜细胞增生、系膜基质增多。电镜观察显示部分病例的系膜区可见电子致密沉积物（图 11-21）。免疫荧光检查显示，在我国常见 IgG 和 C3 沉积，在其他国家则为 IgM 和 C3 沉积（又称为 IgM 肾病）。有些病例仅出现 C3 沉积，或免疫荧光检查阴性。

本病多见于青少年，男性多于女性。临床表现多样化，可表现为肾病综合征，也可表现为无症状性蛋白尿和（或）血尿或慢性肾炎综合征。预后取决于病变的严重程度。病变轻者预后好，但可复发。病变重者可伴有节段性硬化，严重者可出现肾功能障碍或肾衰竭，预后差。

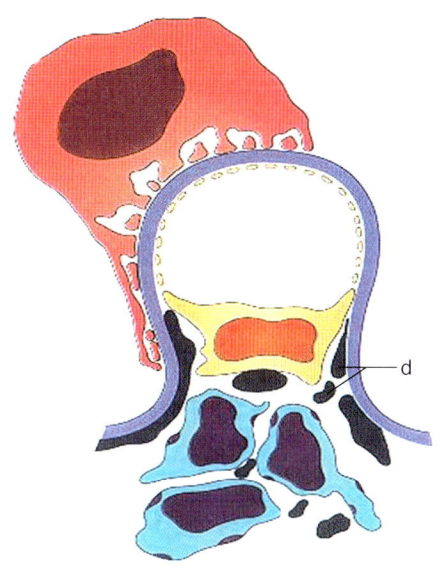

图 11-21　系膜增生性肾小球肾炎模式图
系膜区可见免疫沉积物（d）

（四）IgA 肾病

IgA 肾病（IgA nephropathy）的特点是免疫荧光显示在系膜区有 IgA 沉积，临床表现为反复发作的肉眼或镜下血尿。本病是世界范围内的常见病，是肾衰竭的主要原因之一。但发病有明显的地区差异，亚洲和太平洋地区发病率最高。据以往报道，在我国的发病率占原发性肾小球疾病的 30% 左右。本病于 1968 年由 Berger 最先描述，又称为 Berger 病。

原发性 IgA 肾病的发病机制尚未阐明。现有资料表明，其发病与先天或获得性免疫调节异常有关。血清检查显示 IgA 水平升高。由于病毒、细菌或植入蛋白等对呼吸道或消化道的刺激，使黏膜 IgA 合成增多。IgA 或含 IgA 的免疫复合物在系膜区沉积，并刺激补体替代途径，引起肾小球损伤。同一家族可出现 IgA 肾病多发现象，有报道表明 IgA 肾病的发生与某些 HLA 的表型有关，说明遗传因素具有重要作用。

IgA 肾病的组织学改变差异很大。最常见的为系膜增生性改变，也可表现为局灶性节段性增生或硬化性改变，偶可有新月体形成，少数病例 HE 染色切片观察，肾小球无明显改变（图 11-22）。免疫荧光检查是本病诊断的必要依据，其特征为系膜区大量 IgA 沉积，常伴有 C3 和备解素沉积，也可出现少量 IgG 和 IgM。电镜检查显示系膜区有大量电子致密沉积物。

IgA 肾病多发生于儿童和青年，发病前常有上呼吸道、消化道或泌尿道感染。最常见的症状为血尿，大部分表现为肉眼血尿，少数仅出现镜下血尿，或有轻度的蛋白尿。某些患者则可表现为肾病综合征

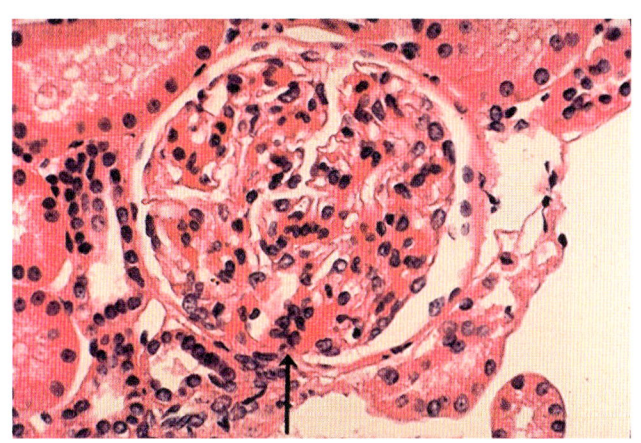

图 11-22　IgA 肾病（HE 染色）
肾小球毛细血管丛呈局灶性节段性增生或硬化

或急性肾炎综合征。血尿通常持续数天，以后消失，但每隔数月复发。部分患者肾功能可长期维持正常，但 25%~50% 患者病情缓慢进展，并在 20 年内出现肾衰竭。发病年龄大，出现大量蛋白尿、高血压或肾活检时发现血管硬化或新月体形成者，预后差。

（五）慢性肾小球肾炎

慢性肾小球肾炎（chronic glomerulonephritis）为各种不同肾小球肾炎发展的终末阶段，故称为终末期肾（end-stage kidney）。尽管早期病理改变多种多样，临床表现各不相同，但由于多数肾单位纤维化和玻璃样变性，终末病变趋于一致，临床表现也相似。病变的共同特点为大量肾小球发生玻璃样变性和硬化，又有慢性硬化

性肾小球肾炎（chronic sclerosing glomerulonephritis）之称。

病因与发病机制

慢性肾小球肾炎不是一种独立的疾病，通常是由不同类型的肾炎发展而来，因而发病机制各不相同。1%~2%的儿童链球菌感染后肾小球肾炎病例发展为慢性肾小球肾炎，成人患者转为慢性肾小球肾炎者较多。快速进行性肾小球肾炎患者如能度过急性期，则绝大部分转为慢性肾小球肾炎。膜性肾小球肾炎、膜增生性肾小球肾炎、系膜增生性肾小球肾炎和IgA肾病常缓慢发展，有近一半的患者转为慢性肾小球肾炎，最终出现慢性肾衰竭。而50%~80%的局灶性硬化性肾小球肾炎患者常快速进入终末阶段。有相当数量的慢性肾小球肾炎患者起病隐匿，没有急性或者其他类型的肾炎病史，发现时已经进入慢性阶段。不同原因引起的肾小球损伤最终均可引起肾小球玻璃样变性和硬化，到了终末阶段，原来肾小球肾炎的病变特点通常很难分辨。

病理变化

肉眼观：双侧肾对称性体积缩小，重量减轻，颜色灰白，质地变硬，表面呈弥漫性细颗粒状。切面皮质变薄，皮、髓质分界不清晰。小动脉壁增厚、变硬。肾盂周围脂肪增多。慢性肾小球肾炎的大体改变被称为继发性颗粒性固缩肾，以区别原发性高血压引起的原发性颗粒性固缩肾（图11-23）。

光镜下：早期，肾小球尚可见原发性肾小球肾炎的病变。后期，肾小球弥漫性纤维化及玻璃样变性，其所属的肾小管萎缩、消失。间质纤维结缔组织增生，常伴有淋巴细胞及浆细胞浸润。间质纤维化使局部玻璃样变性的肾小球相互靠拢。病变轻的肾单位出现代偿性改变，肾小球体积增大，肾小囊腔及其所属的肾小管扩张，肾小管腔内可见各种管型（图11-24）。由于肾炎引起高血压，肾内细、小动脉出现玻璃样变性，管壁增厚、管腔狭窄。因硬化而收缩的肾单位和发生代偿的肾单位相互交错，故肾表面呈颗粒状。

慢性肾小球肾炎晚期的患者常出现尿毒症引起的病变，如心外膜炎和肠胃炎等。患者可因长期高血压而出现左心室壁肥厚。

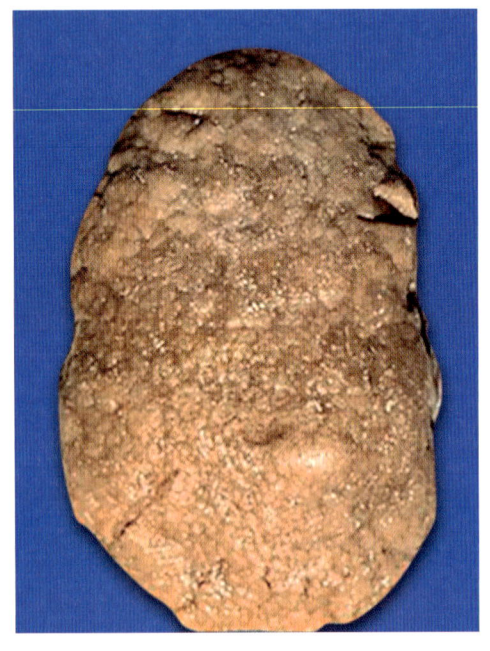

图11-23 慢性肾小球肾炎（大体）
双侧肾对称性体积缩小，质地变硬，表面呈细颗粒状。切面皮质变薄，皮、髓质分界不清

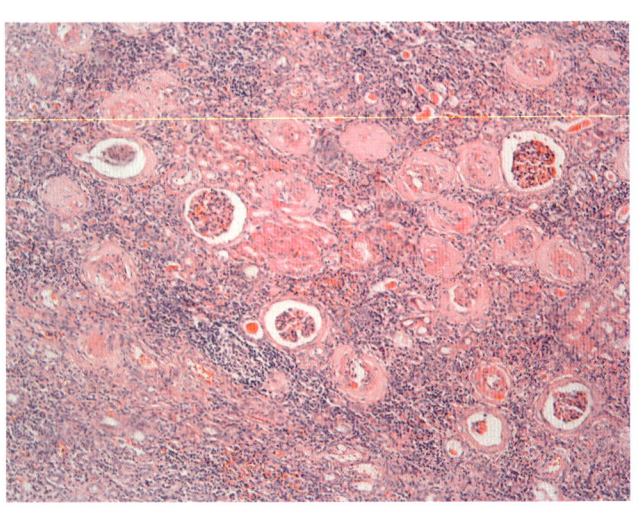

图11-24 慢性肾小球肾炎（HE染色）
肾小球玻璃样变性和硬化，肾小球萎缩，间质增生，炎症细胞浸润

临床病理联系

部分患者起病隐匿。有的因食欲差、贫血、呕吐、乏力和疲惫等症状就诊。有的患者则表现为蛋白尿、高血压或氮质血症，也有表现为水肿者。晚期患者主要表现为慢性肾炎综合征，出现多尿、夜尿、低比重尿、高血压、贫血、代谢性酸中毒、氮质血症和尿毒症。

多尿、夜尿、低比重尿主要是由于大量肾单位结构破坏、功能丧失，血液流经残留肾单位时因代偿而速度加快，肾小球滤过率增加，但肾小管重吸收功能有限，尿浓缩功能降低。高血压主要是由于肾小球硬化，使部分肾单位严重缺血，肾素分泌增多，肾素-血管紧张素-醛固酮系统激活所致。肾间质纤维化，前列腺素分泌减少，扩血管功能降低，也是引起高血压的原因之一。贫血的主要原因是肾小管周围的血管破坏，促红细胞生成素分泌减少。此外，体内堆积的代谢产物抑制骨髓造血功能。大量肾单位的破坏，使肾功能障碍，代谢产物不能及时排出，水、电解质紊乱和代谢性酸中毒，并出现氮质血症和尿毒症。

慢性肾小球肾炎病程进展速度差异很大，但预后均较差。如不及时进行血液透析或肾移植，患者常因尿毒症或高血压引起的心力衰竭或脑出血而死亡。

附：常见肾小球肾炎特点小结

表11-1总结了常见肾小球肾炎的特点。应该强调的是肾小球肾炎的病理诊断和鉴别诊断必须结合病史、临床表现、实验室检查和病理学检查进行全面分析，不能予以简单化或公式化。

表11-1 肾小球肾炎特点小结

类型	主要临床表现	发病机制	病变特点		
			光镜检查	免疫荧光检查	电镜检查
急性弥漫性增生性肾小球肾炎	急性肾炎综合征	常与感染有关，免疫复合物沉积	弥漫性内皮细胞和系膜细胞增生	GBM和系膜区颗粒状IgG和C3沉积	上皮下驼峰状沉积物
快速进行性肾小球肾炎	急进性肾炎综合征	抗GBM型 免疫复合物型 免疫反应不明显型	新月体形成	线性IgG和C3 颗粒状 阴性或极弱阳性	无沉积物 沉积物 无沉积物
膜性肾小球肾炎	肾病综合征	自身抗体与抗原原位反应	弥漫性GBM增厚，钉突形成	基底膜颗粒状IgG和C3	上皮下沉积物，GBM增厚
轻微病变性肾小球肾炎	肾病综合征	不清，T细胞功能异常，细胞因子样物质作用，滤过膜多聚阴离子丧失	肾小球正常，肾小管脂质沉积	阴性	上皮细胞足突消失，无沉积物
局灶性节段性肾小球肾炎	肾病综合征、蛋白尿	不清，细胞因子样物质作用，上皮细胞损伤	局灶性节段性玻璃样变性和硬化	局灶性，IgM和C3	上皮细胞足突消失，上皮细胞剥脱
膜增生性肾小球肾炎	肾病综合征、血尿、蛋白尿、慢性肾衰竭	Ⅰ型免疫复合物，Ⅱ型自身抗体，补体替代途径激活	系膜增生，插入GBM，使GBM增厚，双轨状	Ⅰ型：IgG+C3+C1+C4 Ⅱ型：C3，无IgG、C1或C4	Ⅰ型：内皮下沉积物 Ⅱ型：致密沉积物
系膜增生性肾小球肾炎	蛋白尿、血尿、肾病综合征	不明	系膜细胞增生，系膜基质增多	系膜区IgG、IgM和C3沉积	同光镜检查，系膜区沉积物
IgA肾病	反复发作的血尿或蛋白尿	不明	局灶性节段性增生或弥漫性系膜增宽	系膜区IgA和C3沉积	系膜区沉积物
慢性肾小球肾炎	慢性肾炎综合征、慢性肾衰竭	根据原病变类型而定	肾小球玻璃样变性、硬化	因肾炎起始类型而异	因肾炎起始类型而异

第二节 肾小管-间质性肾炎

肾小管-间质性肾炎（tubulointerstitial nephritis）为一组累及肾小管和肾间质的炎性疾病。肾功能不全有相当一部分是由肾小管和肾间质疾病引起的。由于肾小管的主要功能是吸收、分泌和排泄，肾小管受损，尿量和尿比重的变化更为明显。肾小球疾病、血管性病变、多囊肾和代谢性疾病等都可引起继发性肾小管-肾间质性肾炎；原发性肾小球肾炎可由不同原因和机制引起，发病时肾小球和血管等无明显改变。

肾小管-间质性肾炎可分为急性和慢性两类。急性肾小管-间质性肾炎主要表现为间质水肿、间质和肾小管内中性粒细胞浸润，常伴有局灶性肾小管坏死。慢性肾小管-间质性肾炎则表现为单核细胞浸润、间质纤维化和肾小管萎缩。

一、肾盂肾炎

肾盂肾炎（pyelonephritis）是由细菌感染引起的，累及肾盂、肾间质和肾小管的炎性疾病，是肾的常见病之一。肾盂肾炎分为急性和慢性两种。肾盂肾炎的发病，细菌感染起重要作用，膀胱输尿管反流（vesicoureteral reflux）和尿路阻塞也是重要的相关因素。由于生理及解剖学特点，本病多见于女性，其发病率为男性的9~10倍。临床主要症状为发热、腰痛及肾区叩击痛、脓尿、菌尿和血尿等，伴下尿路感染者可有尿频、尿急、尿痛等膀胱刺激症状。晚期可出现肾功能不全和高血压，甚至形成尿毒症。

病因与发病机制

肾盂肾炎通常由细菌感染引起。急性肾盂肾炎多为单一细菌感染，慢性肾盂肾炎多为两种或两种以上细菌的混合感染。

细菌可经以下两条途径引起肾盂肾炎：

1. 血源性（下行性）感染（hematogenous or descending infection） 体内出现败血症或感染性心内膜炎时，细菌随血液进入肾，栓塞于肾小球或肾小管周围毛细血管，引起化脓性改变。病变多为双侧性。最常见的致病菌为金黄色葡萄球菌。

2. 上行性感染（ascending infection） 为主要感染途径。尿道炎和膀胱炎等下尿道感染（lower urinary tract infection）时，细菌可沿输尿管或输尿管周围淋巴管上行至肾盂、肾盏和肾间质。致病菌主要为革兰阴性杆菌，大肠埃希菌占绝大部分。病变多为单侧性，也可为双侧性。

正常的人体泌尿系统仅在尿道开口附近有少量的细菌，其他部位和尿液保持无菌状态，这与排尿过程尿液对尿道的冲洗作用、膀胱黏膜产生的有机酸和分泌型IgA的抗菌作用、膀胱壁内的白细胞的吞噬和杀菌作用等一系列的防御功能有关。当防御功能因各种因素减弱时，病原菌可乘虚而入，引起肾盂肾炎。女性尿道感染远较男性多见，原因包括女性尿道短，尿道括约肌弱，缺乏前列腺液的抗菌作用，女性激素水平的变化有利于细菌对尿道黏膜的黏附及性交时黏膜容易受伤等。

上行性感染的发生起始于大肠埃希菌等细菌在后尿道内生长。插导尿管、膀胱镜检查和逆行肾盂造影等医源性因素可使细菌从尿道进入膀胱，留置导尿管引起感染的可能性更大。尿液排出受阻或膀胱功能障碍时，膀胱不能完全排空，细菌得以在残留的尿液内繁殖，并侵袭膀胱壁，引起膀胱炎（cystitis）。膀胱黏膜和黏膜下组织充血、水肿和中性粒细胞等炎症细胞浸润，重者引起点灶状出血和黏膜溃疡。前列腺肥大、肿瘤或结石等引起下尿路阻塞时容易发生下尿路感染，继而引起肾盂肾炎。

侵入膀胱的细菌进入输尿管和肾盂，主要原因是膀胱输尿管反流。造成膀胱输尿管反流最常见的原因是膀胱输尿管瓣膜功能丧失。正常情况下，输尿管斜行穿过膀胱壁，形成单向的活瓣结构，可防止膀胱充盈或内压增高时尿液反流到输尿管。先天性输尿管开口异常时，输尿管插入膀胱的部分缺失或变短，尿液可向输尿管反流。此种情况多见于儿童。成人在脊髓损伤出现膀胱松弛（bladder atonia）时可出现膀胱输尿管反流。膀胱输尿管反流使排尿后残留的尿液量增加，有利于细菌繁殖，细菌通过反流尿液进入肾盂、肾盏。

上行性感染的另一个因素是肾内反流（intrarenal reflux），含菌的尿液通过肾乳头的乳头孔，进入肾实质。位于肾上极或下极的肾乳头开口为扁平凹面状，而肾中部的乳头开口则为凸面状，故肾内反流易发生于肾的上、下两极。

综上所述，肾盂肾炎的易感因素包括尿道黏膜损伤、完全或不完全尿道梗阻、膀胱输尿管反流和肾内反流。慢性消耗性疾病、长期使用激素和免疫抑制剂等因素使机体抵抗力下降，有利于肾盂肾炎的发生。

（一）急性肾盂肾炎

急性肾盂肾炎（acute pyelonephritis）是细菌感染引起的肾盂、肾间质和肾小管的化脓性炎，常由上行性感染引起。可发生于任何年龄，女性发病率高于男性。

病理变化

病变可累及单侧或双侧肾。肉眼观：肾体积增大，表面充血，可见散在稍隆起的黄白色脓肿，周围见红色充血带。病灶可弥漫分布，也可局限于某一区域。严重时多个病灶可相互融合，形成大脓肿（图11-25）。切面髓质内见黄色条纹，并向皮质延伸。肾盂黏膜充血、水肿，表面有脓性渗出物。严重时可出现肾盂积脓。

镜下观：肾间质化脓性炎或脓肿形成，肾小管坏死、崩解并有中性粒细胞聚集于腔内。肾小球通常无病变，严重时大量肾组织坏死，可破坏肾小球。肾盂黏膜充血、水肿，大量中性粒细胞浸润（图11-26）。上行性感染和血源性感染病变特点不同。前者肾盂肾炎明显，从肾乳头向皮质形成索状或不规则脓肿，肾小球通常很少受累；后者首先累及肾皮质中的肾小球、肾小管和其周围的肾间质，形成小脓肿，并逐渐扩展，破坏周围组织，并向肾盂蔓延。

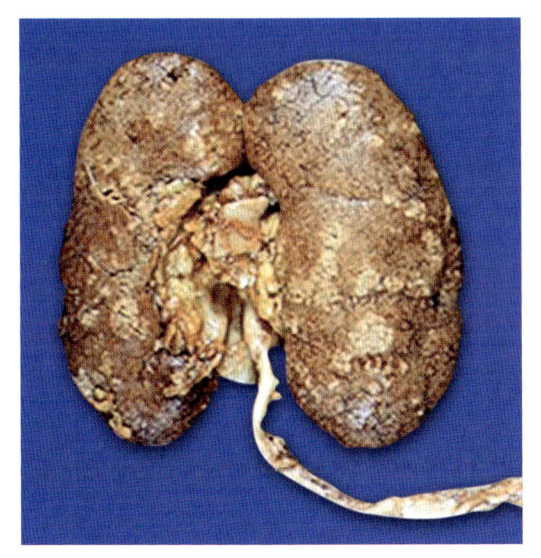

图 11-25　急性肾盂肾炎（大体）

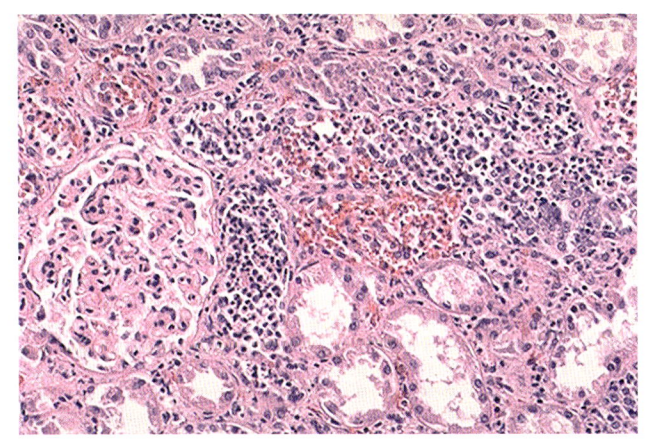

图 11-26　急性肾盂肾炎（镜下）

并发症

1. 肾乳头坏死（papillary necrosis）　常见于糖尿病患者或伴有严重的尿路梗阻的患者。肾乳头因缺血和化脓而发生坏死。病变多为双侧性，也可为单侧性。肉眼观：特征为肾锥体乳头侧2/3区域内出现境界清楚的灰白或灰黄色坏死灶，坏死灶周围有充血、出血带，病变累及单个或所有肾乳头。镜下观：肾乳头发生凝固性坏死，坏死组织与正常组织交界处可见大量中性粒细胞浸润。

2. 肾盂积脓（pyonephrosis）　严重尿路阻塞，特别是高位阻塞时，脓性渗出液不能排出，潴留于肾盂和肾盏内，导致肾盂积脓。

3. 肾周围脓肿（perinephric abscess） 病变严重时，肾内化脓灶可突破肾被膜，扩散到肾周围组织，形成肾周围脓肿。

由于抗生素的应用，并发症已少见。

临床病理联系

急性肾盂肾炎起病急，患者出现发热、寒战、白细胞增多等全身症状。肾肿大和肾被膜紧张，并因炎症累及肾周围组织而引起腰痛和肾区叩痛。尿液检查显示脓尿、蛋白尿、管型尿和菌尿，也可出现血尿。脓尿在泌尿系统的不同部位感染时均可形成，但白细胞管型仅在肾小管内形成，提示炎症累及肾，对肾盂肾炎具有诊断意义。上行性感染者，由于炎症对膀胱和尿道的刺激，可出现尿频、尿急和尿痛等膀胱刺激症状。因病灶呈灶状分布，且肾小球通常较少受累，一般不出现高血压、氮质血症和肾功能障碍。

急性肾盂肾炎一般预后好，绝大多数患者经抗生素治疗后症状于数天后消失，但尿中细菌可持续存在，并可复发。伴有尿路梗阻、糖尿病或免疫缺陷的患者，病情常较严重，并可导致败血症。如并发肾乳头坏死，则可引起急性肾衰竭。

（二）慢性肾盂肾炎

慢性肾盂肾炎（chronic pyelonephritis）为肾小管、间质的慢性炎症，特点是慢性肾小管、间质纤维化和瘢痕形成，常伴有肾盂、肾盏的纤维化和变形。慢性肾盂肾炎是慢性肾衰竭的常见原因之一。

根据发生机制，慢性肾盂肾炎可分为两种类型：① 反流性肾病（reflux nephropathy）或伴反流的慢性肾盂肾炎（chronic reflux-associated pyelonephritis），为常见类型。具有先天性膀胱输尿管反流或肾内反流的患者常反复发生感染，导致一侧或双侧肾发生慢性肾盂肾炎；② 慢性阻塞性肾盂肾炎（chronic obstructive pyelonephritis），由于尿路阻塞使感染反复发作，并有大量瘢痕形成。

病理变化

肉眼观：肾体积缩小，并出现不规则的凹陷性瘢痕。切面可见肾被膜增厚，皮、髓质界限不清，肾乳头萎缩，肾盏和肾盂因瘢痕收缩而变形，肾盂黏膜粗糙、增厚（图11-27）。肾瘢痕数量不等，多见于肾的上、下两极，原因是这些部位易发生肾内反流。病变可为单侧性或双侧性。如为双侧性，则两侧病变不对称。这一特征与慢性肾小球肾炎不同。慢性肾小球肾炎的病变常为弥漫性，颗粒分布均匀，两侧病变对称。

镜下观：病变呈不规则的灶状分布，部分区域肾小管萎缩，其他区域肾单位代偿性肥大，肾小管扩张，管腔内可出现均质红染的胶样管型，形态与甲状腺滤泡相似，故称为甲状腺样变（thyroid-like appearance）。肾间质纤维化并有淋巴细胞、浆细胞等炎症细胞浸润。慢性肾盂肾炎急性发作时，出现大量中性粒细胞浸润，并有小脓肿形成。早期，肾小球病变较轻，仅可见肾小球周围纤维化；末期，包括肾小球在内的整个肾单位功能丧失，肾小球纤维化、玻璃样变性（图11-28）。瘢痕内小动脉发生闭塞性动脉内膜炎，其他部位细、小动脉则因高血压而出现玻璃样变性和硬化。

临床病理联系

慢性肾盂肾炎病程较长，常缓慢发病，表现为间歇性无症状性菌尿，部分患者则表现为急性肾盂肾炎症状的间歇性发作。也有部分患者发病隐匿，就诊晚，常表现为缓慢发作的肾功能不全和高血压。反流性肾病是引起儿童高血压的常见原因之一。肾盂肾炎时肾小管改变较肾小球改变出现早且程度严重，尿浓缩功能下降明显，多尿、夜尿症状明显，蛋白尿较轻。电解质流失可引起低钠、低钾及代谢性酸中毒。肾组织纤维化和小血管硬化使肾组织缺血，肾素分泌增加，引起高血压。晚期，肾组织破坏严重，引起氮质血症和尿毒症。肾盂造影检查显示肾不对称性体积缩小，伴有局灶性粗大瘢痕形成和肾盏变形。

结局

慢性肾盂肾炎病程长，可反复发作。如能及时治疗并消除诱发因素，病情可被控制，不引起严重后果。

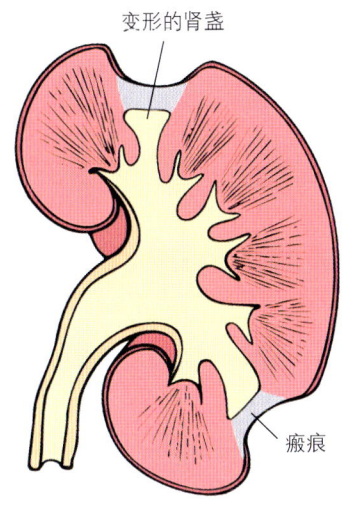

图 11-27　慢性肾盂肾炎（大体）

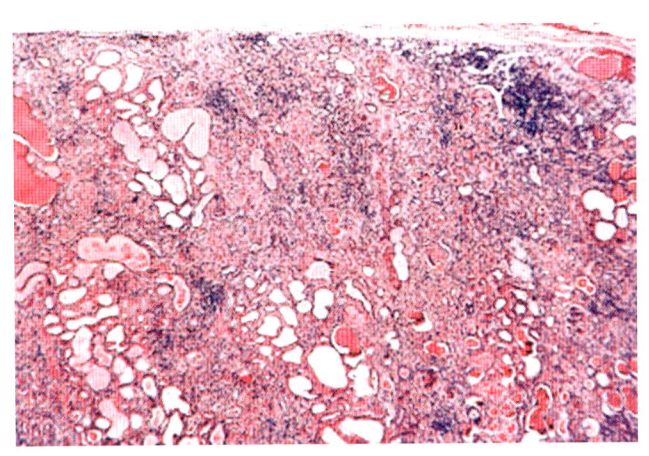

图 11-28　慢性肾盂肾炎（镜下）

病变严重且广泛时，则可引起尿毒症，也可因高血压引起心力衰竭而危及生命。部分患者发病数年后出现局灶性节段性肾小球硬化，并伴有严重的蛋白尿，预后多不佳。

二、药物和中毒引起的肾小管 - 间质性肾炎

药物和中毒可诱发间质的免疫反应，引起急性过敏性间质性肾炎（acute hypersensitivity interstitial nephritis），也可对肾小管形成慢性损伤，最终导致肾功能障碍。

（一）急性药物性间质性肾炎

引起急性药物性间质性肾炎（acute drug-induced interstitial nephritis）的药物种类甚多，包括抗生素、利尿药、非甾体类抗炎药（nonsteroidal anti-inflammatory drugs，NSAIDs）及其他药物。

组织学改变为严重的间质水肿和淋巴细胞及巨噬细胞浸润，并可有大量嗜酸性粒细胞和中性粒细胞出现。甲氧西林（methicillin）和噻嗪类（thiazides）利尿药可引起间质肉芽肿性改变。肾小管出现不同程度的变性、坏死，肾小球通常正常。NSAIDs引起的间质性肾炎可伴有膜性肾炎的改变。

此类间质性肾炎主要由免疫机制引起。药物可作为半抗原与肾小管上皮细胞胞质或细胞外成分结合，产生抗原性，引起IgE的形成和细胞介导的迟发型超敏反应，导致上皮细胞和基底膜的免疫损伤和炎症反应。

患者在用药2～40天后出现发热、一过性嗜酸性粒细胞增高。25%～50%的患者出现皮疹。肾损伤可表现为血尿、轻度蛋白尿和白细胞尿。约半数患者血清肌酐水平增高或出现少尿等症状。确诊后应停用相关药物。停药后病情可缓解，但常需要数月肾功能才能完全恢复正常。

（二）镇痛药性肾炎

镇痛药性肾炎（analgesic nephritis），又称为镇痛药性肾病（analgesic nephropathy），病变特点为慢性肾小管 - 间质性炎症和肾乳头坏死。

患者长期大量服用至少两种镇痛药，由于药物的毒性作用及药物抑制前列腺素的扩血管作用，局部缺血，引起肾乳头坏死及肾皮质区的肾小管和间质的炎症。

肉眼观：双肾体积轻度缩小，皮质变薄，肾乳头出现不同程度的坏死，伴有钙化。镜下观：小灶状或整个肾乳头出现坏死，皮质区肾小管萎缩，间质纤维化伴有淋巴细胞和巨噬细胞浸润。

实验室检查显示尿浓缩功能减退。肾乳头坏死可引起肉眼血尿和肾绞痛。影像学检查显示肾乳头坏死和钙化。确诊后应立即停用相关镇痛药，以免发展为肾衰竭。

第三节 肾和膀胱的常见肿瘤

一、肾细胞癌

肾细胞癌（renal cell carcinoma），又称为肾癌，是肾最常见的恶性肿瘤，多发生于40岁以上人群，占成人内脏恶性肿瘤的1%~3%，肾恶性肿瘤的85%。男、女性发病比例为（2~3）：1。肿瘤大体可呈黄色，肿瘤细胞形态与肾上腺皮质的透明细胞相似，以前曾称为肾上腺样瘤（hypernephroma）。现已明确所有肿瘤细胞均起源于肾小管上皮细胞，故又称为肾腺癌（renal adenocarcinoma）。

病因与发病机制

化学性致癌物是常见的病因。此外，吸烟也是引起肾癌的重要因素之一。据统计，吸烟者肾癌发生率是非吸烟者的2倍。其他危险因素包括肥胖（特别是女性）、高血压、接触石棉、石油产物和重金属等。

绝大部分肾癌呈散发性。少数呈家族性发病，且发病年龄较小，虽然此类病例仅占肾癌的4%，但对肾癌发生的研究具有重要意义。

与遗传有关的肾细胞癌可见于以下三种情况：

1. **von Hippel-Lindau（VHL）综合征** 为常染色体显性遗传性疾病，其特征性病变为位于小脑和视网膜的血管母细胞瘤，发病与位于染色体3p25-26的抑瘤基因 VHL 的异常有关。50%~70% VHL 综合征患者发生肾囊肿和双侧多灶性肾癌。

2. **遗传性（家族性）透明细胞癌（hereditary or familial clear cell carcinoma）** 此类患者虽然没有 VHL 综合征的其他表现，但是 VHL 及相关基因也发生改变。

3. **遗传性乳头状癌（hereditary papillary carcinoma）** 为常染色体显性遗传性疾病，表现为双侧乳头状肾癌，该肿瘤表现为多种遗传学异常和原癌基因 MET 的突变。

分类和病理变化

以前，根据癌细胞的形态特征，组织学上将肾细胞癌分为透明细胞型和颗粒细胞型。少数病例出现未分化肿瘤细胞，细胞多为梭形，核深染，弥漫分布，被称为肉瘤样肾细胞癌。三种细胞成分可单独存在或混合出现于同一种肿瘤中。近年，根据家族性和散发性肾细胞癌的细胞遗传学和组织病理学的综合研究进展，对肾癌的分类进行了修订，主要类型为：

1. **透明细胞（非乳头状）癌（clear cell or nonpapillary carcinoma）** 为最常见的类型，占肾细胞癌的70%~80%。镜下观：肿瘤细胞呈圆形或多边形，胞质透明状或颗粒状，呈片状、梁状或腺管状排列，无乳头状结构形成（图11-29）。大部分肿瘤细胞分化较好，少数具有明显异型性。大部分病例为散发性，少数为家族性并伴有 VHL 综合征。遗传学研究表明，约98%的患者出现染色体3p14-3p26的缺失或不对称易位，VHL 基因正定位于这一区域。

2. **乳头状癌（papillary carcinoma）** 占肾细胞癌的10%~15%，呈家族性或散在性发病。癌细胞呈立方形或矮柱状，呈乳头状排列。乳头中轴间质内可见泡沫细胞及砂粒体。家族性发病与7号染色体的 MET 基因突变有关。该基因编码肝细胞生长因子（hepatocyte growth factor）受体（属酪氨酸激酶受体）。肝细胞生长因子可调节细胞生长、分化和管状结构的发生。因此该基因突变与肿瘤发生有关。另一相

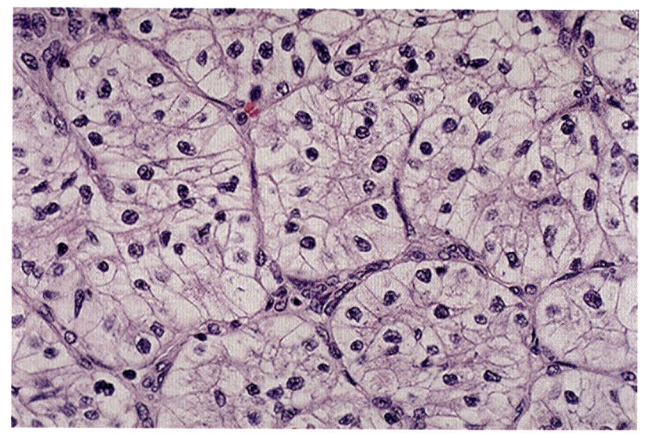

图11-29 肾透明细胞癌（镜下）

关基因为 PRCC（papillary renal cell carcinoma），位于 1 号染色体，其突变与散发性肿瘤有关，多发生于儿童。最常见的细胞遗传学异常为染色体三体性。散发患者常出现 7、16 和 17 号染色体三体，男性患者可出现 Y 染色体丢失，家族性病例则为 7 号染色体三体。

3. 嫌色细胞癌（chromophobe renal carcinoma） 约占肾细胞癌的 5%。镜下观：可见明显的细胞膜，胞质淡染或略带嗜碱性，核周常有空晕。细胞呈实性片状或灶状分布，血管周围常有大细胞围绕。细胞遗传学检查常显示多个染色体缺失和严重的亚二倍体。此型肿瘤可能源于集合管上皮细胞，预后较透明细胞癌或乳头状癌好。

肾细胞癌可发生于肾的任何部位，但多见于肾上、下极（尤其是上极）。肉眼观：透明细胞癌常表现为实性圆形肿物，直径 3～15 cm。切面淡黄色或灰白色，常有灶状出血、坏死、软化或钙化等改变，具有红、黄、灰、白等多种颜色相交错的"多彩性"特征（图 11-30）。肿瘤压迫周围组织，形成假包膜。乳头状癌可为多灶和双侧性，常伴有出血和囊性变，有时形成肉眼可见的乳头状结构。

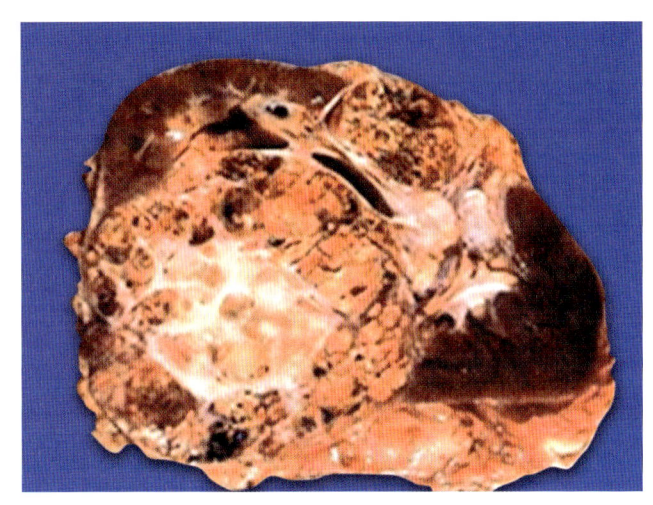

图 11-30 肾细胞癌（大体）

扩散方式

肾细胞癌可广泛转移。约 10% 的患者首发症状是由转移灶引起的。

1. 局部蔓延 肿瘤可蔓延到肾盏、肾盂，甚至侵入输尿管引起阻塞，导致肾盂积水。癌组织还可以突破肾被膜，侵犯肾上腺和肾周围软组织。

2. 血道转移 因肾癌组织血管丰富，早期即可发生血道转移。有时原发灶很小，局部尚无表现，但已侵入肾静脉而发生远处转移。最常转移至肺和骨，也可至肝、肾上腺和脑等处，甚至还可以转移到口腔、喉、眼和阴道等一些少见部位。侵入左肾静脉内的癌细胞可沿精索静脉或卵巢静脉逆行转移到生殖器官。

3. 淋巴道转移 常首先转移到肾门及主动脉旁淋巴结。

临床病理联系

肾早期症状常不明显，到肿瘤体积很大时才被发现。患者可出现发热、乏力和体重减轻等全身症状。腰痛、肾区肿块和血尿为具有诊断意义的三个典型症状，但是三者同时出现的概率小，且均为晚期症状。无痛性血尿表明肿瘤已侵入到肾盂、肾盏，但常为间歇性，早期可能为镜下血尿。

由于肿瘤可产生异位激素和激素样物质，患者可出现多种副肿瘤综合征，如产生促红细胞生成素引起红细胞增多症，产生甲状旁腺样激素引起高钙血症，产生肾上腺皮质激素引起 Cushing 综合征，产生肾素引起高血压等。

肾细胞癌的预后较差，平均 5 年生存率约为 45%，无转移者可达 70%。如肿瘤侵及肾静脉和肾周组织，5 年生存率降至 15%～20%。

二、肾母细胞瘤

肾母细胞瘤（nephroblastoma）由 Wilms 于 1899 年予以详细描述，又称为 Wilms 瘤（Wilms' tumor）。肿瘤起源于肾内残留的后肾胚基组织，为儿童肾最常见的原发性恶性肿瘤，多发生于 7 岁以下的儿童，男女发病率相等，偶见于成人。

多数病例为散发性，患者仅出现肾母细胞瘤，部分患者伴有不同的先天畸形，并与位于 11p13 的 *WT-1* 基因（Wilms' tumor-associated gene-1）的丢失或突变有关。部分患者则出现同样位于染色体 11p 的 *WT-2* 基因缺失。

有三种畸形综合征与肾母细胞瘤的发生有密切关系：① WAGR（Wilms' tumor, aniridia, genital anomalies, mental retardation）综合征：表现为 Wilms 瘤、无虹膜、生殖器异常和智力迟钝。37% 的患者发生肾母细胞瘤，患者具有染色体 11p13 的缺失。② Denys-Drash 综合征：患者以性腺不发育、肾病并发肾衰竭为特点，大部分患者发生肾母细胞瘤。遗传学异常主要表现为 WT-1 基因突变。③ Beckwith-Wiedemann 综合征：特点是器官肿大、偏身肥大。患者容易发生肾母细胞瘤，常发生染色体 11p15.5 的缺失，WT-2 基因定位于该处。

肾母细胞瘤具有儿童肿瘤的特点：肿瘤的发生与先天性畸形有一定的关系；肿瘤的组织结构与起源组织胚胎期结构有相似之处；临床疗效较好。

病理变化

肾母细胞瘤多表现为单个实性肿瘤，体积常较大，边界清楚，可有假包膜形成。少数病例为双侧和多灶性。肿瘤质软，切面呈鱼肉状，灰白或灰红色，可有灶状出血、坏死或囊性变，有的可见少量骨或软骨（图 11-31）。

镜下观：具有胚胎发育不同阶段的幼稚肾小球或肾小管样结构。细胞成分包括间叶组织细胞、上皮样细胞和幼稚细胞三种。上皮样细胞体积小，呈圆形、多边形或立方形，可形成小管或小球样结构，并可出现鳞状上皮分化。间叶细胞多为纤维性或黏液性，细胞较小，呈梭形或星状，可出现横纹肌、软骨、骨或脂肪等分化。胚基幼稚细胞为小圆形或卵圆形原始细胞，胞质很少（图 11-32）。

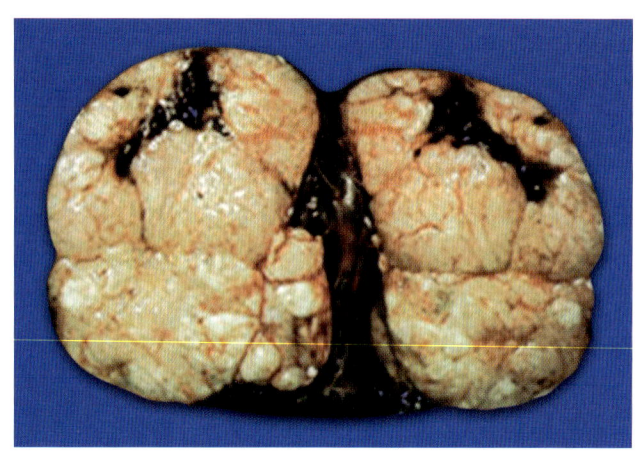

图 11-31　肾母细胞癌（大体）

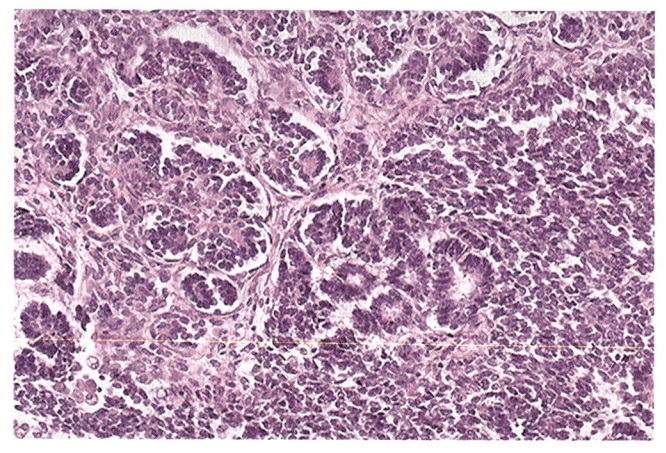

图 11-32　肾母细胞癌（镜下）

临床病理联系

肾母细胞瘤的主要症状是腹部肿块，巨大肿块的下缘可达盆腔。部分病例可出现血尿、腹痛和高血压等症状。肿瘤以局部生长为主，可侵及肾周脂肪组织或肾静脉。部分病例出现肺等脏器的转移。

手术切除、放疗和化疗的综合应用具有良好的效果。无转移者长期生存率可达 90% 或更高。

三、膀胱移行细胞癌

膀胱移行细胞癌（transitional cell carcinoma of the urinary bladder）为泌尿系统最常见的恶性肿瘤，多发生于 50～70 岁，男性发病率是女性的 2～3 倍。

病因与发病机制

膀胱癌的发生与苯胺染料等化学物质、吸烟、病毒感染和膀胱黏膜的慢性炎症等慢性刺激有关。移行细胞癌是膀胱癌中的重要组织学类型，其他类型为鳞状细胞癌和腺癌，但是均较少见。

移行细胞癌的细胞遗传学和分子改变具有异质性。研究表明，30%～60%的肿瘤出现9号染色体的单体或9p和9q的缺失及17p、13q、11p和14q的缺失。浅表乳头状癌及少数非侵袭性癌仅出现9号染色体缺失。9p包含 *p16* 基因，其产物为细胞周期蛋白依赖性激酶抑制物（CDK inhibitor，CDK1）。许多侵袭性肿瘤还有 *p53* 基因的17p的缺失或 *p53* 的突变，提示 *p53* 基因的改变与移行细胞癌的进展有关。

病理变化

移行细胞癌的好发部位为膀胱侧壁和膀胱三角区近输尿管开口处。肿瘤可为单发或多发，大小不等，直径数毫米至数厘米。分化好者多呈乳头状或息肉状，有蒂与膀胱黏膜相连。分化差者常呈扁平状突起，基底宽，无蒂，并向深层浸润。肿瘤切面灰白色，可有坏死等改变。

根据肿瘤细胞分化程度，可将移行细胞癌分为 I～III 级。

膀胱内还可出现移行细胞乳头状瘤，细胞分化好，但肿瘤的生物学行为不佳，手术切除后容易复发。部分病例可多次复发，并且细胞分化程度逐渐降低，甚至出现浸润性生长的特征或发展为乳头状癌。故常将膀胱移行上皮乳头状瘤视为低度恶性的肿瘤，有的将其视为移行上皮乳头状癌。

移行细胞癌 I 至 III 级（图 11-33）的病理特点为：

1. **I 级** 肿瘤呈乳头状，细胞具有一定的异型性，但分化较好，移行上皮特征明显，核分裂象少。细胞层次增多，但无明显极性紊乱。通常无向周围黏膜浸润的现象。

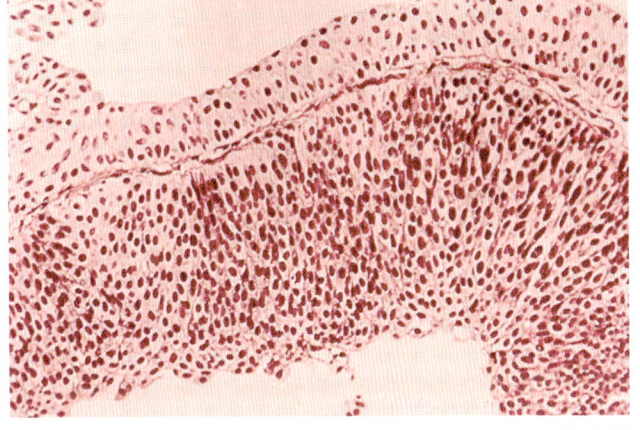
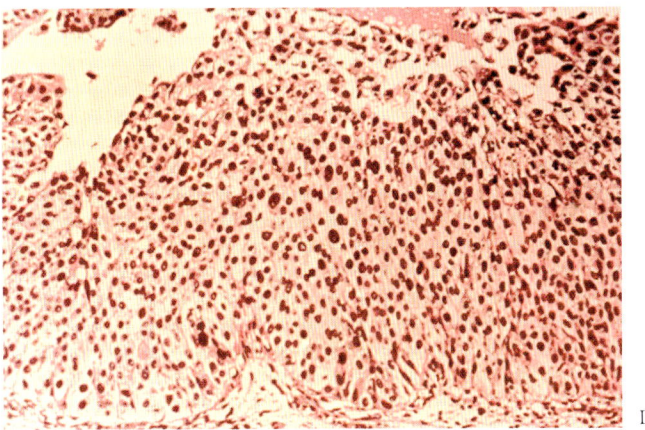

图 11-33 膀胱癌 I、II、III 级

2. **II 级** 肿瘤呈乳头状、菜花状或斑块状。细胞仍具有移行上皮的特征，但异型性较明显，核分裂象较多，并有瘤巨细胞形成。细胞层次明显增多，极性消失。癌细胞可侵及上皮下固有层结缔组织，甚至到达肌层。

3. **III 级** 肿瘤失去了乳头状结构，可为菜花状，底部无蒂，也可为扁平斑块状，表面出现坏死和溃疡。细胞分化差，失去移行上皮特征，异型性明显，极性紊乱，大小不一，可见瘤巨细胞。核分裂象多，并有病理性核分裂象，部分病例可伴鳞状上皮化生。肿瘤常浸润至肌层，并可侵及邻近的脏器如前列腺、精囊或子宫、阴道等。

临床病理联系

膀胱癌最常见的症状是无痛性血尿。乳头状癌的乳头断裂、肿瘤表面坏死和溃疡等均可引起血尿。部分病例因肿瘤侵犯膀胱壁，刺激膀胱黏膜或并发感染，出现尿频、尿急和尿痛等膀胱刺激症状。如肿瘤阻塞输尿管开口，则可引起肾盂积水、肾盂肾炎甚至肾盂积脓。

起源于膀胱移行细胞的肿瘤手术后容易复发。膀胱移行上皮乳头状瘤和分化较好的乳头状癌约有50%术后复发，而分化差的移行细胞癌的复发率可高达80%~90%。

患者的预后与肿瘤的组织学分级有密切关系。移行上皮乳头状瘤和移行细胞癌Ⅰ级虽可复发，但患者的10年生存率可高达98%，但少数（<10%）复发患者肿瘤分化变差。移行细胞癌Ⅲ级患者的10年生存率仅为40%。

本病诊断和治疗的关键是早期诊断、早期治疗并密切随访。膀胱镜检查和活检是诊断的主要方法。对原位癌等黏膜改变不明显的早期病变运用流式细胞术对尿沉淀细胞进行DNA含量测定，有助于区分非整倍体的高分化癌细胞和良性病变，提高诊断准确性。

膀胱癌主要经淋巴道转移到局部淋巴结，并可侵犯子宫旁、髂动脉旁和主动脉淋巴结。分化差者晚期可发生血道转移，转移至肝、肺、骨髓、肾和肾上腺等处。

临床病理讨论

病例摘要

患者，女性，14岁，四川籍，学生。因反复水肿十余年，再次发病伴发热、咳嗽、少尿1周，于1985年12月9日入院。

1975年7月27日患者因受凉感冒后约10多天出现颜面部水肿，逐渐波及双下肢和全身。当时诊断为"肾病综合征"，住院治疗1年多，消肿出院。以后每感冒一次即出现面部及四肢水肿，且病情逐渐加重。1周前因再次受凉感冒而发热、咳嗽，3天前开始出现颜面部及双下肢水肿、尿少，于1985年12月9日入院治疗。

入院检查：体温36.8℃，脉搏120次/分，血压120/85 mmHg（16.0/11.3 kPa）。一般情况差，慢性重病容，神志清楚，检查合作。全身水肿，皮肤、黏膜苍白，干燥，前胸皮肤见数个出血点。心律齐，心尖区可闻及Ⅲ级收缩期吹风样杂音及心包摩擦音，心界扩大。呼吸困难，呈点头样，两肺呼吸音粗，有明显的中、细湿啰音。腹软，腹围67 cm，肝于右锁骨中线肋下2.5 cm。骨骼及神经系统（-）。

实验室检查：尿常规：蛋白（+++），WBC 2~3，RBC（+++）0~2。血常规：RBC $1.7×10^{12}$/L，Hb 50 g/L，WBC（9.60~24.6）$×10^9$/L，血沉90 mm/h，抗"O"<500 U/ml。肝功能：A/G=1.08。

心肌酶谱：CPK 420 U/L，LDH 358 U/L，GOT 30 U/L。

24小时尿蛋白定量（PVO）：2.05 g/24h。

心电图：窦性心动过速，左室高电压。

X线胸片：心脏增大，心肌有损害。

放射性核素肾图：双侧肾功能严重受损。

既往史：患者自1975年至1985年10年间曾先后8次均因"肾疾病"住院治疗。1975年因"黄疸型病毒性肝炎"住院治愈。

治疗经过：此次住院给予低盐饮食、抗感染、利尿、纠正水、电解质、酸碱紊乱等治疗，病情无好转，并出现血尿素氮持续在80 g/L以上，CO_2CP 15 mmol/L左右，低血钾等。9月15日出现鼻出血，头昏眼花，手脚麻木发凉，抽搐约2 min。22日出现心包摩擦音。经给予激素、强心药等治疗无效，终因病情逐渐恶化于1985年12月25日23点20分死亡。

尸检摘要

尸检于死后30 h进行。

1. 一般检查 少年女尸一具，身长131 cm。发育正常，营养中等。尸冷、尸僵存在，尸斑不明显。双眼角膜轻微混浊。腹部膨隆。右侧腹股沟处皮下片状淤血，双下肢踝部凹陷性水肿较明显。

2. 体腔检查 各脏器位置正常，腹腔未见积液，胃高度胀气。双侧膈高第5肋间，肝剑突下7.5 cm。

双侧胸腔有草黄色澄清积液,左侧 240 ml,右侧 210 ml。胸膜无粘连。心包腔内有草黄色积液 150 ml。

3. 内脏检查

心脏:重 370 g,心包腔可见灰白色纤维素性渗出物,呈绒毛状。左心室壁厚 2.3 cm,右心室壁厚 1.0 cm。左心房及左心室轻度扩张,左、右心室内含有血凝块。各瓣膜未见明显异常。镜下观:心外膜明显增厚,其表面有片状或条索状均质红染的纤维素性渗出物,其间可见较多的单核细胞、淋巴细胞及中性粒细胞浸润。心肌纤维粗细不等,多数肌纤维明显增粗、肥大,结构尚清晰。心肌间质血管明显扩张、充血,间质结构疏松水肿,并见有少数散在的单核细胞、中性粒细胞浸润。

肺:左肺重 330 g,右肺重 490 g。胸膜光滑。表面及切面呈暗红色。镜下观:肺泡壁血管显著扩张、充血,尚可见片状出血区,大部分肺泡腔内充满红色细颗粒状和丝网状物质,有的形成团块,并可见散在的单核细胞、中性粒细胞及淋巴细胞浸润。上述改变以两肺下叶明显。

肾:左、右肾各重 105 g。肾体积稍缩小,强行剥离肾包膜后见肾表面呈弥漫性细颗粒状,肾表面颜色变浅,未见出血点。切面见两肾皮、髓质分界不清。镜下观:肾皮质内大部分肾小球萎缩、纤维化及玻璃样变性。少数肾小球体积增大,肾球囊腔扩张,部分肾小球囊腔壁层上皮细胞增生形成新月体。肾小管大部分萎缩、消失,部分扩张,残留的肾小管内可见蛋白管型。间质纤维组织增生及单核细胞、淋巴细胞浸润。肾小动脉壁内膜增厚,内弹力膜分离,入球小动脉有明显玻璃样变性。

肾上腺皮质结节状再生。

讨论题

1. 本例的病理诊断和诊断依据。
2. 本例中病变的发生、发展过程及主要病变间的相互关系。
3. 本例的临床表现与病变间的关系如何。
4. 本例的死亡原因。

(单文姣 张子敬)

第十二章 淋巴造血系统疾病

淋巴造血系统包括骨髓组织（myeloid tissue）和淋巴组织（lymphoid tissue）两个部分。骨髓组织主要由骨髓和血液中的各种血细胞成分构成，包括红细胞和白细胞（粒细胞、淋巴细胞、单核细胞等）。淋巴组织包括胸腺、脾和淋巴结及在人体广泛分布的淋巴组织，如扁桃体、腺样体、肠黏膜固有层的集合和孤立淋巴小结群等。实际上这两种组织在构成成分和功能上都是密切相关的，如骨髓产生淋巴干细胞，而在正常情况下，骨髓内几乎不见淋巴细胞，而骨髓原发的各种肿瘤性增生性疾病常累及淋巴结和脾等淋巴器官。

淋巴结是机体内数量最多且分布最广泛的淋巴组织，如在人体颈部、腋下和腹股沟等处浅表部位及纵隔和腹膜后等深部均有相对集中的淋巴结群存在。淋巴结表面有薄层被膜，数条输入淋巴管，穿越被膜进入被膜下与淋巴窦相连通。淋巴结分为皮质和髓质两部分。皮质位于被膜下方，由浅层皮质、副皮质区及皮质淋巴窦构成。其浅层皮质由淋巴滤泡和薄层的弥散淋巴组织组成，主要为 B 淋巴细胞。发育良好的淋巴滤泡正中切面，可见生发中心，它可分为暗区和明区两部分。生发中心的顶部及周围有一层密集的小淋巴细胞，称为套区。副皮质区则位于皮质的深层及滤泡间区，为较大片的弥散淋巴组织，主要由 T 细胞聚集而成。髓质由髓索及其间的髓窦组成。髓索是相互连接的索状淋巴组织，索内含 B 淋巴细胞及一些 T 淋巴细胞、浆细胞及巨噬细胞等。髓窦壁有薄的内皮衬里，腔内有较多巨噬细胞附着于内皮细胞。

淋巴结增生性病变可以是反应性的或肿瘤性的，其中反应性增生是最常见的。本章将简要介绍淋巴结的一些常见的良性病变，重点讨论淋巴组织的肿瘤性疾病。根据 2008 年第 4 版 WHO 淋巴造血组织肿瘤分类，分别介绍淋巴组织肿瘤、髓性肿瘤、组织细胞和树突状细胞肿瘤。

第一节 淋巴结良性增生

淋巴结是机体重要的免疫器官，各类病原微生物感染、化学药物、外来的毒物、异物、机体自身的代谢产物等多种因素均可引起淋巴结内的细胞成分，主要是淋巴细胞、组织细胞和树突状细胞的增生，致淋巴结肿大。淋巴结的增生是机体抗损伤的免疫反应的具体体现。根据病因、组织病理学改变及临床表现，可将淋巴结的良性增生分为三类：①淋巴结反应性增生；②淋巴结的各种特殊感染；③原因不明的淋巴增生性疾病，如巨大淋巴结增殖症以及伴巨大淋巴结病的窦组织细胞增生症等。

一、淋巴结反应性增生

淋巴结反应性增生（reactive hyperplasia of lymph nodes）是淋巴结最常见的良性增生性病变。多种因素可致淋巴结反应性增生，但其病理改变基本相似，缺乏特异性，故称为非特异性淋巴结炎，又可分为急性和慢性非特异性淋巴结炎。

（一）急性非特异性淋巴结炎

急性非特异性淋巴结炎常见于颈部，病原体可由发生感染的牙龈或扁桃体引流入颈部淋巴结，或由四肢的感染而引流到腋窝及腹股沟区淋巴结。

病理变化

肉眼观：病变的淋巴结肿胀，呈灰红色。镜下观：淋巴滤泡增生，生发中心扩大，有大量核分裂象。如果是化脓菌感染，滤泡生发中心可能会发生坏死，形成脓肿；而在感染不太严重时，可见一些中性粒细胞在滤泡周围或淋巴周围或淋巴窦内浸润，窦内皮细胞增生。

临床表现

由于炎症细胞浸润和水肿，致病变的淋巴结肿大。淋巴结被膜受到牵拉，产生局部疼痛。当有脓肿形成时，则有波动感，其被覆的皮肤发红，有时可穿破皮肤而形成窦道。

（二）慢性非特异性淋巴结炎

病理变化

根据病因的不同，淋巴结可表现为淋巴滤泡增生、副皮质区淋巴增生和窦组织细胞增生等不同的形态学改变。

1. 淋巴滤泡增生　常由体液免疫反应的刺激而引起。淋巴滤泡的数量增加，大小不一，生发中心明显扩大，周围有小淋巴细胞环绕（图12-1）。增生的B细胞聚集在滤泡生发中心内，含有核碎片的组织细胞散布其间。在副皮质区还可见浆细胞、巨噬细胞等。在类风湿性关节炎、弓形虫病以及人类免疫缺陷病毒（human immunodeficiency virus，HIV）感染的早期常有明显的淋巴滤泡增生。在形态学上，淋巴滤泡增生容易与滤泡性淋巴瘤相混淆。下列表现有助于淋巴滤泡增生的诊断：① 淋巴结结构保存，滤泡之间有正常的淋巴组织；② 生发中心细胞成分的多样性；③ 核分裂象多；④ 滤泡主要分布于皮质，其大小、形态不一，含有核碎片的组织细胞散在分布于滤泡中；⑤ 外套层清晰。必要时，可做免疫组化检测和基因重排检测，滤泡增生的生发中心细胞常不表达Bcl-2蛋白和无Ig轻链限制性表达及基因重排阴性。

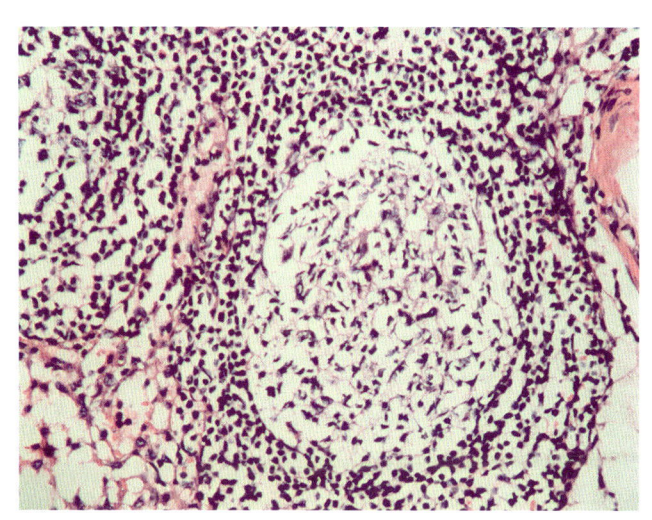

图12-1　淋巴结反应性增生
淋巴滤泡增生，生发中心扩大

2. 副皮质区淋巴增生　其特征是淋巴结T细胞区的增生，可见活化的T免疫母细胞，这些细胞的大小是静止淋巴细胞的3~4倍，核呈圆形，染色质细腻，有数个核仁，以及中等量淡染的细胞质。可见淋巴窦和血管内皮细胞增生。副皮质区淋巴增生常见于活跃的病毒感染，特别是传染性单核细胞增生症、药物所致的免疫反应，以及某些抗病毒性疾病的疫苗接种后产生的免疫反应等。

3. 窦组织细胞增生　表现为窦腔明显扩张，窦组织细胞肥大，这一类型的淋巴增生多见于肿瘤引流区的淋巴结，如乳腺癌等。

临床表现

淋巴结的慢性炎症反应是无明显感觉的。慢性淋巴结炎常见于腹股沟和腋淋巴结。
一般来说，做淋巴结活检的目的主要是为了排除淋巴结的肿瘤或特殊感染。

二、淋巴结的特殊感染

除了非特异性淋巴结炎，淋巴结内还可发生各种各样的特殊感染，其特点是：由特殊的病原微生物引起；有特殊的病理形态学改变如出现肉芽肿等；经特殊检测，在病变组织、分泌物或体液中可能找到相关的病原微生物；在临床上需要特殊药物的治疗。

（一）淋巴结结核

淋巴结结核是淋巴结最常见的特殊感染。淋巴结结核可单独存在，也可与肺结核同时存在或作为全身播散性结核的一部分。临床上常表现为一组淋巴结肿大，颈部淋巴结多见，肿大的淋巴结可相互融合成块，也可穿破皮肤形成经久不愈的窦道，常有液化的干酪样坏死物流出。组织学的基本病变是结核结节。具体病变详见第十七章第一节。

（二）淋巴结真菌感染

淋巴结较常见的真菌感染是曲菌、新型隐球菌和组织胞浆菌等。淋巴结的真菌感染常常是作为机体全身感染的一部分而存在的。临床上常表现为局部或全身淋巴结的轻度肿大。具体病因与发病机制、病变特点和疾病发生、发展规律参考第十七章第八节。

（三）组织细胞坏死性淋巴结炎

现认为，组织细胞坏死性淋巴结炎（histiocytic necrotizing lymphadenitis）与人类疱疹病毒 6 型（human herpes virus-type 6，HHV-6）的感染有关，常见于年轻女性患者。表现为颈部淋巴结轻度肿大，可有轻微疼痛，部分患者有发热。组织学表现为在淋巴结副皮质区及被膜下有片状或灶性凝固性坏死，几乎不见中性粒细胞浸润；在坏死灶及周边可见形态多样的组织细胞（巨噬细胞）增生，并有活跃的吞噬现象。巨噬细胞间可见散在或灶状分布的异型 T 免疫母细胞、浆细胞样单核细胞和淋巴细胞等，易见核分裂象（图 12-2）。这种形态学表现很容易被误诊为淋巴瘤。

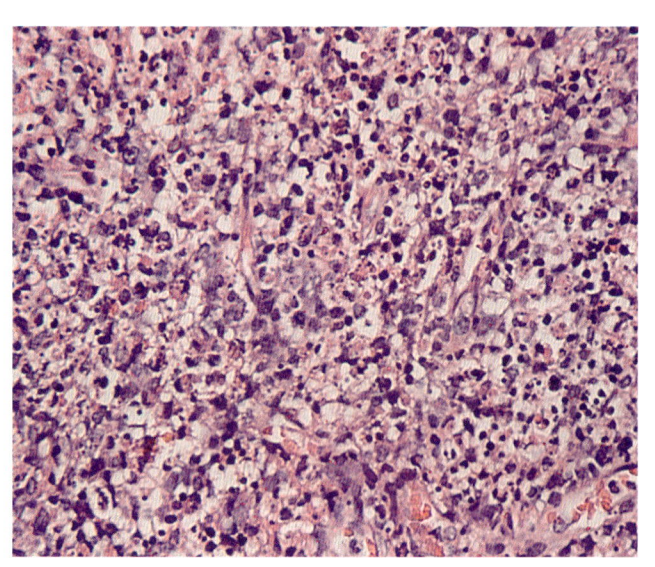

图 12-2　组织细胞坏死性淋巴结炎
淋巴结灶性凝固性坏死，周围淋巴细胞增生

该疾病是自限性的，一般抗生素治疗无效，绝大多数患者在 1~3 个月内自愈。

（四）猫抓病

猫抓病（cat-scratch disease）是由汉赛巴通体感染引起的自限性淋巴结炎。90% 的患者年龄在 18 岁以下。该病表现为局部淋巴结肿大，多数位于腋下和颈部。被猫抓伤后约 2 周出现淋巴结肿大，皮肤损伤部位可以出现发炎、肿胀或痂皮。大多数患者淋巴结肿大在 2~4 个月后消退。

病理变化

本病特征性病变为由组织细胞演变的上皮样细胞形成肉芽肿，肉芽肿中央中性粒细胞聚集形成星形脓肿。脓肿外周有上皮样细胞增生，有时呈栅栏状排列，一般没有多核的朗汉斯巨细胞。淋巴结的典型病变及有猫等宠物抓伤史和病原体皮肤敏感试验阳性者，可以确定诊断。

（五）传染性单核细胞增多症

传染性单核细胞增多症（infectious mononucleosis）是青壮年人的一种急性自限性疾病。由嗜 B 淋巴细胞的 EB 病毒（疱疹病毒的一种）引起。

病理变化

病变常累及血液、淋巴液、脾、肝、中枢神经系统。周围血淋巴细胞绝对数增加，白细胞计数在 $(1.2~1.8) \times 10^{10}/L$，其中 60% 以上为淋巴细胞。多数淋巴细胞体积变大，直径 12~16 μm，出现异型性，特征是胞质丰富，含有多个清亮空泡，核呈卵圆形、边缘锯齿状或皱褶状。这种异型的淋巴细胞带有 T 细胞标记，在周围血涂片中出现可以作为本病的诊断依据。

此外，全身淋巴结肿大，尤其是颈后、腋下和腹股沟淋巴结。组织学上可见异型淋巴细胞遍布在淋巴组织内，占据整个副皮质区。B 细胞出现反应性增生，滤泡增大。偶尔淋巴结中出现与霍奇金淋巴瘤标志性的里-施细胞（Reed-Sternberg cells）相似的异型细胞。在这种情况下，须做特殊检查以排除霍奇金淋巴瘤的可能。

大多数病例出现脾肿大，重量为 300~500 g。脾的组织学改变与淋巴结类似，也可见大量的异型淋巴细胞浸润。

肝的组织学改变为异型淋巴细胞浸润汇管区和肝窦，肝小叶内可见点状或灶性坏死，其内可见淋巴细胞。

临床表现

典型的传染性单核细胞增多症表现为发热、喉痛、淋巴结肿大，患者的精神行为改变也很常见和突出。大多数患者的病变在 4~6 周内消退。偶尔出现并发症，最为常见的是肝功能不全。

第二节　淋巴组织肿瘤

一、概述

（一）淋巴组织肿瘤的概念

淋巴组织肿瘤（lymphoid neoplasms）指来源于淋巴细胞及其前体细胞的恶性肿瘤，包括淋巴瘤、淋巴细胞白血病、毛细胞白血病和浆细胞肿瘤等。在我国淋巴瘤占所有恶性肿瘤的 3%~4%。急性淋巴母细胞白血病和淋巴母细胞性淋巴瘤多见于儿童和年轻人，而慢性淋巴细胞白血病、多发性骨髓瘤和毛细胞白血病则多见于中、老年人。近年来淋巴组织肿瘤的发病率在国、内外均呈上升趋势。

恶性淋巴瘤（malignant lymphoma，ML）是指原发于淋巴结和结外淋巴组织等处的淋巴细胞及其前体细胞的恶性肿瘤，简称淋巴瘤。根据瘤细胞的形态、免疫表型和生物学特性，可将其分为霍奇金淋巴瘤（Hodgkin lymphoma，HL）和非霍奇金淋巴瘤（non-Hodgkin lymphoma，NHL）两大类。后者包括前体 B 细胞和前体 T 细胞肿瘤、成熟 B 细胞肿瘤、成熟 T 和 NK 细胞肿瘤等，绝大多数为 B 细胞源性，其次为 T/NK 细胞源性，而组织细胞性肿瘤罕见。由于淋巴细胞是机体免疫系统的主要成分，故淋巴瘤也是机体免疫细胞发生的一类恶性肿瘤。由于肿瘤性增生的淋巴细胞在形态学、免疫表型和生物学特性上都部分相似于其相应的正常细胞，因此可以从形态学、免疫表型和基因水平上判定肿瘤细胞的属性，辅助淋巴组织肿瘤的诊断和鉴别诊断。

（二）WHO 关于淋巴组织肿瘤的分类

淋巴造血组织肿瘤分类较为复杂，其中非霍奇金淋巴瘤有许多不同的分类法，如 Rappaport 分类、Lukes 和 Collins 分类、Kiel 分类、RE-AL 分类及 WHO（2001）分类等。目前采用 2008 年第 4 版 WHO 淋巴造血组织肿瘤分类。2008 年分类是在 2001 年分类基础上对某些类型淋巴瘤的内容做了一些修正，并增加了一些新类型和亚型。其特点是：①以细胞系为线索，是集淋巴细胞、髓细胞、组织细胞与树突状细胞和肥大细胞的肿瘤于一体的分类；②该分类将肿瘤的组织病理学、免疫表型、遗传学特征和临床表现相结合来确定每一个独立亚型；③引入亚型和变型的概念，减少了淋巴瘤的亚型；④一些有特殊临床病理表现、免疫表型和遗传学改变的淋巴组织肿瘤被单列出或作为新的亚型提出；⑤明确了淋巴瘤和淋巴细胞白血病的关系，将两者视为同一疾病过程的不同发展阶段；⑥废弃了以往对淋巴瘤的恶性程度的分级，根据淋巴瘤的病变范围及其生物学行为，引进了惰性（indolent）、侵袭性（aggressive）和高侵袭性（highly aggressive）淋巴瘤的概念，更容易为临床医生所理解；⑦霍奇金淋巴瘤旧称霍奇金病，因其肿瘤细胞起源于生发中心 B 细胞及其衍生细胞，故将其更名为霍奇金淋巴瘤。

在 WHO 分类中，根据肿瘤细胞的起源，淋巴组织肿瘤被分为前体 B 细胞肿瘤（不成熟 B 细胞肿瘤）、外周 B 细胞肿瘤（成熟 B 细胞肿瘤）、前体 T 细胞肿瘤（不成熟 T 细胞肿瘤）、外周 T 细胞肿瘤（成熟 T 细胞肿瘤）和霍奇金淋巴瘤。详见表 12-1。

表 12-1　WHO 淋巴造血组织肿瘤分类（2008）

B 细胞肿瘤	成熟 T 细胞和 NK 细胞肿瘤
前体 B 细胞肿瘤	T 细胞幼淋巴细胞性白血病
B 淋巴母细胞白血病 / 淋巴瘤，非特指性	T 细胞大颗粒淋巴细胞白血病
B 淋巴母细胞白血病 / 淋巴瘤，伴频发性遗传学异常 *	慢性 NK 细胞淋巴组织增生性疾病
成熟 B 细胞肿瘤	侵袭性 NK 细胞白血病
慢性淋巴细胞白血病 / 小淋巴细胞淋巴瘤	儿童系统性 EBV 阳性 T 细胞淋巴组织增生性疾病
B 细胞幼淋巴细胞白血病	水疱痘疮样淋巴瘤
淋巴浆细胞性淋巴瘤	成人 T 细胞淋巴瘤 / 白血病
Waldenstrom 巨球蛋白血症	结外 NK/T 细胞淋巴瘤，鼻型
脾 B 细胞边缘区淋巴瘤	肠病相关性 T 细胞淋巴瘤
毛细胞白血病	肝脾 T 细胞淋巴瘤
脾 B 细胞淋巴瘤 / 白血病，不能分类	皮下脂膜炎样 T 细胞淋巴瘤
脾弥漫性红髓小 B 细胞淋巴瘤	蕈样霉菌病
毛细胞白血病 – 变型	Sézary 综合征
重链病	原发性皮肤 CD30 阳性 T 细胞淋巴组织增生性疾病
α 重链病	淋巴瘤样丘疹病
γ 重链病	原发性皮肤间变性大细胞淋巴瘤
μ 重链病	原发性皮肤 γδT 细胞淋巴瘤
浆细胞骨髓瘤	原发性皮肤 CD8 阳性侵袭性亲表皮细胞毒性 T 细胞淋巴瘤
骨的孤立性浆细胞瘤	
骨外浆细胞瘤	原发性皮肤 CD4 阳性小 / 中 T 细胞淋巴瘤
结外黏膜相关组织边缘区 B 细胞淋巴瘤（MALT 淋巴瘤）	周围 T 细胞淋巴瘤，非特指性
淋巴结边缘区 B 细胞淋巴瘤	血管免疫母细胞性 T 细胞淋巴瘤
儿童淋巴结边缘区 B 细胞淋巴瘤	间变性大细胞淋巴瘤（ALCL），ALK 阳性
滤泡性淋巴瘤	间变性大细胞淋巴瘤（ALCL），ALK 阴性
儿童滤泡性淋巴瘤	霍奇金淋巴瘤
原发性皮肤滤泡中心淋巴瘤	结节淋巴细胞为主型霍奇金淋巴瘤
套细胞淋巴瘤	经典霍奇金淋巴瘤
弥漫性大 B 细胞淋巴瘤（DLBCL），非特指性	结节硬化型经典霍奇金淋巴瘤
富于 T 细胞 / 组织细胞大 B 细胞淋巴瘤	富于淋巴细胞型经典霍奇金淋巴瘤
原发性中枢神经系统（CNS）DLBCL	混合细胞型经典霍奇金淋巴瘤
原发性皮肤 DLBCL，腿型	淋巴细胞减少型经典霍奇金淋巴瘤
老年人 EBV 阳性 DLBCL	组织细胞和树突细胞肿瘤
DLBCL 伴慢性炎症	组织细胞肉瘤
淋巴瘤样肉芽肿病	朗格汉斯组织细胞增生症
原发性纵隔（胸腺）大 B 细胞淋巴瘤	朗格汉斯细胞肉瘤
血管内大 B 细胞淋巴瘤	交指树突细胞肉瘤
ALK 阳性大 B 细胞淋巴瘤	滤泡树突细胞肉瘤
起自 HHV8 相关多中心性 Castleman 病的大 B 细胞淋巴瘤	成纤维细胞性网状细胞肿瘤
	未确定树突细胞肿瘤
浆母细胞性淋巴瘤	播散性幼年性黄色肉芽肿
原发性渗出性淋巴瘤	移植后淋巴组织增生性疾病（PTLD）

表 12-1 WHO 淋巴造血组织肿瘤分类（2008）续表

Burkitt 淋巴瘤	早期病变
B 细胞淋巴瘤，不能分类，具有 DLBCL 和 Burkitt 淋巴瘤中间特点	浆细胞增生 传染性单核细胞增多症样 PTLD
B 细胞淋巴瘤，不能分类，具有 DLBCL 和经典型霍奇金淋巴瘤中间特点	多形性 PTLD 单形性 PTLD（B 和 T/NK 细胞型）
T 和 NK 细胞肿瘤	经典型霍奇金淋巴瘤型 PTLD
前体 T 细胞肿瘤	
T 细胞淋巴母细胞白血病/淋巴瘤	

* 包括 7 种不同的遗传学异常，MALT：mucosa-associated lymphoid tissue

由于 HL 和 NHL 在病理改变、临床表现和治疗及预后等方面均不同，故两者的鉴别诊断很重要。

（三）淋巴细胞的分化与淋巴组织肿瘤

在正常 B 和 T 细胞分化过程中，要发生抗原受体基因重排，这一机制确保每一个分化成熟的淋巴细胞具有独一无二的抗原受体。在多数淋巴组织肿瘤，抗原受体基因的重排先于淋巴细胞转化，故由肿瘤性祖细胞产生的所有子细胞都具有相同的抗原受体基因构型和序列，并合成相同类型的抗原受体蛋白（免疫球蛋白或 T 细胞受体），即单克隆性。正常的免疫反应是多克隆性的，其组成的淋巴细胞表达多种不同的抗原受体。因此，进行抗原受体基因及其蛋白产物的分析可用于区别反应性和肿瘤性淋巴增生。80%~85% 的淋巴组织肿瘤是 B 细胞来源的，其余的多为 T 细胞来源，不同的 B、T 淋巴瘤处于分化过程中的不同阶段。在免疫表型上，CD2、CD3、CD4、CD7 和 CD8 是 T 细胞及其肿瘤的标志；CD10、CD19、CD20 和表面 Ig 是 B 细胞及其肿瘤的标记；而 CD16、CD56 是 NK 细胞的标记。幼稚的 B 和 T 细胞（淋巴母细胞）表达末端脱氧核苷酸转移酶（terminal deoxynucleotidyl transferase，TdT），区别于幼稚的髓样细胞（髓母细胞）和成熟的淋巴细胞肿瘤。

其他标记如 CD13、CD14、CD15 和 CD64 仅在髓样细胞表达，因此可用来区别髓样肿瘤还是淋巴样肿瘤，后者不表达这些标记。由于多数淋巴组织肿瘤类似于正常 B 和 T 细胞分化过程中的某个阶段的细胞形态，一方面，这是该类肿瘤组织学分类的基础，另一方面，采用免疫组织化学技术进行淋巴细胞分化抗原的检测有助于细胞属性的判定和肿瘤的分型。

（四）淋巴组织肿瘤的临床分期

关于淋巴组织肿瘤的临床分期，目前仍使用的是 1971 在 Ann Arbor 召开的关于 HL 的临床治疗工作会议上制定的 Costwolds（1989）修改的临床分期，Ann Arbor 分期系统也同样适用于 NHL。

二、霍奇金淋巴瘤

霍奇金淋巴瘤（Hodgkin lymphoma，HL），又称霍奇金病（Hodgkin disease，HD），是一个独特的淋巴瘤类型，占所有淋巴瘤的 10%~20%。HL 有两个发病高峰，分别在 15~27 岁和 50 岁前后，但以前者多见。HL 有以下特点：①约 90% 的病例原发于淋巴结，病变往往从一个或一组淋巴结开始，逐渐由近及远地向附近的淋巴结扩散；②HL 的肿瘤细胞是一种独特的瘤巨细胞，分别由 Sternberg（1898）和 Reed（1902）首先描述，故称 Reed-Sternberg 细胞（R-S 细胞）。瘤细胞在病变组织的所有细胞成分中仅占 1%~5%，且 R-S 细胞在不同病例的肿瘤组织或同一病例不同病变时期时所占的数量和比例各异；③HL 病变组织中常有不等量的各种炎症细胞存在和不同程度的纤维化；④在 HL 的后期，约 10% 的病例可累及骨髓。

病理变化

HL 多发生于颈部和锁骨上淋巴结，其次是腋下、纵隔、腹膜后和主动脉旁淋巴结等。首发症状是局部淋巴结的无痛性、进行性肿大。晚期可累及脾、肝和骨髓等器官，以脾受累最多见。

肉眼观：受累淋巴结肿大，随着病程进展，相邻的肿大淋巴结彼此粘连、融合，直径可达 10 cm 以上，不活动。若发生在颈淋巴结时，可形成包绕颈部的巨大肿块（图 12-3）。随着纤维化程度的增加，肿块质地由软变硬。肿块常呈结节状，切面灰白色呈鱼肉样。

镜下观：HL 的组织学特征是以多种反应性炎症细胞混合浸润为背景，数量不等的、形态不一的肿瘤细胞散布其间。肿瘤细胞包括 R-S 细胞及其变异型细胞。典型的 R-S 细胞（诊断性 R-S 细胞）是一种直径为 15～45 μm 的双核或多核瘤巨细胞。瘤细胞胞质丰富，略嗜酸性或嗜碱性，核圆形或椭圆形，双核或多核。染色质沿核膜聚集呈块状，核膜厚。核内有一大而醒目的、直径与红细胞相当的、包涵体样的嗜酸性核仁，核仁周围有空晕。典型的双核 R-S 细胞，其双核呈面对面排列，彼此对称，形成所谓"镜影细胞"（mirror-image cell）（图 12-4）。除了典型的 R-S 细胞外，具有上述形态特征的单核瘤巨细胞称为霍奇金细胞（Hodgkin cell），这类细胞的出现提示 HL 的可能。其他变异型的 R-S 细胞常见于 HL 的某些亚型中：①陷窝细胞（lacunar cells）：

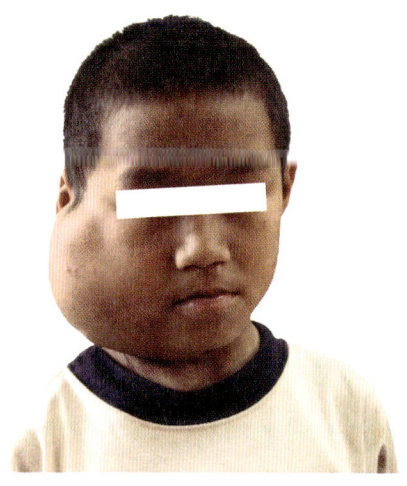

图 12-3　霍奇金淋巴瘤
示颈右侧较大肿块

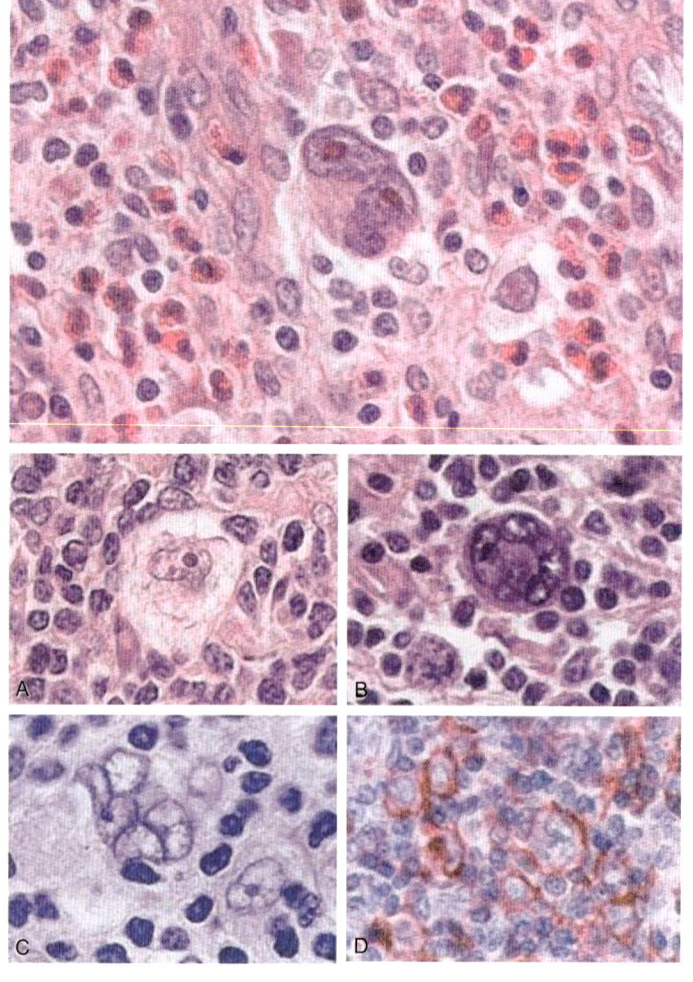

图 12-4　霍奇金淋巴瘤

上图显示 R-S 细胞及背景中的反应细胞；A. 陷窝细胞；B. 多核瘤巨细胞；C. 结节性淋巴细胞为主型 HL 中的 L&H 型细胞；
D. 结节性淋巴细胞为主型 HL 中的 L&H 型细胞表达 CD20

瘤细胞体积大，胞质宽而空亮，核多叶，有皱褶，核膜薄，染色质稀疏，有一个或多个较小的嗜碱性核仁（图 12-4）。胞质空亮是由于甲醛固定后胞质收缩至核膜附近所致。② L & H 型细胞（lymphohistocytic variant，L & H）：又称"爆米花"细胞（popcorn cells），瘤细胞的体积大，多分叶状核，染色质稀少，有多个小的嗜碱性核仁，胞质透明（图 12-4）。③ 多核瘤巨细胞：瘤细胞体积巨大，形态极不规则。细胞核大，形态不规则，染色质粗，常可见大而明显的、嗜酸性的包涵体样核仁（图 12-4）。常见多极核分裂。R-S 细胞的死亡方式是凋亡，凋亡细胞皱缩，核固缩，即所谓木乃伊化，又称干尸细胞。

组织学分型

在 WHO 分类中，将 HL 分为五种亚型，其中结节硬化型、混合细胞型、富于淋巴细胞型和淋巴细胞减少型四个亚型属经典霍奇金淋巴瘤（classical Hodgkin lymphoma，CHL）；结节性淋巴细胞为主型霍奇金淋巴瘤（nodular lymphocyte predominance Hodgkin lymphoma，NLPHL）的瘤细胞为 L & H 型细胞，特征性地表达 B 细胞的免疫表型而单独列出，以区别于 CHL。

1. 经典霍奇金淋巴瘤

（1）结节硬化型（nodular sclerosis，NS） 多见于年轻女性，好发生于颈部、锁骨上，特别是纵隔淋巴结。组织学特征是：① 肿瘤细胞为陷窝细胞；② 粗大的胶原分隔病变的淋巴结为大小不等的结节。多种细胞浸润背景上，肿瘤细胞散在分布。特征性的免疫表型是 $CD15^+$，$CD30^+$，$CD45^-$，不表达 B 或 T 细胞分化抗原。

（2）混合细胞型（mixed cellularity，MC） MC 占所有 HL 的 20%～25%，肿瘤细胞与各种炎症细胞混合存在。诊断性 R-S 细胞及其单核变异型均多见。免疫表型与 NS 相同（图 12-5），背景中的小淋巴细胞主要是 T 细胞。MC 以男性多见，常伴 EB 病毒感染，与淋巴细胞为主型和 NC 相比较，MC 更多见于年长者，有系统性症状，临床分期高，但预后较好。后期，MC 可转为淋巴细胞减少型 HL。

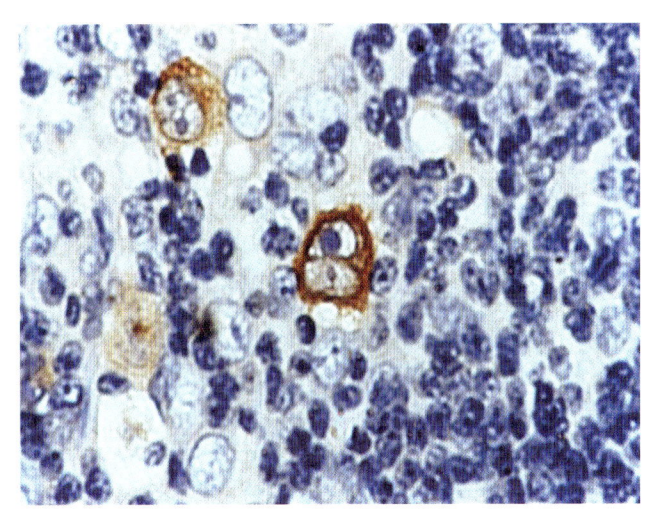

图 12-5　霍奇金淋巴瘤
诊断性 R-S 细胞表达 CD30

（3）富于淋巴细胞型（lymphocyte-rich LR） 少见，病变组织中有大量反应性淋巴细胞存在。多数病例的淋巴结弥漫性受累，有时可见残余淋巴滤泡。该型 HL 与结节性淋巴细胞为主型 HL 的主要区别是：常见单核或诊断性 R-S 细胞，以及特征性的 $CD45^-$、$CD20^-$、$CD30^+$、$CD15^+$ 和 $PAX-5^+$ 的免疫表型。约 40% 的病例伴 EB 病毒感染，预后好。

（4）淋巴细胞减少型（lymphocyte depletion，LD） 最少见的 HL 亚型，不到 5%。病变组织中有极少量的淋巴细胞和大量 R-S 细胞或其多形性变异型瘤细胞。肿瘤细胞的免疫表型与 MC 和 NS 相同。LD 好发于老年人、HIV 阳性者以及发展中国家和地区的人群等，与其他亚型的 HL 相比较，预后差。

2. 结节性淋巴细胞为主型霍奇金淋巴瘤　NLPHL 约占所有 HL 的 5%。病变淋巴结呈深染的模糊不清的结节状，典型 R-S 细胞难觅，常见的是多分叶核的爆米花细胞，即 L & H 型细胞。嗜酸性粒细胞、中性粒细胞和浆细胞少见，几乎无坏死和纤维化。瘤细胞表达 B 细胞标记，总是表达 CD20、LCA 和 BCL-6，也常表达 EMA。不表达 CD15，偶表达 CD30。3%～5% 的病例可转化为弥漫大 B 细胞瘤。不伴 EB 感病毒染。NLPHL 患者多为男性，年龄小于 35 岁。主要表现是颈和腋下肿块，预后极好，十年生存率高达 80%。

病理诊断

典型的 R-S 细胞对该病具有诊断价值；陷窝细胞的存在对 NS 也具有诊断意义。当病变组织中缺乏诊断性 R-S 细胞或主要是各种变异型肿瘤细胞时，需借助于免疫组织化学染色来协助诊断。CD20 是针对 B 淋巴细胞分化抗原的单克隆抗体，结节性淋巴细胞为主型 HL 的瘤细胞表达该抗原，而其他各型均为阴性，但各型的瘤细胞常表达 PAX-5；CD15 是髓-单核细胞分化抗原，约 70% HL 病例的瘤细胞表达该抗原；CD30 是一活化淋巴细胞抗原，约 80% HL 病例的瘤细胞呈阳性。CD15、CD30 和 PAX-5 是最常用于 HL 的诊断和鉴别诊断的抗原标记。

临床表现、分期和预后

局部淋巴结无痛性肿大是 HL 的主要临床表现，也是就诊的常见原因。多数患者就诊时为临床 I 或 II 期，常无系统症状；临床 III、IV 期或 MC 和 LD 亚型者常有系统症状，如夜间盗汗和体重减轻等。部分患者常有发热等。

HL 的扩散是可预知的，首先是淋巴结肿大，然后是脾、肝，最后是骨髓累及和淋巴结外病变。基于这一共同的扩散方式，对局部病变者可采用放疗，因此，HL 的临床分期在估计预后和治疗方案的选择上均有重要意义。临床 I 和 IIA 期患者的治愈率接近 90%。即使是进展性 HL，也有 60%~70% 的患者可获得 5 年的无病生存期。部分患者达到治愈。

有关 HL 的 R-S 细胞属性，利用显微切割方法对单个 R-S 细胞及其变异型的分析证明了 R-S 细胞及其变异型细胞是滤泡生发中心或生发中心后 B 细胞起源。1%~2% 的病例也可能起源于 T 细胞。

研究表明，HL 的发生与 EB 病毒感染密切相关，EBV 阳性的肿瘤细胞表达潜伏膜蛋白 1（latent membrane protein-1，LMP-1），LMP-1 传导信号，使 NF-κB 表过上调。NF-κB 是在淋巴细胞活化中起重要作用的转录因子，因此 NF-κB 的不适时活化似是经典型 HL 的常见事件。

R-S 细胞分泌许多细胞因子，如 IL-5、IL-6、IL-13、TNF 和 GM-CSE 等。在这些细胞因子的影响下，致 HL 病变组织中有大量反应性细胞成分存在，后者又支持肿瘤细胞的生长和生存。

三、非霍奇金淋巴瘤

非霍奇金淋巴瘤（NHL）占所有淋巴瘤的 80%~90%，其中 2/3 原发于淋巴结，1/3 原发于淋巴结外器官或组织，如消化道和呼吸道、肺、皮肤、涎腺、甲状腺和中枢神经系统等。与 HL 不同之处在于 NHL 发病部位的随机性或不定性，肿瘤扩散的不连续性，组织学分类的复杂性和临床表现的多样性。在某些 NHL，淋巴瘤与淋巴细胞白血病有重叠，两者为同一疾病的不同发展阶段。

在我国主要发生在成人淋巴结的 NHL 是弥漫大 B 细胞淋巴瘤；在儿童和青少年则是急性淋巴母细胞白血病/淋巴瘤和 Burkitt 淋巴瘤；淋巴结外淋巴瘤主要有黏膜相关淋巴瘤和鼻型 NK/T 细胞淋巴瘤，前者主要发生在胃肠道、涎腺和肺等，后者主要累及中线面部的器官和组织。下面将对当前我国常见的一些 NHL 类型进行介绍。

（一）弥漫大 B 细胞淋巴瘤

弥漫大 B 细胞淋巴瘤（diffuse large B-cell lymphoma，DLBCL）是发生在淋巴结内、外的大 B 淋巴样细胞弥漫增生形成的一组异质性 B 细胞淋巴瘤，占所有 NHL 的 20%~30%，为最常见的 NHL 淋巴瘤类型。

病理变化

相似单一形态的、体积较大的瘤细胞弥漫浸润，其直径为小淋巴细胞的 4~5 倍。瘤细胞的核一般等于或大于正常巨噬细胞的核或正常淋巴细胞的 2 倍或更大。细胞形态多样，类似中心母细胞、免疫母细胞、间变大细胞或浆母细胞。核呈圆形或卵圆形，染色质边集，有单个或多个核仁（图 12-6a）。

免疫表型和细胞遗传学

肿瘤细胞表达 B 细胞分化抗原 CD19、CD20、PAX-5（图 12-6b）和 CD79a，多数表达表面 Ig，不表达 TdT。该组肿瘤常见的分子遗传学改变是 *Bcl-6* 基因突变。肿瘤表达谱 cDNA 芯片的研究，根据不同的基因表型将 DLBCL 分为两组：①生发中心 B 细胞来源 DLBCL；②生发中心外活化 B 细胞来源 DLBCL。

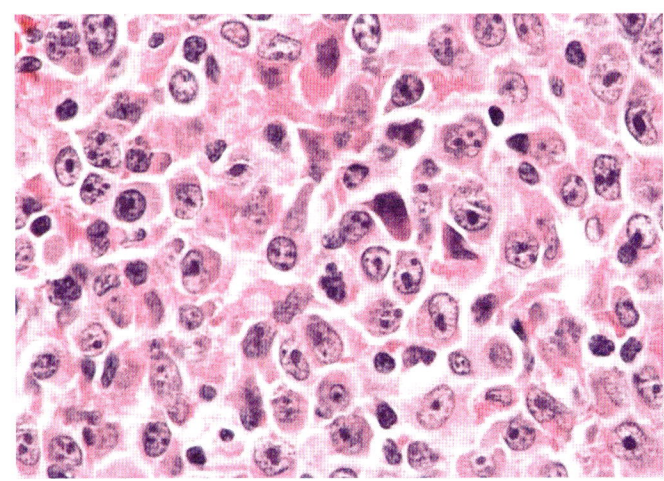

图 12-6a 弥漫大 B 细胞淋巴瘤

示单一形态的肿瘤性淋巴细胞弥漫性浸润，瘤细胞核呈圆形，有清楚的核仁

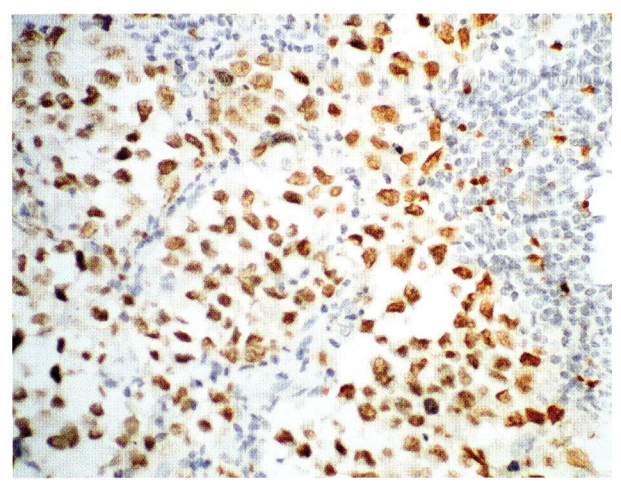

图 12-6b 间变细胞性弥漫大 B 细胞淋巴瘤

瘤细胞核表达 PAX-5

10%～20% 的 DLBCL 有 t（14;18）。目前常根据瘤细胞表达 CD5、BCL-6、CD10 及 Mum-1 情况分为三组亚型：① CD5 阳性的 DLBCL；② 生发中心 B 细胞来源 DLBCL；③ 生发中心外活化 B 细胞来源 DLBCL。

临床表现

老年男性患者略多，平均年龄 60 岁。常在短期内出现淋巴结迅速长大或结外肿块。病情进展迅速，可累及肝、脾，但骨髓受累者少见。该肿瘤除原发于淋巴结外，还可原发于纵隔、口咽环、胃肠道、皮肤、骨和脑等处。部分发生于淋巴结外的 DLBCL，根据其病变部位的特殊性或临床表现不同，又有数种临床亚型，如原发性中枢神经系统 DLBCL、原发性皮肤 DLBCL、腿型、纵隔原发大 B 细胞淋巴瘤、血管内大 B 细胞淋巴瘤、原发渗出性淋巴瘤、ALK 阳性 DLBCL 及 EB 病毒阳性 DLBCL 等。若未及时诊断和治疗，患者会在短期内死亡。一般采用强化治疗，60%～80% 的患者可完全缓解，约 50% 的患者可达临床痊愈。病变局限者远较病变弥漫或肿瘤体积大者的预后好。生发中心来源 DLBCL 的预后较生发中心外活化 B 细胞来源 DLBCL 的预后好；CD5 阳性 DLBCL 患者的生存期明显短于 CD5 阴性病例。一般认为，DLBCL 中 Bcl-2 的高表达，与不良预后有关。大约 60% 的 DLBCL 患者中可检测到 survivin，提示生存率下降。

（二）滤泡性淋巴瘤

滤泡性淋巴瘤（follicular lymphoma，FL）是滤泡生发中心细胞来源的惰性 B 细胞肿瘤，在欧、美国家常见，占所有 NHL 的 25%～45%。在中国，占 NHL 的 10%～13%。

病理变化

FL 的组织学特征是在低倍镜下肿瘤细胞常呈明显的结节状生长方式（图 12-7）。肿瘤性滤泡主要由中心细胞（centrocyte，CC）和中心母细胞（centroblast，CB）以不同比例组成。中心细胞的细胞核形态不规则，有裂沟，核仁不明显，胞质稀少；中心母细胞的体积比正常淋巴细胞大 3～4 倍，核圆形或分叶状，染色

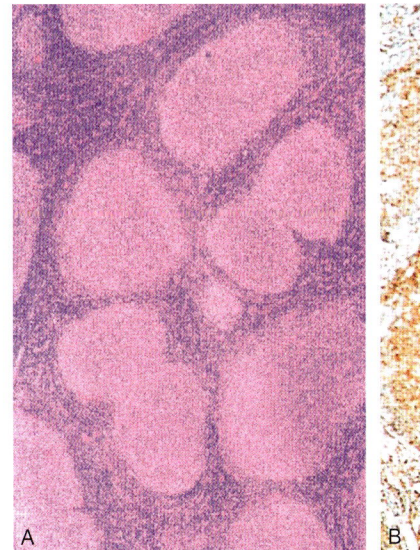
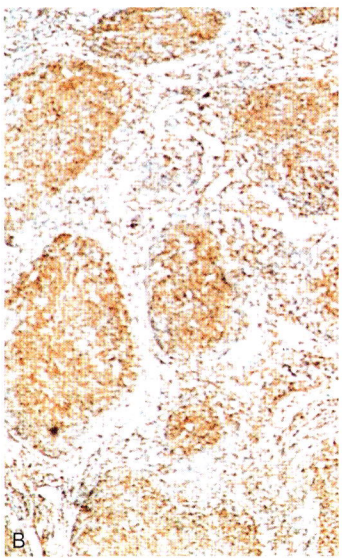

图 12-7 滤泡性淋巴瘤

A. 淋巴结构破坏，由大小不等的肿瘤性滤泡所取代；
B. 肿瘤细胞表达 Bcl-2 抗原

质呈斑状，近核膜分布，有 1～3 个近核膜的核仁。多数 FL 的肿瘤细胞是中心细胞，随着病程的进展，中心母细胞数量逐渐增多。肿瘤性滤泡排列紧密，出现背靠背现象，缺乏套区结构，边界不清，滤泡内细胞成分较单一，排列无极向，无或少有吞噬细胞。生长方式从滤泡型发展成弥漫型，提示肿瘤侵袭性增高。按照瘤内滤泡结构的比例，可分为滤泡型、滤泡与弥漫型和弥漫型。按滤泡内中心母细胞的比例，可分为Ⅰ级、Ⅱ级和Ⅲ级（Ⅲa 和Ⅲb）。

免疫表型和细胞遗传学

FL 的肿瘤细胞表达 CD19、CD20、CD10、PAX-5 和单克隆性的表面 Ig。约 90% 的病例的肿瘤细胞表达 Bcl-2 蛋白（图 12-7），而正常滤泡生发中心 B 细胞为 Bcl-2 阴性。几乎所有肿瘤细胞都表达 Bcl-6、CD10。t（14；18）是 FL 的特征性细胞遗传学改变，其结果是 14 号染色体上的 *IgH* 基因和 18 号染色体上的 *Bcl-2* 基因拼接，导致 Bcl-2 基因的活化，以及 Bcl-2 蛋白的高表达，因此，Bcl-2 蛋白也是区别反应性增生滤泡和 FL 的肿瘤性滤泡的有用标记。但也有少数病例瘤细胞不表达 Bcl-2。

临床表现

FL 常见于中年人。主要表现为局部或全身淋巴结无痛性肿大，以腹股沟淋巴结受累为多。常有脾肿大。部分患者有发热和乏力等。30%～50% 的病例有骨髓受累，但不影响预后。尽管 FL 难以治愈，强化治疗也不会改善病情，但在临床上表现为惰性过程，病情进展缓慢，预后较好。五年生存率超过 70%。30%～50% 的患者可转化为 DLBCL。

（三）MALT 型结外边缘区 B 细胞淋巴瘤（黏膜相关淋巴组织淋巴瘤）

边缘区淋巴瘤（marginal zone lymphoma）是一类低度恶性 B 细胞淋巴瘤，这类肿瘤最初在黏膜部位被认识，又称之为黏膜相关淋巴组织（mucosa associated lymphoid tissue，MALT）淋巴瘤。MALT 淋巴瘤占所有 B 细胞淋巴瘤的 7%～8%，发病率仅次于弥漫大 B 细胞淋巴瘤。多见于成人，中位年龄 60 岁。发病器官以胃肠道最多见，其次为眼附属器、皮肤、甲状腺、肺、涎腺及乳腺等。

病理变化

结外器官的附属淋巴组织被称为黏膜相关淋巴组织，它包括小肠 Peyer 板这种固有结构和在胃、呼吸道、甲状腺、涎腺及泪腺等处后天继发性形成的结构。MALT 淋巴瘤的病变特点是：①肿瘤细胞常见于反应性淋巴滤泡套区的外侧；②瘤细胞多为中心细胞样细胞（centrocyte like cells，CLC）或单核样 B 细胞（monocytoid B-cell）；③瘤细胞与上皮腺管共同形成淋巴上皮病变（lymphoepithelial lesion，LEL）；④常见浆细胞分化及类似于核内包涵体的杜氏小体；⑤有时瘤细胞浸入生发中心形成滤泡内植入。

免疫表型和细胞遗传学

MALT 淋巴瘤的肿瘤细胞表达 CD19、CD20、CD22、CD79a，但是 CD5、CD10、CD23、cyclin D1 阴性。表面免疫球蛋白 IgM、IgA 阳性，IgD 阴性。t（11；18）(q21；q21) 是部分 MALT 淋巴瘤的特征性细胞遗传学改变。

MALT 淋巴瘤之所以受到关注，有以下原因：①常有慢性炎症、自身免疫性疾病或某些特殊病原微生物感染等疾病，如涎腺的 Sjögren 综合征，甲状腺的 Hashimoto 甲状腺炎，幽门螺杆菌性胃炎等，在上述疾病的基础上，发生 MALT 淋巴瘤。②病变可长期局限于原发部位而不扩散，仅在疾病的后期，才发生系统性播散。③初始病因根除后，肿瘤可能消退。

在慢性炎症的基础上发生的 MALT 淋巴瘤经历了一个从反应性淋巴增生向 B 细胞淋巴瘤发展的逐渐过渡，形成 B 细胞肿瘤。MALT 淋巴瘤具有惰性的临床过程，缓慢扩散，多数 MALT 淋巴瘤病例预后良好，抗肿瘤幽门螺杆菌治疗对幽门螺杆菌相关胃 MALT 淋巴瘤可达到长期缓解的目的。晚期可发生远距离转移，部分病例可向 DLBCL 转化。

（四）前体 B 细胞和 T 细胞肿瘤

前体 B 细胞和 T 细胞肿瘤（precursor B-and T-cell neoplasms），即急性淋巴母细胞白血病/淋巴瘤（acute lymphoblastic leukemia/lymphoma，ALL），是不成熟的前体 B 或 T 淋巴细胞，即淋巴母细胞来源的一类高侵袭性肿瘤。约 85% 的 ALL 是前体 B 细胞来源，患者多为儿童，常表现为白血病，一般有广泛的骨髓累及和外周血白细胞数量增加；约 15% 的 ALL 是前体 T 细胞来源，多见于成年男性，表现为局部包块，常累及胸腺。B 和 T 淋巴母细胞在形态学上也不易区分，必须借助于免疫表型检测。由于 B-ALL 和 T-ALL 在临床和形态学上的相似性，故将两者一并进行讨论。

病理变化

淋巴结的正常结构为肿瘤性淋巴母细胞所取代，肿瘤细胞浸润被膜和结外软组织。瘤细胞的体积比小淋巴细胞略大，胞质少。核染色质细腻或呈点彩状，不见核仁或核仁不清楚（图 12-8）。

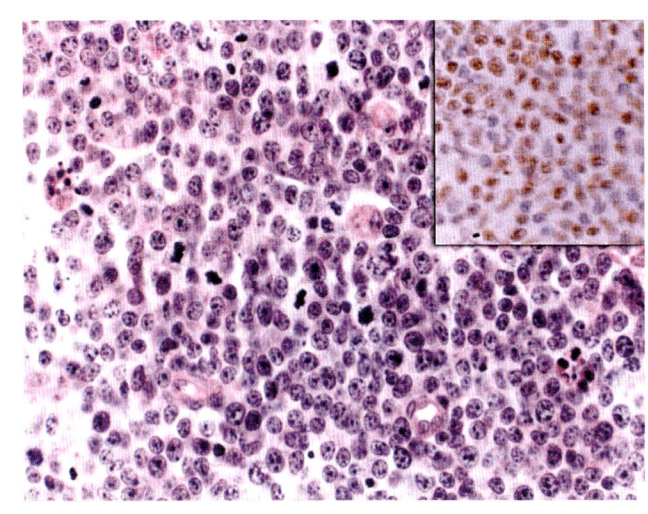

图 12-8　淋巴母细胞淋巴瘤
右上角小图示肿瘤细胞表达 TdT 抗原，呈细胞核阳性反应

免疫表型和细胞遗传学

约 95% 的病例瘤细胞特异性地表达原始淋巴细胞的标记——TdT。多数病例瘤细胞表达 CD10、CD99、CD34 以及 B 和 T 细胞分化抗原。无论是 T 还是 B 淋巴母细胞淋巴瘤，应选择 PAX-5、CD7、TdT、CD34、CD99、Ki-67。由于母细胞很幼稚，很少表达 CD3 或 CD20，细胞遗传学检测示 90% 以上 ALL 瘤细胞有染色体数目或结构的异常。

临床表现

多数患者的年龄在 15 岁以下，B-ALL 的发病高峰在 4 岁，T-ALL 患者为青少年，常在数日或数周内发病，病情进展迅速。由于骨髓内肿瘤细胞的增生抑制了正常造血功能，患者可有贫血、粒细胞和血小板减少、出血和继发感染等。常有淋巴结和脾肿大。在 T-ALL，50%~70% 的患者有纵隔肿块，因而有时可致纵隔内的大血管和气道受压。

ALL 对治疗反应很敏感，用强力化疗，90% 的患者可获完全缓解。

（五）慢性淋巴细胞白血病/小淋巴细胞淋巴瘤

慢性淋巴细胞白血病/小淋巴细胞瘤（chronic lymphocytic leukemia/small lymphoma，CLL/SLL）是成熟 B 细胞来源的惰性肿瘤。CLL 和 SLL 在形态学、免疫表型和基因型等方面均相似，不同之处仅在于外周血淋巴细胞数量的多少。多数患者有外周血淋巴细胞数量的明显增加（绝对淋巴细胞计数 $>4\times10^9$/L），符合 CLL 的诊断。在欧美国家，CLL 是成人最常见的白血病类型，而 SLL 只占 NHL 的 4%。在中国，CLL/SLL 也不是少见的淋巴瘤类型。

病理变化

淋巴结结构破坏，直径在 6~12 μm 的小淋巴细胞弥漫性增生浸润。瘤细胞核为圆形或略不规则，染色质浓密，胞质少（图 12-9）。其中可见数量不等的大细胞，即前淋巴细胞散在分布。有时可见前淋巴细胞灶性聚集性分布，形成增殖中心，又称"假滤泡"，它对 CLL/SLL 具有一定的诊断意义。所有 CLL 和大多数 SLL 都有骨髓累及。肿瘤细胞常浸润脾的白髓和红髓，以及肝的汇管区等处。CLL 患者外周血白细胞常明显增多，可达 $(30\sim100)\times10^9$/L，绝大多数为成熟的小淋巴细胞。SLL 患者外周血白细胞可正常。

免疫表型和细胞遗传学

CLL/SLL 有明确的免疫表型，肿瘤细胞表达全 B 细胞抗原，尤其是 CD19 和 CD20。多数病例同时表达 CD5 和 CD23，不表达 CD10、Cyclin D1。最常见的是染色体 13q12-14 缺失、11q 缺失、12q 三体和 17q 缺失。

临床表现

CLL/SLL 常见于 50 岁以上老年人。男性明显多于女性。病情进展缓慢。50%～60% 的患者有全身淋巴结肿大和肝脾肿大。还可出现低丙种球蛋白血症和自身免疫异常等。CLL/SLL 的病程和预后差异很大，主要与临床分期有关，平均生存期为 4～6 年。有 11q 和 17q 缺失者，其临床分期常较高，预后不良。随着病程的进展，15%～30% 的患者可转化为前淋巴细胞白血病，约 10% 的患者可转化为弥漫性大 B 细胞淋巴瘤。转化后患者的预后不良，多在 1 年内死亡。

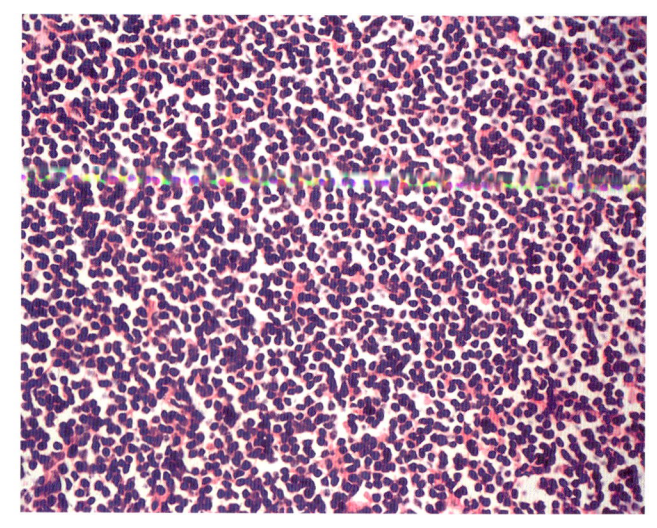

图 12-9　慢性淋 B 小淋巴细胞淋巴瘤
示单一小淋巴细胞弥漫性增生

（六）Burkitt 淋巴瘤

Burkitt 淋巴瘤（Burkitt lymphoma，BL）是淋巴滤泡生发中心细胞来源的高侵袭性 B 细胞肿瘤。BL 有三种临床类型：一是非洲人的（地方性）BL；二是散发性 BL；三是 HIV 感染者发生的 BL。这三种 BL 的组织学改变相同，但在某些临床表现、基因型和病毒学方面有所不同。EB 病毒潜伏感染与非洲地区性 BL 的发病密切相关。

病理变化

BL 的组织学特点是淋巴结结构破坏，中等大小、相对单一形态的淋巴细胞弥漫性浸润。瘤细胞核呈圆形或卵圆形，直径相当于反应性组织细胞的核，有 3～5 个明显的核仁，染色质比较粗糙。胞质中等量，HE 染色呈双色性。瘤细胞间散在分布着吞噬有核碎片的巨噬细胞，构成所谓满天星（starry sky）图像（图 12-10）。

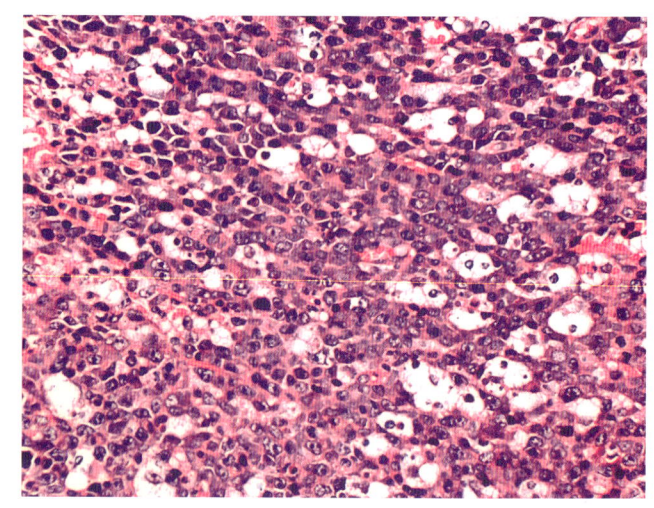

图 12-10　Burkitt 淋巴瘤
瘤细胞间散在分布着吞噬有核碎片的巨噬细胞，构成满天星

免疫表型和细胞遗传学

瘤细胞表达成熟 B 细胞分化抗原，如 CD19、CD20、CD79a、PAX-5，表达滤泡生发中心细胞标记 Bcl-6 和 CD10 等，一般不表达 Bcl-2 和 Mum-1。表达 IgM，单一 Ig 轻链蛋白。用反映细胞增殖活性的 Ki-67 抗体染色，瘤细胞几乎 100% 阳性。所有的 BL 都存在与第 8 号染色体上 *c-MYC* 基因有关的易位。

几乎所有的地方性 BL 都存在 EB 病毒隐性感染，约 25% 的 HIV 相关肿瘤和 15%～20% 的散发性 BL 也伴有 EB 病毒感染。

临床表现

BL 多见于儿童和青年人，肿瘤常发生于淋巴结外的器官和组织，可表现为颌面部巨大包块，以及腹腔脏器的受累等。散发性 BL 常表现为腹腔内巨大占位性病变，累及回盲部和腹膜。BL 属高侵袭性肿瘤，但对短期、大剂量化疗反应好，多数儿童和年轻患者可治愈，但在年长患者多预后不良。

（七）套细胞淋巴瘤

套细胞淋巴瘤（mantle cell lymphoma，MCL）主要由形态一致的小至中等淋巴样细胞组成，占非霍奇金淋巴瘤的 3%~10%。

病理变化

MCL 可呈套区增宽型、结节型和弥漫型三种结构。瘤细胞呈中心细胞样，形态较为一致，核小至中等大，核型稍不规则。瘤内一般无中心母细胞、副免疫母细胞等肿瘤性转化细胞。少数病例可出现如母细胞性或多形性等变异型。

免疫表型和细胞遗传学

MCL 常表达 CD20、CD79、PAX-5、CD5、cyclin D1（图 12-11）、Bcl-2、CD43，不表达 CD10、Bcl-6。Ki-67 指数平均为 20%。瘤细胞 *IgH* 基因重排阳性，无体细胞突变。FISH 证实存在 t（11；14）(q13；q32）易位，引起 cyclin D1 的过表达。

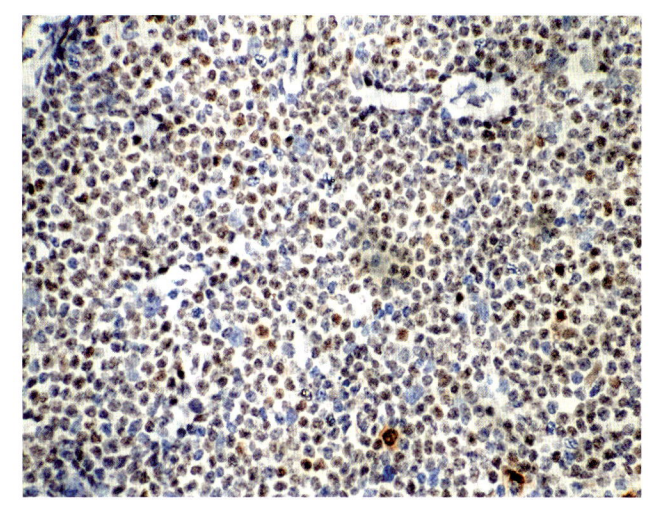

图 12-11　套细胞淋巴瘤
肿瘤细胞表达 cyclin D1 抗原，呈细胞核阳性反应

临床表现

好发于中老年人，发病高峰年龄在 60~70 岁。患者常表现为全身淋巴结肿大，可伴有肝、脾肿大等症状。结外最常见的累及部位为胃肠道和 Waldeyer 咽淋巴环。少数呈肠道多发性淋巴瘤样息肉病。MCL 的中位生存率是 3~5 年，大多数患者是不能治愈的。

（八）浆细胞肿瘤及其相关疾病

该组疾病的共同特征是 B 细胞的克隆性增生，瘤细胞合成并分泌单一类型的 Ig 或其片段。这类疾病多数是恶性的，包括多发性骨髓瘤（multiple myeloma，MM）、Waldenstrom 巨球蛋白血症、重链病、原发或免疫细胞相关淀粉样变、意义不明的单克隆 γ 球蛋白血症等。

肿瘤性浆细胞常合成过量的轻链和重链，以及完全 Ig。有时只产生轻链或重链、游离的轻链，即 Bence Jones 蛋白，因其分子量小，可以迅速经尿排出体外。在肾衰竭者或有超高水平的轻链合成的患者，在外周血中可检出游离轻链。下面以 MM 为代表进行简要介绍。

多发性骨髓瘤是浆细胞的恶性肿瘤，以多发性骨骼受累为特征，同时可播散到淋巴结和结外器官或组织。

病理变化

MM 的特征病理改变是全身骨骼系统的多发性溶骨性病变。肿瘤常累及脊柱、肋骨、颅骨、盆骨、股骨、锁骨和肩胛骨等。病变破坏骨皮质，常致病理性骨折。影像学检查表现为敲凿性骨缺损病灶。组织学多表现为分化良好的浆细胞弥漫性增生和浸润，取代正常组织，瘤细胞胞质呈嗜碱性，常见核周空晕，核偏于一侧，染色质凝集成车轴状（图 12-12）。随着疾病的进展，在脾、肝、肾、肺、淋巴结和其他部位的软组织中可见

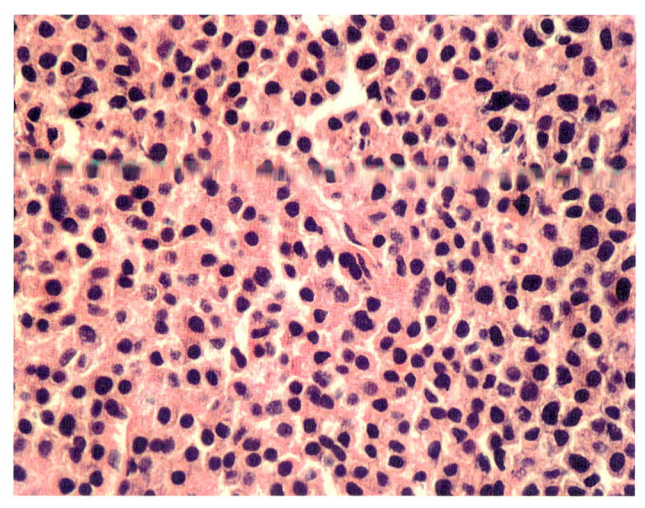

图 12-12　多发性骨髓瘤
瘤细胞胞质常见核周空晕，核偏于一侧

到浆细胞浸润。

免疫表型和细胞遗传学

肿瘤细胞表达 CD138 和 CD38 等浆细胞标记，表达 B 细胞分化抗原 CD79a，表达 Mum-1，但不表达 CD19 和 CD20；选择性表达 Ig 重链蛋白，以 IgG 和 IgA 多见。有 Ig 轻链限制性表达。存在 Ig 基因受体的克隆性重排。20%～60% 的 MM 有染色体结构和数量的异常，最常见的是染色体丢失等。

临床表现

MM 的发病年龄在 50～60 岁，临床表现与以下三个方面有关：① 肿瘤性浆细胞的器官浸润，尤其是骨的浸润；② 具有异常理化特性的 Ig 的产生；③ 正常体液免疫抑制。骨质吸收常导致病理性骨折和慢性疼痛，高钙血症可致神经系统表现，如精神错乱、昏睡、便秘和多尿等。广泛骨髓受累可致贫血、白细胞和血小板减少。继发感染和肾衰竭是致死的主要原因。

实验室检查：99% 的 MM 患者都有外周血 Ig 水平升高和/或尿中 Bence Jones 蛋白，大多数患者的血清 Ig 水平＞3 g/dl 或尿中 Bence Jones 蛋白＞6 g/dl。最常见的血清 M 蛋白是 IgG，约占 55%，约 25% 是 IgA 或 IgM 蛋白。MM 的诊断依赖于影像学和实验室检查发现。当有特殊的影像学改变时，强烈提示该肿瘤的可能，但需骨髓检查确诊。MM 的预后差别较大，有多发骨损害者，若不治疗，生存期为 6～12 个月。用烷化剂治疗，50%～70% 的患者可获缓解，但一般生存期仅为 3 年。

（九）非特指外周 T 细胞淋巴瘤

非特指外周 T 细胞淋巴瘤（peripheral T-cell lymphoma，un-specified，PTCL-U）是胸腺后成熟 T 淋巴细胞来源的肿瘤。在 WHO 分类中，除已单列的、有独特的临床病理表现的 T 细胞淋巴瘤以外的所有外周 T 细胞淋巴瘤均归于此项下。因此，PTCL-U 是一组异质性的侵袭性肿瘤。过去诊断的所谓"恶性组织细胞增生症"（malignant histiocytosis）曾被认为是组织细胞来源的恶性肿瘤。近年来，经过临床病理研究、免疫表型检测以及基因重排分析，结果表明其实为一组可伴有或不伴有噬血细胞综合征的异质性的、侵袭性或高侵袭性的 NHL，其中以 NK/T 细胞淋巴瘤、间变性大细胞淋巴瘤和弥漫性大 B 细胞淋巴瘤为主。

病理变化

淋巴结结构破坏，瘤细胞在副皮质层或弥漫浸润，有较多的高内皮血管，瘤细胞侵血管现象。背景中可见嗜酸性粒细胞、浆细胞、组织细胞和上皮细胞等，胶原纤维穿插分隔病变组织。瘤细胞的大小和形态各异，细胞核形态极不规则，可见核扭曲或多分叶状，核染色质呈粗颗粒状，部分瘤细胞有明显核仁，核分裂象多见。

免疫表型和细胞遗传学

瘤细胞表达 T 细胞分化抗原，如 CD2、CD3、CD45RO 和 CD43 等，但约 80% 的病例有部分 T 细胞抗原丢失，如 CD5 和 CD7。大多数病例有 TCR 基因的克隆性重排。常可见染色体数量和结构的异常。

临床表现

老年男性患者相对多见，发病高峰年龄为 60～70 岁。部分患者有自身免疫性疾病史。临床表现复杂多样，多数患者有全身淋巴结肿大，同时或仅有结外病变，如皮肤、胸肺、肝、脾和骨髓受累等。实验室检查可有多克隆高 γ 球蛋白血症、Coombs 实验阳性。该肿瘤的预后差异大，5 年生存率为 20%～30%。

（十）NK/T 细胞淋巴瘤

NK/T 细胞淋巴瘤（natural killer/T-cell lymphoma）被认为是自然杀伤细胞来源的侵袭性肿瘤，约 2/3 的病例发生于中线面部，1/3 发生于其他器官和组织，如皮肤、胃肠道和附睾等。对于发生于鼻部的该肿瘤，旧称所谓的恶性肉芽肿，现已废弃，改称鼻 NK/T 细胞淋巴（nasal NK/T-cell lymphoma）；发生在其他部位者称为结外鼻型 NK/T 细胞淋巴瘤。在中国，该肿瘤约占所有 NHL 的 15%，属 EB 病毒相关淋巴瘤。

病理变化

该肿瘤的基本病理变化是在凝固性坏死和混合炎症细胞浸润的背景上，肿瘤性淋巴细胞散布或呈弥漫性分布（图 12-13）。瘤细胞大小不等，形态多样，细胞核形态不规则，核深染，不见核仁或呈圆形，染色质边集，有 1~2 个小核仁。瘤细胞可浸润血管壁而致血管腔狭窄或闭塞。

免疫表型和细胞遗传学

肿瘤细胞表达部分 T 细胞分化抗原如 CD2、CD45RO、胞质型 CD3（CD3ε）；表达 NK 细胞相关抗原 CD56，以及细胞毒性颗粒相关抗原，如 T 细胞内抗原 1（T-cell intracellular antigen1，TIA-1）、穿孔素（perforin）和粒酶 B（granzyme B）等。T 细胞受体基因重排检测呈胚系构型。绝大多数病例可检出 EB 病毒的 DNA 的克隆性整合和 EBER（图 12-14）。NK/T 细胞淋巴瘤可出现多种染色体畸变，其中最常见的是 6q 缺失。

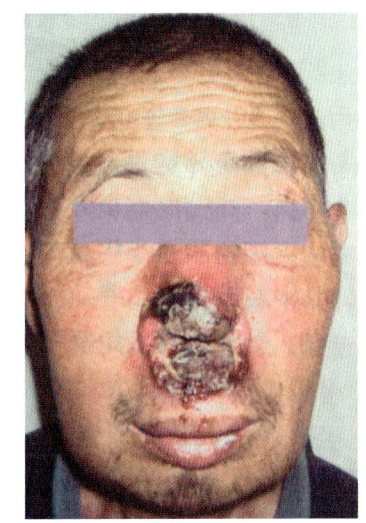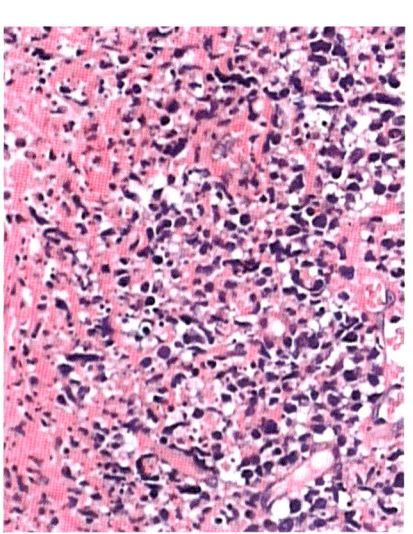

图 12-13　鼻 NK/T 细胞淋巴瘤
左图示患者鼻部巨大溃疡；右图示肿瘤组织形态

临床表现

发病的高峰年龄在 40 岁前后，男、女性别比为 4∶1。主要病变部位是鼻腔，其次是口腔，常累及鼻咽和鼻窦，可累及外鼻（图 12-13）。主要症状有顽固性鼻塞、鼻出血、分泌物增加和鼻面部肿胀等。主要体征是病变局部溃疡、肉芽样新生物及骨质破坏，如鼻中隔或硬腭穿孔等。晚期可发生播散，多累及结外器官或组织，如皮肤、胃肠道、睾丸、脑和脾等。过去，放射治疗是临床Ⅰ、Ⅱ期患者首选的治疗方法，

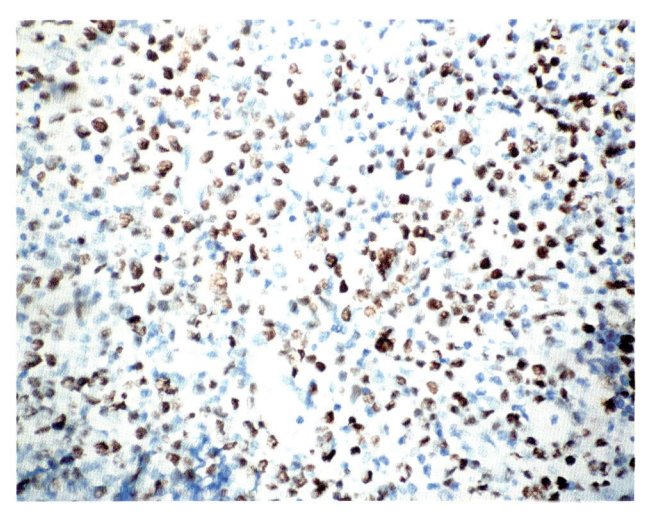

图 12-14　鼻 NK/T 细胞淋巴瘤
瘤细胞核表达 EBER

近期疗效较好，但常在短期内复发。配合化学药物治疗，可减少或延缓复发。预后与临床分期关系密切，临床Ⅰ、Ⅱ期患者的五年生存率为 50%~70%，Ⅲ期及以上患者为 17%。

（十一）间变性大细胞淋巴瘤，ALK 阳性或 ALK 阴性

间变性大细胞淋巴瘤，ALK 阳性（anaplastic large cell lymphoma，ALK-positive，ALCL-ALK$^+$）是具有 ALK 基因易位及表达 ALK 蛋白和 CD30 的 T 细胞淋巴瘤。而细胞形态与免疫表型一致，但缺乏 ALK 基因易位及 ALK 蛋白表达的肿瘤称之为 ALCL，ALK 阴性。

病理变化

早期,肿瘤先从皮质区与淋巴窦浸润开始,破坏正常结构。瘤细胞多形,大、中、小细胞混合,常由单核、花环状、马蹄形及 R-S 细胞样等多核瘤巨细胞组成。特征性瘤细胞呈胞膜清楚,胞质丰富、淡染、嗜酸性或嗜碱性。核旁见一嗜酸性区。核卵圆、分叶状、肾形、胚胎样,一至多个明显的核仁。瘤细胞可成团片状。可分多种形态学类型。ALK 阴性的 ALCL 其黏着性、窦性浸润及多形性更明显。

免疫表型和细胞遗传学

肿瘤细胞表达 CD30、ALK(图 12-15),大部分瘤细胞表达 T 抗原、细胞毒相关抗原及 EMA,不表达 PAX-5、EBV。ALCL 呈 TCR 基因重排阳性,Ig 阴性。大部分 ALK 阳性的 ALCL 病例 2 号染色体的 ALK 基因和 5 号染色体的 NPM 基因易位。ALK 阴性的 ALCL 缺乏 ALK 基因重排。

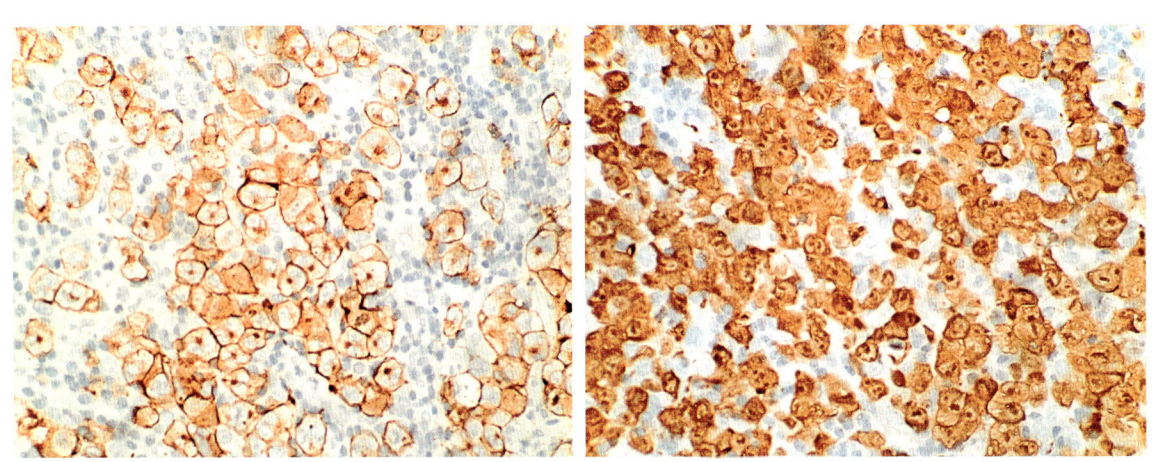

图 12-15 ALK 阳性间变性大细胞淋巴瘤
左图示瘤细胞表达 ALK 抗原;右图示瘤细胞表达 CD30

临床表现

30 岁以前 ALK 阳性的 ALCL 是常见的,主要发生在 20~30 岁。ALK 阴性的 ALCL 主要发生在老年人。ALK 阳性的 ALCL 预后好,5 年生存率为 80%;ALK 阴性的 ALCL 预后较 ALK 阳性的 ALCL 差,5 年生存率为 48%。

(十二)蕈样霉菌病

蕈样霉菌病(mycosis fungoides,MF)是一种原发于皮肤的低度恶性 T 细胞淋巴瘤。多发生于 40~60 岁。男性多于女性,比例约为 2∶1。经过缓慢,可大致分为红斑期、斑块期和瘤块期三个阶段。

肉眼观:皮肤病变早期表现为湿疹样病损,皮肤瘙痒,表面有不规则的红色或棕色斑疹,逐渐发展使皮肤增厚变硬呈斑块状。以后形成棕色瘤样结节。有时可破溃。

镜下观:可见真皮浅层及血管周围有瘤细胞和多种炎症细胞混杂浸润。瘤细胞核大、深染,高度扭曲,有深切迹,呈折叠状或脑回状。真皮内瘤细胞常侵入表皮,在表皮内聚集成堆似小脓肿,称为 Pautrier 微脓肿(图 12-16)。瘤细胞呈 $CD3^+$、$CD4^+$、$CD45RO^+$、$CD8^-$、$CD30^-$。病变局限于皮肤者治疗效果较好,扩散至内脏者预后较差。

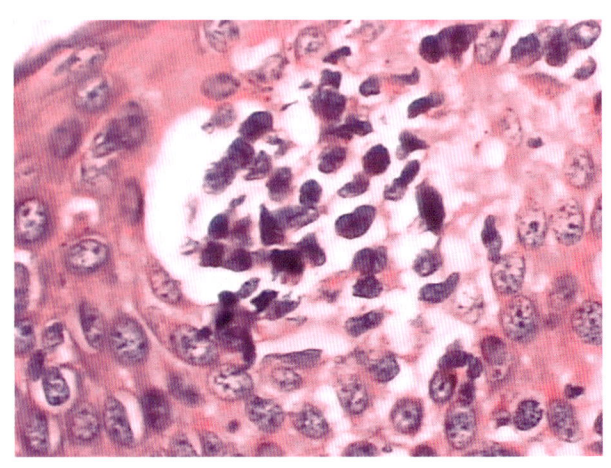

图 12-16 蕈样霉菌病
瘤细胞侵犯表皮形成 Pautrier 微脓肿

第三节 髓 系 肿 瘤

髓系肿瘤（myeloid neoplasms）是骨髓内具有多向分化潜能的造血干细胞克隆性增生。根据受累细胞系的不同进行命名，包括粒、单核、红细胞和巨核细胞来源的肿瘤。因干细胞位于骨髓内，故髓系肿瘤多表现为白血病，且常有二级造血器官，如脾、肝和淋巴结的累及，并伴髓外造血。白血病（leukemia）是骨髓造血干细胞克隆性增生形成的恶性肿瘤。其特征为骨髓内异常的白细胞弥漫性增生取代正常骨髓组织，并进入周围血和浸润肝、脾、淋巴结等全身各组织和器官，造成贫血、出血和感染。在WHO分类中，将髓系肿瘤分为四大类：① 急性髓性白血病（acute myelogenous leukemia，AML）：以不成熟髓细胞在骨髓内聚集，以及骨髓造血抑制为特征；② 慢性骨髓性增生性疾病（chronic myeloproliferative disorders，CMPD）：常伴终末分化的髓细胞数量的增加，极度增生的骨髓象，以及外周血细胞数量的明显增加；③ 骨髓异常增生综合征（myelodysplastic syndrome，MDS）：以骨髓无效造血和外周血细胞减少为特征；④ 骨髓异常增生/骨髓增生性疾病（MDS/MPD）的表现。

一、急性髓性白血病

急性髓性白血病（AML）是一组异质性的肿瘤，它们在形态学、细胞遗传学、临床表现、治疗和预后上均不相同。AML多见于成人，发病的高峰年龄在15~39岁。

病理生理学

多数AML伴有获得性遗传学改变，它阻止了造血干细胞向成熟方向的分化，使正常骨髓组织被相对不分化的母细胞所取代，瘤细胞停止在早期髓性分化阶段。多数AML存在染色体异常。

分类

目前在临床上应用最为广泛的仍是FAB分类，它根据瘤细胞分化和细胞属性将AML分为8型（M_0~M_7型），包括了粒、单核、红细胞和巨核细胞来源的白血病。新版WHO分类中除保留原有的FAB分类外，还增列了一些特殊类型的AML。

临床表现

患者多在数周或数月内发病，主要表现有贫血、白细胞减少、血小板减少、乏力和自发性皮肤、黏膜出血等。因血小板减少所致的出血倾向是主要的临床特征，表现为皮肤淤点、淤斑、体腔、牙龈和尿路出血等。骨痛是白血病患者的常见表现。AML患者可有轻度淋巴结和肝脾肿大。急性单核细胞白血病易侵犯皮肤和牙龈。白血病后期会出现恶病质，死亡原因主要是多器官功能衰竭、继发感染，特别是机会致病菌的感染等。

病理变化

AML的病变特点是：① 原始粒细胞在骨髓内弥漫性增生，取代原骨髓组织（图12-17），在全身各器官、组织内广泛浸润，一般不形成肿块；② 外周血白细胞质和量的变化，即白细胞总数升高，或达100×10^9/L以上，以原始粒细胞为主，但约50%的病例在100×10^9/L以下，偶尔见外周血涂片中不含任何母细胞，即非白血性白血病表现，此时，骨髓活检是必需的；③ 脏器浸润特点是肿瘤细胞主要在淋巴结的副皮质区及窦内浸润，在脾红髓浸润，以及肝窦内浸润。在有单核细胞的肿瘤（M_4或M_5），可见肿瘤细胞浸润皮肤和牙龈的现象。

髓系肉瘤（myeloid sarcoma）又称粒细胞肉瘤（granulocytic sarcoma），是白血病的肿瘤细胞在骨髓以外的器官或组织内聚集增生而形成的肿块。因瘤组织在新鲜时肉眼观呈绿色，但当暴露于日光后，绿色迅速消退，若用还原剂（过氧化氢或亚硫酸钠）可使绿色重现，故也称绿色瘤（chloroma）。粒细胞肉瘤多见于AML患者，好发于扁骨和不规则骨，如颅骨、额骨、肋骨和椎骨等，肿瘤位于骨膜下；也可发生于皮肤、淋巴结、胃肠道、

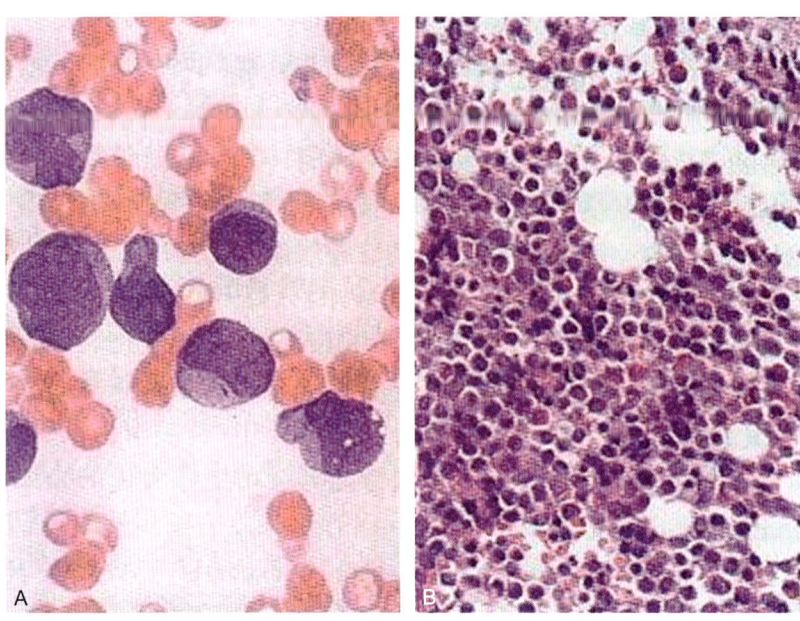

图 12-17 急性粒细胞白血病
A.患者外周血涂片；B.骨髓活检见大量幼稚粒细胞

前列腺、睾丸和乳腺等处。粒细胞肉瘤的组织学表现为单一形态的原始粒细胞的聚集性增生和浸润，有时可见少数单个核的不成熟嗜酸性粒细胞散在分布。髓过氧化物酶（myeloperoxidase，MPO）的免疫组化染色是重要辅助诊断手段，肿瘤细胞呈胞质型阳性反应。

诊断

通过对骨髓穿刺和周围血涂片中白细胞质和量的变化的观察和分析，即可对白血病进行诊断。髓外浸润的诊断必须依靠病理活检。骨髓活检也是对白血病患者骨髓增生程度的估计、疗效的观察和化疗后残余病灶的重要手段，并可协助临床进行白血病的分类。

治疗和预后

AML 的治疗多采用化疗，约 60% 的患者可获完全缓解，但是只有 15%～30% 的病例可获 5 年的无病生存期。对于化疗反应不良的白血病或复发性白血病患者，可采用同种异体造血干细胞移植进行治疗。骨髓移植是目前唯一能根治白血病的方法。

二、慢性骨髓增生性疾病

慢性骨髓增生性疾病（CMPD）是骨髓中具有多向分化潜能干细胞的克隆增生的一类肿瘤性疾病。其瘤细胞可分化为成熟的红细胞、血小板、粒细胞和单核细胞，在某些病例还可分化为淋巴细胞。唯一例外的是慢性髓性白血病，肿瘤来源于向淋巴细胞和髓细胞分化的潜能干细胞。在 CMPD 患者，一方面，类似于 AML，肿瘤细胞在骨髓内弥漫性增生，抑制了正常造血；另一方面，干细胞的成熟分化相对不受影响，其结果是骨髓造血增加伴外周血细胞数量增加。四种常见的 CMPD 是：① 慢性髓性白血病；② 真性红细胞增多症；③ 特发性血小板增多症；④ 原发性骨髓纤维化。它们有一些类似的表现，如肿瘤性干细胞能够循环和归家至第二造血器官，特别是脾，并引起脾的髓外造血，故所有 CMPD 患者都有不同程度的脾肿大。在肿瘤的后期，都会发生骨髓纤维化和外周血细胞数量减少。除慢性髓性白血病外，其他 CMPD 都可能进展为急性白血病。

与淋巴组织肿瘤和 AML 不同的是：CMPD 的病理变化是非特异性的，彼此之间，以及 CMPD 与反应性因素导致的骨髓增生之间有重叠。因此，对于 CMPD 的诊断和分型应结合形态学、临床表现和实验室检查结果进行。细胞遗传学和分子生物学分析在CMPD的诊断中有重要作用,如慢性髓性白血病有费城染色体存在,而其他CMPD则缺乏之。

三、慢性髓性白血病

发病机制

CML与其他类型CMPD的不同之处是有特殊的遗传学异常,即t(9;22),它影响到第9号染色体上的ABL基因和第22号染色体上BCR的基因,所产生的 *BCR-ABL* 融合基因的蛋白产物是具有酪氨酸激酶活性的210 kD融合蛋白,在90%以上的CML患者可检测到费城染色体(Philadelphia chromosome 1,Ph^1),这是(9;22)(q34;q11)易位所致。用FISH和RT-PCR方法可进行 *BCR-ABL* 融合基因及其转录产物的检测。动物实验结果表明, *BCR-ABL* 融合基因的产生是CML发病的重要事件。

病理变化和诊断

骨髓有核细胞增生明显活跃,取代脂肪组织。可见各分化阶段的粒细胞,以分叶核和杆状粒细胞为主。巨核细胞数量增加,红系细胞数量正常或减少(图12-18)。随着疾病的进展,会发生纤维化改变。外周血白细胞计数明显增加,常高于$100×10^9$/L,循环的细胞以中、晚幼粒细胞为主,原始粒细胞不到10%,常有嗜酸性粒细胞增多和嗜碱性粒细胞增多,因髓外造血而使脾明显肿大。髓外造血也可发生于肝和淋巴结。CML与其他CMPD进行区别的最佳方法是采用染色体分析,以及FISH或PCR方法进行BCR-ABL融合基因的检测。

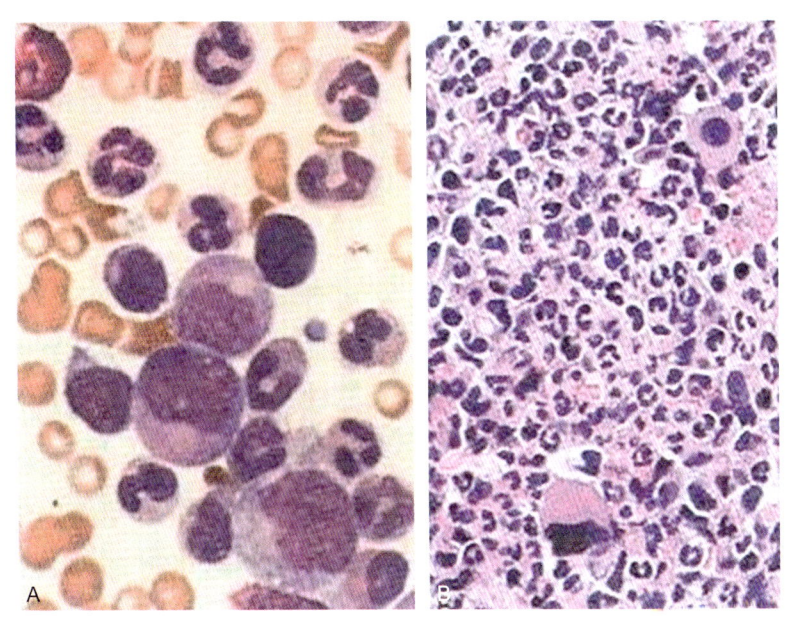

图12-18 慢性粒细胞白血病
A.患者外周血涂片;B.骨髓活检见不同分化阶段粒细胞,以分叶核粒细胞为主

临床表现

CML起病隐匿,患者主要是成年人,发病的高峰年龄为30~40岁。可表现为轻度至中度贫血、易疲倦、虚弱、体重下降和食欲缺乏等。有的患者以脾极度肿大而引起的不适或因脾破裂而致突发性左上腹疼痛为首发症状。

CML进展缓慢,即使不治疗,其平均生存期约为3年。3年后,约50%患者进入加速期,此时,贫血和血小板减少等加重。6~12个月以后,肿瘤进入终末期,呈急性白血病表现,即母细胞危象。其余50%的患者可直接出现母细胞危象。

治疗

根据 CML 发病的分子机制，在治疗中加入 BCR-ABL 激酶的阻断剂，使 90% 的患者获得完全血象缓解。已发生母细胞危象的患者最初对 BCR-ABL 阻断剂的治疗有反应，但会迅速复发且变成难治性疾病过程。因此，同种异体骨髓移植对年轻患者而言是较好的治疗选择。白血病的稳定期进行骨髓移植是最好的，治愈率约为 75%。

附：类白血病反应

类白血病反应（leukemoid reaction）通常是指因严重感染、恶性肿瘤、药物中毒、大量出血和溶血反应等刺激造血组织而产生的异常反应。表现为周围血中白细胞数量的明显增多（可达 50×10^9/L 以上），并有幼稚细胞出现。类白血病反应与粒细胞白血病有本质的不同。一般根据病史、临床表现和细胞形态可以与白血病鉴别，但有时比较困难。类白血病反应有以下特点可协助鉴别：① 引起类白血病反应的原因去除后，血象恢复正常；② 一般无明显贫血和血小板减少；③ 粒细胞有严重中毒性改变，如胞质内有中毒性颗粒和空泡等；④ 中性粒细胞的碱性磷酸酶活性和糖原皆明显增高，而粒细胞白血病时，两者均显著降低；⑤ 慢性粒细胞白血病时可出现特征性的 Ph1 染色体，类白血病反应时则无。

第四节　组织细胞与树突状细胞肿瘤

组织细胞增生症是指各种组织细胞或巨噬细胞增生性疾病的统称。其中一些是反应性的疾病，另一些是恶性疾病。真性组织细胞肉瘤（true histiocytic sarcoma）罕见。树突状细胞肿瘤（dendritic cell neoplasms）少见，包括朗格汉斯细胞组织细胞增生症（Langerhans cell histiocytosis）、朗格汉斯细胞肉瘤、指状树突状细胞肿瘤/肉瘤、滤泡树突状细胞肿瘤/肉瘤等。本节对朗格汉斯细胞组织细胞增生症和滤泡树突状细胞肉瘤进行简要介绍。

一、朗格汉斯细胞组织细胞增生症

朗格汉斯细胞是一种树突状细胞，正常情况下，散在分布于皮肤、口腔、阴道和食管黏膜，也存在于淋巴结、胸腺和脾等处。朗格汉斯细胞直径约 12 μm，胞质丰富，核形不规则，有切迹或分叶状（图 12-19）。免疫表型检测，朗格汉斯细胞表达 Langerin、HLA-DR、S-100、CD1a 抗原、PLAP 和 vimentin。电镜观察，在其细胞质内可见特征性的 Birbeck 颗粒。Birbeck 颗粒是一种呈杆状的管状小体，其中央有一纵行条纹和平行排列的重复性条纹，形似拉链。有时一端呈泡状膨大似网球拍状。朗格汉斯细胞的克隆性增生性疾病，过去称为组织细胞增生症 X，包括三种疾病类型，即 Letterer-Siwe 病、Hand-Schuller-Christian 综合征和骨嗜酸性肉芽肿（eosinophilic granuloma of the bone），现在认为它们是同一种疾病的三种不同表现形式。

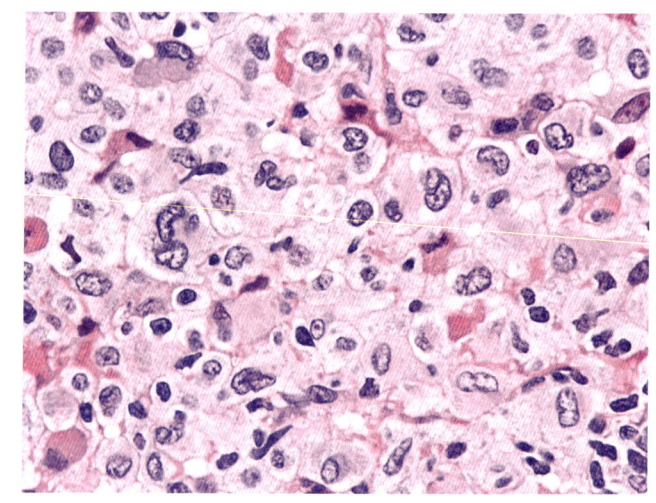

图 12-19　朗格汉斯细胞组织细胞增生症
细胞有核沟

1. Letterer-Siwe 病　系多发、多系统性朗格汉斯细胞组织细胞增生症，多见于 2 岁以下的儿童。主要表现为皮肤损害，皮损为脂溢性皮疹，主要分布在躯干前后和头皮等处。多数患者有肝、脾和淋巴结肿大，肺部病变，以及溶骨性骨质破坏。骨髓的广泛浸润可致贫血、血小板减少，以及反复感染。未经治疗者的病程是快速致死性的，但采用强力化疗，5 年生存率可达 50%。

2. **骨嗜酸性肉芽肿** 系单发或多发、单系统性朗格汉斯细胞组织细胞增生症，常表现为骨髓腔内病变，以膨胀性、侵蚀性骨病变为特征。肿瘤细胞与不等量的嗜酸性粒细胞、淋巴细胞、浆细胞和中性粒细胞等混合存在。常见明显的嗜酸性粒细胞的浸润。所有骨骼均可受累，最常见的部位有颅骨、肋骨和股骨。该疾病表现为惰性，可自愈，也可以局部切除或放疗而治愈。

3. **Hand-Schuller-Christian 综合征** 系多发、单系统性朗格汉斯细胞组织细胞增生症，常发生于年龄较小的儿童，表现为多发性溶骨性占位性病变，并可侵及周围软组织。颅骨病变、尿崩症和眼球突出等表现共同存在。部分患者可消退，其余患者对化疗反应也好。

二、滤泡树突状细胞肉瘤

滤泡树突状细胞肉瘤（follicular dendritic cell sarcoma，FDCS）是发生于淋巴滤泡生发中心树突状细胞的低到中度的恶性肿瘤，由卵圆形、梭形瘤细胞呈编织状、漩涡状及席纹状排列，以 CD21 及 CD35 标记阳性为特点的少见肿瘤。

发病以年轻成人多见，平均年龄40岁。多发生在淋巴结，以颈淋巴结多见。也可累及扁桃体、口腔、胃肠道、纵隔、肝、脾及皮下组织。多数为惰性生长，无痛性包块。

镜下观：可分为2型：①普通型：瘤细胞圆形、卵圆形或梭形，瘤组织呈编织状、漩涡状或席纹状排列，似脑膜瘤或胸腺瘤（图12-20）。②炎性假瘤样型：组织学变化如普通型，但淋巴细胞、浆细胞及组织细胞反应明显，易被误诊为炎性假瘤。

FDC 表达 CD21、CD23 及 CD35，不表达 CK、HMB45、CD31、CD34、MPO 及 lysozyme。部分病例 EBER 阳性。

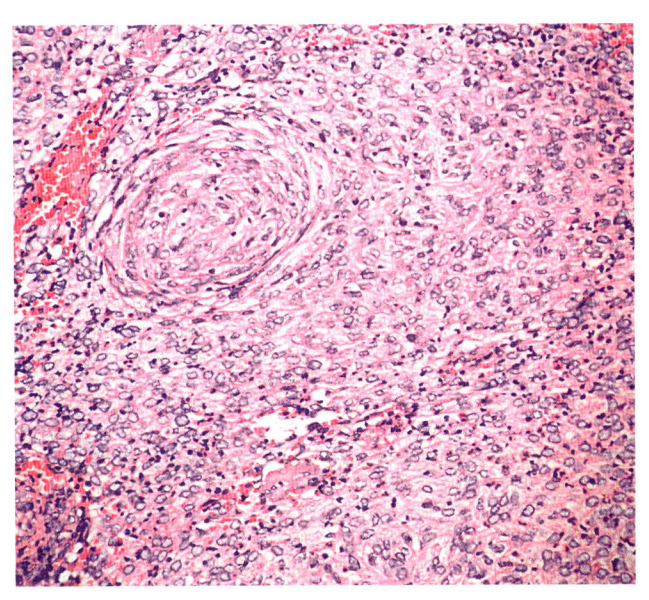

图 12-20 滤泡树突状细胞肉瘤
肿瘤由卵圆形、梭形瘤细胞呈编织状、漩涡状及席纹状排列

（杨　姣　周建华）

第十三章 免疫性疾病

免疫系统（immune system）是人和高等动物中识别自我和危险信号，引发免疫应答、执行免疫效应和最终维持自身稳定的组织系统，包括免疫器官、免疫细胞和免疫分子。免疫反应是机体在进化过程中所获得的"识别自己，排斥自己"的一种重要生理功能。在正常情况下，免疫系统通过细胞和体液免疫机制以抵抗外界入侵的病原生物、维持自身生理平衡，以及消除突变细胞，起到保护机体的作用。免疫反应过高或过低均能引起组织损害而导致的疾病称为免疫性疾病。本章着重叙述常见的几种自身免疫性疾病、免疫缺陷病以及移植排斥反应的发生机制及病理变化。

第一节 自身免疫性疾病

自身免疫性疾病（autoimmune disease）是指由机体自身产生的抗体或致敏淋巴细胞破坏、损坏自身的组织和细胞成分，导致组织损害和器官功能障碍的原发性免疫性疾病。自身抗体可存在于正常人，如抗甲状腺球蛋白、细胞核 DNA 的抗体等。同时，受损或抗原性发生变化的组织可激发自身抗体的产生，如心肌梗死反应。因此，自身抗体的存在与自身免疫性疾病并非两个等同的概念。通常认为要确定自身免疫性疾病的存在一般需满足以下条件：① 有自身免疫反应的存在；② 排除继发性免疫反应的可能；③ 排除其他病因的存在。

发病机制

自身免疫病发生的根本机制是免疫耐受性的终止和破坏。具体原因尚未完全阐明，可能与下列因素有关。

（一）免疫耐受（immune tolerance）的丢失及隔离抗原的暴露

通常机体对自身抗原是耐受的，即自身耐受（self tolerance）状态。下列情况可导致免疫缺失：

1. **回避 Th 细胞的耐受** 许多自身抗原属于一种半抗原和载体的复合体，其中 B 细胞识别的是半抗原的决定簇，T 细胞识别的是载体的决定簇，引起免疫应答时两种信号缺一不可，机体对这类抗原的耐受往往出现在相应 Th 细胞处于克隆消除或克隆无变应状态下。下述情况可导致免疫应答的发生：① 分子修饰：如果自身抗原被 T 细胞识别的载体部分经过修饰，改变其构造，则可被相应 Th 细胞克隆作为外来抗原识别，而具有对该抗原发生反应潜能的 B 细胞一旦获得 Th 细胞的信号，就会分化、增殖，产生大量的自身抗体。这种情况可发生在药物或微生物作用下，如使用某些药物所导致的自身免疫性溶血性贫血（autoimmune hemolytic anemia）。② 协同刺激分子（costimulatory molecule）表达：抗原特异性 T 细胞的激活需同时识别表达于抗原呈递细胞的两类分子，即主要组织相容性复合体（major histocompatibility complex，MHC）和协同刺激分子（如 B7-1 和 B7-2）。当 T 细胞暴露于只表达自身抗原的体细胞时，表现为无反应状态。感染等可激活巨噬细胞表达协同刺激分子，同时呈递自身抗原，从而导致自身反应性 T 细胞活化。

2. **交叉免疫反应** 与机体某些组织抗原成分相同的外来抗原称为共同抗原。由共同抗原刺激机体产生的共同抗体，可与相应组织发生交叉免疫反应，引起免疫损伤。例如，A 组 β 型溶血性链球菌细胞壁 M 蛋白与人体心肌纤维的肌膜有共同抗原，链球菌感染后，抗链球菌抗体可与心肌纤维发生交叉反应，引起损害，导致风湿性心肌炎。

3. **Ts 细胞和 Th 细胞功能失衡** Ts 细胞和 Th 细胞对自身反应性 B 细胞的调控作用十分重要，当 Ts 细胞功能过低，Th 细胞功能过强时，则有自身抗体形成。系统性红斑狼疮（systemic lupus erythematosus，SLE）小鼠模型的研究验证了这一结论。

4. 隔离抗原（sequestered antigen）释放　有些器官组织的抗原成分从胚胎期开始就与免疫系统隔离，成为隔离抗原，机体对这些组织、细胞的抗原成分无免疫耐受性。一旦由于外伤、感染或其他原因使隔离抗原释放，则可发生自身免疫反应。例如，一侧眼球外伤后，可导致双侧眼球发生交感性眼炎（sympathetic ophthalmitis）。

（二）遗传因素

自身免疫性疾病的易感性与遗传因素密切相关：① 一些自身免疫疾病如系统性红斑狼疮、自身免疫性溶血性贫血、自身免疫性甲状腺炎等均具有家族史；② 有些自身免疫性疾病与 HLA，特别是 HLA-Ⅱ类抗原相关。例如系统性红斑狼疮与 DR_2、DR_3 有关，自身免疫性甲状腺炎与 DR_5 有关；③ 在转基因大鼠可诱发自身免疫性疾病。

（三）微生物因素

各种微生物，包括细菌、支原体和病毒可导致自身免疫性疾病的发生。其方式包括：① 在微生物作用下，自身抗原决定簇发生改变，或微生物抗原结合形成复合抗原，从而回避了 Th 细胞的耐受；② 某些病毒（如 EB 病毒）和细菌产物可激活非特异性多克隆 B 细胞，从而产生自身抗体；③ 导致 Ts 细胞功能丧失；④ 存在自身抗原。

此外，自身免疫性疾病多见于女性，提示女性激素可能对某些自身免疫性疾病有促进发生的作用。

类型

自身免疫性疾病可分为器官或细胞特异性和系统自身免疫性疾病（表 13-1）两种类型。前者的病理损害和功能障碍仅限于抗体或致敏淋巴细胞所针对的某一器官或某一类细胞。后者又称为胶原病或结缔组织病，其自身抗原为多器官、组织的共有成分，例如细胞核、线粒体等，能引起多器官、组织的损害，其病变主要出现在多种器官的结缔组织或血管内。

表 13-1　常见的自身免疫性疾病

器官或细胞特异性自身免疫性疾病	系统性自身免疫性疾病
慢性淋巴细胞性甲状腺炎（chronic lymphocytic thyroiditis）	系统性红斑狼疮（systemic lupus erythematosus）
自身免疫性溶血性贫血（autoimmune hemolytic anemia）	类风湿性关节炎（rheumatoid arthritis）
恶性贫血伴自身免疫性萎缩性胃炎（autoimmune atrophic gastritis of pernicious anemia）	口眼干燥综合征（Sjögren's syndrome）
自身免疫性脑脊髓炎（autoimmune encephalomyelitis）	炎性肌病（inflammatory myopathy）
自身免疫性睾丸炎（autoimmune orchitis）	系统性硬化（systemic sclerosis）
肺出血肾炎综合征（Goodpasture's syndrome）	结节性多动脉炎（polyarteritis nodosa）
自身免疫性血小板减少症（autoimmune thrombocytopenia）	
胰岛素依赖型糖尿病（insulin-dependent diabetes mellitus）	
重症肌无力（myasthenia gravis）	
格雷夫斯病（Graves' disease）	
原发性胆汁性肝硬变（primary biliary cirrhosis）	
自身免疫性肝炎（autoimmune hepatitis）	
溃疡性结肠炎（ulcerative colitis）	
膜性肾小球肾炎（membranous glomerulonephritis）	

（一）系统性红斑狼疮

系统性红斑狼疮是一种比较常见的系统性自身免疫性疾病，由抗核抗体为主的多种自身抗体引起。多见于年轻女性，男女发病率之比接近 1:10。临床表现复杂多样，主要有发热及皮肤、肾、关节、心、肝、浆膜等损害，病程迁延反复，预后不良。

病因与发病机制

免疫耐受的终止和破坏导致大量自身抗体产生是本病发生的根本原因。抗核抗体（antinuclear antibody）是其中最主要的自身抗体，可分为四类：① 抗 DNA 抗体；② 抗组蛋白抗体；③ 抗 RNA- 非组蛋白性抗体；④ 抗核仁抗原抗体。临床上常用间接免疫荧光法检测患者血清中抗核抗体的类型，其中抗双股 DNA 和抗核糖核蛋白（Smith 抗原）抗体具有相对特异性，阳性率分别为 40%～70% 和 15%～30%。此外，许多患者血清中还存在抗血细胞，包括红细胞、血小板和淋巴细胞的自身抗体。本病发病机制不明，可能与以下因素有关：

1. 遗传因素　遗传因素与本病的关系表现为：① 在纯合子双胞胎中有很高的一致性；② SLE 患者家族成员中发病的可能性明显增加；③ 北美白人中 SLE 与 HLA DR_2、DR_3 有关；④ 有些患者表现为补体成分的遗传缺陷。

2. 免疫因素　患者体内有多种自身抗体形成，提示 B 细胞活动亢进是本病的发病基础。B 细胞克隆本身的缺陷、Th 细胞的过度刺激或 Ts 细胞功能过低均可导致 B 细胞活动亢进。$CD4^+Th$ 细胞可能在这一过程中发挥重要作用。

3. 其他　非遗传因素在启动自身免疫反应中也起着一定的作用。这些因素包括：① 药物：如采用盐酸肼苯哒嗪和普鲁卡因酰胺治疗超过 6 个月的患者大部分可出现抗核抗体，15%～20% 的患者可出现 SLE 样反应；② 性激素对 SLE 的发生有重要影响：其中雄激素似有保护作用，而雌激素则有助长作用；③ 紫外线照射：紫外线可通过损伤 DNA 启动 DNA- 抗 DNA 免疫复合物形成。

组织损伤机制

SLE 的组织损伤与自身抗体的存在有关，多数内脏病变为免疫复合物所介导（III 型变态反应），其中主要为 DNA- 抗 DNA 复合物所致的血管和肾小球病变；其次为特异性抗红细胞、粒细胞、血小板自身抗体，经 II 型变态反应导致相应血细胞的损伤和溶解，引起全血细胞减少。抗核抗体并无细胞毒性，但能攻击变性或胞膜受损的细胞，一旦它与细胞核接触，即可使细胞核肿胀，呈均质一片，并被挤出胞体，形成狼疮小体（苏木素小体），为诊断 SLE 的特征性依据。狼疮小体对中性粒细胞和巨噬细胞有趋化作用，在补体存在时可促进细胞的吞噬作用。吞噬了狼疮小体的细胞称狼疮细胞。

病理变化

SLE 的病变多种多样，然而其中除狼疮细胞外，并无其他特异性改变。急性坏死性小动脉、细动脉炎是本病的基本病变，几乎存在于所有患者并累及全身各器官。活动期病变以纤维素样坏死为主。慢性期血管壁纤维化明显，管腔狭窄，血管周围淋巴细胞浸润伴水肿及基质增加。

1. 皮肤　约 80% 的 SLE 患者有不同程度的皮肤损害，以面部蝶形红斑最为典型，也可累及躯干和四肢。镜下观：表皮常有萎缩、角化过度、毛囊角质栓形成、基底细胞液化等病理改变，表皮和真皮交界处水肿，基底膜、小动脉壁和真皮的胶原纤维可发生纤维素样坏死，血管周围常有淋巴细胞浸润。免疫荧光检查证实真皮与表皮交界处有 IgG、IgM 及 C3 的沉积，形成颗粒或团块状的荧光带即"狼疮带"，对本病有诊断意义。

2. 肾　约 60% 的 SLE 患者出现以狼疮性肾炎（图 13-1）为主要表现的肾损害。原发性肾小球肾炎的各种组织学类型在狼疮性肾炎时均可出现，但以弥漫增生型（40%～50%）、膜型（10%～20%）、系膜增生型（10%～15%）和局灶型（10%～15%）常见，晚期可发展为硬化性肾小球肾炎。其中弥漫增生型狼疮性肾炎中内皮下大量免疫复合物的沉积，是 SLE 急性期的特征性病变。苏木素小体对 SLE 有明确的诊断意义。肾衰竭是 SLE 患者的主要死亡原因。

3. 心脏　约半数病例有心脏受累，以心瓣膜非细菌性赘疣状心内膜炎（nonbacterial verrucous endocarditis）最为典型，赘生物常累及二尖瓣或三尖瓣。

4. 关节　95% 的 SLE 患者有不同程度的关节受累。表现为滑膜充血、水肿，单核细胞、淋巴细胞浸润，紧接上皮处浅表部位的结缔组织内可出现灶性纤维素样坏死。

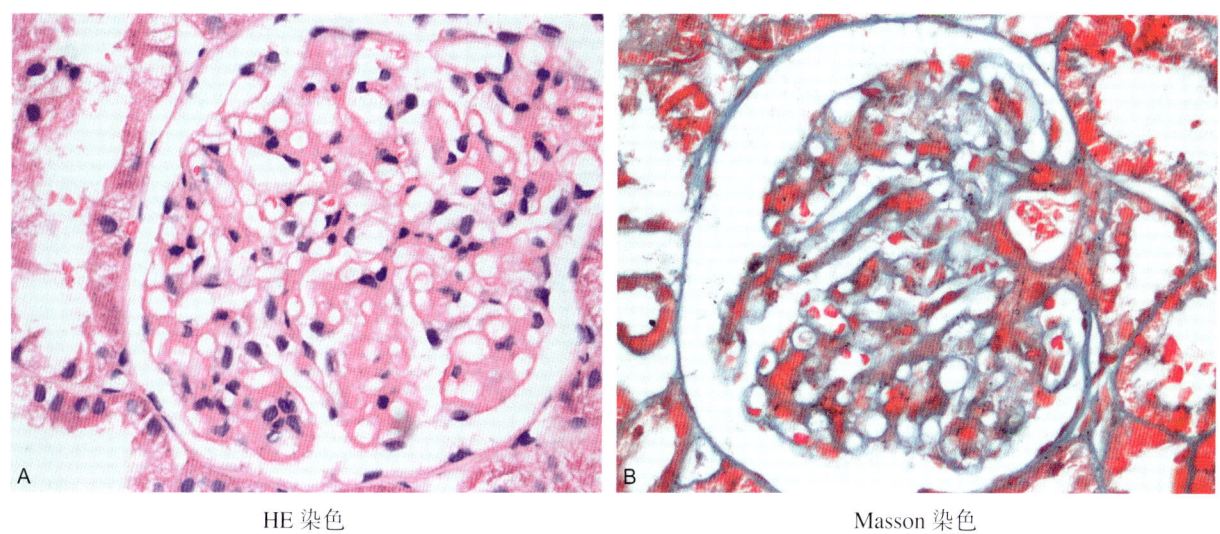

| HE 染色 | Masson 染色 |

图 13-1　SLE 肾病变

肾小球弥漫性毛细血管壁轻度增厚，局灶节段性系膜细胞和基质轻度增生，毛细血管变窄；Masson 染色示基底膜弥漫性增厚

5. **脾**　体积略增大，滤泡增生常见。红髓中出现大量浆细胞。最突出的变化是小动脉周围纤维化，形成洋葱皮样结构。

此外，肺可出现纤维化，肝表现为汇管区非特异性炎症。

（二）类风湿性关节炎

类风湿性关节炎（rheumatoid arthritis）是以多发性和对称性增生性滑膜炎为主要表现的慢性全身性自身免疫性疾病。由于炎症的加剧和缓解反复交替进行，引起关节软骨和关节囊的破坏，最终导致关节强直畸形。本病发病年龄多在 25～55 岁，也可见于儿童。女性发病率比男性高 3～5 倍。绝大多数患者血浆中有类风湿因子（rheumatoid factor）及其免疫复合物存在。

病因与发病机制

本病的病因与发病机制尚不清楚。研究结果表明，细胞免疫在类风湿性关节炎中发挥主要作用。滑膜病变中浸润的淋巴细胞大部分是活化的 $CD4^+Th$ 细胞。而 $CD4^+Th$ 细胞可分泌多种细胞因子和生长因子，从而激活其他免疫细胞和巨噬细胞，后者可分泌一些炎症介质和组织降解因子。其中，IL-1 和 TGF-β 可引起滑膜细胞和成纤维细胞增殖，刺激滑膜细胞和软骨细胞分泌蛋白水解酶和基质降解酶，导致滑膜和关节软骨的破坏。

体液免疫也参与类风湿性关节炎的发生。近 80% 患者存在 IgG 分子 Fc 片段的自身抗体，即类风湿因子（rheumatoid factor，RF），其可存在于血清或滑膜液中。血清中 RF 最主要的成分是 IgM，也有 IgG、IgA 和 IgE 等。RF 的出现及滴度高低与疾病的严重程度一致，因而可作为临床诊断及预后判断的重要指标。血循环中的 RF 在本病发生中的意义尚不确定，但存在于关节的 RF 被认为是导致炎症反应的原因。滑膜液中 IgG 型 RF（IgG- 抗 IgG）可形成免疫复合物，固定并激活补体，吸引中性粒细胞和单核细胞游出，通过Ⅲ型变态反应引起组织损伤。

导致 T 细胞激活或 RF 形成的原因尚不清楚，推测的感染因子包括 EB 病毒、支原体、小 DNA 病毒和分枝杆菌等，但尚无确切研究结果加以证实。

病理变化

1. **关节病变**　最常发生病变的关节是手、足小关节，肘、腕、膝、踝、髋及脊椎等也可被累及，多为多发性及对称性。组织学上，受累关节表现为慢性滑膜炎：① 滑膜细胞增生肥大，呈多层，有时可形成绒毛状突起；② 滑膜下结缔组织大量淋巴细胞、巨噬细胞和浆细胞浸润，常形成淋巴滤泡；③ 血管新生明显；④ 处于高度血管化、炎症细胞浸润、增生状态的滑膜覆盖于关节软骨表面形成血管翳（pannus）。随着血管翳逐渐向心性伸展和覆盖整个关节软骨表面，关节软骨严重破坏，最终血管翳充满关节腔，发生纤维化和骨化，引起永久性关节强直。

2. 关节以外的病变　由于类风湿性关节炎是一种全身性疾病，因此多种器官组织可被累及。类风湿小结（rheumatoid nodule）主要发生于皮肤，其次为肺、脾、心包、大动脉和心瓣膜，具有一定特征性。镜下观：小结中央为大片纤维素样坏死，周围有细胞核呈栅状或放射状排列的上皮样细胞，外周为肉芽组织。有1/4患者可出现类风湿皮下结节。动脉可发生急性坏死性动脉炎。累及浆膜可导致胸膜炎或心包炎。

（三）口眼干燥综合征

口眼干燥综合征（Sjögren's syndrome）临床上表现为眼干、口干等特征，好发于绝经期以后或30~40岁的女性。本病可单独存在，也可与其他自身免疫性疾病同时存在，后者最常见的是类风湿性关节炎、SLE等。

发病机制

本病发病机制不明。研究结果提示，口眼干燥综合征是以腺管上皮为靶器官的自身免疫性疾病。高 γ-球蛋白血症和抗核抗体及RF的存在表明B细胞功能过度，其原因可能是Th细胞的作用。近年来发现，两种特征性抗核糖核蛋白成分的自身抗体（抗SS-A和抗SS-B），对本病的诊断有参考价值。原发患者HLA-DR$_3$出现频率增加，而伴有类风湿性关节炎的患者与HLA-DR$_4$相关，提示原发及继发性口眼干燥综合征的发病机制不同。

病理变化

病变主要累及唾液腺和泪腺，其他外分泌腺如鼻、咽、喉、气管、支气管及阴道腺体也可受累。受累腺体主要表现为大量淋巴细胞和浆细胞浸润，有时可形成淋巴滤泡并有生发中心形成，伴腺体结构破坏。泪腺结构破坏可导致角膜上皮干燥、炎症及溃疡形成（干燥性角膜结膜炎）。唾液腺的破坏可引起口腔黏膜干裂及溃疡形成。呼吸道受累可导致相应的鼻炎、喉炎、支气管炎和肺炎。近25%患者（尤其是抗SS-A抗体阳性的患者）可累及中枢神经系统、皮肤、肾和肌肉。肾病变主要表现为间质性肾炎伴肾小管运输障碍，与SLE不同，极少发生肾小球肾炎。

（四）系统性硬化

系统性硬化（systemic sclerosis）以全身多个器官间质纤维化和炎症性改变为特征，主要累及皮肤，胃肠道、肾、心脏、肌肉及肺也常常受累。本病可发生于任何年龄，但以30~50岁多见，男、女性发病率之比为1:3。临床上，系统性硬化分为两类：① 弥漫性：特点是在发病时皮肤广泛受累伴快速进展及早期内脏受累；② 局限性：相对局限性的皮肤受累，如手指、前臂、面部及其他部位，内脏受累较晚，预后相对较好。

病因与发病机制

本病病因不明。纤维化是本病的特征性病变，其启动可能与免疫系统激活、血管损伤及成纤维细胞活化有关。但三者之间的关系及相互作用机制尚不清楚。研究结果提示其过程可能是：识别某一与本病相关的CD4$^+$T细胞在皮肤内积聚并释放细胞因子，从而激活肥大细胞和巨噬细胞，后者活化后可释放能激活纤维细胞的细胞因子和生长因子，如IL-1、PDGF和FGF等，最终导致纤维化。

高丙种球蛋白血症和抗核抗体的出现表明B细胞活化过度，两种自身抗体对本病具有相对特异性：一种为抗DNA拓扑异构酶-1（DNA topoisomerase I）抗体（Scl-70），存在于70%~75%弥漫性系统性硬化患者，而其他胶原病患者的此抗体阳性率低于1%；另一种为抗着丝点抗体，存在于60%~80%局限性系统性硬化患者。但也有学者认为，B细胞的活化与纤维化无关。

系统性硬化早期即可出现微血管病变。临床观察发现，10%的系统性硬化患者指小动脉出现纤维化。可能由于内皮损伤的反复发生伴血小板凝集导致血小板源性生长因子（如 PDGF、TGF-β）的释放，引起管壁纤维化。其结果可造成管腔狭窄，从而导致组织缺氧而引起纤维化。

病理变化

1. **皮肤**　病变由指端开始，向心性发展，累及前臂、肩、颈及面部。镜下观：疾病早期仅表现为真皮水肿，血管周围 $CD4^+T$ 细胞浸润。随着病变的发展，真皮中胶原纤维明显增加，表皮萎缩变平，附属器萎缩消失，真皮内小血管壁增厚、玻璃样变性（图 13-2）。有时可出现局灶性或弥漫性皮下组织钙化，尤其是局限性系统性硬化患者更易发生钙化，并可出现雷诺现象、食管蠕动障碍、手指硬化和毛细血管扩张，即 CREST 综合征。晚期手指细而呈爪状，关节活动受限，有时指端坏死甚至脱落。面部无表情，呈假面具状。

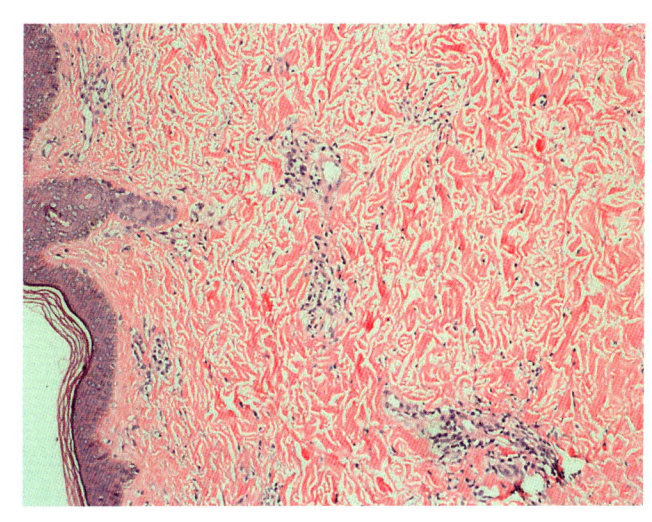

图 13-2　硬皮病皮肤病理改变
表皮萎缩变平，真皮中胶原纤维明显增加，附属器萎缩消失

2. **消化道**　约 80% 患者消化道受累，主要表现为管壁进行性萎缩和纤维化，伴血管周围淋巴细胞浸润，小血管壁进行性增厚。

3. **肾**　叶间小动脉病变最为突出，表现为内膜黏液样变性，伴内皮细胞增生及随后的管壁纤维化，引起管腔明显狭窄，部分病例伴有细动脉纤维素样坏死。约 50% 患者死于肾衰竭。

4. **肺**　可出现弥漫性间质纤维化、肺泡扩张、肺泡隔断裂，形成囊样空腔。本病是造成蜂窝肺的重要原因之一。

此外，关节和骨骼肌也可受累，导致关节周围结缔组织硬化和肌肉萎缩。

第二节　免疫缺陷病

免疫缺陷病（immunodeficiency disease）是一组由于免疫系统发育不全或遭受损害所致的免疫功能缺陷而引发的疾病。免疫缺陷患者共同的特点表现为：① 对病原体的易感性明显增加：体液免疫缺陷的患者产生抗体的能力低下，因而发生连绵不断的细菌感染。淋巴组织内无生发中心，也无浆细胞存在。血清免疫球蛋白定量测定有助于这类疾病的诊断。细胞免疫缺陷患者在临床上可表现为严重的病毒、真菌、胞内寄生菌（如结核分枝杆菌等）及某些原虫的感染。患者的淋巴结、脾及扁桃体等淋巴样组织发育不良或萎缩，胸腺依赖区和周围血中淋巴细胞减少，功能下降，迟发型变态反应微弱或缺如。② 易发恶性肿瘤和自身免疫性疾病：例如，艾滋病患者可发生 Kaposi 肉瘤。③ 临床表现及病理损伤复杂多样：免疫缺陷患者因免疫系统受损的组分不同，可累及多系统、多器官，表现出复杂的功能障碍和症状。同一种免疫缺陷病的不同患者也可以有不同的临床表现。

免疫缺陷病分为两种类型：① 原发性免疫缺陷病：又称先天性免疫缺陷病，与遗传有关，多发生在婴幼儿；② 继发性免疫缺陷病：又称获得性免疫缺陷病，可发生在任何年龄，多因严重感染，尤其是直接侵犯免疫系统的感染、恶性肿瘤、应用免疫抑制剂、放射治疗和化疗等原因引起。

一、原发性免疫缺陷病

原发性免疫缺陷病是一组少见病，与遗传相关，常发生在婴幼儿，出现反复感染，严重威胁生命。按免疫缺陷性质的不同，可分为体液免疫缺陷为主、细胞免疫缺陷为主以及两者兼有的联合性免疫缺陷三大类。此外，补体缺陷、吞噬细胞功能缺陷等非特异性免疫缺陷也属于此类疾病（表 13-2）

表 13-2 常见的原发性免疫缺陷病

体液免疫缺陷为主	联合性免疫缺陷病
原发性与丙种球蛋白缺乏症	重症联合性免疫缺陷病
孤立性 IgA 缺乏症	Wiscott-Aldrich 综合征
普通易变免疫缺陷病	毛细血管扩张性共济失调症
细胞免疫缺陷为主	腺苷酸脱氢酶缺乏症
DiGeorge 综合征	吞噬细胞功能障碍
Nezelof 综合征	补体缺陷
黏膜皮肤念珠菌病	

二、继发性免疫缺陷病

继发性免疫缺陷病较原发者更为常见。许多疾病可伴发继发性免疫缺陷病，包括感染（风疹、麻疹、巨细胞病毒感染、结核病等）、恶性肿瘤（霍奇金淋巴瘤、白血病、骨髓瘤等）、自身免疫性疾病（SLE、类风湿性关节炎等）、免疫球蛋白丧失（肾病综合征）、免疫球蛋白合成不足（营养缺乏）、淋巴细胞丧失（药物、系统感染等）和免疫抑制剂治疗等。

继发性免疫缺陷病可因机会性感染而引起严重后果，因此，及时的诊断和治疗十分重要。本节仅叙述发病率日增且死亡率极高的获得性免疫缺陷综合征（acquired immunodeficiency syndrome，AIDS），即艾滋病。

获得性免疫缺陷综合征是由一种逆转录病毒即人类免疫缺陷病毒（human immunodeficiency virus，HIV）感染引起，其特征为免疫功能缺陷伴机会性感染和（或）继发性肿瘤。临床表现为发热、乏力、体重下降、全身淋巴结肿大及神经系统症状。1981 年美国疾病控制中心首次报道，目前已遍布全球。

病因与发病机制

1. 病因　本病由 HIV 感染所引起。HIV 属逆转录病毒科，慢病毒亚科，为单链 RNA 病毒，已知 HIV 分为 HIV-1 和 HIV-2 两个亚型。世界各地的 AIDS 主要由 HIV-1 所引起，HIV-2 在西非地区地方性流行。按世界卫生组织和美国国立卫生研究所沿用的亚型分类标准，HIV-1 又被分为 A 至 H 及 O 共 9 个亚型。分子流行病学调查证实我国已有 HIV-2 型病毒存在，并首次从基因水平上确认我国存在 HIV-1 和 HIV-2 的混合感染。至今为止，我国已有两个病毒类型（HIV-1 和 HIV-2）及其 8 种亚型存在。

HIV-1 病毒结构已清楚，为圆形或椭圆形，病毒核心由两条 RNA 链（病毒基因组）、逆转录酶和核心蛋白 p17 及 p24 构成，并由来自宿主细胞的脂质膜包被，膜上嵌有由病毒编码的糖蛋白即外膜蛋白 gpl20 和跨膜蛋白 gp41，在感染宿主细胞过程中发挥重要作用。HIV-1 基因组包括 9 个基因，其中 *gag*、*pol* 和 *env* 基因分别编码核心蛋白、逆转录酶和嵌于膜上的糖蛋白。*env* 基因在各病毒株间变异甚大。此外，尚有 3 个具有调控病毒复制功能的基因，包括 *tat*、*rev* 和 *nef* 基因。其他如 *vif*、*vpr* 和 *vpu* 基因的功能尚不清楚。最近发现一些通过血液途径感染缺乏 *nef* 基因的 HIV 患者并未发展为 AIDS，提示可将病毒调控蛋白（如 *nef* 基因编码的蛋白）作为抗 AIDS 药物的靶点，或采用缺乏关键调控蛋白的 HIV 突变体作为疫苗。

患者和无症状病毒携带者是本病的传染源。HIV 主要存在于宿主血液、精液、子宫、阴道分泌物和乳汁中。其他体液如唾液、尿液或眼泪中偶尔可分离出病毒，但迄今为止尚无证据表明能够传播本病。AIDS 的传播途径包括：①性接触传播：同性恋或双性恋男性曾是高危人群，占报告病例的 60% 以上。但目前经异性性传播已成为世界 HIV 流行的普遍规律。②应用污染的针头进行静脉注射。③输血和血制品的应用。④母体病毒经胎盘感染胎儿或通过哺乳、黏膜接触等方式感染婴儿。⑤医务人员职业性传播：少见。

2. 发病机制　其发病机制包括以下两个方面：

（1）HIV 感染 CD4$^+$T 细胞　CD4 分子是 HIV 的主要受体，故 CD4$^+$T 细胞在 HIV 直接和间接作用下，细胞功能受损和大量细胞被破坏，导致细胞免疫缺陷。CD4$^+$T 细胞的消减可导致：①淋巴因子产生减少；

② $CD8^+$ T 细胞的细胞毒活性下降；③ 巨噬细胞溶解肿瘤细胞、杀灭胞内寄生菌、原虫的功能减弱；④ NK 细胞功能降低；⑤ B 细胞在特异性抗原刺激下不产生正常的抗体反应，而原因不明的激活和分化引起高丙种球蛋白血症；⑥ 作用于骨髓中造血干细胞，影响造血细胞的分化。

（2）HIV 感染组织中单核巨噬细胞　存在于脑、淋巴结和肺等器官组织中的单核巨噬细胞可有 10%～50% 被感染。单核巨噬细胞能抵抗 HIV 的致细胞病变作用不会迅速死亡，但可成为 HIV 的储存场所，并在病毒扩散中起重要作用。其可携带病毒通过血 – 脑屏障从而引起中枢神经系统感染。

淋巴结生发中心的滤泡树突状细胞也可受到 HIV 的感染并成为 HIV 的"储备池"。

病理变化

病变可归纳为全身淋巴组织的变化、机会性感染和恶性肿瘤三个方面。

1. 淋巴组织的变化　早期，淋巴结肿大。镜下观：最初有淋巴滤泡明显增生，生发中心活跃，髓质内出现较多浆细胞。电镜下或通过原位杂交法检测，HIV 分子位于生发中心内，主要集中于滤泡树突状细胞，也可出现于巨噬细胞及 $CD4^+$ 细胞内。随后滤泡外层淋巴细胞减少或消失，小血管增生，生发中心被零落分割。副皮质区的 $CD4^+$ 细胞进行性减少，代之以浆细胞浸润。晚期的淋巴结病变，往往在尸检时才能看到，呈现一片荒芜，淋巴细胞几乎消失殆尽，仅有一些巨噬细胞和浆细胞残留。有时特殊染色可显现大量分枝杆菌、真菌等病原微生物，却很少见到肉芽肿形成等细胞免疫反应性病变。脾、胸腺也表现为淋巴细胞减少。

2. 继发性感染　多发机会性感染是本病的另一特点，感染范围广泛，可累及各器官，其中以中枢神经系统、肺、消化道受累最为常见。由于严重的免疫缺陷，感染所致的炎症反应往往轻而不典型。如肺部结核分枝杆菌感染，很少形成典型的肉芽肿性病变，而病灶中的结核分枝杆菌却很多。

70%～80% 的患者可经历一次或多次肺孢子菌感染，在艾滋病因机会感染而死亡的病例中，约一半死于肺孢子菌感染，因而对诊断本病有一定参考价值。

约 70% 的病例有中枢神经系统受累，其中继发性机会感染有弓形虫（toxoplasma）或新型隐球菌（cryptococcus neoformans）感染所致的脑炎或脑膜炎；巨细胞病毒（cytomegalovirus）和乳头状瘤空泡病毒（papovavirus）感染所致的进行性多灶性白质脑病等。由 HIV 直接引起的疾病有脑膜炎、亚急性脑病、痴呆等。这一情况提示，除淋巴细胞、巨噬细胞外，神经系统也是 HIV 感染的靶组织。

3. 恶性肿瘤　约有 30% 的患者可发生 Kaposi 肉瘤。其他常见的伴发肿瘤为淋巴瘤。

临床病理联系

本病潜伏期较长，一般认为经数月至 10 年或更长时间才发展为 AIDS。世界卫生组织和美国疾病控制中心修订了 HIV 感染的临床分类，将其分为三大类：① A 类：包括急性感染、无症状感染和持续性全身淋巴结肿大综合征；② B 类：包括免疫功能低下时出现的 AIDS 相关综合征、继发细菌及病毒感染和发生淋巴瘤等；③ C 类：患者已有严重免疫缺陷，出现各种机会性感染、继发性肿瘤以及神经系统症状等 AIDS 表现。

AIDS 按病程可分为三个阶段：① 早期或称急性期：感染 HIV 3～6 周后可出现咽痛、发热、肌肉酸痛等一些非特异性表现。病毒在体内复制，但由于患者尚有较好的免疫反应能力，2～3 周后这种症状可自行缓解。② 中期或称慢性期：机体的免疫功能与病毒之间处于相互抗衡的阶段，在某些病例此期可长达数年或不再进入末期。此期病毒复制持续处于低水平，临床可以无明显症状或出现明显的全身淋巴结肿大，常伴发热、乏力、皮疹等。③ 后期或称危险期：机体免疫功能全面崩溃，患者有持续发热、乏力、消瘦、腹泻，并出现神经系统症状，明显的机会性感染及恶性肿瘤，血液检验可见淋巴细胞明显减少，$CD4^+$ 细胞减少尤为显著，细胞免疫反应丧失殆尽。

本病的预后差，目前抗 HIV 治疗主要采用逆转录酶抑制剂和蛋白酶抑制剂。现主张联合用药，如齐多夫定、拉米夫定和 IDV 联合应用，称高效抗逆转录酶疗法，可使 AIDS 患者的机会性感染和继发性肿瘤发病率平均下降 80%～90%，血浆病毒量降低至 50 拷贝 /ml 以下。尽管疫苗研究已经开展，并正在被试用于人类，但疫苗的前景不宜乐观，尚存在对安全有效且具免疫持久性的免疫原的进一步开发及接种对象的选择等问题。因此，大力开展预防，对防治 AIDS 流行仍至关重要。

第三节 器官和骨髓移植

机体的某种细胞、组织或器官因某些病变或疾病的损伤而导致不可复性结构及功能损害时，采用他体健康细胞、组织或器官植入机体的过程称为细胞、组织或器官移植，统称移植（transplantation），是临床重要的治疗手段之一。根据供体的来源，可将移植分为：① 自体移植（autoplastic transplantation）；② 同种异体移植（allotransplantation）；③ 异种移植（heterotransplantation）。移植成败的关键，即移植物能否长期存活并发挥功能取决于供体的移植物能否适应新的受体环境而为受体所容纳和接受，本质上也就是移植免疫的问题。

一、移植排斥反应及机制

在同种异体细胞、组织和器官移植时，受体的免疫系统常对移植物产生移植排斥反应（transplant rejection），这是一个十分复杂的免疫学现象，涉及细胞和抗体介导的多种免疫损伤机制，但都针对移植物中的人类主要组织相容性抗原 HLA（human leucocyte antigen）。供体与受体 HLA 的差异程度决定了排斥反应的轻重。

（一）单向移植排斥理论

同种异体移植物排斥反应的方式与受体（recipient）或宿主的免疫反应状况、移植物的性质有密切关系。在免疫功能正常的个体，接受异体移植物后，若不经任何免疫抑制处理，将立即发生宿主免疫系统对移植物的排斥反应，即宿主抗移植物反应（host versus graft reaction，HVGR），导致移植物被排斥，其过程既有细胞介导的免疫反应又有抗体介导的免疫反应参与。

1. T 细胞介导的排斥反应　在人体和实验性移植中证实，T 细胞介导的迟发型超敏反应与细胞毒作用对移植物的排斥起着重要作用。移植物中供体的淋巴细胞（过路细胞）、树突状细胞等具有丰富的 HLA-Ⅰ、Ⅱ，是主要的致敏原。它们一旦被宿主的淋巴细胞识别，即可使 $CD8^+$ 细胞分化，成为成熟的 $CD8^+$ 细胞毒性 T 细胞，溶解破坏移植物。同时，使 $CD4^+$ 细胞活化，启动经典的迟发型超敏反应。此外，与迟发型超敏反应相伴随的微血管损害、组织缺血及巨噬细胞介导的破坏作用，也是移植物损毁的重要机制。

2. 抗体介导的排斥反应　T 细胞在移植排斥反应中无疑起着主要作用，但抗体也能介导排斥反应，其形式有两种：① 过敏排斥反应：发生在移植前循环中已有 HLA 抗体存在的受体。该抗体可来自过去的多次妊娠、接受输血或感染过某些表面抗原与供体 HLA 有交叉反应的细菌或病毒。在这种情况下，移植后可立即发生排斥反应，此乃由于循环抗体固定于移植物的血管内皮，固定并激活补体，引起血管内皮受损，导致血管壁的炎症、血栓形成和组织坏死。② 在原来并未致敏的个体中，随着 T 细胞介导的排斥反应的形成，可同时有抗 HLA 抗体形成，造成移植物损害。

此外，在机体的免疫功能缺陷，而移植物又具有大量的免疫活性细胞（如骨髓、胸腺移植）的情况下，宿主无力排斥植入的组织器官，而移植物中的供体免疫活性细胞可被宿主的组织相容性抗原所活化，产生针对宿主组织细胞的免疫应答，导致宿主全身性的组织损伤，即移植物抗宿主病（graft versus host disease，GVHD）。

（二）双向移植排斥理论

单向移植排斥理论反映了自然状态下移植排斥规律，但在临床器官移植的条件下，即受体由于终身使用免疫抑制药物，移植排斥的方式和特点可能与自然状态不同。20 世纪 90 年代中期，一系列临床发现，导致了移植排斥理论框架的重大改变。双向移植排斥理论的主要观点是：

（1）具有血管的器官移植一旦血流接通后，即发生细胞迁移，移植物中的过路细胞（主要为各种具有免疫功能的细胞）可移出移植物进入受体体内并分布于全身各组织；而受体的白细胞可进入移植物内。在强有力的免疫抑制的情况下，宿主往往不能完全清除过路细胞。因此，在实体器官移植和骨髓移植中，都可同时发生宿主抗移植物反应（HVGR）和移植物抗宿主反应（GVHR）。只是在不同的移植类型中两者的强度不同，但都形成两者共存现象。

（2）在持续的免疫抑制剂作用下，这种相互免疫应答可因诱导各种免疫调节机制而逐渐减弱，最终达到一种无反应状态，形成供、受体白细胞共存的微嵌合现象（microchimerism）。

（3）微嵌合状态长期存在可导致受体对供体器官的移植耐受。具有过路细胞越多的器官，越易形成移植耐受。

（4）不成熟树突状细胞在微嵌合体形成的移植耐受中发挥关键作用。树突状细胞存在于非淋巴组织如肝、肾、皮肤和血液等。不成熟的树突状细胞表达低水平 MHC 分子，不表达 B7 分子，具有极强的摄取、处理和一定的呈递抗原的能力，但由于缺乏 B7 协同刺激分子，所以不能活化 T 细胞，反而引起 T 细胞凋亡，导致移植耐受。

微嵌合现象的发现及双向移植排斥理论的提出是移植免疫学发展史上的一个重要的理论突破，并开始逐渐被接受。尽管其尚需在进一步研究中不断修正和逐步完善。目前争论较多的是微嵌合状态与移植耐受的关系，而移植排斥的规律性变化及其机制尚未完全清楚。

二、实体器官移植排斥反应的病理变化

实体器官移植排斥反应按形态变化及发病机制的不同分为超急性排斥反应、急性排斥反应和慢性排斥反应三类。现以肾移植中各类排斥反应的病理变化为例加以说明。类似的变化也可见于其他组织器官的移植。

（一）超急性排斥反应

超急性排斥反应少见。一般于移植后数分钟至数小时出现。本型反应的发生与受体血循环中已有供体特异性 HLA 抗体存在，或受体、供体 ABO 血型不符有关，本质上属Ⅲ型变态反应，以广泛分布的急性小动脉炎、血栓形成和组织缺血性坏死为特征。肉眼观：移植肾表现为色泽迅速由粉红色转变为暗红色，伴出血或梗死，出现花斑状外观。镜下观：为广泛的急性小动脉炎伴血栓形成及缺血性坏死。

（二）急性排斥反应

急性排斥反应较常见。在未经治疗者，此反应可发生在移植后数天内；在经免疫抑制剂治疗者，可在数月或数年后突然发生。此种排斥反应可以细胞免疫为主，主要表现为间质内单核细胞浸润；也可以体液免疫为主，以血管炎为特征；有时两种病变可同时看到。

1. 细胞性排斥反应　常发生在移植后数月，临床上表现为骤然发生的移植肾衰竭。镜下观：肾间质明显水肿伴以 $CD4^+$ 和 $CD8^+$ T 细胞为主的单核细胞浸润。肾小球及肾小管周围毛细血管中有大量单核细胞，可侵袭肾小管壁，引起局部肾小管坏死。

2. 血管性排斥反应　主要为抗体介导的排斥反应。抗体及补体的沉积引起血管损伤，随后出现血栓形成及相应部位的梗死。此型更常出现的是亚急性血管炎，表现为成纤维细胞、肌细胞和泡沫状巨噬细胞增生所引起的内膜增厚，常导致管腔狭窄或闭塞（图 13-3）。

（三）慢性排斥反应

慢性排斥反应乃由急性排斥反应延续发展而成，常表现为慢性进行性的移植器官损害，其突出病变是血管内膜纤维化，引起管腔严重狭窄（图 13-4），从而导致肾缺血，其形态表现为肾小球毛细血管袢萎缩、纤维化、玻璃样变，肾小管萎缩，间质除纤维化外尚有单核细胞、淋巴细胞及浆细胞浸润。

三、骨髓移植排斥反应的病理变化

骨髓移植所面临的两个主要问题是移植物抗宿主病（GVHD）和移植排斥反应。GVHD 可发生于具有免疫活性细胞或其前体细胞的骨髓，植入由于原发性疾病或因采用药物、放射线照射而导致免疫功能缺陷的受

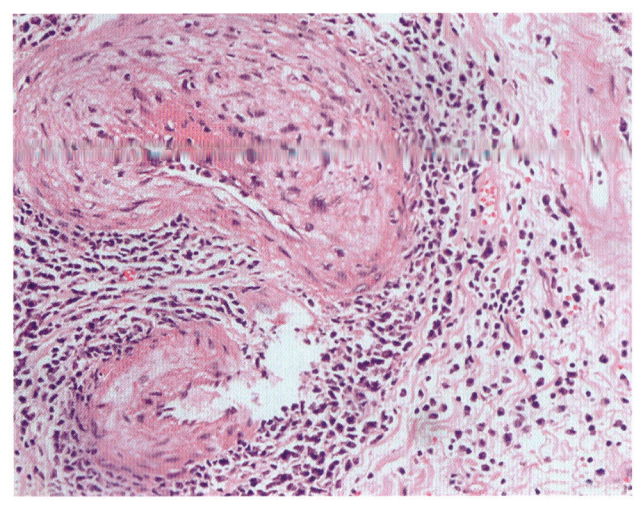

图 13-3　肾移植急性排斥反应
肾动脉管壁增厚，出现纤维素样坏死，有单核细胞及中性粒细胞浸润

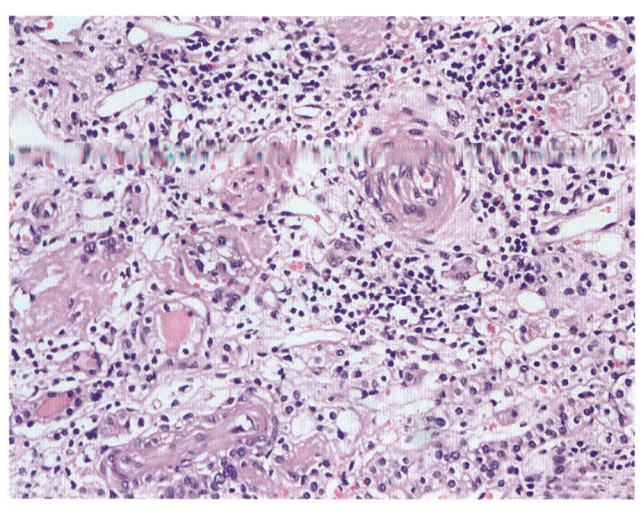

图 13-4　肾移植慢性排斥反应
肾动脉管壁纤维化，管腔闭塞，有中等量单核细胞浸润

者体内。当其接受骨髓移植后，来自于供体骨髓的免疫活性细胞可识别受体组织并产生免疫应答，使 CD4 和 CD8T 细胞活化，导致受体组织损害。GVHD 可分为急性、慢性两种。急性 GVHD 一般在移植后 3 个月内发生，可引起肝、皮肤和肠道上皮细胞坏死。肝小胆管破坏可导致黄疸；肠道黏膜溃疡可导致血性腹泻；皮肤损害主要表现为局部或全身性斑丘疹。慢性 GVHD 可以是急性 GVHD 的延续或在移植后 3 个月自然发生，其皮肤病变类似于系统性硬化。GVHD 为致死性并发症，虽可在移植前通过 HLA 配型降低其排斥反应的强度，但不能彻底根除。可能的解决途径为去除供体骨髓中的 T 细胞。临床观察发现，此途径虽可降低 GVHD 的发生率，却使移植失败和白血病复发的概率增加。看来多功能 T 细胞不仅可介导 GVHD，也为移植物的存活及去除白血病细胞所必需。

同种异体骨髓移植的排斥反应由宿主的 T 细胞和 NK 细胞介导。T 细胞介导的排斥反应机制与实体器官的排斥反应机制相同，而供体骨髓细胞因为不能与表达于 NK 细胞表面的宿主自身 HLA-1 分子特异性的抑制性受体结合，而被 NK 细胞直接破坏。

临床病理讨论

病例摘要

患儿，3 月龄，因全身皮疹 1 周，发热、咳嗽 5 天入院。患儿出生后多次发热入院治疗。1 周前患儿出现皮疹，从腹部开始，逐渐波及全身，5 天前出现咳嗽、发热，给予抗生素治疗无效，来我院治疗。体格检查：精神萎靡，口、唇发绀，鼻翼扇动。体温 39 ℃，脉搏 160 次 / 分，呼吸 50 次 / 分。全身皮肤可见小红斑点。两肺可闻及细小湿啰音。X 线检查见两肺散在灶状阴影。B 超检查发现肝、脾大，腹膜后多发淋巴结肿大。血培养无菌生长。PPD-IgM、IgG 为阴性。虽经积极治疗，但患儿气促、发绀进行性加重，最终死亡。

尸检摘要

发现患儿胸腺发育不良，回盲部、阑尾淋巴组织未发育；全身多处组织和器官有结核病灶，但未见典型结核结节。

讨论题

1. 该患儿的诊断是什么?
2. 该患儿的诊断依据是什么?

(邓征浩 周建华)

第十四章 生殖系统及乳腺疾病

男、女性生殖系统和乳腺疾病是临床常见疾病，除了炎症和肿瘤以外，内分泌紊乱引起的疾病和妊娠相关的疾病也较常见。生殖系统炎症较常见，但病变相对单一，因此生殖系统和乳腺肿瘤是本章的学习重点。

第一节 子宫颈疾病

一、慢性宫颈炎

子宫发育过程中，分泌黏液的宫颈管内膜柱状上皮与鳞状上皮在宫颈外口相连，称为鳞-柱状上皮连接。柱状上皮向子宫颈间质下延伸形成子宫颈腺，宫颈阴道部暴露区域被鳞状上皮覆盖，因此肉眼检查与阴道镜检查不见宫颈管柱状上皮。在青春期或妊娠期，宫颈远端柱状上皮延伸至鳞状上皮区域并替代鳞状上皮，称为宫颈外翻，因而能在宫颈阴道部看见宫颈鳞-柱状上皮连接带上的柱状黏液上皮。由于柱状黏液上皮粉红色、表面湿润，易误认为"宫颈糜烂"。宫颈鳞状上皮与柱状上皮具有持续性再生修复能力。正常宫颈和阴道黏膜鳞状上皮受卵巢分泌的雌激素刺激，吸纳糖原而成熟。乳酸杆菌是阴道与宫颈正常菌群内的主要细菌，产生乳酸，降低阴道内的pH；产生过氧化氢，对细菌的增生有抑制作用。而损伤脱落的富含糖原的上皮细胞可促使阴道内链球菌、大肠埃希菌、葡萄球菌和肠球菌等细菌的生长，因而上皮细胞的完整性和阴道内酸性pH条件能够抑制致病菌的生长。

宫颈阴道部近宫颈外口的鳞状上皮称为转化带（transformation zone），这一区域对化学环境的变化和细菌感染较为敏感，转化带轻微的炎症可能改变阴道内的pH值和微生物群落的组成。鳞状上皮和柱状上皮的损伤均可由鳞状上皮或柱状上皮修复，只不过是哪一种上皮修复占优势，因此可出现柱状上皮鳞状上皮化生或鳞状上皮柱状上皮化生。子宫颈可发生急性或慢性炎症，以慢性炎症居多，慢性宫颈炎（chronic cervicitis）是育龄期女性的最常见疾病。

宫颈炎症可伴阴道脓性黏液或脓性分泌物，分泌物检查可见白细胞、炎性脱落的异型上皮细胞和致病微生物。宫颈炎症又可分为非感染性和感染性宫颈炎，但两者难以区别，常见原因是阴道内的固有细菌，有时为链球菌、大肠埃希菌、葡萄球菌和肠球菌等需氧菌和厌氧菌感染。但是，沙眼衣原体（Chlamydia trachomatis）、淋病奈瑟菌、解脲支原体、阴道毛滴虫、念珠菌属、单纯疱疹病毒和人乳头瘤病毒（human papillary virus，HPV）感染值得重视。这些微生物感染通常通过性活动传播，因此提示为性传播疾病。沙眼衣原体感染性宫颈炎占性传播疾病的40%，已经超过了淋病奈瑟菌宫颈炎。疱疹病毒可通过产道感染新生儿，甚至导致新生儿致死性系统性疱疹病毒感染。严重的宫颈炎可使宫颈上皮发生反应性修复性增生，继发上皮细胞的不典型增生，主要发生于鳞状上皮。

病理变化

非特异性宫颈炎表现为急性或慢性炎症。急性炎症特异性感染常为淋病奈瑟菌，非特异性感染较少见，如产后链球菌或葡萄球菌感染，均可见阴道与宫颈外口黏稠脓性分泌物，宫颈与阴道黏膜水肿、脱落。宫颈慢性炎症最常见，多为非特异性感染，宫颈黏膜充血、水肿，间质内淋巴细胞、浆细胞和巨噬细胞等慢性炎症细胞浸润，可伴有宫颈腺上皮增生、柱状上皮鳞状上皮化生、鳞状上皮柱状上皮化生和宫颈腺上皮鳞状上皮化生等病变（图14-1）。根据慢性宫颈炎的临床病理特点，将其分为以下几种类型：

1. **宫颈糜烂（cervical erosion）** 糜烂是指宫颈阴道部鳞状上皮坏死脱落，形成浅表缺损，称为真性糜烂，较少见。临床上常见的是宫颈阴道部鳞状上皮损伤，柱状上皮下移修复鳞状上皮，致使上皮下血管显露而呈

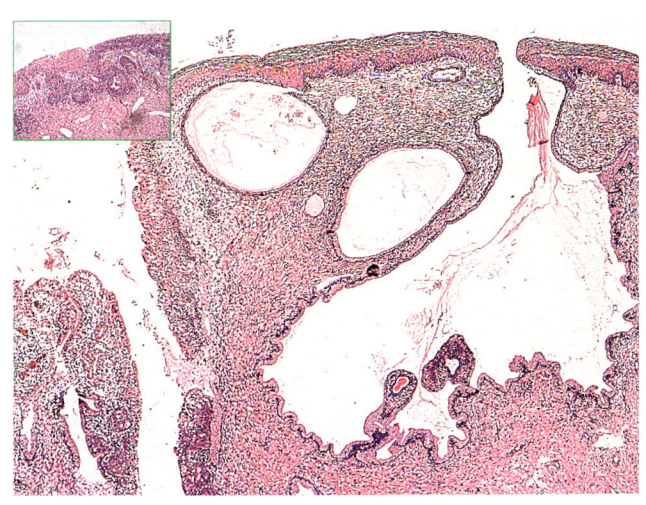

图14-1 慢性宫颈炎
宫颈腺体增生,腺体囊肿形成。间质内淋巴细胞、巨噬细胞与浆细胞浸润,腺体鳞状上皮化生(左上小图)

红色,称为假性糜烂。假性糜烂表面柱状上皮呈炎性乳头状增生,呈红色细小颗粒状突起,又称为乳头状糜烂。真性糜烂与假性糜烂均可见宫颈间质内慢性炎症细胞浸润,同时伴有不同程度宫颈腺体增生,毛细血管增生与扩张、充血。炎症控制后,鳞状上皮修复糜烂区域,也可因柱状上皮被鳞状上皮化生而修复(图14-2)。

2. 宫颈腺体囊肿(Nabothian cyst) 又称为纳博特囊肿。子宫颈转化带鳞状上皮损伤后出现再生,宫颈腺在鳞状上皮内的开口被过度生长的细胞阻塞,腺体分泌黏液潴留不能排出,腺体逐渐扩大呈囊状,称为宫颈腺体囊肿(图14-1)。宫颈阴道部、宫颈外口可见一个或多少胶冻状的囊泡。

3. 宫颈息肉(cervical polyp) 是由宫颈柱状黏液上皮、增生的宫颈腺体组织、炎性增生的纤维结缔组织和毛细血管及浸润的炎症细胞共同组成的外生性突起物(图14-3)。宫颈息肉是慢性炎症的增生性病变,有蒂与宫颈口相连,表面糜烂或溃疡形成,柱状上皮或腺体可被鳞状上皮替代,切除可治愈。

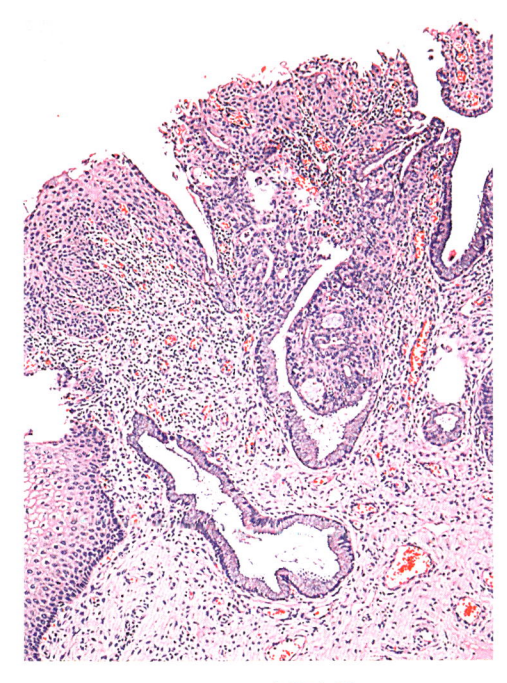

图14-2 宫颈糜烂
宫颈柱状上皮脱落,被鳞状上皮替代,形成炎性乳头状增生,间质内淋巴细胞、巨噬细胞与浆细胞浸润,毛细血管扩张

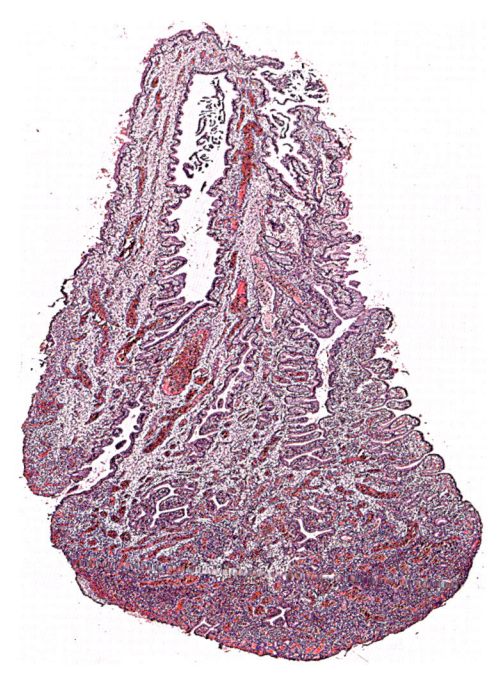

图14-3 宫颈息肉
宫颈腺体和肉芽组织增生形成突起物

二、子宫颈上皮内瘤变和子宫颈癌

尽管宫颈癌的早期诊断与治疗取得了巨大进展,但宫颈癌仍然是女性患者因癌致死的主要原因之一,在发展中国家更常见。由于宫颈脱落细胞学检查的推广和普及,近年来宫颈薄层液基细胞学检查技术的应用,许多癌前病变和早期癌获得了早期诊断和治疗,浸润癌发生率明显减少,5年生存率和治愈率显著提高。宫颈薄层液基细胞学检查获得的宫颈癌前病变与早期癌的阳性率明显高于传统的细胞学涂片检查,定期进行宫

颈细胞学检查能够有效控制宫颈浸润性癌的新发病例及其病死率。在美国，宫颈细胞学筛查使宫颈浸润性癌每年新发病例降低至10500例，每年病死病例降低至3900例。需要强调的是，几乎所有的浸润性宫颈癌都是由宫颈上皮内瘤变（cervical intraepithelial neoplasia, CIN）发展而来，但不是所有的CIN均可进展为浸润性癌，部分CIN可以持续存在，甚至退缩而不发展为癌。

病因与发病机制

宫颈癌的病因与发病机制仍未完全阐明，一般认为与早婚、多产、宫颈裂伤、局部卫生不良、包皮垢刺激等多种因素有关。HPV感染与宫颈癌前病变和宫颈癌的发生密切相关，超过99%的宫颈癌伴发HPV感染，与种族因素无关。HPV是乳头瘤病毒家族的一种双链DNA病毒，主要感染皮肤鳞状上皮和黏膜。通过性传播的HPV感染的危险因素包括过早性交、过早妊娠、多个性伴侣、吸烟、口服避孕药、局部卫生条件差、营养状态差、免疫抑制和伴有其他性传播疾病等，使用避孕套和宫颈隔膜避孕能够降低HPV感染概率。根据HPV感染与宫颈癌发生的相关性，将其分为高风险亚型与低风险亚型，高风险亚型包括HPV-16、HPV-18、HPV-31、HPV-33、HPV-35、HPV-39、HPV-45、HPV-51、HPV-52、HPV-56、HPV-58、HPV-59、HPV-68；低风险亚型包括HPV-6、HPV-11、HPV-42、HPV-44和HPV-53。

宫颈黏膜转化带损伤时，HPV易感染鳞状上皮基底层细胞和不成熟化生的鳞状上皮，也能感染鳞状上皮和柱状上皮下的储备细胞。病毒复制后，大量游离病毒存在于细胞中，感染后的鳞状上皮中间层与表层细胞出现特征性的变化，表现为细胞体积增大而胞质空亮，核增大并表现明显的异型性，即所谓凹空细胞（图14-4）。低风险HPV基因在尖锐湿疣中以游离形式存在，高风险HPV基因与宿主基因组DNA整合。HPV基因DNA通过共价键的形式与宿主细胞基因组整合，被认为是发展至宫颈高级别上皮内瘤变的重要事件。高风险HPV亚型的病毒癌基因E6和E7蛋白，能够刺激细胞增生和转化细胞。病毒整合到宿主细胞基因组后，破坏了病毒DNA的完整性，导致E6和E7癌蛋白过度表达，抑制了抑癌基因 $p53$ 和 Rb 基因肿瘤抑制蛋白的表达，鳞状上皮细胞周期失控，增殖增强。

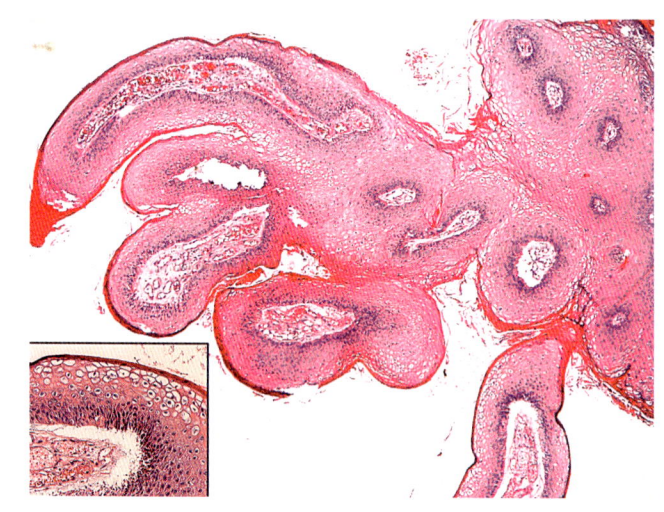

图14-4 宫颈尖锐湿疣

鳞状上皮以纤维血管间质为轴心，形成乳头状突起，表面角化过度与角化不全，表层可见凹空细胞（左下小图）

现已认为，高风险亚型与宫颈癌发生关系密切，低风险亚型与低级别上皮内瘤变和尖锐湿疣发生有关，部分患者发病后退缩，发展到宫颈癌者罕见。高风险HPV亚型既能引起宫颈低级别上皮内瘤变，又能引起宫颈高级别上皮内瘤变，后者易进展为浸润性癌。低风险和高风险HPV亚型均可持续感染和再次感染。宫颈细胞病理学检查发现，83%的低级别上皮内瘤变患者同时伴有高风险HPV亚型感染，因此对上述相关性提出了质疑，但是高风险亚型与宫颈高级别上皮内瘤变和宫颈癌发病有关已经获得了认同。

近年来，宫颈细胞学检查的普及应用，使部分高级别上皮内瘤变患者未发展到浸润癌以前就获得了诊断与治疗，宫颈浸润癌患者发病率明显降低。HPV的检测与亚型分析有助于宫颈癌高危患者的监测和宫颈癌的防治。

（一）宫颈上皮内瘤变

宫颈上皮内瘤变也称为鳞状上皮内病变（squamous intraepithelial lesion，SIL），分为轻、中、重度宫颈上皮非典型增生和原位癌，是指宫颈鳞状上皮部分出现异型细胞累及上皮层次程度不同的描述。上皮内的异型细胞表现为细胞形态、大小不一，核增大、深染或异常淡染，核质比增大，核形态不规则，核分裂象增多，细胞极性紊乱。病变由鳞状上皮基底层逐渐发展至表层细胞，依据累及细胞层次的不同分为三级：① CIN I 级：

异型细胞仅占上皮的下 1/3；② CIN Ⅱ级：异型细胞占上皮的下 2/3；③ CIN Ⅲ级：异型细胞累及上皮的 2/3 以上直至全层，一般认为异型细胞累及鳞状上皮全层者称为鳞状上皮原位癌（squamous carcinoma in situ），但现已将其划归为 CIN Ⅲ级（图 14-5）。

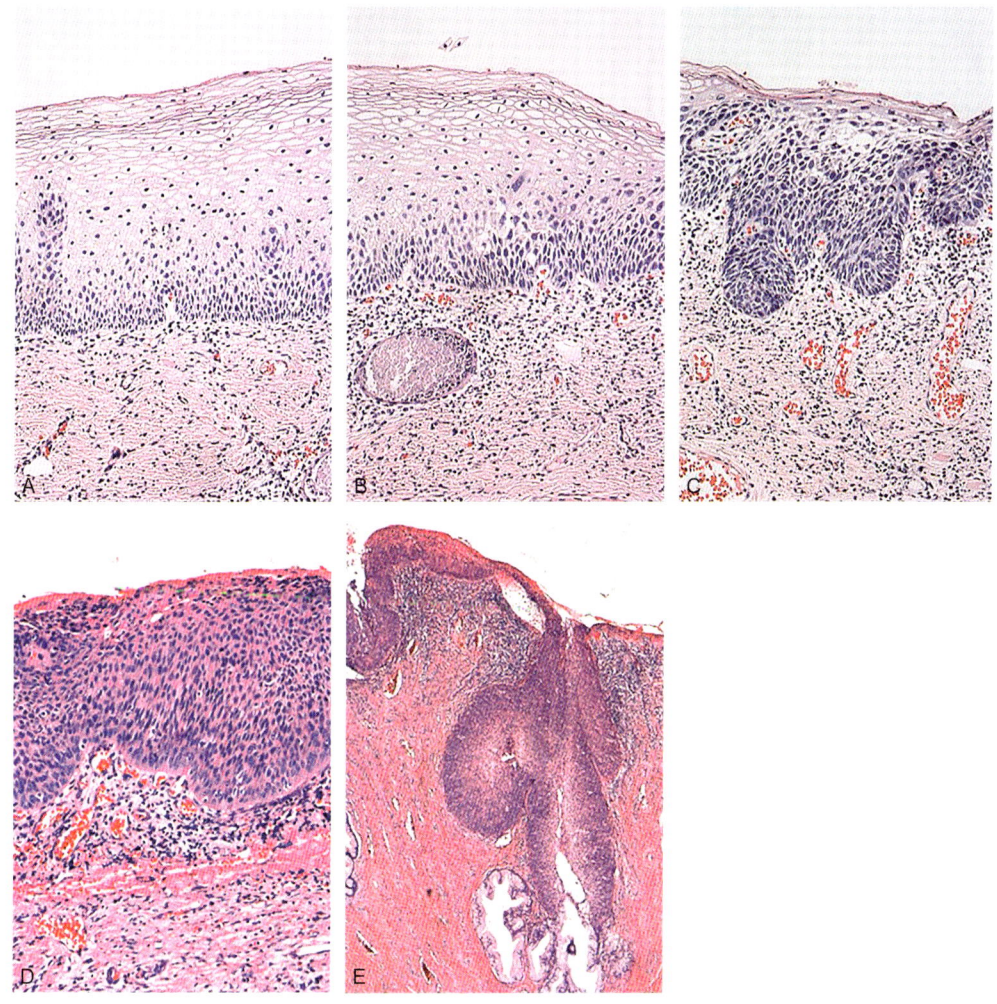

图 14-5　宫颈上皮内瘤变

A. 正常宫颈鳞状上皮；B. 宫颈鳞状上皮内瘤变Ⅰ级；C. 宫颈鳞状上皮内瘤变Ⅱ级；D. 宫颈鳞状上皮内瘤变Ⅲ级 / 原位癌；E. 宫颈鳞状上皮内瘤变Ⅲ级 / 原位癌并累及腺体

CIN 各级别病变的重要特征是异型细胞仅局限于鳞状上皮层内，上皮基底膜完整。出现原位癌时，上皮下基底膜仍然清楚可见。累及全层的异型细胞可通过宫颈腺管进入宫颈腺体内，腺管、腺体的部分细胞或全部细胞被异型的鳞状上皮细胞替代，但其周围基底膜结构完整，仍然属于原位癌，称为原位癌累及腺体。一旦基底膜已被异型细胞突破，就应认为是浸润性癌。

CIN 各级别病变可逐级演变，即可从 CIN Ⅰ级逐渐演变为 CIN Ⅲ级和原位癌，如未及时治疗，CIN Ⅲ级可发展至浸润性癌。但是，并不是所有的 CIN Ⅰ级均可发展至 CIN Ⅲ级和浸润性癌，部分病变可静止或持续存在很长时间，或自然痊愈。CIN Ⅱ级和 CIN Ⅲ级可在病变一开始就存在，通常与高风险 HPV 感染有关，CIN Ⅱ级和 CIN Ⅲ级是宫颈癌的高危因素，特别是 CIN Ⅲ级最终发展至浸润性癌的概率为 22%～72%。由于病变演变模式和生物学行为的不同，进一步将 CIN Ⅰ级命名为低级别上皮内病变，一般不需要进行临床手术治疗，CIN Ⅱ级和 CIN Ⅲ级命名为高级别上皮内病变，临床主要通过宫颈环形电切除术（loop electrosurgical excision procedure，LEEP）来切除宫颈外口转化带周围的病变组织，治愈高级别上皮内病变，防止发展为浸润性宫颈癌。

CIN 肉眼观察与阴道镜检查病变特征不明显，特别是 CIN Ⅰ级病变。生育期妇女正常宫颈鳞状上皮细胞富含糖原，对碘着色，如果患处碘着色阴性，提示 CIN，而以 CIN Ⅲ级和原位癌碘着色阴性居多。5% 醋酸可使 CIN 病变区域呈白色斑片，称为醋白试验阳性，阳性病变区域呈马赛克状、局灶性突起或凹陷、颗粒状等。宫颈细胞学检查可用于 CIN 病变的筛查，宫颈薄层液基细胞学检查获得的 CIN 阳性率明显高于传统的宫颈擦拭细胞学涂片检查，因此宫颈细胞病理学检查是防治宫颈癌的有效方法。

（二）宫颈浸润性癌

宫颈浸润性癌占全世界女性恶性肿瘤的第二位。发展中国家女性宫颈癌的发病率高于发达国家。常见病理类型是鳞状细胞癌。

病理变化

1. 大体类型

（1）糜烂型　病变处黏膜潮红、颗粒状，质脆，触之易出血而不易止血。组织学上多属原位癌和早期浸润性癌。

（2）乳头状型　癌组织外生性生长呈乳头状突起，表面常有坏死和浅表溃疡，炎性渗出物覆盖。组织学上多为湿疣状或疣状鳞状细胞癌。有些癌组织在宫颈表面形成粗大的突起物，称为结节型。

（3）外生菜花型　癌组织在宫颈表面呈外生性浸润性生长，形成多分支乳头并相互融合，类似菜花形状，质脆，表面伴坏死、出血和溃疡（图 14-6A）。

（4）内生浸润型　癌组织向宫颈间质深部浸润性生长，宫颈增厚、变硬甚至变形，表面覆盖正常黏膜而较光滑，临床检查易漏诊，擦拭细胞学检查有时不能发现癌细胞。

（5）溃疡型　癌组织除了向深部浸润性生长外，表面大块坏死、脱落，形成溃疡（图 14-6B）。

2. 组织学类型　宫颈鳞状细胞癌占 75%，腺癌占 20%，其他组织学类型占 5%，包括腺鳞癌、小细胞神经内分泌癌和腺样囊性癌等。由于宫颈细胞学检查易于发现异型的宫颈鳞状细胞、鳞状细胞内瘤变、原位癌和早期浸润性鳞状细胞癌诊断率较高，宫颈癌细胞学检查不易发现腺癌与其他组织学类型的癌细胞，一旦诊断已处于晚期。宫颈浸润性鳞状细胞癌几乎均经历宫颈上皮内瘤变→原位癌→早期浸润性癌→浸润性癌的连续发展过程，因此早期发现与诊断 CIN 和原位癌是防止宫颈浸润性癌的重要措施。

（1）早期浸润性鳞状细胞癌（early invasive squamous cell carcinoma）　又称为微小浸润性鳞状细胞癌（microinvasive squamous cell carcinoma），指癌细胞突破上皮基底膜，浸润至宫颈间质内，但癌组织浸润深度不超过表面鳞状上皮基底膜下 5 mm（图 14-7）。早期浸润性鳞状细胞癌可在宫颈间质内形成小片状的癌细胞巢或条索，或仅穿破表面鳞状上皮的基底膜和腺体周围的基底膜，在肉眼上不易判断浸润深度，通常通过显微镜下观察测量而确诊。

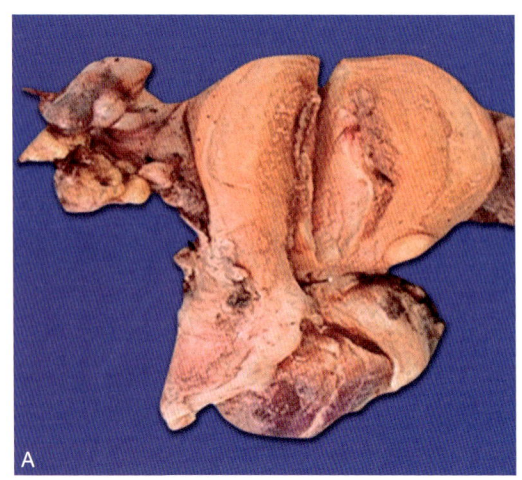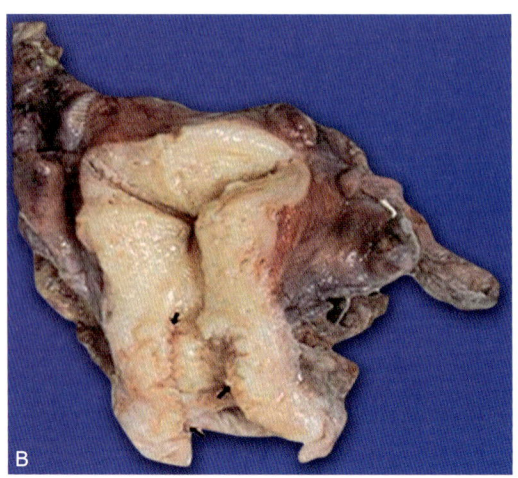

图 14-6　宫颈浸润性癌

A. 外生菜花型，宫颈口菜花状突起性肿物；B. 溃疡型，箭头指示癌组织坏死脱落，形成溃疡

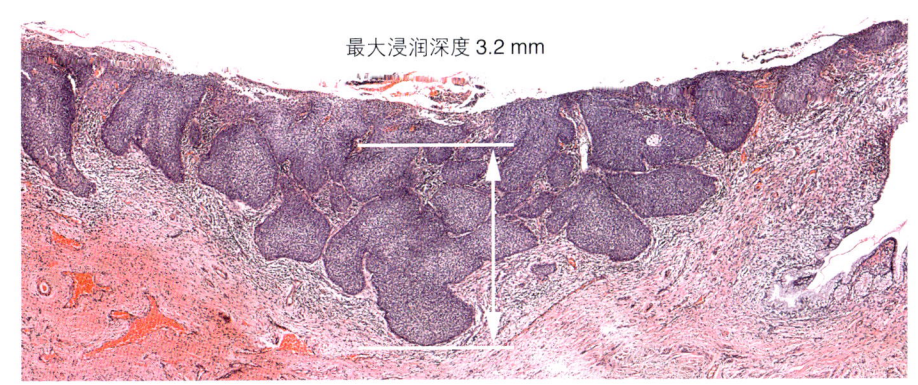

图 14-7　宫颈早期浸润性鳞状细胞癌

宫颈鳞状上皮原位癌基础上突破基底膜浸润间质，显微镜下测量最大浸润深度为 3.2 mm

（2）浸润性鳞状细胞癌（invasive squamous cell carcinoma）　癌组织向宫颈间质内浸润性生长，浸润深度超过基底膜下 5 mm。按照癌细胞分化程度与角化状态分为：角化型鳞癌（图 14-8）、非角化型鳞癌、基底细胞样鳞癌、疣状鳞癌、湿疣状鳞癌、乳头状鳞癌、淋巴上皮瘤样癌和鳞状移行细胞样癌。

（3）腺癌（adenocarcinoma）　宫颈原发性腺癌较鳞癌少得多，近年来发病率有上升趋势。分化好的腺癌组织与正常腺上皮极相似，不规则腺体样组织浸润生长于宫颈间质中是腺癌的主要病理组织学特征（图 14-9）。分化较差的腺癌细胞表现出异型性，癌细胞形成大小不规则的腺样结构、实体小片状分布、乳头状结构和条索状癌细胞浸润性生长于间质中。癌细胞胞质内可见黏液，癌细胞分泌黏液形成黏液湖，癌细胞漂浮于黏液中。按照癌细胞形态和组织学特征分为：黏液性腺癌、子宫内膜样腺癌、透明细胞腺癌、浆液性腺癌和中肾管腺癌。腺癌对放疗和化疗均不敏感，预后较差。

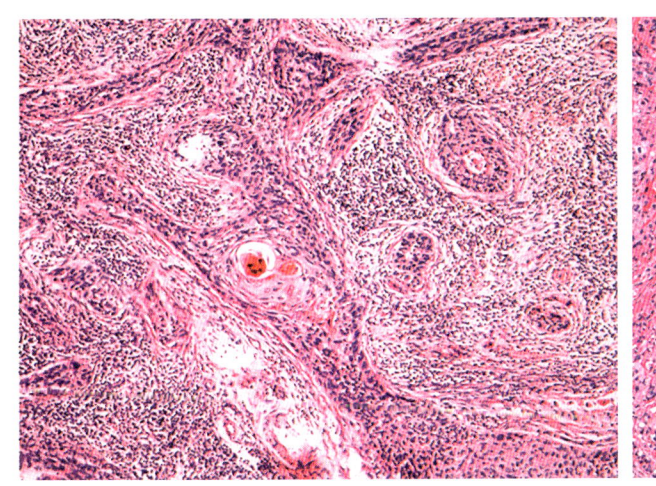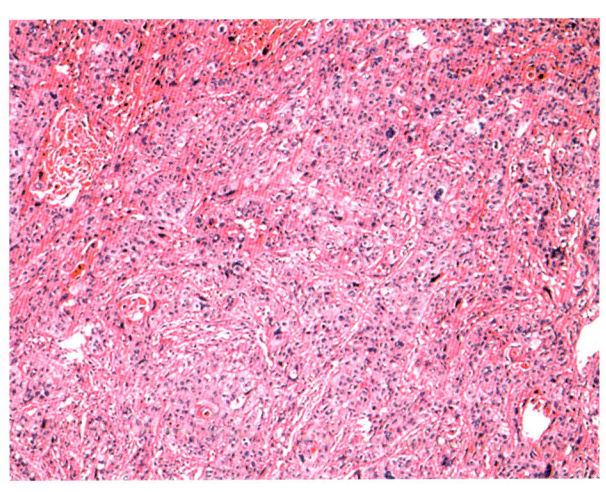

图 14-8　宫颈鳞状细胞癌

左图为高分化鳞状细胞癌，癌组织呈鳞状上皮层次分化，中心形成角化珠；右图为中分化鳞状细胞癌，癌细胞鳞状上皮层次分化不明显，未见角化珠形成，但见少量红染的角化细胞

扩散

1. 直接蔓延　癌组织向上浸润破坏子宫颈全段、子宫体黏膜和肌层，向下累及阴道穹隆及阴道壁，向两侧可侵及宫旁和盆壁组织，若肿瘤侵犯或压迫输尿管可引起肾盂积水。晚期向前侵及膀胱，向后累及直肠。宫颈癌蔓延累及的组织与器官是肿瘤临床分期的基础。

2. 淋巴道转移　是子宫颈癌最常见和最重要的转移途径。宫颈癌浸润程度越重，淋巴结转移的概率越大，早期浸润性宫颈癌淋巴结转移的概率小于 2%。癌组织首先转移至子宫颈旁淋巴结，然后依次至闭孔、髂内、髂外、髂总、腹股沟及骶前淋巴结，晚期可转移至锁骨上淋巴结。

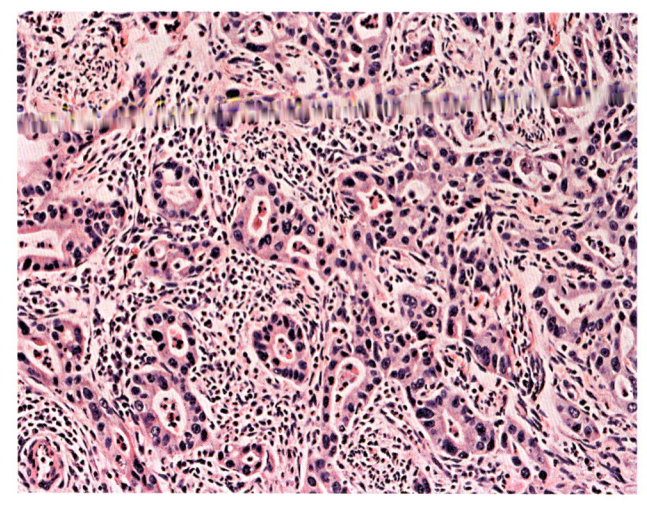

图 14-9 宫颈腺癌
癌组织形成较规则的腺体结构，浸润生长于纤维性间质中，间质内有大量炎症细胞浸润

3. **血道转移** 较少见，晚期可经血道转移至肺、骨及肝。

临床病理联系

早期，宫颈癌常无自觉症状，与宫颈糜烂不易区别。随着病变的进展，最突出的症状是接触性出血和不规则阴道流血，常表现为非月经期的性交后出血。因癌组织坏死、溃疡和继发感染，癌组织刺激腺体分泌亢进，使白带增多，出现脓性白带、血性白带，有特殊腥臭味。晚期，因癌组织侵犯盆腔神经，可出现下腹部及腰骶部疼痛，侵及输尿管致肾盂积水，引起肾增大，腰部胀痛。癌组织侵及膀胱、直肠和阴道下段时，引起尿路梗阻和出现膀胱刺激征，引起子宫膀胱瘘、子宫直肠瘘或阴道尿道瘘。

早期治疗宫颈癌可提高患者的生存率和生活质量，患者的预后与肿瘤的临床分期有关。临床分期采用国际妇产科学联合会（International Federation of Gynecology and Obstetrics，FIGO）和 TNM 方案进行分期（表 14-1）。鳞状上皮内瘤变手术切除治愈率几乎为 100%，5 年生存率ⅠA 期为 97%～100%，ⅠB 期为 84%，Ⅱ期为 65%～73%，Ⅲ期浸润性宫颈癌为 36%，而Ⅳ期宫颈癌 5 年生存率不到 15%。3 年无病间隔期隐性宫颈癌（肉眼检查不能发现，显微镜下确诊

表 14-1 子宫颈癌的 TNM 和 FIGO 临床分期方案（2010 年）

TNM 分期	FIGO 分期	原发肿瘤
T_x		原发肿瘤不能评估
T_0		无原发肿瘤证据
T_{is}	*	原位癌（浸润癌前期）
T_1	Ⅰ	宫颈癌局限于子宫（癌组织扩展到子宫体可以忽视）
T_{1a}**	ⅠA	显微镜下浸润性癌，间质浸润上皮基底膜下深度≤5.0 mm，水平跨度≤7.0 mm，血管间质浸润、静脉或淋巴管浸润不影响分期
T_{1a1}	ⅠA$_1$	间质浸润≤3.0 mm，水平跨度≤7.0 mm
T_{1a2}	ⅠA$_2$	间质浸润>3.0 mm，≤5.0 mm，水平跨度≤7.0 mm
T_{1b}	ⅠB	临床可见的癌，局限于宫颈，或显微镜下癌病变范围超过 T_{1a}/ⅠA$_2$
T_{1b1}	ⅠB$_1$	临床可见癌组织损害范围水平≤4.0 cm
T_{1b2}	ⅠB$_2$	临床可见癌组织损害范围水平>4.0 cm
T_2	Ⅱ	癌侵犯子宫以外区域但未至盆壁组织或阴道下 1/3
T_{2a}	ⅡA	肿瘤无宫旁组织侵犯
T_{2a1}	ⅡA$_1$	临床可见癌组织损害范围水平≤4.0 cm
T_{2a2}	ⅡA$_2$	临床可见癌组织损害范围水平>4.0 cm
T_{2b}	ⅡB	肿瘤侵犯宫旁组织
T_3	Ⅲ	肿瘤蔓延至盆壁和/或累及阴道下段 1/3 和/或引起肾盂积水或肾无功能
T_{3a}	ⅢA	肿瘤累及阴道下段 1/3，但未蔓延至盆壁
T_{3b}	ⅢB	肿瘤蔓延至盆壁和/或引起肾盂积水或肾无功能
T_4	ⅣA	肿瘤侵犯膀胱或直肠黏膜和/或蔓延至骨性骨盆（大疱性水肿不足以做为 T_4 分类的依据）

* FIGO 分类不再涵盖 0 期（T_{is}）
** 任何肉眼可见的癌，甚至仅见表浅浸润性损害均应归类至 T_{1b}/ⅠB

的癌）水平跨度小于 3 cm 者为 88%，大于 3 cm 者为 68%。浸润深度也与 3 年无病间隔期有关，浸润深度小于 5 mm 者为 94%，为 6～10 mm 者为 84.5%，深部浸润者为 73.6%。

第二节 子宫体疾病

一、子宫内膜异位症

子宫内膜异位症（endometriosis）是指子宫内膜腺体和间质出现于子宫内膜以外的部位。该病在育龄期妇女发病率占 10%，导致接近 50% 的妇女不孕。患者常表现为痛经、月经不调、盆腔疼痛和盆腔肿块。异位的子宫内膜可单发或多发，盆腔为常见发病部位，80% 发生于卵巢，其次为子宫直肠陷窝（Douglas 窝）、子宫阔韧带、输卵管和直肠阴道隔，较少发生于腹腔其他部位和脐部（图 14-10），但淋巴结、肺、心脏、骨骼肌和骨等部位也可发生。剖宫产术可因医源性操作不当，子宫内膜种植于腹壁，形成医源性子宫内膜异位症。内膜腺体及间质异位于子宫肌层中，称为子宫腺肌病（adenomyosis）。子宫肌层内仅见子宫内膜腺体而没有子宫内膜间质细胞，称为腺肌瘤（adenomyoma）。

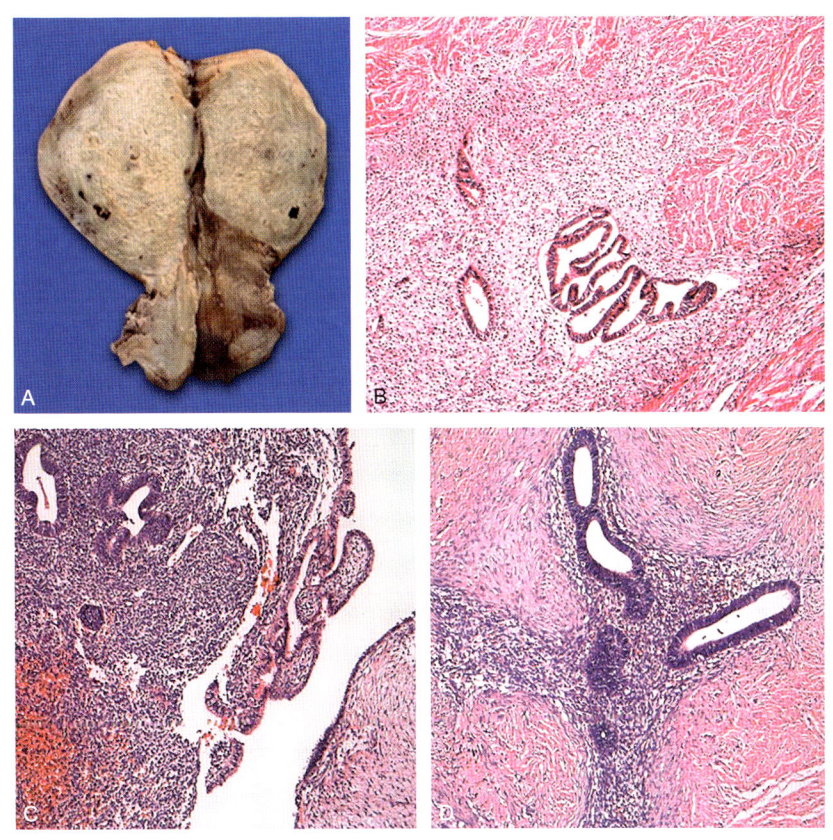

图 14-10 子宫内膜异位症

A. 子宫腺肌症，切面子宫肌层增厚，因出血而形成蓝褐色结节；B. 子宫肌层内见子宫内膜腺体与子宫内膜间质；C. 卵巢子宫内膜异位，卵巢组织内见子宫内膜腺体与子宫内膜间质，呈出血性改变；D. 腹壁子宫内膜异位，腹壁纤维组织内见子宫内膜腺体与子宫内膜间质

发病机制

子宫内膜异位症的发病机制的可能解释有三种学说（图 14-11）。

1. 反流学说 月经期子宫内膜通过输卵管反流到种植部位。月经期子宫内膜注射于前腹壁能够形成子宫内膜异位结节支持此学说，但不能解释淋巴结、肺和骨骼肌子宫内膜异位。

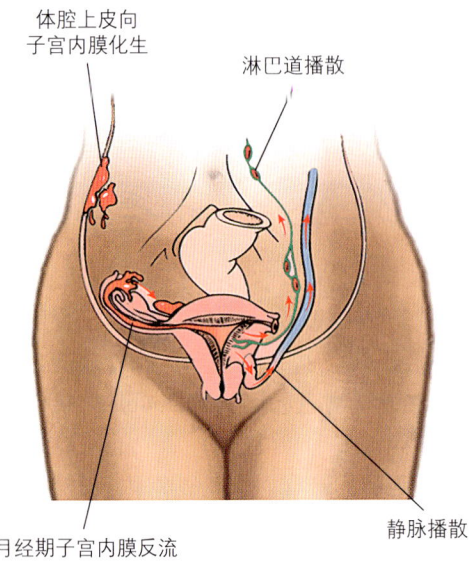

图 14-11　子宫内膜异位症发生机制示意图

2. 化生学说　异位子宫内膜由体腔上皮化生而来，体腔上皮本身就是子宫内膜的来源。这一学说也不能解释肺和淋巴结内子宫内膜异位的来源。

3. 血道或淋巴道播散学说　可以解释盆腔外器官与淋巴结内子宫内膜异位。

针对具体患者的发病部位来说，可能是这三种原因之一或共同存在。

病理变化

异位子宫内膜类似正常月经周期改变，在雌激素和孕激素的作用下，出现周期性反复性出血。肉眼观：为紫蓝色或棕黄色结节，质软。出血后机化，与周围器官发生纤维性粘连。如发生在卵巢内，出血性结节纤维性包裹，形成囊腔，卵巢体积增大，囊内含黏膜咖啡色或铁锈色液体，又称为卵巢巧克力囊肿。卵巢内异位的子宫内膜可发生于双侧卵巢，出血破溃导致盆腔器官相互粘连。卵巢实质内结节偶在患者行剖宫产时发现，可见囊性或实性棕黄色结节，易误认为肿瘤。

镜下观：异位的子宫内膜组织常于卵巢与子宫肌层内，可见与正常子宫内膜相似的子宫内膜腺体和子宫内膜间质，伴随吞噬红细胞裂解后的含铁血黄素细胞聚集，不同程度纤维组织增生。有时异位区域子宫内膜腺体和间质细胞极少或难以发现，仅见增生的纤维组织和含铁血黄素细胞。妊娠期时，异位子宫内膜结节内子宫内膜间质细胞大而呈多角形，片状分布，类似蜕膜组织，腺体成分少，呈裂隙状分布于蜕膜组织中。

二、功能性子宫出血和子宫内膜增生症

子宫异常出血表现为月经过多（经血过多或经期延长）、月经周期不规则（不规则的月经）、月经间期出血和绝经后出血，常见原因是功能性子宫出血，其次为子宫内膜增生症。子宫内膜息肉、子宫平滑肌瘤、子宫内膜癌和子宫内膜炎等也可引起子宫内膜异常出血。阴道出血原因在于宫颈炎、宫颈息肉和宫颈癌。在不同年龄段的女性，引起子宫异常出血的原因见表14-2。

表 14-2　不同年龄段子宫异常出血的原因

年龄段	原因
青春前期	性早熟（如下丘脑、垂体和卵巢疾病；食物、药物因素）
青春期	无排卵型月经
育龄期	妊娠并发症（流产、滋养层细胞疾病、异位妊娠）
	无排卵型月经
	排卵型月经（黄体功能不全、黄体萎缩不全）
	器质性疾病（子宫平滑肌瘤、子宫腺肌病、子宫内膜息肉、子宫内膜炎、子宫内膜增生症、子宫内膜癌）
围绝经期（更年期）	无排卵型月经
	器质性疾病（子宫内膜癌、子宫内膜增生症、子宫内膜息肉、子宫内膜炎）
绝经期	器质性疾病（子宫内膜癌、子宫内膜增生症、子宫内膜息肉）
	子宫内膜萎缩

（一）功能性子宫出血

功能性子宫出血（dysfunctional uterine bleeding）简称功血，是指神经内分泌系统失调、无子宫器质性

疾病情况下的子宫内膜出血。根据排卵与否，通常将功血分为无排卵型及排卵型两大类，前者最为多见，占80%～90%，主要发生在青春期及更年期，后者多见于生育期妇女。

1. 无排卵型功血　无排卵型功血表现为月经不规律、月经间期出血和绝经后出血，多见于青春期和更年期女性，绝经后出血首先应排除器质性疾病。

青春期功血是以下丘脑-垂体-性腺轴的功能与调节不完善为主要原因。由于下丘脑周期中枢延迟成熟，仅有下丘脑持续中枢发挥作用，其结果使垂体分泌促卵泡激素多于黄体生成素。促卵泡激素的分泌使卵泡发育，发育中的卵泡分泌雌激素，但垂体对雌激素的正反馈刺激缺乏反应，使月经中期无黄体生成素高峰出现，故无排卵发生。长期大量雌激素作用，使子宫内膜过度增生，而发生无排卵型功血。尤其在精神紧张、过度劳累或因其他因素影响下，更易引起功血发生。

更年期功血主要因卵巢功能衰退，性激素对下丘脑及垂体的正反馈作用消失，垂体分泌促卵泡刺激素及黄体生成素增加，缺乏黄体生成素中期高峰，不能排卵，子宫内膜发生增生过长而引起无排卵型功血。

无排卵型功血因为没有排卵，黄体不形成，所以不产生孕激素（孕酮），子宫内膜只受雌激素作用。镜下观：子宫内膜类似增殖期改变，腺体为短直管状、长管状或螺旋形管状，腺上皮高柱状，无透明空泡形成。子宫内膜间质细胞呈短梭形、小圆形，大多密集分布（图14-12A）。如果出现子宫内膜腺体和间质明显增生，则属于子宫内膜增生症。

2. 排卵型功血

（1）黄体功能不全　因排卵前雌激素分泌不足，致黄体发育不良而过早萎缩。黄体发育不全时，则分泌功能欠佳，使孕酮分泌量不足。患者表现有规律的月经周期，但周期缩短，或经前数日即有少量出血，经血量可无变化。镜下观：经前期子宫内膜腺体分泌不良或不均，腺上皮内空泡不处于同一时相，不同腺体或同一个腺体上皮内有核上空泡、核上下空泡和核下空泡，子宫内膜间质水肿不明显（图14-12B）。月经期时子宫内膜腺腔内分泌物不明显，或腺体空泡不分泌，腺体和间质裂解不同步。

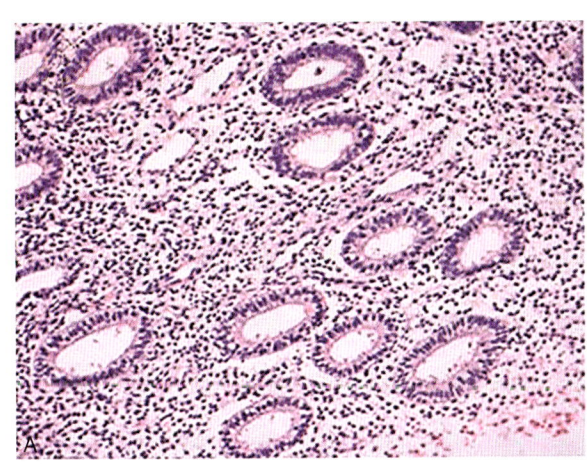
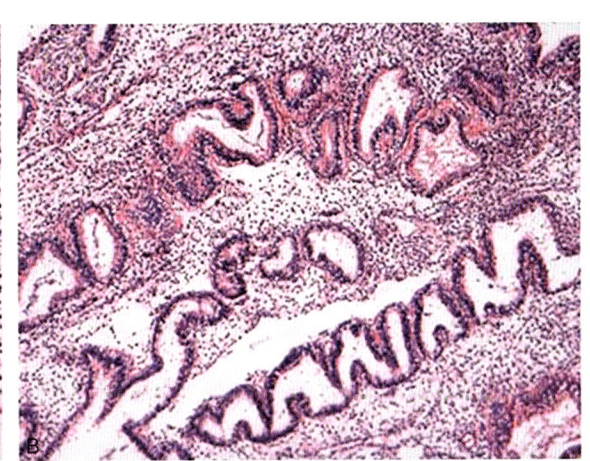
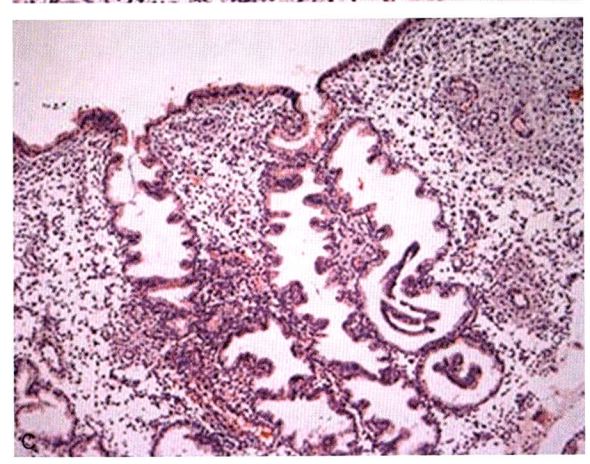

图14-12　功能性子宫出血
A．无排卵型功血，子宫内膜类似增生期改变，腺体呈短小管状，无分泌，间质细胞细小；B．黄体功能不全性功血，子宫内膜似分泌早期，腺上皮仅见核下空泡，间质水肿不明显；C．黄体萎缩不全性功血，子宫内膜类似分泌晚期改变，腺体表面有分泌，间质明显水肿、裂解

（2）黄体萎缩不全　发育良好的黄体未能及时全面萎缩而持续过久。孕酮量分泌不足，但分泌时间延长，此时子宫内膜不规则脱落，出血时间延长，经血量增加，但月经间隔时间仍多正常，在经期第2、3天量多，以后淋漓不净可长达十余日。如在月经第5、6天取内膜活检组织，镜下观：子宫内膜腺体仍有分泌反应，间质细胞大而水肿，疏松分布，称为前蜕膜样改变。部分子宫内膜表面腺体与间质细胞出现裂解现象，类似月经期改变（图14-12C）。

（二）子宫内膜增生症

子宫内膜增生症（endometrial hyperplasia）是由于内源性或外源性雌激素增高引起的子宫内膜腺体与间质增生的一类疾病，临床主要表现为功血，育龄期和更年期均可发病。雌激素持续刺激子宫内膜，腺体增长、增多，间质增生，缺乏孕激素或孕激素不足，子宫内膜不能周期性脱落，子宫内膜增厚。子宫内膜增生长期存在，或引起雌激素增高的原因不能去除，可导致子宫内膜不典型增生并继发子宫内膜癌。

病理变化

2003年WHO根据子宫内膜腺体增生的程度与细胞是否出现非典型性，将子宫内膜增生症分为四型：

1. **不伴非典型性的单纯性增生（simple hyperplasia without atypia）**　通常简称为单纯性增生，是子宫内膜增生症的常见类型。子宫内膜腺体数量增加，部分腺体扩张呈大小不等的囊状，腺上皮为单层或假复层，细胞高柱状，胞核呈长椭圆形，无异型性，间质细胞呈短梭形或小圆形，类似增生期子宫内膜组织（图14-13A）。

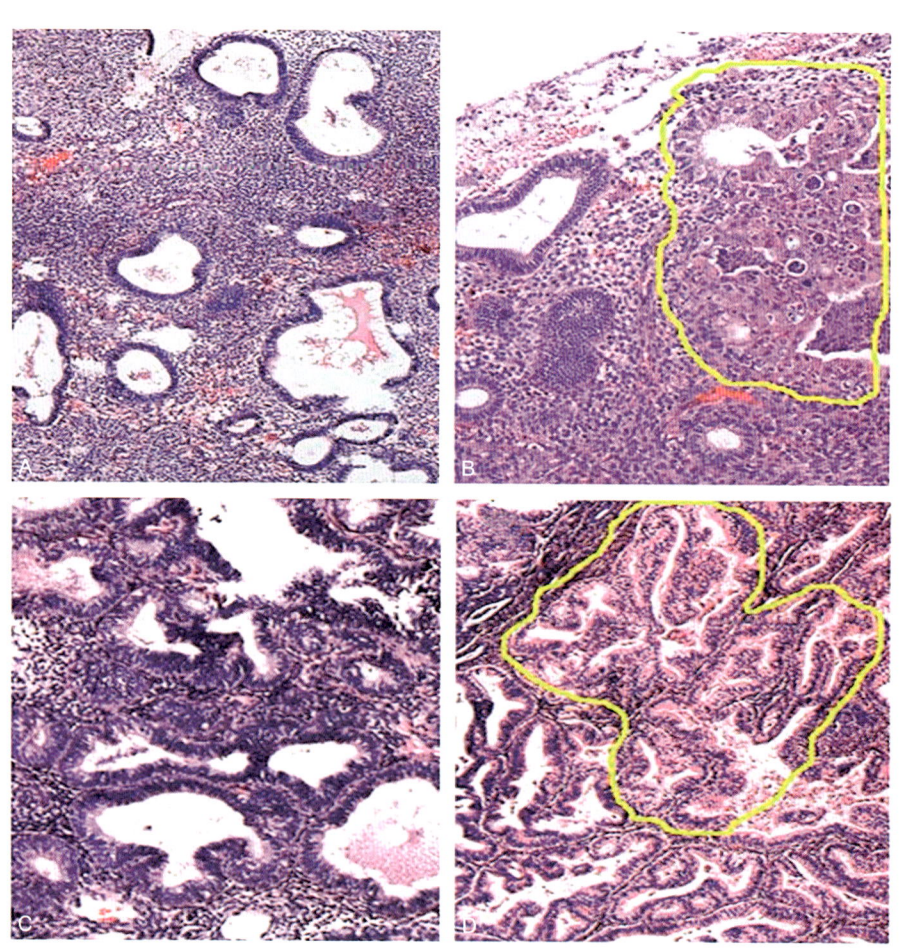

图14-13　子宫内膜增生症

A.不伴非典型性的单纯性增生，腺体囊性扩张，间质细胞致密增生；B.伴非典型性的单纯性增生，黄色圈内腺上皮细胞出现异型性；C.不伴非典型性的复杂性增生，子宫内膜腺聚集，间质细胞致密增生；D.伴非典型性的复杂性增生，在复杂性增生基础上，黄色圈内腺上皮细胞极性紊乱，出现异型性

2. **伴有非典型性的单纯性增生**（simple hyperplasia with atypia） 少见，组织结构与细胞形态与单纯性增生类似。在单纯性增生的基础上，部分腺上皮细胞出现非典型性，主要表现为细胞极性紊乱，胞核增大，转变为圆形、淡染，核膜清楚，核分裂象增多（图 14-13B）。如不能积极治疗而逆转，可发展至子宫内膜腺癌。

3. **不伴非典型性的复杂性增生**（complex hyperplasia without atypia） 简称复杂性增生，子宫内膜腺体数量明显增多，拥挤，出现背靠背现象。腺体结构复杂，大腺体周围出现子腺体，称为腺体出芽现象。腺上皮细胞拥挤，单层或假复层分布，内膜间质细胞不同程度增生，腺体丰富区域间质细胞减少，无细胞异型性（图 14-13C）。

4. **伴非典型性的复杂性增生**（complex hyperplasia with atypia） 是子宫内膜增生症的最严重类型，在复杂性增生的基础上，出现腺上皮细胞的非典型性，表现为细胞增大，极性紊乱，胞核增大、淡染，核仁清楚，核分裂象增多，间质细胞稀少（图 14-13D）。重度伴非典型性的复杂性增生可认为是子宫内膜原位腺癌，通常需手术治疗。

三、子宫体肿瘤

（一）子宫内膜癌

子宫内膜癌是起源于子宫内膜腺体上皮的恶性肿瘤，多见于围绝经期和绝经后女性，绝经期前也可发病，55～65 岁为多发年龄段，40 岁以前发病者较少，欧美国家的发病率高于我国。雌激素过高（如无排卵月经、口服雌激素避孕药）、肥胖和糖尿病与子宫内膜腺癌发病有关，口服他莫西芬治疗乳腺癌的患者子宫内膜腺癌发病率明显增高。临床主要表现为异常子宫出血，绝经后子宫出血应警惕为子宫内膜腺癌。

根据临床病理特征，子宫内膜癌分为两种类型：

1. **Ⅰ型子宫内膜癌** 常发生于雌激素过高的围绝经期女性，常由伴非典型性的子宫内膜复杂性增生发展而来，或两者共存。分子生物学研究发现，此型分子病理学改变包括微卫星的不稳定性、*PTEN* 和 *K-RAS* 基因突变、核内 β-catenin 聚集等。

病理变化

肉眼观：子宫可增大，但大多数情况下为正常大小或缩小，宫腔内见灰色肿块，表面溃疡与坏死，质脆。也可见弥漫性子宫内膜增厚，宫腔内形成息肉状的癌组织团块（图 14-14A）。非浸润性子宫内膜癌组织容易从宫腔内剥离，而浸润性子宫内膜癌组织在切面上见灰白色条索状物侵犯子宫肌层，或直达浆膜层。如果癌组织表浅，可于诊断性刮宫时全部刮出，切除的子宫内找不到癌组织。

镜下观：癌组织类似子宫内膜样腺体，称为子宫内膜样腺癌。大多数癌组织为分化较好的高分化子宫内膜样腺癌，癌组织腺体结构复杂，密集分布，呈背靠背、共壁、筛状、乳头状分布。癌细胞异型性明显，细

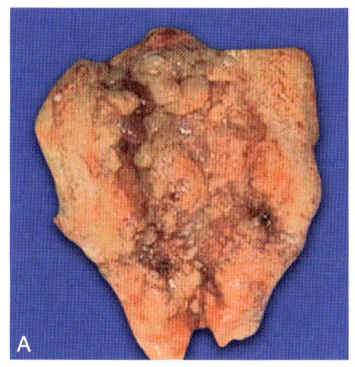
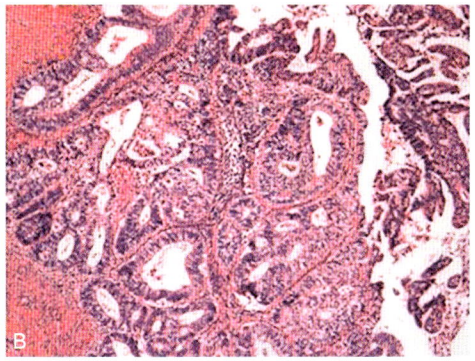
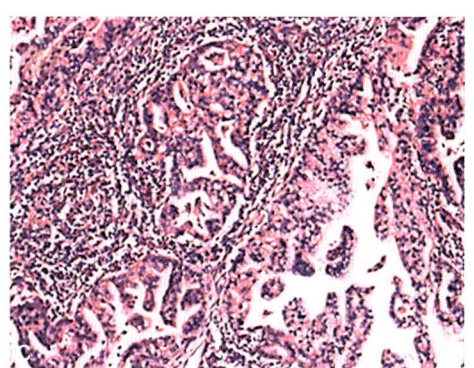

图 14-14 子宫内膜癌

A. 子宫腔弥漫性分布大小不等的息肉状团块；B. Ⅰ型子宫内膜癌，又称为子宫内膜样腺癌，癌组织类似正常子宫内膜腺体，细胞高柱状，腺体呈筛状分布并出现细胞异型性；C. Ⅱ型子宫内膜癌（乳头状浆液性癌），癌组织呈乳头状分布，细胞异型性较大，胞质透明

胞极性消失，核大而核分裂象多见，腺腔内可见坏死的癌组织与癌细胞核碎片（图14-14B）。间质为纤维性而非子宫内膜间质细胞（这是与子宫内膜增生症的鉴别标志），伴有不同程度的淋巴细胞浸润，坏死组织周围可有中性粒细胞浸润，伴有感染者中性粒细胞浸润更明显。部分癌组织分化较差，呈中等分化或低分化腺癌。同一患者可表现为单一分化状态的癌，或不同分化的癌组织同时存在。少数腺癌组织中可见鳞状细胞化生，称为腺棘癌，或伴有鳞状细胞癌成分，称为腺鳞癌。

2. Ⅱ型子宫内膜癌　常与雌激素刺激和子宫内膜增生无关，高度侵袭性，多见于绝经后女性。发病年龄偏大，一般发生于65~75岁。肉眼观：与Ⅰ型子宫内膜腺癌类似，但常见子宫肌层侵犯。组织学表现为非子宫内膜腺癌（图14-14C），包括子宫乳头状浆液性癌、透明细胞癌、鳞状细胞癌和未分化癌。分子病理改变与Ⅰ型子宫内膜癌不同，常表现为 *p53* 基因异常、多位点的杂合性缺失、调节细胞分裂的基因改变等。Ⅱ型子宫内膜癌预后差，多伴有腹膜扩散和淋巴结转移。Ⅰ型和Ⅱ型子宫内膜癌的差别见表14-3。

表14-3　Ⅰ型和Ⅱ型子宫内膜癌的差别

	Ⅰ型子宫内膜癌	Ⅱ型子宫内膜癌
发病年龄	绝经期前、围绝经期（55~65岁）	绝经后（65~75岁）
雌激素	相关	不相关
临床特征	肥胖、糖尿病	体形瘦
组织形态	子宫内膜样	浆液性、透明细胞性、鳞状细胞性
前驱病变	子宫内膜增生	无子宫内膜增生
分子病理	微卫星不稳定性、*PTEN* 和 *K-RAS* 突变、β-catenin 聚集	*p53*、杂合性缺失、细胞周期基因异常
生物学行为	惰性	侵袭性
预后	较好	差

临床病理联系

子宫内膜癌早期表现为白带增多和不规则子宫出血，特别是发生在绝经后女性应高度警惕为子宫内膜癌，反映出子宫内膜表面糜烂、溃疡和出血。随着病变的进展，子宫可触及增大，癌组织侵犯至子宫外可使子宫固定，引起下腹部及腰骶部旁疼痛，侵犯盆腔神经还可引起排尿与排便异常。两型子宫内膜癌晚期均可蔓延至邻近器官，发生区域淋巴结转移和远隔器官转移。子宫内膜癌经手术切除治疗后，Ⅰ期5年生存率为90%，Ⅱ期为30%~50%，Ⅲ期、Ⅳ期不足20%。浆液性乳头状子宫内膜癌预后明显差于子宫内膜样腺癌。

（二）子宫平滑肌瘤

子宫平滑肌瘤（leiomyoma of uterus）是女性生殖系统最常见的肿瘤，30岁以上女性发病率为30%~50%，占非癌症相关性疾病子宫切除标本的70%。雌激素和口服避孕药可刺激子宫平滑肌瘤生长，可在绝经后逐渐萎缩。

病理变化

肉眼观：多数肿瘤位于子宫肌层内（图14-15A），也可位于黏膜下（图14-15B）或浆膜下，少数肿瘤位于子宫阔韧带。肿瘤单个或多个，甚至达数十个，较小者仅在显微镜下发现，大者直径达30cm。大多数肿瘤为灰白色球形肿物，表面光滑，无包膜，与周围组织分界清楚而不粘连，切开后易从切面剥离。切面灰白质，质韧，呈编织状或漩涡状，较大肿瘤中心可见大小不等的质软裂隙区域或囊性软化区，也可见缺血性坏死与出血，有时可见透明、黏液变性、红色变性（图14-15C）和钙化。

镜下观：肿瘤细胞与正常子宫平滑肌细胞相似，长梭形，呈束状或漩涡状分布，胞质红染，核长杆状，很少见核分裂象。如果是妊娠期摘除的平滑肌瘤，瘤细胞类似妊娠期肥大的平滑肌细胞。少数情况下可见平

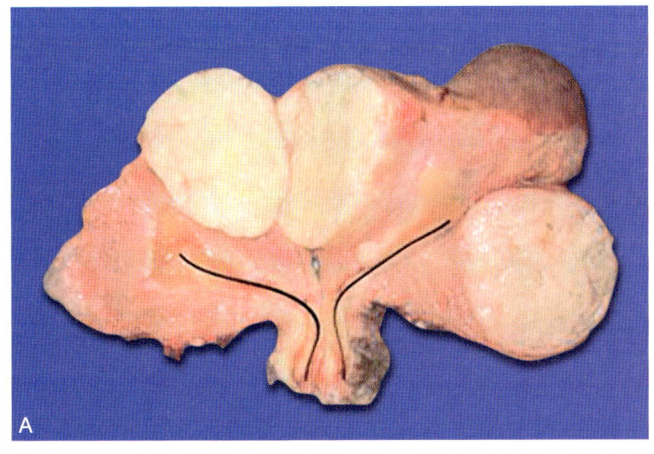
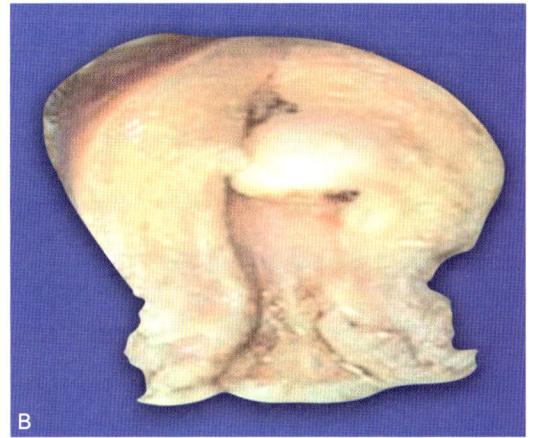
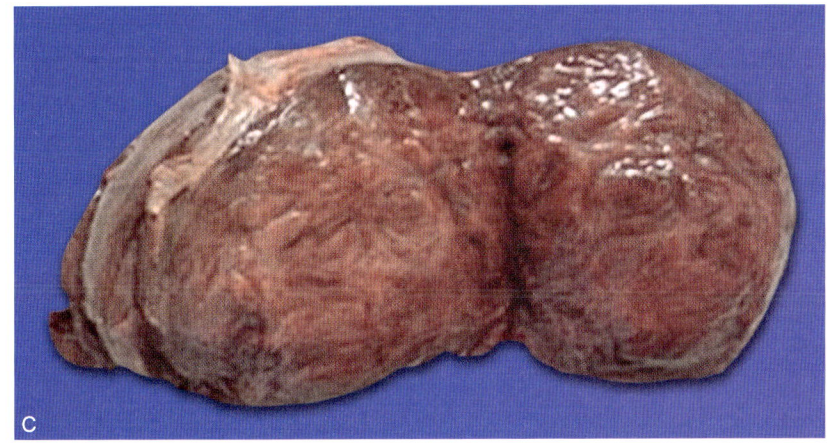

图 14-15 子宫平滑肌瘤
A.肌壁间多发性平滑肌瘤，肿瘤呈灰白色，境界清楚，黑线示打开的宫腔；B.黏膜下平滑肌瘤，灰白色肿物突入宫腔内；C.子宫平滑肌瘤红色变性

滑肌瘤细胞为多角形上皮样、大而形态怪异的细胞核、核分裂象丰富等。如果肿瘤细胞异型性明显，并且核分裂象明显增多（＞10 个 /10 个高倍视野），或伴有病理性核分裂象，肿瘤内出现凝固性坏死，则为平滑肌肉瘤。

子宫平滑肌肉瘤（leiomyosarcoma of uterus）从开始就是恶性肿瘤，几乎不由平滑肌瘤恶变而来，大多发生于年龄偏大的患者，小于 30 岁女性较少发生平滑肌肉瘤。与平滑肌瘤不同的是，子宫平滑肌肉瘤一般情况下为单发性实质性肿块，切面灰红色，易见出血与坏死区域。

临床病理联系

子宫平滑肌瘤患者症状少而轻，甚至较大的肿瘤也不出现症状。如果为黏膜下平滑肌瘤，可引起不规则子宫出血。体积较大的平滑肌瘤或多发性平滑肌瘤可致女性不孕、流产或影响自然生产。子宫内平滑肌瘤生长快速，特别是绝经后女性，应警惕为平滑肌肉瘤。平滑肌肉瘤常在切除后复发和远隔器官转移，常转移至肺。组织学形态异型性越明显的平滑肌肉瘤恶性程度越高，分化较好的平滑肌肉瘤预后较好。

第三节 滋养层细胞疾病

滋养层细胞疾病主要指妊娠期滋养层细胞病变（gestational trophoblastic lesion），包括葡萄胎和非葡萄胎两大类疾病。葡萄胎病变源于胎盘组织发育异常，分为完全性葡萄胎、部分性葡萄胎和侵蚀性葡萄胎；非葡萄胎病变是指不伴胎盘绒毛异常的滋养层细胞增生性疾病，分为胎盘部位滋养层细胞结节、上皮样滋养层细胞肿瘤和绒毛膜癌。另外，机体其他器官也可以出现非葡萄胎的滋养层细胞肿瘤，如卵巢、睾丸、胸腺和松果体区发生的肿瘤可能是绒毛膜癌。妊娠期间患者血清和尿液中 β 人绒毛膜促性腺激素（beta human chorionic gonadotropin, β-hCG）含量高于正常妊娠，或非妊娠期患者血清和尿液中 β-hCG 异常增高，可作为临床诊断、随访观察和评价疗效的辅助指标。由于临床特征的不同和治疗方式的差异，正确区分这些疾病尤为重要，因此，认清这类疾病的组织学形态特征，对滋养层细胞疾病进行正确分型，可以避免概念的混淆。

一、葡萄胎

葡萄胎（hydatidiform mole）又称水泡状胎块，包括完全性葡萄胎（complete hydatidiform mole）和部分性葡萄胎（partial hydatidiform mole）。胎盘滋养层细胞发育异常，绒毛明显水肿形成水泡状，类似葡萄状外观而得名。水肿的绒毛侵入子宫肌层称为侵袭性葡萄胎（invasive hydatidiform mole）。侵袭性葡萄胎大多由完全性葡萄胎、少部分由部分性葡萄胎发展演变所致，增生的滋养层细胞侵蚀子宫肌层，甚至穿透肌层进入子宫阔韧带，或经血管栓塞至阴道、肺、脑等远隔器官。

葡萄胎可发生于育龄期的任何年龄，以20岁以下和40岁以上的女性多见。本病在我国和东南亚国家较常见，欧美国家发病率稍低。

完全性葡萄胎与部分性葡萄胎均为异常受精的结果。完全性葡萄胎来源于空卵（无母方染色体）与两个精子结合，或空卵与一个二倍体型精子（父方精子不发生减数分裂，为46, XX或46, XY）结合，因而染色体分析，完全性葡萄胎绒毛上皮细胞染色体为46, XX或46, XY。部分性葡萄胎来源于两个精子或一个二倍体型精子与正常卵子结合，因而染色体分析为三体型69, XXX或69, XXXY，父方的基因占优势。完全性葡萄胎没有母方染色体，胚胎不能发育；部分性葡萄胎含有母方染色体，可出现早期胚胎形成。由此可见，父母方染色体之比完全性葡萄胎为2:0，部分性葡萄胎为2:1，提示父方染色体在胎盘发育中发挥重要作用，父方染色体过多导致滋养层细胞过度增生，而母方染色体在胚胎发育中起重要作用，父母方染色体分布的不同似乎可以解释两型葡萄胎之间的差别。

病理变化

葡萄胎绝大多数发生于子宫内，个别病例可见于宫外异位妊娠部位。肉眼观：胎盘绒毛高度水肿，形成透明或半透明大小不等的水泡，内含清亮液体，有蒂相连，状如簇集状分布的葡萄。水肿的绒毛不侵入子宫肌层，易从宫腔内移除。若所有的绒毛均呈葡萄状，不含胚胎组织，称为完全性葡萄胎；若部分绒毛水肿，仍可见少量正常的绒毛，伴有或不伴有胚胎组织，称为部分性葡萄胎或不完全性葡萄胎。

镜下观：绒毛间质高度水肿、间质内血管消失、滋养层细胞增生是葡萄胎典型的三大病理形态学特征，其中最显著的特征是滋养层细胞增生（图14-16）。绝大部分增生的滋养层细胞环绕水肿的绒毛，细胞滋养层

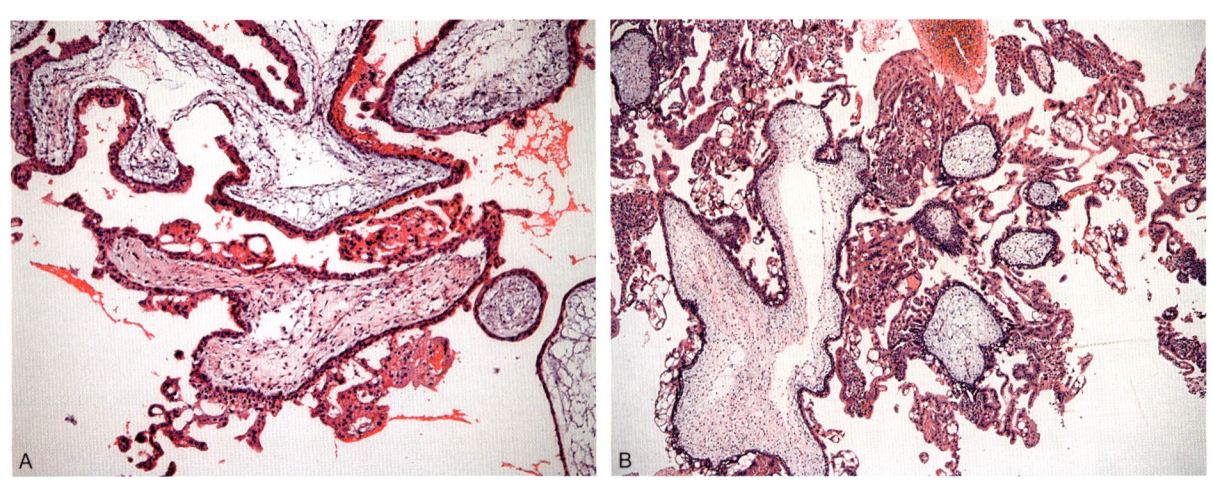

图14-16 葡萄胎

A. 部分性葡萄胎，绒毛水肿，间质血管消失，部分绒毛表面滋养层细胞增生；B. 完全性葡萄胎，除了与部分性葡萄胎类似的病理改变以外，几乎所有的绒毛表面均出现滋养层细胞活跃增生

与合体滋养层细胞均可见增生,伴有轻度的细胞异型性。部分增生的滋养层细胞不与绒毛相连,呈岛屿状分布。细胞滋养层细胞位于正常绒毛内层,呈立方形或多边形,细胞分界清楚,胞质淡染或透明、核圆、居中、染色质淡染。合体滋养层细胞位于正常绒毛外层,细胞体积大而形态不规则,细胞分界不清,胞质红染或紫红色,多核,核深染。葡萄胎增生的两种滋养层细胞失去正常排列方式,完全性葡萄胎滋养层细胞增生程度高于部分性葡萄胎。两种葡萄胎相关特征的差异见表14-4。

表14-4 完全性葡萄胎与部分性葡萄胎的特征比较

	完全性葡萄胎	部分性葡萄胎
核型	46, XX; 46, XY	69, XXX; 69, XXX
绒毛水肿	完全性	部分性
滋养层细胞增生	弥漫性环绕绒毛增生	局灶性轻度增生,累及部分绒毛或绒毛周围的一部分
细胞异型性	有	无
血hCG	显著升高	略升高
生物学行为	约10%转为侵袭性葡萄胎,2%~3%转为绒毛膜癌	极少转为侵袭性葡萄胎,极少转为绒毛膜癌

临床病理联系

患者多在妊娠的第12~14周出现症状,由于hCG明显增高,患者妊娠反应如恶心、呕吐、乏力等症状较正常妊娠出现早、症状重、持续时间长。子宫增大明显,体积大于正常妊娠者,患者出现下腹部胀痛。子宫收缩可出现阴道流血或间歇性排出葡萄状物。由于胚胎不能发育或早期胚胎死亡,B超检查不能发现胎儿,听不到胎心,也无胎动。B超检查与血hCG、尿hCG检查可确诊葡萄胎。

80%~90%的葡萄胎经彻底刮宫治疗后不复发,约10%的完全性葡萄胎转为侵袭性葡萄胎,2%~3%的葡萄胎转化为绒毛膜癌。葡萄胎清宫术后,定期对患者血hCG、尿hCG检测,可以评价治疗效果,排除复发或恶变。部分性葡萄胎可通过刮宫治愈,极少转为侵袭性葡萄胎和绒毛膜癌。

二、侵袭性葡萄胎

侵袭性葡萄胎(invasive mole)是指葡萄胎伴有局部侵袭能力但不具有绒毛膜上皮癌转移特征的交界性肿瘤。葡萄胎水肿的绒毛侵入子宫肌层就称为侵袭性葡萄胎。侵袭性葡萄胎增生的滋养层细胞特征与完全性葡萄胎一致,可伴有轻度异型性,绒毛水肿减轻或纤维化,滋养层细胞部分坏死(图14-17)。侵袭性葡萄胎侵入子宫肌层,可引起坏死、出血,甚至子宫破裂,向子宫外侵袭可累及阔韧带、阴道,或经血管栓塞至肺、脑等远隔器官。水肿绒毛栓塞远隔器官,但不会形成转移瘤,能够自发性消退,这与肿瘤转移有明显区别。

侵袭性葡萄胎因绒毛侵入肌层,刮宫治疗不能完全清除绒毛与滋养层细胞,患者即使经多次刮宫治疗后,血hCG、尿hCG仍可维持在高水平状态,甚至因滋养层细胞的增生致子宫破裂使患者出现失血性休克,因此,侵袭性葡萄胎常需切除子宫。绒毛栓塞于不同器官可致相应器官、组织梗死与出血,如栓塞于肺可引起肺出血和咯血,脑栓塞出现脑梗死后的症状与体征。

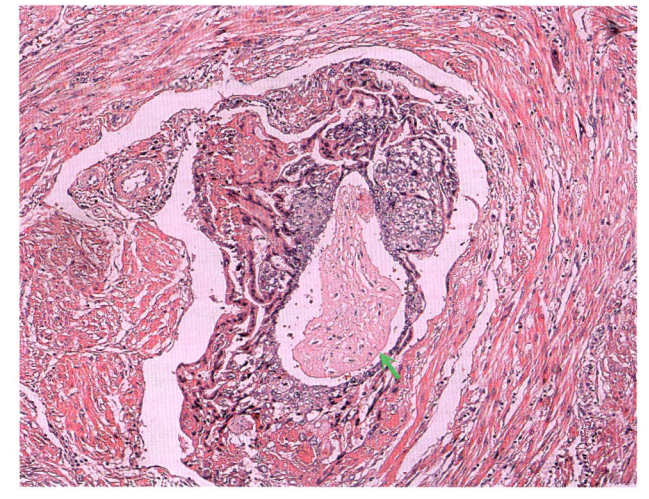

图14-17 侵袭性葡萄胎
水肿的绒毛及其表面增生的滋养层细胞侵入子宫肌层组织中,箭头示绒毛轻度纤维化

三、绒毛膜癌

绒毛膜癌（choriocarcinoma）是起源于滋养层上皮细胞的恶性肿瘤，简称绒癌。最常见于妊娠相关的绒毛滋养层细胞的恶性变，少数可发生于性腺或其他组织的多潜能细胞，如卵巢、胸腺和松果体区。妊娠相关的绒癌见于女性，非妊娠相关的绒癌也可见于男性患者。妊娠相关的绒癌多见于20岁以下和40岁以上患者，约50%继发于葡萄胎，25%发生于自然流产后，其余的大部分发生于正常分娩后。也有资料表明，异常妊娠（胎儿畸形、死胎或自然流产）次数越多，绒癌发病概率越高。

病理变化

肉眼观：癌组织单个或多个，多个癌组织结节可大小不等，暗红色，质地软、脆，与周围组织分界不清，常侵入子宫肌层，甚至突破子宫浆膜。切面见癌组织暗红色出血区与灰红色坏死组织镶嵌分布。转移癌肉眼形态与原发癌类似。

镜下观：可用出血性、坏死性和双相性来描绘绒毛膜癌的典型特征。由于绒毛膜癌组织内无自身血管，成片的肿瘤细胞增生到一定大小后因血供不足而坏死。癌组织依靠侵犯周围血管获取营养，引起出血，癌组织与正常组织间有明显的出血带。随着癌组织不断蔓延，出血区域包被于癌组织内，因此癌组织内可见斑驳状分布的出血带。双相性指的是癌组织由细胞滋养层肿瘤细胞与合体滋养层肿瘤细胞相互混合而成，两种肿瘤细胞均表现明显异型性，核分裂象多见。细胞滋养层肿瘤细胞胞质淡染或透明，通常为单个大圆形核，淡染，核仁明显，核膜清楚，细胞边界可分辨。合体滋养层肿瘤细胞体大而分界不清，似相互融合状态，胞质红染，多个核，核染色深，核膜、核仁不清（图14-18）。肿瘤组织内不形成绒毛，这是与侵袭性葡萄胎的本质区别。

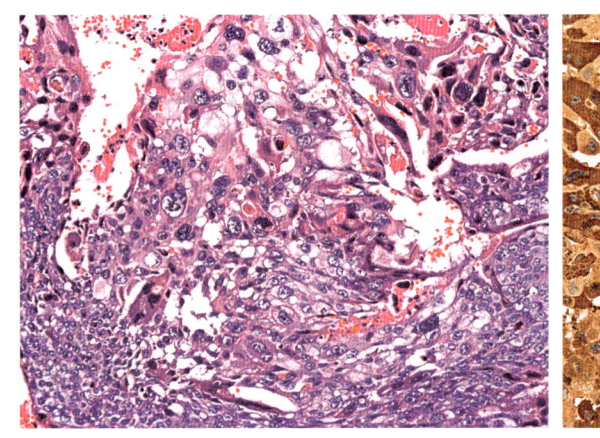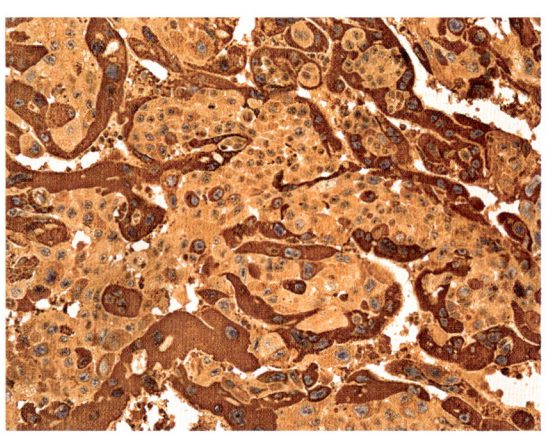

图 14-18　绒毛膜癌
左图示绒毛膜癌细胞滋养层细胞（胞质透明，核圆而较一致）与合体滋养层细胞（胞质红染，核大而异型性明显）异型增生；右图示 hCG 免疫组化检测，合体滋养层细胞呈强阳性

扩散

绒毛膜癌侵袭极易破坏血管，向周围蔓延。血道转移是绒毛膜癌的主要转移途径，癌组织侵入血管转移至肺（50%）、阴道壁（30%～40%）、脑、肝和肾等部位，很少发生淋巴道转移。少数病例在原发灶切除后，转移灶可自行消退。

临床病理联系

临床主要表现为葡萄胎刮宫治疗后、流产后或分娩后数月甚至数年后，阴道持续不规则流血，子宫增大，血 hCG、尿 hCG 持续升高。出现转移引起相应症状，如肺转移的咯血、胸痛；脑转移后的头痛、呕吐、瘫痪及昏迷；肾转移后的腰部疼痛、血尿等症状。绒毛膜癌是高度侵袭性的恶性肿瘤，对细胞毒性化疗药物敏感，化疗结合 hCG 动态监测可判断肿瘤疗效。目前绒毛膜癌化疗的治愈率接近100%，即使肿瘤转移也可治愈。

绒毛膜癌是目前人类能够治愈的为数不多的恶性肿瘤之一。

第四节 卵巢肿瘤

卵巢肿瘤种类繁多，结构复杂，依照组织来源可分为四大类（表14-5，图14-19）。

表14-5 卵巢肿瘤来源与组织类型

	表面上皮肿瘤（表面上皮-间质细胞肿瘤）	生殖细胞肿瘤	性索-间质肿瘤	转移瘤
占卵巢肿瘤的比例（%）	65~70	15~20	5~10	5
占卵巢恶性肿瘤的比例（%）	90	3~5	2~3	5
发病年龄	20岁以上	0~25岁	各年龄段	难以确定
肿瘤类型	浆液性肿瘤	畸胎瘤	纤维瘤	其他器官来源的恶性肿瘤
	黏液性肿瘤	无性细胞瘤	颗粒-卵泡膜细胞瘤	
	子宫内膜样肿瘤	卵黄囊瘤	支持-间质细胞瘤	
	透明细胞肿瘤	绒毛膜癌		
	移行细胞肿瘤			
	囊性腺纤维瘤			

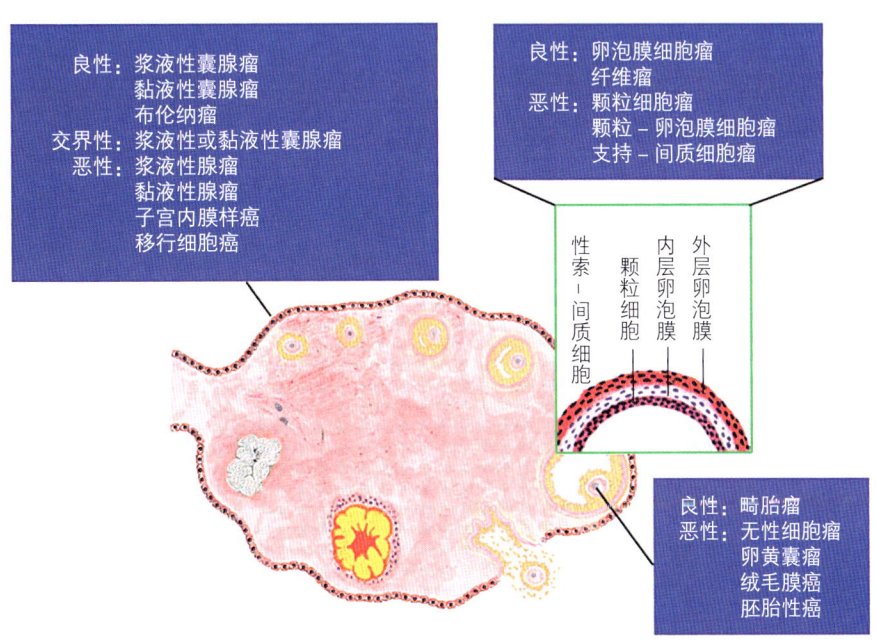

图14-19 卵巢肿瘤起源细胞模式图

一、卵巢上皮性肿瘤

卵巢上皮性肿瘤是最常见的卵巢肿瘤，占所有卵巢肿瘤的65%~70%，分为良性、恶性和交界性肿瘤。交界性肿瘤具有低度恶性潜能，生物学行为介于良性肿瘤与恶性肿瘤之间，可以认为是低级别卵巢癌伴局部浸润，因而预后明显好于纯粹的卵巢癌。卵巢癌占卵巢所有恶性肿瘤的90%。

一般认为卵巢上皮性肿瘤来源于覆盖卵巢表面的腹膜间皮细胞，当卵巢发育时，反复排卵与瘢痕形成，表面上皮包被到卵巢皮质内，形成腺体与囊肿，这些上皮的化生与肿瘤性转化形成各种组织学形态的肿瘤。卵巢良性肿瘤、交界性肿瘤通常为囊性，恶性肿瘤为囊性或实性肿块。肿瘤上皮类型分为浆液性、黏液性和子宫内膜样，浆液性上皮类似输卵管纤毛柱状上皮；黏液性上皮类似宫颈腺黏液柱状上皮；子宫内膜样类似子宫内膜腺体的非纤毛状柱状上皮。

（一）卵巢良性上皮性肿瘤

卵巢良性上皮性肿瘤包括囊腺瘤（cystadenoma）和布伦纳瘤（Brenner tumor）。前者又分为浆液性囊腺瘤、浆液性乳头状囊腺瘤、黏液性囊腺瘤和黏液性乳头状囊腺瘤四种类型；后者起源于移行上皮。其中浆液性囊腺瘤最常见，占卵巢肿瘤的40%。卵巢囊腺瘤多发生于20～60岁女性，直径常为15～30 cm，甚至可达50 cm，常表现为腹部包块，生长缓慢（图14-20A）。浆液性囊腺瘤常为单房性，内充清亮液体，比黏液性囊腺瘤更倾向于发生于双侧卵巢；黏液性囊腺瘤常为多房性，被分隔为大小不等的圆形囊腔，内充大量透明或淡蓝色胶冻样黏液，常发生于卵巢一侧。伴有乳头形成的囊腺瘤在囊壁上可见大小不等的草莓状突起物，如形成的乳头越大、表面见坏死，则应考虑囊腺癌的可能。囊腺瘤膨胀性生长，表面光滑，包膜完整，正常卵巢组织被挤向于一侧或因肿瘤压迫而萎缩。

镜下观：浆液性囊腺瘤囊壁内衬单层柱状或立方上皮，类似输卵管上皮细胞（图14-20B）。黏液性囊腺瘤囊壁内衬单层柱状黏液上皮细胞，类似宫颈腺上皮（图14-20C）。伴有乳头形成的囊腺瘤可见纤维间质为轴心的乳头状突起，乳头表面为浆液性上皮或黏液性上皮。有的肿瘤既可见浆液性上皮细胞，也可见黏液性上皮细胞衬覆，称为浆液性-黏液性囊腺瘤。

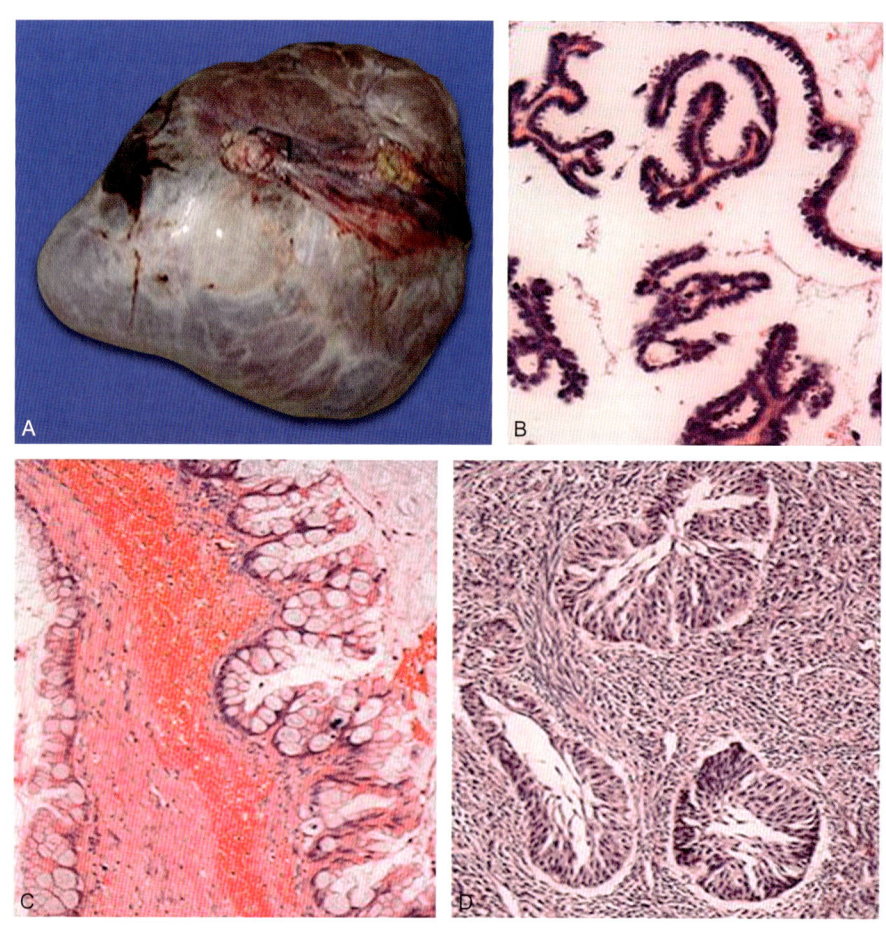

图14-20 卵巢良性上皮内肿瘤

A.卵巢巨大浆液性囊腺瘤，肿瘤最大直径达31 cm，表面光滑，其内包裹清亮液体；B.卵巢浆液性乳头状囊腺瘤，纤维血管间质为轴心被覆单层纤毛立方上皮，形成树枝状的乳头；C.卵巢黏液性乳头状囊腺瘤，纤维间质为轴心表面被覆单层柱状黏液上皮；D.卵巢布伦纳瘤，致密的纤维细胞间散布移行细胞巢，移行细胞无异型性

布伦纳瘤是卵巢移行上皮良性肿瘤，可能起源于卵巢表面上皮的移行细胞化生或原始生殖嵴内陷入泌尿道上皮。布伦纳瘤较少见，可发生于任何年龄，多发生于50岁以后，肿瘤大小不一，可表现为显微镜下微小移行细胞结节，也可为肉眼可见的实质肿块，直径一般不超过8 cm，常发生于一侧卵巢。组织学观察见移行细胞巢（类似尿路上皮）分布于纤维组织中，细胞无异型性（图14-20D），部分移行细胞巢表面可见黏液细胞分化。卵巢极少发生来源于移行上皮的交界性肿瘤和恶性肿瘤（恶性布伦纳瘤、移行细胞癌）。

囊腺瘤因包膜完整，可从卵巢内完整剥离而治愈，一般不复发。如果因手术过程中囊肿破裂，囊内液进入腹腔，可在腹腔内种植，后期可在腹腔内形成浆液性囊腺瘤或黏液性囊腺瘤。布伦纳瘤手术切除后可治愈。

（二）交界性囊腺瘤

卵巢交界性囊腺瘤（borderline cystic adenoma）是具有低度恶性潜能的表面上皮性肿瘤，常伴乳头形成，因此又称为浆液性乳头状囊腺瘤或黏液性乳头状囊腺瘤。多发生于20～40岁女性，约占卵巢肿瘤的15%。

肉眼观：与良性乳头状囊腺瘤类似，囊壁内乳头一般较乳头状囊腺瘤数量多，体积大，部分乳头相互融合。

镜下观：交界性囊腺瘤常见乳头形成，囊内壁或纤维血管间质乳头表面被覆2～3层细胞，细胞形态与良性囊腺瘤类似，但出现细胞排列紊乱，核轻微非典型性，但不伴有间质内浸润（图14-21）。少部分患者肿瘤局灶性增生的细胞浸润至间质内，浸润总面积不超过10 mm^2，最大浸润宽度小于3 mm，称之为伴有微小浸润的交界性浆液性乳头状囊腺瘤或黏液性乳头状囊腺瘤，预后分析资料显示5年生存率与交界性囊腺瘤无

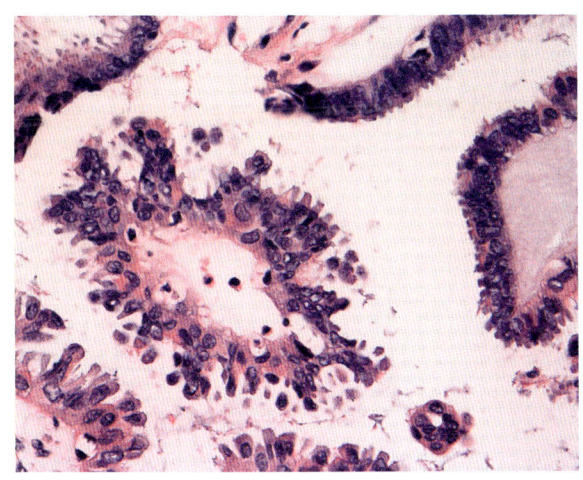 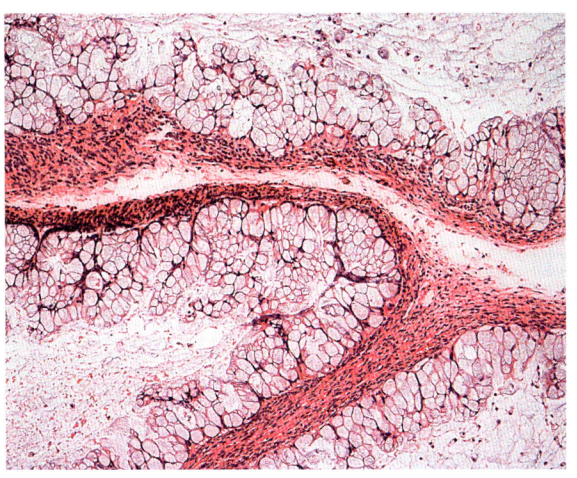

图14-21 卵巢交界性乳头状囊腺瘤

左图为交界性浆液性乳头状囊腺瘤，乳头表面可见2～3层细胞，细胞极性紊乱；右图为交界性黏液性乳头状囊腺瘤，乳头表面多为多层细胞，极性紊乱

差别。如果肿瘤细胞广泛性浸润间质，或多灶性浸润且浸润面积超过10 mm^2，则诊断为卵巢囊腺癌。

卵巢交界性肿瘤手术切除后，80%患者存活时间超过5年，5年后患者生存并不意味已完全治愈，少数患者手术切除10年后复发。交界性肿瘤出现淋巴结转移或腹腔种植，不管是浸润性还是非浸润性，还是归属于交界性肿瘤范围，因为这些肿瘤患者的预后明显好于卵巢癌。

（三）卵巢恶性上皮性肿瘤（卵巢腺癌）

卵巢腺癌是卵巢内最常见的恶性肿瘤，常发生于40～60岁女性，35岁以下者极少发生，分为浆液性囊腺癌、黏液性囊腺癌、卵巢子宫内膜样腺癌和透明细胞腺癌，以浆液性囊腺癌最多见。卵巢腺癌直径达到10～15 cm时，常突破卵巢，出现腹腔种植。

1. 浆液性囊腺癌（serous cystic adenocarcinoma） 占卵巢所有恶性肿瘤的1/3，不伴囊腔形成者，称为浆液性腺癌；同时伴有明显乳头形成者，称为浆液性乳头状囊腺癌。进展期浆液性囊腺癌常累及双侧卵巢，早期累及双侧卵巢者少见，提示卵巢浆液性腺癌可从一侧通过播散种植累及对称卵巢。

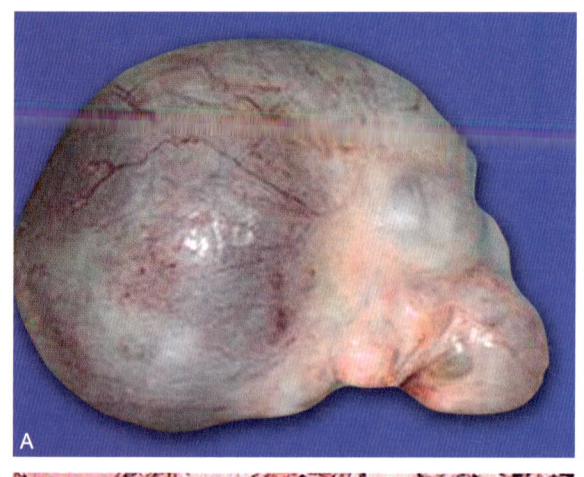
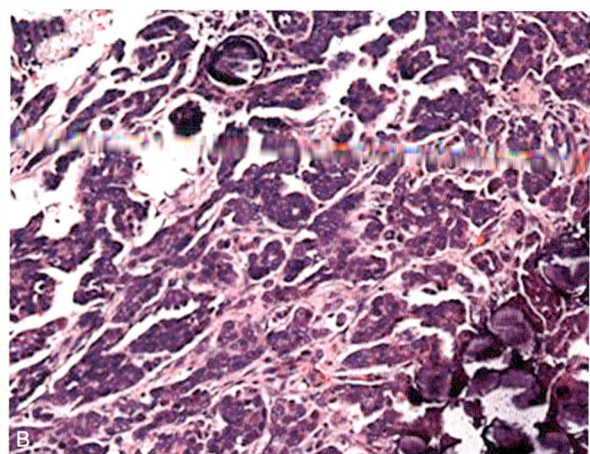
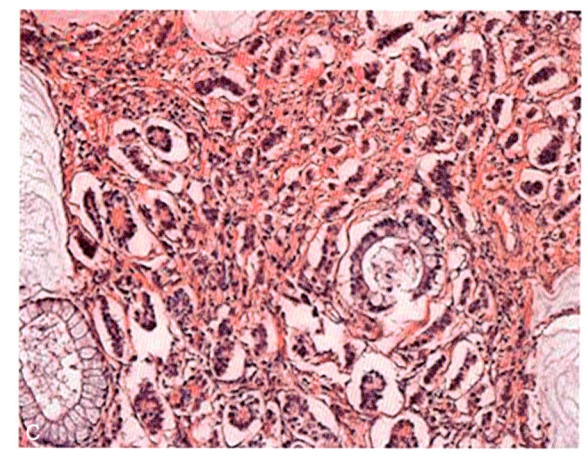

图14-22 卵巢腺癌
A.卵巢浆液性乳头状囊腺癌，表面光滑，囊性区域透亮，实性区域灰白色；B.浆液性乳头状囊腺癌组织中见砂粒体形成；C.黏液性囊腺癌组织中见癌细胞条索与黏液腺体，浸润间质

肉眼观：肿瘤体积大，境界不清，与周围组织粘连。肿瘤呈实性、微囊性或较大囊腔形成（图14-22A），单囊或多囊，形成囊状的肿瘤囊壁内侧密集分布乳头，相互融合，表面可见出血与坏死，触摸或切开时可呈砂粒样感。波及双侧卵巢者两侧卵巢病变不一定对称，输卵管和子宫表面也可见乳头状结节。腹腔内播散可形成腹水，并可见血性腹水。

镜下观：浆液性囊腺癌细胞层次多而排列紊乱，可见囊状、实性细胞巢、乳头状、不规则腺样结构，弥漫性浸润间质组织，突破卵巢表面浸润周围组织，伴明显纤维间质增生性反应。癌组织中可见形状不规则、大小不等的同心圆状蓝染钙化物沉积，称为砂粒体（图14-22B）。约1/3的浆液性囊腺癌伴有砂粒体形成。

2. 黏液性囊腺癌（mucinous cystic adenocarcinoma） 卵巢黏液性囊腺癌较浆液性囊腺癌少见，占卵巢恶性肿瘤的10%。局限于卵巢的黏液性囊腺癌约1/6累及双侧卵巢。肉眼观：肿瘤内密集分布大小不等的囊腔，腔内见透明、淡蓝色或血性黏液，有些肿瘤内见浆液性囊腔，也可见实性区域和乳头形成。镜下观：肿瘤细胞分化差异较大，可呈分化较好的高柱状黏液细胞，形成筛孔状结构，也可见分化差的印戒细胞（图14-22C）。部分肿瘤组织其至大部分区域为良性黏液性囊腺瘤、浆液性囊腺瘤、黏液性乳头状囊腺瘤，黏液性囊腺癌组织仅见少部分。不论分化程度与细胞排列方式如何，肿瘤组织浸润纤维性间质是诊断黏液性囊腺癌的确切依据，甚至侵犯浆膜层。如果肿瘤组织内缺乏良性或交界性黏液性囊腺瘤区域，需排除从胃肠道转移至卵巢的黏液腺癌（Krukenberg瘤）。黏液性囊腺癌预后与临床分期有关，晚期癌患者预后差。

3. 子宫内膜样腺癌（endometrioid adenocarcinoma） 卵巢子宫内膜样腺癌占卵巢恶性肿瘤的20%，组织学形态类似子宫内膜腺体，可伴有鳞状上皮化生区域。大多数发生于绝经后妇女，与浆液性和黏液性肿瘤不同，卵巢子宫内膜样肿瘤基本上是恶性的。超过一半以上的子宫内膜样腺癌累及双侧卵巢。肉眼观：肿瘤大小2 mm～30 cm，常为实性，伴组织坏死，很少形成囊腔。镜下观：肿瘤组织类似子宫内膜腺癌，组织学分级与子宫内膜腺癌类似（参见子宫内膜腺癌部分）。有15%～50%的卵巢子宫内膜样腺癌患者同时伴有子宫内膜癌，两者可能独立发生，也可能是相互转移所致。85%患者术后存活时间超过5年。

二、卵巢生殖细胞肿瘤

卵巢来源于生殖细胞的肿瘤占卵巢肿瘤的20%，大多数为良性肿瘤，发生于成人的多为良性畸胎瘤，发生于儿童的多为恶性生殖细胞肿瘤，囊性肿块多为良性肿瘤，实性肿块多为恶性肿瘤。儿童和青春期卵巢肿瘤的60%为生殖细胞肿瘤，绝经后很少见。原始生殖细胞具有向不同方向分化的潜能，这一点已在近年的胚胎干细胞、神经干细胞和生殖干细胞研究中获得证据，将生殖干细胞移植于免疫缺陷的裸鼠体内，可分化为畸胎瘤样的多种组织成分。由原始生殖细胞组成的肿瘤称为无性细胞瘤；原始生殖细胞向胚胎体壁细胞分化称为畸胎瘤；向原始的胚胎性组织分化，称为胚胎性癌；向胚外组织分化，瘤细胞和胎盘的间充质细胞或其前身相似，称为卵黄囊瘤；向覆盖在胎盘绒毛表面细胞分化，称为绒毛膜癌（图14-23）。

除卵巢外，生殖细胞瘤也可常发生于男性睾丸，生殖器官以外产生的生殖细胞肿瘤男、女性患者均可出现，多见于儿童，可发生于胸腺、松果体区，偶有患者可发生于其他器官，如甲状腺等。

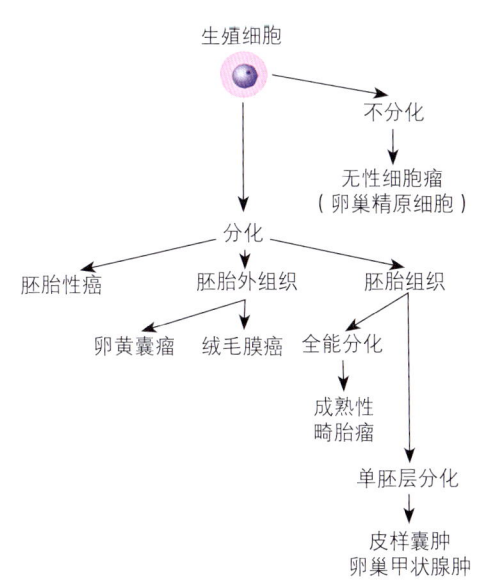

图14-23 卵巢生殖细胞分化模式及其起源的肿瘤分类

（一）畸胎瘤

畸胎瘤来源于卵巢生殖细胞向体细胞分化的肿瘤，大多数肿瘤至少含有两个或三个胚层组织成分，常见三个胚层。占所有卵巢肿瘤的15%~20%，好发于20~30岁女性。

1. 成熟性畸胎瘤（mature teratoma） 由于常呈囊性肿物，又称为成熟性囊性畸胎瘤，是最常见的生殖细胞肿瘤。

肉眼观：肿瘤呈囊性，表面光滑，包膜完整，与周围组织分界清楚，质软。切开见囊壁大部分区域菲薄，部分区域较厚，囊壁内常可查见局部质实的球形结节，称为头节。囊腔内为大量淡黄色的皮脂物和毛发，在头节区域切开可查见骨、软骨、脂肪、牙齿和脑组织等。

镜下观：囊壁区域常见皮肤及其附属器，如毛囊、皮脂腺、汗腺、立毛肌等，囊腔内物质为红染的层状角化物，类似表皮的角质层细胞。一般在头节区域除了发现皮肤及其附属器以外，常见骨、软骨、脂肪、平滑肌、横纹肌、呼吸道上皮、消化道上皮、唾液腺、胰腺、肝、甲状腺组织和脑组织（图14-24）。

以表皮和皮肤附属器组成的单胚层畸胎瘤称为皮样囊肿（dermoid cyst）；以甲状腺组织为主（其成分占囊性畸胎瘤的5%~20%）的单胚层畸胎瘤称为卵巢甲状腺肿（struma ovarii），极少有患者伴发甲状腺功能亢进症。

1%的畸胎瘤可发生恶变，多发生于老年女性，与其他体细胞发生的恶性肿瘤组织形态类似，其中3/4为鳞状细胞癌，其他有类癌（图14-25）、基底细胞癌、甲状腺癌和腺癌等。个别患者肿瘤组织内脏上皮产生胺类物质，引发类癌综合征。畸胎瘤恶变后临床预后取决于肿瘤分期。

2. 未成熟畸胎瘤（immature teratoma） 与成熟性畸胎瘤的主要区别在于未成熟畸胎瘤内出现未成熟组织，可能伴有三个胚层的胚胎样组织，如原始的神经管、原始间叶组织成分等。未成熟畸胎瘤占20岁以下女性所有恶性肿瘤的20%，随年龄段增加，发病率减少。

肉眼观：未成熟畸胎瘤几乎均为实性或分叶状，质软，肿瘤内可见大小不等的多个囊腔，可触及未成熟的骨与软骨组织。

镜下观：肿瘤组织内分化成熟的组织与成熟性畸胎瘤类似，其中可散布或成片分布不成熟的组织成分，其中原始的神经管成分最具有代表性，也可见菊形团结构，神经细胞分化聚集成片，形成神经母细胞瘤。其他胚层的未成熟组织也可见，如未成熟的骨、软骨和原始间叶组织成分（图14-26），均与胚胎时期相应的组

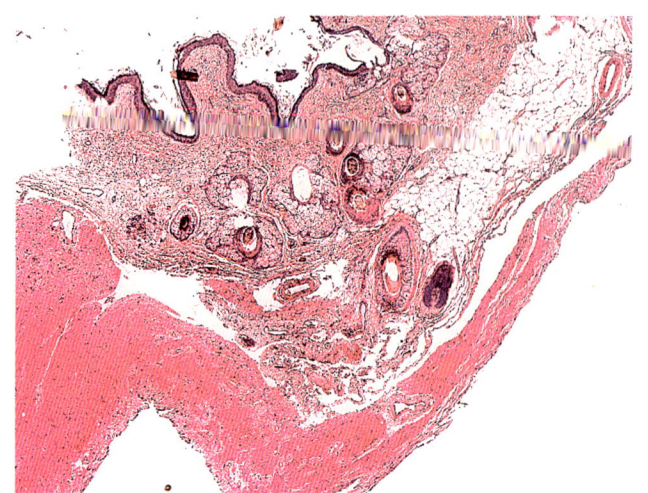

图 14-24　卵巢成熟性畸胎瘤

可见分化成熟的表皮及其附属器（毛囊、皮脂腺等），下为成熟脑组织

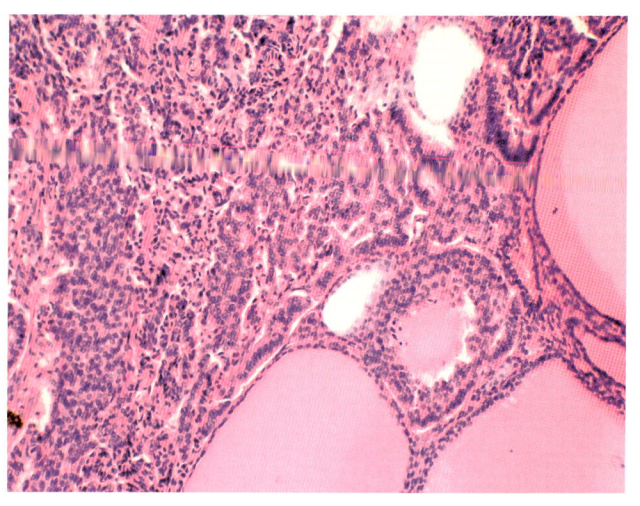

图 14-25　卵巢甲状腺肿伴类癌

右侧为甲状腺肿成分，左侧为类癌组织成分，癌组织呈实体片状与腺样结构，细胞大小较一致

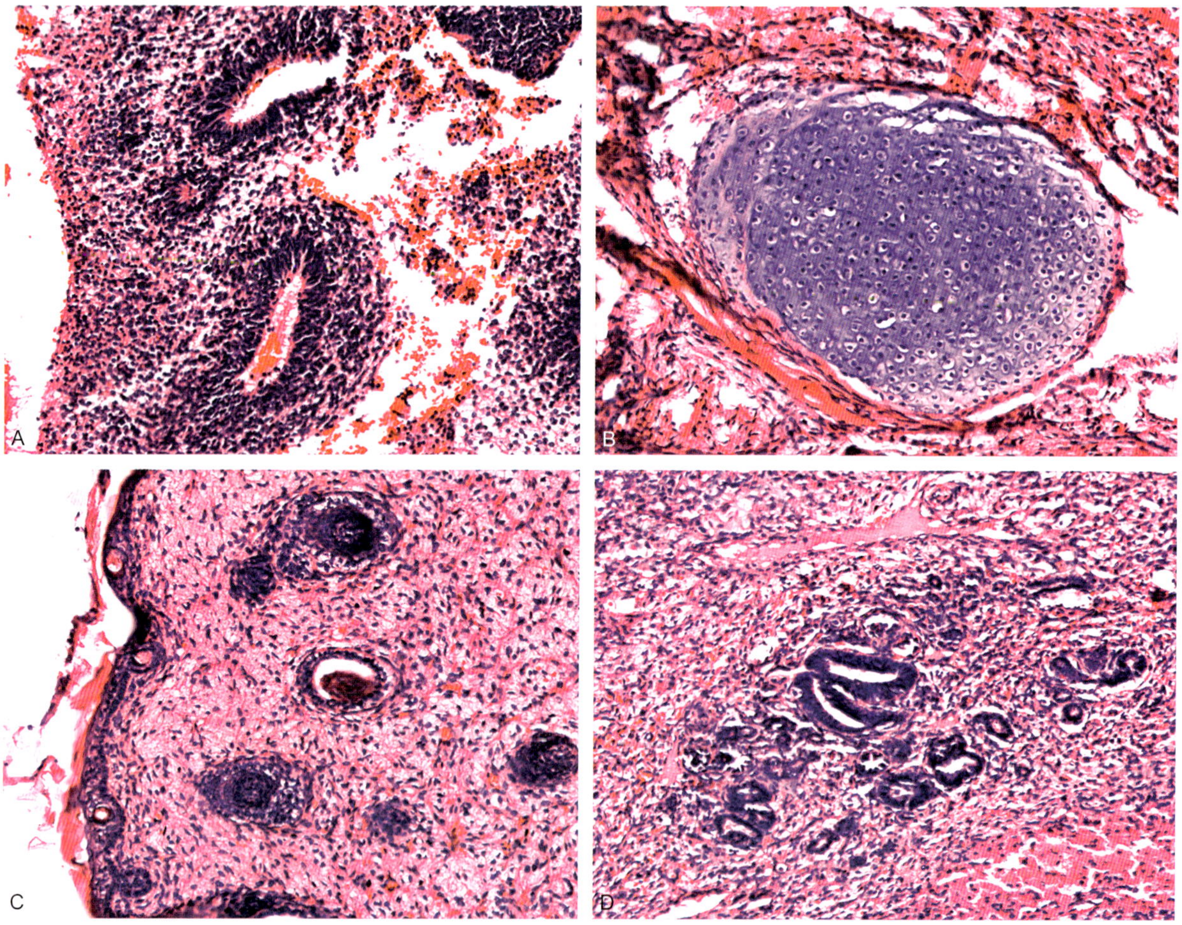

图 14-26　卵巢未成熟畸胎瘤

肿瘤组织内见神经管（A）、未成熟的软骨（B）、未成熟的表皮和附属器（C）及未成熟的腺体（D），这些软骨、皮肤和腺体组织均类似于相应胚胎组织成分

织形态类似。未成熟畸胎瘤内胚胎性间叶组织成分易发生转移。肿瘤组织内未见成分所占比例决定肿瘤组织学分级，与临床预后有关，分化较好的不成熟畸胎瘤预后较好，高级别肿瘤（特别是胚胎性成分）预后差。

(二) 无性细胞瘤

卵巢无性细胞瘤（dysgeminoma）是由原始未分化的生殖细胞产生的恶性肿瘤，类似男性睾丸发生的精原细胞瘤，占卵巢所有恶性肿瘤的2%，但是占20岁以下女性恶性肿瘤的10%，多发生于10~30岁，5岁以下女孩和绝经后妇女极少发生。患者主要表现为盆腔快速增大的肿块，伴压迫与疼痛相关症状。肿瘤也可分泌雌激素，致同性假性性早熟、月经不规则、闭经，部分肿瘤产生雄激素可致患者男性化。

肉眼观：肿瘤体积较大，质实，表面结节状，切面质软，呈鱼肉状，灰白色，可见灰黄色坏死区域。镜下观：瘤细胞中等大小，形态较一致，密集分布，胞质富含糖原而透明，胞核呈圆形，居中，淡染，可见1~2个清楚的核仁。纤维间质稀少，伴散在少量淋巴细胞浸润是其重要特征（图14-27）。部分病例可见肉芽肿形成。

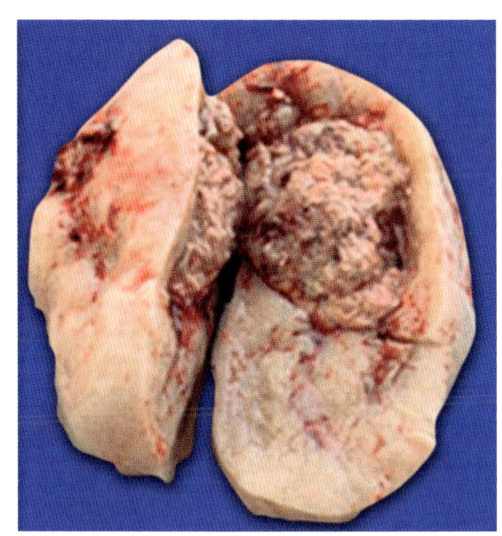 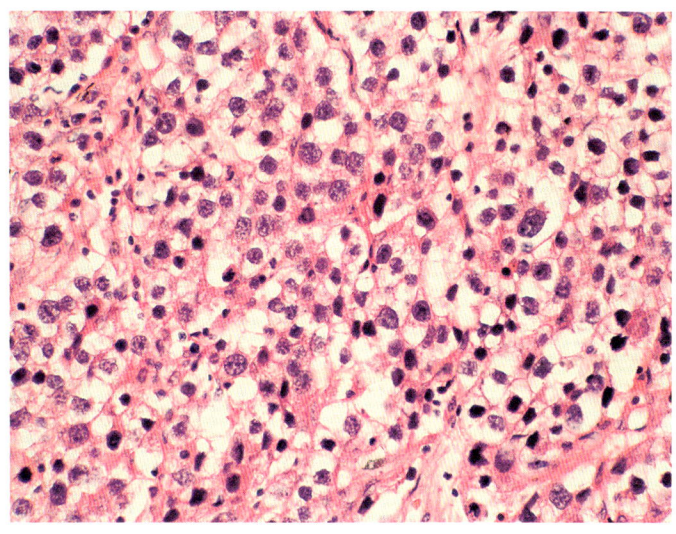

图14-27 卵巢无性细胞瘤

15岁女孩卵巢肿瘤，大体图片见肿瘤灰白色结节状，质实，切面中心见灰黄色坏死组织；组织学观察瘤细胞大小较为一致，胞质丰富、透明，核圆，居中，核仁清楚，背景中散在淋巴细胞浸润

肿瘤细胞胎盘碱性磷酸酶（PLAP）免疫组化染色呈阳性，也可表达酪氨酸受体激酶 *c-Kit*（CD117）和OCT4，可作为诊断无性细胞瘤的依据，也可作为生物靶向治疗的靶点。

无性细胞瘤常通过手术切除治疗，临床Ⅰ期病例5年生存率为100%，肿瘤对放疗和化疗敏感，总体5年生存率超过80%。

(三) 胚胎性癌

卵巢胚胎性癌（embryonal carcinoma）非常少见，仅占卵巢生殖细胞肿瘤的3%。肿瘤来源于生殖细胞向原始阶段分化的胚胎组织，可呈多潜能分化，表现出体细胞特征和胚外组织分化，如绒毛膜癌和卵黄囊瘤。胚胎性癌一半以上患者于青春期前发病，主要见于4~28岁年龄段，中位发病年龄为12岁。患者大多表现为盆腔或腹部肿块，50%的患者血清中β-hCG增高，提示肿瘤向滋养层细胞分化特征。其他症状包括内分泌失调引起的同性假性性早熟、月经不规则、男性化、多毛等。

肉眼观：肿瘤一般表现为单侧卵巢巨大肿块（中位大小为17 cm），表面光滑，质实，白色或灰白色，常见局灶性出血和坏死，伴有绒毛膜癌时更为明显。镜下观：肿瘤组织几乎为未分化的幼稚细胞，细胞多形性明显，细胞体积大小差异较大，常呈实性条索或巢状分布，可见腺样结构、乳头状结构。瘤细胞核大深染或淡染，核仁清楚，核膜不规则，核分裂象与病理性核分裂象较多。胞质红染或嗜双色性（红染和淡蓝染），细胞边界不清（图14-28A、B）。胚胎性癌组织中常可发现绒毛膜癌、卵黄囊瘤、无性细胞瘤和畸胎瘤组织，此时应视为混合性生殖细胞肿瘤（14-28C、D）。

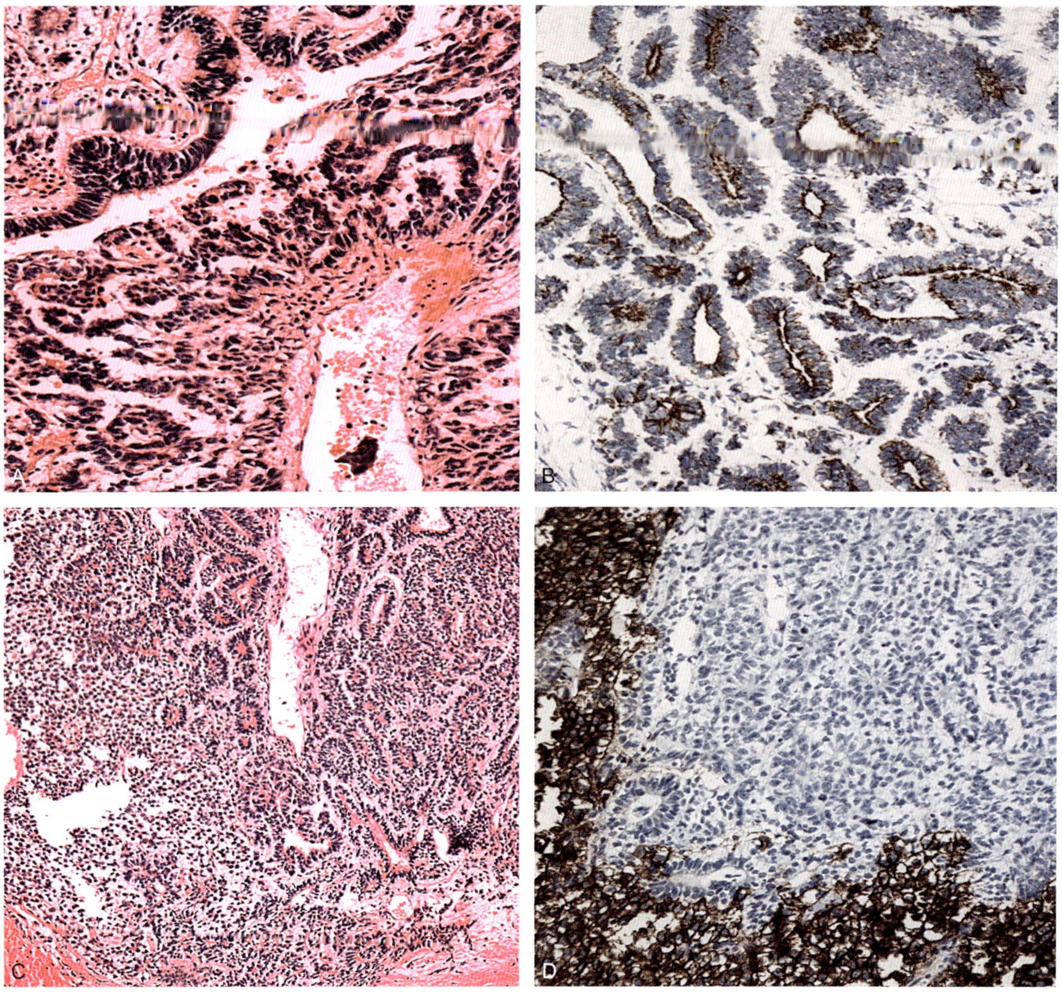

图 14-28 卵巢胚胎性癌与混合性生殖细胞肿瘤
A. 胚胎性癌；B. 胚胎性癌 CK8 阳性；C. 右上为胚胎性癌，左下为无性细胞瘤；
D. 无性细胞瘤成分 PLAP 阳性（左下），胚胎性癌阴性（右上）

胚胎性癌免疫组化检测细胞角蛋白（CK）、PLAP、CD30 和 OCT4 阳性，AFP 阳性区域提示伴有卵黄囊瘤组织，β-hCG 阳性提示伴有滋养层细胞，这些检测可明确诊断与鉴别胚胎性癌中的异源性组织成分。

胚胎性癌手术切除结合化疗，无卵巢外浸润即使伴有远隔器官转移，5 年生存率也超过 50%，而手术时已发现有盆腔侵犯、腹腔侵犯组患者 5 年生存率接近 50%。

（四）卵黄囊瘤

卵黄囊瘤（yolk sac tumor）又称为内胚窦瘤（endodermal sinus tumor），在儿童与青少年女性生殖细胞恶性肿瘤中的发病率仅次于无性细胞瘤，占卵巢生殖细胞恶性肿瘤的 20%，平均发病年龄为 19 岁，围绝经期和绝经后女性极少发病。腹腔快速生长的肿块伴腹痛是其主要症状，个别患者表现男性化，患者血清中 AFP 明显增高（>1000 ng/ml），肿瘤相关蛋白 CA-125 增高。

肉眼观：肿瘤几乎表现为单侧卵巢的巨大实性肿块（平均直径 15 cm），表面尚光滑，呈鱼肉状，切面灰白色或棕黄色，出血、坏死，有时包膜破裂，偶见囊腔或整体为囊性肿物。

镜下观：肿瘤组织呈现多种形态（图 14-29）：① 网状结构：最常见，肿瘤细胞疏松网状分布，细胞间隙呈微囊状，裂隙与微囊周围排列原始的肿瘤细胞，呈乳头状与假腺腔样分布。瘤细胞扁平或立方状，胞质透明，胞核形态不规则，染色质丰富，核仁明显，核分裂象多见。② Schiller-Duval 小体：简称 S-D 小体，血管轴心周围环状分布原始的淡蓝染间质，外周疏松分布立方状、柱状或扁平的肿瘤细胞，形成典型的三层

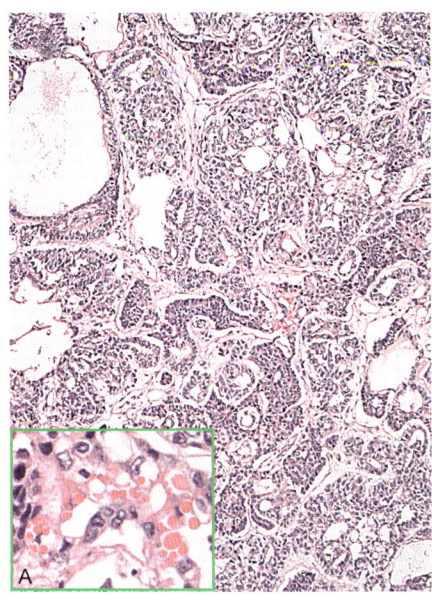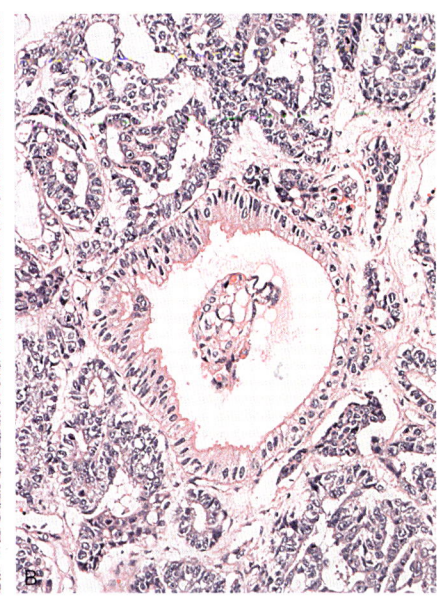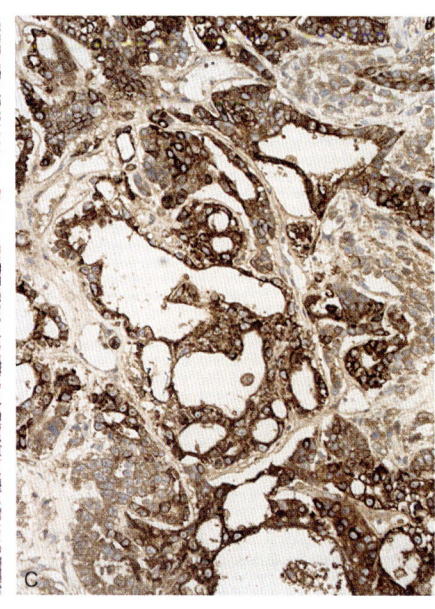

图 14-29 卵黄囊瘤

A. 网状结构、实体状与腺样分布，小图示透明小体；B. Schiller-Duval 小体；C. AFP 染色阳性

特征。S-D 小体为卵黄囊瘤特征性的病理组织学改变，但仅见于 1/3 的病例。③ 透明小体：细胞内、外红染、大小不等的圆形颗粒物质沉积，称为透明小体。透明小体常见于 S-D 小体中心或其外被的细胞内。④ 实体状和腺样分布：实体状瘤细胞成片分布，间质稀少。腺样结构区域细胞扁平、立方状或柱状，类似肠型腺体或子宫内膜腺体。肿瘤间质疏松并黏液变性是卵黄囊瘤间质的主要特征，少数情况下也可见密集纤维间质区域，肿瘤实质散布于间质中。

肿瘤细胞富含糖原，PAS 染色阳性。肿瘤细胞 AFP 和 α_1-抗胰蛋白酶阳性有助于卵黄囊瘤的诊断。约 2/3 的患者在肿瘤发现时处于临床 I 期，进展期患者肿瘤扩散类似卵巢表面上皮恶性肿瘤，但淋巴道转移比腹腔种植更多见。卵巢外常见受累器官是肝，其次为盆腔与腹腔种植、盆腔和腹主动脉旁淋巴结转移。术后复发病例大多 2 年内死亡，手术切除配合术后化疗，临床 I 期患者存活率超过 95%，进展期患者存活率为 75%。

三、卵巢性索-间质肿瘤

性索-间质肿瘤（sex cord–stromal tumor）起源于原始性腺中的性索和间质组织，分别在男性和女性衍生成不同类型细胞，形成一定的组织结构。女性的性索-间质细胞称为颗粒细胞（granulosa cell）和卵泡膜细胞（thecal cell），而在男性相应细胞分别称为支持细胞（Sertoli cell）和间质细胞（Leydig cell），但在卵巢也可出现男性型的支持细胞与间质细胞肿瘤。性索-间质肿瘤占卵巢原发肿瘤的 8%。WHO 将这组疾病分为四种类型：① 颗粒-间质细胞肿瘤：由卵巢型细胞组成；② 支持-间质细胞肿瘤：由睾丸型细胞组成；③ 混合性性索-间质肿瘤或不能分类的性索-间质肿瘤；④ 类固醇细胞肿瘤。这一组肿瘤中，最多见的是颗粒-间质细胞肿瘤，包括卵泡膜细胞瘤、纤维瘤和颗粒细胞瘤。

这组肿瘤分类复杂，生物学行为表现多样，有完全良性的肿瘤，如卵泡膜细胞瘤、纤维瘤、卵泡膜-纤维瘤；也有恶性程度不恒定的肿瘤，如颗粒细胞瘤、支持-间质细胞瘤，甚至可在原发肿瘤切除后十余年或四十年后发生转移。由于性索-间质可向多方向分化，卵巢和睾丸可查见所有这些细胞类型来源的肿瘤，有些肿瘤中可出现异源性成分，如成熟或不成熟的消化道上皮、软骨、骨组织、横纹肌等。卵泡膜细胞可产生雌激素，间质细胞可产生雄激素，患者常有内分泌功能改变，女性可出现男性化特征。性索-间质肿瘤一般发生于一侧卵巢，各年龄均可发病，其中颗粒细胞瘤、卵泡膜细胞瘤主要发生于绝经后，支持-间质细胞瘤主要发生于育龄期妇女。

性索-间质肿瘤主要病理学特征与生物学行为表现简介见表 14-6。

表 14-6　卵巢性索-间质肿瘤病理学特征与生物学行为

肿瘤类型	病理学特征	生物学行为
颗粒细胞瘤（granulosa cell tumor）	单侧卵巢发生，体积较大，囊性，切面淡黄色，可见出血。瘤细胞弥漫性、岛屿状或梁索状分布，胞体呈多角形或立方形，细胞核见核沟，呈咖啡豆样外观。瘤细胞排列成卵泡样结构，称为 Call-Exner 小体（图14-30A）	低度恶性，极少转移，但也可在手术切除后数年至四十年后转移，可发生局部扩散。Ⅰ期肿瘤 10 年生存率 84%～87%，进展期肿瘤 10 年生存率为 38%～60%
卵泡膜细胞瘤（thecoma）	实性肿瘤，切面黄色（图 14-30B）。瘤细胞呈短梭形，束状分布。黄素化的瘤细胞体积较大而类似黄体细胞。瘤细胞核呈椭圆形，核分裂象极少	良性肿瘤，手术切除后可治愈，没有复发与转移的报道。罕见病例并发硬化性腹膜炎而死亡
支持-间质细胞瘤（Sertoli-Leydig cell tumor）	多发生于睾丸，卵巢较少发生。任何年龄均可发病，多见于育龄期妇女，平均发病年龄 25 岁。实性肿瘤，黄色或棕黄色。分化好的肿瘤支持细胞高柱状，形成小管状或腺样结构，其间为多角形上皮样的间质细胞。分化中等与分化差的肿瘤小管状结构不明显。可见异源性的上皮与间叶组织成分	可产生少量雄激素致男性化表现。肿瘤一般为良性表现，病侧输卵管、卵巢切除术后大多可治愈

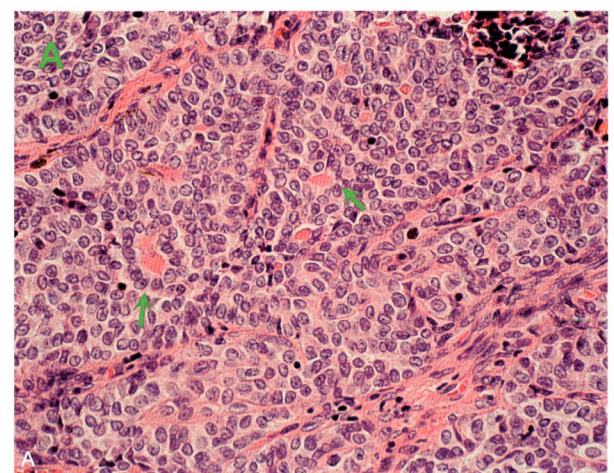 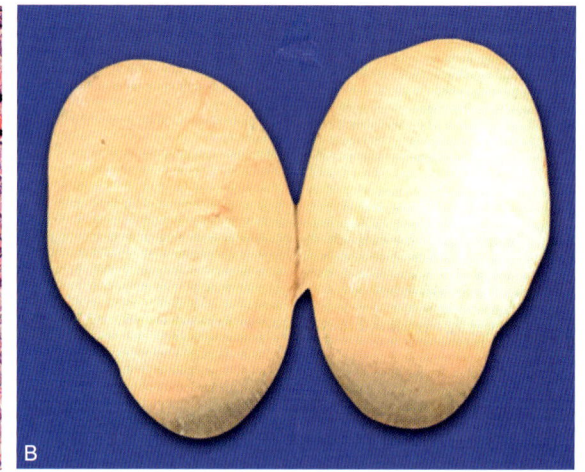

图 14-30　卵巢性索-间质肿瘤

A. 颗粒细胞瘤中见 Call-Exner 小体（箭头所示），肿瘤细胞核上呈现核沟；B. 卵泡膜细胞瘤呈实性，切面呈淡黄色

第五节　男性生殖系统疾病

男性生殖系统疾病包括阴茎、阴囊、前列腺和睾丸的发育畸形、炎症和肿瘤性疾病。本节主要介绍阴茎肿瘤、前列腺增生、前列腺癌等疾病。睾丸常见肿瘤为精原细胞瘤，与卵巢无性细胞瘤类似，睾丸发生的胚胎性癌和卵黄囊瘤与卵巢对应肿瘤类似。但是，睾丸内发生的畸胎瘤一般是不成熟畸胎瘤，成熟性畸胎瘤极罕见。关于睾丸生殖细胞肿瘤和性索-间质肿瘤的病理学改变、生物学行为和预后相关资料与相应卵巢肿瘤无明显区别，本节不再赘述。

一、阴茎肿瘤

阴茎肿瘤起源于阴茎鳞状上皮，包括阴茎鲍温病（Bowen disease）、Queyrat 增殖性红斑（erythroplasia of Queyrat）和阴茎鳞状细胞癌，前两者属于阴茎鳞状上皮原位癌，肉眼观为孤立性的斑块。发生于阴茎和包皮上的鳞状上皮原位癌称为阴茎鲍温病，而发生于龟头上斑块状的鳞状上皮原位癌称为 Queyrat 增殖性红斑。阴茎鲍温病和 Queyrat 增殖性红斑组织学观察鳞状上皮全层均表现出细胞异型性和极性紊乱，无表皮基底膜下基质浸润。鲍温病还可发生于机体其他部位表皮与黏膜，如大阴唇和口腔黏膜。阴茎鳞状上皮原位癌的潜在风险是发展为浸润性鳞状细胞癌。鲍温样丘疹病组织学表现与鲍温病类似，常见于年轻、性活跃的男性阴茎，肉眼观察为阴茎多发性红褐色丘疹，常为暂时性损害，免疫功能正常患者极少发展为阴茎浸润性癌，因此，阴茎鲍温病与鲍温样丘疹病是组织学类似的两种不同疾病。

阴茎肿瘤常发生于40岁以上男性，发病与HPV感染（特别是HPV16和18型）、局部卫生不良（包皮垢刺激）和吸烟有关。

肉眼观：阴茎鳞状细胞癌通常发生在阴茎龟头或包皮内接近冠状沟区域，呈乳头状、菜花状，类似尖锐湿疣；或为扁平状损害，局部增厚，表面溃疡，与正常组织分界不清。镜下观：为分化程度不一的鳞状细胞癌，一般为高分化鳞状细胞癌，有明显角化珠形成。深部组织出现明显炎症反应，炎症细胞浸润多。

疣状癌（verrucous carcinoma）是一种特殊的高分化鳞状细胞癌，在体表皮肤、阴茎、女性外阴、宫颈和口腔出现外生性肿瘤，向体表与体腔突出，呈乳头状与疣状外观，鳞癌组织仅在局部向深部组织浸润，极少发生转移。因大体和光镜下改变均与尖锐湿疣类似而得名。

临床病理联系

阴茎鳞状上皮原位癌表现的斑块可通过局部手术彻底切除而治愈，不发展为浸润性癌。阴茎鳞状细胞癌进展缓慢，早期可转移至腹股沟淋巴结和髂内淋巴结，晚期可广泛播散，约1/4患者在获得诊断时已出现了腹股沟淋巴结转移，平均5年生存率为70%。伴有溃疡形成时，局部感染出现疼痛，引流淋巴结发炎出现压痛。

二、前列腺增生症

前列腺增生症（prostatic hyperplasia）又称为良性前列腺增生（benign prostatic hyperplasia）、结节状前列腺增生（nodular prostatic hyperplasia）或前列腺肥大（prostatic hypertrophy），是极为常见的前列腺异常，临床表现为前列腺增大和尿道梗阻，病理组织学改变为前列腺腺体与间质增生。发病率随年龄的增加而递增，超过40岁以上的男性就有前列腺不同程度的增生，80岁以上的男性发病率达到75%，40岁以前极少发生，但其中只有50%的患者出现临床症状。

病因与发病机制

病因仍未完全明确，但至少已明确雄激素在前列腺增生中起核心作用。青春期前切除睾丸的男性不出现前列腺增生，遗传性疾病雄激素分泌阻滞患者也不罹患前列腺增生症。二氢睾酮（dihydrotestosterone，DHT）是睾酮在5α-还原酶的作用下产生的中间产物，能够促进男性前列腺腺体与间质的增生。DHT结合前列腺腺上皮细胞核内的雄激素受体，刺激DNA、RNA、生长因子和其他胞质内蛋白的合成，导致前列腺腺体增生。这一机制衍生出使用5α-还原酶抑制剂治疗前列腺增生，缓解症状。实验研究证明，男性随着年龄增大雌激素水平增高，前列腺基质细胞DHT受体表达增强，导致前列腺内间质增生，形成结节状。

病理变化

前列腺增生早期发生在尿道黏膜下区组织，即前列腺移行区，增大的前列腺结节压迫中心的尿道腔。靠近尿道周围的前列腺中央区、尿道周围区也呈结节状增生，外周相对正常的前列腺组织受挤压而局限于包膜下。增大的前列腺呈结节状或多结节状，重者可达300 g。切面见结节主要位于前列腺中心，颜色和质地与增生的成分有关，以腺体增生为主的呈淡黄色，质地较软，切面见大小不一的蜂窝状腔隙；而以纤维平滑肌增生为主者，灰白色，质地韧，与周围正常前列腺组织分界不清。

镜下观：增生的组织成分有前列腺腺体（腺泡和导管）、平滑肌和纤维，不同组分所占比例因人而异。增生的腺泡和导管相互聚集，散布于增生的平滑肌和纤维间质中呈岛屿状。腺体由2层细胞构成，内层为腺泡上皮或导管上皮细胞，呈高柱状或立方状；外层为基底层细胞，呈立方状或扁平形，周围有完整基底膜包绕（图14-31）。上皮细胞增生向腺腔内出芽形成乳头或皱褶。腔内常含有淀粉小体。此外，可见鳞状上皮化生和小灶性梗死，近尿道区域导管移行上皮化生，也可见局灶性较密集的淋巴细胞浸润，与慢性前列腺炎有关。

临床病理联系

由于前列腺增生主要发生于近尿道周围的前列腺组织，尿道前列腺部受压迫变窄、变形，患者出现尿道梗阻的症状和体征，排尿困难、尿流变细、滴尿、尿频与夜尿增多。时间久者，产生尿潴留和膀胱扩张，出现尿路感染、输尿管肾盂积水，严重者最终出现肾衰竭。经尿道前列腺切除术将增生的前列腺组织切除，保留被膜下的前列腺组织，可缓解尿路梗阻症状。

三、前列腺癌

前列腺癌（prostatic carcinoma）是起源于前列腺上皮细胞的恶性肿瘤，常发生于50岁以上的男性。在美国，男性前列腺癌致死率仅次于肺癌，列第二位，75%的患者发病年龄为60~80岁，50岁以下患者不足1%。我国前列腺癌发病率仅为美国的1/50，但近

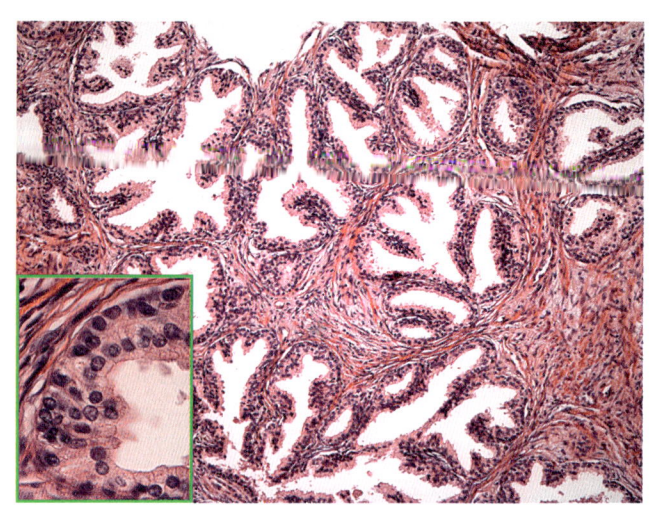

图 14-31　前列腺增生症

增生的腺体组织散布于增生的纤维组织与纤维间质中，小图示腺体双层细胞，外层为基底层细胞，内层为腺泡上皮细胞

年来呈上升趋势。病理尸体解剖研究发现，前列腺癌发生率明显高于临床患病率。绝大多数患者（70%~90%）病理尸检偶然在显微镜下发现或在切除增生的前列腺组织外科病理学检查时发现。

前列腺癌在不同国家与种族的发病率差异较大，欧美国家发病率明显高于亚洲国家，美国和斯堪的纳维亚国家发病率最高，墨西哥、希腊和亚洲国家发病率最低，大多数西欧国家的发病率介于两者之间，美国黑人前列腺癌发病率为白人的2倍。另外，前列腺癌与遗传和饮食因素有一定的相关性，患者一级亲属患病风险高于其他人群。前列腺癌的病因与发病机制仍未确定，没有证据表明前列腺癌来源于前列腺增生。雄激素控制前列腺生长，服用雌激素或去势治疗（切除睾丸）可抑制前列腺癌增生，说明雄激素在前列腺癌的发生中起重要作用，但是患者血清中雄激素水平并不明显高于正常人群不支持该观点。

病理变化

肉眼观：70%~80%的前列腺癌位于前列腺周围区，以后叶多见，因此可在肛诊时触及不规则的质硬结节。由于癌组织主要位于周围区，与前列腺增生位于中央区不同，早期前列腺癌引起尿路梗阻症状比前列腺增生症患者少得多。早期损害表现为前列腺包膜下境界清楚的灰白色结节，切面见癌组织质实、灰白色或淡黄色，浸润周围组织。癌组织向周围蔓延浸润精囊腺、尿道周围区组织、前列腺周围软组织和膀胱等。前列腺会阴筋膜把前列腺与直肠分开，能够阻止前列腺癌组织侵犯直肠，因此前列腺癌一般不侵犯直肠。但是，前列腺癌早期可转移至邻近淋巴结，引起淋巴结肿大甚至相互融合。

镜下观：多数为不同分化程度的腺癌，大多表现为高分化腺癌。腺癌组织分化好时与正常前列腺组织和前列腺增生不易区别，但是癌性腺体组织密集分布，呈背靠背现象（图14-32）。癌组织腺体由单层细胞或多层细胞构成，但外层基底层细胞消失，腺体浸润生长于纤维基质中，不规则分布，与正常腺体和前列腺增生的腺泡状结构不同。癌组织局部增生密集时，片状分布，其内见少量腺样结构，即

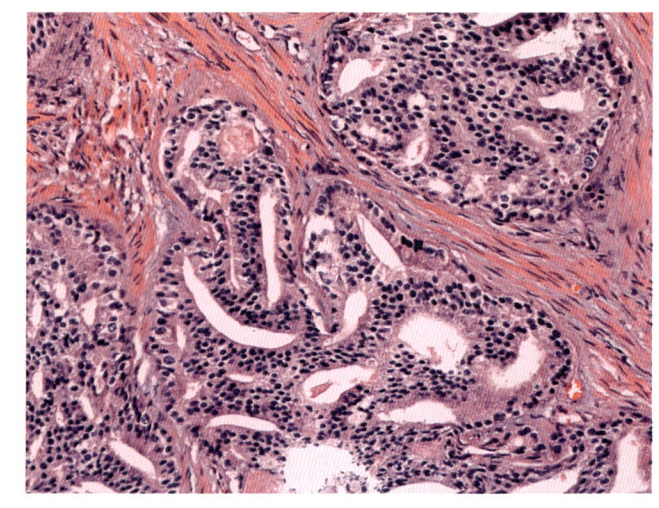

图 14-32　前列腺癌

癌组织腺体呈筛状分布，浸润生长于纤维间质中，基底层细胞消失，癌细胞异型性不明显

为筛孔状分布特征。癌细胞一般异型性不明显，多呈立方状，核稍增大，核多形性不明显，核分裂象很少见，有时可分辨出核仁。癌细胞分化程度、形成腺腔大小和形状、细胞异型性、有否出现癌组织坏死等特征可作为组织学分级依据，通常遵照 Gleason 分类系统评分对癌组织进行分级，可作为判断肿瘤预后的指标之一。

癌组织邻近前列腺腺体可见灶性不典型增生，称为前列腺上皮内瘤变（prostatic intraepithelial neoplasia，PIN）。PIN 常与浸润性癌伴随，根据核异型性程度分为高级别 PIN 和低级别 PIN，可以认为 PIN 是介于正常与前列腺癌的癌前病变。

临床病理联系

早期前列腺癌临床症状与体征常不明显，10% 的局灶性前列腺癌偶然发现于前列腺增生症的外科切除标本的病理学检查。由于前列腺癌常位于周围区，常规肛门指诊可触及不规则的质硬结节。癌组织广泛蔓延时，表现出"前列腺病态"的症状和体征，如盆腔不适和尿路梗阻症状，前列腺触诊时质硬而固定。前列腺癌易发生血道转移，尤以骨转移最常见，常累及椎骨，有时出现骨转移时才考虑到前列腺癌而获得确诊。淋巴结转移首先至闭孔淋巴结，随后为内脏淋巴结、胃底淋巴结、髂内淋巴结和骶前淋巴结等。

血清前列腺特异性抗原（prostate specific antigen，PSA）检测有助于诊断早期前列腺癌。PSA 是一种蛋白水解酶，正常前列腺腺泡上皮分泌 PSA 释放到精液中，维持精液液化，促进精子运动，正常人血清浓度高限为 4.0 μg/ml。虽然前列腺增生症、前列腺炎也可出现 PSA 增高，但是前列腺癌细胞产生 PSA 能力更强，癌细胞破坏了正常前列腺结构，因而血清中 PSA 增高更明显，且随肿瘤进展而进行性增高。PSA 可作为诊断与判断前列腺癌治疗有效性评价的重要指标，如果治疗后 PSA 下降后又增高，提示肿瘤复发和/或转移。

第六节 乳腺疾病

乳腺疾病包括炎症性疾病、增生性疾病和肿瘤三大类，是女性常见疾病，男性乳腺疾病很少见。乳腺炎症与其他器官炎症类似，参照其他章节炎症改变能够获得理解，本节重点介绍乳腺增生性疾病和肿瘤。

人类乳腺在胚胎发育第 6 周就可识别，来源于外胚层。妊娠第 9 周时，表皮层发生的实性上皮索下陷至皮下间质内，形成原始的乳腺导管和腺腔分支。出生时，乳腺已初步发育，不管是男性还是女性新生儿，由于对母体雌激素产生反应，乳蕾均可发现。随着年龄增长，乳腺导管增长、分支增多，女性在青春期发育加速，在周期性雌激素和孕激素的作用下，乳腺导管末端和基质结缔组织增生、分化、重塑而形成成人乳腺。

乳腺组织由 15～20 个呈放射状排列的小叶组成。每个叶内有一根大导管从乳头处开始逐渐分支形成中导管、小导管、末梢导管，末梢导管在妊娠哺乳期进一步分化形成腺泡。末梢导管分为小叶内末梢导管和小叶外末梢导管，10～30 个末梢导管和末梢导管周围的间质形成一个小叶，小叶及小叶外末梢导管构成了终末导管小叶单位（terminal duct lobular units，TDLU）。TDLU 是乳腺导管内增生性病变发生的部位。乳腺小叶内是一种特发的基质，随着年龄、激素水平和其他生物因子的改变而变化，生育期为致密的纤维性基质，绝经后主要为脂肪组织。

每个乳腺小叶与小叶之间，腺泡与腺泡之间，均充满着大量的结缔组织和淋巴血管组织。胸大肌与腋窝淋巴结占淋巴引流的 75%，胸骨旁淋巴结引流占 25%。血管与淋巴引流丰富，在发生乳腺癌时有利于癌细胞播散。

一、乳腺增生性疾病

（一）乳腺纤维囊性变

乳腺纤维囊性变（fibrocystic changes of breast）是一组非肿瘤性病变，以末梢导管和腺泡扩张、间质纤维组织增生和上皮不同程度增生为特点，常易与乳腺肿瘤混淆使患者就医。乳腺纤维囊性变这一病名尚不统一，曾称为纤维囊性乳腺病和乳腺纤维囊性增生，是最常见的乳腺疾病，多发生于 25～45 岁女性，绝经前发病率最高，绝经后发病率逐渐减少，青春期前极少发病。

乳腺纤维囊性变发病原因不清，多与卵巢内分泌失调有关，孕激素减少而雌激素分泌过多在发病中起一定作用。本病具有三大病理特征：终末导管扩张、纤维间质增生和不同程度的导管上皮增生。导管明显囊性扩张和上皮细胞增生致乳腺癌的发病风险增高，但具体相关性未获证据。根据是否伴有导管上皮的活跃性增生，分为非增生型纤维囊性变和增生型纤维囊性变两种类型。

1. **非增生型纤维囊性变（nonproliferative fibrocystic change）** 表现为致密的纤维间质增生和部分终末导管囊性扩张，病变在两侧乳腺均可出现，多发性，程度不等。肉眼观：病变组织边界不清，因局部纤维组织增生而质地韧，灰白色，因含有多少不等的脂肪组织而黄白花纹相间。切面可见大小不等的圆形囊腔，小囊腔甚至仅在显微镜下发现，大囊腔直径可达 5 cm，囊内含有半透明浑浊液体，外表面呈蓝色，因而称为蓝顶囊肿（blue-domed cysts）。

镜下观：囊肿内衬上皮大多数因囊内压力增高而呈扁平状，也可呈立方状或柱状。时间久者，囊内上皮消失，仅见纤维性囊壁。如囊肿破裂，内容物溢出至周围间质，可致炎症反应与纤维组织增生，炎症反应区巨噬细胞吞噬囊内物而成泡沫细胞。囊内壁上皮细胞被胞质明显红染的顶浆分泌上皮（细胞表面见小突起）替代，称为大汗腺化生（apocrine metaplasia），在非增生型纤维囊性变容易发现（图 14-33）。

非增生型纤维囊性变由于没有导管上皮的增生，无继发乳腺癌的风险。

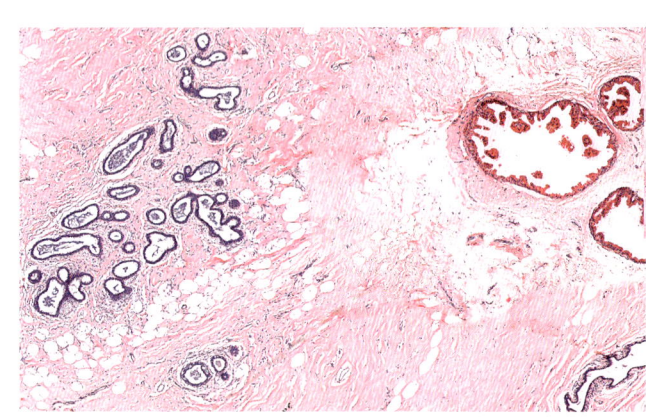

图 14-33　乳腺非增生型纤维囊性变

乳腺小叶导管与腺泡呈囊性扩张，间质纤维组织增生，导管上皮大汗腺化生（右侧导管上皮胞质红染）。

2. **增生型纤维囊性变（proliferative fibrocystic change）** 是指在非增生型纤维囊性变的基础上，同时伴有乳腺导管上皮和腺泡的增生。其病变特征是乳腺导管和腺泡的囊性扩张、间质纤维组织增生、导管上皮和腺泡的增生三种病变同时存在（图 14-34）。根据增生程度与是否伴有细胞的非典型性，导管上皮和腺泡增生又分为三种亚型（表 14-7）。

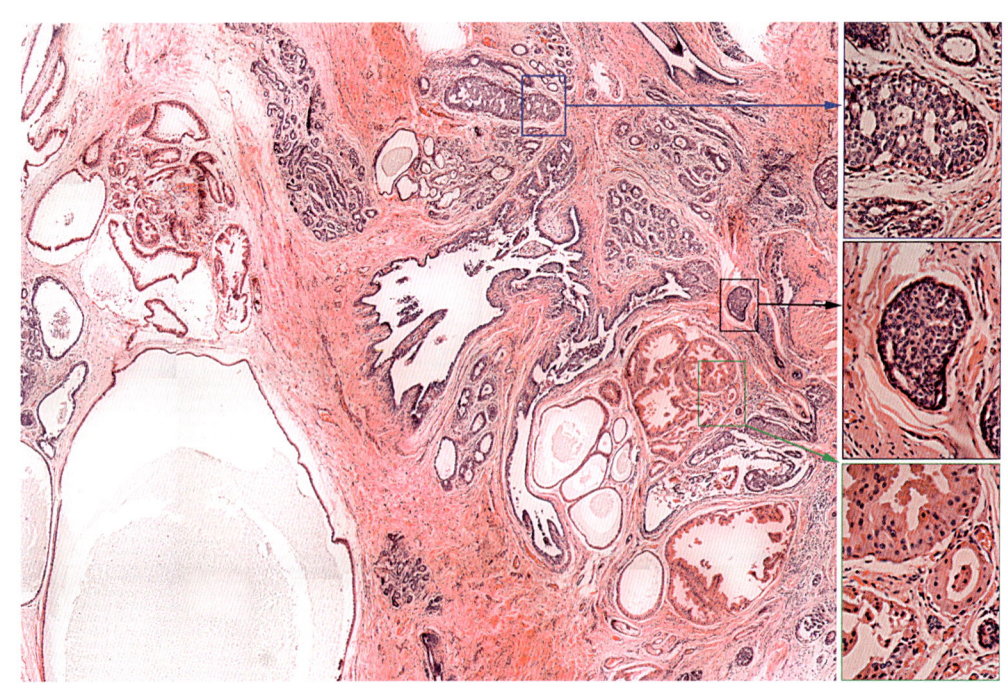

图 14-34　乳腺增生型纤维囊性变

乳腺导管与腺泡大小不等的囊性扩张，间质纤维组织增生，导管上皮增生和大汗腺化生；右侧小图从上至下分别显示相应区域的导管旺炽性上皮增生、非典型性增生和大汗腺化生

表 14-7 增生型纤维囊性变亚型及病变特征

导管上皮增生亚型	共同基础病变	导管病变特征	继发乳腺浸润性癌风险
导管上皮增生（ductal epithelial hyperplasia）	乳腺境界不清，局灶性质硬区域，切面见大小不等的囊腔，囊腔内见液体，可扪及微小结节	扩张的导管内上皮细胞层次由单层转变为多层立方上皮，上皮细胞数量增多，不伴细胞的非典型性	增加 1.5~2 倍
旺炽性上皮增生（florid epithelial hyperplasia）（papillomatosis）	纤维组织增生，导管与腺泡扩张，导管上皮增生，大汗腺化生。共同存在非增生型纤维囊性变的基础	单根或多根导管上皮旺盛增生，几乎填塞导管腔，在导管内形成乳头状结构，又称为导管乳头状瘤病。乳头状中心可见纤维血管轴心，导管腔并不完全被填充，周围和中心仍可见腺腔样裂隙，呈窗格样结构。不伴细胞的非典型性	增加 1.5~2 倍
非典型性增生（atypical hyperplasia）		导管上皮增生并伴细胞的非典型性，累及单根或多根导管，甚至整个乳腺小叶	增加 5 倍

乳腺增生型纤维囊性变继发乳腺癌的风险除了与导管上皮增生程度和细胞非典型性增生有关以外，还与患者年龄、家族乳腺癌病史、饮食和药物有关，外源性雌激素（如口服避孕药）增加乳腺癌的发病风险，口服抗雌激素药物（如他莫西芬）或因其他疾病切除了卵巢，乳腺癌发病风险降低；家族成员有乳腺癌病史，伴有非典型性增生的纤维囊性变患者继发乳腺癌风险增高 10 倍。

（二）硬化性腺病

硬化性腺病（sclerosing adenosis）发病率低于乳腺纤维囊性变。由于本病临床表现与病理学特征极易与乳腺癌混淆，影像学检查也难与乳腺癌鉴别，患者常因乳腺包块行外科手术切除治疗。本病主要特征为小叶内纤维组织增生、乳腺小导管与腺泡增生，一般无囊肿形成。由于增生的纤维组织使乳腺小叶腺泡受压而扭曲变形，散布于纤维组织中的导管与腺泡病理组织学检查易被误认为乳腺癌。

肉眼观：病变为质硬结节，但似橡胶样弹性，与周围组织分界不清，切面呈灰白色，质硬而韧，类似乳腺癌结节。

镜下观：病变累及乳腺小叶中央或整个小叶，小叶结构尚存。导管与腺泡数量增多，增生的乳腺导管与腺泡散布于纤维组织中，可局灶性聚集，也可单个腺体分布于纤维间质中，类似乳腺癌浸润间质表现。但是增生的导管与腺泡能够恒定分辨出内层的腺上皮细胞和外层的肌上皮细胞，这点是区别于乳腺癌的重要特征，而乳腺癌外层肌上皮细胞消失。如果肌上皮在普通光镜下不能够有效识别，可通过免疫组化 P63、actin、CD10 和 calponin 等标记物识别肌上皮细胞，以明确为良性病变。硬化性腺病继发乳腺浸润性癌的风险增加不明显。

二、导管内乳头状肿瘤

乳腺导管内乳头状肿瘤（intraductal papillary tumors）包括导管内乳头状瘤（intraductal papilloma）、非典型性导管内乳头状瘤（atypical intraductal papilloma）和导管内乳头状癌（intraductal papillary carcinoma）三种疾病，根据细胞增生程度、是否伴有非典型性和肌上皮细胞是否消失进行区别与分类。导管内乳头状肿瘤常发生于中、老年女性乳晕下的大导管，可伴乳头溢液或溢血，挤压乳头出现液体渗出或血性物渗出。

根据肿瘤发病位置分为中央型与周围型。中央型乳头状肿瘤一般为乳头下孤立性结节，质硬，边界清楚，直径常小于 3 cm，发病年龄多见于绝经后；周围型乳头状肿瘤多见于乳腺组织外周，多发性，质硬，边界清楚，单个结节直径常为 1 cm 大小，多见于 35~45 岁女性。肿瘤内可见钙化，影像学检查可以发现钙化物。

镜下观：肿瘤位于乳腺大导管或中等大小导管内，单个或多个结节，乳头轴心向导管内突起，表面被覆细胞内层为肌上皮细胞，外层为导管上皮细胞。病变导管与周围其他导管上皮可见大汗腺上皮化生。根据导管上皮细胞异型性程度与肌上皮细胞（结合免疫组化标记肌上皮细胞）消失面积区别导管内乳头状瘤、非典型性导管内乳头状瘤和导管内乳头状癌。简而言之，导管内乳头状瘤，导管上皮无明显异型性，肌上皮消失面积小于10%；非典型性导管内乳头状瘤，导管上皮轻微非典型性，肌上皮消失面积10%～90%；导管内乳头状癌，导管上皮轻重中度非典型性，肌上皮消失面积超过90%，可伴有局灶性细胞坏死（图14-35）。

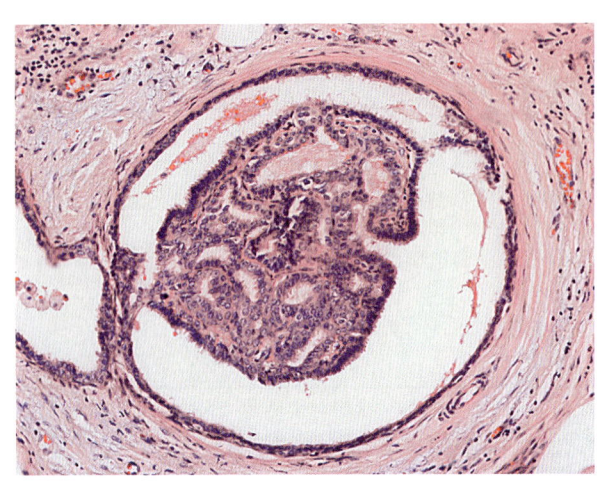 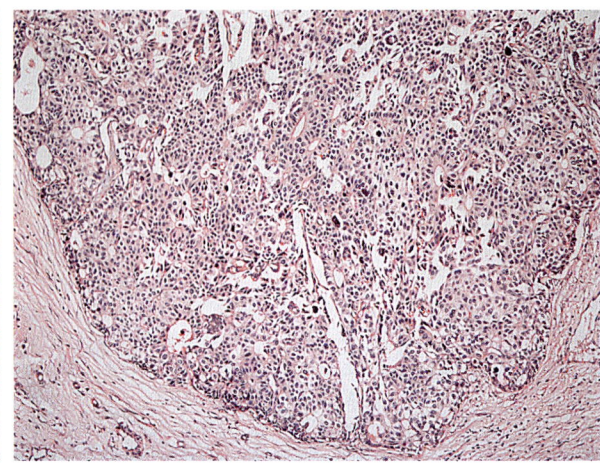

图14-35　导管内乳头状肿瘤

肿瘤位于乳腺导管内，呈乳头状增生。左图为导管内乳头状瘤，乳头轴心表面见双层细胞；右图为导管内乳头状癌，乳头轴心纤维间质明显减少，细胞增生活跃，肌上皮消失

导管内乳头状肿瘤经手术局部完整切除均可治愈。导管内乳头状瘤属于良性肿瘤，发展为浸润性癌的风险增加1.5～2倍；非典型性导管内乳头状瘤属于交界性病变，发展为浸润性癌的风险并不明显高于导管内乳头状瘤；导管内乳头状癌是一种原位癌，如果周围组织内不出现乳腺导管内癌与浸润性癌，预后较好。

三、乳腺纤维腺瘤

纤维腺瘤（fibroadenoma）是乳腺最常见的良性肿瘤。该肿瘤的发生与雌激素活性相对与绝对增高有关，主要发生于年轻女性，多见于20～30岁。妊娠期乳腺纤维腺瘤生长显著增快，绝经后停止生长。

纤维腺瘤多见于一侧乳腺，也可两侧乳腺同时发生。肿瘤大小不一，单个或多个，直径常为2～4cm，包膜完整，境界清楚，质韧，切面灰白色，可呈黏液样外观。镜下观：肿瘤由增生的乳腺导管与纤维结缔组织两种成分组成，与周围组织分界清楚。导管为管状、腺样、多分支状，并受增生的纤维组织挤压成裂隙状或牵拉而扩张，内层为导管上皮细胞，外层为胞质透明的肌上皮细胞。增生的纤维组织内富含成纤维细胞，稀疏而均匀地散布于纤维组织中，纤维组织可胶原化、黏液变性、透明变性和钙化（图14-36）。

肿瘤完整切除可治愈，部分患者也可新发，没有转变为恶性肿瘤的证据。

四、乳腺癌

乳腺癌（breast cancer, carcinoma of the breast）是女性最常见的恶性肿瘤，起源于乳腺终末导管小叶单元。乳腺癌常发生于40～60岁女性，75%的患者年龄超过50岁，小于35岁患者少见，40岁以下的乳腺癌患者占5%。全世界女性乳腺癌发病率均在不断上升（男性乳腺癌罕见），近年来年轻女性发病率呈上升趋势。尽管诊断技术与治疗方式在不断进步，但在美国仍有1/4的患者因乳腺癌而死亡，中国乳腺癌病死率接近40%。

病因与发病机制

乳腺癌的病因与发病机制未完全阐明，其发病与以下几个方面因素有关：

1.**激素作用**　乳腺癌的发生与雌激素水平高低有关，发病危险性增高的有关表现有：月经初潮小于12岁、停经大于55岁、大于35岁妊娠或不育、外源性雌激素摄入、口服避孕药和肥胖等。雌激素水平过高，刺激

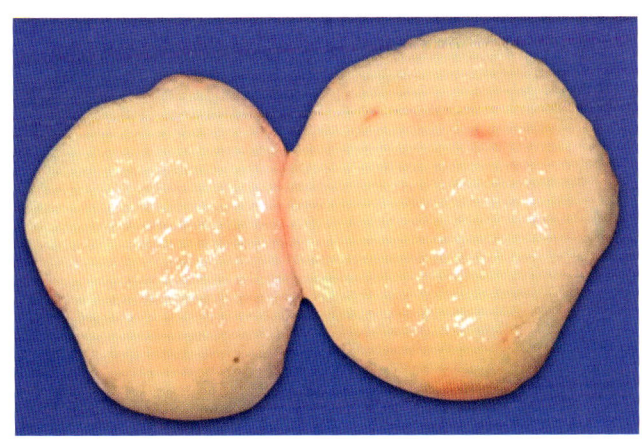
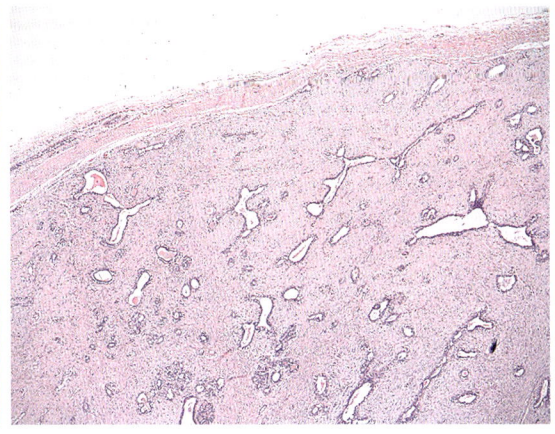

图 14-36 乳腺纤维腺瘤

左图为大体切面图，呈黏液样外观；右图为镜下所见，见增生的纤维组织与导管

正常乳腺上皮产生过多生长因子，可导致乳腺上皮增生并由此诱发乳腺癌。雌、孕激素受体假说认为，大部分乳腺癌细胞表达雌、孕激素受体（雌、孕激素受体存在于正常乳腺上皮细胞），可能与生长因子的启动子相互作用，使转化生长因子α、血小板源性生长因子和成纤维细胞生长因子等增高，通过自分泌机制产生生长因子而发生肿瘤。

2. 年龄 30 岁以下很少发生乳腺癌，但随着年龄增加，发病风险增高，绝经后到达发病高峰的平台期，不再随年龄增高而增加。

3. 遗传因素和基因突变 5%~10% 的乳腺癌患者有家族遗传倾向，绝经前乳腺癌患者更倾向于携带遗传易感基因。如果一个健康女性有两个姐妹以上患乳腺癌，或其中一个有双侧乳腺癌，或母亲与一个姐妹患同种类型乳腺癌时，她在 70 岁之前发生乳腺癌的概率为 25%。*BRCA1*（breast cancer 1）肿瘤抑制基因与具有遗传性的乳腺癌和卵巢癌发病有关，该基因定位于 17q21，该基因在美国人群中突变率为 1/400~1/200，在中国人中也检测到该基因的突变，但确定概率有多大尚不清楚。*BRCA1* 的点突变或缺失终身发生乳腺癌的概率为 60%~85%，但是一半以上患者在 50 岁以前发生了乳腺癌。*BRCA1* 突变率在 70 岁以上的乳腺癌患者中小于 2%，45 岁以前的患者为 30%。现在认为，约 20% 的遗传性乳腺癌与 *BRCA1* 突变有关，散发性乳腺癌中偶见 *BRCA1* 突变。*BRCA1* 蛋白参与 DNA 损伤修复、泛素化、转录调节和形成异染色质。*BRCA1* 突变还与 15%~40% 的卵巢癌相关。

另一抑癌基因 *BRCA2*（定位于 13q12）与 20% 的遗传性乳腺癌有关，也与卵巢癌有关，男性 *BRCA2* 突变携带者乳腺癌风险增高。

乳腺癌的发病率与死亡率在不同国家差异较大，北美和北欧发病率明显高于亚洲和非洲，美国的发病率与死亡率是日本的 5 倍。但又有研究认为，这些差异中可能环境因素影响更大，因为从高发病率地区移居到低发病率地区的人群，乳腺癌发病率降低；反之亦然。饮食、生育方式和护理习惯可能与此有关。

散发性乳腺癌原癌基因与肿瘤抑制基因突变参与了癌基因的转化过程，原癌基因 *HER2*（human epidermal growth factor receptor-2，HER2）/*NEU* 属于表皮生长因子受体家族，已发现在超过 30% 的乳腺浸润性癌中出现扩增，*HER2/NEU* 的扩增与乳腺癌不良预后有关，*RAS* 和 *MYC* 基因在部分乳腺癌中扩增也与此类似。肿瘤抑制基因突变如 *Rb* 和 *p53* 的研究较多，*Rb* 和 *p53* 的突变失活使细胞生长失控。基因启动子高甲基化使多个基因失活，包括雌激素受体基因失活也与乳腺癌发生有关。癌细胞的发生不是一蹴而就的，目前认为从正常上皮向癌细胞的转化过程中，是多阶段、多基因改变所致。乳腺癌的基因改变在分子水平呈现多样性，分子分型可分为 5 个亚型：① 腺腔 A 型：雌激素受体阳性；② 腺腔 B 型：雌激素受体阳性；③ HER2/NEU 过表达型：HER2/NEU 阳性和雌激素受体阴性；④ 基底样型：雌激素受体和 HER2/NEU 均阴性；⑤ 正常乳腺细胞样型。这些亚型分类能够获得有效重复，不同亚型预后不同。

4. 放射线 女性乳腺对放射线诱导的肿瘤敏感,原子弹爆炸后的幸存者和接受放射线辐射的女性乳腺癌发病风险增高,特别是儿童与青少年时期的暴露。40岁以上的女性因其他疾病而接受放射治疗,其乳腺癌发病风险增高的概率有多大仍无定论。乳腺钼靶检测(乳腺X线片摄影)接触的放射剂量极低,不增高乳腺癌的发病风险。

5. 曾患乳腺癌 曾患乳腺癌的女性,同侧或对侧乳腺再发乳腺癌的风险增高10倍,抗雌激素治疗降低再发风险。

病理变化

按组织形态,可将乳腺癌分为非浸润性癌和浸润性癌两大类。

A. 非浸润性癌(noninvasive carcinoma)
 导管内原位癌(ductal carcinoma in situ,DCIS)或导管内癌(intraductal carcinoma)
 小叶原位癌(lobular carcinoma in situ,LCIS)
 导管内乳头状癌(intraductal papillary carcinoma)

B. 浸润性癌(invasive or infiltrating carcinoma)
 浸润性导管癌,非特殊型(invasive ductal carcinoma,not otherwise specified)
 浸润性小叶癌(invasive lobular carcinoma)
 髓样癌(medullary carcinoma)
 胶样癌或黏液癌(colloid carcinoma or mucinous carcinoma)
 小管癌(tubular carcinoma)
 其他类型

1. 非浸润性癌 分为导管内癌和小叶原位癌,两者均来自终末导管小叶单元上皮细胞。导管内癌是指肿瘤细胞局限于导管内而未穿透导管周围基底膜。肿瘤细胞填充导管,使导管变形,管径扩张、变大,不见小叶结构。小叶原位癌肿瘤细胞局限于小叶腺泡,未见腺泡基底膜外肿瘤细胞浸润,小叶结构尚存。两种类型的非浸润性癌均未向间质、血管和淋巴管内浸润。原位癌意味着浸润性癌的前驱病变,不同类型的原位癌继续发展为相应类型的浸润性癌。但是,并不是所有的原位癌均会发展至浸润性癌,导管内癌经活检证实而未行其他治疗的患者,仅20%~30%发展为浸润性癌。原位癌发展为浸润性癌与组织类型、分级及原位癌的程度有关。

(1)导管内癌 导管内上皮细胞被癌细胞所替代,导管扩张、变形,导管周围基底膜完整。由于乳腺放射影像学检查,导管内癌检出率明显提高,已由过去占乳腺癌的5%上升到30%~40%。根据癌细胞异型性程度,分为低、中和高三个级别。低级别和中级别导管内癌细胞增生程度轻,坏死不明显,而高级别导管内癌细胞增生快速,核异型性明显,伴有细胞坏死。组织学改变根据有否出现导管中央癌细胞的坏死,分为非粉刺型和粉刺型导管内癌。

1)非粉刺型导管内癌(DCIS-noncomedo subtype) 属于低至中级别导管内癌。癌细胞在导管内呈筛网状、微乳头状或实性分布,细胞小至中等大小,异型性不如粉刺型明显,一般无明显的癌细胞坏死或坏死轻微(图14-37A)。导管周围纤维组织增生与炎症细胞浸润不如粉刺型明显。

2)粉刺型导管内癌(DCIS-comedo subtype) 属于高级别导管内癌。癌组织病变区域质地变硬,可触及肿块,X线检查见不规则钙化物。癌细胞大而异型性明显,胞质丰富,核不规则,可见核仁。导管明显扩大,中央可见红染、不规则的颗粒状坏死物,有时可见钙化物。导管周围纤维组织增生明显,伴有不同程度的淋巴细胞浸润。癌组织如位于乳腺中央部位,挤压时坏死物为灰黄色软膏样物质从乳头溢出,类似皮肤粉刺,故称为粉刺癌(图14-37B)。癌组织切面检查挤压也可从导管内溢出粉刺状物质。

导管内癌如不经治疗,约20年后,30%可发展为浸润性癌,如果行乳腺单纯切除,长期存活率为97%。目前导管内癌治疗倾向于手术切除病变组织加放射治疗。如果导管内癌细胞表达雌激素或孕激素受体,激素治疗可降低复发风险和发展为浸润性癌的风险。导管内癌转变为浸润性癌与病变大小、病理组织学分型和分级、病变切除的完整性和激素状态有关,粉刺型导管内癌发展为浸润性癌的风险高于非粉刺型导管内癌。

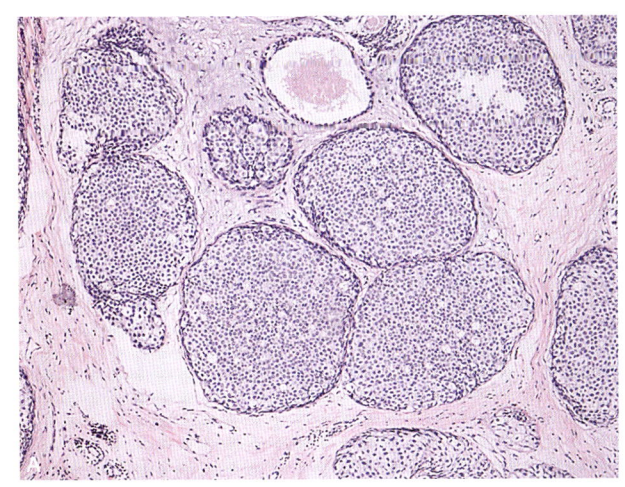
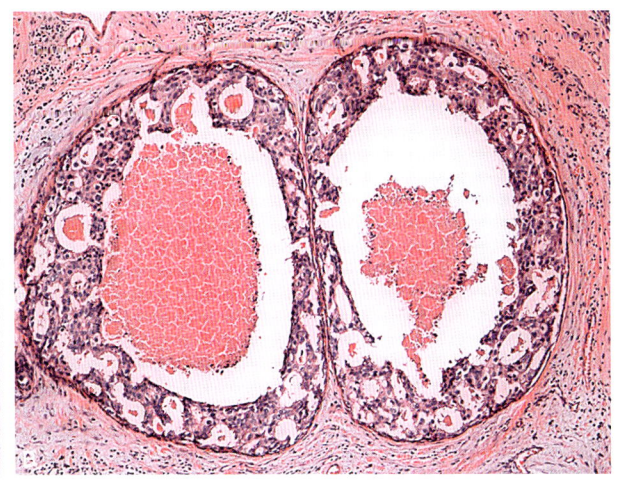
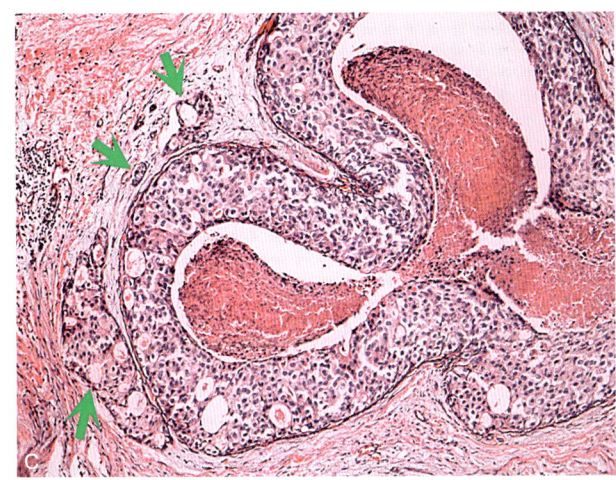

图 14-37 乳腺导管内癌

A. 非粉刺型导管内癌，导管直径扩大，其内充满胞体较小而大小较一致的癌细胞；B. 粉刺型导管内癌，导管内癌细胞体积大小不等，细胞异型性大，中心见红染的坏死物；C. 导管内癌伴微小浸润，箭头示导管内癌突破基底膜在周围形成 3 个小浸润灶

3）特殊类型导管内癌

① 派杰病（Paget disease）：又称为乳头派杰病，常见于乳头与乳晕，乃因导管内癌沿输乳管蔓延累及乳头、乳晕及周围皮肤所致。乳头与乳晕可见红斑、渗出与浅表溃疡，呈湿疹样改变，又称为湿疹样癌。癌细胞体积大而胞质丰富、透明，核异型性明显，单个或簇集状分布于表皮内，表皮各层均可见癌细胞（Paget cell，图 14-38）。乳头下导管可检出导管内癌组织，甚至可检出浸润性导管癌组织。病变预后取决于乳头下的癌组织，不因乳头、乳晕累及而加重。派杰病除了发生于乳腺以外，在女性外阴与男性阴囊也可见到，病理改变与乳头派杰病类似，称为乳腺外派杰病（extra mammary Paget disease）。

② 导管内癌伴微小浸润（DCIS with microinvasive carcinoma）：较少见，约占乳腺癌的 1%，又称为微小浸润性导管癌。导管内癌细胞穿透基底膜进入周围间质，但浸润灶最大径小于 1 mm，不超过 3 个浸润灶（图 14-37C）。微小浸润性导管癌极少伴有腋窝淋巴结转移，其预后与导管内癌类似。

（2）小叶原位癌　瘤细胞充填小叶终末管泡和导管，大小较一致，胞质透明，核呈圆形或椭圆形，核分裂象罕见，细胞疏松分布，黏合性差。瘤细胞异型性类似低级别导管内癌而不似高级别导管内癌（图 14-39）。瘤细胞内常可见空泡，类似印戒细胞。偶见钙化形成，可在乳腺放射线检查时被发现。由于小叶原位癌病变区域通常不伴明显纤维化与炎症细胞浸润，也不形成肿块，体检与放射线检查（除非伴有钙化）无阳性发现，因而常因其他原因行乳腺活检检查时偶然被发现。

通过免疫组化检测上皮钙黏素（E-cadherin）可区别小叶原位癌/小叶癌与导管癌。上皮钙黏素是一种跨膜糖蛋白，使细胞相互黏着，表达于正常乳腺上皮细胞、良性病变上皮细胞与导管癌细胞，但小叶癌细胞上皮钙黏素基因由于突变而截短，因此小叶原位癌/浸润性小叶癌上皮钙黏素免疫组化检测阴性。

小叶原位癌在活检确诊后，20%~30% 在之后的 20 年内发展为浸润性癌，这些患者中约一半可出现对侧乳腺的浸润性小叶癌与浸润性导管癌，因而小叶原位癌比导管内癌并发双侧乳腺癌的风险要高。目前治疗要

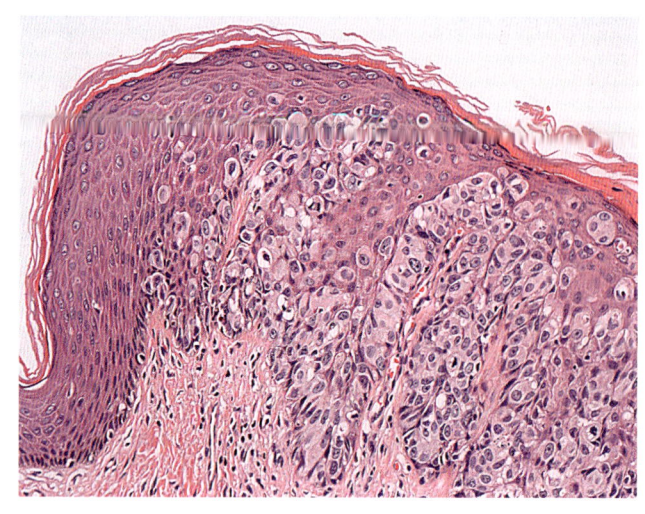

图14-38 派杰病
表皮内见胞质透明，胞体大而异型性明显的癌细胞，呈单个或簇集状分布

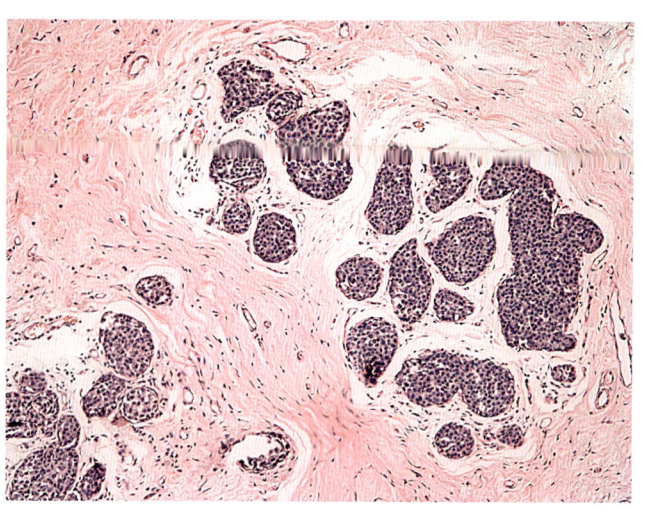

图14-39 小叶原位癌
大小较一致而胞体较小的癌细胞充填乳腺小叶终末导管与腺泡

么通过双侧乳腺临床体检与放射线检查进行密切随访观察，要么进行双侧乳腺的预防性切除。

2. 浸润性癌

（1）浸润性导管癌（invasive ductal carcinoma） 是乳腺癌的最常见病理类型，占乳腺浸润性癌的80%，其中约25%与其他类型的浸润性癌同时存在。癌组织突破乳腺终末导管小叶单元，进入乳腺间质，可由导管内癌发展而来。癌组织浸润间质后促进纤维组织增生，因而大体检查可触及边界不清楚的质硬肿块，不易推动，活动度差，纤维组织收缩可使乳头下陷（图14-40A）。癌组织呈树根状向邻近组织浸润，甚至到达深筋膜与胸大肌，使乳腺固定。癌组织侵犯皮肤和淋巴管，引起淋巴回流受阻，乳腺皮肤呈橘皮样外观，或引起皮肤坏死、溃疡形成。晚期，癌组织周围可查见卫星结节，转移至淋巴结时，常引起腋窝淋巴结肿大或肿大淋巴结相互融合，阻塞上肢淋巴回流，则致同侧上肢淋巴性水肿。癌组织切面呈灰白色，无光泽，挤压癌组织，坏死组织为淡黄色奶酪样物质溢出，有时可触及钙化。

镜下观：癌组织形态多样，分化较好者呈不规则腺样结构，分化较差者细胞异型性大，弥漫性浸润性生长于纤维组织中，伴不同程度的炎症细胞浸润（图14-40B、C）。癌组织可呈腺样、条索状或实体片状，伴不同程度的坏死。癌细胞核异型性明显，可见核分裂象。根据癌组织形成腺腔结构的多少、细胞异型性与每10个高倍视野下见到的核分裂象，将浸润性导管癌分为1、2和3级，1级表示高分化，2级为中分化，3级为低分化。通过免疫组化标记血管内皮细胞（如CD34）或淋巴管内皮细胞（如D2-40）可观察癌细胞浸润血管（图14-40D）或淋巴管（图14-40E），也可应用ER（图14-40F）、PR（图14-40G）和HER2等单克隆抗体标记肿瘤细胞，对乳腺癌进行分子分型，为治疗和预后判断提供分子指标。

（2）浸润性小叶癌（invasive lobular carcinoma） 由小叶原位癌发展而来，约2/3的患者可在浸润性癌组织周围检出小叶原位癌，占乳腺浸润性癌的5%~10%。大体检查可触及质韧肿块，或全乳腺肿大而质韧。10%~20%的患者可见乳腺内多发性肿块与双侧乳腺肿块。镜下观：癌细胞呈单行串珠状或细条索状浸润性生长于纤维间质中，或呈靶形环状分布于正常导管周围。癌细胞体积较小，核分裂象少见。免疫组化检测癌细胞上皮钙黏素阴性，可与浸润性导管癌鉴别。

（3）髓样癌（medullary carcinoma） 较少见，占乳腺癌的1%。癌组织质地较软，境界清楚。癌细胞大而呈片状实体状分布，细胞异型性明显，向周围组织呈推进性生长，与正常组织之间形成相对清楚的边界。癌细胞巢之间的纤维间质极少，癌细胞巢间大量淋巴细胞浸润。髓样癌细胞异型性明显但生长缓慢，预后较好，局部淋巴结转移晚且少见。

（4）胶样癌（colloid carcinoma） 又称黏液癌。多发生于老年人，极少见。癌细胞产生大量细胞外黏液散布于间质中，癌细胞漂浮于黏液湖中。癌组织形成的肿块境界较清楚，易被误认为良性肿瘤。癌细胞通常

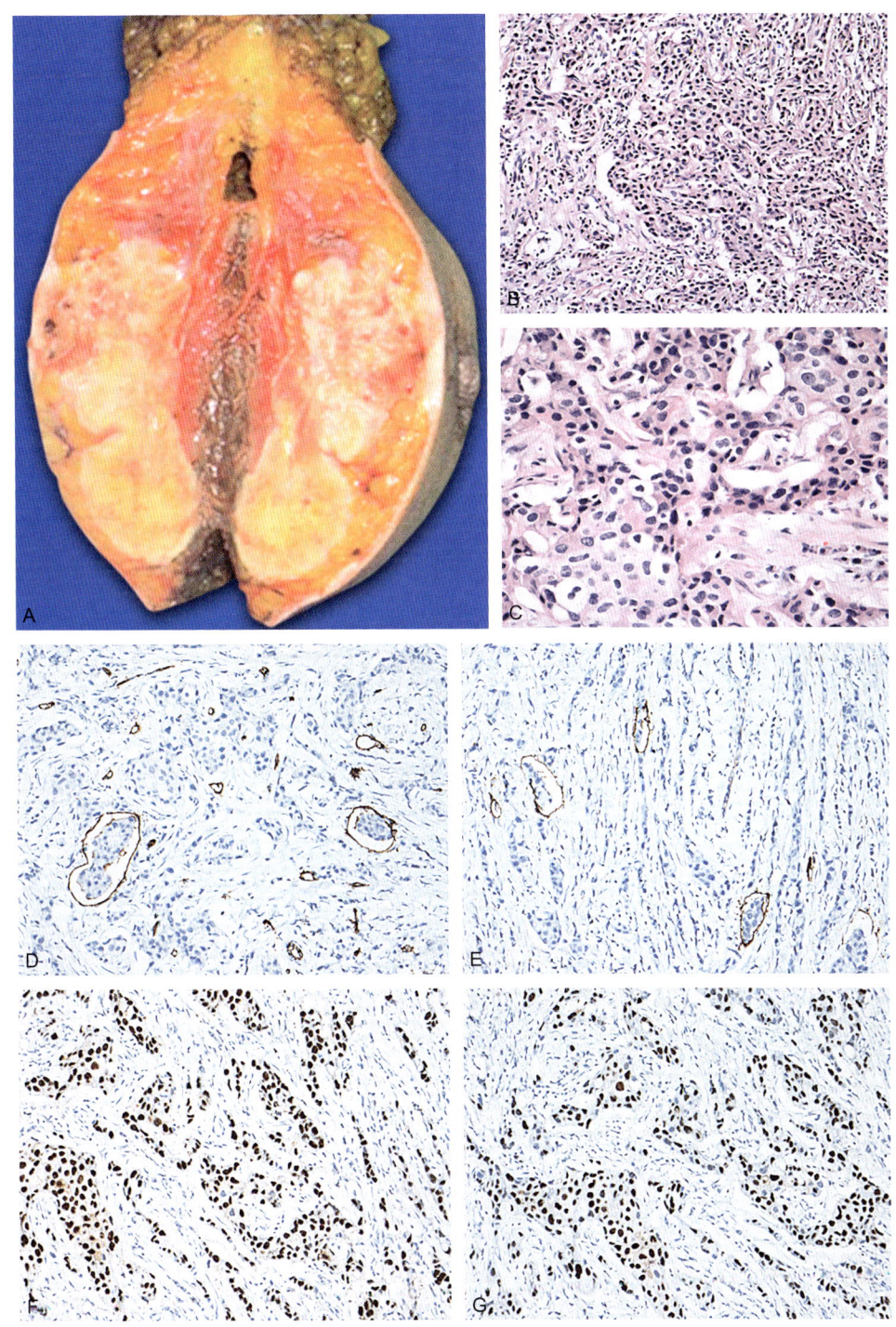

图 14-40 乳腺浸润性导管癌

A. 癌组织大体切面呈灰白色浸润性生长肿块,乳头下陷;B 和 C. 癌组织呈实体小片状与条索状浸润性生长于纤维间质中;D. 血管内皮细胞 CD34 标记示血管内癌细胞栓子;E. 淋巴管内皮细胞 D2-40 标记示淋巴管内癌细胞栓子;F. 癌细胞表达 ER;G. 癌细胞表达 PR

表达 ER 和 PR,极少数病例过表达 HER2/NEU。黏液癌恶性程度较低,预后较好,一般行乳腺单纯切除可治愈。

(5)小管癌(tubular carcinoma) 是乳腺的高分化腺癌,癌细胞形成较规则的管状腺结构,细胞大小较一致,异型性小,但为单层分布,外层不见肌上皮细胞,这是与良性病变的重要区别点,因为良性增生的导管可见腺上皮与肌上皮细胞两层细胞。小管癌预后较好。

(6)其他特殊类型的浸润性癌 乳腺癌组织形态分类较复杂,其他特殊类型还有浸润性乳头状癌、炎症性乳腺癌、化生性癌、大汗腺癌、浸润性微乳头状癌、浸润性筛状癌、腺样囊性癌等类型，肉眼观察大致与浸润性导管癌类似，显微镜下形态各具特征性，但较少见。

扩散

1. **直接蔓延** 癌细胞沿乳腺导管蔓延，可累及相应的乳腺导管与腺泡。沿导管周围间隙蔓延浸润周围脂肪组织。晚期，癌组织不断扩展，甚至侵犯胸大肌和胸壁。

2. **淋巴道转移** 乳腺淋巴管丰富，淋巴道转移是乳腺癌最常见的转移途径。可触及肿块的乳腺癌约40%发生淋巴结转移，但是放射线检查发现的乳腺癌淋巴结转移率不足15%。乳腺外上象限与中心部的癌首先转移至同侧腋窝淋巴结，晚期可转移至锁骨下淋巴结，也可逆行转移至锁骨上淋巴结与颈淋巴结。乳腺内上象限的癌常转移至乳内淋巴结、纵隔淋巴结，偶可转移至对侧腋窝淋巴结。前哨淋巴结是乳腺癌淋巴转移的第一站，乳腺癌前哨淋巴结有否转移可作为是否清除腋窝淋巴结的重要依据。乳腺癌切除术时，如果前哨淋巴结未见癌组织转移，则不行腋窝淋巴结清扫，避免术后上肢淋巴回流障碍；如果前哨淋巴结发现癌转移，则行腋窝淋巴结清扫，因此，寻找到前哨淋巴结并进行病理学检查是否出现转移便成了乳腺癌手术中的一个重要环节。

3. **血道转移** 晚期乳腺癌可经血道转移至肺、骨、肝、肾上腺和脑等组织或器官。骨转移导致异常的持续性疼痛和病理性骨折。乳腺癌也可在原发癌切除数十年后发生转移。

临床病理联系

早期乳腺癌为孤立性、无痛性、可推动的肿块，在体检或患者自身偶然被发现。这一时期的乳腺癌通常直径为2~3 cm，50%伴有区域引流淋巴结累及，常为腋窝淋巴结肿大。乳腺癌出现可触性肿块之前，放射线或B超检查（中国女性乳腺癌检查B超效果较好）有助于发现。通过筛查检出的乳腺癌平均大小为1 cm，15%伴有淋巴结转移。定期乳腺检查、患者自检，或结合放射线和B超检查有助于发现早期癌和导管内癌。乳腺癌早期发现与综合治疗,使患者的生存率得到明显提高,但是其5年生存率与临床分期（包括肿瘤的大小、浸润程度、淋巴结转移和远隔器官转移等）密切相关（表14-8）。

表14-8 乳腺癌临床分期、肿瘤状况与5年生存率

临床分期	肿瘤状况	5年生存率（%）
0期	导管内癌或小叶原位癌	92
Ⅰ期	①导管内癌伴微小浸润	87
	②浸润性癌直径小于2 cm且不伴淋巴结转移	
Ⅱ期	①浸润性癌最大直径小于5 cm，最多不超过3个淋巴结转移	75
	②浸润性癌最大直径大于5 cm，不伴淋巴结转移	
Ⅲ期	①浸润性癌直径超过或小于5 cm，≥4个以上腋窝淋巴结转移	46
	②浸润性癌直径超过5 cm且伴淋巴结转移	
	③浸润性癌伴同侧乳内淋巴结转移	
	④浸润性癌伴皮肤累及（水肿、溃疡或皮肤卫星结节），或胸部固定，或炎性乳癌	
Ⅳ期	任何类型乳腺癌伴远隔器官转移	13

乳腺癌的预后除了与临床分期相关以外，还与以下因素有关：

1. **病理组织学分级和分型** 应用于原发癌组织学分级的评价，分级越高，预后越差。分级标准通过腺体的分化程度、核异型性和核分裂指数进行综合评价。核分裂指数越高或免疫组化标记癌细胞增殖活性（Ki-67、MIB1）越高，提示预后不良。特殊类型的乳腺癌（如小管癌、髓样癌、筛状癌、腺样囊性癌、乳头状癌、筛

状癌、黏液癌)预后好于浸润性导管癌。

2. **雌激素受体和孕激素受体表达** 雌激素受体(ER)和孕激素受体(PR)表达于所有良性乳腺病变上皮的上皮细胞,乳腺癌表达率接近50%,多见于年龄较大患者和低级别乳腺癌。雌激素受体和孕激素受体能够与相应配体(雌激素、孕酮)结合,促进细胞增生。激素受体阳性预示抗雌激素治疗或卵巢切除治疗反应性较好。有些患者抗雌激素治疗与化疗效果相当,侵袭性强的乳腺癌联合应用抗雌激素治疗和化疗。

3. **HER2/NEU过表达** 癌细胞跨膜蛋白HER2/NEU过表达的原因是基因的扩增,可通过免疫组化检测癌细胞内HER2蛋白的过表达,或通过荧光原位杂交(fluorescence in situ hybridization,FISH)检测癌细胞内基因拷贝数的增加来实现。过表达HER2/NEU提示不良预后,然而患者对赫赛汀(Herceptin,HER2蛋白的单克隆抗体)治疗可能有效。赫赛汀与HER2结合,阻断了下游信号通路的激活,抑制癌细胞增生,这是抗肿瘤蛋白单克隆抗体抑制肿瘤细胞增生的主要机制。

随着乳腺癌诊断与治疗措施的不断改进,早期发现、早期诊断与治疗乳腺癌是提高乳腺癌患者生存率与生活质量的最有效方法,如果能够在原位癌或临床Ⅰ期时获得有效治疗,就能提高患者的长期生存率,社会医学资源就能获得有效的综合利用。

临床病理讨论

病例摘要

患者,女性,26岁。半年前人工流产1次,近1个月来阴道不规则流血,时有咳嗽、咯血、胸痛、头痛、抽搐等症状。死亡前一天早晨起床后突感头痛,随即倒地,昏迷,瞳孔散大,呼吸、心跳停止。

尸检摘要

患者呈消瘦贫血状,腹腔内有血性液体约450 ml,双侧胸腔中也有血性液体200 ml。肝:重3200 g,表面和切面有数个直径1~2.5 cm的出血性结节,结节中心出血、坏死凹陷。肺:表面有数个直径1~2 cm的结节伴明显出血、坏死。脑表面有多个出血性病灶,直径1~1.5 cm,脑组织水肿。子宫壁见直径3 cm的出血性结节,质脆而软,浸润子宫肌层并突破肌壁达浆膜,在子宫或盆腔也有多个不规则的出血性肿块,两侧卵巢未见病变。镜下观:出血性结节均为大片出血、坏死组织,在边缘可见一些恶性肿瘤细胞。部分瘤细胞境界清楚,胞质淡染,核圆,染色较淡;部分瘤细胞较大,呈合体状,形状不规则,胞质较红染,多核、深染。两种瘤细胞混杂在一起,排列呈片块状或条索状。间质为血窦。

讨论题

1. 死者患何种疾病?可能的死亡原因是什么?
2. 疾病是如何发展的?如何解释其主要症状?
3. 临床诊断需做哪些检查?

(邓永键 李亚林)

第十五章 内分泌系统疾病

内分泌系统（endocrine system）包括内分泌腺和散在于各系统或组织内的内分泌细胞。内分泌腺包括垂体、甲状腺、甲状旁腺、肾上腺及胰岛等。由内分泌腺或散在的内分泌细胞所分泌的高效能的生物活性物质，经组织液或血液传递而发挥其作用，此种生物活性物质称为激素（hormone）。大多数激素经血液运输至远距离的靶细胞或组织而发挥作用，这种方式称为远距离分泌（telecrine）；某些激素可不经血液运输，仅由组织液扩散而作用于邻近细胞，这种方式称为旁分泌（paracrine）；有的作用于分泌激素细胞本身，称为自分泌（autocrine）；还有的内分泌细胞的信息物质不分泌至细胞外，原位作用该细胞质内的细胞器上，称为胞内分泌（endocellular secretion）。按其化学性质，可将激素分为含氮激素和类固醇激素两大类，前者主要在粗面内质网和高尔基复合体内合成，其分泌颗粒有膜包绕；后者在滑面内质网内合成，不形成有膜包绕的分泌颗粒。

当内分泌腺或细胞发生病变时可引起激素分泌异常，导致激素功能紊乱，并出现相应的临床症状，称为内分泌系统疾病。内分泌系统疾病很多，本章主要介绍部分常见病、多发病。

第一节 垂体疾病

垂体位于蝶鞍垂体窝内，大小约 0.6 cm×0.9 cm×1.5 cm，重 0.5 g～0.9 g。垂体由神经垂体和腺垂体两部分组成。前者分为神经部和漏斗两部分；后者分为远侧部、中间部及结节部三部分。远侧部最大，又称垂体前叶，神经部和中间部合称后叶。垂体内有不同形态和功能的内分泌细胞，并分泌不同激素（表15-1）。

一、下丘脑及神经垂体疾病

下丘脑 - 神经垂体轴的功能性或器质性病变，均可引起其内分泌功能异常而出现各种综合征，如尿崩症和性早熟症等。

表 15-1 正常垂体的分泌功能

部位	分泌功能
垂体前叶	嗜酸性细胞：① 生长激素细胞→生长激素（growth hormone，GH）② 催乳素细胞→催乳素（prolactin，PRL） 嗜碱性细胞：① 促甲状腺素细胞→促甲状腺素（thyroid stimulating hormone，TSH）② 促性激素细胞：促卵泡激素（follicle stimulating hormone，FSH），促黄体素（luteinizing hormone，LH）③ 促肾上腺皮质激素细胞：促肾上腺皮质激素（adrenocorticotropin hormone，ACTH），促脂解激素（lipotrophic hormone，LPH） 嫌色细胞：① 有少量分泌功能→可分泌上述某种激素 ② 无分泌功能
垂体后叶	① 血管升压素，即抗利尿激素（antidiuretic hormone，ADH）② 催产素（oxytocin，OT）

（一）尿崩症

尿崩症（diabetes insipidus）是由于抗利尿激素（ADH）缺乏或减少而出现多尿、低比重尿、烦渴和多饮等的临床综合征。其病因和分类如下：①因神经垂体释放 ADH 不足引起，称为垂体性尿崩症；②因肾小管对血内正常 ADH 水平缺乏反应，则称为肾性尿崩症；③因下丘脑-神经垂体轴的肿瘤、外伤、感染等引起，则称为继发性尿崩症；④原因不明者，则称为特发性或原发性尿崩症等。以上以继发性尿崩症较为多见。

（二）性早熟症

性早熟症（precocious puberty）是因中枢神经系统疾病（如脑肿瘤、脑积水等）或遗传异常而使下丘脑-垂体过早分泌释放促性腺激素所致，表现为女孩 6～8 岁、男孩 8～10 岁前出现性发育。

二、腺垂体功能亢进与低下

腺垂体功能亢进（hyperpituitarism）是腺垂体的某一种或多种激素分泌增加，一般由腺垂体功能性肿瘤引起，少数由下丘脑作用或其靶器官的反馈抑制作用消失所致，最常见的如垂体性巨人症及肢端肥大症、催乳素过高血症和垂体性 Cushing 综合征（详见本章第三节）。任何原因造成腺垂体 75% 以上组织的破坏都能引起垂体功能低下，偶尔也可因下丘脑病变引起，主要病因是肿瘤、外科手术或外伤和血液循环障碍等，使腺垂体激素分泌减少所致，较常见的临床表现如 Sheehan 综合征、Simmond 综合征和垂体性侏儒症等。

（一）垂体性巨人症及肢端肥大症

本病多由垂体生长激素细胞腺瘤分泌过多的生长激素所致。如果在青春期以前发生，骨骺未闭合时，各组织、器官、骨骼和人体按比例的过度生长，身材异常高大（但生殖器官发育不全），称为垂体性巨人症（pituitary gigantism）；如果在青春期后发生，骨骺已闭合，表现为头颅骨增厚，下颌骨、眶上嵴及颧骨弓增大突出，鼻、唇、舌增厚肥大，皮肤增厚粗糙，面容特异，四肢手足宽而粗厚，手（足）指（趾）粗钝，称之为肢端肥大症（acromegaly）。

（二）催乳素过高血症

催乳素过高血症（hyperprolactinemia）一部分是由于垂体催乳激素细胞腺瘤分泌过多的催乳素（PRL）引起，一部分由下丘脑病变或药物所致，表现为溢乳-闭经综合征（galactorrhea-amenorrhea syndrome）：女性闭经、不育和溢乳，男性性功能下降，少数也可溢乳。

（三）垂体性侏儒症

垂体性侏儒症（pituitary dwrafism）是指因腺垂体分泌生长激素（GH）部分或完全缺乏（常伴促性腺激素缺乏）所致儿童期生长发育障碍性疾病，表现为骨骼、躯体生长发育迟缓，体型停滞于儿童期，身材矮小，皮肤和颜面可有皱纹，常伴性器官发育障碍，但智力发育正常。

（四）Simmond 综合征

Simmond 综合征（Simmond syndrome）是由于炎症、肿瘤、血液循环障碍、损伤等原因使腺垂体各种激素分泌障碍的一种综合征，导致相应的靶器官如甲状腺、肾上腺、性腺等的萎缩，病程呈慢性经过，以出现恶病质、过早衰老及各种激素分泌低下和产生相应临床症状为特征。

（五）Sheehan 综合征

Sheehan 综合征（Sheehan syndrome）是垂体缺血性萎缩、坏死，导致腺垂体各种激素分泌减少的一种综合征，多由于分娩时大出血或休克引起，典型病例于分娩后乳腺萎缩、乳汁分泌停止，相继出现生殖器官萎缩、闭经、甲状腺、肾上腺萎缩、功能低下，进而全身萎缩和老化（aging）。

三、垂体肿瘤

垂体部位发生的肿瘤较多，如垂体腺瘤、垂体癌、神经节细胞瘤、间叶组织肿瘤、脑膜瘤、颗粒细胞瘤、脊索瘤等，最常见的是垂体腺瘤。

垂体腺瘤（pituitary adenoma）是来源于腺垂体细胞的良性肿瘤，是鞍内最常见的肿瘤，占颅内肿瘤的10%~20%，多见于30~60岁的女性患者。垂体腺瘤中功能性腺瘤约占65%。垂体腺瘤的主要临床表现为：① 分泌某种过多的激素，表现相应的功能亢进；② 肿瘤浸润、破坏、压迫垂体，使其激素分泌障碍，表现为功能低下；③ 肿瘤压迫视神经表现为视野损失、视力下降或失明等。

病理变化

肉眼观：垂体腺瘤生长缓慢，大小不一，直径可由数毫米至10 cm，直径小于1 cm者为小腺瘤，大于1 cm者为大腺瘤（图15-1）；功能性腺瘤一般较小，无功能性的一般较大；腺瘤一般境界清楚，约30%的腺瘤无包膜（当肿瘤侵入周围脑组织时，称为侵袭性垂体腺瘤），肿瘤质软、色灰白、粉红或黄褐色；可有灶性出血、坏死、囊性变、纤维化和钙化。

镜下观：肿瘤失去了正常组织结构特点，瘤细胞似正常的腺垂体细胞，核呈圆形或卵圆形，有小核仁，多数腺瘤由单一细胞构成，少数可由几种瘤细胞构成，瘤细胞排列呈片块、条索状、巢状、腺样或乳头状，有的瘤细胞可有异型性或核分裂，瘤细胞巢之间为血管丰富的纤细间质。

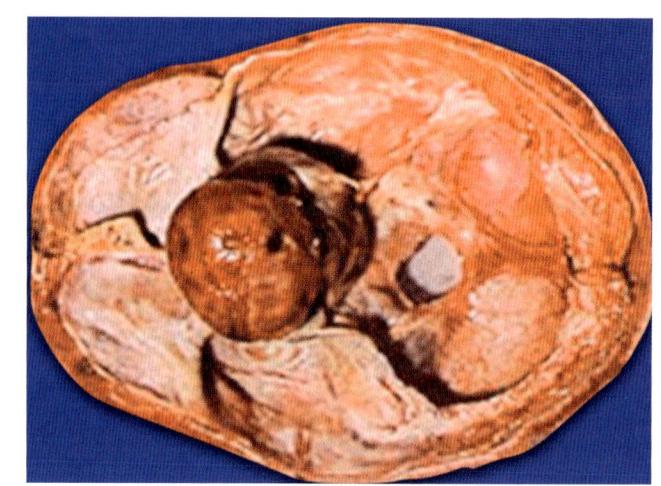

图15-1　垂体腺瘤（大体）

分类

近年来根据内分泌激素检测、免疫组织化学、电镜等，将形态和功能特点结合进行分类。

1. 催乳素细胞腺瘤（PRL cell adenoma）　为垂体腺瘤中最多的一种，约占30%，功能性垂体腺瘤近半数为此瘤。瘤细胞多由嫌色性或弱嗜酸性细胞构成，胞质中可见稀疏的小神经内分泌颗粒，血中催乳素（PRL）水平增高，出现溢乳-闭经综合征；PAS染色（-），免疫组化染色：PRL（+）。

2. 生长激素细胞腺瘤（GH cell adenoma）（图15-2）　约占垂体腺瘤的25%，主要由嗜酸性和嫌色性瘤细胞构成，胞质内可见神经内分泌颗粒，血中生长激素（GH）水平增高，免疫组化染色：GH（+），可出现巨人症或肢端肥大症，也可出现垂体前叶功能低下。

3. 促肾上腺皮质激素细胞腺瘤（ACTH cell adenoma）　约占垂体腺瘤的15%，瘤细胞嗜碱性，部分患者可出现Cushing综合征和Nelson综合征（表现在双肾上腺切除术后全身皮肤、黏膜色素沉着）。免疫组化染色：ACTH及其相关肽β-LPH和内啡肽等均为阳性。

4. 促性腺激素细胞腺瘤（gonadotroph cell adenoma）　占5%~15%，为嫌色性或嗜碱性瘤细胞构成，瘤细胞可同时产生促黄体素（LH）和促卵泡素（FSH）两种激素。临床表现为性功能减退或无症状。免疫组化染色：FSH或LH阳性，或两者均为阳性。电镜下：胞质内可见较小的分泌颗粒。

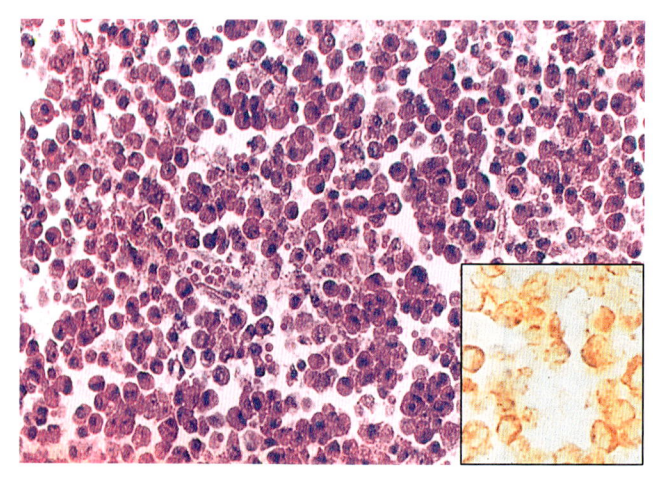

图15-2　垂体生长激素细胞腺瘤

5. 促甲状腺细胞腺瘤（TSH cell adenoma） 约占1%，大多数患者有甲状腺功能低下，仅少数患者伴甲状腺功能亢进及血中TSH升高。瘤细胞为嫌色性和嗜碱性。PAS染色：(+)，免疫组化染色：TSH(+)。

6. 多种激素细胞腺瘤（plurihormonal cell adenoma） 约占10%，多数为GH细胞及PRL细胞混合腺瘤。瘤细胞免疫组化染色呈多种激素阳性。

7. 无功能性细胞腺瘤（nonfunctional cell adenoma） 为嫌色性瘤细胞构成。

第二节 甲状腺疾病

甲状腺位于颈前部，紧贴在喉与气管上端第4~6个软骨环的前面和两侧。甲状腺有两个侧叶，中间由峡部相连。正常人甲状腺重25~30g，由许多甲状腺滤泡构成。滤泡被以滤泡上皮细胞和滤泡旁细胞，前者主要产生甲状腺激素，后者产生降钙素。

一、弥漫性非毒性甲状腺肿

弥漫性非毒性甲状腺肿（diffuse nontoxic goiter）亦称单纯性甲状腺肿（simple goiter），是由于缺碘使甲状腺激素分泌不足，促甲状腺素（TSH）分泌增多，甲状腺滤泡上皮增生，滤泡内胶质堆积而使甲状腺肿大。一般不伴甲状腺功能亢进。本型甲状腺肿常呈地域性分布，又称地方性甲状腺肿（endemic goiter），也可为散发性。据报道，目前全世界约有10亿人生活在碘缺乏地区，我国病区人口超过3亿，大多位于内陆山区及半山区，全国各地均有散发。本病主要表现为甲状腺肿大，一般无临床症状，部分患者后期可引起压迫、窒息、吞咽和呼吸困难，少数患者可伴甲状腺功能亢进或低下等症状，少数可癌变。

病理变化

根据非毒性甲状腺肿的发生、发展过程和病变特点，一般分为三个时期。

1. 增生期 又称弥漫性增生性甲状腺肿（diffuse hyperplastic goiter）。肉眼观：甲状腺弥漫性对称性中度增大，一般不超过150g，表面光滑。镜下观：滤泡上皮增生呈立方或低柱状，伴小滤泡和小假乳头形成，胶质较少，间质充血。甲状腺功能无明显改变。

2. 胶质贮积期 又称弥漫性胶样甲状腺肿（diffuse colloid goiter）。因长期持续缺碘，胶质大量贮积。肉眼观：甲状腺弥漫性对称性显著增大，重200~300g，有的可达500g以上，表面光滑，切面呈棕褐色、半透明胶冻状。镜下观：部分上皮增生，可有小滤泡或假乳头形成，大部分滤泡上皮复旧变扁平，滤泡腔高度扩大，腔内大量胶质贮积（图15-3）。

3. 结节期 又称结节性甲状腺肿（nodular goiter）。本病后期滤泡上皮局灶性增生、复旧或萎缩不一致，分布不均，形成结节。肉眼观：甲状腺呈不对称结节状增大，结节大小不一，有的结节境界清楚，多无完整包膜（图15-4），切面可有出血、坏死、囊性变、钙化和瘢痕形成。镜下观：部分滤泡上皮呈柱状或乳头样增生，小滤泡形成；部分上皮复旧或萎缩，胶质贮积；间质纤维组织增生、间隔包绕形成大小不一的结节状病灶（图15-5）。

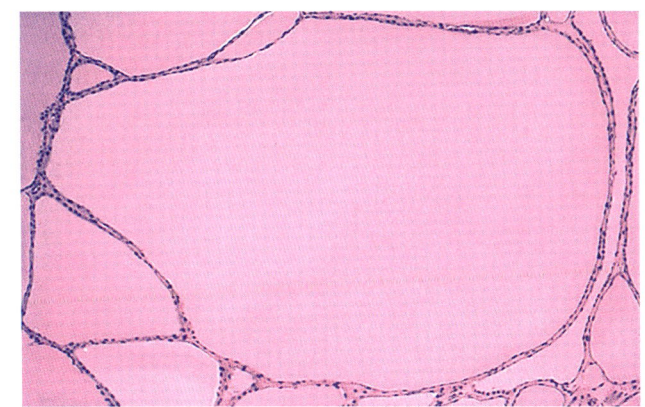

图15-3 弥漫性非毒性甲状腺肿（胶质贮积期）

病因与发病机制

1. 缺碘 地方性水、土、食物中缺碘及机体青春期、妊娠期和哺乳期对碘需求量增加而相对缺碘，甲状

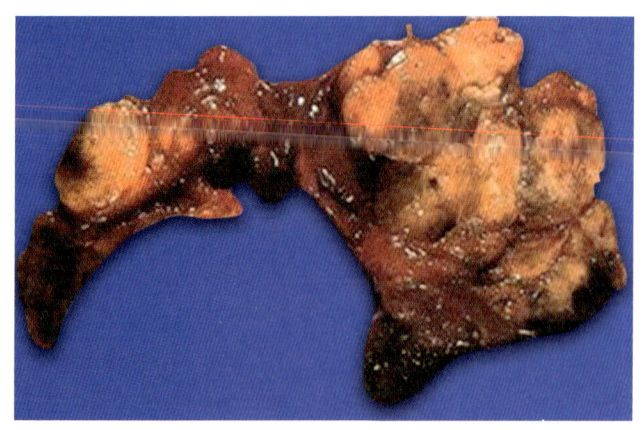

图 15-4 结节性甲状腺肿（大体）
左、右叶甲状腺内有多发性结节，有的分界不清，无完整包膜

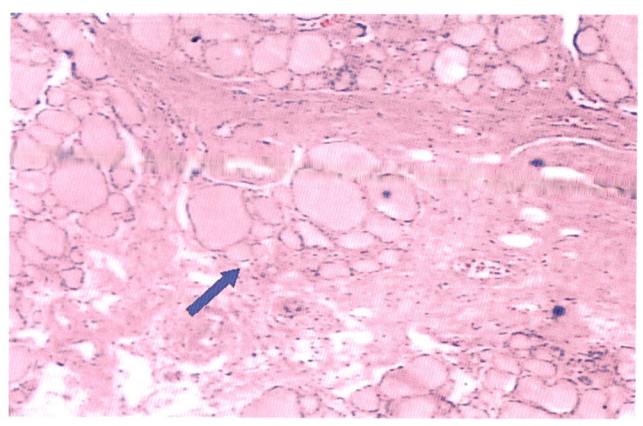

图 15-5 弥漫性非毒性甲状腺肿（结节期）

腺激素合成减少，通过反馈刺激垂体 TSH 分泌增多，甲状腺滤泡上皮增生，摄碘功能增强，达到缓解。如果持续长期缺碘，一方面滤泡上皮增生，另一方面所合成的甲状腺球蛋白没有碘化而不能被上皮细胞吸收利用，则滤泡腔内充满胶质，使甲状腺肿大。用碘化食盐和其他富含碘的食品可治疗和预防本病。

2. 致甲状腺肿因子的作用 ① 水中大量钙和氟可引起甲状腺肿，因其影响肠道碘的吸收，且使滤泡上皮细胞质内钙离子增多，从而抑制甲状腺激素分泌。② 某些食物（如卷心菜、木薯、菜花、大头菜等）可致甲状腺肿。如木薯内含氰化物，抑制碘化物在甲状腺内运送。③ 硫氰酸盐及过氯酸盐妨碍碘向甲状腺聚集；④ 药物如硫脲类药、磺胺药、锂、钴及高氯酸盐等，可抑制碘离子的浓集或碘离子有机化。

3. 高碘 常年饮用含高碘的水，因碘摄食过多，过氧化物酶的功能基团过多地被占用，影响了酪氨酸氧化，因而碘的有机化过程受阻，甲状腺呈代偿性肿大。

4. 遗传与免疫 家族性甲状腺肿的原因是激素合成中有关酶的遗传性缺乏，如过氧化物酶、去卤化酶的缺陷及碘酪氨酸偶联缺陷等。有人认为甲状腺肿的发生有自身免疫机制参与。

二、弥漫性毒性甲状腺肿

弥漫性毒性甲状腺肿（diffuse toxic goiter）指血中甲状腺激素过多，作用于全身各组织所引起的临床综合征，临床上统称为甲状腺功能亢进症（hyperthyroidism），简称"甲亢"，由于约有 1/3 患者有眼球突出，故又称为突眼性甲状腺肿（exophthalmic goiter）（图 15-6），也有人将毒性甲状腺肿称之为 Graves 病或 Basedow 病。临床上主要表现为甲状腺肿大，基础代谢率和神经兴奋性升高，T_3、T_4 高，吸碘率高。如心悸、多汗、烦热、脉搏快、手震颤、多食、消瘦、乏力、突眼等。本病多见于女性，男、女性之比为（1:4）~6，以 20~40 岁最多见。

病理变化

肉眼观：甲状腺弥漫性对称性增大，为正常的 2~4 倍（60~100 g），表面光滑，血管充血，质较软，切面灰红，呈分叶状，胶质少，棕红色，质如肌肉。镜下观：① 滤泡上皮增生呈高柱状，有的呈乳头样增生，并有小滤泡形成；② 滤泡腔内胶质稀薄，滤泡周边胶质出现许多大小不一的上皮细胞的吸收空泡；③ 间质血管丰富、充血，淋巴组织增生（图 15-7）。电镜下：滤泡上皮细胞质内内质网丰富、扩张，高尔基体肥大，核糖体增多，分泌活跃。免疫荧光检查：滤

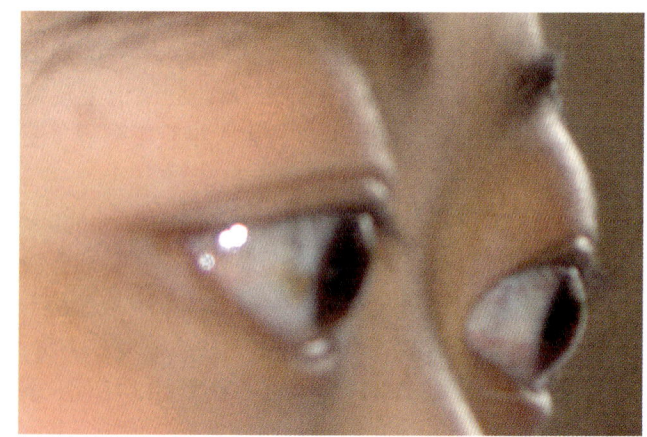

图 15-6 突眼性甲状腺肿

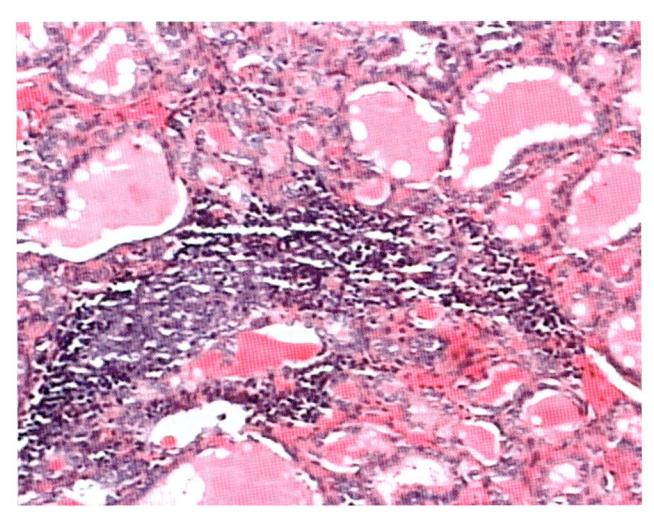

图 15-7 弥漫性毒性甲状腺肿
滤泡有上皮细胞的吸收空泡,间质淋巴组织增生

泡基底膜上有 IgG 沉积。往往甲亢患者手术前须经碘治疗,治疗后甲状腺病变有所减轻,甲状腺体积缩小,质实变,光镜下见上皮细胞变矮、增生减轻,胶质增多、变浓,吸收空泡减少,间质血管减少、充血减轻,淋巴细胞也减少。

除甲状腺病变外,全身可有淋巴组织增生、胸腺和脾增大,心脏肥大、扩大,心肌和肝细胞可有变性、坏死及纤维化。眼球外突的原因是眼球外肌水肿、球后纤维脂肪组织增生、淋巴细胞浸润和黏液水肿。

病因与发病机制

目前一般认为本病与下列因素有关:① 是一种自身免疫性疾病;其根据:一是血液中球蛋白增高,并有多种抗甲状腺的自身抗体,且常与一些自身免疫性疾病并存;二是血液中存在与 TSH 受体结合的抗体,具有类似 TSH 的作用。② 遗传因素:发现某些患者亲属中也患有此病或其他自身免疫性疾病。③ 有的因精神创伤,可能干扰了免疫系统而促进自身免疫性疾病的发生。

三、甲状腺功能减退症

甲状腺功能减退症(hypothyroidism)是甲状腺激素合成和释放减少或缺乏而出现的综合征。根据年龄不同可表现为克汀病或黏液水肿。

1. 克汀病(cretinism)或呆小症　主要由于地方性缺碘,在胎儿和婴儿期从母体获得或合成甲状腺激素不足或缺乏,导致生长发育障碍,表现为大脑发育不全、智力低下、表情痴呆、愚钝颜貌,骨形成及成熟障碍,四肢短小,形成侏儒。

2. 黏液水肿(myxoedema)　少年及成人由于甲状腺功能低下,组织间质内出现大量类黏液(氨基多糖)积聚。镜下观:可见间质胶原纤维分解、断裂变疏松,充以 HE 染色为蓝色的胶状液体。临床上可出现怕冷、嗜睡、月经周期不规律,动作、说话及思维减慢,皮肤发凉、粗糙及非凹陷性水肿。氨基多糖沉积的组织和器官可出现相应的功能障碍或症状。

甲状腺功能减退症的主要原因为:① 甲状腺肿瘤、炎症、外伤、放射线等实质性损伤;② 甲状腺发育异常;③ 缺碘、药物及先天或后天性甲状腺激素合成障碍;④ 自身免疫性疾病;⑤ 垂体或下丘脑病变。

四、甲状腺炎

甲状腺炎一般分为急性、亚急性和慢性三种。急性甲状腺炎是由细菌感染引起的化脓性炎,较少见;亚急性甲状腺炎一般认为是与病毒感染有关的炎症;慢性淋巴细胞性甲状腺炎是一种自身免疫性疾病;纤维性甲状腺炎目前病因不明。

(一)亚急性甲状腺炎

亚急性甲状腺炎(subacute thyroiditis)又称肉芽肿性甲状腺炎(granulomatous thyroiditis)、巨细胞性甲状腺炎(giant cell thyroiditis)等,是一种与病毒感染有关的巨细胞性或肉芽肿性炎症。女性多于男性,中青年多见。临床上起病急,发热不适,颈部有压痛,可有短暂性甲状腺功能异常,病程短,常在数月内恢复正常。

病理变化

肉眼观:甲状腺呈不对称、结节状,轻至中度增大,质实如橡皮样。切面病变呈灰白或淡黄色,可见坏死或瘢痕,常与周围组织有粘连。镜下观:病变呈灶性分布,范围大小不一,发展不一致,部分滤泡被破坏,胶质外溢,引起类似结核结节的肉芽肿形成(图15-8),并有大量的中性粒细胞及不等量的嗜酸性粒细胞、淋巴细胞和浆细胞浸润,可形成微小脓肿,伴异物巨细胞反应,但无干酪样坏死。愈复期,巨噬细胞消失,滤泡上皮细胞再生,间质纤维化,瘢痕形成。

(二)慢性甲状腺炎

1. **慢性淋巴细胞性甲状腺炎(chronic lymphocytic thyroiditis)** 也称桥本甲状腺炎(Hashimoto's thyroiditis)、自身免疫性甲状腺炎(autoimmune thyroiditis),是一种自身免疫性疾病,多见于中年女性,临床上常为甲状腺无毒性弥漫性肿大,晚期一般有甲状腺功能低下的表现,TSH较高,T_3、T_4低,患者血液中可检出多种自身抗体。

病理变化

肉眼观:甲状腺弥漫性对称性肿大,稍呈结节状,质较韧,重量一般为60~200g,被膜轻度增厚,但与周围组织无粘连,切面呈分叶状,色灰白、灰黄。镜下观:甲状腺实质广泛破坏、萎缩,大量淋巴细胞及不等量的嗜酸性粒细胞浸润,淋巴滤泡形成,纤维组织增生,有时可出现多核巨细胞(图15-9)。

2. **纤维性甲状腺炎(fibrous thyroiditis)** 又称Riedel甲状腺肿或慢性木样甲状腺炎(chronic woody thyroiditis),原因不明,罕见。男、女性之比为1:3,发病年龄为30~60岁。临床上早期症状不明显,功能正常,晚期甲状腺功能低下,增生的纤维瘢痕组织压迫可产生声音嘶哑、呼吸及吞咽困难等。

病理变化

肉眼观:甲状腺中度肿大,病变范围和程度不一,病变呈结节状,质硬似木样,与周围组织明显粘连,切面灰白。镜下观:甲状腺滤泡萎缩,小叶结构消失,而大量纤维组织增生、玻璃样变性,有淋巴细胞浸润(图15-10)。

本病与淋巴细胞性甲状腺炎的主要区别是:①本病向周围组织蔓延、侵犯、粘连;后者仅限于甲状腺内;②本病虽有淋巴细胞浸润,但不形成淋巴滤泡;③本病有显著的纤维化及玻璃样变性,质硬。

五、甲状腺肿瘤

甲状腺发生的肿瘤和瘤样病变种类较多,组织学分类也不一致,现就常见的甲状腺肿瘤进行简要介绍。

(一)滤泡性腺瘤

滤泡性腺瘤是甲状腺滤泡上皮细胞发生的最常

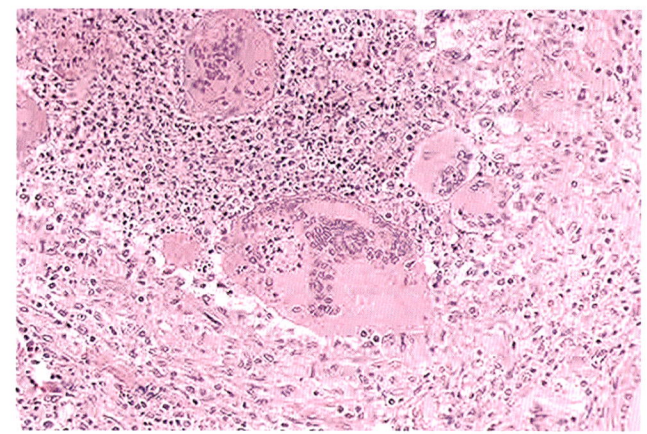

图15-8 亚急性甲状腺炎(巨细胞性甲状腺炎)

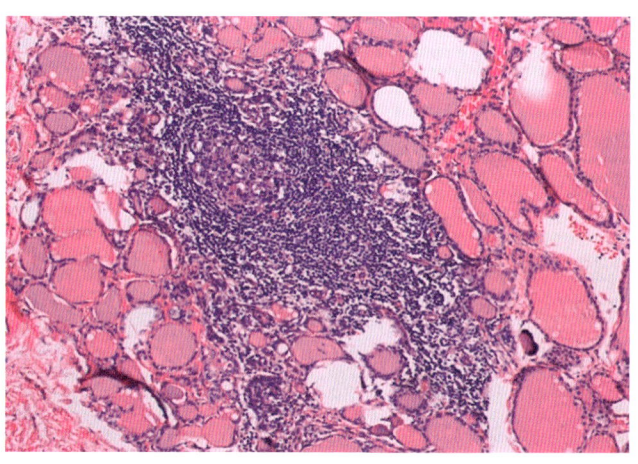

图15-9 慢性淋巴细胞性甲状腺炎

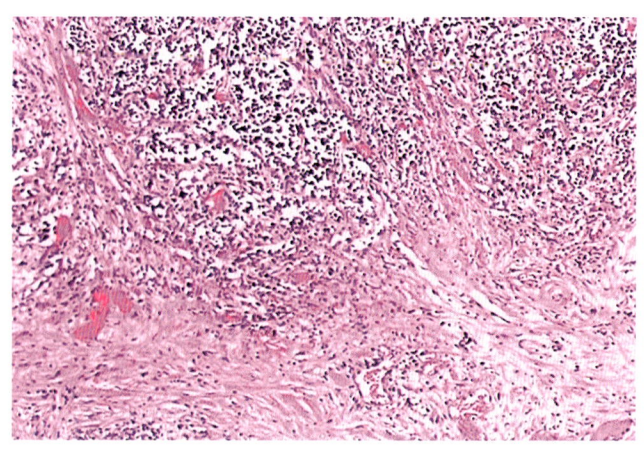

图15-10 慢性纤维性甲状腺炎

见的甲状腺良性肿瘤，多见于中、青年女性。肿瘤生长缓慢，随吞咽活动而上下移动。肉眼观：多为单发，呈圆形或类圆形，有完整的包膜，常压迫周围组织，直径一般为3～5cm，切面多为实性，色暗红或棕黄（图15-11），可并发出血、囊性变、钙化和纤维化。根据肿瘤组织形态学特点分类介绍如下：

1. 正常滤泡性腺瘤（normofollicular adenoma） 又称单纯型腺瘤（simple adenoma），肿瘤包膜完整，肿瘤组织由大小较一致、排列拥挤、内含胶质，与成人正常甲状腺相似的滤泡构成（图15-12）。

2. 大滤泡性腺瘤（macrofollicular adenoma） 又称胶样型腺瘤（colloid adenoma），肿瘤组织由大滤泡或大小不一的滤泡组成，滤泡内充满胶质，并可互相融合成囊。肿瘤间质少。

3. 微滤泡性腺瘤（microfollicular adenoma） 又称胎儿型腺瘤（fetal adenoma），主要由小而一致、仅含少量胶质或没有胶质的小滤泡构成，上皮细胞为立方形，似胎儿甲状腺组织（图15-13），间质呈水肿、黏液样。此型易发生出血、囊性变。

4. 小梁型腺瘤（small trabecular adenoma） 又称胚胎型腺瘤（embryonal adenoma），瘤细胞小，大小较一致，分化好，呈片状或条索状排列，偶见不完整的小滤泡，无胶质，间质疏松呈水肿状（图15-14）。

5. 嗜酸细胞腺瘤（acidophilic cell type adenoma） 又称Hurthle细胞腺瘤。较少见，瘤细胞大而呈多角形，核小，胞质丰富、嗜酸性（图15-15），内含嗜酸性颗粒。电镜下见嗜酸性细胞内有丰富的线粒体，即Hurthle细胞。瘤细胞排列呈条索网或巢状，很少形成滤泡。

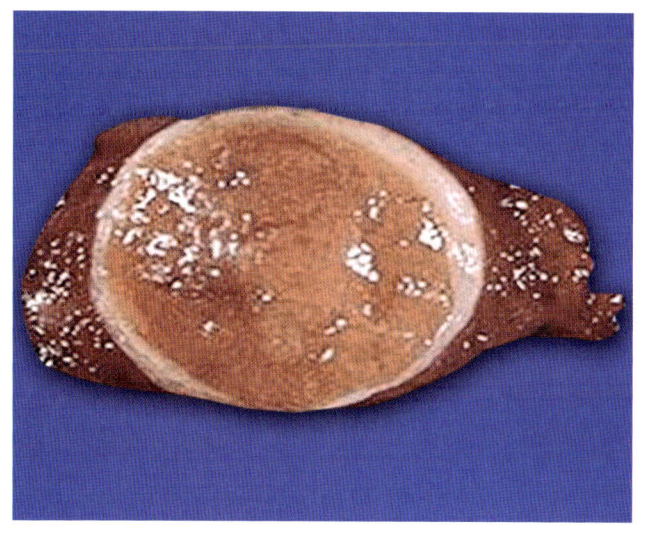

15-11 滤泡性腺瘤
腺瘤呈卵圆形，包膜完整，分界清楚

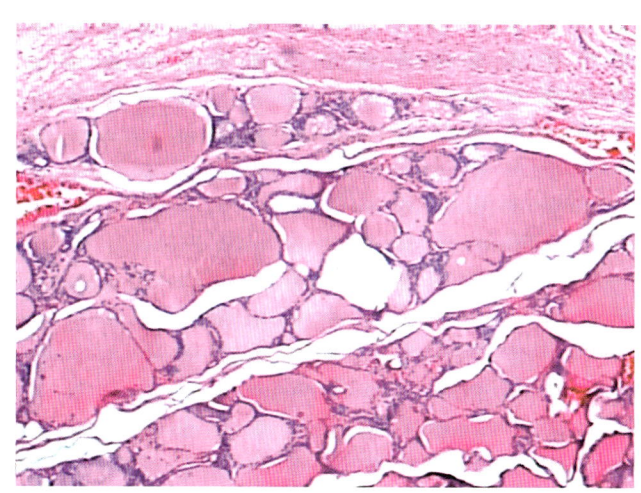

图15-12 正常滤泡性腺瘤

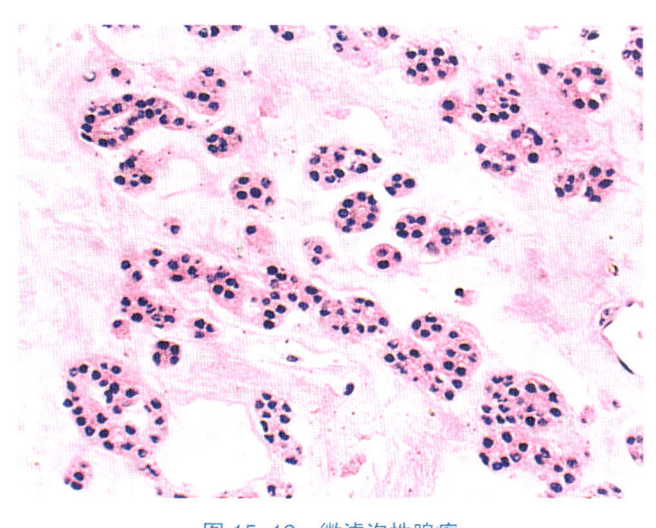

图15-13 微滤泡性腺瘤

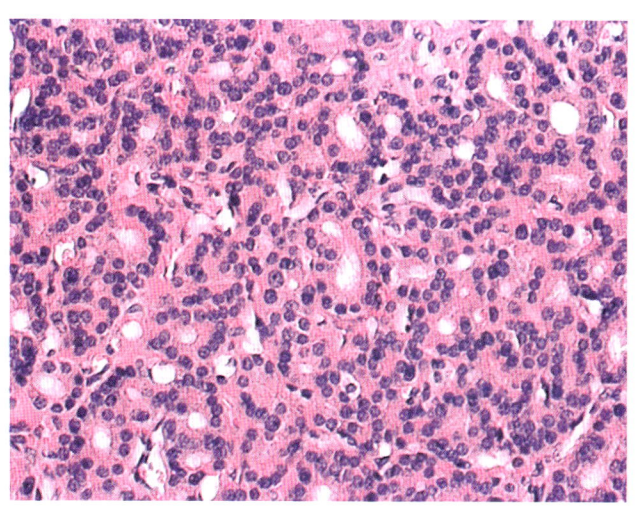

图15-14 胚胎型滤泡性腺瘤

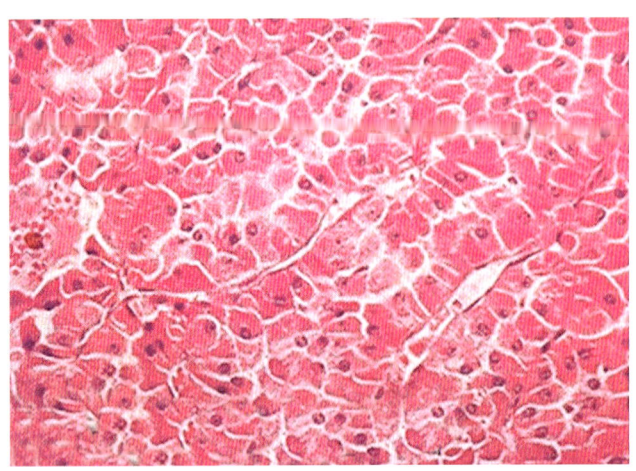

图 15-15　甲状腺嗜酸细胞腺瘤

6.非典型腺瘤（atypical adenoma）　瘤细胞丰富，生长较活跃，有轻度非典型增生，可见核分裂象。瘤细胞排列呈索状或巢片状，很少形成完整滤泡，间质少，但无包膜和血管侵犯。本瘤应追踪观察，并与甲状腺髓样癌和转移癌鉴别，可作降钙素（calcitonin）、上皮膜抗原（epithelial membrane antigen，EMA）和角蛋白（keratin）等免疫组织化学检查，髓样癌 calcitonin 阳性，转移癌 EMA、keratin 等阳性。

结节性甲状腺肿和滤泡性腺瘤的诊断及鉴别要点：① 前者常为多发结节，无完整包膜；后者一般单发，有完整包膜。② 前者滤泡大小不一致，一般比正常的大；后者则相反。③ 前者周围甲状腺组织无压迫现象，邻近的甲状腺内有与结节内的相似病变；后者周围甲状腺有压迫现象，周围和邻近处甲状腺组织均正常。

（二）甲状腺癌

甲状腺癌（thyroid carcinoma）是一种较常见的恶性肿瘤，约占所有恶性肿瘤的 1.3% 以下，占癌症死亡病例的 0.4%，约占甲状腺原发性上皮性肿瘤的 1/3，男、女性之比约 2∶3，任何年龄均可发生，以 40~50 岁多见。各类型的甲状腺癌生长规律有很大差异，有的生长缓慢似腺瘤；有的原发灶很小，而转移灶较大，首先表现为颈部淋巴结肿大而就诊；有的短期内生长很快，浸润周围组织引起临床症状。多数甲状腺癌患者甲状腺功能正常，仅少数引起内分泌紊乱（甲状腺功能亢进或减退）。甲状腺癌的主要组织学类型如下：

1.乳头状癌（papillary carcinoma）　是甲状腺癌中最常见的类型，占 45%~70%，20~40 岁女性多见，约为男性的 3 倍。肿瘤生长慢，恶性程度较低，预后较好，10 年存活率达 80% 以上，肿瘤大小和是否有远处转移与生存率有关，而是否有局部淋巴结转移与生存率无关。但局部淋巴结转移较早。肉眼观：肿瘤一般呈圆形，直径 2~3 cm，无包膜，质地较硬，切面灰白，部分病例有囊形成，囊内可见乳头，故称为乳头状囊腺癌（papillary cystadenocarcinoma）（图 15-16），肿瘤常伴有出血、坏死、纤维化和钙化。镜下观：乳头分支多，乳头中心有纤维血管间质，间质内常见呈同心圆状的钙化小体，即砂粒体（psammoma body）（图 15-17），有助于诊断。乳头上皮可呈单层或多层，癌细胞分化程度不一，核染色质少，常呈透明或毛玻璃状，

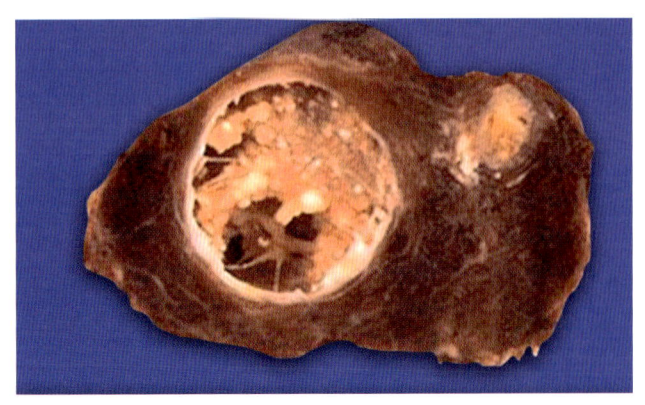

图 15-16　甲状腺乳头状囊腺癌
肿瘤呈囊状，囊内癌组织形成许多乳头

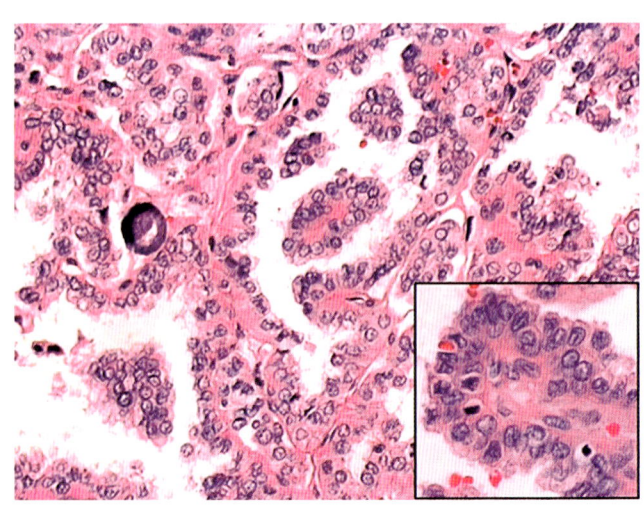

图 15-17　甲状腺乳头状癌
有砂粒体形成，癌细胞核呈毛玻璃状或有核沟

无核仁。乳头状癌有时以微小癌（microcarcinoma）出现，癌直径小于 1 cm，临床又称之为"隐匿性癌"（occult carcinoma），多在尸检中或因其他疾病进行甲状腺切除时发现或因颈部淋巴结转移才被注意。甲状腺微小癌预后较好，远处转移也少见。

2. 滤泡癌（follicular carcinoma） 一般比乳头状癌恶性程度高、预后差，较常见，仅次于甲状腺乳头状癌而居第 2 位。多发于 40 岁以上女性，早期易血道转移，癌组织侵犯周围组织或器官时可引起相应的症状。肉眼观：结节状，包膜不完整，境界较清楚，切面灰白、质软。镜下观：可见不同分化程度的滤泡，有时分化好的滤泡癌很难与腺瘤区别，须多处取材、切片，注意是否有包膜和血管侵犯加以鉴别；分化差的呈实性巢片状，瘤细胞异型性明显，滤泡少而不完整（图 15-18）。

3. 髓样癌（medullary carcinoma） 又称 C 细胞癌（C-cell carcinoma），是由滤泡旁细胞（即 C 细胞）发生的恶性肿瘤，属于 APUD 瘤，占甲状腺癌的 5%～10%，40～60 岁为高发年龄，部分为家族性常染色体显性遗传，90% 的肿瘤分泌降钙素，产生严重腹泻和低钙血症，有的还同时分泌其他多种激素和物质。肉眼观：单发或多发，可有假包膜，直径 1～11 cm，切面灰白或黄褐色，质实而软。镜下观：瘤细胞呈圆形或多角形、梭形，核呈圆形或卵圆形，核仁不明显。瘤细胞呈实体片巢状或乳头状、滤泡状排列，间质内常有淀粉样物质沉积（图 15-19）（可能与降钙素分泌有关）。电镜下：胞质内有大小较一致的神经内分泌颗粒。

髓样癌免疫组织化学染色：降钙素（calcitonin）阳性，甲状腺球蛋白（thyroglobulin）阴性；滤泡性癌、乳头状癌和未分化癌 thyroglobulin 均为阳性，而 calcitonin 均为阴性。

4. 未分化癌（undifferentiated carcinoma） 又称间变性癌（anaplastic carcinoma）或肉瘤样癌（sarcomatoid carcinoma），较少见，多发生在 50 岁以上，女性较多见。生长快，早期即可发生浸润和转移，恶性程度高，预后差。肉眼观：肿块较大，形状不规则，无包膜，广泛浸润、破坏，切面灰白，常有出血、坏死。镜下观：癌细胞大小、形态、染色深浅不一，核分裂象多。组织学上可分为小细胞型、梭形细胞型、巨细胞型和混合细胞型（图 15-20）。可用抗 keratin、CEA 及 thyroglobulin 等抗体做免疫组织化学染色证实是否来自甲状腺腺上皮。

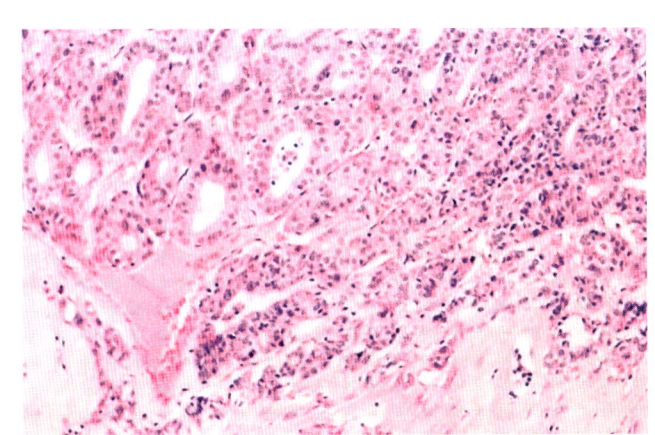

图 15-18　甲状腺滤泡癌
癌细胞具有异型性，向被膜浸润

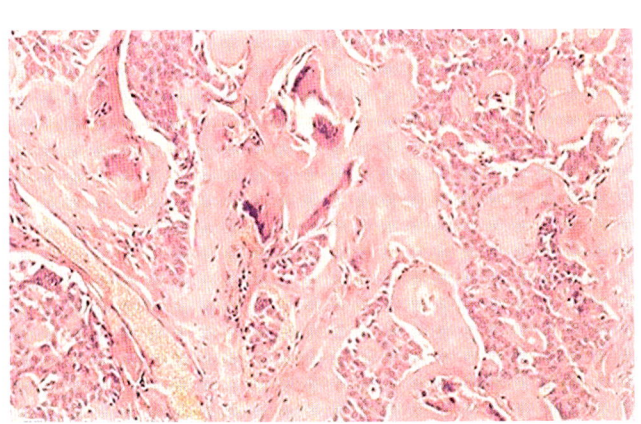

图 15-19　甲状腺髓样癌
间质内有淀粉样物质沉积

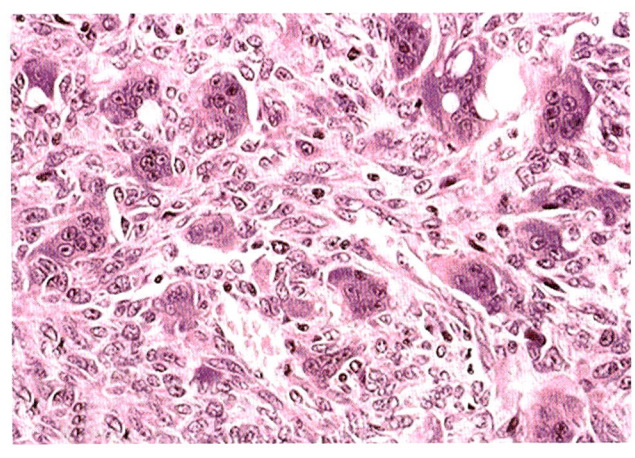

图 15-20　甲状腺未分化癌
癌细胞大小不一，有多核瘤巨细胞形成

第三节 肾上腺疾病

一、肾上腺皮质功能亢进

肾上腺皮质分泌三大类激素，即盐皮质激素（mineralocorticoid）、糖皮质激素（glucocorticoid）和肾上腺雄激素（androgen）或雌激素（estrogen）。每种激素分泌过多时均可引起相应的临床综合征，但常见的有两种：①Cushing综合征；②醛固酮增多症（hyperaldosteronism）。

（一）Cushing综合征

由于长期分泌过多的糖皮质激素，促进蛋白质异化、脂肪沉积，表现为满月脸、向心性肥胖、高血压、皮肤紫纹、多毛、糖耐量降低、月经失调、性欲减退、骨质疏松、肌肉乏力等。本症成人多于儿童，常见于20～40岁，女性多于男性，约2.5∶1。其病因及病变如下：

1. **垂体性** 由于垂体肿瘤或下丘脑功能紊乱，分泌过多的ACTH或下丘脑分泌皮质激素释放因子（corticotropin releasing factor, CRF）过多，血清中ACTH增高。双侧肾上腺弥漫性中度肥大，重量可达20 g（正常约8 g），切面皮质厚度可超过2 mm。镜下观：主要为网状带和束状带细胞增生，又称为垂体性Cushing综合征。

2. **肾上腺性** 由于肾上腺功能性肿瘤或增生，分泌大量皮质醇的结果，血中ACTH降低。双侧肾上腺显著增生、肥大，可超过50 g。镜下观：主要为网状带及束状带细胞弥漫增生，而结节状增生者多为束状带细胞。

3. **异位性** 为异位分泌的ACTH引起。最常见的原因为小细胞性肺癌，其他有恶性胸腺瘤、胰岛细胞瘤等，血内ACTH增高。

4. **医源性** 长期大量使用糖皮质激素引起，患者垂体-肾上腺皮质轴受抑制可致肾上腺萎缩。

（二）醛固酮增多症

醛固酮增多症（hyperaldosteronism）分为原发性和继发性两种。

1. **原发性醛固酮增多症（primary aldosteronism）** 大多数由功能性肾上腺肿瘤引起，少数为肾上腺皮质增生所致，临床主要表现为高钠血症、低钾血症及高血压，血清中肾素降低，这是因为钠潴留使血容量增多，抑制肾素的释放。镜下观：主要为球状带细胞增生，少数也可杂有束状带细胞。

2. **继发性醛固酮增多症（secondary aldosteronism）** 系指各种疾病（或肾上腺皮质以外的因素）引起肾素-血管紧张素分泌过多，刺激球状带细胞增生而引起继发性醛固酮分泌增多的疾病。

二、肾上腺皮质功能低下

本症分为急、慢性两类：

1. **急性肾上腺皮质功能低下（acute adrenocortical insufficiency）** 主要原因是皮质大片出血或坏死、血栓形成或栓塞、重症感染或应急反应及长期使用皮质激素治疗后突然停药等。临床表现为血压下降、休克、昏迷等症状，少数严重者可致死。

2. **慢性肾上腺皮质功能低下（chronic adrenocortical insufficiency）** 又称Addison病，少见。主要病因为双侧肾上腺结核和特发性肾上腺萎缩，极少数为肿瘤转移和其他原因，双侧肾上腺皮质严重破坏（约90%以上）。主要临床表现为皮肤和黏膜及瘢痕处黑色素沉积增多、低血糖、低血压、食欲缺乏、肌力低下、易疲劳、体重减轻等。黑色素沉积增多是由于肾上腺皮质激素减少，促使垂体分泌具有黑色素细胞刺激活性的ACTH及β-LPH增加，促进黑色素细胞合成过多的黑色素之故。

特发性肾上腺萎缩（idiopathic adrenal atrophy）：又称自身免疫性肾上腺炎（autoimmune adrenalitis），是一种自身免疫性疾病，多见于青年女性，患者血中常有抗肾上腺皮质细胞线粒体和微粒体抗体，往往和其他自身免疫性疾病并存。双侧肾上腺高度萎缩、皮质菲薄，内有大量淋巴细胞和浆细胞浸润。

三、肾上腺肿瘤

（一）肾上腺皮质腺瘤

肾上腺皮质腺瘤（adrenocortical adenoma）是肾上腺皮质细胞发生的一种良性肿瘤，分为无功能性和功能性两种，女性多于男性，约 2∶1，且儿童多见。肉眼观：肿瘤一般较小，直径为 1~5 cm，重 5~10 g，大者可达 1000 g，多有完整包膜，切面实性，呈金黄色或棕黄色（图 15-21），可见出血或小囊变区，偶有钙化。镜下观：主要由富含类脂质的透明细胞构成（少数瘤细胞胞质含类脂质少，可为嗜酸性），瘤细胞与正常皮质细胞相似，核较小，瘤细胞排列成团，由富含毛细血管的少量间质分隔（图 15-22）。大多数皮质腺瘤是非功能性，少数为功能性，可引起醛固酮增多症或 Cushing 综合征。

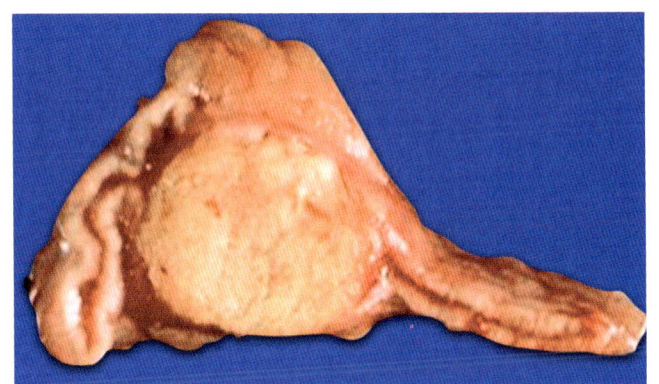

图 15-21　肾上腺皮质腺瘤
肿瘤切面实性，金黄色，有包膜，分界清楚

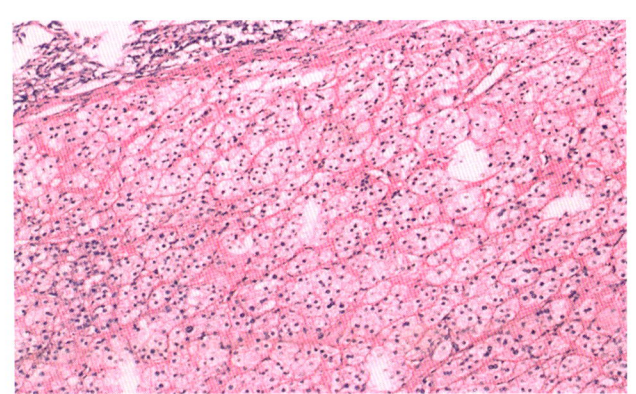

图 15-22　肾上腺皮质腺瘤

皮质腺瘤与灶性结节状皮质增生的区别：前者常为单侧单发，有包膜，对周围组织有压迫现象；后者常为双侧多发，直径一般在 1 cm 以下，多见于高血压患者。有时两者很难区别，有人将直径超过 1 cm 以上者归入腺瘤。

（二）肾上腺皮质癌

皮质癌多为功能性，常表现女性男性化及肾上腺功能亢进，且易发生局部浸润和转移，如果有淋巴道和血道播散，一般平均存活期为 2 年。

功能性和无功能性肾上腺皮质肿瘤的鉴别主要依靠临床表现、生化检测和激素测定。

（三）肾上腺髓质肿瘤

肾上腺髓质来自神经嵴，可发生神经母细胞瘤、神经节细胞瘤和嗜铬细胞瘤。现仅以临床病理联系较为密切的嗜铬细胞瘤为例介绍如下：

嗜铬细胞瘤（pheochromocytoma）是由肾上腺髓质嗜铬细胞（chromaffin cell）发生的一种少见的肿瘤，又称肾上腺内副神经节瘤（intra adrenal paraganglioma），90% 来自肾上腺髓质，另外 10% 左右发生在肾上腺髓质以外的器官或组织内。本瘤多见于 20~50 岁，性别无差异。嗜铬细胞瘤临床上均可伴儿茶酚胺的异常分泌，并可产生相应的症状，表现为间歇性或持续性高血压、头痛、出汗、心动过速、心悸、基础代谢率升高和高血糖等，甚至可出现心力衰竭、肾衰竭、脑血管意外和猝死。肉眼观：常为单侧单发，右侧多于左侧，肿瘤大小不一，从数毫克至数千克重均有报道，但一般大小在 2~6 cm，平均重约 100 g，可有完整包膜，切面灰白或粉红色，经 Zenker 或 Helly 固定液（含重铬酸盐）固定后显棕黄或棕黑色，常有出血、坏死、钙化及囊性变。镜下观：瘤细胞为大多角形细胞，少数为梭形或柱状细胞，并有一定程度的多形性，可出现瘤巨细胞，瘤细胞胞质内可见大量嗜铬颗粒,瘤细胞呈索、团状排列,间质为血窦(图15-23)。电镜下:胞质内含有被界膜包绕的、具有一定电子密度的神经内分泌颗粒(图15-24)。良、恶性嗜铬细胞瘤在细胞形态学上很难鉴别,有时恶性者异型性不明显,而良性者可出现明显的异型性或多核瘤巨细胞,甚至包膜浸润或侵入血管也不能诊断恶性。只有广泛浸润邻近脏器、组织或发生转移才能确诊为恶性。

免疫组织化学标记:对嗜铬细胞瘤的诊断具有一定的价值,嗜铬蛋白A(chromogranin proteins A)、神经微丝(neurofilament)蛋白表达阳性。

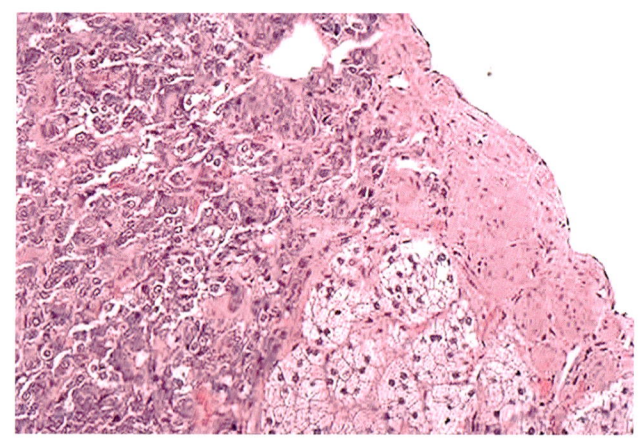

图15-23 嗜铬细胞瘤
左侧为瘤组织,右下侧为正常肾上腺组织

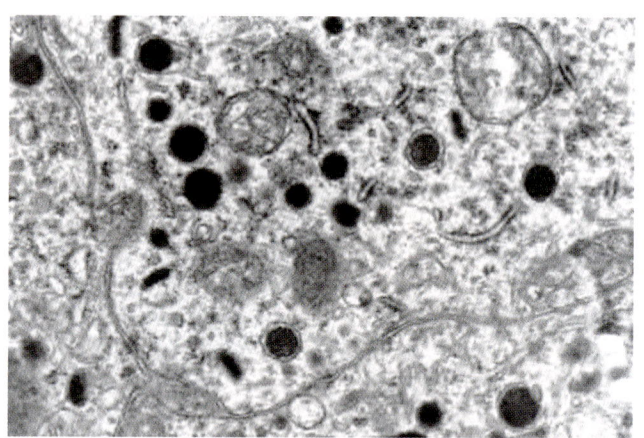

图15-24 嗜铬细胞瘤
胞质内含神经分泌颗粒

第四节 胰岛疾病

成人胰岛内主要由四种内分泌细胞组成:① A 细胞:分泌胰高血糖素,占15%～25%;② B 细胞:分泌胰岛素,占60%～70%;③ D 细胞:分泌生长抑素,占5%～10%;④ PP 细胞:分泌胰多肽,约占2%。此外,在胚胎和新生儿胰腺内及胰腺导管黏膜内还有分泌促胃液素的G 细胞等。胰腺的各种内分泌细胞可以增生或形成肿瘤,可引起有关激素的过多分泌和功能亢进;也可以变性、萎缩,引起有关激素(如胰岛素)分泌不足和功能低下。

一、糖尿病

糖尿病(diabetes mellitus)是一种体内胰岛素相对或绝对不足或靶细胞对胰岛素敏感性降低,或胰岛素本身存在结构上的缺陷而引起的糖类、脂肪和蛋白质代谢紊乱的一种慢性疾病。其主要特点是高血糖、糖尿。临床上表现为多饮、多食、多尿和体重减轻(即"三多一少"),可使一些组织或器官发生形态、结构改变和功能障碍,并发酮症酸中毒、肢体坏疽、多发性神经炎、失明和肾衰竭等。本病发病率日益增高,已成为世界性的常见病、多发病。

分类、病因与发病机制

糖尿病一般分为原发性糖尿病(primary diabetes mellitus)和继发性糖尿病(secondary diabetes mellitus)。原发性糖尿病(即日常所俗称的糖尿病)又分为胰岛素依赖型糖尿病(insulin-dependent diabetes mellitus,IDDM)和非胰岛素依赖型糖尿病(non-insulin-dependent diabetes mellitus,NIDDM)两种。

1.原发性糖尿病
(1)胰岛素依赖型 又称I型或幼年型,约占糖尿病的10%。主要特点是青少年期发病,起病急,病情重、发展快，胰岛 B 细胞严重受损，细胞数量明显减少，胰岛素分泌绝对不足，血中胰岛素降低，引起糖尿病，易出现酮症，治疗需依赖胰岛素。目前认为本型是在遗传易感性的基础上由病毒感染等诱发的针对 B 细胞的一种自身免疫性疾病。其根据是：① 患者体内可测到胰岛细胞抗体和细胞表面抗体，而且本病常与其他自身免疫性疾病并存。② 与 HLA（组织相容性抗原）的关系受到重视，患者血中 $HLA-DR_3$ 和 $HLA-DR_4$ 的检出率超过平均值，说明与遗传因素有关。③ 血清中抗病毒抗体滴度显著增高，提示与病毒感染有关。

（2）非胰岛素依赖型　又称 2 型或成年型，约占糖尿病的 90%，主要特点是成年发病，起病缓慢，病情较轻，发展较慢，胰岛数目正常或轻度减少，血中胰岛素可正常、增多或降低，肥胖者多见，不易出现酮症，一般可以不依赖胰岛素治疗。本型病因、发病机制不清楚，认为是与肥胖有关的胰岛素相对不足及组织对胰岛素不敏感所致。

2. 继发性糖尿病　指已知原因造成胰岛内分泌功能不足所致的糖尿病，如炎症、肿瘤、手术或其他损伤和某些内分泌疾病（如肢端肥大症、Cushing 综合征、甲亢、嗜铬细胞瘤和类癌综合征）等。

病理变化

1. 胰岛病变　不同类型、不同时期病变不同。1 型糖尿病早期为非特异性胰岛炎，继而胰岛 B 细胞颗粒脱失、空泡变性、坏死、消失，胰岛变小、数目减少，纤维组织增生、玻璃样变性。2 型糖尿病早期病变不明显，后期 B 细胞减少，常见胰岛淀粉样变性（图 15-25）。

2. 血管病变　糖尿病患者从毛细血管到大、中动脉均可有不同程度的病变，且病变发病率较一般人群高、发病早、病变严重。毛细血管和细、小动脉内皮细胞增生，基底膜明显增厚，有的比正常厚几倍乃至十几倍，血管壁增厚、玻璃样变性、变硬，血压增高；有的血管壁发生纤维素样变性和脂肪变性，血管壁通透性增强；有的可有血栓形成或管腔狭窄，导致血液供应障碍，引起相应组织或器官缺血、功能障碍和病变。电镜下：内皮细胞增生，基底膜高度增厚，有绒毛样突起，突向管腔，内皮细胞间连接增宽，可见窗孔形成，内皮细胞饮泡增加，有的管壁有纤维素样坏死，有的地方有血小板聚集，血栓形成。

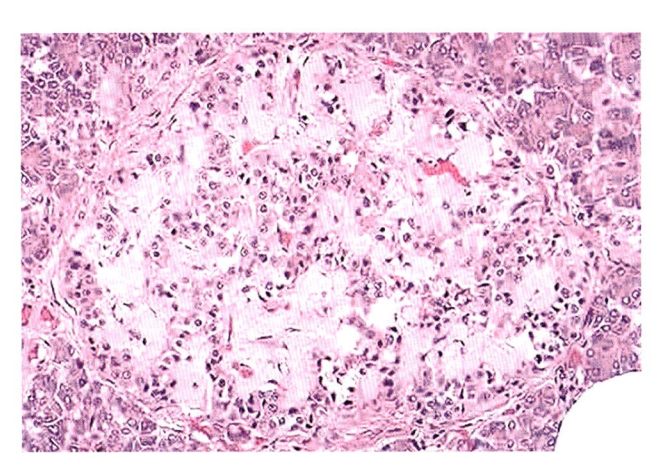

图 15-25　糖尿病胰岛
胰岛内见粉染的淀粉样变性物质

大、中动脉有动脉粥样硬化或中层钙化，粥样硬化病变程度重。临床表现为主动脉、冠状动脉、下肢动脉、脑动脉和其他脏器动脉粥样硬化，引起冠心病、心肌梗死、脑萎缩、肢体坏疽等。

3. 肾病变　① 肾体积增大：由于糖尿病早期肾血流量增加，肾小球滤过率增高，导致早期肾体积增大，通过治疗可恢复正常。② 结节性肾小球硬化：表现为肾小球系膜内有结节状玻璃样物质沉积，结节增大可使毛细血管腔阻塞。③ 弥漫性肾小球硬化：约见于 75% 的患者，同样在肾小球内有玻璃样物质沉积，分布弥漫，主要损害肾小球毛细血管壁和系膜，肾小球基底膜普遍增厚，毛细血管腔变窄或完全闭塞，最终导致肾小球缺血和玻璃样变性。④ 肾小管-间质性损害：肾小管上皮细胞出现颗粒样和空泡样变性（属退行性变），晚期肾小管萎缩。肾间质病变包括纤维化、水肿和白细胞浸润。⑤ 血管损害：糖尿病累及所有的肾血管，多数损害的是肾动脉，引起动脉硬化，特别是入球和出球小动脉硬化。至于肾动脉及其主要分支的动脉粥样硬化，在糖尿病患者要比同龄的非糖尿病患者出现得更早、更常见。⑥ 肾乳头坏死：常见于糖尿病患者并发急性肾盂肾炎时，肾乳头坏死是缺血并感染所致。

4. 视网膜病变　早期表现为微小动脉瘤和视网膜小静脉扩张，继而渗出、水肿、微血栓形成、出血等非增生性视网膜病变；还可因血管病变引起缺氧，刺激纤维组织增生、新生血管形成等增生性视网膜性病变；视网膜病变可造成白内障或失明。

5. **神经系统病变**　周围神经可因血管病变引起缺血性损伤或症状,如肢体疼痛、麻木、感觉丧失、肌肉麻痹等,脑细胞也可发生广泛变性。

6. **其他组织或器官病变**　可出现皮肤黄色瘤、肝脂肪变性和糖原沉积、骨质疏松、糖尿病性外阴炎及化脓性和真菌性感染等。

二、胰岛细胞瘤

胰岛细胞瘤（islet cell tumor）又称胰岛细胞腺瘤（islet cell adenoma）。好发部位依次为胰尾、体、头部,异位胰腺也可发生。常见于20~50岁。肉眼观：肿瘤多为单个,体积较小,1~5cm或更大,可重达500g,呈圆形或椭圆形,境界清楚,包膜完整或不完整,色浅灰红或暗红,质软、均质,可继发纤维组织增生、钙化、淀粉或黏液样变性和囊性变。镜下观：瘤细胞排列形式多样,有的呈岛片状排列（似巨大的胰岛）或团块状,有的呈脑回状、梁状、索带状、腺泡和腺管状或呈菊形团样结构,还可呈实性、弥漫、不规则排列及各种结构混合或单独排列（图15-26）。其间为毛细血管,可见多少不等的胶原纤维分隔瘤组织,并可见黏液样变性、淀粉样变性、钙化等继发改变。瘤细胞形似胰岛细胞,呈小圆形、短梭形或多角形,形态较一致,细胞核呈圆形或椭圆形、短梭形,染色质细颗粒状,可见小核仁,核分裂象少见,偶见巨核细胞。胰岛细胞瘤多数具有分泌功能,

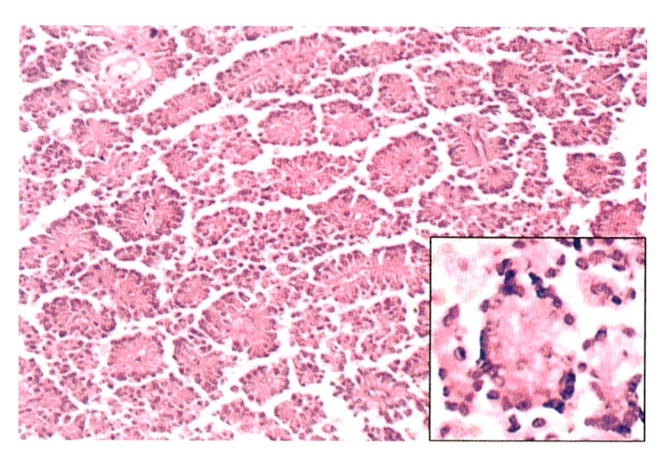

图 15-26　胰岛细胞瘤
瘤细胞围绕血管,形成乳头

已知的功能性胰岛细胞瘤有6种,即胰岛素瘤、胃泌素瘤、高血糖素瘤、生长抑素瘤、血管活性肠肽瘤和胰多肽瘤。胰岛细胞瘤在HE染色切片上不能区别细胞种类,常需特殊染色、电镜及免疫组织化学加以鉴别。

临床病理讨论

病例摘要

男,32岁,已婚5年,阳痿,无生育能力,近十年较肥胖,两年来常有头昏、头痛、嗜睡、乏力,易感染发热,一直未查出病因。某日上午上班时因发生纠纷被同事在面部打了两拳,仍诉头痛去医院诊治,检查仅见左眼睑青紫肿胀。伤后第4天感头痛加剧、呕吐,又去医院诊治。

体格检查：神志清楚,两侧瞳孔等大,对光反射好,左眼睑淤血,精神差,脉搏82次/分。临床诊断：外伤性头痛,脑震荡？当天晚上7时30分突感头痛、呕吐,继而昏迷。检查：神志淡漠,嗜睡,左瞳孔偏大,对光反射迟钝,双侧巴宾斯基征阳性,右侧明显,颈软,脉搏60次/分,心律齐。头颅X线侧位片怀疑颅内血肿。经头颅CT扫描,诊断为"垂体肿瘤伴卒中"。次日凌晨2时,患者出现深昏迷,继而瞳孔散大,对光反射消失,病理反射未引出,15 min后死亡。家属怀疑颅内血肿系拳击引起。

尸检摘要

尸长172 cm,体态肥胖,胸腹壁脂肪厚4~5 cm,第二性征明显。左眼内眦上方及左眼下方各有2 cm×1.5 cm、3 cm×2 cm的皮下出血,对应部位无骨折。剖开颅腔,见脑回增宽,脑沟浅,脑表面血管扩张,小脑扁桃体疝形成。脑底有一个4.5 cm×3.5 cm×3 cm的椭圆形垂体肿块,包膜完整；肿块上后方的脑组织、视交叉、乳头体、大脑脚等均受压,蝶鞍垂体窝显著增大,骨质变薄；颅内无血肿,无

脑挫伤，颅底无骨折。全脑重1500 g，左、右侧脑室轻度扩张，脑实质血管扩张。垂体肿瘤重35 g，切面灰红色，质软，内有数个出血灶，最大的出血灶约1.0 cm×0.8 cm×0.4 cm。心脏重380 g，球形、增大，右心外膜下脂肪增多，心尖部达右心室壁外2/3厚，左、右心室扩张。

镜下观：① 肿块内正常垂体组织结构消失，由垂体前叶嫌色性样瘤细胞取代，核呈圆形或卵圆形，有小核仁，异型性不明显，瘤细胞呈条索、片块、巢状或腺样、乳头样排列；瘤细胞巢之间为血管丰富的纤细间质，有灶性出血；② 心肌细胞肥大，心肌纤维断裂；③ 肺充血、淤血、水肿；④ 脑组织充血、水肿；⑤ 各内脏器官有充血、水肿；⑥ 肾上腺和其他组织或脏器未见明显病变。

讨论题

1. 简述本例疾病的发生、发展过程。
2. 根据病理尸体解剖所见，解释相关的临床表现。
3. 分析本例的致死原因。

（肖德胜　周建华）

第十六章　神经系统疾病

神经系统与机体各器官、系统关系十分密切。神经系统的病变可导致相应支配部位的功能障碍和病变，而其他系统的疾患也可影响神经系统的功能。机体的窒息、缺氧、失血、心脏骤停可引起缺血性脑病、脑水肿、脑疝，进而危及生命。体循环内脱落的栓子可导致脑栓塞和脑梗死。

神经系统除可出现其他器官共有的病变，如血液循环障碍、炎症、肿瘤外，还可有其特殊病变，如神经元的变性疾病、海绵状脑病以及脱髓鞘疾病。神经系统的畸形发生率远高于其他系统，严重的畸形常导致流产或者胎死宫内。

神经系统在结构和生理上的特殊性使其在病理学上具有与其他器官不同的特点：① 病变定位与功能障碍之间关系密切，据此临床上可做出病变的定位诊断，如一侧大脑基底节的病变可引起对侧肢体偏瘫。② 性质相同的病变发生在不同部位，可出现不同的临床表现且后果迥然，如额叶前皮质区的小梗死灶可无症状，但若发生在延髓则可导致严重的后果，甚至危及生命。③ 颅内不同性质的病变常可导致相同的后果，如颅内出血、炎症及肿瘤均可引起颅内压升高。④ 除了一些共性的病变（如炎症、肿瘤、细胞损伤等）外，还常见一些其他器官所不具有的病变，如神经元变性、髓鞘脱失、胶质细胞增生和肥大等。⑤ 颅内无固有的淋巴组织和淋巴管，免疫活性细胞常来自血液循环。⑥ 某些解剖、生理特征具有双重影响，如颅骨既有保护作用，但又是引起颅内高压的重要原因。由血脑屏障和血管周围间隙（Virchow-Robin space）构成的天然屏障，在一定程度上限制病原体向脑实质扩散，但也影响药物进入脑内发挥作用。⑦ 其他器官的恶性肿瘤常可转移到脑，但颅内原发性恶性肿瘤则极少发生颅外转移。

第一节　神经系统疾病的基本病变

神经系统是由神经元、胶质细胞（包括星形胶质细胞、少突胶质细胞、室管膜细胞）、小胶质细胞、组成脑膜的细胞以及血管所组成的结构精巧而复杂的结构。

一、神经元及其神经纤维的基本病变

神经元（neuron）是中枢神经系统的基本结构和功能单位。神经元的形态差异较大，但绝大多数神经元（除小脑颗粒细胞等少数神经元外）都有一个较大的核，核仁明显，丰富的常染色质使核在 HE 染色下显得较为透亮。胞质内有丰富的粗面内质网。一些大型神经元的粗面内质网可用 Nissl 染色显示，光镜下呈灰蓝色斑块状，称尼氏体（Nissl body）。神经元是机体中结构和功能最特殊的细胞之一，对缺血、缺氧、感染及中毒等极为敏感。

（一）神经元的基本病变

1. **神经元急性坏死（红色神经元, red neuron）**　急性缺血、缺氧、感染或中毒等可引起神经元的凝固性坏死，形态学表现为神经元核固缩，胞体缩小变形，胞质尼氏体消失，HE 染色胞质呈深红染，故称为红色神经元（图 16-1）。继而出现细胞核溶解消失，残留细胞的轮廓或痕迹称为鬼影细胞（ghost cell）。由缺血引起的红色神经元最常见于大脑皮质的锥体细胞和小脑浦肯野细胞。

2. **单纯性神经元萎缩（simple neuronal atrophy）**　单纯性神经元萎缩是神经元慢性渐进性变性以至死亡的过程，多呈缓慢进展，多见于病程较长的变性疾病，如多系统萎缩、肌萎缩性侧索硬化。特征性表现为神经元胞体及胞核固缩或消失，而无明显的尼氏体溶解，一般不伴炎症反应，病变早期此类神经元缺失很难被察觉。晚期，局部胶质细胞增生提示该处曾有神经元存在。

3.中央性尼氏体溶解（central chromatolysis） 常由病毒感染、缺氧、维生素 B 缺乏及轴突损伤等因素所致。病变表现为神经元肿胀变圆、核偏位，胞质中央的尼氏小体崩解，进而溶解消失，或仅在细胞周边部有少量残余，胞质着色浅而呈苍白均质状（图16-2）。此病变早期可逆，若病因长期存在，可致神经元死亡。

轴突损伤时在神经元出现中央性尼氏体溶解的同时，轴突也出现一系列的变化。包括：①远端和部分近端轴突索断裂、崩解，被吞噬消化。近端轴突再生并向远端延伸。②髓鞘崩解脱失，游离出脂质和中性脂肪，呈苏丹Ⅲ阳性染色。③细胞增生反应。吞噬细胞增生，吞噬崩解产物。施万（Schwann）细胞或少突胶质细胞增生，包绕再生轴索，完成髓鞘

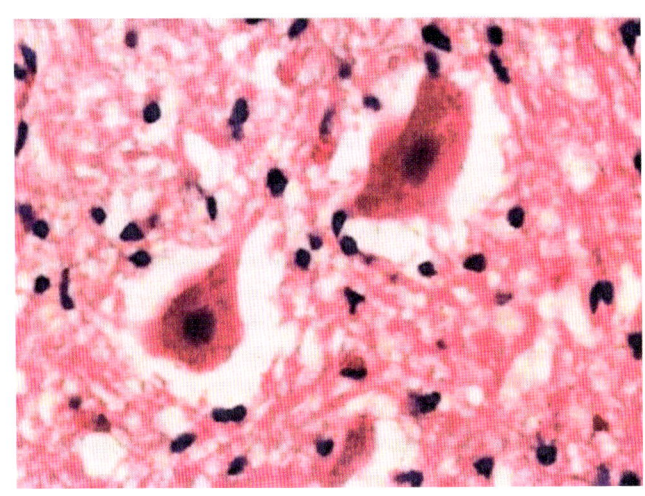

图 16-1　红色神经元
神经元胞体缩小，胞质嗜深伊红色，核固缩

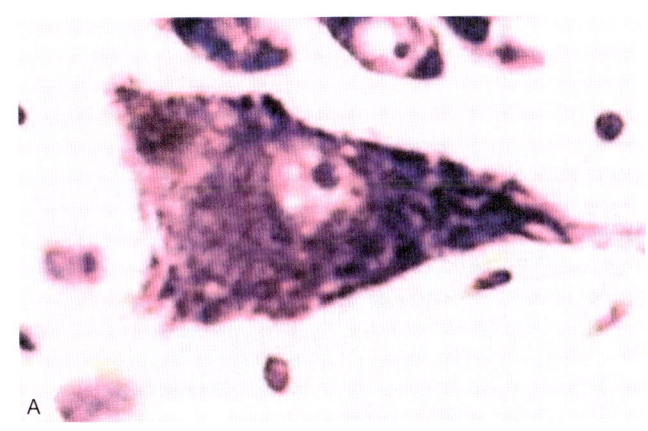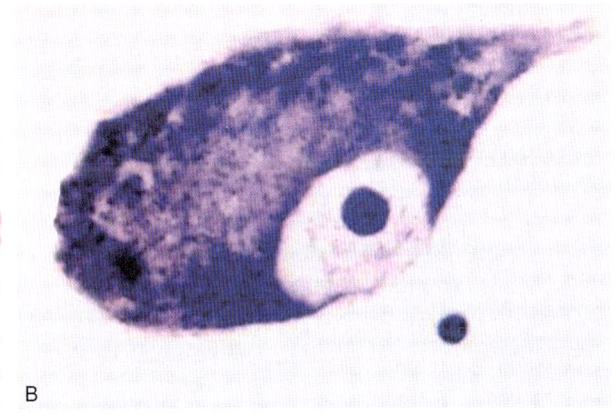

图 16-2　中央性尼氏体溶解（尼氏染色）
A.正常神经元，呈多边形，核居中，胞质内见尼氏体呈灰蓝色斑块；B.中央性尼氏体溶解，神经元胞体肿胀，核边置，核仁明显，胞体中央尼氏体消失

化过程，轴突损伤修复，神经元胞体的中央尼氏体溶解随之消失。

广泛轴突损伤常由剪切力（如车祸）所致，患者意识丧失，靠医疗干预维持生命。此类植物人约有1/3 有望恢复知觉。无望清醒的患者，其轴突损伤处因胶质瘢痕阻隔了轴索的再生，使意识无法恢复。

4.包涵体形成　神经元胞质或胞核内包涵体可见于某些病毒感染和变性疾病等，其形态、大小和着色不同，分布部位也有一定规律，如 Parkinson 病患者黑质神经元胞质中的 Lewy 小体（图 16-3）；狂犬病患者海马和脑皮质锥体细胞胞质中的 Negri 小体，分别对这些疾病具有诊断意义；巨细胞病毒感染时病毒包涵体可同时出现在胞质和核内。此外，神经元胞质中出现脂褐素多见于老年人，和全身其他组织一样，脂褐素源于溶酶体残体。

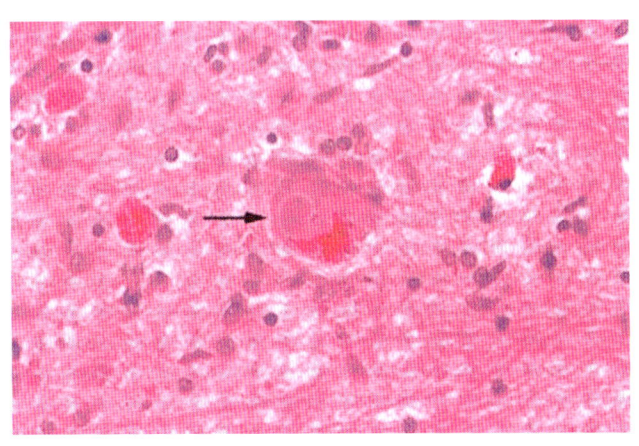

图 16-3　Lewy 小体
黑质神经元胞质内见类圆形均质、弱嗜酸性包涵体，周围可见空晕

5.神经原纤维变性（neurofibrillary degeneration） 常见于 Alzheimer 病，也见于 Parkinson 病等。表现为神经原纤维变粗，并在胞核周围凝结卷曲呈缠结状，又称神经原纤维缠结（neurofibrillary tangles）（图 16-4）。镀银染色为阳性，电镜下为直径 7~10 nm 的双螺旋微丝成分，这是神经元趋向死亡的一种标志，除变性的神经原纤维外，细胞其余部分最终消失，残留变性的神经原纤维常聚集成团，引起胶质细胞反应，形成老年斑（senile plague）。

（二）神经纤维的基本病变

1. Waller 变性（Wallerian degeneration） 又称轴突反应，是中枢或周围神经纤维离断后，其远端和部分近端的轴索及其所属髓鞘发生变性、崩解并被细胞吞噬的过程。整个过程包括轴索断裂崩解、髓鞘崩解脱失和细胞增生反应三个阶段。

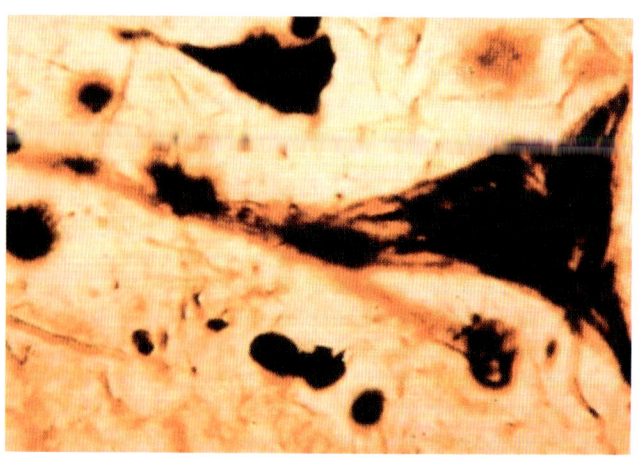

图 16-4 神经原纤维缠结
脑皮质锥体细胞神经原纤维缠结呈团块状（银染）

2. 脱髓鞘（demyelination） 施万细胞变性或髓鞘损伤导致髓鞘板层分离、肿胀、断裂、崩解成脂质小滴，进而完全脱失，称脱髓鞘样变。与此同时，轴索相对保留。随着病情的发展，轴索可出现继发性损伤，而中枢神经系统具有有限的髓鞘再生能力。患者的临床表现取决于脱髓鞘继发性轴索损伤和再生髓鞘的程度。脱髓鞘发生在脱髓鞘疾病，称原发性脱髓鞘。创伤、感染、缺氧等原因引起的脱髓鞘称为继发性脱髓鞘（secondary demyelination）。

二、神经胶质细胞的基本病变

神经胶质细胞（neuroglia）包括星形胶质细胞（astrocyte）、少突胶质细胞（oligodendrocyte）和室管膜细胞（ependymal cell）。总数量是神经元的 5 倍。

（一）星形胶质细胞的基本病变

1. 细胞水肿 该病变是缺氧、中毒、低血糖以及海绵状脑病等引起神经系统受损后最早出现的形态改变。星形胶质细胞核明显增大，染色质疏松淡染。如损伤因子持续存在，肿胀的星形胶质细胞核可逐渐皱缩坏死。

2. 反应性胶质化（reactive astrogliosis） 反应性胶质化是神经系统受到损伤后的修复反应。表现为星形细胞增生肥大，形成大量胶质纤维，最后形成胶质瘢痕。与纤维瘢痕不同，胶质瘢痕没有胶原纤维和相应间质蛋白，故机械强度弱。缺氧、感染、中毒及低血糖均能引起星形胶质细胞增生。如缺氧导致浦肯野细胞附近 Bergmann 细胞（一种特殊的星形胶质细胞）的增生。在变性疾病中，神经元缺失导致星形胶质细胞增生。

3. 淀粉样小体（corpora amylacea） 老年人的星形胶质细胞突起聚集，形成 HE 染色中呈圆形、向心性层状排列的嗜碱性小体，称为淀粉样小体。

4. Rosenthal 纤维（Rosenthal fiber） 是在星形胶质细胞胞质和突起中形成的一种均质性、毛玻璃样嗜酸性小体呈圆形或棒状，是因胶质纤维酸性蛋白细丝变异而成，常见于一些缓慢生长的肿瘤（如毛细胞型星形细胞瘤）和慢性非肿瘤性疾病中胶质纤维增生区（如多发性硬化）。

（二）少突胶质细胞的基本病变

少突胶质细胞病变表现为脱髓鞘（demyelination，已形成的髓鞘脱失）和白质营养不良（leukodystrophy，髓鞘形成不良）。此外，在变性疾病，如多系统萎缩（multiple system atrophy，MSA）中少突胶质细胞胞质中还可以出现嗜银性的蛋白包涵体。在进行性多灶性白质脑病中，乳多空病毒（JC virus）可特异性侵犯少突胶质细胞，使得少突胶质细胞核略增大，呈现均匀一致的毛玻璃样改变。

卫星现象（satellitosis）是指神经元胞体被数个少突胶质细胞所围绕形成的卫星样结构（图16-5）。

（三）小胶质细胞的基本病变

小胶质细胞（microglia）并不是真正的胶质细胞，它属于单核巨噬系统，各种损伤可使其迅速活化。常见的病理现象有：

1. 噬神经细胞现象（neuronophagia） 坏死的神经元被增生的小胶质细胞或巨噬细胞吞噬的过程称为噬神经细胞现象（图16-6），例如乙型脑炎时，大脑皮质神经元被吞噬，这是小胶质细胞对坏死的神经元细胞的一种反应。

2. 小胶质细胞结节（microglial nodule） 中枢神经系统感染时，特别是病毒性脑炎时，小胶质细胞常增生聚集成团，形成小胶质细胞结节。

3. 泡沫细胞（foam cell） 小胶质细胞或巨噬细胞吞噬神经组织崩解产物后，胞体增大，胞质中出现大量小脂滴，HE染色呈空泡状，苏丹Ⅲ染色呈阳性反应。

（四）室管膜细胞的基本病变

立方形的室管膜细胞覆盖于脑室内表面。任何病因引起局部室管膜细胞丢失后，由室管膜下的星形胶质细胞增生，填补缺损，形成众多向脑室内面突起的细小颗粒，称为颗粒性室管膜炎（ependymal granulation）。病毒感染尤其是巨细胞病毒感染可引起广泛室管膜损伤。

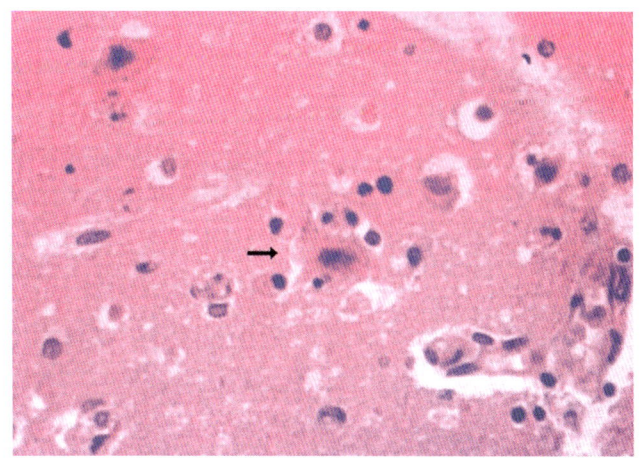

图16-5 卫星现象
退变的神经元细胞周围可见多个少突胶质细胞围绕

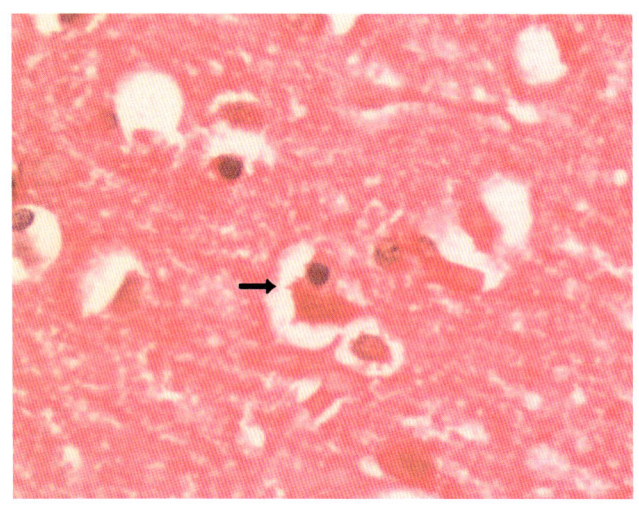

图16-6 噬神经细胞现象
退变的神经元细胞胞质内见小胶质细胞

第二节 中枢神经系统疾病常见并发症

中枢神经系统疾病最常见而重要的并发症为颅内压升高、脑水肿和脑积水。三种并发症常合并发生，互为因果，导致严重后果，甚至死亡。

一、颅内压升高与脑疝形成

（一）颅内压升高

侧卧位时脑脊液压（颅内压）持续超过2 kPa（正常为0.6~1.8 kPa）时，即为颅内压升高，这是由于颅内内容物的容积增加，超过了颅腔所能代偿的极限所致。颅内压升高的主要原因在于颅内占位性病变、脑脊液循环障碍所致的脑积水和各种原因引起的脑水肿。常见的占位性病变为脑出血和颅内血肿形成和脑肿瘤，脑水肿则常继发于脑梗死、脑中毒和炎症（如脑脓肿、脑膜脑炎）等，其后果与病变的大小、程度及其压力增高的速度有关。有时将其分为弥漫性颅内压升高和局限性颅内压升高。颅内压升高可分为三个阶段：

1. 代偿期 通过反应性血管收缩及脑脊液吸收增加和（或）形成减少，使颅内血容量和脑脊液容量相应减少，颅内空间相对增加，以代偿占位性病变引起的脑容积增加。

2. 失代偿期 占位性病变和脑水肿使颅内容物继续增大，超过颅腔所能容纳的程度，可引起头痛、呕吐、眼底视神经盘水肿、意识障碍、血压升高及反应性脉搏变慢，甚至形成脑疝。

3. 血管运动麻痹期 颅内压严重持续升高使脑组织血流量减少，引起脑缺氧，导致脑组织损害和血管扩张，继而引起血管运动麻痹，加重脑水肿，引起意识障碍甚至死亡。

（二）脑疝形成

颅内压持续升高可引起脑移位和脑室变形，使部分脑组织嵌入颅脑内的分隔（如大脑镰、小脑天幕）和颅骨孔道（如枕骨大孔等），导致脑疝形成（herniation of brain）。肉眼常可见脑疝处压迹。常见的脑疝有以下三种类型（图16-7）：

1. 扣带回疝 又称大脑镰下疝，是因一侧大脑半球特别是额、顶、颞叶的占位性病变，引起中线向对侧移位，同侧脑扣带回从大脑镰的游离缘向对侧膨出，形成扣带回疝。疝出的扣带回背侧受大脑镰边缘压迫形成压迹，受压处的脑组织可发生出血、坏死。大脑前动脉的胼胝体支也可因受压而引起相应脑组织梗死。

2. 海马沟回疝 又称小脑天幕疝。小脑天幕以上的脑组织内肿瘤、血肿、梗死等病变引起脑组织体积肿大，致颞叶的海马沟回经小脑天幕孔向下膨出，形成小脑天幕疝。其不良后果主要有：①同侧动眼神经在穿过小脑天幕孔处受压，引起同侧瞳孔一过性缩小，继之散大、固定及同侧眼上视和内视障碍。②中脑及脑干受压后移，可致意识丧失；导水管变窄，脑脊液循环受阻，加剧颅内压升高；血管牵引过度，引起中脑和脑桥上部出血梗死，可致昏迷和死亡。③中脑侧移，使对侧中脑的大脑脚抵压于该侧小脑天幕锐利的游离缘上形成压迫性Kernohan切迹。④压迫大脑后动脉，引起同侧枕叶距状裂脑组织出血性梗死。

3. 小脑扁桃体疝 又称枕骨大孔疝。由于颅内高压或颅后窝占位性病变将小脑和延髓推向枕骨大孔并向下移位所致。疝入枕骨大孔的小脑扁桃体和延髓形成圆锥形，其腹侧出现枕骨大孔压迹（图16-8）。由于延髓受压，生命中枢及网状结构受损，严重时可致呼吸、循环衰竭而猝死。在颅内压升高的情况下，若腰椎穿刺放出脑脊液过多、过快，可诱发或加重小脑扁桃体疝的形成，临床医生应予以特别注意。

各种原因引起的颅内压升高最常见的临床症状是头痛、呕吐和视神经盘水肿，称颅内压升高三联症。颅内压升高的治疗关键是紧急降低颅内压，防止脑疝形成。

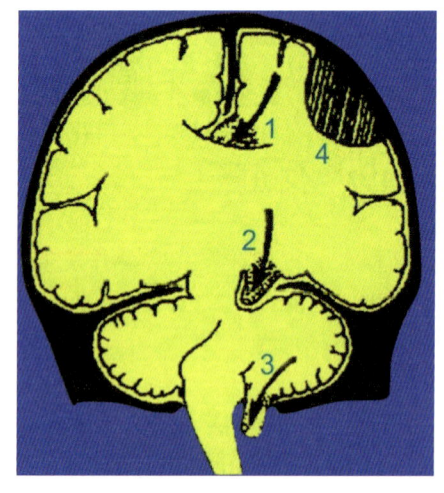

图16-7 脑疝模式图
1.扣带回疝；2.海马沟回疝；3.小脑扁桃体疝；4.占位性病变

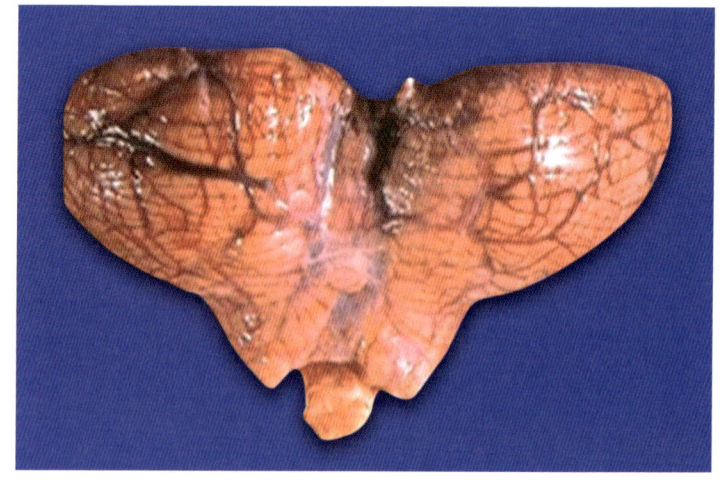

图16-8 小脑扁桃体疝
可见小脑扁桃体腹侧有明显压迹

二、脑水肿

脑水肿（brain edema）是指脑组织内液体含量过多贮积而引起脑体积增大的一种病理状态，也是颅内压升高的重要原因之一。缺氧、创伤、梗死、炎症、肿瘤和中毒等均可伴发脑水肿。脑组织容易发生水肿与颅内解剖、生理特点有关：① 血 – 脑屏障的存在限制了血浆蛋白通过脑毛细血管的渗透性运动；② 脑组织无淋巴管回流以运走过多的液体。常见的脑水肿有血管源性和细胞毒性两种。

（一）血管源性脑水肿

血管源性脑水肿（vasogenic brain edema）最为常见，是血管通透性增加的结果，当毛细血管内皮细胞受损，血 – 脑屏障发生障碍时，或新生毛细血管尚未建立血 – 脑屏障时（如肿瘤及脑脓肿周围有大量的新生毛细血管），此时富于蛋白质的液体自血管内通过血管壁进入脑组织间隙，引起脑水肿。多见于脑肿瘤、出血、外伤及炎症等。

（二）细胞毒性脑水肿

细胞毒性脑水肿（cytotoxic brain edema）多由于缺血、缺氧、中毒引起细胞损伤，Na^+-K^+-ATP酶功能失常，细胞内水、钠潴留，引起细胞（神经细胞、胶质细胞、内皮细胞）肿胀，细胞外间隙减小所致。此类型水肿可同样累及白质和灰质。

在许多情况下，两种类型脑水肿常合并存在，在缺血性脑病时尤为如此。脑水肿的肉眼形态为脑组织体积和重量增加，脑回宽而扁平，脑沟浅而窄，脑室缩小，严重的脑水肿常同时有脑疝形成。镜下观：血管源性脑水肿时，脑组织疏松，细胞和血管周围间隙增大，有大量液体积聚。细胞毒性脑水肿时，由于神经元、神经胶质细胞及血管内皮细胞内均有过多水分积聚，故见细胞体积增大，胞质淡染，而细胞外间隙和血管间隙扩大不明显。电镜下，血管源性脑水肿时，细胞外间隙增宽，星形胶质细胞足突肿胀，而细胞毒性水肿时仅有细胞肿胀。

三、脑积水

脑室系统内脑脊液含量异常增多伴脑室持续性扩张的状态称为脑积水（hydrocephalus）。脑积水发生的主要原因有：① 脑脊液循环通路阻塞：如脑囊虫、脑肿瘤、先天性畸形、炎症、外伤、蛛网膜下腔出血等。脑室内通路阻塞引起的脑积水称阻塞性脑积水或非交通性脑积水。② 脑脊液产生过多或吸收障碍：常见于脉络丛乳头状瘤、慢性蛛网膜炎等。此类脑积水称为非阻塞性脑积水或交通性脑积水。

病理变化

根据病变部位和程度不同，病变也有所差异。轻度脑积水时，脑室呈轻度扩张，脑组织呈轻度萎缩。严重脑积水时，脑室高度扩张，脑组织受压、变薄、脑实质萎缩、消失（图16-9）。

婴幼儿颅骨未闭合前如有脑积水则头颅渐进性增大，颅骨缝分开，前囟扩张，形成大头娃娃（图16-10）；因大脑皮质受压萎缩，患儿智力减退，可有肢体瘫痪。成人因颅骨已闭合，脑积水可导致颅内压进行性升高，严重者可致脑疝形成

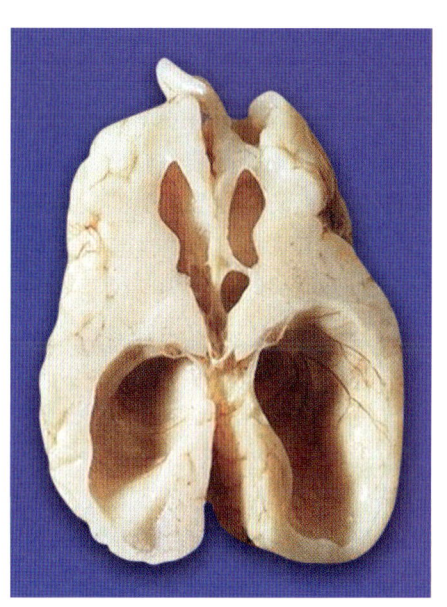

图16-9　脑积水
脑室明显扩张，脑组织受压、变薄、脑实质萎缩

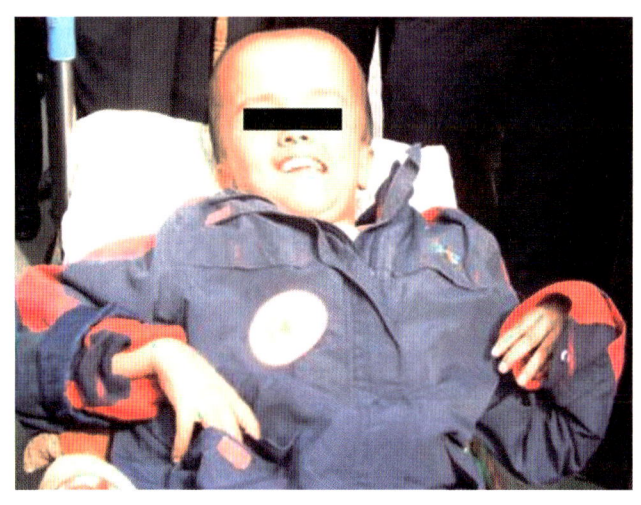

图16-10　脑积水患儿
患者头围明显增大，常伴智力下降和肢体瘫痪

第二节 中枢神经系统感染性疾病

中枢神经系统感染性疾病可由病毒、细菌、立克次体、螺旋体、真菌和寄生虫等引起。病原体可通过下列途径侵入：① 血源性感染：如脓毒血症的感染性栓子等；② 局部扩散：如颅骨开放性骨折、乳突炎、中耳炎、鼻窦炎等；③ 直接感染：如创伤或医源性（腰椎穿刺）感染；④ 经神经感染：某些病毒如狂犬病病毒可沿周围神经，单纯疱疹病毒可沿嗅神经、三叉神经侵入中枢神经系统而引起感染。

一、细菌性感染疾病

常见的颅内细菌性感染为脑膜炎和脑脓肿。

（一）脑膜炎

脑膜炎（meningitis）可累及硬脑膜、蛛网膜和软脑膜。累及硬脑膜者，称为硬脑膜炎（pachymeningitis）；累及软脑膜、蛛网膜及脑脊液者，称为软脑膜炎（leptomeningitis）。由于各种抗生素的问世和临床应用，继发于颅骨感染的硬脑膜炎的发病率已大为降低。故现在脑膜炎一般是指软脑膜炎。严重及病程较长的脑膜炎可累及脑实质而引起脑膜脑炎。

脑膜炎一般可分为三种基本类型：化脓性脑膜炎（多由细菌引起）、淋巴细胞性脑膜炎（多为病毒所致）和慢性脑膜炎（可由结核分枝杆菌、苍白密螺旋体、布鲁杆菌及真菌引起）。本节以流行性脑脊髓膜炎为例叙述急性化脓性脑膜炎，结核性脑膜炎将在结核病中予以介绍。

流行性脑脊髓膜炎（epidemic cerebrospinal meningitis）简称流脑，是由脑膜炎奈瑟菌引起的化脓性脑膜炎。临床表现为发热，头痛，呕吐，皮肤、黏膜瘀点、瘀斑及颈项强直等脑膜刺激征。流脑多为散发性，在冬、春季可引起流行。患者多为儿童和青少年。临床上可出现发热、头痛、呕吐、皮肤瘀点（斑）和脑膜刺激症状，部分患者可出现中毒性休克。

病因与发病机制

脑膜炎奈瑟菌具有荚膜，能抵抗体内白细胞的吞噬作用。该菌可存在于正常人的鼻咽部黏膜，成为带菌者。患者或带菌者鼻咽部分泌物中的细菌通过咳嗽、喷嚏等，由飞沫经呼吸道侵入人体，但大多数不发病，或仅有轻度局部卡他性炎。当机体抗病能力低下或菌量多、毒性大时，则细菌在局部大量繁殖，同时产生内毒素，引起短期菌血症或败血症。2%~3% 机体抵抗力低下患者，病菌到达脑（脊）膜引起化脓性脑膜炎。化脓菌可在蛛网膜下腔的脑脊液循环中迅速繁殖、播散，因此脑膜炎症一般呈弥漫分布。

病理变化

根据病情进展，一般可分为三期：

1. **上呼吸道感染期** 细菌在鼻咽部黏膜繁殖，经 2~4 天潜伏期后，出现上呼吸道感染症状，主要为黏膜充血、水肿，少量中性粒细胞浸润，分泌物增多。1~2 天后，部分患者进入败血症期。

2. **败血症期** 大部分患者的皮肤、黏膜出现瘀点（斑），此乃细菌栓塞在小血管和内毒素对血管壁损害所出现的出血灶。此期血培养可呈阳性；出血处刮片也常可找见细菌。因内毒素的作用，患者可有高热、头痛、呕吐及外周血中性粒细胞增高等表现。

3. **脑膜炎症期** 此期的特征性病变是脑脊髓膜的化脓性炎。肉眼观：脑脊髓膜血管高度扩张、充血。病变严重的区域，蛛网膜下腔充满灰黄色脓性渗出物，覆盖于脑沟脑回，以致结构模糊不清（图 16-11）；边缘病变较轻的区域，可见脓性渗出物沿血管分布。由于炎性渗出物的阻塞，脑脊液循环发生障碍，可引起不同程度的脑室扩张。镜下观：蛛网膜血管高度扩张、充血，蛛网膜下腔增宽，其中有大量中性粒细胞、浆液及纤维素渗出和少量淋巴细胞、单核细胞浸润（图 16-12）。用革兰染色，在细胞内、外均可找见致病菌。

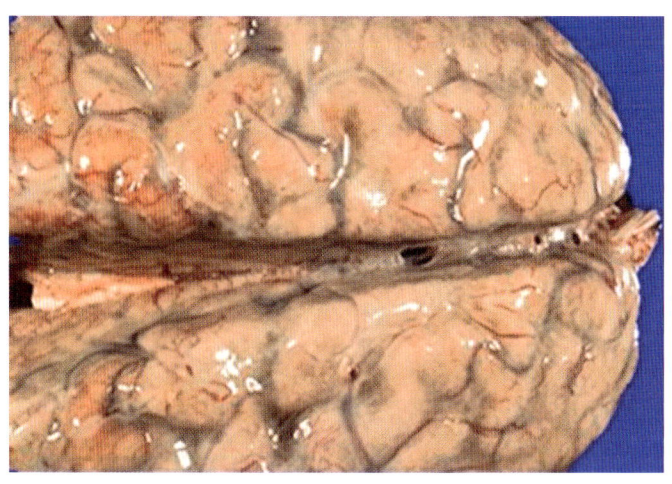

图 16-11 流行性脑脊髓膜炎（大体）
蛛网膜下腔可见脓液渗出，脑沟、脑回结构模糊，
脑膜血管扩张、充血

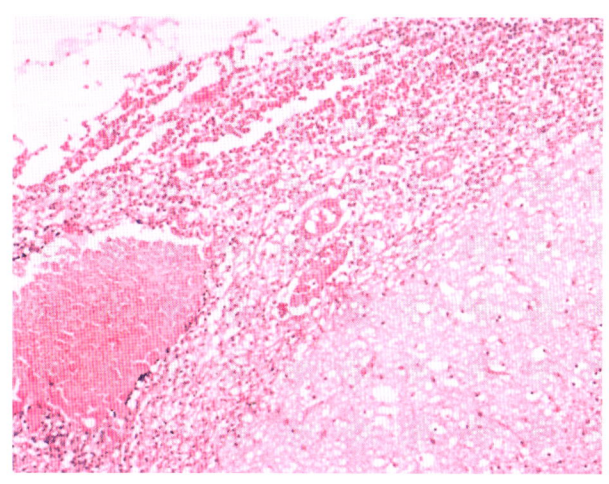

图 16-12 流行性脑脊髓膜炎（镜下）
蛛网膜下腔可见大量中性粒细胞浸润，
软脑膜血管扩张、充血

脑实质一般不受累，邻近的脑皮质可有轻度水肿。严重病例邻近脑膜的脑实质也可出现炎症，使神经细胞变性，称脑膜脑炎。病变严重者，动、静脉管壁可受累并进而发生脉管炎和血栓形成，从而导致脑实质的缺血和梗死。

临床病理联系

1. 脑膜刺激症状　表现为颈项强直和屈髋伸膝征（Kernig sign）阳性。颈强直是由于炎症累及脊髓神经根周围的蛛网膜及软脑膜和软脊膜，使神经根在通过椎间孔处受压，当颈部或背部肌肉运动时，牵引受压的神经根而产生疼痛。这是颈部肌肉发生的一种保护性痉挛状态。在婴幼儿，其腰背部肌肉发生保护性痉挛，形成角弓反张（opisthotonos）的体征（图 16-13）。Kernig 征是由于腰骶节段脊神经后根受到炎症波及而受压，当屈髋伸膝时，坐骨神经受到牵引而发生疼痛。

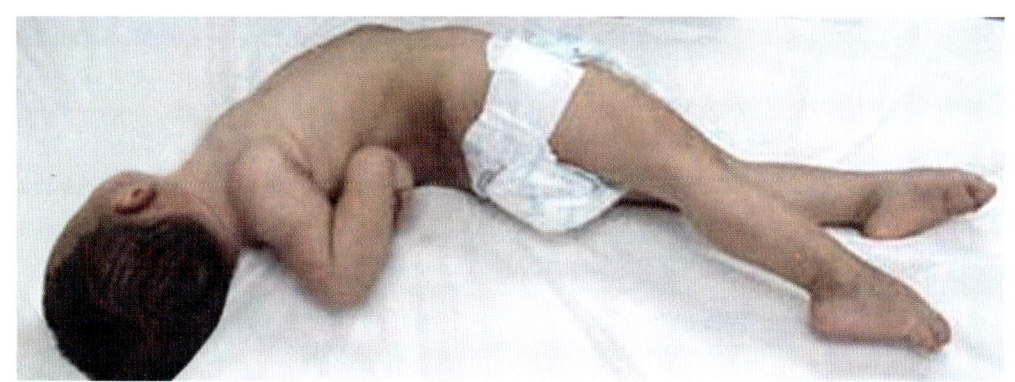

图 16-13 角弓反张
患儿腰背肌痉挛，身体向后过伸

2. 颅内压升高症状　由于脑膜血管充血，蛛网膜下腔脓性渗出物积聚，蛛网膜颗粒因脓性渗出物的阻塞，致脑脊液吸收障碍等原因而使颅内压升高，如伴有脑水肿则颅内压升高更显著。表现为剧烈的头痛、喷射性呕吐、视神经盘水肿、小儿前囟饱满等症状体征。

3. **脑脊液改变** 如压力增高，混浊或呈脓性，细胞数和蛋白含量增多，糖量减少，涂片及培养均可找到脑膜炎奈瑟菌。

结局和并发症

由于及时治疗及抗生素的广泛应用，大多数患者都能痊愈。目前，脑膜炎的病死率已从过去的70%~90%下降至5%以下。有极少数患者可发生以下后遗症：① 脑积水：由于脑膜粘连，脑脊液循环障碍所致；② 颅神经受损麻痹：如耳聋、视力障碍、面神经麻痹等；③ 脑底部动脉炎所致的阻塞性病变，引起相应部位脑梗死。

少数病例（主要是儿童）起病急，病情危重，称为暴发性流脑。根据临床病理特点，又可分为以下两型：

1. **暴发性脑膜炎奈瑟菌败血症** 主要表现为败血症休克，脑膜的炎症病变较轻。短期内即出现皮肤、黏膜下的广泛性出血点、淤斑及周围循环衰竭等严重临床表现。过去认为是由严重感染引起双侧肾上腺广泛出血以及急性肾上腺功能衰竭所致，并将这种综合表现称为沃-弗综合征（Waterhouse-Friderichsen syndrome）。现认为其发生机制是由于脑膜炎奈瑟菌败血症时，大量内毒素释放到血液中引起中毒性休克及弥散性血管内凝血，两者相互影响，引起病情进一步恶化。

2. **暴发性脑膜脑炎** 除脑膜炎外，软脑膜下脑组织也受累，主要是由于内毒素的作用，使得脑微循环障碍和血管通透性增高，引起脑组织淤血和大量浆液渗出，进而发生严重脑水肿，使颅内压急骤升高。临床表现为突然高热，剧烈头痛，频繁呕吐，常伴惊厥、昏迷或脑疝形成。若抢救不及时，可危及生命。

（二）脑脓肿

脑脓肿的致病菌多为葡萄球菌、链球菌等需氧菌，近年来厌氧菌属无芽胞革兰阴性菌、类杆菌等也常见。脑脓肿的发病部位和数目与感染途径有关。一般由局部感染灶直接蔓延所致的脑脓肿常为单个，其中耳源性（化脓性中耳炎、乳突炎）脑脓肿多见于颞叶或小脑；鼻窦（额窦）炎引起的脑脓肿多见于额叶。血源性感染者常为多发性，可分布于大脑各部。

脑脓肿的病理变化与全身其他器官的脓肿相似。急性脓肿发展快，境界不清，无包膜形成，可向周围扩大，甚至破入蛛网膜下腔或脑室，引起脑室积脓，可迅速致死。慢性脓肿边缘可形成炎性肉芽组织和纤维包膜，境界清楚（图16-14）。脑脓肿周围组织明显水肿，伴有星形胶质细胞增生。

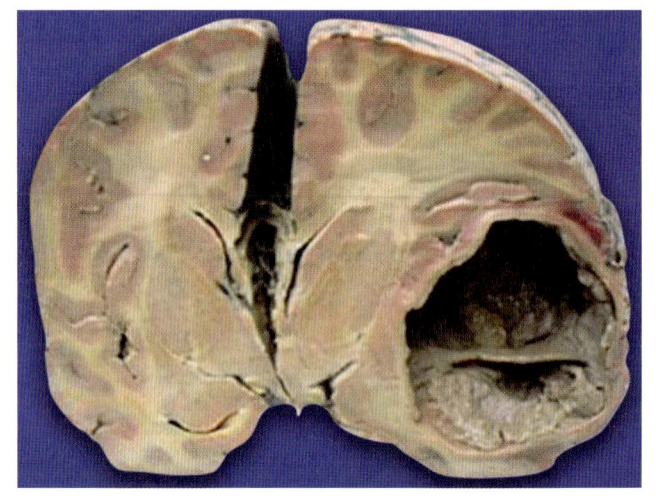

图16-14 脑脓肿
脓肿位于一侧大脑半球，边界清楚，有明显的脓腔

二、病毒性感染疾病

引起中枢神经系统病毒性感染疾病的种类繁多，如疱疹病毒（DNA病毒，包括单纯疱疹病毒、带状疱疹病毒、EB病毒、巨细胞病毒等）、虫媒病毒（RNA病毒，包括乙型脑炎病毒、森林脑炎病毒）、肠源性病毒（小型RNA病毒，如脊髓灰质炎病毒、Coxsackie病毒、ECHO病毒等）、狂犬病病毒以及人类免疫缺陷病毒（HIV）等。本节主要介绍流行性乙型脑炎（epidemic encephalitis B，简称乙型脑炎）。

中枢神经系统病毒感染具有以下特点：① 绝对细胞内寄生，不同的病毒可定位于不同的细胞，或定位于不同的核团。例如疱疹病毒主要寄生于颞叶及顶叶眶部的神经元，而乙型脑炎主要累及大脑皮质、基底节和视丘的神经元，引起进行性多灶性白质软化（progressive multifocal leukomalacia，PML）的乳多空病毒（papovavirus）则以少突胶质细胞为主要靶细胞。② 病毒感染的细胞病变可有：细胞溶解（神经元），小胶质细胞增生可形成小胶质细胞结节或可有多核巨细胞形成（HIV阳性巨噬细胞）。感染细胞的胞质或细胞核中可出现包涵体，其中感染狂犬病病毒的神经元胞质中的 Negri 小体具有诊断意义。③ 浸润的炎症细胞以淋巴细胞（包括 T/B 细胞）、巨噬细胞和浆细胞为主，常环绕血管，集聚于 V-R 间隙形成血管套，也称为套袖现象。病变处于修复期则可以出现星形胶质细胞结节。

流行性乙型脑炎是一种由乙型脑炎病毒感染引起的急性传染病。本病首先发生在日本，且在夏秋之交流行，也称为日本夏季脑炎。因与冬季发生的甲型昏睡型脑炎不同，故又称为乙型脑炎。本病起病急，病情重，死亡率高，临床表现为高热、嗜睡、抽搐、昏迷等。儿童的发病率比成人高，尤以 10 岁以下的儿童为多，占乙型脑炎的 50%～70%。

病因与发病机制

本病的病原体是嗜神经性乙型脑炎病毒，为有膜 RNA 病毒。传染源为乙型脑炎患者和中间宿主家畜、家禽。传播媒介为库蚊、伊蚊和按蚊，我国主要为三节吻库蚊。带病毒的蚊子叮人吸血时，病毒可侵入人体，先在血管内皮细胞及全身单核巨噬细胞系统中繁殖，然后入血引起短暂病毒血症。病毒能否进入中枢神经系统，取决于机体免疫反应和血-脑屏障功能状态。如机体免疫力强，血-脑屏障功能正常，病毒不能进入脑组织致病，成为隐性感染，多见于成人；如免疫功能低下，血-脑屏障不健全，病毒可侵及中枢神经系统而致病。由于受感染的神经细胞表面有膜抗原存在，随后机体产生了相应的抗体并与膜抗原结合，同时激活补体，通过体液免疫或细胞免疫反应引起神经细胞损害，是本病发病的基础。

病理变化

本病的病变广泛累及脑脊髓实质，以神经细胞变性、坏死为主要病变。病变以大脑皮质、基底核、视丘最为严重。小脑皮质、丘脑及脑桥次之；脊髓病变最轻，常仅限于颈段脊髓。

肉眼观：软脑膜充血、水肿，脑回变宽，脑沟变浅。切面充血、水肿，严重者脑实质有散在点状出血，可见散在粟粒或针尖大的半透明软化灶，其境界清楚，一般以顶叶及丘脑等处最为明显。

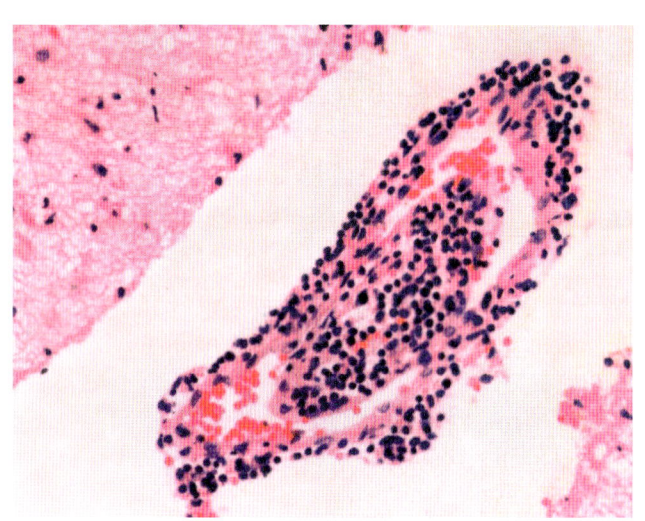

图 16-15　乙型脑炎时淋巴细胞套
淋巴细胞围绕脑组织血管周围呈袖套状

镜下观：通常综合出现以下几种基本病变：

1. 脑血管改变和炎症反应　脑实质血管高度扩张、充血，有时可见小出血灶，血管周围间隙增宽，以淋巴细胞为主的炎症细胞常围绕血管呈袖套状浸润，称为淋巴细胞套（图 16-15）。

2. 神经细胞变性坏死　病毒在神经细胞内增殖，破坏其结构和功能，引起神经细胞肿胀，尼氏体消失，胞质内出现空泡，核偏位等。重者神经细胞可发生核固缩、核溶解。可见神经细胞卫星现象（图 16-5）和噬神经细胞现象（图 16-16）。

3. 软化灶形成　病变严重时，神经组织发生局灶性液化性坏死，形成质地疏松、染色较淡的筛网状病灶，称为软化灶（图 16-17），对本病的诊断具有一定的特征性意义。随着病程进展，软化灶可被吸收，由增生的胶质细胞所取代而形成胶质瘢痕。

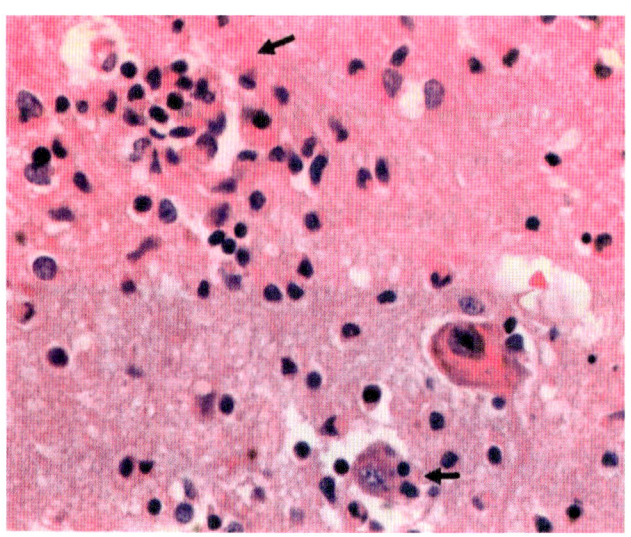

图 16-16　乙型脑炎时噬神经细胞现象和小胶质细胞结节
箭头所示分别为小胶质细胞结节和噬神经细胞现象

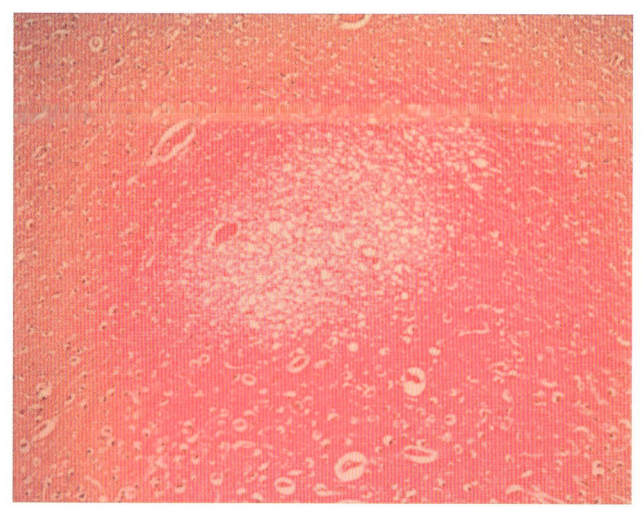

图 16-17　乙型脑炎筛网状软化灶
脑组织内可见淡染的筛网状病灶

4. 胶质细胞增生　主要是小胶质细胞呈弥漫性或局灶性增生。在坏死的神经细胞附近或小血管旁，增生的胶质细胞可聚集成群，形成小胶质细胞结节（图 16-16）。

临床病理联系

本病早期有高热、全身不适等毒血症表现。由于神经细胞广泛变性、坏死和脑实质炎性损害，患者出现嗜睡、昏迷。脑内神经核团受损严重时，可出现肌张力增强、腱反射亢进、抽搐、痉挛等上运动神经元损害的表现。脑桥和延髓的运动神经细胞受损严重时，出现延髓性麻痹，患者吞咽困难，甚至发生呼吸、循环衰竭。由于脑实质血管高度扩张、充血，血管壁通透性增加，导致脑水肿、颅内压升高，出现头痛、呕吐。严重的颅内压升高可引起脑疝，常见的有小脑扁桃体疝和海马沟回疝。小脑扁桃体疝可致延髓的呼吸和心血管中枢受挤压，引起呼吸、循环衰竭，甚至死亡。由于脑膜有轻度的炎症反应，临床上也可出现脑膜刺激症状。

多数患者经治疗后痊愈。少数病例因脑组织病变较重而恢复较慢，甚至不能恢复而留有痴呆、语言障碍、肢体瘫痪等后遗症。病变严重者，有时可因呼吸、循环衰竭或并发小叶性肺炎而死亡。

三、海绵状脑病

海绵状脑病（spongiform encephalopathy）以前被划归为慢性病毒感染性疾病，以中枢神经系统慢性海绵状退行性变为特征。包括克-雅病（Creutzfeldt-Jacob disease，CJD）、库鲁病（Kuru disease）、致死性家族性失眠症（fatal familial insomnia，FFI）、Gerstomann-Straussler 综合征（GSS）以及动物的疯牛病、羊瘙痒症及猫抓病等。迄今我国仅有 CJD 散发病例。

病因与发病机制

该病的致病因子是一种称为 prion 的糖脂蛋白，又称朊蛋白（prion protein，PrP）病，正常的 PrP 是神经元的穿膜蛋白，分子量为 30 kD，可被完全降解。由于其蛋白构型自 α- 螺旋构型转变为 β- 折叠构型，这种异常的 PrP 不能被降解，还具有传染性，而且可将宿主的正常构型的 PrP 复制成异常构型的 PrP，这种异常的 PrP 可在神经系统中沉积并引起神经系统病变。现已证明，人类 PrP 蛋白的控制基因位于第 20 号染色体，具有一个开放的读码框架和一个外显子。因此，因 PrP 基因突变引起的散发病例和摄入含有异常朊蛋白的感染病例（如 20 世纪 90 年代初英国疯牛病）可同时存在。

病理变化与临床表现

该病的病变主要累及大脑皮质，有时基底节、丘脑、小脑皮质等也可受累。肉眼观：大脑萎缩。镜下观：神经元细胞质及神经毡（neuropil）（即神经突起构成的网状结构）出现大量空泡，呈海绵状外观，伴有不同程度的神经元缺失和反应性胶质化，但无炎症反应。病变区可有淀粉样斑块。电镜下：空泡内可见含有与细胞膜碎片相似的卷曲的结构。

临床表现多样性，多以人格改变起病，继而进行性智力衰退，无发热。CJD 患者表现为快速进行性痴呆，常伴步态异常和肌阵挛。大多数患者病情进行性发展，往往在起病后 1 年内死亡。

第四节 缺氧与脑血管病

脑血管疾病的发病率和死亡率在国、内外均居前位。在我国，其发病率是心肌梗死的 5 倍。脑重量仅为体重的 2%，但其耗氧量则占全身耗氧量的 20%，其所需血供占心输出量的 15%。脑缺血可激活谷氨酸（兴奋性氨基酸递质）受体，导致大量钙离子进入神经元，导致神经元死亡。加之脑组织不能储存能量，也不能进行糖无氧酵解，因此其对氧和血供的要求特别高。一旦缺血、缺氧 4 min 即可造成脑细胞的死亡。尽管机体存在一系列的代偿调节机制（如脑底动脉环的存在可使局部缺血区域得到一定程度的供需补偿；缺血、缺氧时脑血管扩张，全身其他器官血管收缩以进行血管重新分配等），但此调节机制仍有一定的限度，一旦超过极限，即可造成神经元损伤。

一、缺血性脑病

缺血性脑病（ischemic encephalopathy）是指由于低血压、心脏骤停、失血、低血糖、窒息等原因引起的全脑损伤。

影响病变的因素

脑的不同部位和不同的细胞对缺氧的敏感性不同。大脑较脑干各级中枢更为敏感，大脑灰质较白质敏感。各类细胞对缺氧的敏感性由高到低依次为：神经元、星形胶质细胞、少突胶质细胞、内皮细胞。神经元以皮质第 3、5、6 层细胞，海马锥体细胞和小脑浦肯野细胞最为敏感，在缺血（氧）时首先受累。

脑损伤程度取决于缺血（氧）的程度和持续时间以及患者的存活时间。轻度缺氧往往无明显病变，重度缺氧患者仅存活数小时者，尸检时也可无明显病变。只有中度缺氧，存活时间在 12 h 以上者才出现典型病变。

此外，损伤的部位还与局部的血管分布和血管的状态有关。在发生缺血、缺氧时，动脉血管的远心端供血区域最易发生灌流不足。大脑分别有来自颈内动脉的大脑前动脉、大脑中动脉和来自椎动脉的大脑后动脉供血。这样在 3 支血管的供应区之间存在一个 C 形分布的血供边缘带，该带位于大脑凸面，与矢状缝平行，且旁开矢状缝 1~1.5 cm。发生缺血性脑病时，该区域则最容易受累。然而并非每例缺血性脑病病灶都呈 C 形，病灶的形状还受局部血管管径的影响，如果某支血管管径相对较小，或局部动脉粥样硬化，则其供血区较易受累。

病理变化

脑缺血的组织学变化在缺血 12 h 以后才较明显：神经元出现中央性尼氏体溶解和坏死（红色神经元）；髓鞘和轴突崩解；星形胶质细胞肿胀。1~2 天出现脑水肿，中性粒细胞和巨噬细胞浸润，并开始出现泡沫细胞。第 4 天星形胶质细胞明显增生，出现修复反应。大约 30 天后，形成蜂窝状胶质瘢痕。

缺血性脑病的常见类型：
1. 层状坏死　大脑皮质第 3、4、5 层神经元坏死、脱失和胶质化，引起皮质神经细胞层的中断。
2. 海马硬化　海马锥体细胞损伤、脱失、胶质化。
3. 边缘带梗死　梗死的范围与血压下降的程度和持续时间有关，如血压持续下降，则梗死区自远心端向次远心端扩大，称为向心性发展，即 C 形梗死区向其两侧扩大，并自大脑顶部向颅底发展。大脑缺血性脑病边缘带梗死的极端情况是全大脑的梗死，但脑干的各核团由于对缺血、缺氧的敏感性较低仍可存活。患者靠呼吸器以维持生命，但意识丧失，成为植物人。

二、阻塞性脑病

脑梗死是由于血管阻塞引起局部血供中断所致。大动脉，如颈内动脉、椎动脉之间存在脑底动脉环，故其中一支阻塞时一般不引起梗死。中等动脉，如大脑前动脉、大脑中动脉，其终末支之间仅有部分吻合，血管管腔阻塞可导致梗死，但梗死区小于该血管供应区。小动脉，如豆纹动脉、皮质穿支则少有吻合支，一旦发生阻塞，梗死的范围和血管供应区基本一致。引起脑梗死的血管阻塞，可以是血栓性阻塞，也可以是其他栓塞性阻塞。

（一）血栓性阻塞

血栓性阻塞常常发生在动脉粥样硬化的基础上。粥样硬化好发于颈内动脉与大脑前动脉、中动脉分支处及后交通动脉、基底动脉等处。粥样斑块本身、斑块内出血、附壁血栓均可阻塞血管。这种阻塞发展较慢。血栓性阻塞所致脑梗死其症状常在数小时或数天内不断发展，表现为偏瘫、神志不清、失语。在发生血管阻塞之前患者可有一过性的局部神经系统症状或体征，称为短暂性脑缺血发作（transient ischemic attacks，TIA）。1/3 具有 TIA 病史的患者在 5 年内可出现脑梗死。

（二）栓塞性阻塞

栓子可来源于全身各处，但以心源性栓子居多。病变常累及大脑中动脉供应区。其发生往往比较突然，以致临床表现急骤，预后也较差。

病理变化

脑梗死具有贫血性和出血性之分。由于局部动脉血供中断引起的梗死一般为贫血性，但如果其后梗死区血供又有部分恢复（如栓子破裂并随再通灌注的血液远行），则再灌流的血液可经受缺氧损害的血管壁大量外溢，是贫血性梗死转变为出血性梗死。大静脉（矢状窦或大脑深部静脉，如 Galen 静脉）血栓形成先引起组织严重淤血，继而发展为淤血性梗死，也属出血性梗死。

脑梗死的肉眼变化要在数小时后才能辨认。梗死区灰质暗淡，灰质白质分界不清，2~3 天后局部水肿，夹杂有出血点。1 周后坏死组织软化，最后液化形成蜂窝状囊腔（图 16-18）。脑梗死的组织学变化与缺血性脑病基本保持一致。值得指出的是，由于脑膜和皮质之间有吻合支存在，故梗死灶内皮质浅层的分子层结构保存完好，这是脑梗死和脑挫伤的形态学鉴别要点。

腔隙状坏死是直径小于 1.5 cm 的囊腔病灶，常呈多发性，可见于基底核、内囊、丘脑、脑桥基底部与大脑白质。引起腔隙状坏死的原因，可以是在高血压基础上引起的小出血，也可以是深部细动脉阻塞（栓塞或高血压性血管玻璃样变性）引起的梗死。除非发生在特殊的功能区，腔隙性坏死可无临床表现。有时仅表现为受累血管周围间隙扩大，而无明显的组织坏死。

长期的高血压患者由于多次灰质、白质梗死可引发局部神经功能的障碍、步态异常以及认知功能的下降，这一症状被称为血管性痴呆（vascular dementia）。当损伤主要累及大脑白质时，产生广泛的髓鞘及轴索的损伤，被称为 Binswanger 病。

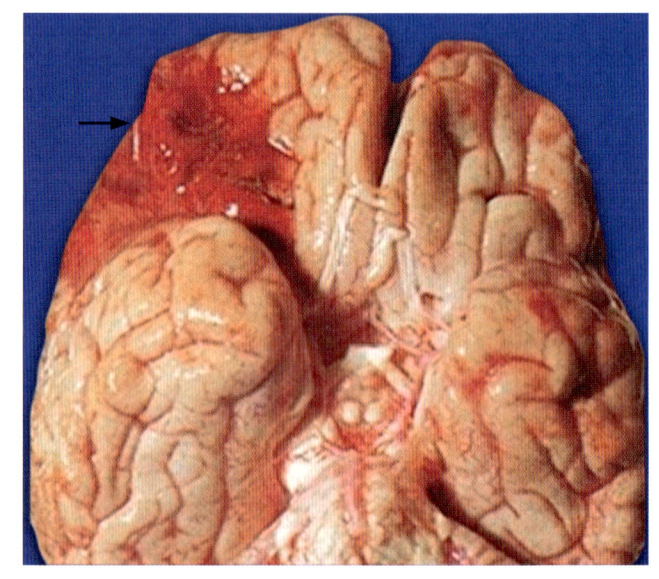

图 16-18 脑梗死
额叶脑梗死并液化（箭头所指）

三、脑出血

脑出血（cerebral hemorrhage）包括脑内出血、蛛网膜下腔出血和混合性出血。颅脑外伤则常可引起硬脑膜外出血和硬脑膜下出血。

(一)脑内出血

高血压引起的脑血管疾病包括腔隙状坏死、裂缝性出血(slit hemorrhage)、高血压性脑病(hypertensive encephalopathy)以及广泛的高血压性颅内出血(massive hypertensive intracerebral hemorrhage)。

高血压是脑内出血(intracerebral hemorrhage)的最常见原因,其发生机制详见高血压。

大块型脑出血常急骤起病,患者突感剧烈头痛,随即频繁呕吐、意识模糊,进而昏迷,神经系统体征根据出血的部位和出血范围而定。基底核外侧型出血常常引起对侧肢体偏瘫;内侧型出血易破入侧脑室和丘脑,脑脊液常为血性,预后极差(图16-19)。此外,脑桥出血以两侧瞳孔极度缩小呈针尖样为特征。小脑出血则表现为出血侧后枕部剧痛及频繁呕吐。脑出血的直接死亡原因多为并发脑室内出血或严重的脑疝。

脑出血也可见于血液病、血管瘤破裂等。另外,有10%的70岁以上的脑内出血患者,其出血由脑淀粉样血管病(cerebral amyloid angiopathy,CAA)所致。

(二)蛛网膜下腔出血

自发性蛛网膜下腔出血(subarachnoid hemorrhage)占脑血管意外的10%~15%,临床表现为突发剧烈头痛、脑膜刺激征和血性脑脊液,其常见的原因在青年人多为先天性球性动脉瘤破裂,老年人常系动脉粥样硬化所致。瘤体好发于基底动脉环的前半部,并常呈多发性,因此有些患者可多次出现蛛网膜下腔出血(图16-20)。先天性球性动脉瘤常见于动脉分支处,由于该处平滑肌或弹力纤维的缺如,在动脉压的作用下膨大形成动脉瘤。动脉瘤一旦破裂,则可引起整个蛛网膜下腔积血。大量出血可以导致患者死亡。蛛网膜下腔出血常引起颅内血管的严重痉挛,进而导致脑梗死,患者可因此死亡。蛛网膜下腔出血机化,则可造成脑积水。

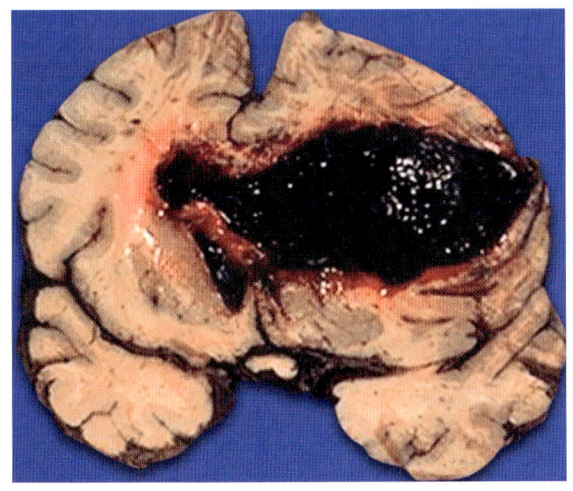

图16-19 脑出血
高血压致基底神经节出血并破入脑室

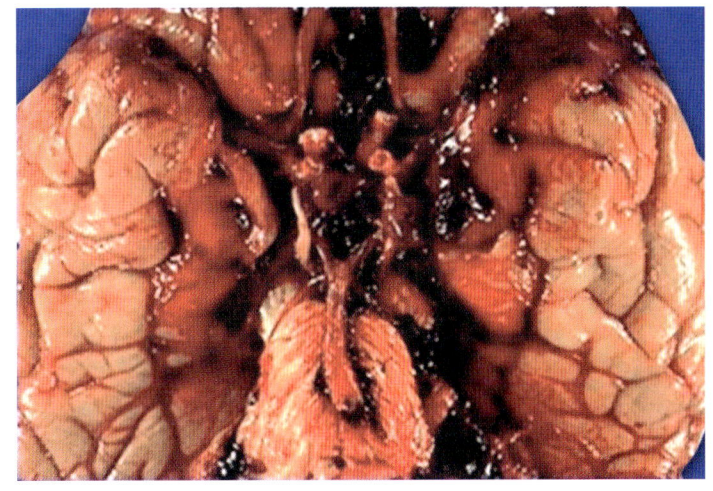

图16-20 蛛网膜下腔出血
脑基底部动脉瘤破裂致蛛网膜下腔出血

(三)混合性出血

常由动静脉畸形(arteriovenous malformations,AVMs)引起。AVMs是指走向扭曲,管壁结构异常,介于动脉和静脉之间的一类血管,其管腔大小不一,可以成簇成堆出现。约90% AVM分布于大脑半球浅表层,因此其破裂常导致脑内和蛛网膜下腔的混合性出血。患者除出现脑出血和蛛网膜下腔出血的表现外,常可有癫痫史。脑干AVM破裂出血,常可致命。

第五节 神经系统肿瘤

神经系统肿瘤包括中枢神经系统肿瘤和周围神经肿瘤，两者均有原发性和转移性肿瘤两类。原发性中枢神经系统肿瘤发病率为（5~15）/10万，其中胶质瘤最常见（约占40%），其次是脑膜肿瘤（约占20%）。在儿童，中枢神经系统恶性肿瘤是仅次于白血病的第二大常见癌症，也是儿童期最常见的恶性实体瘤。

根据肿瘤生物学行为，WHO采用四级法对中枢神经系统肿瘤进行分级（Ⅰ、Ⅱ、Ⅲ和Ⅳ级），Ⅰ、Ⅱ级为低级别肿瘤，预后较好；Ⅲ、Ⅳ级为高级别肿瘤，预后差。颅内肿瘤可引起以下症状：①肿瘤压迫或破坏周围脑组织，多引起局部神经症状，如癫痫、瘫痪和视野缺损等；②颅内占位病变引起颅内压升高的症状，表现为头痛、呕吐和视神经盘水肿等。

胶质瘤泛指起源于神经胶质细胞和具有胶质细胞分化特性的原发性神经系统肿瘤，包括星形细胞肿瘤（astrocytic tumor）、少突胶质细胞肿瘤（oligodendroglial tumor）、室管膜肿瘤（ependymal tumor）和脉络丛肿瘤（choroid plexus tumor）等，也可由几种细胞形成混合性肿瘤。胶质瘤具有特殊的生物学特性，如无论分化高低，均呈浸润性生长，无包膜形成；生长越迅速的肿瘤，与周围分界反而越清楚；良、恶性还与生长部位有关系，具有相对性；浸润性生长主要累及血管周围间隙、软脑膜、室管膜和神经纤维束间；脑脊液转移是恶性胶质瘤常见的转移方式，因此，位于脑室旁、脑池旁的肿瘤更易转移；颅外转移极少见，颅外转移者80%以上有颅脑手术史。

表16-1为神经系统肿瘤WHO分类。

表16-1 神经系统肿瘤WHO分类

神经上皮组织肿瘤	神经纤维瘤
星形细胞肿瘤	神经束膜瘤
少突胶质细胞肿瘤	恶性周围神经鞘膜肿瘤
少突星形细胞瘤	脑（脊）膜肿瘤
室管膜肿瘤	脑（脊）膜上皮细胞肿瘤
脉络丛肿瘤	脑膜间叶组织肿瘤
其他神经上皮组织肿瘤	原发性黑色素细胞性病变
神经元和混合性神经元-胶质细胞肿瘤	与脑膜有关的其他肿瘤
松果体区肿瘤	淋巴瘤和造血系统肿瘤
胚胎性肿瘤	生殖细胞肿瘤
颅神经和脊神经根肿瘤	鞍区肿瘤
施万细胞瘤（神经鞘瘤）	转移性肿瘤

一、中枢神经肿瘤

（一）神经上皮组织肿瘤

1. **星形细胞肿瘤** 此类肿瘤约占颅内肿瘤的30%，约占神经上皮源性肿瘤的40%，约占胶质瘤的78%。高峰发病年龄为30~40岁，男性多于女性。肿瘤部位以大脑额叶和颞叶最多见，有时多叶受累。星形细胞肿瘤又分为：毛细胞型星形细胞瘤（pilocytic astrocytoma）、室管膜下巨细胞星形细胞瘤（subependymal astrocytoma）、多形性黄色瘤型星形细胞瘤（pleomorphic astrocytoma）、弥漫性星形细胞瘤（diffuse astrocytoma）、间变型星形细胞瘤（anaplastic astrocytoma）和胶质母细胞瘤（glioblastoma）等类型。临床病理中常依据瘤细胞核的多形性、核分裂象、血管增生程度以及肿瘤组织有无坏死，将星形细胞瘤进行组织细胞学分级。

（1）弥漫性星形细胞瘤（WHO Ⅱ级） 是常见的星形细胞瘤类型，高峰发病年龄为20~40岁。多位于白质内，浸润性生长，切面灰白，可呈胶冻状；质软，边界不清；可发生囊性变。依据细胞形态又分为纤维型、原浆型和肥胖细胞型星形细胞瘤，其中纤维型最常见。镜下观：肿瘤含有原纤维背景，瘤细胞分化良好，但边界不清；胞核呈圆形、卵圆形，一般无核分裂象。细胞间可见微囊形成。间质主要为少量新生毛细胞血管，一般无出血和坏死。该肿瘤手术后平均生存时间为6~8年。

（2）间变性星形细胞瘤（WHO Ⅲ级） 高峰发病年龄为30~50岁。肉眼观：肿瘤呈浸润性生长，难与弥漫性星形细胞瘤相区别，但囊性变少见，由于与周围组织结构的差别较弥漫性星形细胞瘤明显，组织学上，瘤细胞密度较大，核异型性明显，可见核分裂象。间质微血管增生显著，可见出血和坏死。该肿瘤易发展为胶质母细胞瘤，患者术后平均生存时间约为2年。

（3）胶质母细胞瘤 是高度恶性的星形细胞瘤，也是最常见的恶性脑肿瘤。高峰发病年龄为50~80岁。约95%的病例表现为首次发病即呈胶质母细胞瘤（称为原发性胶质母细胞瘤，primary glioblastoma de novo），约5%的病例为由低级别的星形细胞瘤或间变性星形细胞瘤进展而来（称为继发性胶质母细胞瘤，secondary glioblastoma）。此瘤发展迅速，预后极差，患者多在2年内死亡（术后平均存活期12个月）。肉眼观：肿瘤为数厘米的结节至巨大块状，浸润范围广，常可穿过胼胝体到对侧而呈蝴蝶状生长。瘤体常因出血、坏死而呈红褐色，常给人以境界分明的假象。由于肿瘤的生长、占位和邻近脑组织的肿胀，脑的原有结构因受挤压而扭曲变形（图16-21）。镜下观：细胞密集，异型性明显，可见怪异的单核或多核瘤巨细胞。出血、坏死明显，易见假栅栏状坏死及坏死周围栅栏状排列的瘤细胞。间质血管增生极

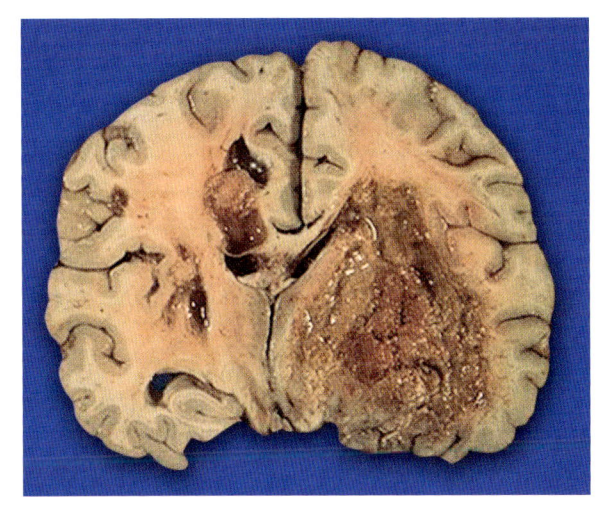

图16-21 大脑胶质母细胞瘤
肿瘤边界较清，继发坏死和出血

为显著，可见肾小球样血管、厚壁血管、丛状或花篮状血管，其中有大量增生的周细胞。当瘤细胞大小、形态呈现高度多形性时，称为多形性胶质母细胞瘤（glioblastoma multiforme，GBM）；若瘤内见大量瘤巨细胞，则诊断为巨细胞胶质母细胞瘤（giant cell glioblastoma）；若瘤内有间叶组织来源的肉瘤成分时，称为胶质肉瘤。

（4）毛细胞性星形细胞瘤 主要见于儿童和青少年，好发于小脑、第四脑室底部、第三脑室、丘脑和视神经。肉眼观：肿瘤常有相对边界，常见囊性变。镜下观：瘤细胞呈双极性，细胞两端发出纤细的毛发状突起；可见棒状或近圆形的均质性嗜酸性小体、Rosenthal 纤维（Rosenthal fibers）。本瘤生长缓慢，预后良好。

上述星形胶质细胞肿瘤瘤细胞常含有多少不等的胶质纤维酸性蛋白（glial fibrillary acidic protein，GFAP）和波形蛋白（vimentin），免疫组织化学染色呈阳性反应。一般随分化程度降低，GFAP 表达减少，波形蛋白表达增加，增殖指数（Ki-67 标记）增高。星形细胞肿瘤常显示多种遗传学改变，其中 p53 基因突变最常见。此外，还有 10q 杂合性缺失（LOH）、$p16^{INK4a}$ 缺失、PTEN 突变以及表皮生长因子受体（epidermal growth factor receptor，EGFR）扩增等。此外，45%~75% 的胶质细胞瘤还存在6-氧-甲基鸟嘌呤-DNA 甲基转移酶基因启动子 CpG 岛甲基化导致其表达缺失，此部分病例对替莫唑胺（temozolomide）治疗敏感，因而经该药治疗后生存期可明显延长。

2. 少突胶质细胞肿瘤 此种肿瘤按分化程度分为少突胶质细胞瘤（oligodendroglioma）和间变性少突胶质细胞瘤（anaplastic oligodendroglioma）。

（1）少突胶质细胞瘤 约占原发脑肿瘤的 2.5%，占胶质瘤的 5%~6%。高峰发病年龄为 40~45 岁。好发于大脑半球皮质浅层，以额叶最多见，幕下和脊髓少见。瘤体常呈灰红色或者暗红色，一般边界不清，出血、囊性变和钙化较为常见。钙化显著时，刀切之有砂粒感。镜下观：肿瘤呈浸润性生长，与周围脑组织无分界。瘤细胞大小一致，形态单一，呈圆形，胞膜明显，核圆形居中，核周有空晕，所以瘤细胞呈"盒子状"，形成蜂巢状结构。有时可见一些类似星形细胞的小肥胖细胞。间质中可见枝状毛细血管网，可伴有不同程度的钙

化和砂粒体形成，可发生黏液变性。此肿瘤手术不易彻底切除，术后可复发，术后生存期为 3.5～5 年。

（2）**间变性少突胶质细胞瘤**　约占原发性脑肿瘤的 1.2%。高峰发病年龄为 45～50 岁。好发部位和大体形态与少突胶质细胞瘤相似，但可见大片坏死。镜下观：组织形态除少突胶质细胞瘤的基本特征外，瘤细胞密度变大，瘤细胞体积较大，核增大，易见双核和核分裂象。可见坏死灶，也可见类似胶质母细胞瘤的坏死周围栅栏状排列的瘤细胞。间质可见枝状血管网，分化差的区域可见增生显著的厚壁血管。此瘤生长迅速，难以彻底切除。术后易复发，预后不佳，术后生存期为 1～5 年。

免疫组化染色时可见少突胶质细胞肿瘤不同程度的表达 S-100 蛋白、CD57（Leu7）、Oligo1、Oligo2、SOX10 和碱性髓鞘蛋白（myelin basic protein）。此外，还表达微管相关蛋白 2（microtubule-associated protein，MAP 2）、碳酸酐酶同工酶 C（carbonic anhydrase C）等。GFAP 可散在阳性。在遗传学上，少突胶质细胞肿瘤可呈现 1p、19q、4q 的 LOH 导致 EGFR、PDGF/PDGFR 的过表达；只有不到 10% 的病例有 *p53* 基因突变。其中，60%～80% 的少突胶质细胞肿瘤有染色体 1p 和 19q 丢失，此类患者对 PCV（甲基苄肼 + 洛莫司汀 + 长春新碱）化疗敏感，经过适当化疗后生存期可达 7 年，较无 1p 和 19q 丢失者好。因此，通过荧光原位杂交（FISH）等辅助手段检测细胞遗传学改变，达到准确诊断非常必要。

3. **室管膜肿瘤**　室管膜肿瘤包括室管膜下室管膜瘤（subependymoma，WHO Ⅰ 级）、黏液乳头状室管膜瘤（WHO Ⅰ 级）、室管膜瘤（ependymoma，WHO Ⅱ 级）和间变性室管膜瘤（anaplastic ependymoma，WHO Ⅲ 级），其中室管膜瘤最常见。

室管膜瘤占神经上皮组织肿瘤的 2%～9%，占儿童颅内肿瘤的 6%～12%，占 3 岁以下儿童颅内肿瘤的 30%；占成人脊髓胶质瘤的 50%～60%，可发生于脑室系统任何部位。尤以第四脑室和脊髓最为常见，其次为侧脑室和第三脑室，偶见幕上脑室系统以外的脑实质内。肉眼观：瘤体边界清楚，呈球状或分叶状，切面灰白或淡红色，质地均匀或颗粒状，可有囊性变或钙化，出血、坏死不明显。镜下观：瘤细胞密度中等，大小形态一致，呈卵圆形、梭形或胡萝卜形，胞质丰富、粉红染，核呈圆形或椭圆形，罕见或无核分裂象。特征性结构是瘤细胞围绕管腔呈放射状排列形成的室管膜菊形团（ependymal rosette）或围绕血管排列并以细长胞突与血管壁相连形成血管周假菊形团（perivascular pseudorosettes）。

所有室管膜瘤都表达 S-100 和波形蛋白，大部分病例表达 GFAP，部分病例表达上皮膜蛋白（EMA）、角蛋白（CK）、nestin 等。

4. **髓母细胞瘤（medulloblastoma）**　是中枢神经系统中最常见的胚胎性肿瘤，占原发性颅内肿瘤的 2%～4%，占神经上皮组织肿瘤的 7%～8%。高峰发病年龄为 0～9 岁，其次为 10～19 岁，50 岁以上罕见。髓母细胞瘤均发生于小脑，75% 的儿童髓母细胞瘤发生于小脑蚓部，并突入第四脑室，部分病例可发生于小脑半球。此瘤为高度恶性（WHO Ⅳ 级）。

肉眼观：肿瘤组织呈鱼肉状，灰红色或暗红，边界不清，可见出血、坏死。镜下观：肿瘤由圆形、椭圆形或胡萝卜形细胞构成，胞核着色深，胞质少而边界不清，有多少不等的核分裂象。细胞密集，间质中有纤细的纤维，血管较少。典型的结构是瘤细胞环绕神经纤维中心做放射状排列，形成 Homer-Wright 菊形团，具有一定的病理诊断意义。

免疫组织化学染色所有病例均呈核蛋白（INI1）阳性，多数病例可见灶性突触素（synaptophysin）、β- 微管蛋白Ⅲ、MAP 2、神经元特异性烯醇化酶（neuron specific enolase，NSE）和 GFAP 阳性。髓母细胞瘤最常见的遗传学异常是出现 17q 等臂染色体（30%～40%），并伴有染色体 17 三体。其他异常还有 *C-MYC* 基因扩增和 17q 丢失和 LOH 等。

髓母细胞瘤术后易复发，最终发生广泛的蛛网膜下腔播散。但经过术后正规辅助治疗，目前该瘤患者 5 年生存期可达到 60%～70%。

（二）脑膜瘤

脑膜瘤（meningioma）是一组起源于蛛网膜帽细胞的脑膜肿瘤，也是最常见的脑膜原发性肿瘤，发病率仅次于星形细胞肿瘤，是颅内和椎管内最常见的肿瘤之一。好发于中老年人，高峰发病年龄为 60～70 岁，女性多于男性。根据组织学特点和生物学行为，分为脑膜皮型脑膜瘤（meningothelial meningioma）、纤维型脑膜瘤（fibrous meningioma）、过渡型脑膜瘤（transitional meningioma）和砂粒体型脑膜瘤（psammomatous meningioma）、非典型性脑膜瘤（atypical meningioma）和间变性（恶性）脑膜瘤（anaplastic meningioma）等15个亚型，其中WHO Ⅰ级9型，Ⅱ级3型，Ⅲ级3型。

脑膜瘤常见于上矢状窦两侧、蝶骨嵴、嗅沟、小脑桥角以及脊髓胸段脊神经在椎间孔的出口处。肉眼观：肿瘤常与硬膜紧密相连，呈球形或分叶状，包膜完整。一般近压迫脑组织，呈膨胀性生长（图16-22）。少数病例肿瘤累及颅骨，导致颅骨肥厚或穿透颅骨。肿块质实，切面灰白色，呈颗粒状、条索状，可见灰白色钙化，切之有砂粒感。偶见出血。非典型性和间变性脑膜瘤体积大，并常见坏死。镜下观：脑膜瘤瘤细胞分化良好，无核分裂象。组织学表现

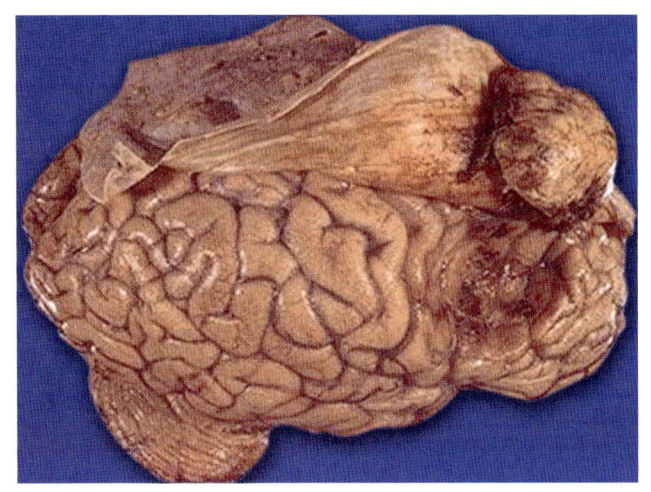

图 16-22　脑膜瘤
脑膜瘤压迫大脑，可见明显压迹

在不同的亚型有较大的差异。特征性图像是脑膜皮细胞呈大小不等同心圆状或漩涡状排列，其中央的血管壁常有透明变性，以至于钙化形成砂粒体（砂粒体型常见）。瘤细胞还可为长梭形，呈致密交织束状结构，有时细胞核呈栅栏状排列，其间还可见网状纤维或胶原纤维（纤维细胞型），也可以呈现以上两种图像的过渡或混合型（过渡型）。若出现细胞密度大，有较多分裂象，细胞小，核大，核质比增大，有明显核仁，或出现灶性坏死，则诊断为非典型性脑膜瘤。当肿瘤细胞呈现高度恶性细胞学表现，核分裂象显著增加（＞20个/10个400倍高倍视野）时，则诊断为间变性脑膜瘤。

所有脑膜瘤均表达波形蛋白，大多数病例表达EMA，个别病例呈S-100蛋白阳性。约60%的病例显示NF2（2型神经纤维瘤病基因）突变。此外，尚有1p、6q、9q、10q、14q、17q和18q等位基因丢失和20q、12q、15q、1q、17q的新获得，某些病例有 p53 突变。

大部分的脑膜瘤为良性，生长缓慢，易于手术切除，复发率和侵袭力较低，在中枢神经系统肿瘤中此瘤预后最好。老年人尸检时常可发现无症状的脑膜瘤。非典型性和间变性脑膜瘤易复发，预后较差。手术切除后有15%复发率。具有复发倾向的多为WHO Ⅱ级和Ⅲ级的脑膜瘤。WHO Ⅱ级包括脊索样脑膜瘤、透明细胞型和非典型性脑膜瘤。WHO Ⅲ级脑膜瘤包括乳头状瘤型、横纹肌样型和间变性脑膜瘤。间变性脑膜瘤呈浸润性生长（浸润邻近脑组织），甚至出现颅外转移。

二、周围神经肿瘤

周围神经肿瘤包括两大类：一类来源于神经鞘膜，包括神经鞘瘤和神经纤维瘤；另一类为神经元源性肿瘤，其中原始而低分化的恶性肿瘤为神经母细胞瘤，高分化的良性肿瘤为节细胞神经瘤。神经元源性肿瘤主要发生在交感神经节和肾上腺髓质。下面主要介绍神经鞘瘤和神经纤维瘤。

（一）神经鞘瘤

神经鞘瘤（neurilemmoma）又称施万细胞瘤（Schwannoma），是源于施万细胞（Schwann cell）的良性肿瘤。高峰发病年龄为30～60岁。可单发或多发于身体任何部位的神经干或神经根。发生于周围神经的神经鞘瘤多见于四肢屈侧较大的神经干。颅内神经鞘瘤占颅内肿瘤的8%，占脑桥小脑角肿瘤的85%，占脊神经根肿瘤的29%。发生于听神经者称为听神经瘤（acoustic neuroma）。此外，该肿瘤也可见于三叉神经。约90%的神经鞘瘤属于孤立性和散发性病例。抑癌基因 NF2 的突变或缺失最常见，可见于60%的病例。

肉眼观：神经鞘瘤有完整的包膜，质实，呈圆形或结节状，常压迫邻近组织，但不发生浸润，与其所发生的神经粘连在一起（图16-23）。切面为灰白或灰黄色，略透明，切面可见漩涡状结构，有时还有出血和囊性变。镜下观：肿瘤有两种形态的组织成分组成：一种为束状型（Antoni A 型），细胞细长，梭形，境界不清，核呈长圆形，互相紧密平行排列呈栅栏状或呈不完全的漩涡状，后者称Verocay小体；另一种为网状型（Antoni

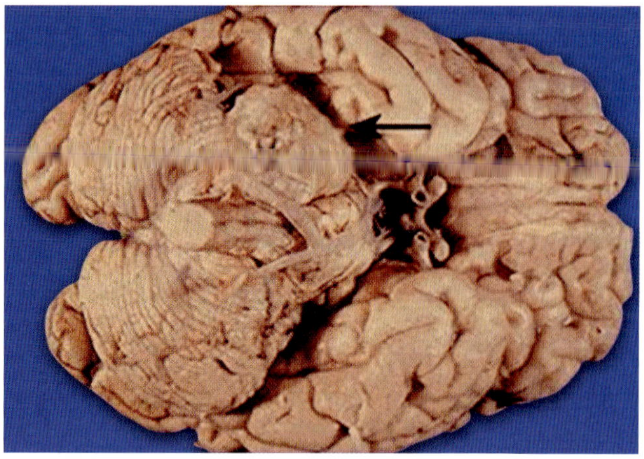

图 16-23 神经鞘瘤
听神经瘤（箭头所示）

B 型），细胞稀少，排列成稀疏的网状结构，细胞间有较多的液体，常有小囊腔形成。以上两型结构往往同时存在于同一种肿瘤中，其间有过渡形式，但多数以其中一型为主。约 10% 病程较长的肿瘤，表现为细胞少，胶原纤维多，形成纤维瘢痕并玻璃样变性，仅在部分区域可见少量典型的神经鞘瘤的结构。

临床表现因肿瘤大小与部位而异，小肿瘤可无症状，较大者因受累神经受压引起麻痹或疼痛，并沿神经放射。颅内听神经瘤可引起听觉障碍或耳鸣等症状。大多数肿瘤能手术根治，极少数与脑干或脊髓紧密粘连未能完全切除者可复发，复发肿瘤仍属良性。多发性神经鞘瘤显示 *NF2* 基因突变和 LOH22q。

（二）神经纤维瘤

神经纤维瘤（neurofibroma）多发生在皮下，可单发也可多发。多发性神经纤维瘤又称神经纤维瘤病（neurofibromatosis，von Recklinghausen disease）。

肉眼观：皮肤及皮下单发性神经纤维瘤境界明显，无包膜，质实，切面灰白，略透明，常不能找到其发源的神经。如发生肿瘤的神经粗大，则可见神经纤维消失于肿瘤中，肿瘤质实，切面可见漩涡状纤维，很少发生变形、囊腔形成或出血。镜下观：肿瘤由增生的神经鞘膜细胞核成纤维细胞构成，排列紧密，呈小束状并分散在神经纤维之间，伴大量网状纤维和胶原纤维及疏松的黏液样基质。

（三）恶性周围神经鞘膜肿瘤

恶性周围神经鞘膜肿瘤（malignant peripheral nerve sheath tumor，MPNST）约占软组织恶性肿瘤的 10%，可由外周型神经纤维瘤，尤其是神经纤维瘤病恶变形成，也可自发产生或见于放射治疗后。尽管以往曾将该肿瘤称为恶性神经鞘瘤，但神经鞘瘤恶变者少见。该肿瘤常呈多发性，具较高的侵袭性。肿瘤形态颇似纤维肉瘤，有较多的核分裂象并伴有血管增生和细胞坏死。瘤细胞可呈多形性，甚至出现上皮样结构、横纹肌母细胞分化。该瘤从幼儿到老年均可发生，病程长，一般在 5 年以上。

抑癌基因 *NF1*（1 型神经纤维瘤病基因，neurofibromatosis type 1）突变是最显著的改变，常见的突变前几位依次是缺失、直接中止（direct stop）、外显子缺失等。

三、转移性肿瘤

中枢神经系统转移性肿瘤约占全部脑肿瘤的 20%，恶性肿瘤死亡病例中的 10%~15% 可有脑转移。中枢神经系统转移性肿瘤以转移癌为主。淋巴造血系统肿瘤中，白血病出现中枢神经系统的发生率高。在原发部位和组织学类型上，颅内转移癌中，肺癌转移概率为 26%~42%，占转移癌的 35%，居首位，其中肺未分化癌最多见（图 16-24）。其次是肺腺癌，肺鳞癌最少。另一种容易发生脑转移的恶性肿瘤是乳腺癌（25%）。黑色素瘤、胃癌、结肠癌、肾癌、绒毛膜上皮癌等也易转移至中枢神经系统。中枢神经系统各区域的转移率与其容积有关，因此脑转移性肿瘤较脊髓更常见。

转移瘤在脑内可有三种存在形式：① 转移结

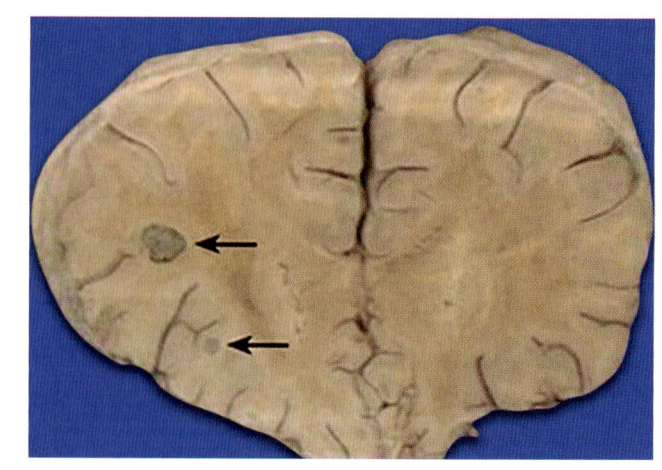

图 16-24 肺癌脑转移
转移瘤多灶性，类圆形，边界较清楚

节；多见于皮质白质交界处及脑深部。② 软脑膜癌病（leptomeningeal carcinomatosis）：肿瘤细胞沿蛛网膜下腔弥漫性浸润，脑膜依浸润肿瘤细胞的多少可呈略混浊至灰白色不等，甚至呈现大片棕黑色（黑色素瘤病，melanomatosis），局部可呈现大小不等的结节和斑块。脑底部、腰骶部、马尾等处常明显受累。由于脑脊液循环受阻，脑积水明显。③ 脑炎型转移：弥漫性血管周围瘤细胞浸润可形成局限性瘤结节或广泛转移，并伴发软脑膜癌病。

转移瘤的组织形态与原发肿瘤相似。可呈多灶分布，常伴有出血、坏死、囊性变及液化，周围脑组织可有水肿，伴有淋巴细胞及巨噬细胞浸润，如出现坏死可见泡沫细胞。

第六节 神经系统变性疾病

神经系统变性疾病是指一组原因不明的以神经元原发性变性为主的中枢神经系统疾病。常见的有 Parkinson 病、Alzheimer 病、Pick 病、慢性进行性舞蹈病、肌萎缩性脊髓侧索硬化及纹状体黑质变性等。其病变特点在于选择性地累及某 1~2 个功能系统的神经元，引起受累部位神经元的萎缩、坏死和星形胶质细胞增生，产生受累部位特定的临床表现，如累及大脑皮质神经细胞的病变主要表现为痴呆；累及基底核锥体外系则引起运动障碍，常表现为震颤性麻痹；累及小脑可导致共济失调。不同的疾病还可有各自特殊的病变，如在细胞内形成包涵体或发生神经原纤维缠结等病变。

一、帕金森病

帕金森病（Parkinson disease，PD）又称原发性震颤性麻痹（paralysis agitans），是一种以纹状体、黑质损害为主的缓慢进行性疾病，多发生于 50~80 岁。临床表现为震颤、肌强直、运动减少、姿势及步态不稳、起步及止步困难、假面具样面容。

病因与发病机制

本病病因和确切机制迄今尚不清楚。其发生可能主要是由于多巴胺能神经元的变性，导致多巴胺不足，而胆碱能神经功能相对亢进，引起神经功能紊乱。

病理变化

肉眼观：早期无明显病变，晚期可见中脑黑质、脑桥的蓝斑及迷走神经运动核等处的神经色素脱失是本病相对具有的特征性的变化（图 16-25）。镜下观：可见病变处的神经黑色素细胞丧失，残留的神经细胞中有

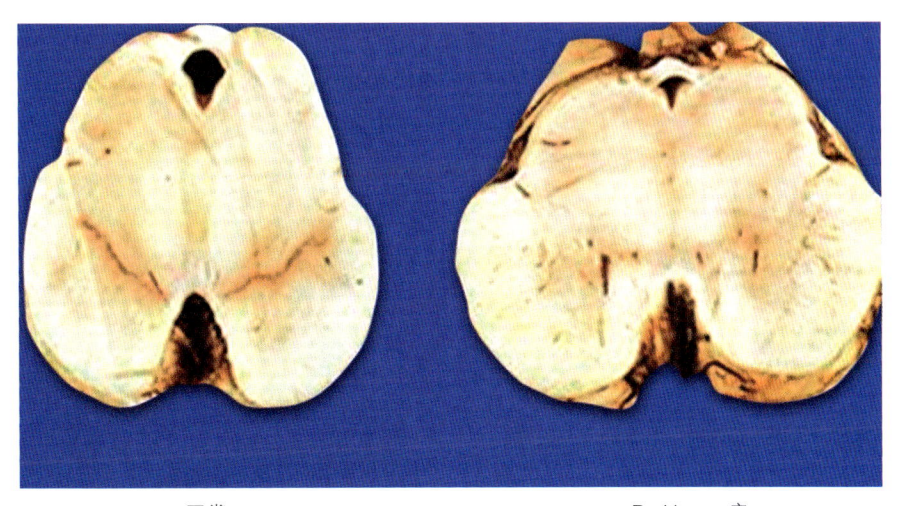

正常　　　　　　　　　　　　　Parkinson 病

图 16-25　Parkinson 病

中脑黑质脱色

Lewy 小体形成。该小体位于神经细胞胞质内，呈圆形，中心嗜酸性着色，折光性强，边缘着色浅。电镜下：该小体由细丝构成，中心细丝致密，周围则较松散。

由于上述区域黑质细胞的变性和脱失，多巴胺合成减少，以致多巴胺（抑制性神经递质）与乙酰胆碱（兴奋性神经递质）的平衡失调。临床上患者表现为震颤、肌强直、运动减少、姿势及步态不稳、起步及止步困难、假面具样面容等。近年来用左旋多巴（多巴胺的前体）来补充脑组织中多巴胺不足或用抗胆碱能药物以抑制乙酰胆碱的作用对本病有一定疗效。某些晚期患者出现痴呆症状，部分老年性痴呆病患者大脑皮质神经元也可检出 Lewy 小体。两种变性疾病之间存在何种内在联系，尚有待于进一步研究。PD 病程在 10 年以上，患者多死于继发感染或摔伤。

二、阿尔茨海默病

阿尔茨海默病（Alzheimer disease，AD）又称老年性痴呆，是以进行性痴呆为主要临床表现的大脑变性疾病。起病多在 50 岁以后，随着年龄增长和人口的老龄化，本病的发病率呈上升趋势。

病因与发病机制

近年对 AD 有比较深入的研究，发现了本病的形态、生化、遗传等各方面的异常改变。高龄人群中本病发病率明显较高，80 岁以上人群中可达 30%。但该病的确切病因和发病机制尚未完全阐明。目前认为，本病的发病可能与以下因素有关：① 神经细胞的代谢改变：β 淀粉样蛋白沉积被认为是 AD 发病的关键，β 淀粉样蛋白是由于该蛋白前体（amyloid precursor protein，APP）异常降解所致。β-APP 是神经细胞表面具有受体样结构的跨膜糖蛋白。由于该蛋白质正常代谢受到干扰，产生了不能溶解的片段 β- 淀粉样蛋白。β 淀粉样蛋白对神经元有毒性作用，是构成脑内神经毡中老年斑（senile plaque）的主要成分。② 遗传因素：尽管多数病例呈散发性，研究显示约有 10% 患者有明显遗传倾向。与本病有关的基因位于第 21、19、14 和 1 号染色体上。大多数早发性家族性 AD 的发病与位于第 14 和 1 号染色体上两个基因位点有关。这两个基因分别编码早老蛋白 1（presenilin 1）和早老蛋白 2。早老蛋白基因的突变可引起 β- 淀粉样蛋白增加。③ apoEε4 等位基因过度表达是本病的一个危险因素。④ 受教育程度：研究表明，AD 的发病率与受教育程度有关，受教育程度越高，发病率越低，研究认为人的不断学习可促进突触的改建，有利于突触功能的维持。⑤ 继发性递质改变：其中最主要的改变是乙酰胆碱的减少，主要由于基底核神经元的大量缺失导致其投射到新皮质、海马、杏仁核等区域的乙酰胆碱能纤维减少所致。

病理变化

肉眼观：脑明显萎缩，重量减轻，脑回变窄，脑沟增宽，病变以额叶、顶叶及颞叶最为显著（图 16-26）。切面可见脑室扩张（图 16-27）。

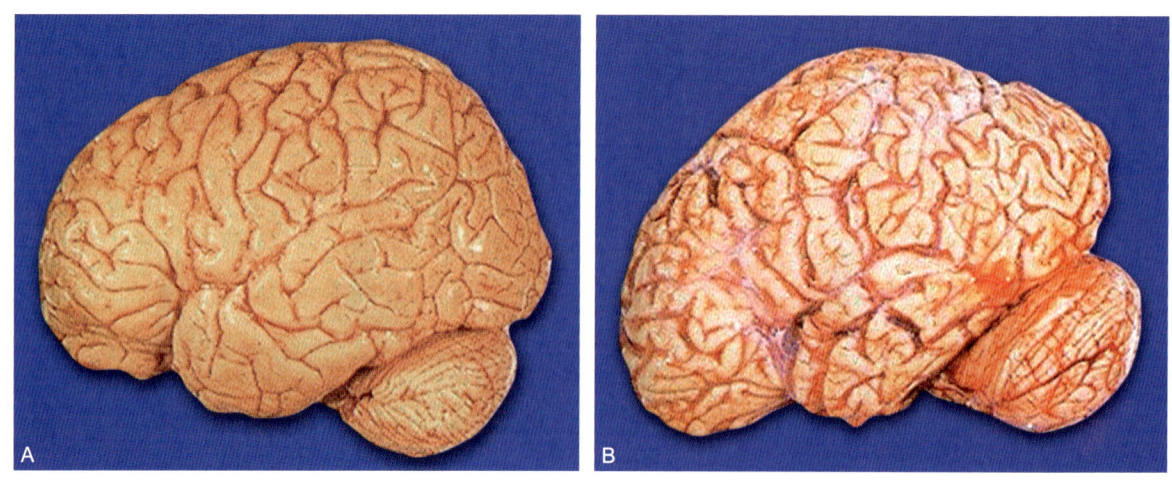

图 16-26　阿尔茨海默病
A：正常人脑；B：阿尔茨海默病患者脑：脑明显萎缩，脑回变窄，脑沟增宽

镜下观：主要病变为老年斑、神经原纤维缠结、颗粒空泡变性和 Hirano 小体形成等。

1. 老年斑　为细胞外结构，直径为 100～150 μm，最多见于内嗅区皮质、海马 CA-1 区。其本质为退变的神经轴突围绕淀粉样物质，HE 染色呈嗜伊红染色的团块状；嗜银染色显示，斑块中心为一均匀的嗜银团（图 16-28）；免疫组化抗 β-淀粉样蛋白（A4）抗体标记阳性。电镜下：老年斑是由多个异常扩张、变性的轴突终末及淀粉样细丝构成。

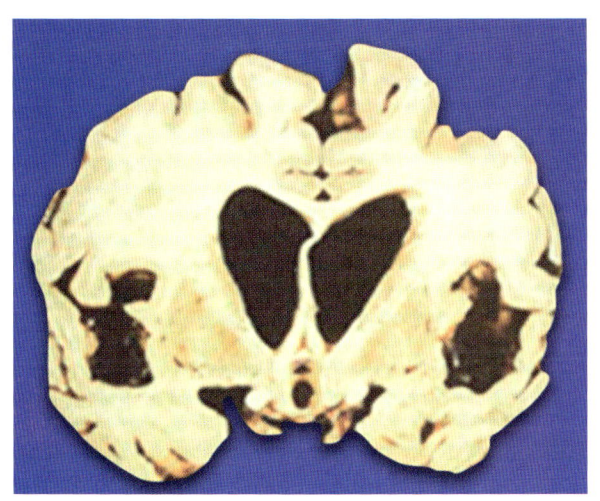

图 16-27　阿尔茨海默病患者脑切面
脑回变窄，脑沟增宽，可见脑室扩张

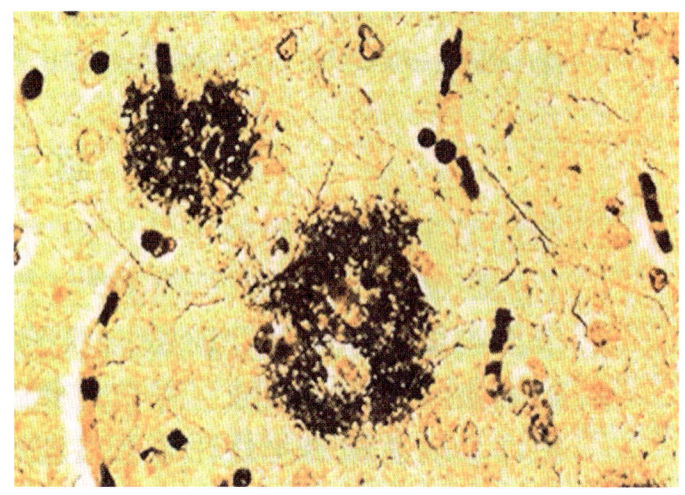

图 16-28　老年斑
见多个嗜银颗粒及细丝组成的老年斑（银染）

2. 神经原纤维缠结　神经原纤维增粗、扭曲形成缠结，HE 染色显示模糊，银染可清晰显示。电镜下证实为由双螺旋缠绕的细丝构成，多见于海马、杏仁核、颞叶内侧及额叶皮质的锥体细胞。

3. 颗粒空泡变性　表现为神经细胞胞质中出现小空泡，内含嗜银颗粒，多见于海马的锥体细胞。

4. Hirano 小体形成　为神经细胞树突近端棒形嗜酸性包涵体，生化分析证实大多为肌动蛋白，多见于海马锥体细胞。

上述均为非特异性病变，可见于无特殊病变的老龄脑，仅当其数目增多达到诊断标准并具特定的分布部位时才能作为 Alzheimer 病的诊断依据。

第七节　脱髓鞘疾病

原发性脱髓鞘（primary demyelination）疾病是中枢神经系统一组原因不明的出现特异性髓鞘病变的一种疾病。其基本的病变是原先已经形成的髓鞘的脱失，而轴索相对保留。由于中枢神经系统有限的髓鞘再生能力以及随着病情的发展而出现的继发性轴索损伤，将导致严重的后果。患者的临床表现取决于脱髓鞘继发性轴索损伤和再生髓鞘的程度。感染、缺氧等原因引起的脱髓鞘称为继发性脱髓鞘（secondary demyelination）。某些遗传性髓鞘合成障碍性疾病则称为白质营养不良（leukodystrophy）。脱髓鞘疾病一般是指原发性脱髓鞘病。

一、多发性硬化症

多发性硬化症（multiple sclerosis，MS）是常见的脱髓鞘疾病，患者以中年妇女为多见。病情以发作和缓解反复交替为特征，病程数年至十余年。由于每次发作累及部位可不相同，可出现不同的神经系统症状。

病因与发病机制

病因不明，可能和下列因素有关：① 遗传因素：患者直系亲属中患病率是正常人群的 15 倍；单卵双生者中一方患病，另一方患病概率高于正常人群的 150 倍；欧美白人患者中 HLA-A_3、B_7、DW_2 和 DR_2 抗原阳性者多见；最近研究表明 MS 与 IL-2、IL-7 受体单核苷酸多态性相关。② 人文地理因素：本病在寒温带多见，热带则较少；欧洲人发病率高，而东方、非洲人患病率较低。近年来随着中国人饮食起居习惯西方化，发病率有增高趋势；人群在高发和低发区域之间迁移，如迁移年龄在 15 岁之下，该人群发病率同迁入地人群，如迁移年龄在 15 岁之上，其发病率则同迁出地人群。③ 感染因素：曾怀疑麻疹病毒、疱疹病毒和 HIV 病毒与本病有关，但即使应用分子生物学方法检测病灶内及周围脑组织中的病毒基因组，也未能得出明确的结论。

动物实验表明，注射脑组织成分、多种髓鞘蛋白成分或狂犬病疫苗均可引起脱髓鞘病变，提示本病可能为多种因素诱发的变态反应性疾病。研究表明 CD$^+$Th1 细胞分泌的 IFNγ 以及 Th17T 细胞促进炎症细胞的聚集，在 MS 发生、发展中发挥重要作用。脱髓鞘病灶内可检出 CD4$^+$T（辅助）为主伴少量 CD8$^+$T（抑制）细胞，然而确切的发病机制仍不清楚。

病理变化

经典型 MS（又称 Charcot 病）病变分布广泛，可累及大脑、脑干、脊髓、视神经等处，其中以白质，特别以脑室角和室旁白质的病变最突出，但也可累及灰质。病灶呈圆形或不规则形，大小不等，直径从 0.1 cm 到数厘米不等，数量多少不一，新鲜病灶呈淡红色或半透明状，陈旧病灶呈灰白色，质地较硬。

镜下观：脱髓鞘是本病的主要变化，早期多从静脉周围开始（又名静脉周围脱髓鞘）伴血管周围单核细胞和淋巴细胞浸润。进行性脱髓鞘病灶的边缘有较多单核细胞浸润，病灶中髓鞘变性崩解成颗粒状，并被吞噬细胞吞噬，形成泡沫细胞。轴索大多保存，部分可因变性而发生肿胀，扭曲断裂，甚至消失。此外，少突胶质细胞明显减少，甚至脱失；星形胶质细胞反应性增生十分明显，有时可出现肥胖细胞。晚期病灶胶质化，成为硬化斑。有时，脱髓鞘区域与周围神经组织之间边界不清，采用髓鞘染色可以显示在病变周围有异常纤细的髓鞘组织，这表明在病灶周围存在髓鞘再生的现象，如何促进髓鞘的再生成为 MS 治疗的研究热点之一。

如脱髓鞘区与有髓鞘区相互交替，形成同心圆样结构，则称为同心圆性硬化，又名 Balo 病，在我国东北和西南地区有散发病例的报道。近年观察发现，同心圆性硬化和一般脱髓鞘病灶可出现于同一病例，因此，Balo 病可能仅是经典型 MS 的某一阶段的表现。Schlider 病则表现为大脑皮质下白质广泛的融合性脱髓鞘病变，皮质下弓状纤维的髓鞘保存完好是其特征。

部分病例病变主要累及脊髓和视神经，引起视力损害和脊髓症状，此即视神经脊髓炎（neuromyelitis optica），又名 Divic 病，此型在远东常见。我国有仅累及脊髓的 Divic 病报道。

临床病理联系

本病病变分布广泛且轻重不等，故临床表现多样，有大脑、小脑、脑干、脊髓和视神经损害等症状，如肢体无力、感觉异常、痉挛性瘫痪、共济失调、眼肌麻痹、膀胱功能障碍等。病情发作和缓解可交替进行多年。

二、急性播散性脑脊髓炎

急性播散性脑脊髓炎（acute dissemination encephalomyelitis，ADEM）可见于病毒（如麻疹、风疹、水痘等）感染后或疫苗（如牛痘疫苗、狂犬病疫苗等）接种后，临床表现为发热、呕吐、嗜睡、昏迷。一般在病毒感染后 2～4 天或疫苗接种后 10～13 天发病。病程发展迅速，约 20% 的病例可死亡，其他患者可完全康复。

病变特点为静脉周围脱髓鞘伴炎性水肿，以淋巴细胞、巨噬细胞为主的炎症细胞浸润。本病的脱髓鞘进展迅速，轴突一般不受累，病变呈多发性，累及脑和脊髓各处，特别是白质深层和脑桥腹侧。软脑膜中可有少量淋巴细胞、巨噬细胞浸润。

本病并非直接由病毒所致，在患者的中枢神经组织中不能检出病毒，加之病变与实验性过敏性脑脊髓炎十分相似，故目前认为本病髓鞘损伤与髓鞘碱性蛋白所致的自身免疫反应有关。

三、急性坏死出血性白质脑炎

本病是一种罕见的发展迅速而凶险的疾病，常是败血性休克、过敏反应（哮喘等）的一种严重并发症，可能是一种由于免疫复合物沉积和补体激活所致的超急型急性播散性脑脊髓炎。病变的特点为脑肿胀伴白质点状出血，与脑脂肪栓塞颇相似。镜下观：为小血管（小动脉、小静脉）局灶性坏死伴周围球形出血；血管周围脱髓鞘伴中性粒细胞、淋巴细胞、巨噬细胞浸润；脑水肿和软脑膜炎。与急性播散性脑脊髓炎的区别在于本病的坏死较广泛，急性炎症细胞浸润及血管坏死出现较明显。病变在大脑半球和脑干较多见，呈灶性分布。

（曾 希 张志伟）

第十七章 传 染 病

传染病是由病原体通过一定的传播途径进入易感人群的个体所引起的一组疾病，并能在人群中引起流行。传染病在人群中发生或流行是一个复杂过程，必须同时具备传染源、传播途径和易感人群三个基本环节。

传染病的病原体入侵人体，常有一定的传染途径和方式，并往往定位于一定的组织或器官。传染病曾在世界各地流行，严重威胁人类的健康。在发达国家，传染病在疾病发病率和死亡率中仅处于次要地位，而非感染性疾病如动脉粥样硬化、恶性肿瘤、阿尔茨海默病等已成为最常见的原因。但在许多发展中国家，传染病仍是主要的健康问题。近年来由于基因诊断技术和有效抗生素的应用，传染病的诊断和治疗取得了很大进展。新中国成立后，传染病的发病率和死亡率均已明显下降。有些传染病已经得以消灭，如天花；有的传染病也接近消灭，如麻风、脊髓灰质炎等；而另一些原已得到控制的传染病，由于种种原因又死灰复燃，如血吸虫病、结核病、性病等的发病率呈现上升趋势，同时，又出现了一些新的传染病，如艾滋病、埃博拉出血热（Ebola hemorrhagic fever，EHF）、严重急性呼吸综合征（severe acute respiratory syndrome，SARS）、禽流感、H1N1甲型流感和手足口病等。

目前，我国传染病疾病谱兼有发达国家和发展中国家疾病谱的双重特性。

真菌种类繁多，但与细菌相比，对人类致病者相对较少。近年来由于抗生素（尤其是广谱抗生素）、激素和抗肿瘤药的大量使用，真菌感染有明显增长趋势。真菌病在某些方面有别于经典的传染病，因此，应引起重视。

本章仅重点介绍结核病、伤寒、细菌性痢疾等。其他传染病在相关章节中述及。

第一节 结 核 病

一、概述

结核病（tuberculosis）是由结核分枝杆菌（*Mycobacterium tuberculosis*）引起的一种慢性传染病。在结核病中，以肺结核最常见，但也可见于全身各器官。典型病变为结核结节（结核性肉芽肿）形成伴有不同程度的干酪样坏死。

结核病曾经威胁全世界，由于抗结核药物的发现和应用，由结核病引起的死亡率一直呈下降趋势。20世纪80年代以来，由于艾滋病的流行和耐药菌株的出现，结核病的发病率又趋于上升。全球现有结核病患者约2000万，如得不到有效控制，今后10年内还将有9 000万人会发病。中国结核病患者人数位居世界第二，仅次于印度。因此，世界卫生组织（WHO）已将结核病作为重点控制的传染病之一，并宣布全球结核病已处于紧急状态（1993年）。

病因与发病机制

结核病的病原菌是结核分枝杆菌，主要是人型和牛型。结核病主要经呼吸道传染，也可经消化道感染（食入带菌的食物，包括含菌牛奶），少数经皮肤伤口感染。

呼吸道是结核病传播最常见和最重要的途径。肺结核患者（主要是空洞性肺结核）从呼吸道排出大量带菌微滴，吸入这些带菌微滴即可造成感染。直径小于 5 μm 的微滴能到达肺泡，因此其致病性最强。结核分枝杆菌既无侵袭性酶，也不产生内毒素和外毒素，其致病因素与菌体所含的成分有关。结核分枝杆菌菌体含三种成分：脂质、蛋白质、多糖。①脂质：与结核分枝杆菌的毒力和形成特征性的病变有关；②蛋白质：具有抗原性，可使机体产生变态反应；③多糖：作为半抗原，参与免疫反应，并引起局部的炎症反应。

脂质、多糖及蛋白质三者可结合成糖脂（索状因子）和糖肽脂（蜡质D）。索状因子对组织和细胞有强烈的损伤作用；蜡质D能引起宿主细胞对结核分枝杆菌产生剧烈的变态反应，还能抑制吞噬细胞的吞噬体与溶酶体融合，使结核分枝杆菌能够在吞噬细胞中长期生存并繁殖，这样一方面可引起局部炎症，另一方面可发生全身性血源性播散，成为以后肺外结核病发生的根源。机体对结核分枝杆菌产生特异的细胞免疫一般需30~50天时间。这种特异的细胞免疫在临床上表现为皮肤结核菌素试验阳性，其具体过程见图17-1。

结核病的免疫反应和变态反应（Ⅳ型）常同时发生和相伴出现。变态反应的出现提示机体已获得免疫力，对病原菌有抵抗力。变态反应同时伴有干酪样坏死，其目的是破坏和杀灭结核分枝杆菌。已致敏的宿主动员机体防御反应较未致敏的个体快，但组织坏死也更明显。因此，机体对结核分枝杆菌感染所呈现的临床表现取决于机体不同的反应。如果是以保护性反应为主，则病变局限，结核分枝杆菌被杀灭。如果是破坏性反应，则机体呈现有结构和功能损害。其基本病变与机体的免疫状态的关系见表17-1。

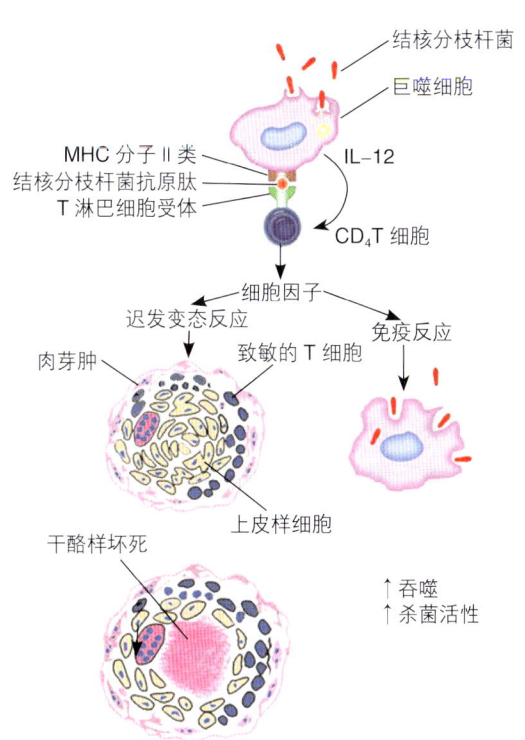

图17-1 结核分枝杆菌引起的免疫反应和变态反应

表17-1 结核病基本病变与机体的免疫状态关系

病变	机体状态		结核分枝杆菌		病理特征
	免疫力	变态反应	菌量	毒力	
渗出为主	低	较强	多	强	浆液性或浆液纤维素性炎
增生为主	较强	较弱	少	较低	结核结节
坏死为主	低	强	多	强	干酪样坏死

基本病理变化

1. **以渗出为主的病变**　出现于结核性炎症的早期或机体抵抗力低下，结核分枝杆菌量多，毒力强或变态反应较强时，主要表现为浆液性或浆液纤维素性炎。病变早期局部有中性粒细胞浸润，但很快被巨噬细胞所取代。在渗出液和巨噬细胞中可查见结核分枝杆菌。此型变化好发于肺、浆膜、滑膜和脑膜等处。渗出物可完全吸收不留痕迹，或转变为以增生为主或以干酪样坏死为主的病变。

2. **以增生为主的病变**　当结核分枝杆菌量少，毒力较低或人体免疫力较强时，则发生以增生为主的变化，形成具有诊断价值的结核结节。

结核结节（tubercle）是在细胞免疫的基础上形成的，由上皮样细胞（epithelioid cell）、朗汉斯巨细胞加上外周局部聚集的淋巴细胞和少量反应性增生的成纤维细胞构成。典型者，结节中央有干酪样坏死（图17-2），吞噬有结核分枝杆菌的巨噬细胞体积增大，逐渐转变

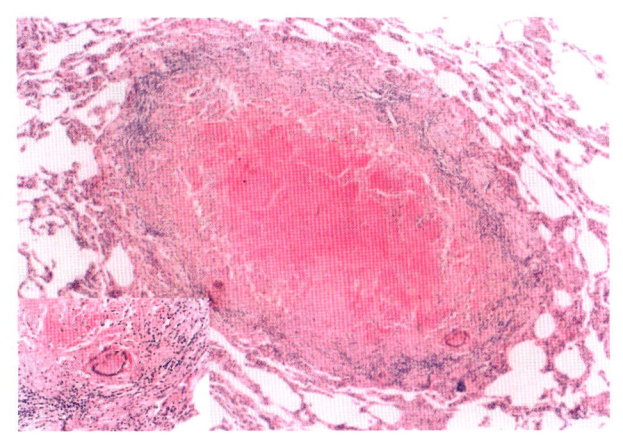

图17-2 结核结节

为上皮样细胞，呈梭形或多角形，胞质丰富，HE染色呈淡红色，境界不清，核呈圆形或卵圆形，染色质甚少，甚至可呈空泡状，核内有 1~2 个核仁。上皮样细胞的活性增加，有利于吞噬和杀灭结核分枝杆菌。多个上皮样细胞互相融合或一个细胞核多次分裂而胞质不分裂时，形成朗汉斯巨细胞。朗汉斯巨细胞为一种多核巨细胞，直径可达 300 μm，胞质丰富，其胞质突起常和上皮样细胞的胞质突起相连接，核与上皮样细胞核相似，核的数目由十几个到几十个不等，甚至有超过百个者，排列在胞质周围呈花环状、马蹄形或密集于胞体的一端。单个结核结节非常小，直径约 0.1 mm，肉眼和 X 线检查不易看见，3~4 个结节融合成较大结节时才能见到。这种融合结节境界分明，约粟粒大小，呈灰白色、半透明状，有干酪样坏死时略显微黄色，可微隆起于器官表面。

3. **以坏死为主的病变** 在结核分枝杆菌数量多、毒力强，机体抵抗力低或变态反应强烈时，上述以渗出为主或以增生为主的病变均可继发干酪样坏死。

结核坏死灶由于含脂质较多，呈淡黄色、均匀细腻、质地较实，状似奶酪，故称干酪样坏死（caseous necrosis）。镜下见为红染、无结构的颗粒状物。干酪样坏死对结核病的病理诊断具有重要意义。干酪样坏死物中含有大量的结核分枝杆菌，可成为结核病恶化进展的原因。

渗出、坏死和增生三种变化往往同时存在或以某一种改变为主，而且可以互相转化。

病变的转化规律

结核病的发展和结局取决于机体抵抗力和结核分枝杆菌致病力之间的矛盾关系。在机体抵抗力增强时，结核分枝杆菌被抑制、杀灭，病变转向痊愈；反之，则转向恶化。

（一）转向痊愈

1. **吸收、消散** 为渗出性病变的主要愈合方式，渗出物经淋巴道吸收而使病灶缩小或消散。X 线检查可见边缘模糊、密度不均、呈云絮状的渗出性病变的阴影逐渐缩小或被分隔成小片，以致完全消失，临床上称为吸收好转期。较小的干酪样坏死灶及增生性病灶，经积极治疗也有吸收消散或缩小的可能。

2. **纤维化、包裹、钙化** 增生性病变和小的干酪样坏死灶，可逐渐纤维化，最后形成瘢痕而愈合。较大的干酪样坏死灶难以全部纤维化，则由其周边纤维组织增生将坏死物包裹，继而坏死物逐渐干燥浓缩，并有钙盐沉着。钙化的结核灶内常有少量结核分枝杆菌残留，此病变临床虽属痊愈，但当机体抵抗力降低时仍可复发进展。X 线检查可见纤维化病灶呈边缘清楚，密度增高的条索状阴影；钙化灶为密度甚高、边缘清晰的阴影。临床上称为硬结钙化期。

（二）转向恶化

1. **浸润进展** 疾病恶化时，病灶周围出现渗出性病变，范围不断扩大，并继发干酪样坏死。X 线检查可见原病灶周围出现絮状阴影，边缘模糊。临床上称为浸润进展期。

2. **溶解播散** 病情恶化时，干酪样坏死物可发生液化，形成的半流体物质可经体内的自然管道（如支气管、输尿管等）排出，致局部形成空洞。空洞内液化的干酪样坏死物中含有大量结核分枝杆菌，可通过自然管道播散到其他部位，形成新的结核病灶。X 线检查可见病灶阴影密度深浅不一，出现透亮区及大小不等的新播散病灶阴影。临床上称为溶解播散期。此外，结核分枝杆菌还可经血道、淋巴道播散至全身，在各器官内形成多发性结核病灶。

二、肺结核

结核病中最常见的是肺结核。第四次全国结核病流行病学抽样调查表明，传染性肺结核患病率为 157.8/10 万人，估算全国现有传染性肺结核患者约 200 万。肺结核可因初次感染和再次感染结核分枝杆菌时机体反应性的不同，而致肺部病变的发生、发展各有不同的特点，从而将肺结核分为原发性和继发性两大类。

（一）原发性肺结核

原发性肺结核（primary pulmonary tuberculosis）是指第一次感染结核分枝杆菌所引起的肺结核。多发生于儿童，但也偶见于未感染过结核分枝杆菌的青少年或成人。免疫功能严重受抑制的成年人由于丧失对结核分枝杆菌的敏感性，因此，可多次发生原发性肺结核。

病理变化

原发性肺结核的病变特征是原发综合征（primary complex）形成。最初在通气较好的肺上叶下部或下叶上部近胸膜处形成 1~1.5 cm 的病灶，一般只有一个，称原发病灶。绝大多数病例的病灶中央有干酪样坏死。结核分枝杆菌游离或被巨噬细胞吞噬，没有被吞噬的结核分枝杆菌很快侵入淋巴管，经淋巴液播散到局部肺门淋巴结，引起结核性淋巴管炎和肺门淋巴结结核，表现为肺门淋巴结肿大和干酪样坏死。上述肺的原发病灶、淋巴管炎和肺门淋巴结结核称为原发综合征（图 17-3）。X 线检查呈哑铃状阴影。

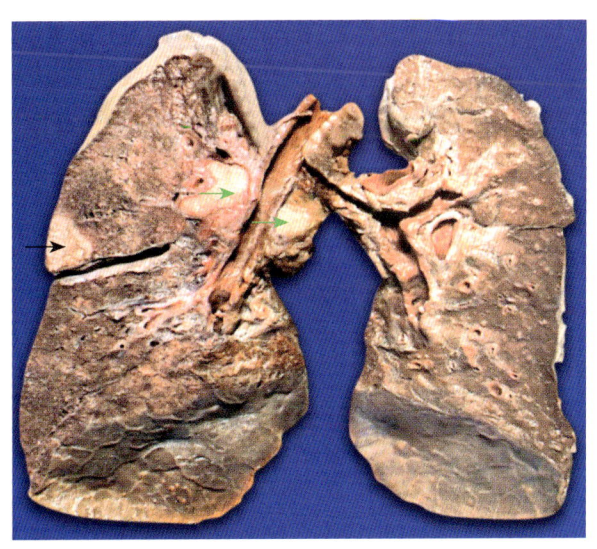

图 17-3　肺结核原发综合征
黑色箭头示原发病灶；绿色箭头示肺门淋巴结结核

原发综合征形成后，虽然在最初几周内有细菌通过血道或淋巴道播散到全身其他器官，但由于细胞免疫的建立，95% 左右的病例不再发展，病灶进行性纤维化和钙化。有时肺门淋巴结结核继续发展，形成支气管淋巴结结核。少数营养不良或同时患有其他传染病的患儿，病灶扩大、干酪样坏死和空洞形成，有的甚至肺内播散形成粟粒性肺结核或全身播散形成全身粟粒性结核。

病变的转归

1. 愈合　95% 的病例不再发展，病灶随机体对结核分枝杆菌的特异性免疫逐渐增强而自然愈合。病灶可完全吸收或纤维化。较大的病灶则纤维包裹、钙化。有时肺内原发病灶已愈合，而肺门淋巴结病变仍存在，但经适当治疗，病变大都可以痊愈。

2. 恶化　有少数营养不良或同时患有其他传染病（如麻疹、百日咳）的患儿，因抵抗力下降而病灶扩大，甚至发生干酪样坏死和空洞形成，并可通过支气管、淋巴道、血道播散。

（1）支气管播散　原发综合征病灶的干酪样坏死扩大和液化后侵入健侧支气管播散到肺内，可形成大叶性或小叶性分布的干酪样肺炎（图 17-4）。

（2）淋巴道播散　肺门淋巴结内的结核分枝杆菌，可沿淋巴管蔓延到气管、支气管淋巴结及颈、纵隔等淋巴结，也可逆流到腹膜后及肠系膜淋巴结。初期淋巴结肿大，有结核性肉芽肿形成，随后发生干酪样坏死。肿大的淋巴结也可互相粘连成块、成串，病变经适当治疗可以愈合。重者，干酪样坏死发生液化并穿破皮肤，形成经久不愈的窦道。

（3）血道播散　肺部或淋巴结的干酪样坏死可腐蚀附近的血管，而使细菌侵入血流；或由淋巴道经胸导管入血。血道播散可引起下列几种类型的结核病：

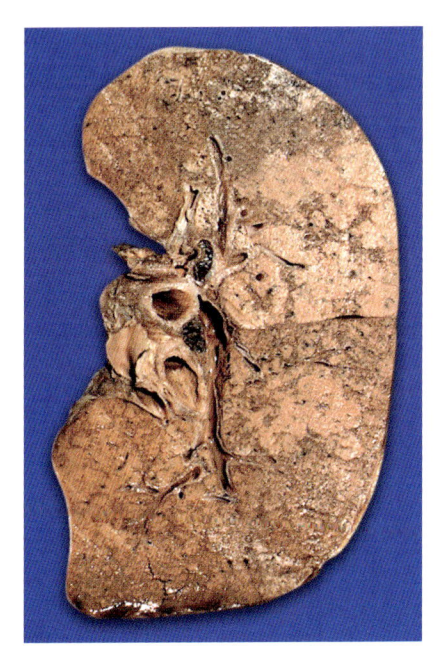

图 17-4　干酪样肺炎

① 全身粟粒性结核：当机体免疫力很差时，大量结核分枝杆菌在短期内侵入肺静脉及其分支，可出现急性全身粟粒性结核。其病变特点是全身多器官如肺、肾、肝、脑、脑膜及腹膜等处密布大小一致、灰白色、粟粒大小的结核病灶（图 17-5），每个粟粒病灶由几个结核结节组成，如果进一步发展可出现干酪样坏死。患者多为儿童，临床上病情危重，有明显的中毒症状，如高热、寒战、烦躁、衰竭甚至神志不清，常有肝、脾大和脑膜刺激征。若抢救及时，预后仍属良好。

② 肺粟粒性结核：有时结核病变播散仅局限于肺内，此系淋巴结中的干酪样坏死液化后破入附近的静脉

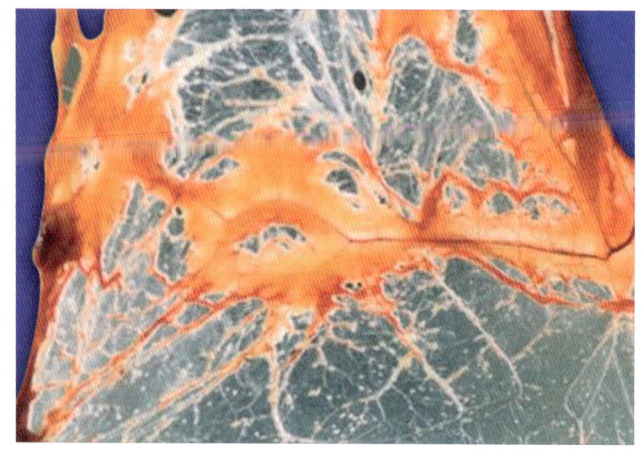

图 17-5　腹膜粟粒性结核

系统（如无名静脉、颈内静脉），则结核分枝杆菌由右心经肺动脉播散至两肺（图 17-6），其播散病灶的形态与全身粟粒性结核相同。

③ 其他粟粒性结核：结核分枝杆菌经原发病灶处的毛细血管侵入血流播散到肺外某些器官如骨、关节、泌尿、生殖器官、神经系统等处，形成粟粒性结核。

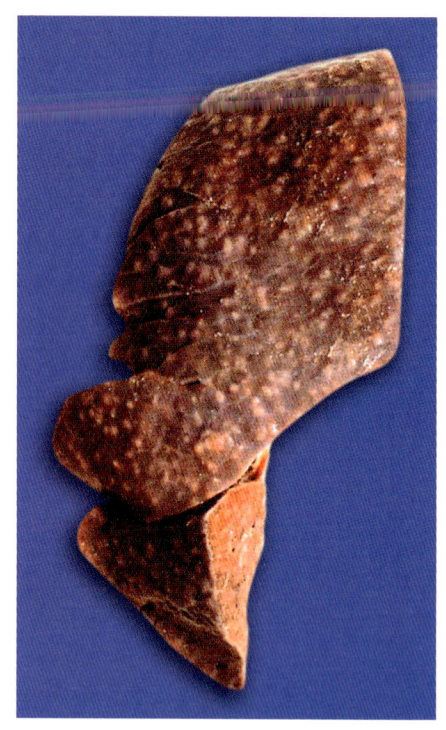

图 17-6　肺粟粒性结核

（二）继发性肺结核

继发性肺结核（secondary pulmonary tuberculosis）是指机体再次感染结核分枝杆菌所引起的肺结核，多见于成人。可在原发性肺结核后很短时间内发生，但大多在初次感染后十年或几十年后由于机体抵抗力下降，使静止的原发病灶再度活化而形成。

继发性肺结核病理变化和临床表现都比较复杂。根据其病变特点和临床经过可分以下几种类型：

1. **局灶型肺结核**　是继发性肺结核的早期病变。X 线检查示肺尖部有单个或多个结节状病灶。解剖学上病灶常定位于肺尖下 2～4cm 处，直径为 0.5～1cm。病灶境界清楚，有纤维包裹。镜下观：病变以增生为主，中央为干酪样坏死。患者常无自觉症状，多在体检时经 X 线检查发现，属非活动性结核病。少数患者因抵抗力下降可发展为浸润型肺结核。

2. **浸润型肺结核**　是临床上最常见的活动性、继发性肺结核，多由局灶型肺结核发展而来。X 线检查示锁骨下可见边缘模糊的云絮状阴影。病变以渗出为主，病灶中央常有干酪样坏死，病灶周围有炎症包绕。患者常有低热、疲乏、盗汗、咳嗽、咯血等症状。如及早发现，合理治疗，渗出性病变可吸收；增生、坏死性病变，可通过纤维化、钙化而愈合。如病变继续发展，干酪样坏死扩大（浸润进展），坏死物液化后经支气管排出，局部形成急性空洞，洞壁坏死层内含大量结核分枝杆菌，经支气管播散可引起干酪性肺炎（溶解播散）。经适当治疗后，急性空洞一般易愈合。洞壁肉芽组织增生，洞腔逐渐缩小、闭合，最后形成瘢痕组织而愈合；也可通过空洞塌陷，形成条索状瘢痕而愈合。如果急性空洞经久不愈，则可发展为慢性纤维空洞型肺结核。

3. **慢性纤维空洞型肺结核**　该型病变有以下特点：① 肺内有一个或多个厚壁空洞形成。多位于肺上叶，大小不一，不规则，洞壁厚。镜下观：洞壁分三层：内层为干酪样坏死物，其中有大量结核分枝杆菌；中层为结核性肉芽组织；外层为纤维结缔组织。② 同侧空洞内干酪样坏死物不断通过支气管在肺内播散，形成新旧不一、大小不等的病灶。③ 后期，肺组织广泛而又严重破坏，导致纤维化、胸膜增厚并与胸壁粘连，使肺体积缩小、变形、变硬，严重影响肺功能，甚至使肺功能丧失（图 17-7）。

病变空洞与支气管相通，成为结核病的传染源，故此型又有开放性肺结核之称。如空洞壁的干酪样坏死侵蚀较大血管，可引起大咯血，患者可因吸入大量血液而窒息死亡。空洞穿破胸膜可引起气胸或脓气胸。经常排出含菌痰液可引起喉结核。咽下含菌痰液可引起肠结核。后期，因肺广泛的纤维化导致肺动脉高压而发生肺源性心脏病。

近年来，由于广泛采用多药联合抗结核治疗及增加抵抗力的措施，较小的空洞一般可机化、瘢痕化而愈合。体积较大的空洞，内壁坏死组织脱落，肉芽组织逐渐变成纤维瘢痕组织，由支气管上皮覆盖，此时空洞虽然仍然存在，但已无菌，实际上已愈合，故称开放性愈合。

4. 干酪性肺炎　可由浸润型肺结核恶化进展而来，也可由急、慢性空洞内的结核分枝杆菌经支气管播散所致。镜下观：主要为大片干酪样坏死灶。肺泡腔内有大量浆液纤维素性渗出物。根据病灶范围的大小，分为小叶性和大叶性干酪性肺炎。此型结核病情危重。

5. 结核球　又称结核瘤（tuberculoma），是孤立的、境界清楚的、中心为干酪样坏死的由纤维包裹的结节状病灶（图17-8），直径2～5 cm，多为单个，也可多个，常位于肺上叶。X线片上有时很难与周围型肺癌相鉴别。结核球可来自：①浸润型肺结核的干酪样坏死灶纤维包裹；②结核空洞引流支气管阻塞，空洞由干酪样坏死物填充；③多个结核病灶融合。结核球由于其纤维包裹的存在，抗结核药不易发挥作用，且有恶化进

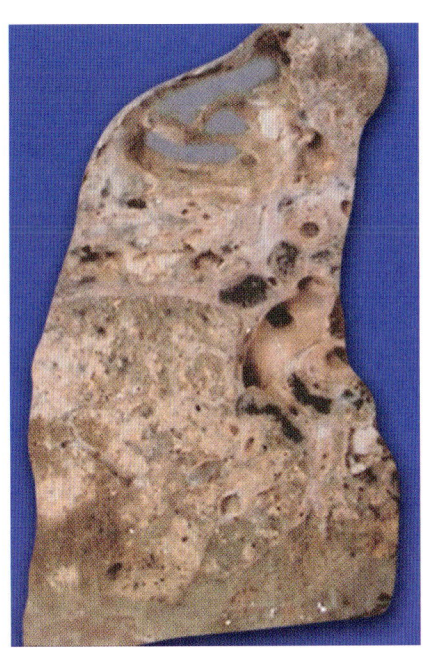

图17-7　慢性纤维空洞型肺结核

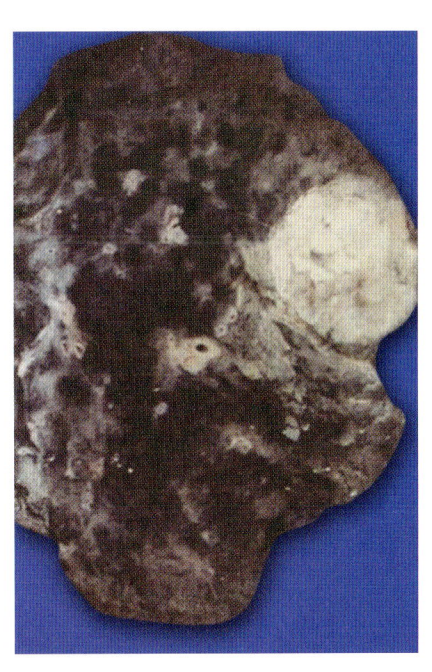

图17-8　肺结核球

展的可能。X线片上有时需与肺癌鉴别，因此，临床上多采取手术切除。

6. 结核性胸膜炎　根据病变性质，结核性胸膜炎可分干性和湿性两种，以湿性结核性胸膜炎为常见。

（1）湿性结核性胸膜炎　又称渗出性结核性胸膜炎，多见于儿童和青少年。病变主要为浆液纤维素性炎。一般经适当治疗可吸收，如渗出物中纤维素较多，不易吸收，则可因机化而使胸膜增厚、粘连。

（2）干性结核性胸膜炎　又称增生性结核性胸膜炎，多见于成年人，是由胸膜下结核病灶直接蔓延到胸膜所致。常发生于肺尖。病变多为局限性，以增生性改变为主。一般通过纤维化而愈合，常造成局部胸膜增厚、粘连。

如前所述，原发性肺结核与继发性肺结核在许多方面有不同的特征，其差别见表17-2。

表 17-2 原发性和继发性肺结核比较

	原发性肺结核	继发性肺结核
结核分枝杆菌感染	初次感染	再次感染
发病人群	儿童	成人
对结核分枝杆菌的免疫力或过敏性	无或低	有或高
病理特征	原发综合征	病变多样，新旧病灶复杂，较局限
起始病灶	上叶下部、下叶上部近胸膜处	肺尖部
主要播散途径	淋巴道或血道	支气管
病程	短，大多自愈	长，需治疗

三、肺外结核病

（一）肠结核

肠结核可分原发性和继发性两型。原发性者很少见，常发生于小儿。一般因饮用带有结核分枝杆菌（牛型）的牛奶或乳制品而感染。病变特征为形成与原发性肺结核时原发综合征相似的肠原发综合征（肠的原发性结核性溃疡、结核性淋巴管炎和肠系膜淋巴结结核）。继发性肠结核绝大多数发生于活动性空洞型肺结核，因反复咽下含结核分枝杆菌的痰液所引起。

肠结核大多（约85%）发生于回盲部，其他肠段少见。依其病变特点不同分两型：

1. **溃疡型** 此型多见。结核分枝杆菌侵入肠壁淋巴组织，形成结核结节，以后结节逐渐融合并发生干酪样坏死，破溃后形成溃疡。由于肠壁淋巴管沿肠管呈环状行走，因此典型的肠结核溃疡多呈环形，其长轴与肠腔长轴垂直（图17-9）。溃疡边缘参差不齐，一般较浅，底部有干酪样坏死物，其下为结核性肉芽组织。溃疡愈合后可因瘢痕形成和纤维收缩而致肠腔狭窄，但出血、穿孔少见。临床上患者有腹痛、腹泻、便秘交替及营养不良等。

2. **增生型** 较少见。以肠壁大量结核性肉芽组织形成和纤维组织增生为其病变特征。肠壁高度肥厚、变硬，肠腔狭窄。黏膜面可有浅溃疡或息肉形成。临床上表现为慢性不完全低位肠梗阻。右下腹可触及肿块，故需与肠癌相鉴别。

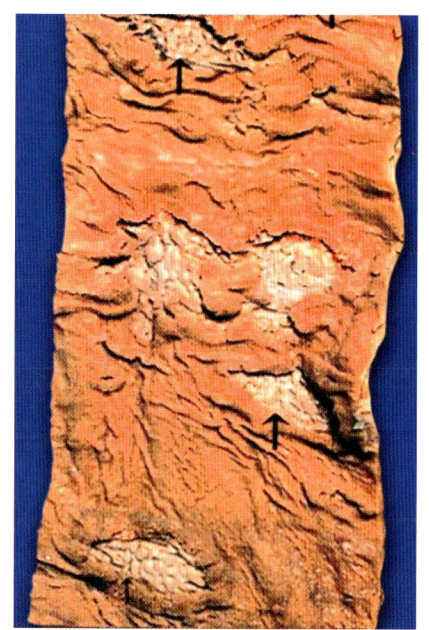

图 17-9 溃疡型肠结核

（二）结核性腹膜炎

结核性腹膜炎通常在青少年多见，由肠结核、肠系膜淋巴结结核、输卵管结核直接蔓延而来，也可为粟粒性结核的一部分。可分为干性、湿性两型，但通常所见者多为混合型。干性的特点为腹膜上除见大量结核结节外，尚有大量纤维素性渗出，机化后可引起腹腔脏器特别是肠管间、大网膜、肠系膜的广泛粘连。患者常出现腹内包块和触诊时腹壁柔韧感。湿性结核性腹膜炎以大量结核性浆液性渗出而引起大量腹水为特征。腹水呈草黄色或血性，其内可查到大量以淋巴细胞为主的炎症细胞。肠道粘连、狭窄少见。

（三）结核性脑膜炎

多见于儿童，由原发性肺结核经血道播散而来；在成人，除由肺结核血道播散外，也见于肺外结核病（泌尿生殖道结核、骨关节结核）的血道播散至脑膜而发病。还可是脑实质结核的干酪样坏死液化、破溃至脑膜的结果。

病变以脑底（如脑桥、脚间池、视神经交叉等处）的软脑膜和蛛网膜以及蛛网膜下腔最为严重。可见蛛网膜混浊、增厚，偶见细小的灰白色结核结节，蛛网膜下腔积聚大量炎性渗出物，呈灰黄色，混浊而黏稠。镜下观：渗出物内主要有纤维蛋白、巨噬细胞、淋巴细胞，而中性粒细胞一般少见。当渗出物压迫、损害颅底脑神经（视神经、动眼神经等）时，则引起相应的颅神经损害症状。渗出物机化后可使蛛网膜下腔阻塞，影响脑脊液循环，尤其是第四脑室正中孔和外侧孔阻塞，可引起脑积水。脑积水的小儿，脑室扩张、脑实质萎缩，故出现痴呆症状；因脑积水、颅内压升高引起头痛、喷射状呕吐。脑脊液内可查到结核分枝杆菌。

（四）泌尿系统结核

1. 肾结核 最常见于 20～40 岁男性。多为单侧性。结核分枝杆菌来自肺结核的血道播散。病变大多起始于肾皮、髓质交界处或肾锥体乳头。最初为局灶型结核病变，继而发生干酪样坏死，然后破坏肾乳头而破入肾盂成为结核性空洞（图 17-10），以后由于病变的继续扩大，形成多个空洞，最后可使肾仅剩一空壳，肾功能丧失。干酪样坏死物随尿下行，常引起输尿管和膀胱感染。输尿管黏膜可发生溃疡和结核性肉芽肿形成，使管壁增厚、管腔狭窄，甚至阻塞，继而引起肾盂积水或积脓。

2. 膀胱结核 以膀胱三角区最先受累形成溃疡，以后可累及整个膀胱。肌壁受累后膀胱壁纤维化和肌层破坏，致膀胱容积缩小。膀胱溃疡和纤维组织增生如影响到对侧的输尿管口，可使管口狭窄或失去正常的括约肌功能，造成对侧健肾引流不畅，最后可引起肾盂积水而损害肾功能。

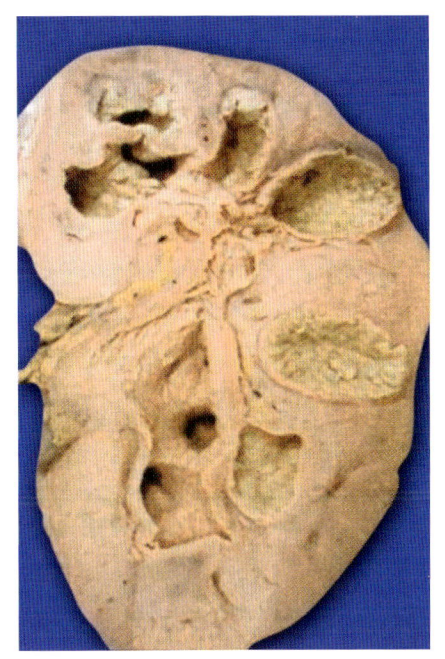

图 17-10 肾结核

（五）生殖系统结核

1. 男性生殖系统结核 男性生殖系统结核与泌尿系统结核有密切关系，结核分枝杆菌可引起前列腺和精囊感染，并可蔓延至输精管、附睾等处。经血道播散偶见。病变器官有结核结节和干酪样坏死形成。附睾结核是男性不育的重要原因之一。

2. 女性生殖系统结核 多由血道或淋巴道播散而来，也可由邻近器官的结核蔓延而来。以输卵管结核最多见，为女性不孕的原因之一，其次是子宫内膜结核和卵巢结核。

（六）骨与关节结核

骨与关节结核多见于儿童和青少年，多由血道播散所致。

1. 骨结核 多侵犯脊椎骨、指骨及长骨骨骺（股骨下端和胫骨上端）等处。病变常由松质骨内的小结核病灶开始，以后可发展为干酪样坏死型或增生型。

干酪样坏死型可见明显干酪样坏死和死骨形成。病变常累及周围软组织，引起干酪样坏死和结核性肉芽组织形成。坏死物液化后在死骨旁形成结核性"脓肿"，由于局部并无红、热、痛，故又称"冷脓肿"。病变穿破皮肤可形成经久不愈的窦道。

增生型比较少见，主要形成结核性肉芽组织，病灶内骨小梁渐被侵蚀、吸收和消失，但无明显的干酪样坏死和死骨形成。

脊椎结核是骨结核中最常见者，多见于第 10 胸椎至第 2 腰椎。病变起自椎体，常发生干酪样坏死，以后破坏椎间盘和邻近椎体。由于病变椎体不能负重而发生塌陷，引起脊椎后凸畸形。如病变突破骨皮质，可在脊柱两侧形成"冷脓肿"，或沿筋膜间隙坏死物下流，在远隔部位形成"冷脓肿"。

2. 关节结核 以髋、膝、踝、肘等关节结核多见，多继发于骨结核。病变通常开始于骨骺或干骺端，发生干酪样坏死。当病变发展侵入关节软骨和滑膜时则成为关节结核；关节结核痊愈时，关节腔常被大量纤维组织充填，造成关节强直，失去运动功能。

(七) 淋巴结结核

淋巴结结核多见于儿童和青年，以颈部、支气管和肠系膜淋巴结多见，尤以颈部淋巴结结核（俗称瘰疬）最为常见。结核分枝杆菌可由肺门淋巴结结核的播散，也可来自口腔、咽喉部结核感染灶。淋巴结常成群受累，有结核结节形成和干酪样坏死。淋巴结逐渐肿大，最初各淋巴结尚能分离，当炎症累及淋巴结周围组织时，则淋巴结彼此粘连，形成较大的包块。

第二节 伤 寒

伤寒（typhoid fever）是由伤寒沙门菌引起的急性传染病。病变特征为全身单核巨噬细胞系统细胞增生，以回肠末端淋巴组织的病变最为突出。临床主要表现为持续高热、相对缓脉、脾大、皮肤玫瑰疹及中性粒细胞和嗜酸性粒细胞减少等。

病因与发病机制

伤寒沙门菌属沙门菌属中的D族，为革兰阴性菌。其菌体"O"抗原、鞭毛"H"抗原及表面"Vi"抗原都能使人体产生相应抗体，尤以"O"及"H"抗原性较强，故可用血清凝集试验（肥达反应，Widal reaction）测定血清中的抗体，可作为临床诊断伤寒的依据之一。菌体裂解时所释放的内毒素是致病的主要因素。

伤寒患者或带菌者是本病的传染源。细菌随粪便、尿液排出，污染食品、饮用水和牛奶等或以苍蝇为媒介经口进入消化道而感染。一般以儿童及青壮年患者多见。全年均可发病，以夏秋两季最多。发病后可获得比较稳固的免疫力，很少再感染。

伤寒沙门菌在胃内大部分被破坏。是否发病主要取决于到达胃的细菌的数量。当感染菌量较大时，细菌得以进入小肠穿过小肠黏膜上皮细胞而侵入肠壁淋巴组织，尤其是回肠末端的集合淋巴小结或孤立淋巴小结，并沿淋巴管到达肠系膜淋巴结。淋巴组织中的伤寒沙门菌被巨噬细胞吞噬，并在其中生长繁殖，又可经胸导管进入血液，引起菌血症。血液中的伤寒沙门菌很快就被全身单核巨噬细胞系统的细胞所吞噬，并在其中大量繁殖，致肝、脾、淋巴结肿大。其间患者没有临床症状，故称潜伏期，约10天。此后，随着细菌的繁殖和内毒素再次释放入血，患者出现败血症和毒血症症状。由于胆囊中大量的伤寒沙门菌随胆汁再次入肠，重复侵入已致敏的淋巴组织，使其发生强烈的过敏反应致肠黏膜坏死、脱落及溃疡形成。

病理变化与临床病理联系

（一）病理变化

伤寒沙门菌引起的炎症是以巨噬细胞增生为特征的急性增生性炎症。增生活跃时巨噬细胞的浆内吞噬有伤寒沙门菌、红细胞和细胞碎片，而吞噬红细胞的作用尤为明显。这种巨噬细胞称为伤寒细胞。伤寒细胞常聚集成团，形成小结节称伤寒肉芽肿（typhoid granuloma）或伤寒小结（typhoid nodule）（图17-11），是伤寒的特征性病变，具有病理诊断价值。

1. **肠道病变** 伤寒肠道病变以回肠下段集合淋巴小结和孤立淋巴小结的病变最为常见和明显。按病变发展过程分为四期，每期大约持续1周。

（1）髓样肿胀期 相当于起病第1周。肉眼观：肠壁充血、水肿，淋巴组织明显增生、肿胀，隆起

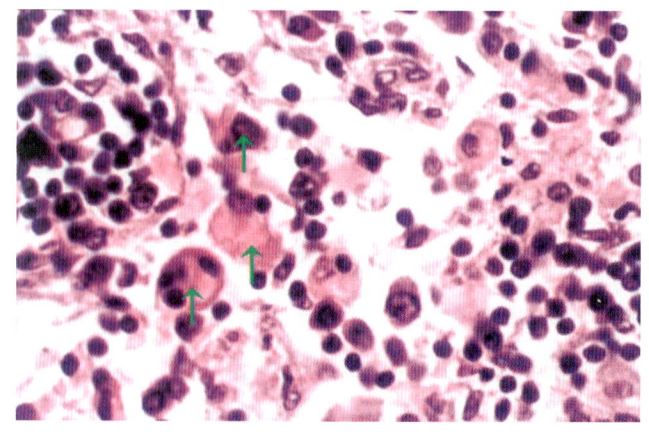

图17-11 伤寒肉芽肿
→示伤寒细胞

于黏膜表面，呈圆形或椭圆形，质软，表面凹凸不平，状似脑回，故称为"髓样肿胀"（图17-12）。镜下观：肠壁淋巴组织内伤寒细胞增生，形成伤寒肉芽肿。病变周围肠壁组织充血、水肿，有淋巴细胞、浆细胞浸润。如果在此期进行适当的治疗，病原菌被消灭，病变可以被逐渐吸收、消散而愈合。反之，病变将继续发展进入坏死期。

（2）坏死期　相当于起病第2周，肠壁内淋巴组织明显增生，对周围血管造成压迫，导致局部组织缺血，加之致敏后的淋巴组织对细菌及毒素产生强烈的过敏反应，进而引起淋巴组织中心部位发生多数小灶性坏死，镜下观：坏死组织呈一片红染的无结构组织，而周边及底部仍可见典型的伤寒肉芽肿。

（3）溃疡期　相当于起病第3周。此期由于小的坏死灶互相融合、坏死组织溶解、脱落而形成溃疡，其溃疡的外形与淋巴小结的分布及形态一致，呈圆形或椭圆形，溃疡的长径与肠管纵轴平行（图17-13），此为肠伤寒溃疡的特点。溃疡深浅不一，常穿透黏膜肌层达黏膜下层，严重者可穿透肌层和浆膜层，引起肠穿孔。如累及血管，则可引起肠出血。此期的临床表现与坏死期大致相同。

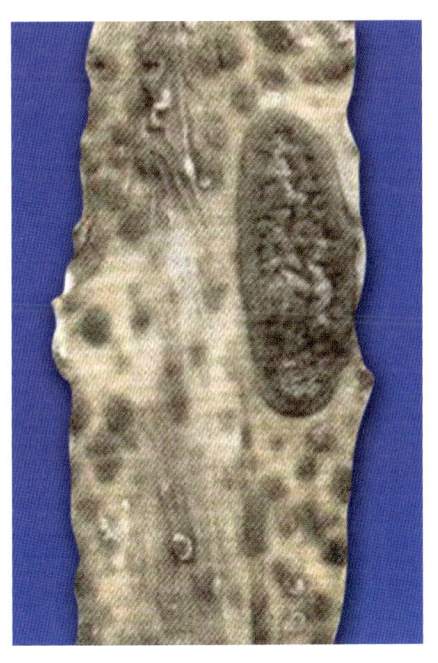

图17-12　伤寒肠道病变髓样肿胀期

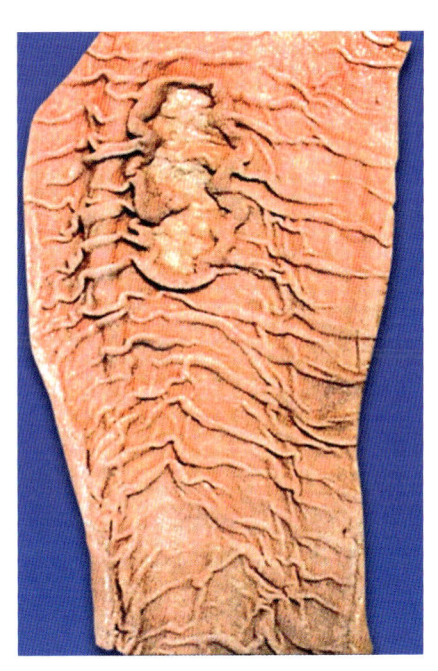

图17-13　伤寒肠道病变溃疡期

（4）愈合期　相当于起病第4周，坏死组织完全脱落，溃疡底部及边缘生长出肉芽组织逐渐将溃疡填平，最后由周围的肠黏膜上皮再生进行覆盖而愈合，由于病灶的长径与肠管纵轴相平行，故不会因为瘢痕收缩而引起肠管狭窄。此期，患者体温下降，并伴有出汗，其他症状及体征逐渐消失。

2.其他病变

（1）肠系膜淋巴结、肝、脾及骨髓由于巨噬细胞的活跃增生而致相应组织、器官肿大，镜检可见伤寒肉芽肿和灶性坏死。

（2）心肌纤维可有颗粒变性，甚至坏死。

（3）肾小管上皮细胞增生，也可发生颗粒变性。

（4）皮肤出现淡红色小丘疹（玫瑰疹）。

（5）膈肌、腹直肌和股内收肌常发生凝固性坏死（也称蜡样变性），临床出现肌痛和皮肤知觉过敏。

（6）大多数伤寒患者胆囊无明显病变，但伤寒沙门菌可在胆汁中大量繁殖。即使患者临床痊愈后，细菌仍可在胆汁中生存，并通过胆汁由肠道排出，在一定时期内仍是带菌者，有的患者甚至可成为慢性带菌者或终身带菌者。

3.并发症　伤寒患者可有肠出血、肠穿孔、支气管肺炎等并发症。如无并发症，一般经4～5周痊愈。慢性感染病例也可累及关节、骨、脑膜及其他部位。

临床病理联系

由于毒血症的作用，患者持续高热。如果毒素引起中毒性心肌炎和迷走神经的兴奋性增强，出现相对缓脉。脾大是由于单核巨噬细胞增生引起。细菌毒素抑制骨髓的造血机制和骨髓内单核巨噬细胞的增生，占据了中性粒细胞和嗜酸性粒细胞的发育空间，引起中性粒细胞和嗜酸性粒细胞减少。玫瑰疹的发生原因是由于伤寒沙门菌形成细菌栓子，栓塞了皮肤毛细血管后伤寒沙门菌毒素使皮肤毛细血管扩张、充血所致。发病的第2周，肥达反应呈阳性。

第三节 细菌性痢疾

细菌性痢疾（bacillary dysentery）简称菌痢，是由志贺菌属所引起的一种假膜性肠炎。病变多局限于结肠，以大量纤维素渗出形成假膜为特征，假膜脱落伴有不规则浅表溃疡形成。临床主要表现为腹痛、腹泻、里急后重、排黏液脓血便。

病因与发病机制

志贺菌属是革兰阴性短杆菌，按抗原结构和生化反应可分四群，即福氏志贺菌、宋内志贺菌、鲍氏志贺菌和痢疾志贺菌。四群均能产生内毒素，痢疾志贺菌尚可产生强烈外毒素。

患者和带菌者是本病的传染源。痢疾杆菌从粪便中排出后可直接或间接（苍蝇为媒介）经口传染给健康人。食物和饮水的污染有时可引起菌痢的暴发流行。菌痢全年均可发病，但以夏秋季多见。好发于儿童，其次是青壮年，老年患者较少。

经口入胃的痢疾杆菌大部分被胃酸杀死，仅少部分进入肠道。是否致病还取决于多种因素。细菌在结肠（也可能是小肠末端）内繁殖，从上皮细胞直接侵入肠黏膜，并在黏膜固有层内增殖。随之，细菌释放具有破坏细胞作用的内毒素，使肠黏膜产生溃疡。菌体内毒素吸收入血，引起全身毒血症。痢疾志贺菌释放的外毒素，是导致水样腹泻的主要因素。

病理变化与临床病理联系

菌痢的病理变化主要发生于大肠，尤以乙状结肠和直肠为重。病变严重者可波及整个结肠甚至回肠下段，很少累及肠道以外的组织。根据肠道病变特征、全身变化及临床经过的不同，菌痢分为以下三种：

1. **急性细菌性痢疾** 其典型病变过程为初期的急性卡他性炎，随后的特征性假膜性炎和溃疡形成，最后愈合。

早期，黏液分泌亢进，黏膜充血、水肿，中性粒细胞和巨噬细胞浸润，可见点状出血。病变进一步发展，可出现黏膜浅表坏死，在渗出物中有大量纤维素，纤维素与坏死组织、炎症细胞和红细胞及细菌混杂在一起形成特征性的假膜。假膜首先出现于黏膜皱襞的顶部，呈糠皮状，随着病变的扩大可融合成片。假膜一般呈灰白色，如出血明显则呈暗红色，如受胆色素浸染则呈灰绿色（图17-14）。大约1周，假膜开始脱落，形成大小不等、形状不一的"地图状"溃疡，溃疡多较浅表。经适当治疗或病变趋向愈合时，肠黏膜渗出物和坏死组织逐渐被吸收、排出，经周围健康组织再生，缺损得以修复。

临床上由于病变肠管蠕动亢进并有痉挛，引起阵发性腹痛、腹泻等症状。由于炎症刺激直肠壁内的神经末梢及肛门括约肌，导致里急后重和排便次数增多。与肠道的病变相对应，最初为稀便混有黏液，待肠内容物排尽后转为黏液脓血便，偶尔排出片状假膜。

由于细菌的毒素被吸收，患者可出现头痛、发热、乏力、食欲缺乏等全身中毒症状及白细胞增多；严重病例可伴有呕吐、脱水、酸中毒及电解质紊乱，甚至血压下降，发生失液性休克。

急性菌痢的病程一般为1~2周，经适当治疗大多痊愈。并发症如肠出血、肠穿孔少见，少数病例可转为慢性。

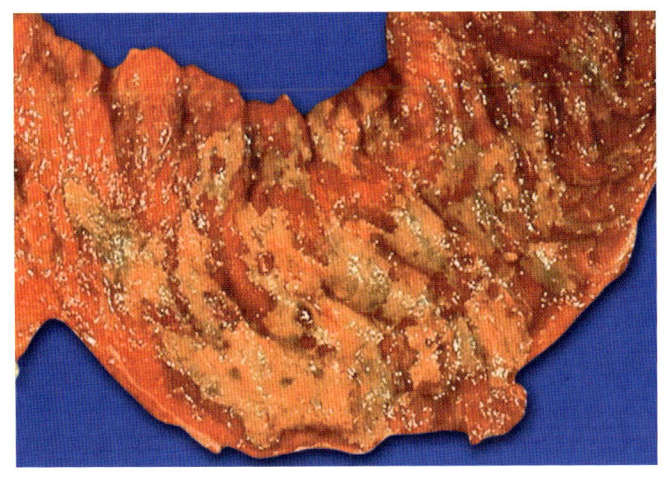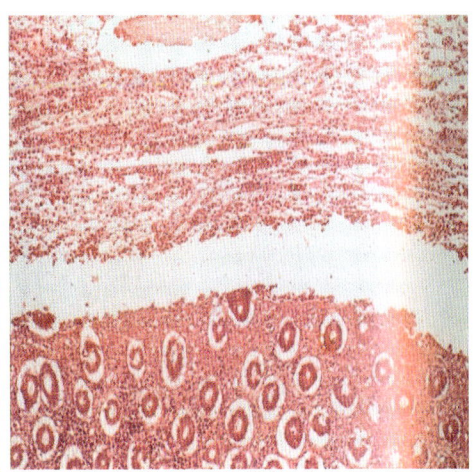

图 17-14 细菌性痢疾形成的假膜
左图为肉眼观，右图为镜下观

2. 慢性细菌性痢疾　菌痢病程超过 2 个月者称为慢性菌痢，多由急性菌痢转变而来，以福氏志贺菌感染者居多。有的病程可长达数月或数年，在此期间肠道病变此起彼伏，原有溃疡尚未愈合，新的溃疡又形成，因此新旧病灶同时存在。由于组织的损伤修复反复进行，慢性溃疡边缘不规则，黏膜常过度增生而形成息肉。肠壁各层有慢性炎症细胞浸润和纤维组织增生，乃至瘢痕形成，从而使肠壁不规则增厚、变硬，严重病例可致肠腔狭窄。

临床表现视肠道病变而定，可有腹痛、腹胀、腹泻等肠道症状。由于炎症的加剧，临床上出现急性菌痢的症状，称慢性菌痢急性发作。少数慢性菌痢患者可无明显的症状和体征，但粪便培养持续阳性，成为慢性带菌者及传染源。

3. 中毒性细菌性痢疾　该型的特征为起病急骤，全身中毒症状严重，但肠道病变和症状轻微。多见于 2~7 岁儿童，发病后数小时即可出现中毒性休克或呼吸衰竭而死亡。病原菌常为毒力较低的福氏志贺菌或宋内志贺菌，其机制尚不清楚，可能与特异性体质对细菌毒素发生强烈的过敏反应有关。

第四节　麻　风

麻风（leprosy）是由麻风分枝杆菌引起的慢性传染病。它侵犯的部位主要为皮肤和周围神经。临床上表现为麻木性皮肤损害、神经粗大，严重者可致肢端残疾。本病在世界上流行甚广，以热带地区为多。我国该病已基本消灭。

麻风分枝杆菌是一种抗酸性分枝杆菌。其传播途径尚不十分清楚。麻风分枝杆菌侵入体内后，先潜伏于周围神经的鞘膜细胞或组织中的巨噬细胞内。感染后是否发病以及发展为何种病理类型，取决于机体的免疫力。对麻风分枝杆菌的免疫反应以细胞免疫为主。

麻风病变主要分结核样型和瘤型两种类型（表 17-3）。不能归入这两大类型的病变又分界限类和未定类。

真皮浅层中的结核样型麻风病变类似结核结节，但极少有干酪样坏死，而神经病变常有干酪样坏死。瘤型麻风病变由大量泡沫细胞组成的肉芽肿构成，夹杂有少量淋巴细胞。病灶围绕小血管和皮肤附属器，以后

表 17-3　结核样型和瘤型麻风比较

	发病率（%）	细胞免疫	病灶中菌量	传染性	主要病变部位	病理特征
结核样型	70	较强	极少	低	皮肤、神经	结核样结节
瘤型	20	缺乏	多	强	皮肤、神经、内脏	泡沫细胞组成的肉芽肿

随病变发展而融合成片，但表皮与浸润灶之间有一层无细胞浸润的区域，这是瘤型麻风的病理特征之一。

界限类麻风的免疫反应介于结核样型和瘤型之间，因此，病灶中同时有两型病变的特点。未定类麻风是麻风病的早期改变，病变没有特异性，只在皮肤血管周围或小神经周围有灶性淋巴细胞浸润。以后多数病例转变为结核样型，少数转变为瘤型。

第五节　钩端螺旋体病

钩端螺旋体病（leptospirosis）是由致病性钩端螺旋体所致的一组自然疫源性急性传染病的总称。我国除少数省份外均有发病，尤以长江以南诸省较为常见。临床上表现为高热、头痛、全身酸痛和显著的腓肠肌痛、浅表淋巴结肿大、眼结膜充血、皮疹等全身感染症状。本病死亡率相当高（约5%），而以黄疸出血型最为严重，可以高达30%，患者多死于肾衰竭，或因大量肺出血而造成窒息。

病因及传播途径

钩端螺旋体病由钩端螺旋体引起。猪和鼠为主要传染源。有多种传播途径，以人与污染水源（如雨水、稻田）接触为其主要传播方式。

钩端螺旋体有多种类型，都具有特异的表面抗原和共同的内部抗原。据此，国际上已分离出20个血清群和170个以上血清型。国内钩端螺旋体至少有18个血清群和70个血清型。各型对人的致病力不同，主要累及的器官也有差异。菌型与疾病临床类型的关系比较复杂，同一菌型可以引起不同的临床类型，而同一临床类型可由不同的菌型所引起。

发病机制

患者感染钩端螺旋体后潜伏期为1~2周，随后因菌体繁殖和裂解释放毒素引起全身症状而发病。病程可分为三期：① 败血症期（发病第1~3天）：有明显的早期急性感染症状，而无明显的组织损伤；② 败血症伴器官损伤期（发病第4~10天）：出现内脏器官的病变及轻重不等的出血、黄疸、脑膜炎和肾衰竭等，重症感染多于此期死亡；③ 恢复期（发病第2~3周）：患者逐渐恢复健康，一般不留后遗症，有时因特异的免疫反应可发生眼或神经系统后遗症。

病理变化

钩端螺旋体病的病理变化属急性全身中毒性损害，主要累及全身毛细血管，引起不同程度的循环障碍和出血，以及广泛的实质器官变性、坏死而导致严重功能障碍。炎症反应一般轻微。主要器官改变如下：

1. 肺　主要表现为肺出血，为近年来无黄疸钩端螺旋体病的常见死亡原因。病变由最初的点状出血，以后不断增多、扩大和融合，形成全肺弥漫性出血。

2. 肝　肝的病变主要为肝细胞浊肿和脂肪变性、小灶性坏死，汇管区炎症细胞浸润和胆小管胆汁淤积。由于肝细胞损害引起胆汁排泄功能和凝血因子合成障碍，故临床上可见重度黄疸和广泛皮肤、黏膜出血。严重者则可发生急性肝功能不全或肝肾综合征。

3. 肾　病变主要为间质性肾小管上皮细胞不同程度的变性、坏死。肾小球一般无明显改变。肾损害严重者可引起急性肾衰竭。

4. 心脏　心肌细胞变性、灶性坏死。间质水肿、出血及炎症细胞浸润。心外膜和心内膜可见出血点。临床上可出现心动过速、心律失常和心肌炎的征象。

5. 横纹肌　以腓肠肌病变最为明显，临床上腓肠肌压痛与此有关。主要表现为肌纤维节段性变性、肿胀、横纹模糊或消失，并可出现肌浆空泡或肌浆、肌原纤维溶解消失，仅存肌纤维轮廓。间质有水肿、出血和少量炎症细胞浸润。

6. 神经系统　部分病例有脑膜及脑实质充血、水肿、出血、炎症细胞浸润和神经细胞变性。临床上出现脑膜脑炎的症状和体征。少数病例，特别是儿童在恢复期出现脑动脉炎，主要病变是脑底多发性闭塞性动脉内膜炎及其所引起的脑实质损害。临床上可出现偏瘫和失语等症状。

第六节　流行性出血热

流行性出血热（epidemic hemorrhagic fever，EHF）是一种由汉坦病毒（Hantaan virus）引起的自然疫源性急性传染病。临床上以发热、出血、休克和肾衰竭为主要表现。1982年世界卫生组织针对各国对此病命名各有不同的情况，建议将此病统一命名为肾综合征出血热（hemorrhagic fever with renal syndrome，HFRS），但我国目前仍沿用流行性出血热这一惯用名称。

流行性出血热主要发生在欧亚大陆国家，我国自20世纪30年代在黑龙江省首先发现本病，迄今在26个省（自治区、直辖市）有本病发生，而且疫区不断扩大，发病率也呈上升趋势。本病的流行具有地区性、季节性和发病年龄较集中的特点。多发生在地势低洼、潮湿、近水、多草和成片的荒草地带，在森林、山丘、丘陵地带及城市也有发生；冬季常为此病的发病高峰季节，其他季节多为散发；在任何年龄和性别均可发病，但以从事野外工作者，男性青壮年最为多见。本病是我国重点防治的传染病之一。

病因及传播途径

流行性出血热的病原体是汉坦病毒，也称肾综合征出血热病毒。鼠类是主要的自然宿主和传染源，有野鼠型和家鼠型出血热之分。流行性出血热病毒在鼠的体内增殖传代，但传播途径目前尚不十分明确，一般认为是由带有病毒的鼠类排泄物（尿、粪、唾液等）污染易感染者的皮肤伤口而感染。另外，通过吸入被污染的尘埃，或是食入被污染的食物，病毒即可以经呼吸道、消化道黏膜侵入人体而致病。

目前，我国已经从患者的血清中分离出流行性出血热病毒株，并研制出抗流行性出血热病毒的单克隆抗体，且已经用于临床诊断。

发病机制

EHF的发病机制目前尚不清楚，认为本病的发病与所感染病毒的数量、类型、毒力以及机体的免疫状态有关。机体产生的免疫复合物在发病中起重要作用。研究结果显示，流行性出血热病毒侵入机体首先造成病毒血症，引起发热和全身中毒症状。病毒最易攻击血管内皮细胞，其次是巨噬细胞、淋巴细胞。病毒一方面直接损害血管壁内皮细胞，使之变性、坏死；另一方面在受感染的巨噬细胞内不断复制并释放抗原，刺激机体产生相应的抗体，形成免疫复合物。免疫复合物随血液循环沉积在各器官的小血管壁，在补体的参与下引起血管损伤。上述两方面的机制共同导致了患者全身小血管的广泛性损害，使血管壁通透性增高，凝血机制异常，造成充血、水肿、出血乃至组织变性、坏死等一系列病变。

引起此病广泛性出血的机制除与上述血管壁损伤有关外，还与血小板功能障碍、数量减少以及弥散性血管内凝血（DIC）对凝血因子的消耗和继发的抗凝物质增多等因素有关。

病理变化

（一）基本病理变化

流行性出血热的病变几乎累及全身各个器官，其基本病变是小血管（包括小动脉、小静脉和毛细血管）的广泛性损害，尤其是以毛细血管的病变最为突出，小血管的主要变化有：①血管明显扩张、充血和淤血；②内皮细胞肿胀、变性、坏死，管壁纤维素样坏死，微血栓形成；③血管壁通透性增高、脆性增高引起广泛性水肿和出血；④严重者可引起弥散性血管内凝血。

小血管的病变及病毒的毒性作用还可使各器官实质细胞发生变性、坏死，以及小梗死灶形成。病变组织炎症反应比较轻微，间质内可见少量的淋巴细胞和单核细胞侵润。

(二）各器官病理变化

肾、心脏、脑垂体及肾上腺严重充血、出血、坏死以及心房内膜下弥散性出血是本病最典型的病理变化，可作为病理诊断的主要依据。

1. 肾损害　肉眼观：肾体积增大，质软，髓质呈暗红色，髓质线条纹消失，部分病例可见小楔形坏死灶；皮质因贫血呈苍白色，故皮髓质对照分明。肾盂黏膜有不同程度的出血，严重者出血可波及整个肾盏、肾盂甚至输尿管上端的黏膜。镜下观：肾髓质常呈明显充血、出血，尤以近皮、髓质交界处最为显著，严重者见肾髓质组织淹没在大片的出血之中。肾小管肿胀、受挤压而变形。肾小管上皮细胞变性、坏死，管腔内可见蛋白管型。重症患者在肾局部出现凝固性坏死灶。肾间质有轻微的炎症反应，一般仅在肾盂黏膜下有少量单核细胞和淋巴细胞浸润。

2. 垂体和肾上腺病变　垂体病变主要发生在垂体前叶，肾上腺病变则以皮质网状带变化最为明显。病变部位除有广泛的充血、出血、微血栓形成外，重者可见大片的凝固性坏死。

3. 心脏的病变　肉眼观：心脏重量常明显增加，可达500 g左右。心脏的各层组织均可见点状出血，右心房和右心耳内膜下的大片状出血可作为病理诊断的主要依据。镜下观：心肌纤维不同程度的变性、坏死，间质水肿以及炎症细胞浸润，小血管内微血栓形成等改变。

4. 其他器官病变　① 肝的病变主要表现为肝血窦扩张、充血，肝细胞水肿和脂肪变性，肝小叶的中间带可出现小的凝固性坏死灶；② 胃肠黏膜有大片状出血；③ 肺组织可见明显的充血、水肿乃至出血；④ 球结膜、眼球周围组织常因液体渗出而出现水肿；⑤ 肾周围组织可因水肿而呈胶冻样；⑥ 皮肤、黏膜等处常有点状甚至大片的出血；⑦ 脑组织也可出现水肿、出血、微血栓形成及神经细胞变性等病变。

临床病理联系

临床上以全身皮肤及各器官的广泛性小血管损害为病理学基础，典型病程可分为5期，即发热期、休克期、少尿期、多尿期和恢复期。

1. 发热　由于病毒血症，患者可出现持续性高热，以稽留热和弛张热多见，发病后第1～2天体温达到高峰，一般持续5～6天，并伴头痛、腰痛、眼眶痛及醉酒颜。

2. 出血　全身广泛性出血是本病的突出表现之一，于发病后第2～3天出现，并呈进行性加重。常在皮肤、黏膜、浆膜和多器官出现点状、斑状，甚至大片状出血。浆膜腔可有血性积液，内脏器官的出血则可表现为呕血、咯血、尿血及便血等。广泛性出血与血管壁损伤、血小板减少、DIC及继发纤溶系统活性增强等复杂的机制有关。尿毒症所致的凝血功能障碍，也可以加重出血。

3. 休克　多在发病后的第4～6天出现低血压和休克，热退病重，是本期的重要特点。主要表现为面色苍白、心慌、多汗、脉搏细速、血压下降，严重者发生休克（主要是中毒性、低血容量性休克）。血压降低和休克与以下因素有关：① 血管扩张使血管容积增加，血浆外渗、出血使血容量急剧减少；② 病毒的毒性作用，DIC的发生，垂体和肾上腺的病变使升压物质产生减少；③ 心收缩力降低。

4. 急性肾衰竭　少尿和随后出现的多尿均是急性肾衰竭的表现，一方面是由于肾本身的病变所致，另一方面则是休克的重要反应之一。

多在发病后第8天左右进入少尿期，一般持续4天左右，主要表现为少尿、无尿、高氮质血症，患者在此期常因尿毒症、代谢性酸中毒死亡。少尿与肾小球损害、肾间质出血、水肿、血压下降等因素有关。发病后的第12天左右，如果患者度过少尿期则进入多尿期，此期持续时间较长，约12天左右。

随着诊断和治疗水平的提高，目前我国流行性出血热的病死率已大大降低，据统计在3%～5%。常见的死亡原因有大出血、休克、急性肾衰竭及尿毒症、心力衰竭、肺水肿以及继发感染等。

流行性出血热治愈后可以获得持久而稳固的免疫力，一般不会发生二次感染。

第七节 狂犬病

狂犬病（rabies）是由狂犬病病毒（rabies virus）引起的一种人畜共患的中枢神经系统急性传染病。临床表现为特有的狂躁、恐惧不安、怕风、流涎和咽肌痉挛，其特征性症状是恐水现象，故又名"恐水症"。狂犬病病死率极高，一旦发病几乎全部死亡，全世界仅有数例存活的报告。但被狂犬咬伤后，若能及时进行预防注射，则几乎均可避免发病。

病因与发病机制

狂犬病是由狂犬病病毒引起的急性传染病。病毒主要通过咬伤传播，病犬是主要传染源，猫、猪及牛、马等家畜和野狼等温血动物也可传播本病。一般来说，狂犬病患者不是传染源。"健康"带毒动物抓咬伤人后引起人的发病，但伤人动物仍健康存在已有很多起报告。全年均可发病。

狂犬病病毒属弹状病毒科，75 nm×180 nm 大小，病毒中心为单股负链 RNA，外绕以蛋白质衣壳。目前已明确狂犬病病毒的蛋白质是由 5 个主要蛋白和 2 个微小蛋白构成。从世界各地分离的狂犬病病毒抗原性均相同，但其毒力可有差异。

狂犬病的潜伏期从 10 天到几年不等，一般为 31~60 天，15% 发生在 3 个月以后，视被咬伤部位和神经系统的远近、咬伤的程度、咬伤后的处理、感染病毒的量以及患者的全身状况而定。狂犬病病毒对神经组织有很强的亲和力，自咬伤部位侵入人体，主要通过神经逆向性向中枢传播，再从中枢神经向各器官扩散而引起临床症状。病毒一般不入血。

病理变化与临床病理联系

狂犬病的病理学特征是神经细胞胞质内见到嗜酸性病毒包涵体，即 Negri 小体。以大脑海马回、延髓、小脑浦肯野细胞内较多见（图17-15）。包涵体在神经细胞内一个或数个，平均体积比红细胞稍大，呈圆形或卵圆形，HE 染色为红色，周围可有空晕。甲苯胺蓝染色呈淡蓝色，Giemsa 染色呈紫红色。Negri 小体对狂犬病诊断具有决定性意义。

狂犬病的临床表现可分为前驱期、兴奋期和麻痹期。兴奋期出现的恐水症状是本病的特征性症状，典型者饮水、思水以致听到水声、提及饮水均可引起严重的咽喉肌痉挛。患者极渴但又不敢饮水，即使饮水也不敢下咽。上述典型症状并非每例都有。

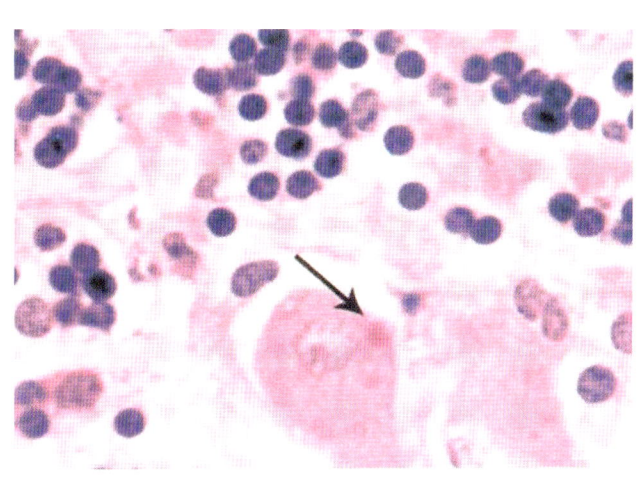

图 17-15　神经细胞胞质内的 Negri 小体（→）

第八节 深部真菌病

由真菌感染引起的疾病称真菌病。真菌种类繁多，目前发现已超过 10 万种。与细菌相比，真菌对人致病者相对较少。据 WHO 统计，现在已知能引起人类疾病的真菌有二百七十余种。近年来由于广谱抗生素、肾上腺皮质激素和免疫抑制剂的大量应用，真菌感染有明显增长趋势。近年随着 AIDS 的流行，真菌病成为 AIDS 的重要机会性感染。根据病变部位的不同，真菌病分浅部真菌病和深部真菌病两大类。浅部真菌病主要侵犯含有角质的组织，如皮肤、毛发和指甲等处，引起各种癣病。深部真菌病侵犯皮肤深层和内脏，危害较大。

真菌一般不产生内毒素和外毒素，其致病作用与真菌在体内繁殖引起的机械性损伤以及所产生的酶类、酸性代谢产物有关。真菌的致病力一般较弱，只有当机体抵抗力降低时才能侵入组织，大量繁殖引起疾病，因此，深部真菌病多有诱发因素存在。

真菌病常见的病理变化有：① 轻度非特异性炎：病灶中仅有少数淋巴细胞、单核细胞浸润，甚至没有明显的组织反应，如脑的隐球菌感染；② 化脓性炎：由大量中性粒细胞浸润形成小脓肿，如念珠菌病、曲霉菌病、毛霉菌病等；③ 坏死性炎：可出现大小不等的坏死灶，常有明显的出血，而炎症细胞则相对较少，如毛霉菌、曲霉菌感染等；④ 肉芽肿性炎。上述病变可单独存在，也可同时存在。不同病菌及引起的变态反应不同或同一病菌的不同时期，其组织反应也不一样。真菌在人体引起的病变没有特异性，诊断依据是病灶中找到病原菌（表 17-4）。

表 17-4 念珠菌、曲霉菌和毛霉菌的鉴别*

鉴别点	念珠菌	曲霉菌	毛霉菌
菌存在部位	炎症灶内	脓肿及周围	血管壁
假菌丝孢子	两者混合存在，呈卵圆形排列或呈簇状分布，数目多	3~4 μm 不整形，呈锐角（45°）放射样排列，偶见分生孢子头，数目多	形成菌丝，酵母多形，5~2.5 μm，数目多
宽度	细	中	粗
分隔	稀	有，密	不分隔
染色	深，均匀	深，不均匀	浅，均匀

*可用特异性单克隆抗体进行免疫组织化学鉴定

深部真菌病常见于免疫抑制的个体如 AIDS、白血病、恶性淋巴瘤患者，发生于健康个体罕见。常见的深部真菌病主要有念珠菌病、曲霉菌病、毛霉菌病和隐球菌病。

念珠菌病（candidiasis）由念珠菌引起，常发生于婴儿及消耗性疾病患者口腔，糖尿病女性患者的阴道、会阴。特别值得提出的是阴道念珠菌病可发生于健康妇女，尤其是孕妇和口服避孕药的妇女。深部念珠菌病多为继发性，常发生于慢性消耗性疾病、疾病终末期患者，恶性肿瘤及 AIDS 患者。

曲霉菌病（aspergillosis）由曲霉菌引起病变。曲霉菌可在身体许多部位引起病变，但以肺病变最常见。

毛霉菌病的起始灶常位于鼻腔，以后很快扩展到鼻窦和中枢神经系统，再扩展到肺和胃肠道。毛霉菌病几乎全部为继发性。

隐球菌病（cryptococcosis）是新型隐球菌（cryptococcus neoformans）引起的一种亚急性或慢性真菌病，最常见的是中枢神经系统隐球菌病，也可发生于其他器官。隐球菌病多数为继发性。隐球菌开始通过吸入定位于肺，以后播散至其他部位，特别是脑膜。新型隐球菌性脑膜炎起病缓慢，临床上有时易与结核性脑膜炎相混淆。脑实质病变常与占位性病变混淆。肺隐球菌病的结节状病灶需与结核球或肺癌鉴别，应引起注意。

第九节 性传播疾病

性传播疾病（sexually transmitted diseases，STD）是指以性行为为主要传播途径的一类传染病。世界卫生组织列入 STD 的疾病已超过 20 种。本节主要介绍常见的梅毒、淋病和尖锐湿疣。

一、梅毒

梅毒（syphilis）是由苍白密螺旋体（*Treponema pallidum*，TP）感染引起的慢性传染病。早期主要累及皮肤和黏膜，晚期累及全身各脏器，特别是心血管系统和中枢神经系统。临床表现复杂多样，病程漫长，严重危害人体的健康。新中国成立后，曾基本消灭了梅毒，但近年来梅毒又重新出现并有流行的趋势。

病因、传播途径与发病机制

患者 95% 以上是通过性交传播，极少数因输血、接吻、医务人员不慎受染等传播，未经治疗的女性梅毒患者也可通过胎盘传染胎儿。梅毒患者是唯一的传染源。

苍白密螺旋体有很强的侵袭力，其构成成分或产物可降低宿主的免疫力和杀菌作用，并可降解组织、细胞基质和血管基底膜，以利于其扩散至各种组织和血管内，引起闭塞性动脉内膜炎，还可以诱发免疫反应使局部有大量浆细胞浸润和树胶样肿形成。机体感染后第 6 周，血清中出现特异性抗体和反应素，对梅毒有诊断价值。

病理变化与临床病理联系

（一）基本病变

1. **闭塞性动脉内膜炎和小血管周围炎**　闭塞性动脉内膜炎指小动脉内皮细胞及纤维细胞增生，使管壁增厚、血管腔狭窄甚至闭塞（图 17-16）。小血管周围炎指单核细胞、淋巴细胞和浆细胞围绕血管浸润。小血管周围始终有浆细胞浸润是本病的特点之一。

2. **树胶样肿（gumma）**　又称梅毒瘤（syphiloma）。此病变为细胞介导的迟发型变态反应，是三期梅毒的特征性病变，最常见于皮肤、黏膜、肝、骨、睾丸。病灶呈灰白或灰黄色，形状不整，大小不一，边界清楚，质韧而有弹性，似树胶而得名。镜下观：结构类似结核结节，可见病灶中央为凝固性坏死物，与干酪样坏死相似，但坏死不彻底，用弹力纤维染色可见血管壁轮廓。病灶周围肉芽肿富含淋巴细胞和浆细胞，而上皮样细胞和朗汉斯巨细胞较少，且常伴有闭塞性动脉内膜炎和小血管周围炎（图 17-17）。树胶样肿后期可被吸收、纤维化，最后瘢痕收缩，导致器官变形，但很少钙化。

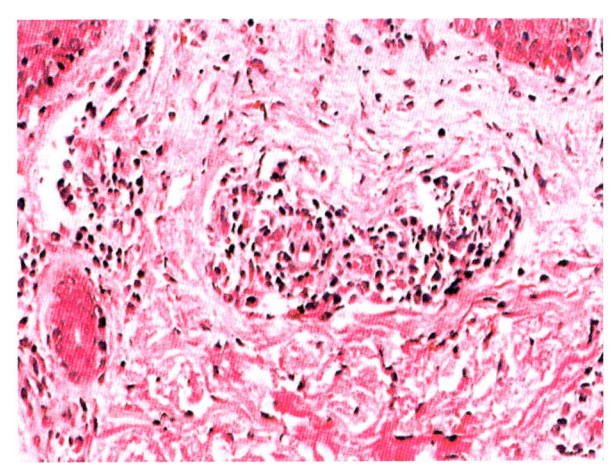

图 17-16　闭塞性动脉内膜炎

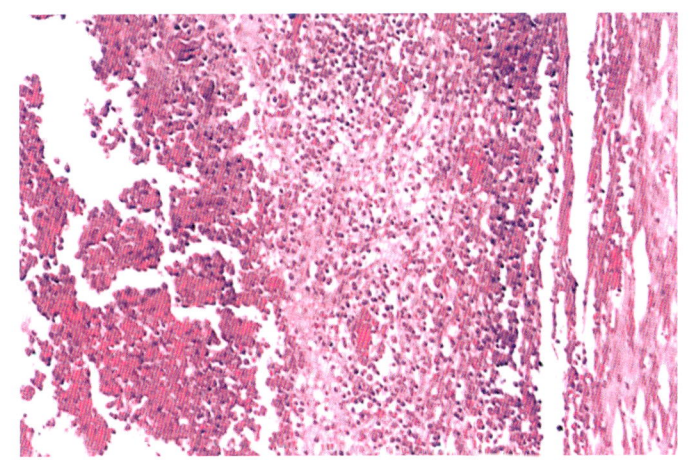

图 17-17　梅毒树胶样肿

（二）临床病理联系

1. **后天性梅毒**　后天性梅毒按病程经过分为三期。一、二期梅毒称早期梅毒，传染性较强；三期梅毒又称晚期梅毒，传染性小，因常累及内脏，故又称内脏梅毒。

（1）**一期梅毒**　也称原发梅毒。患者感染 TP 后第 7~60 天，侵入部位会发生炎症，形成硬下疳。病变多见于阴茎冠状沟、龟头、大、小阴唇、宫颈等处，也可见于唇、舌、乳房、肛门、肛管等处。硬下疳多为单发的硬结，不痛不痒，呈圆形或椭圆形，直径约 1cm，边界清晰，表面可发生糜烂或溃疡。镜下观：为皮肤或黏膜的非特异性炎，伴溃疡或糜烂形成。真皮层有明显炎症细胞浸润，以淋巴细胞、单核细胞及浆细胞为主。溃疡底部可见小血管壁内皮细胞增生，管壁增厚。硬下疳表面的分泌物用银染色或免疫荧光染色可检查出病原体。

硬下疳出现后 1~2 周，局部淋巴结肿大，呈非特异性增生性反应。硬下疳持续 4~6 周后多自然消退，肿大的淋巴结也恢复正常。临床上处于无症状的静止状态，但体内螺旋体仍继续繁殖。

（2）二期梅毒 也称隐性梅毒。感染 1P 后 8~10 周，体内螺旋体大量繁殖，并侵入血液，引起免疫复合物沉积，导致全身皮肤、黏膜出现红色的斑（丘）疹，即梅毒疹，同时伴有全身性非特异性淋巴结肿大。肉眼观：梅毒疹特点为疹型多样，反复发生，广泛而对称，不痛不痒，可自行消退，愈后多不留瘢痕。镜下观：浆细胞、淋巴细胞浸润形成的非特异性炎以及闭塞性动脉内膜炎、小血管周围炎（图 17-18）。病灶内可找到苍白密螺旋体。

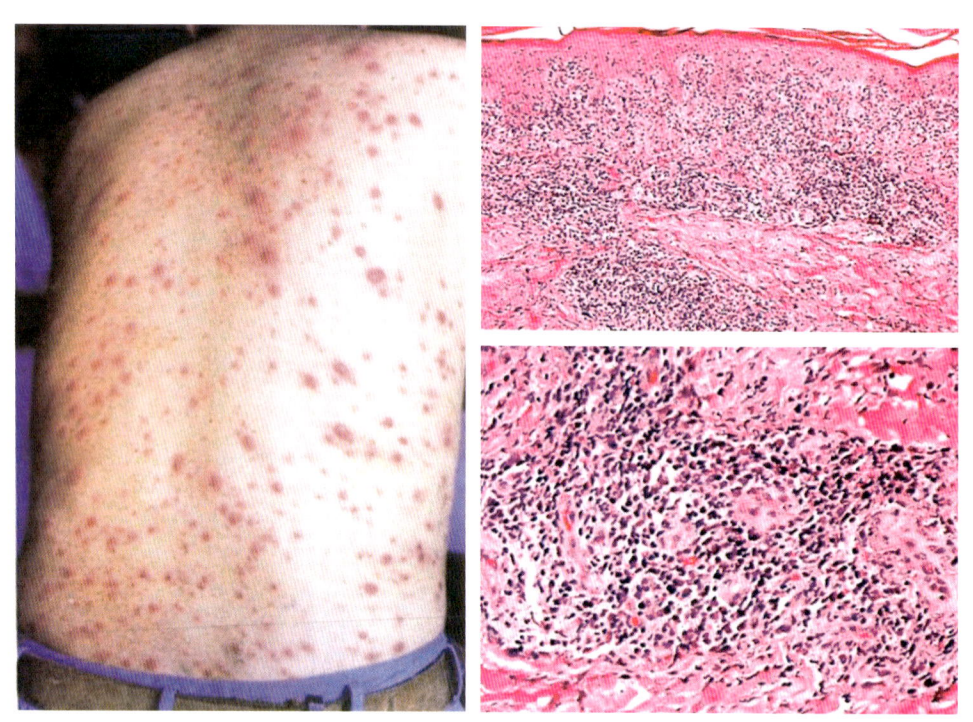

图 17-18 梅毒疹
左图为肉眼观，右图上、下分别为低倍镜和高倍镜下所见

梅毒疹消退后患者再次进入无症状的静止状态，但梅毒血清反应仍呈阳性。

（3）三期梅毒 常发生于感染后 4~5 年。此期病变累及内脏，特别是心血管和中枢神经系统，形成特征性的树胶样肿。由于树胶样肿纤维化、瘢痕收缩，可引起器官变形和功能障碍。三期梅毒病理学上要注意与结核鉴别，前者的特点是炎症细胞中浆细胞较多；纤维化明显；肉芽肿少；可见增生的闭塞性小血管炎；可检见苍白密螺旋体。

心血管梅毒病变主要发生在主动脉，引起梅毒性主动脉炎。潜伏期长达 15~20 年，患者年龄常在 40~55 岁。病变始于升主动脉，逐渐遍及主动脉弓和胸主动脉，止于横膈段。早期主动脉外膜滋养血管发生闭塞性内膜炎，由于管腔逐渐闭塞，导致中膜弹力纤维和平滑肌发生缺血和退行性变，并由瘢痕取代。由于瘢痕收缩及内膜的纤维组织增生，肉眼可见主动脉内膜表面呈弥漫分布的细而深陷的树皮样皱纹。因弹力纤维的广泛破坏，可形成主动脉瘤，患者可因其破裂而猝死。如病变累及瓣膜环部，可引起瓣膜纤维组织增生，瓣叶增厚分离，瓣环扩张，导致主动脉关闭不全，但瓣叶间绝无粘连，故不伴有狭窄。主动脉关闭不全可造成左心室异常肥大和扩张，乃有"牛心"之称，患者最终死于心力衰竭。

梅毒侵犯中枢神经和脑脊髓膜，可导致以下病变：①脑膜血管梅毒：多发生在脑底，基本病变为脑膜血管周围和血管外膜淋巴细胞和浆细胞浸润。常引起脑血管血栓形成和栓塞，表现为脑血管意外的典型症状和体征。②麻痹性痴呆：由脑膜血管病变持续发展而来。病变特征为巨噬细胞和皮质血管壁有含铁的色素沉积，病变处脑皮质（以额叶最显著）萎缩，脑室扩张，室管膜增厚呈颗粒状。临床表现为健忘、精神紊乱、四肢瘫痪、大小便失禁，可见阿-罗瞳孔现象。③脊髓痨：病变以脊髓末端累及最早，也最严重。病变处脊髓后束萎缩、变性，脊髓膜增厚，伴有淋巴细胞和浆细胞浸润。临床上出现闪电样痛，下肢感觉异常，腱反射减弱及消失，进行性共济失调等。

此外，梅毒还可侵犯肝、骨、睾丸等组织。肝梅毒的树胶样肿使肝结节状肿大，继而纤维化，瘢痕收缩，形成分叶肝。骨梅毒常侵犯颅骨、鼻骨等，树胶样肿可导致骨折。如鼻骨受累，可因鼻中隔损伤导致鼻梁塌陷，鼻孔向前，形成马鞍鼻。

2. 先天性梅毒 先天性梅毒是受感染的妇女受孕时，病原体通过胎盘感染胎儿所致。感染梅毒2~5年的孕妇，其胎儿受染概率最大。根据被感染胎儿发病的早晚有早发性和晚发性之分。早发性先天性梅毒指胎儿或婴幼儿期发病的先天性梅毒，发病一般在2岁以内。胎儿感染后可引起晚期流产、死胎或早产。可表现为皮肤、黏膜的广泛大疱和大片剥脱性皮炎，白色肺炎，马鞍鼻，马刀胫等。晚发性先天性梅毒发生在2岁以上幼儿。患儿发育不良、智力低下，可出现间质性角膜炎、神经性耳聋、骨膜炎及楔形门齿和马鞍鼻。

二、淋病

淋病（gonorrhea）是由淋病奈瑟菌引起的泌尿生殖系统的急性化脓性炎，是最常见的STD。临床上常表现为尿道口充血、水肿，有脓性渗出物。多发生于15~30岁年龄段，以20~24岁最常见。人类是淋病奈瑟菌的唯一宿主，至今尚无免疫预防办法，加上耐药菌株的出现，给本病的控制带来了严重困难。

病因与传播途径

淋病奈瑟菌主要侵犯泌尿生殖系统，对柱状上皮和移行上皮有特别的亲和力。感染一般开始于男性的前尿道、女性的尿道和子宫颈，可上行蔓延到整个泌尿生殖系统，还可经血道播散到全身。

成人几乎全部通过性交而传染，儿童可通过接触患者用过的衣、物等传染。分娩时胎儿受母亲产道分泌物污染，可引起新生儿的眼结膜炎。

病理变化与临床病理联系

患者感染后2~7天，生殖道、尿道和尿道附属腺体出现急性卡他性化脓性炎，尿道口、女性外阴及阴道口充血、水肿，并有脓性渗出物流出。镜下观：黏膜充血、水肿，伴溃疡形成，黏膜下有大量中性粒细胞浸润。患者有尿频、尿急、尿痛等急性尿道炎的症状，局部有疼痛及烧灼感。如未经有效治疗，在男性则病变上行延及后尿道及其附属腺体，波及前列腺、附睾和精囊，病变反复发生可导致尿道狭窄和男性不育。在女性，则病变蔓延至前庭大腺、子宫颈引起化脓性炎，约15%女性由于经期、流产等诱因，可引起子宫内膜炎和急性输卵管炎，并进一步发展为输卵管积脓、输卵管卵巢脓肿、弥漫性腹膜炎以及中毒性休克等严重后果。上述病变还可继续发展为盆腔炎，引起盆腔器官粘连，导致输卵管闭锁，患者可因此不孕。

有1%~3%的患者可经血道播散，以女性经期多见。常表现为关节炎-皮炎综合征，还可发生脑膜炎、胸膜炎、肺炎、心内膜炎、骨髓炎、肌炎等，严重者可发生淋病奈瑟菌性败血症。

三、尖锐湿疣

尖锐湿疣（condyloma acuminatum）是由人乳头瘤病毒（human papillomavirus，HPV）引起的性传播疾病，其主要特征是外生殖器官良性增生性疣状病变。近几年，我国尖锐湿疣发病率明显上升，是仅次于淋病的第二常见的性传播疾病。有关研究表明，尖锐湿疣与宫颈癌、外阴癌、阴茎癌的发病有关，已引起广泛重视。

病因与传播途径

本病主要由HPV 6型和11型引起。HPV具有高度的宿主和组织特异性，只侵袭人体皮肤和黏膜，不侵犯动物。

尖锐湿疣主要通过性接触传播，但也可以通过非性接触而间接感染，并且由生殖器部位自体接触传播到非生殖器部位。患有尖锐湿疣的妇女分娩时，可感染新生儿导致新生儿喉头疣。

病理变化与临床病理联系

尖锐湿疣好发于潮湿温暖的黏膜和皮肤交界处。男性常见于阴茎冠状沟、龟头、系带、尿道口或肛门附近，女性多见于阴蒂、阴唇、会阴部及肛周。

病变初起呈小而尖的疣状突起，如鸡冠的尖部，逐渐增大，表面凹凸不平，可互相融合形成鸡冠或菜花状，色淡红，质软，顶端可感染溃烂，触之易出血。镜下观：表皮乳头状增生，棘层肥厚，可伴有基底细胞的增生，表层有过度角化、不全角化及上皮内不良角化；表皮中层或表层出现具有诊断意义的凹空细胞（koilocytosis），其胞体大，核大、居中，呈圆形、椭圆形或不规则形，染色深，可见双核或多核，核周有空晕（图17-19）。

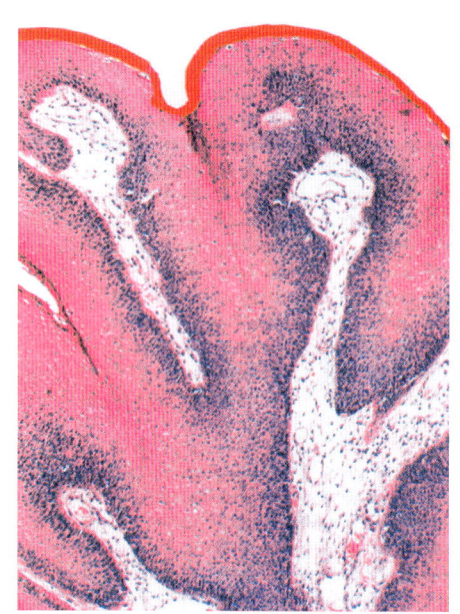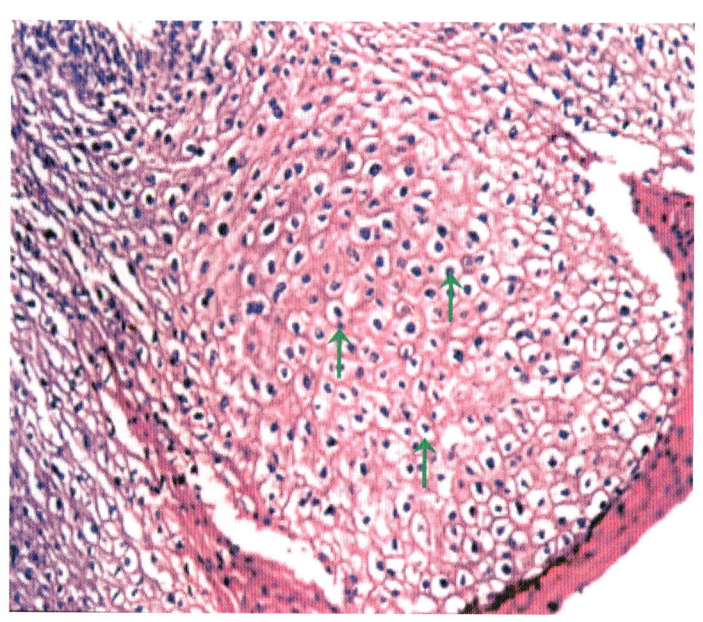

图 17-19　尖锐湿疣
左图：低倍镜，示表皮乳头状增生，棘层肥厚，基底细胞增生；右图：高倍镜，箭头示凹空细胞

第十节　人禽流感

人禽流感是由禽流感病毒引起的急性呼吸道传染病。

病因与发病机制

病因为感染禽类的甲型流感病毒，也称禽流感病毒，根据致病性的不同，分为高、中、低/非致病性三级，其中以H5N1、H7N7、H7N9亚型毒株致病力最强。人禽流感的传染源为携带病毒的禽类，传播的主要途径是通过直接接触禽类或其排泄物污染的物品、环境而感染，目前对于该病毒是否能在人与人之间传播尚有争论。禽流感病毒普遍对热敏感，对低温抵抗力较强，所以冬春寒冷季节为该病高发时期，散在发病。

人禽流感发病机制与普通流感相似。病毒进入呼吸道黏膜上皮细胞，在细胞内复制、释放、传播，不断传染其他细胞，使其变性、坏死，然后引发炎症。

临床表现

该病潜伏期一般为3~4天，一般表现为流感样症状，如发热、咳嗽、少痰，可伴有头痛、肌肉酸痛、腹泻等全身症状。重症患者病情发展迅速，多在发病第3~7天出现重症肺炎，体温多持续在39℃以上，出现呼吸困难，可伴有咯血，常快速进展为急性呼吸窘迫综合征、脓毒症、感染性休克，甚至多器官功能障碍，部分患者可出现胸腔积液等表现。

病理变化

肺部病变最严重，表现为间质性肺炎。肺间质充血、水肿和淋巴细胞浸润，肺泡隔明显增宽，肺泡腔内可见水肿、出血、透明膜形成（图17-20）。肺泡上皮细胞变性、坏死、脱落，并可见病毒包涵体。后期间质纤维组织增生，肺泡腔渗出物机化。

肺外组织病变较轻。肝组织可发生脂肪变性。肾组织可见肾小管上皮细胞肿胀，管腔狭窄。心肌组织可见横纹模糊，间质散在出血。胃肠黏膜下血管扩张、淤血。

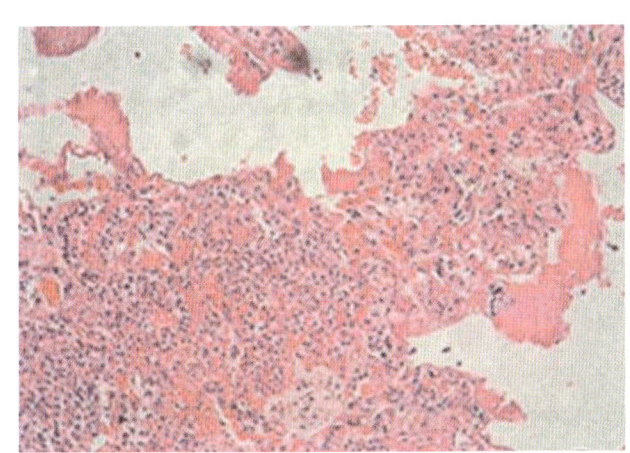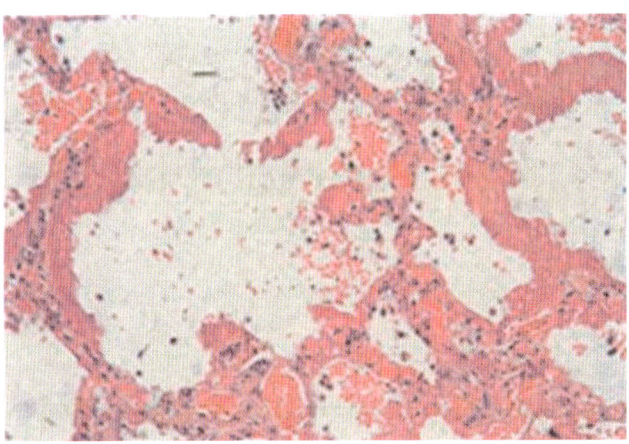

图 17-20　人禽流感
左图示间质性肺炎改变，右图示透明膜

防治

人禽流感的预防主要是加强禽类的监测，及时销毁病死禽并进行彻底的环境消毒。同时，要倡导和培养良好的个人呼吸道卫生和预防习惯。

人禽流感治疗策略主要是在适当隔离的条件下，给予对症维持、抗感染、保证组织供氧、维持脏器功能等方面。

第十一节　手足口病

手足口病是由肠道病毒引起的传染病。本病传染性强，可在短时间内流行，特别是幼儿园容易聚集发病。本病多发生于4岁以下儿童，易感性随年龄增长而降低。夏秋时节为本病高发期。

病因与传播途径

引发手足口病的肠道病毒有二十多种（型），柯萨奇病毒A组的16、4、5、9、10型，B组的2、5型，以及肠道病毒71型，均为手足口病较常见的病原体，其中以柯萨奇病毒A16型（Cox A16）和肠道病毒71型（EV 71）最为常见。手足口病的传染源为患者、隐性感染者、病毒携带者。传播途径为粪-口传播或呼吸道飞沫传播。患病期间，口鼻分泌物、粪便及疱疹液均具有传染性。

临床表现及病理变化

本病潜伏期平均为3~5天。急性起病，发热，口腔黏膜、手掌、脚掌、臀部均可出现米粒大小疱疹，疼痛明显，疱疹周围有炎性红晕，疱内液体较少（图 17-21）。部分患儿可伴有咳嗽、流涕、食欲缺乏、恶心、呕吐、头痛等症状。部分病例仅表现为皮疹或疱疹性咽峡炎。

少数患者（尤其是小于 3 岁者）病情进展迅速，在发病后 1～5 天出现脑膜炎、脑炎（以脑干脑炎最为凶险）、脑脊髓炎、肺水肿、循环障碍等，病情危重者可致死亡，存活病例可留有后遗症。

防治

本病重在预防，一旦发病需严格隔离，处理好患者的排泄物、接触物，防止流行。本病如无并发症，预后一般良好，多在 1 周内痊愈。治疗原则主要为对症治疗。

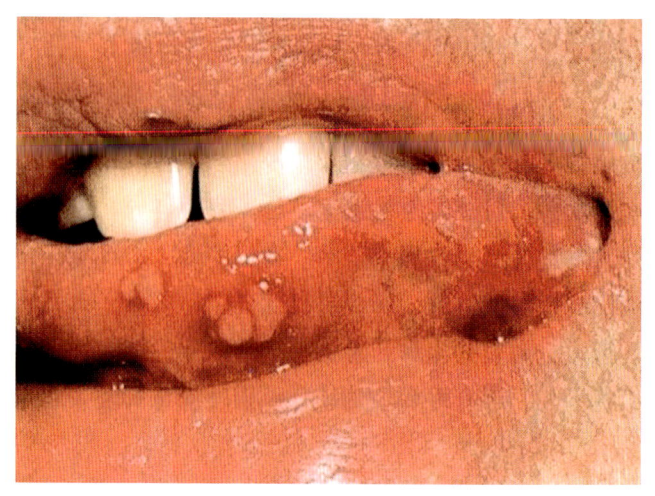

图 17-21　唇部疱疹融合，伴疼痛

临床病理讨论

病例摘要

患者，3 岁，女孩，午后、晚上发热（38℃左右），夜间多汗、咳嗽 1 个半月。近 3 天病情加重，持续高热（39℃左右）、食欲差，咳嗽加重伴呼吸困难。入院查体：体温 39.2℃，口、唇发绀，呼吸困难，右肺上、中部呼吸音低，有啰音，肝、脾肿大，胸部 X 线检查示右肺门及肺野中部胸膜下有致密阴影，肺其他部位呈雪花状阴影。医治无效死亡。

尸检摘要

肉眼观：右肺门淋巴结肿大呈蚕豆大小，中央有部分干酪样坏死，胸膜下有一个 2 cm×2.5 cm 灰黄色病灶，中央有少量干酪样坏死，胸膜下病灶与肺门淋巴结之间有一个灰黄色带状病灶（淋巴管炎，并呈铃状）。两肺表面及切面可见均匀散在、针头至米粒大小的灰黄色病灶。肝、脾轻度肿大，切面也可见散在、针头至米粒大小的灰黄色病灶。

镜下观：肺、肝、脾散在灰黄色病灶，中央为均质红染的颗粒状坏死物，周围有大量上皮样细胞，部分见多核巨细胞及少量淋巴结细胞、成纤维细胞包绕，部分结节相互融合，周围肺组织充血、水肿。

讨论题

1. 原发性肺结核在病变上有哪些特点？结局如何？
2. 肺外（肝、脾）病变是如何发生的？为什么多见于儿童？
3. 本例儿童的死亡原因是什么？

（张　军　阮建阳）

第十八章 寄 生 虫 病

寄生虫病（parasitosis）是指人或动物感染寄生虫所引起的一类疾病。寄生虫病的流行需要三个条件：传染源、传播途径以及易感人群（对寄生虫感染缺乏免疫力或免疫力低下的个体）。寄生虫病的流行不仅与生物因素有关，而且与自然因素和社会因素关系密切，具有地理分布的区域性、明显的季节性和人畜共患病的自然疫源性等特点。

寄生虫病是世界范围内的常见病、多发病，严重危害人类健康。主要见于热带和亚热带地区，尤其在经济和生活条件落后的发展中国家，某些寄生虫病的发病率未得到有效控制。过去，我国寄生虫病的流行较为严重，经过全面、立体化防治，我国对寄生虫病的防治工作，尤其对危害严重的血吸虫病、疟疾、丝虫病、钩虫病和黑热病五大寄生虫病的防治工作取得了举世瞩目的成就。但是，我国寄生虫病的防治工作还存在一些困难和问题，已取得显著成绩的寄生虫病的发病情况仍不稳定。有的寄生虫病发病率有回升的趋势，寄生虫病的疫区扩大，新的疫源地不断被发现确认。其中不少寄生虫病与不良饮食习惯（生食）和饲养各种宠物有密切关系。另外，国际、国内交往日益频繁，随着人员流动性的增加，使得寄生虫病的流行不再有严格的地域限制。因此，寄生虫病的防治仍然是我国公共卫生工作中的重要课题。

寄生虫病可分为急性和慢性，但大多数呈慢性经过。人体感染寄生虫后，依寄生虫致病力和宿主抵抗力强弱的不同，可有不同的表现。寄生虫对宿主的作用主要有：① 夺取营养：寄生虫从宿主获取营养，可通过夺取营养物质致宿主营养损耗，抵抗力降低；② 机械性损伤：寄生虫在宿主体内寄生、移行、生长繁殖和排离过程中都可以造成局部破坏、压迫或阻塞等机械性损害；③ 毒性作用：寄生虫代谢产物、分泌物或死亡虫体分解产物对宿主产生毒性作用；④ 免疫性损伤：寄生虫的分泌物、排泄物和虫体的分解产物具有抗原性，诱发宿主免疫应答产生，可表现为保护性免疫力，也可引起免疫病理改变。部分宿主感染寄生虫后可以不表现症状，称为隐性感染或带虫者；有时寄生虫会在常见部位之外的组织、器官中异位寄生。

常见的人体寄生虫病可分为：① 原虫病：如阿米巴病、利什曼病、疟疾、弓形虫病等；② 线虫病：如蛔虫病、蛲虫病、丝虫病、钩虫病等；③ 吸虫病：如血吸虫病、华支睾吸虫病、肺型并殖吸虫病、片形吸虫病等；④ 绦虫病：如猪带绦虫病、牛带绦虫病、猪囊尾蚴病、棘球蚴病等。本章着重介绍阿米巴病、血吸虫病、华支睾吸虫病、肺型并殖吸虫病、丝虫病五种主要寄生虫病。

第一节 阿 米 巴 病

阿米巴病（amoebiasis）是由溶组织内阿米巴（*Entamoeba histolytica*）原虫感染所引起的一种高发病率、高度致病性的人畜共患寄生虫病。没有任何临床表现而只在其粪便内查到包囊的感染者，称为带囊者。阿米巴原虫主要寄生于人体结肠，也可随血流运行或偶以直接侵袭方式，到达肝、肺、脑、皮肤、宫颈、阴道等处，引起相应部位阿米巴溃疡或阿米巴脓肿，也可同时累及多种组织和脏器而成为全身性疾病。

阿米巴病呈全球性分布，其中以热带、亚热带和温带地区的发展中国家为高发区（如印度、菲律宾、墨西哥、埃塞俄比亚、老挝、越南、缅甸、朝鲜、中国等国家）。估计有患者 4.8 亿之多，每年死亡人数为 4 万 ~11 万。大多见于一些经济不发达，卫生条件差，饮水被污染，粪便管理不严格的地区。在我国总体来看，阿米巴病发病率南方多于北方，农村多于城市，男性多于女性，儿童多于成人。随着我国环境卫生状况的不断改善，近年来发病率已明显减少。

一、肠阿米巴病

寄生于人体肠道内的阿米巴有许多属、种,一般只有溶组织内阿米巴能侵袭组织引起阿米巴病。肠阿米巴病(intestinal amoebiasis)是由溶组织内阿米巴寄生于结肠而引起的,因临床上常出现腹痛、腹泻和里急后重等痢疾症状,故常称为阿米巴痢疾(amoebic dysentery)。

病因与发病机制

溶组织内阿米巴原虫有两个类型:一类为致病型溶组织内阿米巴(*Entamoeba histolytica*);另一类为共栖型迪斯帕内阿米巴(*Entamoeba dispar*)。两者的形态虽然相同,但其抗原性、基因结构和致病性完全不同。前者可致侵袭性病变,人类阿米巴病即是由致病型溶组织内阿米巴感染所致;后者为非侵袭性阿米巴,无毒力,感染后无症状。

溶组织内阿米巴生活史一般分包囊期和滋养体期。生活史的基本过程是:包囊→滋养体→包囊。成熟的四核包囊是阿米巴的传染阶段,而滋养体是致病阶段。慢性期患者或包囊携带者是本病的重要传染源,蝇是常见的传播媒介。包囊见于慢性阿米巴病患者或包囊携带者的粪便中,人的感染多由进食被包囊污染的食物和水而引起。包囊囊壁具有抗胃酸消化的作用,能顺利通过胃和小肠上段,在碱性肠液的消化作用下脱囊而出,发育成为4个小滋养体。小滋养体直径为10~20μm,有一个细胞核,在适合条件下其分裂繁殖并随粪便下移至结肠。当机体抵抗力下降、肠功能紊乱时,小滋养体进入肠壁黏膜,侵入肠壁组织,吞噬红细胞和组织细胞碎片变为大滋养体。大滋养体直径为20~40μm,胞质外质透明,内质浓密,其中可含有糖原、被吞噬的红细胞和组织细胞碎片。大滋养体大量分裂增殖,破坏肠壁组织,形成溃疡。若结肠功能正常,人体抵抗力强,肠管环境不适宜其生长,则滋养体不能分裂繁殖,而是形成成熟包囊随粪便排出,成为重要传染源。阿米巴在结肠内,与肠内细菌有共生作用,细菌既是阿米巴的食饵,又可损伤肠黏膜,为阿米巴的生长繁殖与侵袭肠壁创造有利条件,故肠内菌群失调时,易发生本病。

溶组织内阿米巴的致病机制尚未完全明了。目前认为,其致病作用可能与下列因素有关:

(1) 机械性损伤和吞噬作用 滋养体特别是大滋养体能在组织中进行伪足运动,破坏组织并吞噬和降解已受破坏的细胞。

(2) 接触溶解作用 滋养体的一些表面膜蛋白在虫体侵袭宿主肠壁过程中起重要的黏附作用,使滋养体黏附于靶细胞上。另外,滋养体还能分泌一种成孔肽和多种蛋白水解酶。当滋养体与靶细胞接触时,将成孔肽嵌入靶细胞膜,使靶细胞膜通透性发生改变,从而使细胞发生溶解。蛋白水解酶则可直接溶解宿主组织。

(3) 细胞毒素作用 从无菌培养的溶组织内阿米巴滋养体中可分离出一种不耐热的蛋白质,即肠毒素。这种肠毒素可能是导致肠阿米巴病的黏膜损伤和腹泻中的重要因素。

(4) 免疫抑制和逃避 阿米巴原虫的凝集素有抗补体的作用,半胱氨酸酶也能降解补体C3为C3a,从而逃避宿主的免疫攻击。

此外,宿主对病原体的易感性增加、抵抗力下降、营养不良、合并其他肠道细菌感染等,都有利于阿米巴滋养体的侵袭和致病。

病理变化

阿米巴原虫侵袭部位主要为盲肠、升结肠,其次为乙状结肠、直肠,严重者累及整个结肠及回肠下段。基本病变是以组织溶解、坏死为主的变质性炎症。根据病程,可分为急性期和慢性期。

1. **急性期病变** 滋养体侵入肠黏膜,在肠腺隐窝内繁殖,先破坏黏膜层,后进入疏松的黏膜下层组织。肉眼观:早期在黏膜表面形成灰黄色略隆起的针头大小的点状坏死或浅溃疡,有时有出血(图18-1)。滋养体从溶解、坏死的组织碎片和红细胞获取营养,在肠黏膜层内不断繁殖,并向纵深发展,进入黏膜下层,由于黏膜下层组织疏松,阿米巴易于向四周蔓延,造成组织明显液化性坏死,形成口小底大的特征性"烧瓶状溃疡"(flask shaped ulcer),内充满胶冻状的坏死组织(图18-2)。溃疡边缘不规则,周围黏膜肿胀,但溃疡间黏膜组织尚属正常。溃疡继续扩展,黏膜下层组织坏死相互贯通,形成隧道样病变。表面黏膜层组织剥脱,

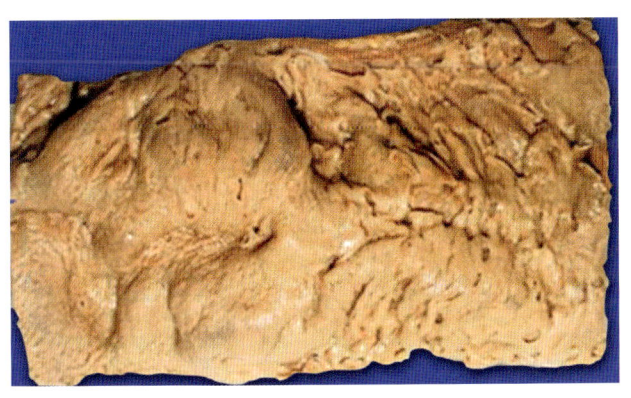

图 18-1　结肠阿米巴病

结肠黏膜面见大小不等、圆形或不规则形的潜行性溃疡

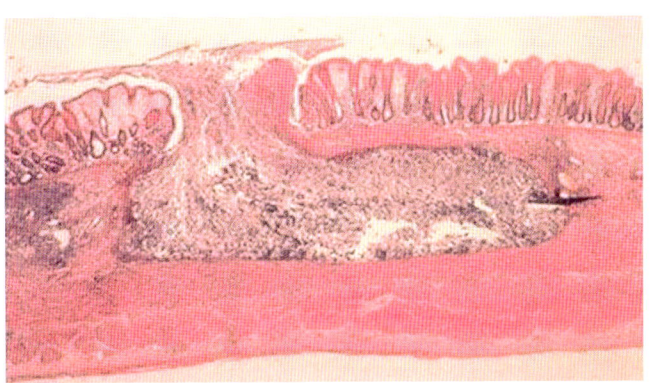

图 18-2　结肠阿米巴病 "烧瓶状溃疡"

结肠黏膜内见口小底大的潜行性溃疡形成

如絮片状悬挂于肠腔表面，或坏死脱落融合形成边缘潜行的巨大溃疡。少数溃疡严重者可深及浆膜层造成肠穿孔，引起局限性腹膜炎。

镜下观：病变以组织坏死、溶解为主要特征，病灶周围炎症反应轻微，仅见充血、出血及少量淋巴细胞、浆细胞和巨噬细胞浸润。如继发细菌感染，则可有中性粒细胞浸润。溃疡边缘与正常组织交界处和肠壁小静脉腔内，可见核小而圆，胞质含有糖原空泡或吞有红细胞的圆形大滋养体（图 18-3）。

2. 慢性期病变　慢性期肠道病变较为复杂。慢性溃疡边缘可见大量纤维组织增生，可延至黏膜下层或肌层，有时围绕溃疡的底部形成一个相对坚实的壁。肠壁组织因反复坏死及修复作用而引起肉芽组织增生和瘢痕形成，发生瘢痕性狭窄、肠息肉或肉芽肿等病变。肠壁普遍增厚时，可引起肠腔套状狭窄。偶尔因肉芽组织过度增生而形成局限性包块，称为阿米巴肿（amoeboma），多见于盲肠，可引起肠梗阻，并易误诊为肠癌。

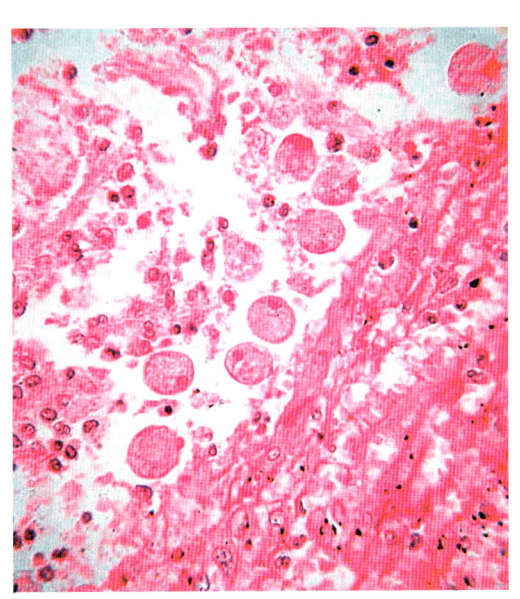

图 18-3　阿米巴滋养体

肠黏膜发生液化、坏死，溃疡边缘见阿米巴滋养体，炎症细胞浸润不明显

并发症

肠阿米巴的并发症有肠穿孔、肠出血、肠腔狭窄、阑尾炎及阿米巴肛瘘等，也可引起肝、肺、脑等肠外器官的病变。肠出血较常见，多因病变破坏肠壁小血管所致，但大血管被破坏导致大出血者则很少见。肠穿孔较少见，因本病病变发展较缓，在穿孔前溃疡底的浆膜层常与邻近组织粘连，故穿孔时仅形成局限性脓肿，很少引起弥漫性腹膜炎。

临床病理联系

临床上急性期表现为腹痛、腹泻，排便量增多，粪便因含黏液、血液及坏死溶解的肠壁组织而呈暗红色果酱样，伴腥臭。回盲部、横结肠及左下腹可有压痛，尤以回盲部为甚，粪检时可查见大量组织型滋养体。由于本病的直肠及肛门病变较轻，故里急后重症状不明显。全身中毒表现较轻微，体温大多正常（表 18-1）。急性期多数患者可治愈，少数因治疗不够及时、彻底而转入慢性期。

二、肠外阿米巴病

肠外阿米巴病（extraintestinal amoebiasis）包括阿米巴肝脓肿、肺脓肿、脑脓肿、皮肤阿米巴病等，其中以阿米巴肝脓肿最为常见。

表 18-1　肠阿米巴病和细菌性痢疾的鉴别

	肠阿米巴病	细菌性痢疾
病原体	溶组织内阿米巴	痢疾杆菌
好发部位	盲肠、升结肠	乙状结肠、直肠
病变性质	局限性坏死性炎	弥漫性假膜性炎
溃疡深度	较深，烧瓶状	浅在，不规则
溃疡边缘	潜行性，挖掘状	不呈挖掘状
溃疡间黏膜	大致正常	为炎性假膜
症状	轻，发热少	重，常发热
肠道症状	右下腹压痛	左下腹压痛
	腹泻往往不伴里急后重	腹泻往往伴里急后重
粪便检查	味腥臭，果酱色；镜检红细胞多，找到阿米巴滋养体	粪质少，黏液脓血便，色鲜红；镜检脓细胞多

1. 阿米巴肝脓肿　多继发于肠阿米巴病后 1~3 个月，也可发生于肠道症状消失数年之后。阿米巴滋养体可侵入肠壁小静脉，经门静脉系统侵入肝，也可经结肠从肝接触面直接侵入。如侵入的滋养体数量较多，可引起肝小静脉炎及周围组织的炎症反应。滋养体不断分裂繁殖造成肝组织溶解、坏死，形成充满液化物的脓肿样腔，因该腔形态与化脓菌感染所致脓肿相似，故习惯称之为阿米巴脓肿。滋养体从坏死组织向周围扩散，使脓肿不断扩大，邻近的小脓肿可融合成单个大脓肿。80% 脓肿位于肝右叶，其原因可能是肝右叶占全肝的 4/5，接纳原虫机会较多；肠阿米巴病好发部位盲肠和升结肠的血液主要流入肠系膜上静脉，绝大部分直接进入肝右叶。

肉眼观：脓肿大小不等，大者几乎占据整个肝右叶（图 18-4）。脓肿腔内容物呈棕褐色果酱样，系液化性坏死和陈旧性出血混合而成。脓肿壁上尚有残存的未被彻底液化、坏死的汇管区结缔组织、胆管、血管等，形如破絮状。本质上，阿米巴脓肿并非真正的脓肿，其病原不是化脓菌，组织坏死与中性粒细胞所释放的产物无关，故与一般化脓菌引起的脓肿不同，只是习惯上沿用"脓肿"一词，但有时也可合并细菌感染而形成真正的脓肿。

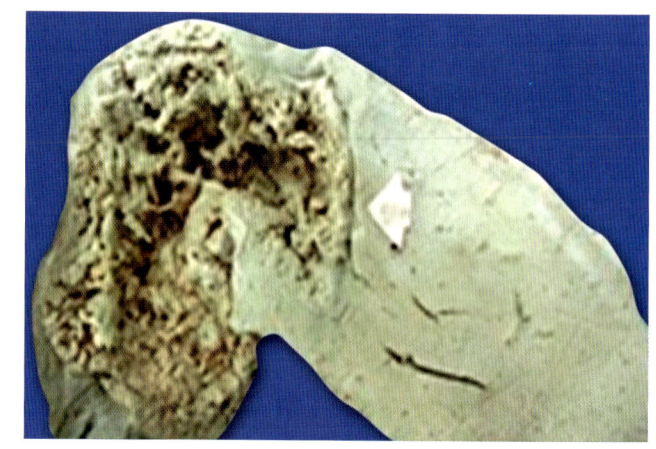

图 18-4　阿米巴肝脓肿
肝切面见一巨大空腔，肝组织坏死、液化，呈破絮状

镜下观：脓肿腔内为液化性坏死物质，脓肿壁有不等量尚未彻底液化、坏死的组织，有少许炎症细胞浸润，在坏死组织与正常组织交界处常可找到阿米巴滋养体。慢性脓肿周围可有肉芽组织和纤维组织包绕。

临床上患者常有发热伴右上腹痛、肝肿大及肝区压痛、叩击痛等症状和体征，少数病例出现黄疸。慢性病例有进行性消瘦、贫血、衰弱、营养不良、腹水等表现。

阿米巴肝脓肿如继续扩大并向周围组织溃破，可引起膈下脓肿或腹膜炎、肺脓肿和脓胸、胸膜-肺-支气管瘘等，也可穿入腹腔器官（胃、肠及胆囊等）。

2. 阿米巴肺脓肿　较少见，有原发性和继发性之分。前者系由血行播散所致，后者系由阿米巴肝脓肿穿破横膈直接蔓延而来，占阿米巴肺脓肿的绝大多数。因此脓肿常位于右肺下叶，单发多见。镜下观：局限性肺炎伴脓肿形成。肺脓肿可破入支气管，以致患者咳出含有阿米巴滋养体的巧克力色内容物。

3. 阿米巴脑脓肿　较少见，多因肠、肝和肺的阿米巴滋养体经血道进入脑而引起，常见于大脑半球。脓肿外壁很薄，内壁模糊，内容物为巧克力色坏死液化物。此种脓肿的特征为无菌性。镜下观：液化性坏死物质，脓肿壁由慢性炎症细胞和增生的神经胶质细胞构成，内层可查见变性神经细胞和滋养体。患者可有惊厥、狂躁、幻觉及脑瘤样压迫症状。如脓肿破入脑室或蛛网膜下腔，则出现高热、头痛、昏迷等症状，患者常于 72 h 内死亡。

第二节　血吸虫病

血吸虫病（schistosomiasis）是由血吸虫寄生于宿主引起的人畜共患性传染病。寄生于人体的血吸虫有 6 种，即日本血吸虫（Schistosoma japonicum）、曼氏血吸虫（S. mansoni）、埃及血吸虫（S. haematobiun）、间插血吸虫（S. intercalatum）、湄公血吸虫（S. mekongi）及马来血吸虫（S. malayensis）。

据世界卫生组织（WHO）统计，全球有 76 个国家和地区有血吸虫病的流行，血吸虫病患者达 2 亿左右。我国为日本血吸虫病流行区，是日本血吸虫病 4 个流行国（中国、菲律宾、印尼、日本）中最严重的国家。不论何种性别、年龄和种族，人类对日本血吸虫皆有易感性。在多数流行区，年龄感染率通常在 11～20 岁升至高峰，以后下降。不经药物治疗，血吸虫病不可能自然痊愈，患病后也不产生免疫力，治愈者如接触疫水，还可以再次得病。我国血吸虫病流行于长江中、下游流域及其以南 12 个省（自治区、直辖市），受威胁人口约 1 亿。近年来，有的地区血吸虫病发病率有所回升或发现新疫区。因此，血吸虫病的防治工作任重而道远。

病因及感染途径

血吸虫生活史包括虫卵、毛蚴、母胞蚴、子胞蚴、尾蚴、童虫和成虫等阶段。成虫雌雄异体，以人体或其他哺乳动物如牛、马、猪、狗和猫等为终宿主，寄生在人畜终宿主的门静脉-肠系膜静脉系统。成虫可逆血流移行到肠壁黏膜下层末梢静脉，合抱的雌雄虫交配产卵于小静脉的小分支，每条雌虫每天产卵 300～3000 个［其产卵量因雌虫的品系（株）、宿主及虫体寄生时间长短不同而异］。所产虫卵大部分沉积于肠壁小血管中，少量随血流进入肝。虫卵在血管内成熟，内含毛蚴，毛蚴分泌溶细胞物质，透过卵壳入肠黏膜，破坏血管壁并使周围肠黏膜组织破溃与坏死。由于肠的蠕动，腹腔内压力与血管内压力的增高，使虫卵与坏死组织落入肠腔，随粪便排出体外。虫卵入水后在 20～30℃经 12～24 h 即孵化出毛蚴，在水中游动的毛蚴 1～2 天内，遇到钉螺（中间宿主）即主动侵入，在螺体肝、淋巴腔内发育为母胞蚴、子胞蚴，再经 5～7 周形成大量尾蚴，逐渐逸出螺体外。终宿主接触水中尾蚴时，尾蚴吸附于宿主的皮肤，利用分泌的溶蛋白酶溶解皮肤组织，脱去尾部进入表皮变为童虫。童虫侵入真皮层的淋巴管或微小血管至静脉系统，随血流至右心、肺、左心进入体循环，或由肺穿至胸腔，通过横隔入腹腔。约经 4 天后到达肠系膜静脉，并随血流移至肝内门脉系统，初步发育后再回到肠系膜静脉中定居，在此，雌雄合抱，性器官成熟，产卵。从尾蚴经皮肤感染至交配产卵需 23～35 天，一般为 30 天左右。成虫在宿主体内生存 2～5 年即死亡，有的成虫在患者体内可存活 30 年以上。

发病机制及病理变化

日本血吸虫的生活史比较复杂，其尾蚴、童虫、成虫和虫卵等阶段均可对人体产生不同程度的损伤和复杂的免疫病理反应。一般来说，尾蚴、成虫、童虫所致的损伤，多为一过性或较轻微，而虫卵沉积于肝、肠等组织内诱发的虫卵肉芽肿及随之发生的纤维化是血吸虫病的主要病理基础。此外，血吸虫抗原成分，如肠相关抗原（gut associated antigens，GAA）、膜相关抗原（membrane associated antigens，MAA）和可溶性虫卵抗原（soluble egg antigens，SEA），以及虫体代谢或死亡产物，都可引起机体变态反应性损伤。

1. 尾蚴引起的损害　是由血吸虫尾蚴钻入人体皮肤时所造成的，也称游泳者皮炎。多发生于重复感染的患者，一般在尾蚴钻入皮肤后数小时至 2～3 天内发生，尾蚴借其头器伸缩的探查作用、口、腹吸盘的附着作用，全身肌肉运动的机械作用以及穿刺腺分泌物的酶促作用，而钻入宿主皮肤。患者出现局部瘙痒和红色丘疹，持续数日后可自然消退。病理变化为皮下毛细血管扩张、充血,伴有出血、水肿,嗜酸性粒细胞和巨噬细胞浸润。实验研究证实,此现象与尾蚴的分泌物或排泄物引起IgG介导的Ⅰ型变态反应有关。

2. **童虫引起的损害** 童虫在体内移行可引起血管炎和血管周围炎,以肺组织受损最为明显。根据动物实验观察,24 h的童虫即可到达宿主肺部,多数是在感染后3～4天到肺。肺出现充血、出血、水肿,嗜酸性粒细胞和巨噬细胞浸润、血管炎或血管周围炎,但病变一般轻微而短暂。其原因系童虫穿破肺泡壁毛细血管进入肺组织内所致,还与其代谢产物或虫体死亡后蛋白分解产物所致变态反应有关。移行至其他器官时,可引起类似病变。临床上患者常出现咳嗽、咯血、发热、血中嗜酸性粒细胞增多、一过性肺部浸润及全身不适等临床表现。幼龄童虫表面有特殊抗原表达,在抗体依赖性细胞介导的细胞毒性反应下,嗜酸性粒细胞和巨噬细胞对童虫具有杀伤作用。因此,当宿主再次感染尾蚴时有一定免疫力。

3. **成虫引起的损害** 成虫对机体的损害作用较轻,活的成虫本身在静脉内不引起宿主反应,原因可能是成虫的表面含有宿主的抗原,被宿主认为是"自我"组织而逃避了免疫攻击。血吸虫在门静脉系统内发育成熟后,在静脉内寄生,摄取营养和吞食红细胞可使机体发生贫血。此外,还可引起宿主嗜酸性粒细胞增多、脾肿大、静脉内膜炎及静脉周围炎等。在肝、脾的单核吞噬细胞系统的细胞内,常见有黑褐色血吸虫色素沉着,是成虫吞食红细胞后,在虫体内珠蛋白酶作用下,使血红蛋白分解而形成的一种血红素样色素,同样的色素也见于成虫的肠道内。成虫死亡后,多在肝内分解,产生毒性,可引起明显的静脉炎和静脉周围炎。死亡虫体周围组织坏死,大量嗜酸性粒细胞浸润,形成嗜酸性脓肿。

4. **虫卵引起的损害** 虫卵沉积所引起的病变是血吸虫病最主要的病变。虫卵除主要沉积于乙状结肠和直肠壁以及肝外,也常见于回肠末段、阑尾及升结肠等处。肺、脑等其他器官有时也可见到。雌虫刚产出的血吸虫卵为未成熟卵,含单个卵细胞,在组织中经过一段时间的发育成为含毛蚴的成熟虫卵。未成熟卵所引起的病变一般较轻微,不能引起免疫性肉芽肿反应。当虫卵内毛蚴成熟后,分泌的SEA释放至宿主周围组织中被周围的吞噬细胞所吞噬。SEA经巨噬细胞吞噬和处理后,呈递Th细胞,同时分泌IL-1,激活Th细胞,使Th细胞产生多种淋巴因子,其中IL-2促进T细胞各亚群的增生;IFN-γ促进巨噬细胞的吞噬功能。还有嗜酸性细胞刺激因子(ESF)、成纤维细胞刺激因子(FSF)、巨噬细胞移动抑制因子(MIF)、中性粒细胞趋化因子(NCF)等,吸引了巨噬细胞、嗜酸性粒细胞、成纤维细胞等聚集于虫卵周围,形成以虫卵为中心的肉芽肿。按其病变发展过程可分为急性虫卵肉芽肿和慢性虫卵肉芽肿两种。

(1) **急性虫卵肉芽肿** 是由成熟虫卵引起的一种急性坏死、渗出性病变。肉眼观:为灰黄色粟粒至绿豆大小结节,直径为0.5～4 mm。镜下观:结节中央有一至数个成熟虫卵,也偶可多达20个以上。卵壳薄,色淡黄,折光性强,卵内毛蚴呈梨状。在成熟虫卵表面附有红染的放射状火焰样物质(称为Hoeppli现象),实为抗原-抗体复合物(图18-5)。其周围是坏死物及大量伴有变性、坏死的嗜酸性粒细胞浸润,状似脓肿,故又称为嗜酸性脓肿(图18-6)。在坏死组织中可混杂多个菱形或多面形屈光性蛋白质晶体,即Charcot-Leyden结晶,系嗜酸性粒细胞的嗜酸性颗粒互相融合而成。随后虫卵周围产生肉芽组织层,其中有以嗜酸性粒细胞为主的炎症细胞浸润,还有单核巨噬细胞、淋巴细胞、浆细胞及少量中性粒细胞。随着病程的发展,肉芽组织层逐渐向虫卵结节中央生长,并出现围绕结节呈放射状排列的上皮样细胞层。上皮样细胞层逐渐加宽,嗜酸性粒细胞显著减少,

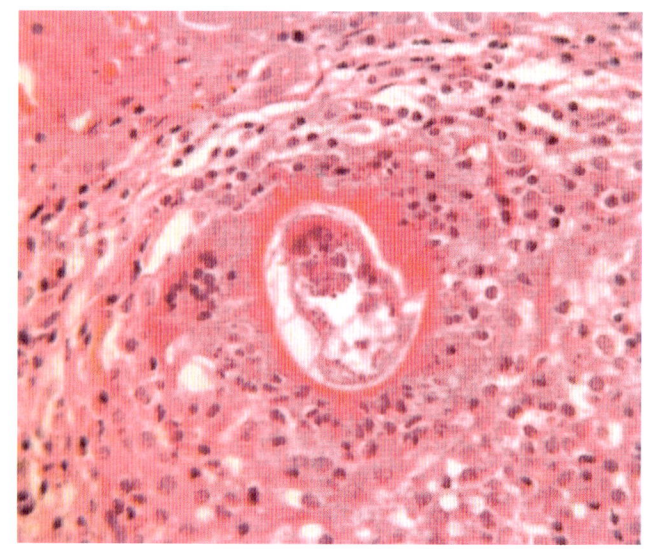

图 18-5 Hoeppli 现象
血吸虫虫卵卵壳周围见放射状红染物质
(抗原-抗体复合物)(×200)

构成晚期急性虫卵肉芽肿，这是向慢性虫卵肉芽肿发展的过渡阶段。

（2）慢性虫卵肉芽肿　急性虫卵肉芽肿约经15天后，虫卵内毛蚴死亡、分解、钙化、变性、坏死的嗜酸性粒细胞被巨噬细胞清除、吸收，病灶形成由钙化的虫卵、上皮样细胞、多核巨细胞、淋巴细胞和成纤维细胞构成的类似结核结节的慢性虫卵肉芽肿，故又称为假结核结节（pseudotubercle）（图18-7）。慢性虫卵肉芽肿进一步发展，虫卵消失或仅有残存卵壳，成纤维细胞增生，产生大量胶原纤维，使肉芽肿纤维化，而转变为瘢痕期肉芽肿。瘢痕期肉芽肿在组织内可长期存留，可作为诊断血吸虫病的重要病理学依据。

5. 循环抗原引起的免疫损害　血吸虫童虫、成虫和虫卵的代谢物、分泌物和排泄物，以及虫体表面更新的脱落物，可随血液运行成为循环抗原，是诱导宿主免疫病理变化的重要因子，包括 GAA、MAA 和 SEA。这些抗原与相应抗体结合形成循环免疫复合物，当免疫复合物形成过剩不能被有效清除时，可在血管、关节、肾中沉积，激活补体 C3a、C5a，导致Ⅲ型变态反应，引起相应部位组织损伤的炎症反应。

主要脏器的病理变化及临床病理联系

1. 肝　虫卵随门静脉血流抵达肝内汇管区门静脉末梢分支内，以肝左叶较为明显。肝的病变发生最早，也最严重。

（1）急性期　肉眼观：肝轻度肿大，表面及切面见许多粟粒至绿豆大小的灰白或灰黄色结节。镜下观：汇管区附近有较多急性虫卵肉芽肿，肝血窦扩张、充血，Disse 间隙扩大并有少量嗜酸性粒细胞和单核细胞浸润。肝细胞水样变性、小灶坏死或受压萎缩。肝巨噬细胞增生，胞质内常见吞噬的血吸虫色素。

（2）慢性期　由于纤维组织增生和收缩，导致血吸虫性肝硬化。肉眼观：肝体积变小，质地变硬，表面不平，有浅沟纹将肝表面分隔成大小不等、形状不一、微隆起的金黄色区域，严重者可形成粗大隆起结节。切面上见汇管区增宽，增生的结缔组织沿门静脉分支呈树枝状分布，故又称为干线型肝硬化（图18-8）。镜下观：汇管区内可见较多的慢性虫卵肉芽肿，伴有大量纤维组织增生及慢性炎症细胞浸润。肝小叶结构完整，不形成假小叶，这与门脉性肝硬化不同。由于虫卵肉芽肿主要位于汇管区，大量增生的纤维组织和虫卵本身可压迫、阻塞肝内门静脉分支，并可伴静脉内膜炎、血栓形成和机化，为窦前性阻塞。

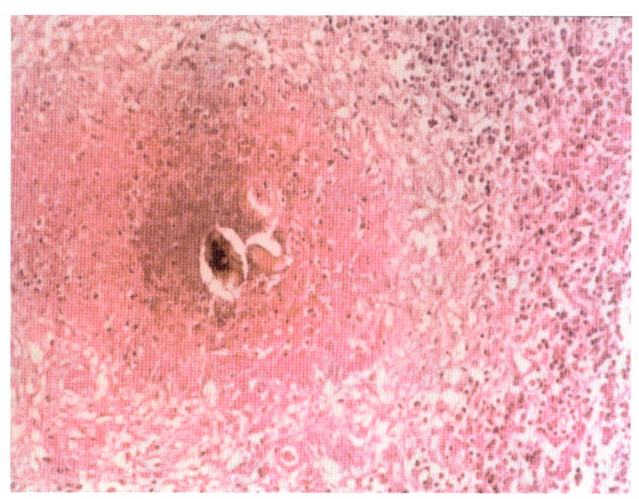

图 18-6　急性虫卵肉芽肿

虫卵结节中央见成熟虫卵，周围为大量嗜酸性粒细胞浸润（×100）

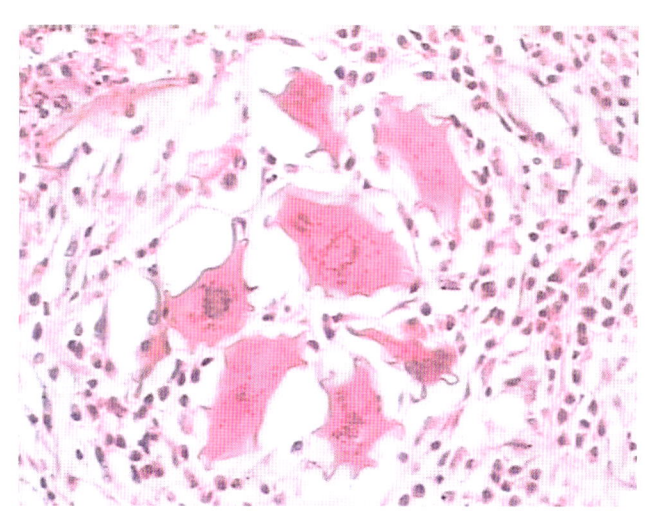

图 18-7　慢性虫卵肉芽肿

虫卵结节中央见一死亡钙化的虫卵，周围有数个多核巨细胞和大量的上皮样细胞

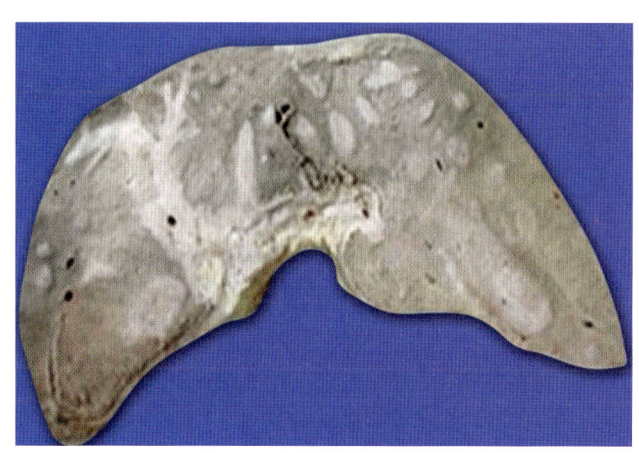

图 18-8　干线型肝硬化

肝体积缩小，质地变硬，沿门静脉主干分支可见大量纤维组织增生

由此引起的门静脉高压出现早且严重，在临床上较早出现腹水、巨脾和食管下段静脉曲张等体征。

2. **肠道** 病变主要累及结肠，因成虫多寄生于肠系膜下静脉及痔上静脉，所以直肠、乙状结肠和降结肠的病变最为明显，也常波及右侧结肠与阑尾。

（1）急性期 肠黏膜充血、水肿，形成褐色稍隆起的斑块状病灶。继之，病灶中央可发生坏死、脱落，形成大小不等的溃疡，大量虫卵由此排入肠腔，因此在粪便中可查见虫卵。镜下观：肠壁各层均有急性虫卵肉芽肿，以黏膜下层为明显。临床表现为腹痛、腹泻和血便等症状。

（2）慢性期 随病变发展，在黏膜及黏膜下层形成慢性虫卵肉芽肿。同时由于虫卵反复沉积，肠黏膜反复发生溃疡、修复，最终纤维化，导致肠壁增厚、变硬或息肉状增生（图18-9），严重者可致肠腔狭窄与梗阻。镜下观：可见不同阶段的急性、慢性虫卵肉芽肿及大量纤维结缔组织增生。晚期，因虫卵死亡或钙化，肠黏膜溃疡已愈合，增厚的肠壁难以使虫卵排出，故粪检虫卵可为阴性。少数慢性病例可并发管状或绒毛状腺瘤甚至腺癌。

3. **脾** 早期，脾轻度肿大，主要由于成虫代谢产物致脾内单核巨噬细胞增生所致。脾内虽可见虫卵沉积，但不形成急性虫卵肉芽肿。后期，由于门静脉高压引起脾慢性淤血和结缔组织增生，脾可显著增大，重量增加，甚至重达4000 g以上。脾表面青紫色，包膜增厚，质地坚韧。切面呈暗红色，脾小梁增粗，脾小体萎缩甚或消失，可见由陈旧性出血、纤维化以及钙盐和铁盐沉积于胶原纤维所构成的含铁小结（siderotic nodule），且常伴有梗死灶。临床上可出现脾功能亢进，表现为红细胞、白细胞和血小板减少等。

4. **异位寄生** 日本血吸虫成虫在门脉系统以外的静脉内寄生称异位寄生，而见于门脉系统以外的器官或组织内的血吸虫虫卵肉芽肿则称为异位血吸虫

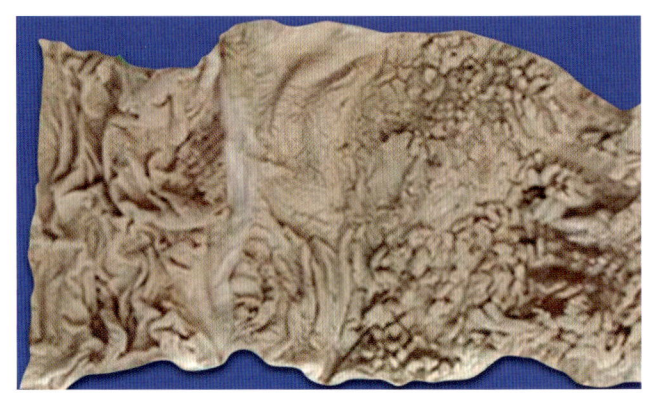

图18-9 结肠慢性血吸虫病
结肠黏膜粗糙不平，形成许多指状突起的息肉

病。寄生于门脉系统的血吸虫产出的虫卵，可穿过肝血窦至肝静脉，随体循环到达身体各部，引起异位血吸虫病。人体常见的异位血吸虫病多见于脑及肺。此外，尚有胃、十二指肠、胰、阑尾、皮肤、睾丸鞘膜、阴囊、膀胱、宫颈黏膜等处的异位血吸虫病的报道。血吸虫虫卵进入脑和脊髓产生异位损害，可导致严重的神经系统并发症；经侧支循环进入肺的虫卵可引起肺动脉炎，甚至肺源性心脏病。

儿童长期反复重度感染血吸虫，将严重影响肝功能，以致某些激素不能被灭活，从而继发脑垂体功能抑制，垂体前叶及性腺等萎缩，影响儿童的生长发育，表现为身体矮小，面容苍老，第二性征发育迟缓，称血吸虫病侏儒症（schistosoma dwarfism）。

第三节 华支睾吸虫病

华支睾吸虫病（clonorchiasis）是由华支睾吸虫寄生于宿主的肝胆管内所引起的以肝胆病变为主的一种人畜共患寄生虫病，又称为肝吸虫病。本病流行于亚洲，我国目前除西北地区外，有25个省、自治区、直辖市有不同程度的流行或散发病例，以台湾、广东、广西为重。该病已被原卫生部列为我国重点防治的寄生虫病之一。

病因与发病机制

华支睾吸虫成虫主要寄生在人、犬、猫和猪等哺乳动物的肝胆管内。成虫产卵后，卵随胆汁进入消化管，随粪便排出体外。如虫卵入水，可被第一中间宿主淡水螺（沼螺、豆螺等）吞食，在其消化道内，卵内的毛

蚴经胞蚴、雷蚴阶段逐渐发育为尾蚴。尾蚴自螺体逸出后在水中游动,当遇到第二中间宿主淡水鱼或淡水小虾时,钻入其体内。入侵的尾蚴进入鱼或虾的皮下组织或肌肉内,发育成囊蚴。当终宿主人或动物食入未经煮熟的含有活囊蚴的鱼或虾后,囊蚴经胃肠消化液,主要是胃蛋白酶和胰蛋白酶的作用,在十二指肠内破囊发育为童虫,先移行至胆总管,然后进入肝内胆管发育为成虫。从食入囊蚴至粪便中出现虫卵,不同的宿主需要20~40天,成虫的寿命一般为10~15年,有在人体内存活26年的报道。

华支睾吸虫病的发病机制可能与下列因素有关:① 虫体的机械性或化学性刺激损伤胆管内膜或造成胆管阻塞,引起胆管内膜炎等;② 死亡虫体、虫卵和脱落的上皮可成为胆石的核心,加上胆汁中β-葡萄糖醛酸苷酶和糖蛋白分泌增多,促进胆石形成;③ 虫体寄生和胆汁淤积,可继发细菌感染,导致化脓性胆管炎、胆囊炎及周围炎;④ 慢性感染者可致纤维组织增生,逐渐向肝小叶内延伸,假小叶形成,引起肝硬化;⑤ 胆管内膜长期慢性机械性、化学性和炎性刺激,可导致胆管上皮增生、腺瘤样增生或非典型增生,有的可发生癌变。

病理变化

华支睾吸虫引起肝左叶的感染较重,胆管炎、肝内胆管结石症也多见于肝左叶。这表明左肝管较粗、较直,右肝管较细且斜的解剖结构可能是造成华支睾吸虫易进入左肝管寄生的主要原因。华支睾吸虫病的主要病变发生在肝内二级胆管,重度感染者也见于胆总管、胆囊和胰腺导管等。病变程度与感染轻重和病程长短相关。

肉眼观:肝肿大,以左叶肿大更为明显。切面见肝内大、中胆管呈不同程度扩张,直径可达3~6 mm,管壁明显增厚,可达0.5~3 mm,充满胆汁、结石和数量不等的成虫,可造成管腔的不完全梗阻。华支睾吸虫前端较细,后端钝圆,形似葵瓜子,虫体长10~25 mm,宽3~5 mm,柔软而透明。在有大量虫体寄生的病例,切开并轻压胆管即可见成虫由胆管中鱼贯而出。

镜下观:胆管扩张,管壁增厚。胆管上皮细胞呈不同程度增生,严重者呈乳头状或腺瘤样增生或非典型增生,少数病例可有癌变。胆管上皮还可发生杯状细胞化生,分泌大量黏液。管壁和门管内有数量不等的淋巴细胞、浆细胞和嗜酸性粒细胞及中性粒细胞浸润(图18-10)。管腔有不同程度的阻塞,结石形成,死亡的虫体、虫卵和脱落的胆管上皮可成为结石的核心。胆管及门静脉周围结缔组织增生,淋巴细胞及嗜酸性粒细胞浸润也很常见。扩张胆管附近的肝细胞可见萎缩、细胞水肿或脂肪变性等病变,肝小叶结构一般尚完整。

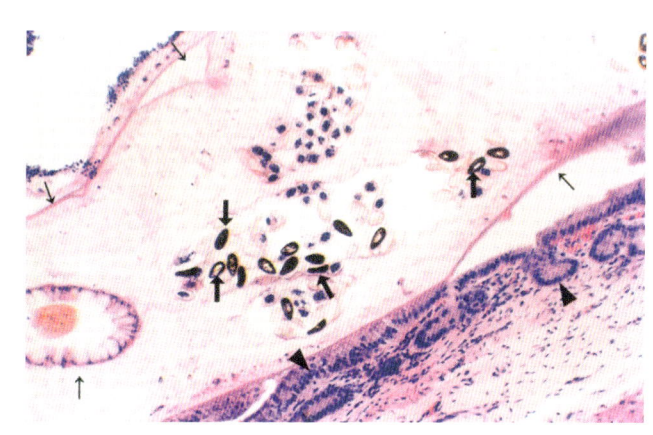

图18-10 肝华支睾吸虫病
胆管内可见虫体及虫卵

并发症

1. 胆囊炎、胆管炎、胆结石 可引起慢性胆囊炎、胆管炎,并形成胆结石,可发生胆道急性阻塞。若继发细菌感染,引起急性胆囊炎、胆管炎的发作。

2. 肝硬化 华支睾吸虫病引起肝硬化起病缓慢,肝硬化的发生率为0.55%~0.6%,重度感染者肝硬化的发生率还要高一些。

3. 肝癌 华支睾吸虫感染可引起肝癌。

临床病理联系

急性华支睾吸虫病以寒战、高热、肝肿大、上腹部疼痛为主要临床表现。慢性华支睾吸虫病出现腹痛、腹泻、肝肿大、肝区压痛、黄疸、腹水和脾功能亢进等表现。儿童感染华支睾吸虫,可致生长发育障碍,身高和体重低于正常水平,但智力不受影响。经有效的驱虫和对症治疗,预后良好。

第四节　肺型并殖吸虫病

并殖吸虫病（paragonimiasis）又称肺吸虫病，是我国常见的人畜共患寄生虫病。肺吸虫的变种、亚种有五十多种，在我国致病的主要有卫氏肺吸虫和斯氏狸吸虫。卫氏并殖吸虫的童虫、成虫在人体组织内穿行，寄居于肺，引起的疾病以呼吸道症状为主要临床表现。人不是斯氏狸吸虫的适宜终宿主，因而幼虫不能进入肺发育成熟，而在人体内到处游窜，引起的疾病以幼虫移行症为主。本节主要介绍肺型并殖吸虫病。

肺型并殖吸虫病（pulmonary type paragonimiasis）是由肺吸虫童虫及成虫在人体组织内随意穿行和寄居引起的疾病，以形成窦道和多房性小囊肿为主要病变特点。全世界三十多个国家有本病流行，在我国分布在东北、西南、华东等 21 个省、自治区、直辖市。

病因与发病机制

卫氏并殖吸虫成虫寄生在人、犬、猫、猪等的肺内，发育成熟后产卵。虫卵随痰咳出，在水中形成毛蚴并自卵壳脱出，随即侵入第一中间宿主淡水螺体内，经胞蚴、母雷蚴、子雷蚴阶段，产生许多尾蚴。尾蚴又进入第二中间宿主淡水石蟹或蝲蛄，在其鳃部及肌肉内发育成囊蚴。含有囊蚴的石蟹或蝲蛄被人食入后，进入宿主消化道。在小肠内胆汁和消化液的作用下，囊蚴脱囊而成为童虫。童虫可穿过肠壁进入腹腔，在腹腔内游走后钻入腹背部肌肉，后经由横膈到达胸腔，再侵入肺部发育为成虫。少数童虫停留于腹腔内发育，并穿入肝浅层或大网膜发育为成虫。偶尔也穿行于肾、纵隔、皮下组织，甚至脑、脊髓等处。从囊蚴进入机体到在肺内发育成熟产卵需 60～80 天，成虫在人体内可存活 10 年。

肺型并殖吸虫病的发病机制可能与多种因素有关。童虫和成虫在人体组织内穿行和定居造成组织器官的机械性损伤；虫体代谢产物、虫体或虫卵死亡后分解的异种蛋白，可引起机体的免疫病理反应；虫卵还可诱发局部形成异物肉芽肿。

病理变化

童虫在组织内穿行，成虫在肺内寄居均可引起相应的病变，以成虫造成的损害为明显。

1. 纤维素性浆膜炎　虫体在穿行或定居过程中，可引起肠壁浆膜、腹膜和胸膜的纤维素性炎。渗出物可被分解、吸收消散，也可发生机化、纤维化引起肠管粘连及腹膜、胸膜粘连并增厚。

2. 窦道形成　虫体在组织中穿行时破坏组织，可引起出血和坏死，形成迂曲、窟穴状病灶或窦道。镜下观：有大片组织坏死及窦道形成，周围有大量嗜酸性粒细胞浸润、Charcot-Leyden 结晶形成和纤维组织增生。病灶中有时可见虫卵或虫体。

3. 虫囊肿及纤维瘢痕形成　成虫在脏器内定居，最初引起组织坏死及出血，继而炎性渗出，渗出物中主要为大量嗜酸性粒细胞、中性粒细胞。渗出的炎症细胞和坏死组织逐渐崩解液化形成脓肿，内容物逐渐变为赤褐色黏稠的液体，病灶周围肉芽组织增生形成脓肿壁。肉眼观：呈大小不等、境界清楚的蜂窝状虫囊肿（图 18-11），呈紫色葡萄状，X 线检查显示边界清楚的结节状阴影，有时见液平面。镜下观：见大量坏死组织、Charcot-Leyden 结晶、虫体、虫卵

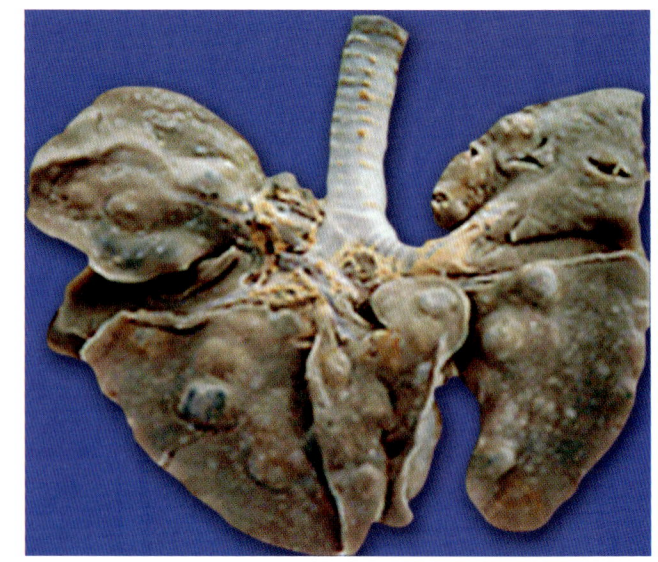

图 18-11　肺型并殖吸虫病
肺组织内可见多个囊肿形成

及纤维囊壁。由于成虫还可同时向他处移行，导致虫囊肿之间形成窦道互相沟通。当虫体死亡或移行至他处，脓肿逐渐被吸收，并被肉芽组织填充，最后形成瘢痕或钙化。X线检查可见硬结性或钙化性阴影。

各器官的病变及临床病理联系

1. 肺　胸膜粘连、增厚，肺内可见新旧不一、散在或群集的虫囊肿，虫囊肿常与支气管相通，形成肺空洞。X线检查可见多房性囊性阴影。临床上以胸痛、咳嗽、痰中带血或咳出腐肉样物、气促等为典型表现，痰中可找到虫卵。虫囊肿及其周围肺组织可继发细菌感染，引起相应症状和体征，有时并发气胸、脓胸、血胸，慢性病例有明显的肺纤维化。

2. 脑　肺内虫体可沿大血管周围的软组织向上进入颅腔，虫体在脑组织中移行，产生典型的相互沟通的囊肿，其周围可因纤维包膜的形成和神经胶质细胞的增生而成为结节状肿块。颞叶、枕叶为好发部位，也可侵犯基底节、内囊、丘脑、或进入侧脑室，引起患者感觉、运动或意识障碍，甚至死亡。

3. 其他组织或器官　虫体还可移行至腹膜后、肾、肾上腺、腰大肌、脊髓、心包、纵隔、眼、精索和阴囊等处，形成病灶，引起相应的临床症状。

第五节　丝　虫　病

丝虫病（filariasis）是指丝虫寄生于人体的淋巴系统、皮下组织、腹腔、胸腔、心血管等部位所致的寄生虫病。主要病变为淋巴管炎、淋巴结炎、淋巴回流障碍、淋巴液滞留、丹毒样皮炎、乳糜尿、象皮肿、睾丸鞘膜积液等。丝虫以虫体细长如丝而得名，以蚊为传播媒介。本病流行于世界各地，以热带及亚热带地区居多。全球有73个国家，近14亿人受到淋巴丝虫病的威胁。目前感染人数超过1.2亿人，其中约4 000万人因病毁容和丧失工作能力。

病因与感染途径

目前已知寄生于人体的丝虫共有8种，在我国只有班氏丝虫和马来丝虫流行，且两者生活史基本相同。近年来，从回国的人员中发现感染罗阿丝虫和常现棘唇线虫的少数病例，此系在国外感染。人是班氏丝虫唯一的宿主。

感染期丝状蚴进入人体后的具体移行途径，至今尚未完全清楚。一般认为，幼虫可迅速侵入附近的淋巴管，再移行至大淋巴管及淋巴结，幼虫在此再经2次蜕皮发育为成虫。班氏丝虫除寄生于浅部淋巴系统外，多寄生于深部淋巴系统中，主要见于下肢、阴囊、精索、腹股沟、腹腔、肾盂等处。马来丝虫多寄生于上、下肢浅部淋巴系统，以下肢为多见。此外，两种丝虫均可有异位寄生，如眼前房、乳房、肺、脾、心包等处，以班氏丝虫较多见。当雌雄成虫交配后，雌虫产出微丝蚴。微丝蚴进入血液循环，一般白天滞留在肺及其他器官的毛细血管内，夜间出现于周围血液中，这种现象称夜现周期性，具体机制不明。两种丝虫成虫的寿命一般为4～10年，个别可长达40年。微丝蚴的寿命一般为2～3个月，最长者可活3年以上。

发病机制及病理变化

丝虫病的发生与发展取决于多种原因，如机体对丝虫抗原性刺激的反应、侵入的虫种和数量、重复感染的次数、虫体的死活情况、寄生部位和有无继发感染等。因此，其发病机制可能与下列因素有关：① 虫体的分泌物、代谢产物及虫体分解产物及雌虫子宫排出物等均具有抗原性，都可引起局部和全身免疫性反应；② 虫体和毒性物质的机械性和化学性损伤引起淋巴管和淋巴结炎；③ 成虫阻塞淋巴管可引起淋巴液回流受阻、滞留和外溢。

丝虫的成虫和微丝蚴均可引起病变，但以前者所致病变危害较重。

1. 微丝蚴所致病变　微丝蚴以肺内为最多，心肌及肾次之，一般不引起明显病变。偶尔在脾、脑及乳腺可引起微丝蚴肉芽肿，呈结核样结节，伴有较多的嗜酸性细胞浸润；当微丝蚴死亡、钙化后，可引起异物巨细胞反应和纤维结缔组织增生。

2. 成虫所致病变　主要引起淋巴管炎、淋巴结炎和淋巴管阻塞，根据病变特点和病程长短，可分为急性丝虫病和慢性丝虫病。

（1）淋巴管炎　病变常发生在较大的淋巴管，如下肢、精索、附睾、腹腔内淋巴管等处。

急性期：① 离心性淋巴管炎：发作时可见皮下一条红线离心性地发展，俗称"流火"或"红线"。② 丝虫性丹毒性皮炎：为急性丝虫淋巴管炎，当皮肤表浅微细淋巴管也被波及时，局部皮肤呈弥漫性红肿，微细淋巴管扩张，周围组织毛细血管也扩张、充血，组织水肿，嗜酸性粒细胞浸润，似丹毒性皮炎。③ 丝虫性嗜酸性脓肿形成：淋巴管中充满粉红色的蛋白性液体和嗜酸性粒细胞，淋巴管扩张，内皮细胞肿胀增生，管壁水肿、增厚，嗜酸性粒细胞和单核细胞浸润；坏死组织中可见死亡虫体片段及脱出在虫体外的微丝蚴，病变附近可见 Charcot-Leyden 结晶。

慢性期：① 结核样肉芽肿形成：慢性期在脓肿周围出现上皮样细胞、巨噬细胞、异物巨细胞、成纤维细胞和淋巴细胞，形成类似结核结节样的肉芽肿；② 纤维组织增生和淋巴管阻塞：虫体及钙化引起纤维组织增生，结核样肉芽肿也逐渐纤维化，形成同心圆样实心纤维索，可使淋巴管腔完全阻塞，引起一系列继发改变。

（2）淋巴结炎　病变多见于腹股沟、腘窝及腋窝等处淋巴结。一般由成虫寄居于淋巴结引起。淋巴结显著肿大，质实且逐渐变硬。镜下观：急性期淋巴结充血、淋巴滤泡扩大，嗜酸性粒细胞浸润，可找到丝虫虫体。病变进一步发展，纤维组织增生，甚至淋巴结纤维化、瘢痕形成。

（3）淋巴系统阻塞　可引起淋巴管和淋巴结急、慢性炎症，肉芽肿形成、纤维组织增生和瘢痕形成，丝虫虫体等均可引起淋巴系统阻塞，从而产生相应的病变。

① 淋巴窦和淋巴管扩张：淋巴窦长时间过度扩张，淋巴液淤积，形成局部囊状肿块，如腹股沟淋巴结曲张；淋巴管内淋巴液大量滞留而引起淋巴管曲张。淋巴管通透性增强，淋巴液漏出或淋巴管破裂，有时曲张的淋巴管达手指粗细，管壁增厚。

② 象皮肿（elephantiasis）：是晚期丝虫病最多见的体征。象皮肿的初期为淋巴液肿。若在肢体，大多为压凹性水肿，提高肢体位置，可消退。继之，组织纤维化，出现非压凹性水肿，提高肢体位置不能消退，皮肤弹性消失。最后发展为象皮肿，肢体体积增大，有大量纤维组织和脂肪以及扩张的淋巴管和积留的淋巴液，皮肤的上皮角化或出现疣样肥厚。肉眼观：局部皮肤及皮下组织明显增厚、变粗、变硬，皮皱加深，有时尚可伴有苔藓样变、棘刺及疣状突起等变化（图 18-12）。镜下观：表皮角化过度，棘层细胞肥厚，真皮及皮下有致密纤维组织显著增生，淋巴管和小血管周围有少量淋巴细胞、浆细胞和嗜酸性粒细胞浸润，部分淋巴管内皮细胞肿胀或增生，有的管壁明显增厚，甚至闭塞。皮肤汗腺和皮脂腺萎缩。

③ 睾丸鞘膜积液（hydrocele of testis）：由于精索、睾丸的淋巴管阻塞，使淋巴液流入鞘膜腔内，引起睾丸鞘膜积液。但也有少数患者系由于急性炎症反应所致，故在消炎后即可恢复。睾丸鞘膜积液在班氏丝虫病中较常见。可在部分患者的积液中找到微丝蚴。

④ 乳糜尿（chyluria）：是班氏丝虫病患者的泌尿及腹部淋巴管阻塞后所致的病变。阻塞部位在主动脉前淋巴结或肠干淋巴结。若由于胸导管以下、腰干以上的淋巴管瓣膜损伤及炎症纤维化使淋巴管阻塞，造成腰干淋巴压力增高，使从小肠吸收来的乳糜液回流受阻，而经侧支流入肾淋巴管，致使在肾乳头黏膜薄弱处溃破，乳糜液即可流入肾盂，混于尿液中排出。与淋巴管伴行的肾毛细血管在肾乳头部溃破时同时破裂，是乳糜尿患者常伴有血尿的原因。乳糜

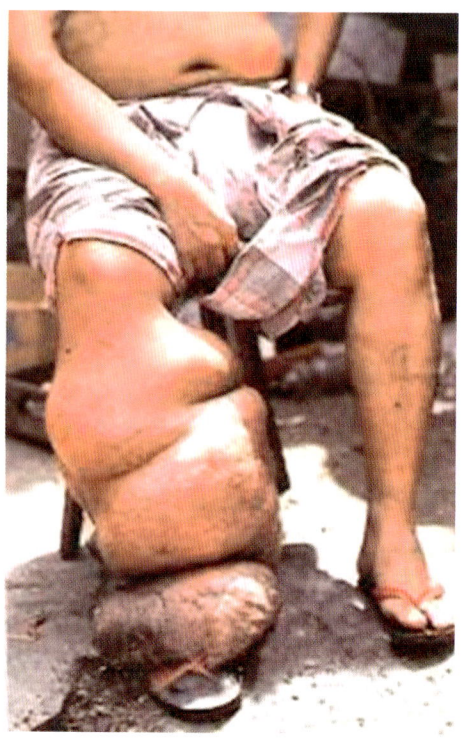

图 18-12　丝虫病

右下肢象皮肿，皮肤粗糙、肥大而下垂，皮皱加深，似幼象皮肤

尿常多次间歇发作，发作时尿呈乳白色，混有血液时呈粉红色。乳糜尿中含大量蛋白及脂肪，沉淀物中有时可查到微丝蚴。

除上述病变外，女性乳房的丝虫结节在流行区并不少见。此外，丝虫还偶可引起眼部丝虫病，脾、胸、背、颈、臂等部位的丝虫性肉芽肿，丝虫性心包炎，乳糜胸腔积液，乳糜血痰以及骨髓内微丝蚴症等。

临床病理讨论

病例摘要

患者，男性，11岁，因腹泻7天，腹痛及脓血便4天而入院。排尿正常，粪便为番茄酱样，伴腥臭。体检：T 37.8 ℃，精神萎靡，全腹轻压痛，反跳痛不明显。

粪检：RBC 少量及巨噬细胞 0~3/ 高倍镜视野。

入院后用替硝唑治疗，次日腹痛加重，出现全腹痛伴肌紧张，反跳痛明显。立即剖腹探查，查见右下腹有一炎性肿块，盲肠有 3 cm×2 cm 的穿孔灶，阑尾已坏疽、脱落，立即行肠切除术，术中患者死亡。

尸检摘要

腹腔右侧有散在小脓肿十余处。结肠、空肠、回肠均可见溃疡，以结肠为甚，且深。镜检在黏膜下找到阿米巴原虫。

讨论题

1. 请指出本病例中支持阿米巴痢疾的诊断依据。
2. 阿米巴痢疾患者病变的原发部位多发生在何处？
3. 阿米巴痢疾患者肠壁溃疡的病理变化有何特征？
4. 为什么会引起肠穿孔？

（楚艳娥　彭绍华）

第十九章 骨和关节疾病

人类骨骼和关节是一个复杂的系统，它不仅能够支撑人体结构、与骨骼肌配合执行机体的运动，而且可为内脏器官提供良好的保护。骨组织由多种细胞和骨基质组成，细胞成分有：① 骨祖细胞：为多分化潜能间（充）质干细胞，位于骨表面附近，可分化为成骨细胞。② 成骨细胞：位于骨表面，能形成骨样组织；③ 骨细胞：由成骨细胞合成的骨基质将其自身包绕演变而成，位于骨陷窝内。④ 破骨细胞：为多核巨细胞，具有溶解骨基质的作用（骨吸收）。⑤ 成软骨细胞和软骨细胞：前者合成软骨基质，将自身包绕后成为软骨细胞，位于软骨陷窝内。非细胞成分为骨基质（bone matrix），其主要成分有：① 胶原纤维；② 蛋白多糖；③ 矿物质。本章主要讨论骨髓炎、常见原发性骨肿瘤以及痛风性关节炎。

第一节 化脓性骨髓炎

骨髓炎（osteomyelitis）是指骨和骨髓的感染性炎症。机体任一系统的感染都可并发骨髓炎，但骨髓炎多以独立性疾病出现。细菌、病毒、真菌、寄生虫感染都可引起骨髓炎，以细菌引起的化脓性骨髓炎最为常见。

细菌感染途径主要有三种：① 血源性播散；② 从相邻组织的感染病灶局部蔓延；③ 外源性感染，如开放性骨折。其中血源性骨髓炎最为常见。然而，不少病例在骨髓炎发病时并无已知的原发性感染灶。化脓性骨髓炎最常见的致病菌是金黄色葡萄球菌和溶血性链球菌。

病理变化

骨髓炎的形态变化取决于临床分期（急性、亚急性、慢性）和感染部位。细菌一旦进入骨，并进行繁殖，即引起急性炎症反应，病灶中可见大量的中性粒细胞浸润。感染 48 h 内，受累骨可出现坏死。在儿童，炎症通过骨皮质中央管扩散至骨膜，可形成骨膜下脓肿。感染灶进一步扩展，可穿破骨膜到达周围软组织，并形成开口于皮肤的引流性窦道，或者沿着骨表面扩展相当长的一段距离。由于骨膜被掀起，进一步影响骨的血液供应，可引起化脓合并缺血性节段性骨坏死，病灶内见死骨片，有时可见死骨片破碎后流出窦道。在婴儿，骨骺的感染穿越关节面或沿着关节囊和腱韧带播散至关节，导致化脓性关节炎，破坏软骨而造成永久性残疾。类似的过程还可见于椎骨，炎症破坏透明软骨板和椎间盘，并扩散至邻近的椎骨。在成人，由于骨膜与关节边缘紧密相连，感染很少会扩展至关节。

慢性骨髓炎是急性感染的后遗症。感染 1 周后，慢性炎症细胞进入骨髓炎病灶，成纤维细胞增生和新骨形成。镜下观：骨组织间纤维结缔组织增生，其中可见淋巴细胞浸润（图 19-1）。小块残留的死骨可被破骨细胞吸收，而大片的死骨最后被反应性骨质包绕，称为包壳。慢性骨髓炎也可以合并骨折和形成引流窦道。偶尔，长期不愈的窦道可发展为鳞状细胞癌。

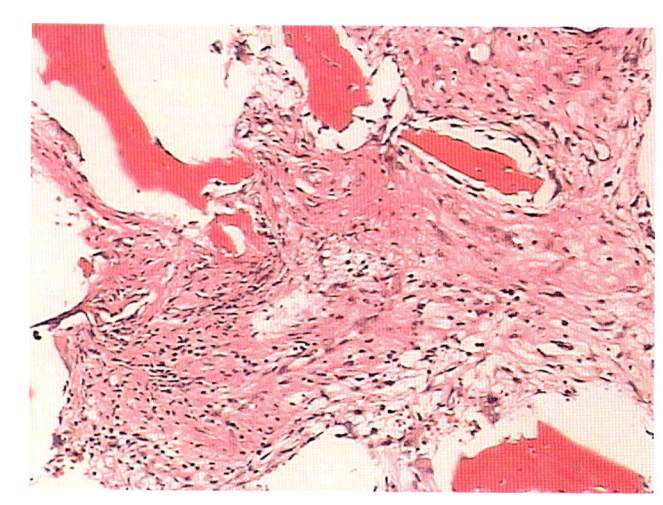

图 19-1 慢性骨髓炎
骨组织间纤维组织增生，伴较多炎症细胞浸润

临床表现

早期，患者有全身急性感染症状，包括发热、寒战、疲倦、白细胞增多和病变部位强烈的搏动痛。

在婴幼儿,当局部症状和体征不明显而仅有不明原因的发热,或在成人仅有局部疼痛而无发热时,骨髓炎容易被忽略。X线检查如发现有硬化区围绕骨溶解破坏灶时,强烈提示骨髓炎诊断。放射性核素扫描对早期骨髓炎感染灶的定位有帮助。尽管许多未经治疗的病例血培养阳性,但最好行骨活检和培养,以确定病原菌。骨髓炎的治疗需要长时间使用强力抗生素,许多患者还需要外科手术切开治疗,由于治疗不彻底,骨内遗留感染病灶和死骨,病程可迁延数十年。有窦道形成的病例可长久不愈合。骨髓炎的并发症有病理性骨折、脓毒血症和细菌性心内膜炎,继发性病变包括淀粉样变性或引流窦道口发生鳞状细胞癌。

第二节 骨 肿 瘤

　　本节所讨论的骨肿瘤是指原发性骨肿瘤,有别于骨外恶性肿瘤转移至骨所形成的继发性骨肿瘤。尽管骨肿瘤的种类较多,而且骨肿瘤的正确诊断有一定难度,但骨肿瘤的发生有非常明显的部位特征性和年龄特征性,这有助于骨肿瘤的诊断。例如骨肉瘤好发于5~19岁的青少年和好发于四肢长骨,该部位在正常发育时是骨生长迅速的部位。

　　大多数骨肿瘤为良性肿瘤,如骨软骨瘤、软骨瘤,但恶性骨肿瘤如骨肉瘤、软骨肉瘤、骨巨细胞瘤和尤文肉瘤并不少见。骨恶性肿瘤不但在局部造成骨质破坏和病理性骨折,而且转移早,虽然临床进行大范围的手术切除甚至越关节截肢术,但仍有较高的死亡率,因此早期诊断、准确分期和适当治疗十分重要。放射影像学在骨肿瘤的诊断中具有重要的协助作用,不但能提供肿瘤的准确部位、范围及病变的程度,还能检测到一些骨肿瘤诊断的特征,因此,骨肿瘤的诊断需要病理检查、影像学、临床特点三结合。以下讨论几种常见的骨肿瘤。

一、骨软骨瘤

　　骨软骨瘤(osteochondromatosis)是最常见的良性骨肿瘤,是有软骨帽覆盖的骨性隆起,突出于骨的外表面,并与附着骨髓腔相通。大多发生于30岁以前的骨骼生长期,以长骨干骺端最常见。骨软骨瘤可分为单发性与多发性两型,85%为单发性,多发性是常染色体显性遗传性疾病。形态学上,两型骨软骨瘤病理变化相似。

病理变化

　　肉眼观:肿瘤由骨向外长出,无蒂或呈蘑菇样,平均最大径4 cm,也可超过10 cm。从最外端表面向下垂直锯开肿瘤,剖面呈三层结构:① 表面为纤维膜;② 中层为厚薄不一的软骨帽,年龄越小越厚,成人则较薄,或几乎消失;③ 基底部为骨质,占肿瘤的大部分。镜下观:三层结构清晰(图19-2),表面的包膜由致密的纤维组织所构成。其内层与软骨帽分界不清,软骨帽为透明软骨组织,基底部由海绵状松质骨构成,小梁间多为纤维组织,有丰富的毛细血管网,可见骨髓造血灶。

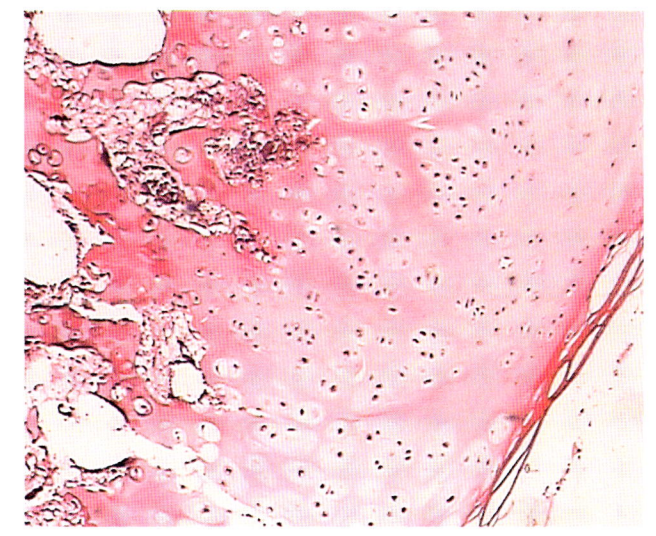

图19-2　骨软骨瘤
表面为薄的纤维组织,中层为软骨组织,内层为骨小梁

临床病理联系

　　骨软骨瘤早期无明显症状,只有局部肿块,生长缓慢。有时肿块压迫周围组织和神经,引起不适和疼痛。本瘤很少恶变,如瘤体迅速增大,软骨帽层增厚至1 cm以上。镜下在其外围部见到异型的软骨细胞时,应考虑恶变成软骨肉瘤的可能。多发性骨软骨瘤恶性变比单发性常见。

二、骨肉瘤

骨肉瘤（osteosarcoma）起源于成骨细胞或向成骨分化的间叶性恶性肿瘤，其特征是瘤细胞直接产生骨样组织或骨质。骨肉瘤占恶性骨肿瘤的34%，70%发生于25岁以下的青少年，发病高峰在10～20岁骨骼生长期，男性比女性多见（1.6：1）。骨肉瘤最常发生于四肢长骨，其中股骨下端约占1/3，其次是胫骨上端和肱骨上端，膝关节上、下部位最多见，占全部病例的1/2。

该肿瘤恶性程度高，严重破坏局部骨组织，引起病理性骨折，早期即有远处转移。最常见的骨肉瘤类型为普通型骨肉瘤。

病因

骨肉瘤的病因仍未完全清楚，与下列因素有关：①基因突变：大约70%的骨肉瘤有基因异常和染色体畸变，但非骨肉瘤特异性。最常发生突变的是视网膜母细胞瘤（*Rb*）基因和*p53*基因，以致失去控制细胞生长和DNA修复的功能。因而，有生殖细胞系*Rb*基因突变的视网膜母细胞患者发生骨肉瘤的危险性比正常人大1000倍；而有生殖细胞系*p53*基因突变的Li-Fraumeni综合征患者，骨肉瘤的发生率也大大增高。②外伤：不少患者在骨肉瘤诊断前曾有外伤史，但一般人认为是外伤后才知道有肿瘤而并不是发生肿瘤的原因。③病毒致瘤：如SE多瘤病毒及SV40病毒可诱发小鼠及地鼠发生骨肉瘤。④放射线致瘤：一些患者长期接受放射线照射后易发生骨肉瘤。用X线照射小鼠的股骨可以诱发骨肉瘤。⑤继发于其他骨肿瘤：如成骨细胞瘤和骨软骨瘤，但其因果关系尚未能确立。

病理变化

肉眼观：肿瘤体积较大，直径通常大于6cm，从骨髓腔开始，向骨骺端和另一端骨髓腔发展，偶尔可穿越骺板侵犯关节。同时，肿瘤向骨干周围扩展，侵犯破坏骨皮质，浸润骨外软组织并形成肿块，肿瘤切面呈砂粒感，灰白色，常有出血和囊性变（图19-3）。当肿瘤向骨外浸润时，骨外膜被掀起，骨膜细胞受刺激，在与骨干相连的夹角内形成新生骨，在X线片中显示呈三角形，称为Codman三角。瘤体部肿瘤组织顶起骨外膜，致使骨外膜通往骨皮质的小血管受到牵拉而垂直于骨皮质，在这些小血管周围新生骨形成增多，并与骨干垂直呈放射状分布，在X线片上表现为日光放射状阴影。Codman三角和日光放射状阴影是诊断骨肉瘤的特征性表现（图19-4）。而骨干皮质从正常的一端伸向肿瘤，逐渐不规则变薄，甚至完全破坏消失。有时

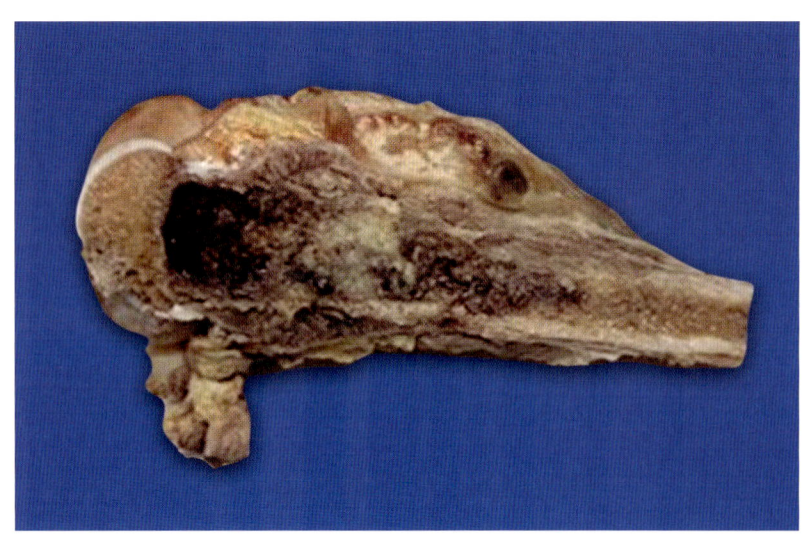

图19-3 股骨骨肉瘤
肿瘤位于股骨干骺端，灰白色，出血区域为红色，破坏骨皮质，浸润周围软组织

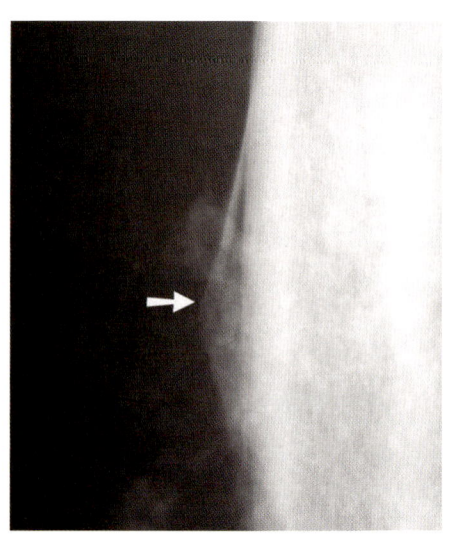

图19-4 骨肉瘤X线表现
箭头所示为肉瘤细胞浸润骨皮质引起的Codman三角现象和日光放射状阴影

肿瘤性骨质很多，肿瘤质地较硬，甚或呈象牙样。

镜下观：瘤细胞呈梭形或多角形，大小不等，核形态奇异，大而深染，核仁明显，核分裂象多见，常见病理性核分裂象和瘤巨细胞。肿瘤细胞直接形成骨样组织或骨组织是该肿瘤的诊断特征（图19-5）。骨样组织形态不规则，均质红染，呈毛玻璃状，将瘤细胞分隔，呈小梁状或片块状。骨样组织可有钙盐沉积，陷入骨样组织内的瘤细胞仍有异型性。此外，肿瘤内可能有残留的骨片或骨小梁，其内有成骨线，须与肿瘤性骨质相区别。

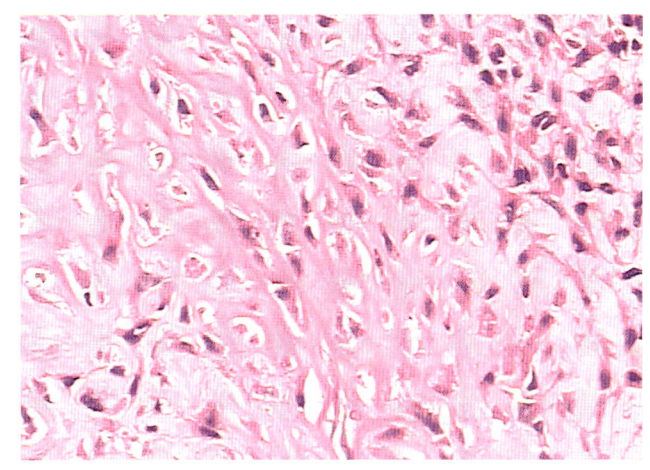

图 19-5 骨肉瘤

肉瘤细胞核大而深染、明显异型，直接形成淡红染的骨样组织

根据瘤细胞的分化方向不同，普通型骨肉瘤又可分为：① 成骨细胞型：瘤细胞胞质丰富，异型的细胞核常位于细胞的一侧，核仁大而明显，瘤细胞间见骨样组织；② 成软骨细胞型：瘤细胞间有肿瘤性软骨样基质，瘤细胞逐渐演变成软骨肉瘤样，并在此基础上形成肿瘤性骨质，同时在其他区域仍可见到肿瘤性骨样组织，这有别于软骨肉瘤；③ 成纤维细胞型：细胞长梭形，呈束状及紧密编织状排列，其间见骨样组织。

临床病理联系

疼痛和局部肿块是最常见的表现。最早期的症状是局部疼痛，起初为间断性，以后为持续性。局部肿块不断增大，若侵犯关节，常伴有关节功能障碍。侵犯骨皮质后，轻度外伤也易引起病理性骨折。血清检验有碱性磷酸酶增高。骨肉瘤是高度恶性的肿瘤，早期即可经血道转移，故10%~20%的患者诊断时已有肺转移，90%的死亡病例有肺、骨、脑等转移。无转移的患者经手术、放疗、化疗后，5年生存率为60%~70%；而有转移或复发者，5年生存率仅为20%。

三、软骨肉瘤

软骨肉瘤（chondrosarcoma）是纯软骨分化的间叶性恶性肿瘤，其特征是产生肿瘤性软骨。软骨肉瘤的发病率约占恶性骨肿瘤的19%。患者多为40岁以上中、老年人，男性发病率高于女性。软骨肉瘤的好发部位是躯干骨，由骨盆、骶骨和股骨近端构成的盆三角区是最好发区域，其他各处骨均可发生，但手、足小管状骨极少发生。

根据发生部位不同，可分为中央型（髓腔内）及外周型（皮质旁）两种，可破坏骨皮质和侵犯周围软组织。肿瘤多为原发性，从开始即具有恶性特征，也可继发于软骨瘤或骨软骨瘤。按肿瘤的组织学形态分类，最常见的是普通型软骨肉瘤。

病理变化

肉眼观：中央型软骨肉瘤主要发生在骨髓腔内，呈半透明、胶冻样、分叶状，其内常有点状钙化，中央坏死，形成囊状。早期，肿瘤外围境界不清楚，向周围髓腔浸润。后期，肿瘤生长使髓腔变大并侵犯骨皮质，由于骨膜有反应性新骨形成，使受累部骨皮质增厚，尤以生长较慢的软骨肉瘤较为明显。恶性程度较高的软骨肉瘤，在早期即已破坏并穿出骨皮质，向软组织内扩展，形成较大的肿块，周围有多少不等的纤维结缔组织围绕。外周型软骨肉瘤多发生在骨软骨瘤的基础上，瘤体主要在骨外，其表面可被覆一层薄而不完整的包膜。瘤组织常有程度不等的钙化。此外，肿瘤也可发生黏液样变或囊性变。

镜下观：普通型软骨肉瘤由肿瘤性软骨细胞及软骨基质所构成，分叶状。根据瘤细胞密度、异型性和核分裂数，软骨肉瘤分为3级：① 1级，瘤细胞增多，核增大，核仁小，少量双核细胞，核分裂象罕见。瘤细胞位于陷窝内，间质为透明基质，常出现钙化和骨化，因此易误为软骨瘤。② 2级，瘤细胞中等分化，形态改变介于 1 级和 3 级之间。③ 3 级，瘤细胞数目明显增加，高度异型性，表现为核增大、浓染，双核及巨核瘤细胞多见，核仁明显，核分裂象较多见。瘤细胞陷窝不典型或无陷窝，钙化及骨化少见，并见坏死。肿瘤基质多呈黏液样变性（图 19-6）。但部分区域仍可见分化较成熟的软骨细胞及基质。

临床病理联系

本瘤以局部疼痛为最常见症状，时间可长达数月至数年。病史较长的患者骨局部出现不断增大的肿块及疼痛。近关节的肿瘤常影响关节活动，严重时可引起病理性骨折。肿瘤分级多为 1 级或 2 级，生长缓慢，3 级肿瘤可破坏骨皮质并形成软组织肿块。软骨肉瘤手术后常复发，较少转移，3 级肿瘤可转移至肺和骨。1～3 级肿瘤患者的 5 年生存率分别为 90%、81% 和 43%。

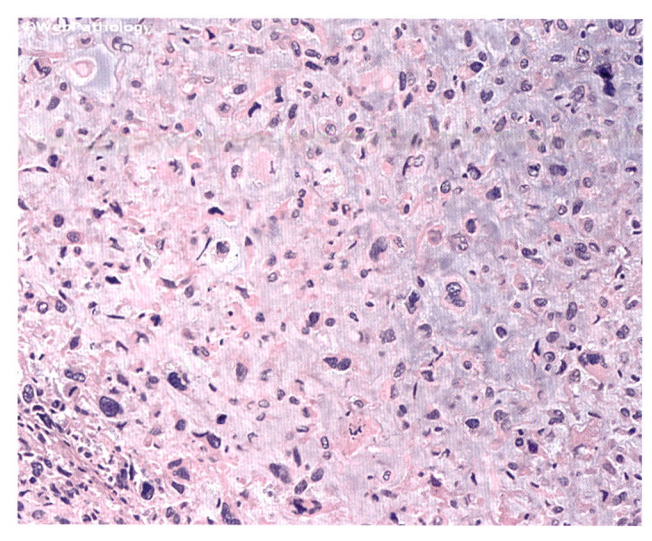

图 19-6　软骨肉瘤 3 级
瘤细胞数目多，核有明显异型性，出现双核和多核瘤巨细胞，富于黏液样变性

四、骨巨细胞瘤

骨巨细胞瘤（giant cell tumor of bone）是一种局部复发和侵袭生长的低度恶性骨肿瘤，其组织学特征是肿瘤性卵圆形单核细胞和均匀分布的破骨细胞样巨细胞构成。在我国，骨巨细胞瘤是较常见的骨肿瘤，占所有骨肿瘤的 14.2%。患者高峰年龄为 20～45 岁，平均约 40 岁。主要发生部位为长骨骨端，特别好发于股骨远端、胫骨近端，其次为肱骨近端、桡骨远端，其他长骨和扁骨均可发生。肿瘤一般为单发。

病理变化

肉眼观：肿瘤呈暗红色，质软，常有坏死、出血、囊性变（图 19-7）。瘤组织侵蚀骨组织，局部膨胀，周围常有一层薄的反应性骨壳包绕，其外围有薄层纤维组织。严重时肿瘤穿破变薄的骨皮质，侵及周围软组织，甚至扩展到关节腔。由于骨质严重破坏，患者常出现病理性骨折。镜下观：主要由两种细胞构成：① 单核细胞，是真正的肿瘤细胞，呈圆形或短梭形，细胞边界不清。② 均匀分布的破骨细胞样的多核巨细胞（图 19-8）。巨细胞体积大，胞质丰富，含 50～100 个核，这些核常位于细胞的一侧，另一侧胞质显得更多一些，形态类

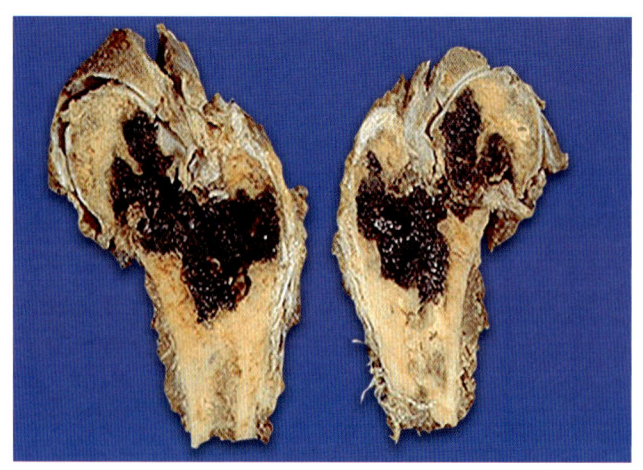

图 19-7　股骨近端骨巨细胞瘤
肿瘤位于股骨近端，棕红色，有明显出血和坏死

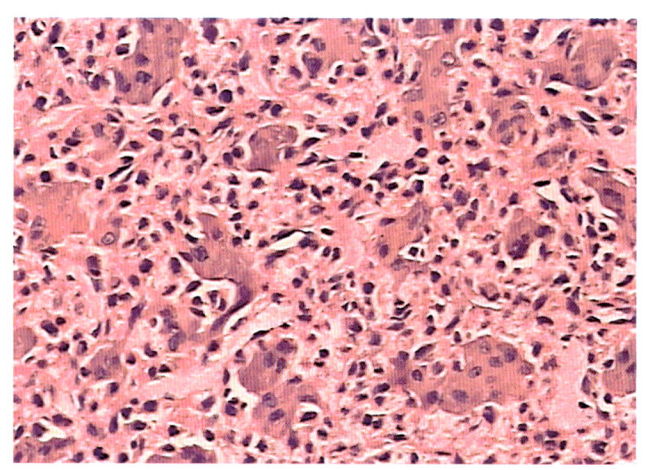

图 19-8　骨巨细胞瘤
肿瘤细胞单核，呈圆形或短梭形，细胞边界不清，富于破骨样的多核巨细胞

似正常的破骨细胞，胞质常可见空泡变性。多核巨细胞的核形态与单核细胞相似。单核细胞核可见核分裂象、坏死、出血、含铁血黄素沉积、纤维化和小灶性成骨可为继发性改变，也可合并动脉瘤样骨囊肿。一些病例见单核瘤细胞呈肉瘤样排列，核有明显异型性、核分裂象较多和出现病理性核分裂象，而多核巨细胞的数量及核的数量明显减少提示恶性程度增加。

临床病理联系

早期症状是局部疼痛。随着肿瘤的长大，髓内压力增高，局部疼痛变为持续性。在四肢部位的骨巨细胞瘤可出现骨性肿块，如病变穿透骨皮质，则形成软组织肿块。腓骨近端骨巨细胞瘤压迫腓总神经、脊柱部位压迫相应的脊髓和脊神经，可出现局部疼痛或麻木。肿瘤浸润关节时，可出现关节功能障碍。

骨巨细胞瘤的复发率高，单纯刮除术后 1/3～1/2 的病例会复发，复发几乎发生在术后 5 年内。该瘤可发生转移，以肺转移多见（约 2%），转移瘤形态可与原发瘤形态相似，或比原发瘤恶性程度更高，呈纤维肉瘤样改变。

五、尤因肉瘤

尤因肉瘤（Ewing sarcoma）是一种骨和软组织发生的恶性小圆细胞肿瘤。瘤组织有不同程度神经外胚层分化，因此，认为该肉瘤来源于神经外胚叶，属于原始神经外胚叶肿瘤（primitive neuroectodermal tumor, PNET）。尤因肉瘤的名称被用于在光镜、电镜和免疫组化水平缺乏明确神经外胚层分化的肿瘤，有明显神经上皮分化者，则称为 PNET，但两者的区分并无临床意义。

尤因肉瘤较少见，占恶性骨肿瘤 6%～8%，多发生在青少年，约 80% 的患者在 20 岁以下，高峰年龄 10～20 岁，男性多于女性（1.4:1），好发于长骨，尤其是股骨。典型的尤因肉瘤位于骨干或干骺端，也可发生于骨盆、肋骨、椎骨、肩胛骨等。

尤因肉瘤存在染色体的异常，几乎所有的尤因肉瘤病例都有某种形式的 *EWS/ETS* 基因融合，融合基因促使细胞异常增生和存活。

病理变化

肉眼观：肿瘤质软如鱼肉样，常见出血、坏死，易误诊为骨髓炎。镜下观：瘤细胞呈片块状排列，细胞小，呈圆形或短梭形，形态一致，比淋巴细胞略大，胞质稀少、淡染、边界不清（图 19-9）。核染色质呈粉尘状，核仁不明显，核分裂象多见，常见大片坏死。肿瘤间质缺乏软骨样或骨样基质，常以纤维间隔分隔瘤细胞巢。一些肿瘤内见瘤细胞排列呈菊形团样结构。电镜观察可见神经分泌颗粒、中间丝和神经小管样结构，此时可称为尤因肉瘤/PNET。免疫组化染色显示 vimentin、高分子量 cytokeratin、CD99 阳性。PNET 时，多数瘤细胞见神经元特异性烯醇化酶（NSE）、突触素（syn）阳性。

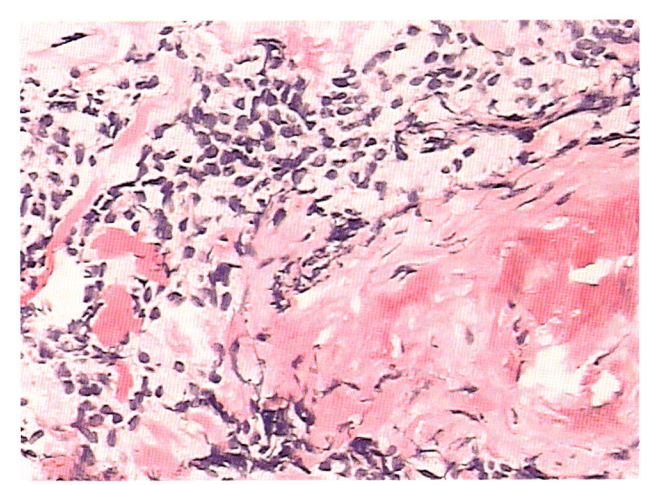

图 19-9 尤因肉瘤
骨组织间见小圆形或短梭形瘤细胞浸润，
比淋巴细胞略大，胞质稀少

临床病理联系

尤因肉瘤生长迅速，疼痛和肿胀是最常见的症状，随着肿瘤的增大和扩散而加重。局部皮温高，压痛明显。患者常有低热，白细胞增高，血沉升高。可有早期肺转移。尤因肉瘤对放疗和化疗较敏感。通过有效放疗、化疗和手术治疗，患者 5 年生存率已提高到 70%。

第三节 痛风性关节炎

痛风（gout）是一种因嘌呤代谢障碍导致血和尿中尿酸增加，尿酸盐在关节和肾等脏器沉积而引起的疾病。痛风性关节炎（gouty arthritis）是一种特殊的关节炎，由大量尿酸在局部组织积累而引起。疾病表现为反复发作的急性关节炎，伴有痛风石的形成和慢性关节变形。

病理变化

肉眼观：痛风沉积物呈白垩样外观，沉积在受累关节和关节周围。关节软骨和骨组织广泛侵蚀，伴关节软骨骨赘形成，关节纤维性粘连，关节面软骨呈白色地图样斑块，痛风石形成。

镜下观：表现为急性痛风性关节炎和慢性痛风性关节炎。急性痛风性关节炎的特征为大量中性粒细胞浸润滑膜和进入滑膜液。在滑膜组织中有小簇状尿酸盐结晶沉淀。滑膜充血、水肿伴有明显中性粒

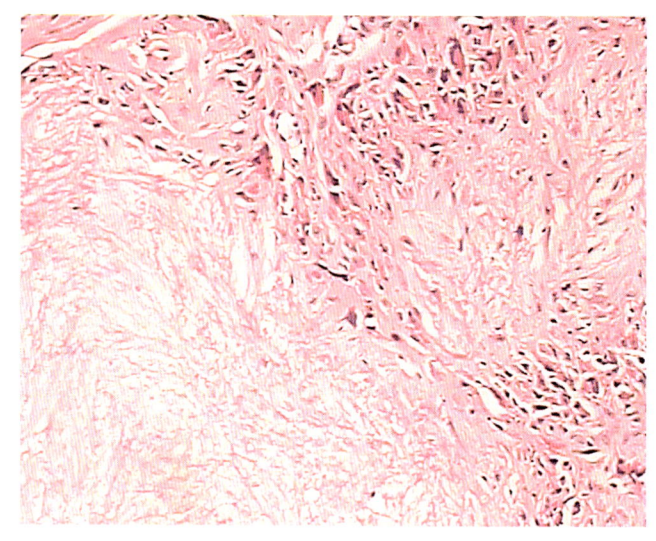

图 19-10　痛风结节
痛风石为无定形物质或针状结晶，周围围绕着异物巨细胞、巨噬细胞、淋巴细胞和成纤维细胞

细胞浸润。当结晶生成减少或溶解时，急性发作缓解。慢性痛风性关节炎由急性痛风性关节炎多次发作、尿酸盐结晶反复沉积而成。关节软骨和关节囊旁出现大块不规则白垩色的尿酸盐沉淀，称为痛风石，并引起慢性肉芽肿性炎症反应。切片中可以看到痛风石结节为无定形物质或针状结晶，周围围绕着异物巨细胞、巨噬细胞、淋巴细胞和成纤维细胞（图 19-10）。持久的慢性炎症最终导致关节滑膜纤维化和软骨腐蚀，严重的病例出现关节纤维化或僵硬，关节功能丧失。

临床病理联系

好发于 40 岁以上的中、老年人，男性较女性常见。首次发作多为单关节，好发于四肢末端，尤其是第 1 跖趾关节（90%）。常先累及小关节，后累及大关节，除了指、趾关节外，掌、腕、踝、肘、膝关节都可以受累，最终形成痛风石。临床表现为受累关节的剧烈疼痛和肿胀。

（胡永斌　周建华）

第二十章 病理学常用技术

病理学内容包括病理学理论和病理学技术两大方面。病理学理论的研究离不开病理学技术的进步，两者相辅相成，共同促进了病理学的发展。近年来，随着分子生物学的不断发展，病理学的研究和临床诊断工作已经深入到分子水平、基因水平，由此出现了新兴的病理学亚专科——分子病理科。本章将从传统病理学技术和现代病理学技术两大方面对病理学常用技术进行简要介绍。

第一节 传统病理学技术

一、大体观察、描述与取材

主要运用肉眼或辅以放大镜、量尺、磅秤、摄像头、录音设备等工具，对大体标本的病变性状（如形状、大小、重量、色泽、质地、分界、表面及切面形态、与周围组织和器官的关系等）进行细致的解剖、观察、测量、取材和记录。大体观察与取材极为重要，是病理医师的基本功，取材的好坏会直接影响到后续技术的开展甚至是最终的病理诊断。

附：大体描述举例

（左侧）送检乳腺癌改良根治术标本1个，大小为15 cm×10 cm×5 cm，乳头凹陷，皮肤面积为8 cm×3 cm，无溃疡及橘皮样改变，切面见一肿物，大小为6 cm×4 cm×2 cm，灰白，质硬，局灶呈粉刺样，肿物与周围组织分界不清，未见明确包膜。

二、组织病理学技术

将肉眼确定为病变的组织取材后，一般以10%福尔马林（formalin）溶液（即4%甲醛溶液）固定和石蜡包埋制成切片，经不同的方法染色后用光学显微镜观察。通过分析、综合病变特点，做出疾病的病理诊断。目前，组织切片最常用的染色方法是苏木精-伊红（hematoxylin-eosin，HE）染色（图20-1）。这种传统的方法仍然是诊断和研究疾病最基本和最常用的方法。若仍不能做出诊断或需要进一步研究时，则可辅以特殊染色、免疫组化、原位杂交等其他技术。

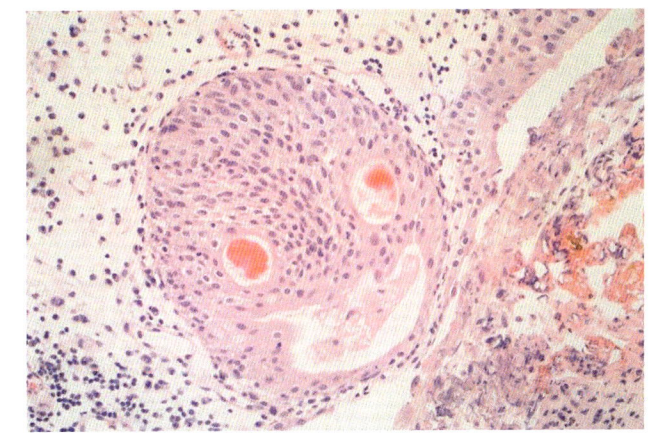

图20-1 HE染色示腺性膀胱炎中膀胱黏膜下一个由尿路上皮、纤维组织及血管组成的腺体

三、细胞病理学技术

通过采集病变处的细胞，涂片染色后进行观察并做出诊断。该方法设备简单，操作简便，患者痛苦少，易于接受，但最后确定是否为恶性病变尚需进一步经活检证实。一般可分为以下三大类：

1. 脱落细胞学检查　细胞来源是运用各种采集器在口腔、食管、鼻咽部、女性生殖道等病变部位直接采集的脱落细胞，也可以是自然分泌物（如痰、乳腺溢液、前列腺液）、体液（胸腔积液、腹水、心包积液和脑脊液）及排泄物（如尿）中的细胞（图20-2）。

2. 细针吸取细胞学检查　细胞来源是通过内镜采集的细胞或用细针直接穿刺病变部位（如乳腺、甲状腺、前列腺、淋巴结、胰腺、肝、肾等），即细针穿刺（fine needle aspiration cytology，FNAC）所吸取的细胞。

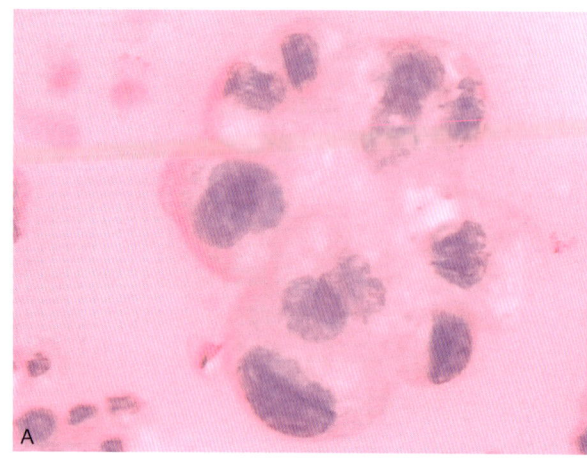 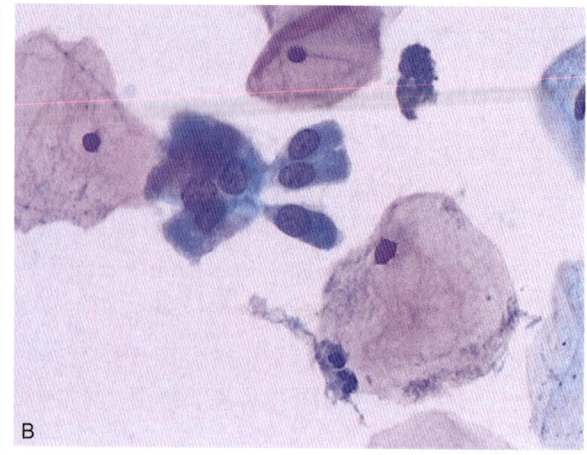

图 20-2 （A）腹水涂片中呈桑葚状排列的腺癌细胞；（B）宫颈涂片中的宫颈鳞状上皮细胞和柱状上皮细胞

3. 其他细胞学检查　如手术中的细胞学检查，骨髓、外周血细胞学检查，艾滋病细胞学检查等。

细胞学检查不仅可以为确定病变部位和病变性质提供线索，也是发现癌前病变和早期癌变最便捷而有效的方法，是防癌和筛查肿瘤的重要手段之一。

第二节　现代病理学技术

一、特殊染色技术

特殊染色技术又称为组织化学技术。其原理是细胞中的化学成分和其相应的底物呈一系列的化学反应，形成于显微镜下可见的反应产物。常见的有以下几类：

1. 过碘酸雪夫反应（periodic acid Schiff reaction，PAS）和阿辛蓝-过碘酸雪夫反应（alcian blue-PAS，AB-PAS）　是较为常用的显示黏液、糖原的染色方法，PAS 染色显示黏液、糖原和其他多糖物质为紫红色，而 AB 染色显示为天蓝色，两者除了可显示黏液、糖原外，还能清楚地显示基底膜、软骨基质、真菌等。

2. 氢氧化银氨液浸染法　显示网状纤维呈黑色（图 20-3），胶原纤维呈黄至黄棕色，胞核呈灰褐色。网状纤维的组织化学染色，在临床病理诊断上占有相当重要的位置，因为网状纤维的变化，反映了疾病的发生和发展的不同过程，对疾病的诊断有重要意义。网状纤维的多少、粗细紧密、疏松或断裂，都是病理检查的重要指标，尤其是在临床病理诊断中，可根据其存在和分布来鉴别癌与肉瘤等。而在 HE 染色标本上，网状纤维不易显色。

3. 苏丹Ⅲ冰冻切片染色　显示中性脂肪呈现橘红色。

图 20-3　网状纤维染色显示鳞状细胞癌的癌巢结构

4. 普鲁士蓝（Prussian blue）反应　显示组织中含铁血黄素呈蓝色，其他组织呈浅红色。

5. 抗酸杆菌 Ziehl-Neelsen 染色法（AFB）　显示结核分枝杆菌和麻风分枝杆菌为红色，而其他细菌及背景中的物质为蓝色。

6. 六胺银（Grocott's 六次甲基四胺银）染色（GMS）　显示真菌呈黑褐色，细胞核呈红色，背景呈淡绿色。

7. 甲苯胺蓝改良染色　显示肥大细胞，肥大细胞颗粒呈红紫色，细胞核呈蓝色。

二、免疫组织（细胞）化学技术

简称免疫组化技术，其基本原理是应用抗原与抗体接触后可形成抗原-抗体复合物的化学反应，从而检测到组织或细胞内抗原（或抗体）（图20-4）。通过抗原与抗体特异性结合及一系列化学反应，使标记抗体的显色剂（荧光素、酶、金属离子、生物素等）显色来确定组织细胞内抗原（多肽和蛋白质），并对其进行定位、定性及定量。在病理学临床工作中，可用于对不同来源，HE难以明确的肿瘤进行进一步诊断和鉴别诊断。

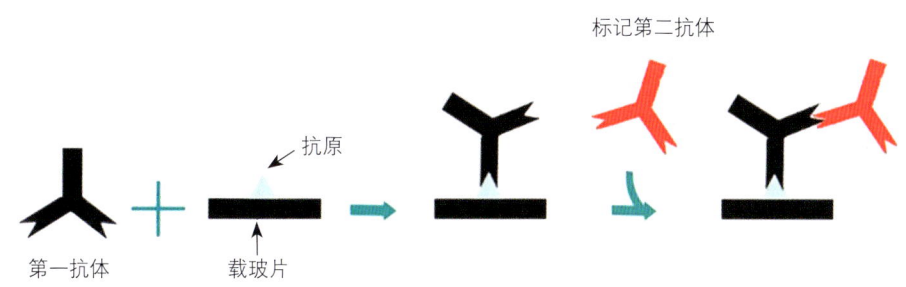

图20-4 免疫组化原理示意图

（一）免疫组化技术分类

1. 按标记物性质分 有荧光法，酶法，免疫金、银及铁标记技术等。
2. 按染色步骤分 有直接法、间接法及多层法等。
3. 按结合方式分 有抗原-抗体结合法、卵白素-生物素复合物法（ABC法）、标记的链霉卵白素-生物素法（LSAB法）等。
4. 按标记物的性质分 有免疫荧光技术（免疫荧光法）、免疫酶技术（酶标抗体法、桥法、PAD法、ABC法）、免疫金属技术（免疫铁蛋白法、免疫金染色法、蛋白A金法）。

（二）检测显示系统

最常用的检测显示系统是辣根过氧化物酶（HRP）-二甲基联苯胺（DAB）系统，阳性信号呈棕色细颗粒状。主要优点是经济适用，染色片可以长期保存，但是DAB具有一定的致癌作用，因此操作时要注意防护。

（三）免疫组化染色结果判读

免疫组化染色中常见的抗原表达模式有以下几种（图20-5）：

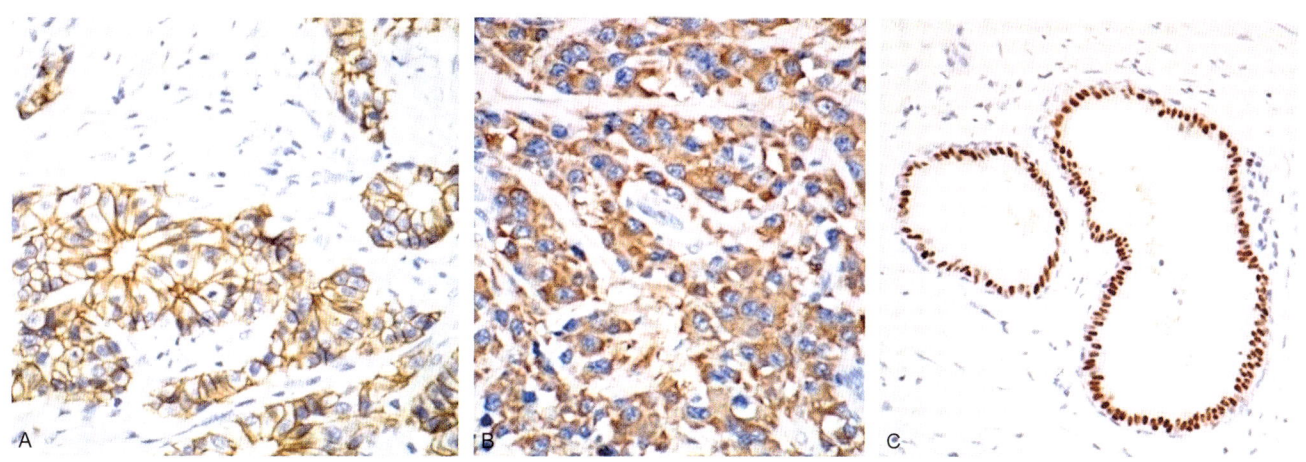

图20-5 A. HER-2抗体显示细胞膜阳性；B. CK抗体显示细胞质阳性；C. ER抗体显示细胞核阳性

1. **细胞膜线性阳性反应** 如大多数淋巴细胞分化抗原（CD20、CD3等）及人类表皮生长因子受体2蛋白（HER2）等。
2. **细胞质阳性反应** 如细胞角蛋白（CK）系列以及一些中间丝蛋白（vimentin）等。
3. **细胞核阳性反应** 如Ki-67、雌激素受体（ER）蛋白、孕激素受体（PR）蛋白等。

此外，有些抗体可同时出现细胞质和细胞膜的阳性表达，如EMA可呈细胞膜阳性和胞质内弥漫性阳性反应，CD15和CD30抗体可同时呈细胞膜阳性和胞质内点状阳性反应等。

（四）免疫组织化学染色过程中需注意的有关事项

1. **必须同时设对照染色** 没有对照染色的免疫组化染色结果是不可信的。对照又包括阴性对照、阳性对照和自身对照三种。

附：阴性对照 ①空白对照：用PBS置换第一抗体；②血清替代对照：用同种动物的正常血清代替第一抗体；③抑制对照：用未标记的抗体先和相应的抗原结合；④吸收对照：用纯化的抗原对抗体先行吸收。

阳性对照：用已知或已被实验证明为阳性的组织做对照。

自身对照：利用组织切片内的各种不同的组织成分做对照。

2. **抗原表达必须在特定部位** 如LCA应定位在细胞膜上；CK应定位在细胞质内；Ki-67及P53蛋白应定位在细胞核内等。不在抗原所在部位的阳性着色，一概不能视为阳性。

3. **阴性结果不能视为抗原不表达** 由于检测方法灵敏度有高低之分，有时可因染色方法灵敏度不够，而导致阴性反应，判断时应注意。

4. 尽量避开出血、坏死及切片刀痕和界面边缘细胞的阳性表达，特别是酶免疫标记。因为这类阳性着色多系内源干扰，或系人为因素所致。

5. 对免疫组化标记结果的意义不能绝对化，应结合临床资料、X线等影像学及实验结果综合分析。

此外，在分析结果时需要注意假阳性反应和假阴性反应。

假阳性反应原因主要有：

（1）非特异性反应 边缘现象、皱折和刀痕、出血和坏死等。

（2）内源性过氧化物酶 红细胞、炎症细胞、退变坏死细胞和某些腺上皮分泌物，以及某些富含过氧化物酶的组织，如脑、肝等。

（3）抗体的交叉反应 抗体本身含有与人体组织发生交叉反应的成分。

（4）试剂浓度过高或失效。

假阴性反应的原因主要有：

（1）组织固定不当或固定时间过长。

（2）抗体效价过低或久置失效。

（3）组织中抗原被黏稠基质或分泌物阻隔。

（4）DAB或H_2O_2的浓度不当。

免疫组化技术可用于各种蛋白质或肽类物质表达水平的检测、细胞属性的判定、淋巴细胞的免疫表型分析、细胞增殖和凋亡的研究、激素受体和耐药基因蛋白表达的检测，以及细胞周期和信号转导的研究等。目前，免疫组化染色已经成为病理诊断中必不可少的重要检测手段。

三、电子显微镜技术

电子显微镜是利用电子与物质作用所产生的信号来鉴定微区域晶体结构，微细组织，化学成分，化学键和电子分布情况的电子光学装置。常用的有透射电子显微镜和扫描电子显微镜。与光学显微镜相比，电子显微镜用电子束代替了可见光，用电子透镜代替了光学透镜并使用荧光屏将肉眼不可见的电子束成像。透射电子显微镜是最早、最广泛应用于医学领域的一种电镜，以后又相继诞生了扫描电镜、超高压电镜等。电镜的使用大大地开阔了我们的视野，看清了细胞膜和细胞质内的各种细胞器和细胞核的细微结构及其病理变化（图20-6），并由此产生了亚细胞结构病理学，又称超微结构病理学。

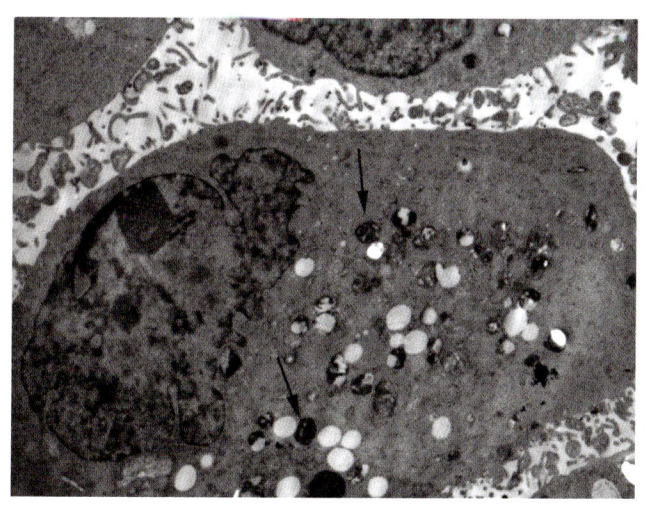

图 20-6　肿瘤细胞的透射电子显微镜图
箭头所指为肿瘤细胞内溶酶体结构

电子显微镜技术在临床病理工作中可用于多种疾病亚细胞结构病变的观察和诊断，特别是肾小球疾病及肌病的诊断，以及一些疑难肿瘤的组织来源和细胞属性判定，如一些去分化、低分化或多向分化肿瘤的诊断和鉴别诊断；最早关于细胞凋亡的形态学描述也是源于电镜的观察。

电镜技术也有其局限性，如电镜设备昂贵、样本制备较复杂、实验费用较高；另外，由于样本取材少，观察范围有限，有时还可能会遗漏信息；当用于辅助肿瘤外检诊断时，只能判定组织或细胞的来源，不能确定肿瘤的良、恶性。由于电镜产生的电子束穿透能力很弱，必须把标本切成厚度小于 0.1 μm 以下的薄片才能适用，这种薄片称为超薄切片，切片的制作过程基本上和石蜡切片相似。组织从生物活体取下以后，如果不立即进行适当处理，会由于细胞内部各种酶的作用，出现细胞自溶现象，容易出现人为假象。此外，还可能由于组织干燥脱水、微生物污染等使细胞的超微结构受破坏。因此标本取材时必须要做到快、小、冷、准等四大基本要求。

四、原位杂交与荧光原位杂交技术

原位杂交（in situ hybridization，ISH）是指将特定标记的已知顺序核酸为探针，与细胞或组织切片中核酸进行杂交，从而对特定核酸顺序进行精确定量定位的过程。原位杂交可以在细胞标本或组织标本上进行。根据所选用的探针和待检靶序列的不同，有 RNA-RNA 杂交、DNA-RNA 杂交和 DNA-DNA 杂交。原位杂交可应用于：① 细胞特异性 mRNA 转录的定位可用于基因图谱、基因表达和基因组进化的研究；② 感染组织中病毒 DNA/RNA 的检测和定位（图 20-7）；③ 癌基因、抑癌基因及各种功能基因在转录水平的表达及其变化的检测；④ 基因在染色体上的定位；⑤ 检测染色体的变化，如染色体数量异常和染色体易位等；⑥ 分裂间期细胞遗传学的研究，如遗传病的产前诊断和某些遗传病基因携带者的确定，某些肿瘤的诊断和生物学剂量测定等。

荧光原位杂交（fluorescence in situ hybridization，FISH）是在 20 世纪 80 年代末在放射性原位杂交技术的基础上发展起来的一种非放射性分子细胞遗传技术，以荧光标记取代放射性核素标记而形成的一种新的原位杂交方法，基本原理是将 DNA（或 RNA）探针用特殊的核苷酸分子标记，然后将探针

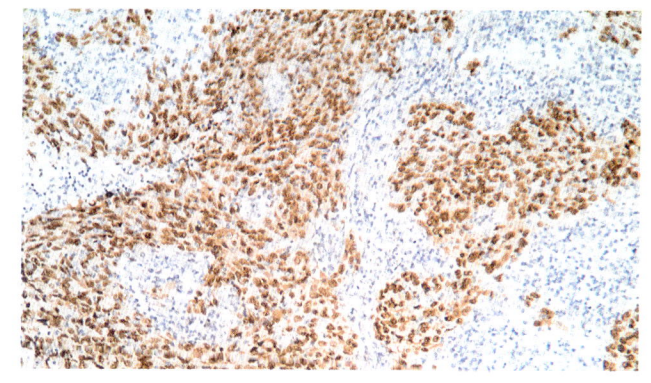

图 20-7　鼻咽癌标本的原位杂交结果
棕色显示 EB 病毒（Epstein-Barr virus，EBV）阳性

直接杂交到染色体或 DNA 纤维切片上，再用与荧光素分子偶联的单克隆抗体与探针分子特异性结合来检测 DNA 序列在染色体或 DNA 纤维切片上的定性、定位、相对定量分析。目前临床上常用的 FISH 检测指标有：乳腺癌 *Her2* 基因检测（图 20-8），*BRCA1* 基因检测，*TOP Ⅱ A* 基因检测；肺癌 *EGFR* 基因检测；胃肠间质瘤的 *C-Kit* 基因检测；膀胱癌 9 号染色体相关基因异常的检测；滑膜肉瘤 *SYT* 基因检测；高分化脂肪肉瘤 *MDM2* 基因检测；伯基特淋巴瘤 *C-MYC* 基因检测；神经母细胞瘤 *N-MYC* 基因检测等等。

五、聚合酶链反应技术

聚合酶链反应（polymerase chain reaction），简称 PCR，是一种体外扩增特异 DNA 片段的技术。它利用

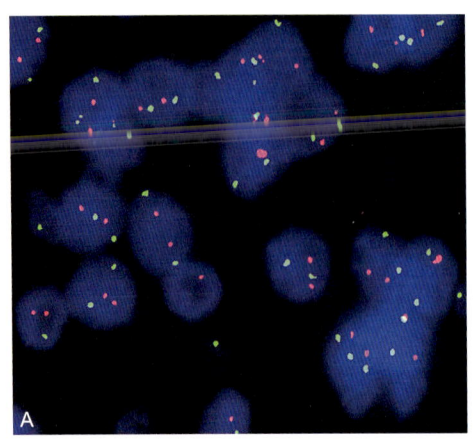
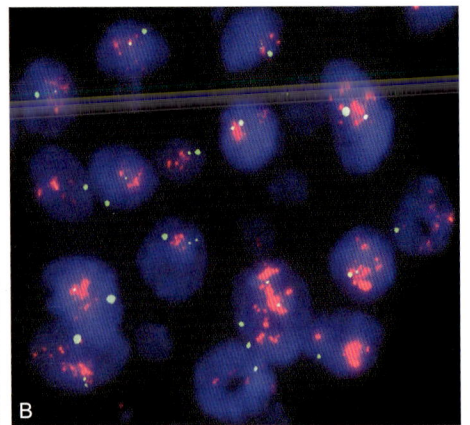

HER2（-）2G+R Ratio：1/1
<2.2/1，HER2 FISH(-)

HER2（+++）Ratio：<2.2/1，
HER2 FISH(+)

图20-8 A.乳腺癌细胞 *HER2* 基因扩增阴性；B.乳腺癌细胞 *HER2* 基因扩增阳性（红色信号呈簇状扩增，绿色信号为17号染色体）

DNA 变性和复性原理，由变性——退火——延伸三个基本反应步骤构成，条件包括模板 DNA、与靶序列两端互补的寡核苷酸引物及4种脱氧核糖核苷酸。每进行一次反应可以得到新的"半保留复制链"，而新链又可成为下次循环的模板。每完成一个循环需 2～4 min，只需要 2～3 h 就能将待扩目的基因扩增放大几百万倍。

目前较常用于病理学领域的 PCR 技术有：

1. RT-PCR（reverse transcription PCR） 逆转录 PCR，是用来扩增、分离和鉴定细胞或组织的信使 RNA（mRNA）的技术。主要包括抽提 RNA、逆转录和 PCR 反应三个主要步骤。RT-PCR 可广泛用于表达图谱分析（用来确定基因的表达）；检测病毒，如 HIV、引起麻疹和腮腺炎的病毒；临床病理工作中 RT-PCR 结合 DNA 测序检测软组织肉瘤或白血病等疾病中的特异性融合基因表达，为诊断和鉴别诊断提供依据。

2. real-time PCR 即时聚合酶链反应，是指在 PCR 反应体系中加入荧光基团，利用荧光信号累积实时检测整个 PCR 进程，最后通过标准曲线对未知模板进行定量分析的方法。利用荧光信号的变化实时检测 PCR 扩增反应中每一个循环扩增产物量的变化，通过 Ct 值和标准曲线的分析对起始模板进行定量分析。real-time PCR 技术即实时荧光定量 PCR 避免了传统 PCR 以终产物检测定量产生的偏差，可提高实验的重复性。该技术已经被广泛用于监测细胞 mRNA 表达量的变化；比较不同组织的 mRNA 表达差异等，例如前文提到过的乳腺癌 *HER2* 基因拷贝量情况、软组织肉瘤或白血病等疾病中的特异性融合基因表达情况也可以采用 real-time PCR 技术来进行检测，结果可以定量，更为精确。

3. 原位 PCR（in situ PCR）技术 是将 PCR 的高效扩增与原位杂交的细胞及组织学定位相结合，在冷冻切片或石蜡包埋组织切片、细胞涂片或培养细胞爬片上检测和定位核酸的技术。原位 PCR 技术可对低拷贝的内源性基因进行检测和定位，在完整的细胞样本上能检测出单一拷贝的 DNA 序列，可用于基因突变、基因重排等的研究和观察，还可用于外源性基因的检测和定位，如对各种感染性疾病病原的基因检测，如 EB 病毒、人乳头瘤病毒、肝炎病毒、巨细胞病毒和人免疫缺陷病毒基因组及结核分枝杆菌、麻风分枝杆菌基因的检测等，在临床上还可用于对接受了基因治疗的患者体内导入基因的检测等。

六、生物芯片技术

生物芯片（biochip）技术是指采用光导原位合成或微量点样等方法，将大量生物大分子如核酸片段、多肽分子甚至组织切片、细胞等生物样品有序地固化于支持物的表面，组成密集二维分子排列，然后与已标记的待测生物样品中靶分子杂交，通过特定的仪器对杂交信号的强度进行快速、并行、高效地检测分析，从而判断样品中靶分子的数量。由于常用硅片作为固相支持物，且在制备过程模拟计算机芯片的制备技术，所以称为生物芯片技术，具体包括基因芯片、蛋白质芯片和组织芯片等。

1. 基因芯片（gene chip） 又称 DNA 芯片（DNA chip），是指固着在固相载体上的高密度的 DNA 微点阵，即将大量靶基因或寡核苷酸片段有序、高密度地排列在如硅片、玻璃片、聚丙烯或尼龙膜等载体上，形成基因芯片。一套完整的基因芯片分析系统包括芯片阵列仪、激光扫描仪、计算机及生物信息软件处理系统等（图20-9）。其应用包括基因表达谱分析、肿瘤基因分型、基因突变的检测、新基因的寻找、遗传作图和重测序等；在临床上可用于抗生素和抗肿瘤药物的筛选和疾病的诊断等方面。

2. 蛋白质芯片（protein chip） 又称蛋白质微阵列（protein microarray），是继基因芯片之后发展起来的对基因功能产物表达水平进行检测的技术。蛋白质芯片也是在一个载体上高密度地点布不同种类的蛋白质，再用化学发光信号或荧光标记的已知抗体或配体与待测样本中的抗体或配体一起与芯片上的蛋白质竞争结合，利用扫

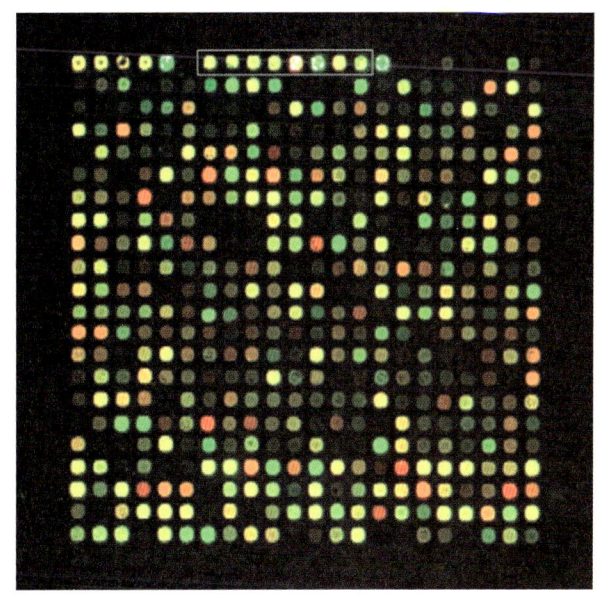

图 20-9　DNA 芯片荧光扫描分析图

描仪测定芯片上各点阵的表达强度，再经计算机分析计算出待测样本结果。通过一张芯片，就可以在一次检测中比较成百上千种蛋白质的表达变化。随着蛋白质芯片制作技术的不断完善，目前芯片检测容量最高已经超过上万个点，并实现了整个过程全自动化检测，具有高效率、低成本的特点，尤其适合于蛋白质表达的大规模、多种类筛查，并能用于受体－配体、多种感染因素的筛查和肿瘤的诊断。

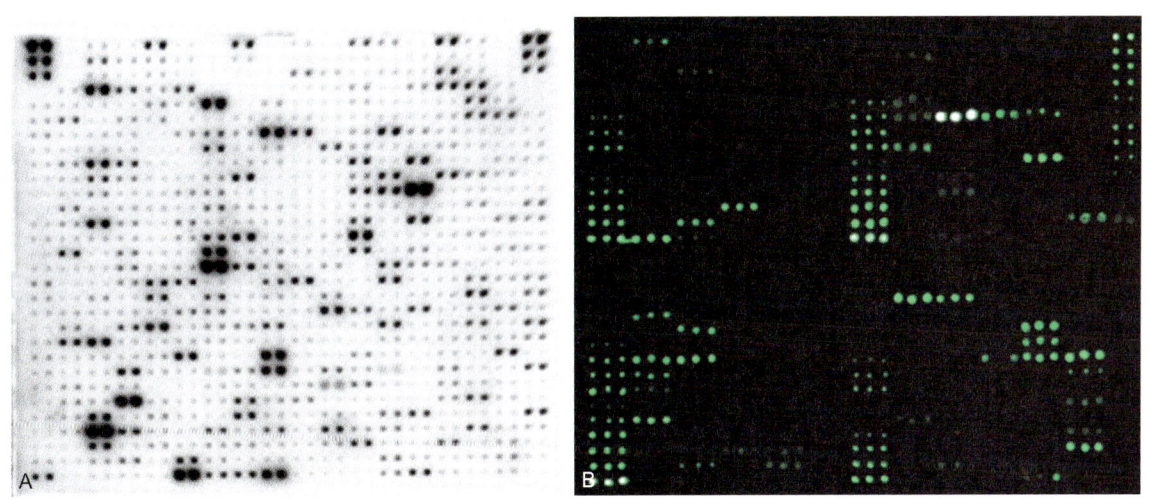

图 20-10　A. 蛋白质芯片自显影结果；B. 蛋白质芯片荧光显影结果

3. 组织芯片（tissue chip） 又称组织微阵列（tissue microarray），是将数十个至数百个小的组织片整齐地排列在某一载体上（通常是载玻片）而成的微缩组织切片（图 20-11）。组织芯片的制作流程主要包括组织筛选和定位、阵列蜡块的制作和切片等步骤。组织芯片的特点是体积小、信息含量大，并可根据不同的需求进行组合制成各种组织芯片，能高效、快速和低消耗地进行各种组织学的原位研究和观察，如形态学、免疫组织化学、原位杂交和原位 PCR 等，并有较好的内对照及实验条件的可比性。在科研工作中可单独应用或与基因芯片联合应用，用于基因及其蛋白表达产物的分析和基因功能的研究；用于基因探针的筛选和抗体等生物制剂的鉴定；还可作为组织学和病理学实习教材、外科病理学微缩图谱等。

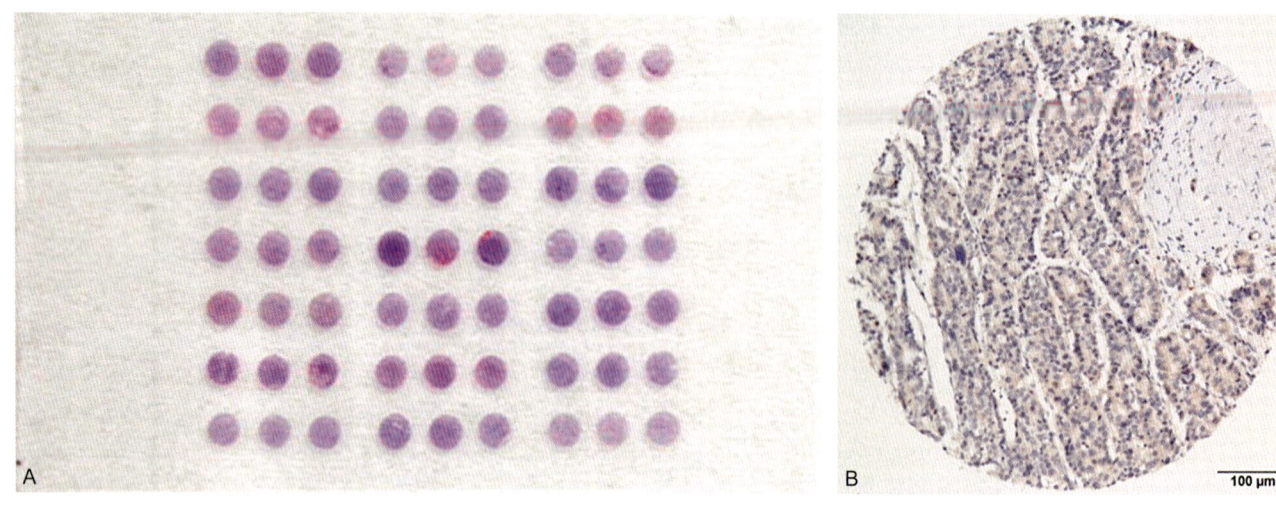

图 20-11　A. 组织芯片切片；B. 组织芯片的镜下结构

七、显微切割技术

显微切割（microdissection）技术是在显微状态下通过显微操作系统对欲选取的材料（组织、细胞群、细胞、细胞内组分或染色体区带等）进行切割分离并收集用于后续研究的技术。用于显微切割的组织切片可以是冷冻切片、石蜡包埋的组织切片或细胞涂片。显微切割的方法有手工操作法和激光捕获显微切割法（laser capture microdissection，LCM）。显微切割术的特点是可从构成复杂的组织中获得某一特定的同类细胞群或单个细胞，尤其适用于肿瘤的分子生物学研究，如肿瘤的克隆性分析、肿瘤发生和演进过程中各阶段细胞基因改变的比较研究以及肿瘤细胞内某些酶活性的定量检测等（图 20-12）。

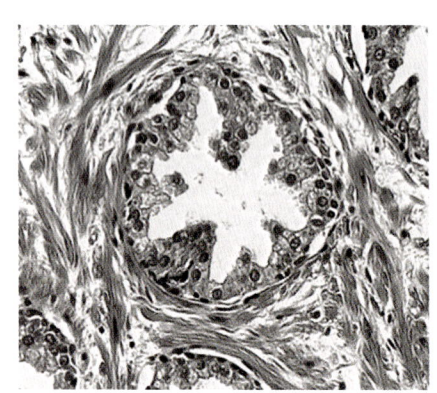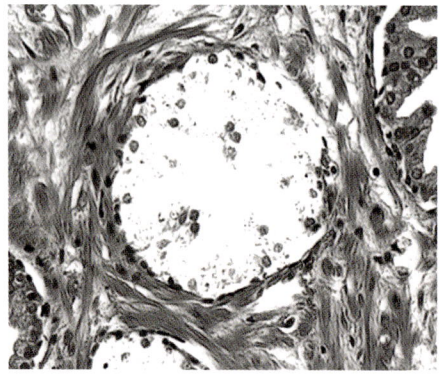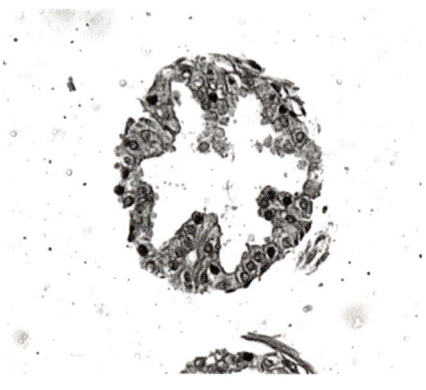

图 20-12　组织经显微切割前后对比

八、激光扫描共聚焦显微技术

激光扫描共聚焦显微镜（laser scanning confocal microscope，LSCM）是将光学显微镜、激光扫描技术和计算机图像处理技术相结合而形成的高技术设备，用激光作扫描光源，逐点、逐行、逐面快速扫描成像，扫描的激光与荧光收集共用一个物镜，物镜的焦点即扫描激光的聚焦点，也是瞬时成像的物点。系统经一次调焦，扫描限制在样品的一个平面内。调焦深度不一样时，就可以获得样品不同深度层次的图像，这些图像信息都储存于计算机中，通过计算机分析和模拟，就能显示细胞样品的立体结构。激光扫描共聚焦显微镜既可以用于观察细胞形态（图 20-13），也可以用于细胞内生化成分的定量分析、光密度统计以及细胞形态的测量，配合焦点稳定系统可以实现长时间活细胞动态观察。用于 LSCM 的样本最好是培养细胞样本，如培养细胞涂片

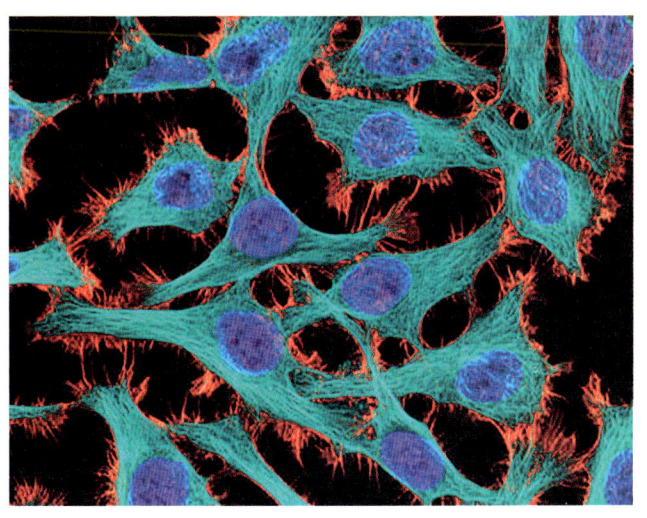

图 20-13 激光共聚焦显微镜显示细胞表面触角

或细胞爬片，也可以是冷冻组织切片。石蜡包埋组织切片不适用于该技术。LSCM 主要使用直接或间接免疫荧光染色和荧光原位杂交技术，所以荧光标记的探针或抗体的质量将直接影响实验的结果。

九、流式细胞计量技术

流式细胞计量技术（flow cytometry，FCM）是一种在功能水平上对单细胞或其他生物粒子进行定量分析和分选的检测手段。它集计算机技术、激光技术、流体力学、细胞化学、细胞免疫学于一体，不仅可测量细胞大小、内部颗粒的性状，还可检测细胞表面和细胞质抗原、细胞内 DNA、RNA 含量等。用于 FCM 的样本是血液、悬浮细胞培养液和各种体液，如胸腔积液、腹水、脑脊液、新鲜实体瘤或石蜡包埋组织的单细胞悬液等。应注意的是单细胞悬液样本的质量直接影响 FCM 的检测结果，一般而言，新鲜细胞或组织样本优于已固定的组织样本。

流式细胞仪具有精密、准确、快速和高分辨力等特性，具体表现在以下几个方面：① 其测定细胞内 DNA 的变异系数最小，一般在 2% 以下；② 能准确地进行 DNA 倍体分析；③ 借助于荧光染料进行细胞内蛋白质和核酸的定量研究；④ 快速进行细胞分选和细胞收集。流式细胞术在医学基础研究和临床检测中有多方面的应用，如外周血细胞的免疫表型测定和定量分析；某一特定细胞群的筛选和细胞收集；细胞多药耐药基因的检测；癌基因和抑癌基因的检测；细胞凋亡的定量研究；细胞毒功能检测以及细胞内某些蛋白质和核酸的定量分析等。在临床病理工作中，FCM 可精确定量 DNA 含量的改变，作为诊断癌前病变的一个有价值的标志。

十、比较基因组杂交技术

比较基因组杂交技术（comparative genome hybridization，CGH）是用不同的荧光染料分别标记正常人基因组 DNA 与肿瘤细胞 DNA，然后与正常人中期染色体杂交，通过检测染色体上两种荧光（红、绿）的相对强度比率，两组 DNA 相异部分会显出颜色偏移，从而可计算出 DNA 的缺失与放大，从而了解肿瘤组织 DNA 拷贝数的改变，并能同时在染色体上定位。这样的方法使我们只要从新鲜组织或石蜡包埋肿瘤组织中提取少量 DNA，就可进行全基因组检测。应用 CGH 技术检测癌变过程中的不同阶段、肿瘤进展的不同时期及不同类型肿瘤的非随机性染色体改变，有助于从分子细胞遗传学角度了解肿瘤的发生与发展，对发现肿瘤遗传学标记，初步查寻肿瘤相关基因的位置均具有重要意义（图 20-14）。其对检测原癌基因扩增较为灵敏，但对基因缺失敏感性则相对较弱。具体来说，其优点为：① 实验所需样本 DNA 量较少，做单一的一次杂交即

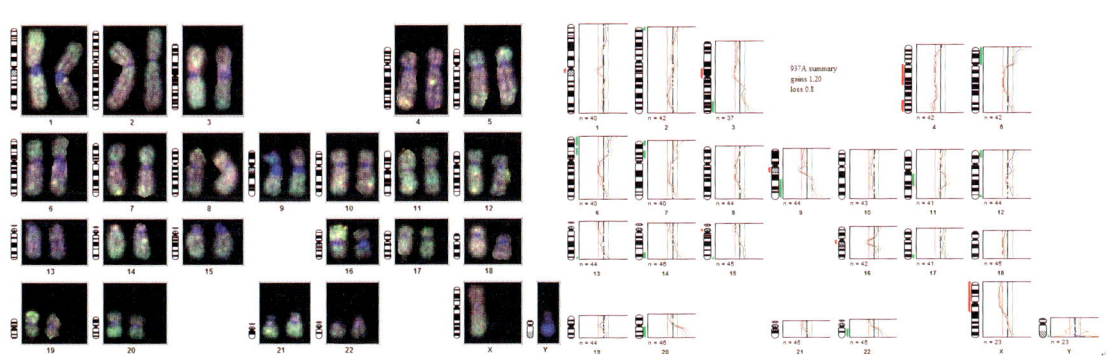

图 20-14 食管癌细胞系的 HCG 图

可检查肿瘤全基因组的染色体拷贝数量的变化；② 不仅适用于外周血、培养细胞和新鲜组织样本的研究，还可用于甲醛固定石蜡包埋组织样本的研究，也可用于因 DNA 量过少而经 PCR 扩增的样本研究。尽管 CGH 是研究 DNA 拷贝数量变化的有力工具，但也有其局限性：一是用 CGH 技术所能检测到的最小的 DNA 扩增或缺失是 3～5Mb，故对于低水平的 DNA 扩增和小片段的缺失就会漏检；二是在染色体的拷贝数量无变化时，CGH 技术不能检测出平行染色体的易位。

十一、蛋白质组学技术

蛋白质组学（proteome）是蛋白质（protein）与基因组（genome）两个词的杂合，意指"一种基因组所表达的全套蛋白质"，即包括一种细胞乃至一种生物所表达的全部蛋白质。蛋白质组学技术主要包括蛋白质分离、鉴定技术和蛋白质相互作用分析。

1. 蛋白质分离技术　目前蛋白质的分离通常采用二维聚丙烯酰胺凝胶电泳（two-dimensional polyacrylamide gel electrophoresis，2D-PAGE）、亲和层析、毛细管等电聚焦、毛细管区带电泳和反相高效液相色谱等。其中核心技术是 2D-PAGE，它是迄今为止最为广泛使用的研究蛋白质丰度和翻译后修饰的方法。其基本原理是先将蛋白质变性后，使用固定 pH 梯度（immobilized pH gradient，IPG）凝胶，根据蛋白质电荷差异分离出不同 pI 值的蛋白质带，再将此胶条置于含 SDS 的聚丙烯酰胺凝胶上，根据蛋白质分子量而加以分离（图 20-15）。目前，一般通过此法可以分离得到 1000～3000 个蛋白质样品，最多时可以分离得到 11000 个蛋白质样点，分辨率可达到纳克级。新近出现的差异凝胶电泳（differential gel electrophoresis，DIGE）是 2D-PAGE 的一大革新，DIGE 可选用不同的荧光染料在同一块 2D 凝胶内标记不同蛋白质，为更好地分离蛋白质提供了条件。

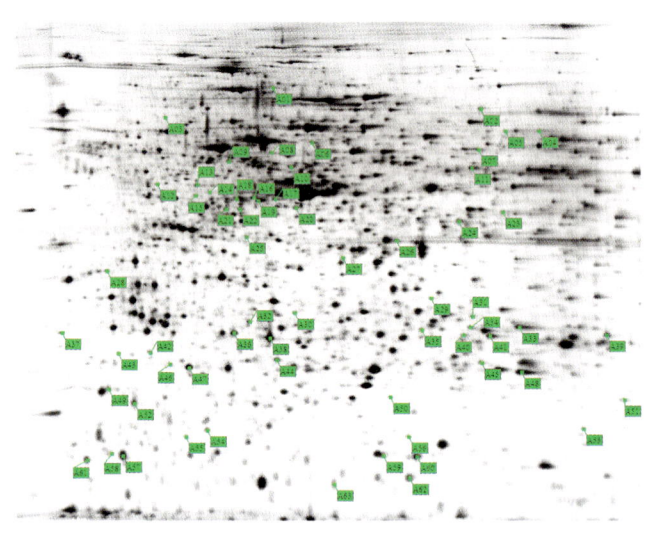

图 20-15　胃癌细胞与正常细胞的比较蛋白质组学二维电泳图
图中绿色标记处为癌细胞与正常细胞之间的差异蛋白

2. 蛋白质的鉴定　目前主要的鉴定技术包括质谱（mass spectrometry，MS）分析、Edman 法、高效液相色谱法（high performance liquid chromatograph，HPLC）、氨基酸序列分析法等，其核心技术是质谱分析。其基本原理是样品分子离子化后，根据不同离子之间的荷质比（M/E）的差异来分离并确定分子量。对于经过双向电泳分离的目标蛋白质用胰蛋白酶酶解成肽段，对这些肽段用质谱进行鉴定与分析。目前常用的质谱包括两种：基质辅助激光解吸电离-飞行时间质谱（MALDI-TOF-MS）和电喷雾质谱（ESI-MS）。

3. 蛋白质相互作用分析　常用的蛋白质相互作用分析方法用酵母双杂交（yeast two-hybrid，Y2Z）、亲和层析、免疫沉淀、蛋白质交联等。

利用蛋白质组学技术可以从整体上全面地、动态地、定量地分析、比较正常与癌变标本中蛋白质种类和数量的改变，这不仅有助于阐明肿瘤的发病机制，还能筛选鉴定出肿瘤蛋白质特异性标记和特异性抗原，应用于肿瘤的早期诊断、早期治疗，此外对肿瘤的新药研制也有重要的指导意义。

十二、计算机辅助的图像分析技术

病理图像分析包括定性和定量两个方面，以往受技术所限，常规病理形态学观察基本上是定性的，缺乏精确的更为客观的定量标准和方法。图像分析技术（image analysis，IA）的出现弥补了这个缺点。随着计算机技术的发展，形态定量技术已从二维空间向三维空间发展。其基本的测量技术包括：图像处理、几何参数测量、光度测定等。在肿瘤病理学方面，图像分析技术主要用于核形态参数的测定（如核直径、周长、面积、体积等）、肿瘤的组织病理学分级和预后判断等，也可用于 DNA 倍体的测定和显色反应（如免疫组化）的定量等。但是计算机辅助的图像分析技术也存在缺陷：细胞形态千变万化，种类很多，不同组织、器官、个体之间，癌细胞各不相同，另外判断是否是癌细胞还要考虑组织结构的因素，有些癌分化很好，形态与正常细胞几乎无差别，但它有浸润或结构变异，这时计算机判断就无能为力了。此外，还可能存在设计参数不够完善等缺陷。尽管如此，肿瘤细胞自动识别在某一特定器官特定肿瘤上实现还是可能的，目前某些国外病理科进行胃、肠、乳腺、甲状腺等肿瘤细胞的自动识别，已经作为了病理诊断的一个辅助手段。

十三、虚拟切片和远程病理技术

传统病理学技术主要基于玻璃切片和显微镜，到目前为止已经发展了二百多年。最近几十年，随着计算机和信息技术的飞速发展，病理学数字化也应运而生。虚拟切片即数字切片，是把传统切片进行数字化，集成显微影像处理、线性扫描技术及 Web 图像浏览等技术于一体，它并非一张静态图片，它是包含了玻璃切片上的所有病变信息，图片（超大空间、超高分辨率）可以在电脑上进行任意的放大和缩小，并观测到玻璃切片上的任何一个位置，也可以将相应的位置放大到 5 倍、10 倍、20 倍、40 倍，如同在显微镜上的放大、缩小一样。其在扫描过程中多数情况下无需人工干预，从切片传递、选择图像区域、对焦、成像、文件合成等一系列操作完全由计算机控制自动完成。而且，可以进行多层切片扫描，形成三维虚拟切片，便于多层次、多截面观察。其主要有以下优点：① 极大地方便了病理切片的保存和管理。目前医院病理科存储病理档案普遍采用的是实体病理玻片，按规定一般切片都要保存 20 年以上。由于各医院存贮条件的限制，可能发生病理切片长霉、变质、损坏等，给病理医生复诊和医院医疗纠纷带来隐患。数字切片存储病理切片，改变了过去实验室病理切片存贮病理片体积大等问题，同时使医院病理科的信息管理提高到一个新的水平，极大地方便病理资料的查询、调阅和会诊，避免来回借阅切片和切片的破碎与丢失。同时，在各大医院内部的局域网上，数字切片可向拥有调用权限的科室和医生开放，进行共享，随时调用，应用于疑难病例的相互交流。此外，数字虚拟切片为的病理教学、医师培训、病理学术交流提供了有效使用工具，可事先将大量的切片数字化存入硬盘中，每个使用者可以使用计算机独立地查看数据库里的任何切片。目前主要存在主要问题是：图像文件太大，需要占用大量储存空间；用于制作虚拟切片的全套设备价格昂贵等。

远程病理是近年随着虚拟切片与网络技术发展而产生的新的外科病理诊断形式，（医院或患者）通过网络，将数字切片与相关病史上传到诊断平台，专家登录平台，对患者的病情进行分析和讨论，进一步明确诊断，指导确定治疗方案。这对对诊断病理的发展，特别是中小医院、边远地区的病理诊断水平的提高有很大的帮助。远程病理可为广大病理医生与患者提供便捷、省时、省力与快速的专家咨询服务，也可为中国甚至全球病理医生提供无时间与空间限制的数字切片交流机会。通过远程病理平台可进行诊断交流、疑难病例讨论、专家数字切片解读、病理远程教学等。

附：数字病理远程共享平台网址：http://www.upathology.com/。

（胡婉明　龙　娟）

参 考 文 献

1. 刘彤华. 诊断病理学. 3版. 北京: 人民卫生出版社, 2013.
2. 李玉林. 病理学. 8版. 北京: 人民卫生出版社, 2013.
3. 陈杰, 李甘地. 病理学. 2版. 北京: 人民卫生出版社, 2010.
4. 唐建武. 病理学. 北京: 中国中医药出版社, 2009.
5. Parakrama Chandrasoma. 病理学. 周庚寅, 姜叙诚 主译. 北京: 科学出版社, 2006.
6. 王恩华. 病理学. 北京: 高等教育出版社, 2003.
7. 武忠弼, 杨光华. 中华外科病理学. 北京: 人民卫生出版社, 2002.
8. 杨光华. 病理学. 5版. 北京: 人民卫生出版社, 2001.
9. 李甘地. 病理学. 北京: 人民卫生出版社, 2001.
10. 谭郁彬, 张乃鑫. 外科诊断病理学. 天津: 天津科学技术出版社, 2000.
11. 范娜娣. 肿瘤病理诊断学. 2版. 天津: 天津科学技术出版社, 1999.
12. 宋继谒. 病理学. 北京: 科学出版社, 1999.
13. 史景泉, 陈意生. 现代外科病理学. 北京: 人民军医出版社, 1998.
14. 许良中. 实用肿瘤病理方法学. 上海: 上海医科大学出版社, 1997.
15. 刘新民. 实用内分泌学. 2版. 北京: 人民军医出版社, 1997.
16. 董郡. 病理学. 2版. 北京: 人民卫生出版社, 1996.
17. 武忠弼. 病理学. 4版. 北京: 人民卫生出版社, 1996.
18. Stricker TP, Kumar V. Neoplasia//Kumar V, Abbas AK, Fausto N, et al eds. Robbins and Cotran Pathologic Bases of Disease. 8th ed. Philadelphia: Elsevier Saunders, 2010.
19. Swerdlow SH, Campo E, Harris NL, et al.WHO Classification of Tumors of Haematopoietic and Lymphoid Tissues. Lyon: IARC Press, 2008.
20. Kumar V, Abbas AK, Fausto N. Robbins Basic Pathology. 8th ed. Philadelphia: Elsevier Saunders, 2007.
21. Rubin E, Gorstein F, Rubin R. Rubbins Pathology: Clinicopathologic Foundations of Medicine. 4th ed. Lippincott Williams & Wilkins, 2005.
22. Kumar V, Cotran RS, Robbins SL. Endocrine System. Basic Pathology. 7th ed. Philadelphia: WB Saunders, 2003.
23. Jaffe ES, Harris NL, Stein H, Vardiman JW. World Health Organization Classification of Tumours. Pathology and Genetics of Tumours of Haematopoitic and Lymphoid Tissues. Lyon: IARC Press, 2001.
24. Cotran RS, Kumar V, Collins T. Acute and Chronic Inflammation. //Cotran RS, Kumar V, Collins T. Pathologic Basis of Disease. 6th ed. Philadelphia: WB Saunders,1999.
25. Robbins SL, Cotran RS. Basic Pathology. 6th ed. Philadelphia: WB Saunders, 1997.
26. Larsen PR, Ingbar SH. The Thyroid Gland. //Wilson JD, Foster DW. Williams Textbook of Endocrinology. 8th ed. Philadelphia: WB Saunders, 1992, 357-487.

中英文专业词汇对照索引

Burkitt 淋巴瘤　Burkitt lymphoma，BL　260
Epstein-Barr 病毒　EBV　106
Heymann 肾炎　Heymann nephritis　223
IgA 肾病　IgA nephropathy　235
RT-PCR　reverse transcription PCR　410
Sheehan 综合征　Sheehan syndrome　323
Simmond 综合征　Simmond syndrome　323
Wilms 瘤　Wilms' tumor　243

A

阿尔茨海默病　Alzheimer disease，AD　358
阿绍夫小体　Aschoff body　148
阿辛蓝-过碘酸雪夫反应　alcian blue-PAS，AB-PAS　406
癌　carcinoma　85
癌基因　oncogene　98
癌前病变　precancerous lesion　90
癌肉瘤　carcinosarcoma　85，97
癌症　cancer　73
凹空细胞　koilocytosis　382

B

白色血栓　white thrombus　42
败血性梗死　septic infarct　50
败血症　septicemia　71
瘢痕疙瘩　kelioid　6，30
包裹　encapsulation　29
被动吸烟　passive smoke inhalation　116
鼻咽癌　nasopharyngeal carcinoma　182
比较基因组杂交技术　comparative genome hybridization，CGH　413
变性　degeneration　12
变质　alteration　58
变质性炎症　alterative inflammation　67
表观遗传学改变　epigenetic changes　103
槟榔肝　nutmeg liver　38
并殖吸虫病　paragonimiasis　394
病毒癌基因　viral oncogene，v-onc　98
病毒性肺炎　viral pneumonia　169
病毒性肝炎　viral hepatitis　200
病理变化　pathological change　1
病理性肥大　pathological hypertrophy　5
病理性钙化　pathologic calcification　17
病理性色素沉着　pathologic pigmentation　15
病理性增生　pathologic hyperplasia　6
病理学　pathology　1
病因　etiology　1
玻璃样变性　hyaline degeneration　14，225
不稳定细胞　labile cells　25

C

肠阿米巴病　intestinal amoebiasis　386
肠上皮化生　intestinal metaplasia　8，193
肠外阿米巴病　extraintestinal amoebiasis　387
肠相关抗原　gut associated antigens，GAA　389
超微结构病理学　ultrastructural pathology　3
成肌纤维细胞　myofibroblast　75
成人型呼吸窘迫综合征　adult respiratory distress syndrome，ARDS　52，181
成瘾　addictions　115
出血性梗死　hemorrhagic infarct　48
出血性炎　hemorrhagic inflammation　69
传染性单核细胞增多症　infectious mononucleosis　250
创伤愈合　wound healing　30
垂体腺瘤　pituitary adenoma　324
垂体性巨人症　pituitary gigantism　323
垂体性侏儒症　pituitary dwrafism　323
促甲状腺细胞腺瘤　TSH cell adenoma　325
促肾上腺皮质激素细胞腺瘤　ACTH cell adenoma　324
促性腺激素细胞腺瘤　gonadotroph cell adenoma　324
催乳素过高血症　hyperprolactinemia　323

催乳素细胞腺瘤　PRL cell adenoma　324
错构瘤　hamartoma　85

D

大肠癌　carcinoma of large intestine　216
大滤泡性腺瘤　macrofollicular adenoma　329
大叶性肺炎　lobar pneumonia　165
代偿性肥大　compensatory hypertrophy　5
代偿性增生　compensatory hyperplasia　6
单纯癌　carcinoma simplex　89
单纯性甲状腺肿　simple goiter　325
胆红素　bilirubin　17
胆囊炎　cholecystitis　210
胆石症　cholelithiasis　211
蛋白尿　proteinuria　226
蛋白质-能量营养不良　protein energy malnutrition，PEM　121
蛋白质微阵列　protein microarray　411
蛋白质芯片　protein chip　411
导管内乳头状肿瘤　intraductal papillary tumors　313
点状坏死　spotty necrosis　201
淀粉样变性　amyloidosis　15
凋亡　apoptosis　8，20
动脉性充血　arterial hyperemia　35
动脉粥样硬化　atherosclerosis，AS　129
毒血症　toxemia　71
多发性硬化症　multiple sclerosis，MS　359
多器官功能衰竭　multiple system organ failure　117
多形性腺瘤　pleomorphic adenoma　87
多种激素细胞腺瘤　plurihormonal cell adenoma　325

E

恶病质　cachexia　7
恶性高血压　malignant hypertension　145
恶性淋巴瘤　malignant lymphoma，ML　251
恶性纤维组织细胞瘤　malignant fibrohistiocytoma，MFH　95
二尖瓣关闭不全　mitral insufficiency　152
二尖瓣狭窄　mitral stenosis　151
二期愈合　secondary healing　32

F

发病机制　pathogenesis　1
反流性食管炎　regurgitant esophagitis　189

非典型腺瘤　atypical adenoma　330
非典型增生　atypical hyperplasia，dysplasia　90
非粉刺型导管内癌　DCIS-noncomedo subtype　316
非特异性慢性炎症　non-specific chronic inflammation　69
非胰岛素依赖型糖尿病　non-insulin-dependent diabetes mellitus，NIDDM　334
肥大　hypertrophy　5
肥胖症　obesity　119
肺癌　carcinoma of the lung　184
肺尘埃沉着病　pneumoconiosis　178
肺褐色硬化　brown induration of lung　37
肺气肿　emphysema　173
肺肉质变　pulmonary carnification　167
肺型并殖吸虫病　pulmonary type paragonimiasis　394
肺炎　pneumonia　165
分化　differentiation　75
分子病理学　molecular pathology　3
粉刺型导管内癌　DCIS-comedo subtype　316
风湿病　rheumatism　146
风湿性心外膜炎　rheumatic pericarditis　149
副肿瘤综合征　paraneoplastic syndrome　83
腹水　ascites　207

G

钙化　calcification　44
肝豆状核变性　hepatolenticular degeneration　209
肝硬化　cirrhosis of the liver　90，205
感染性心内膜炎　infective endocarditis　150
干酪样坏死　caseous necrosis　364
干性坏疽　dry gangrene　19
高血压　hypertension　141
睾丸鞘膜积液　hydrocele of testis　396
隔离抗原　sequestered antigen　271
戈谢细胞　Gaucher cell　210
革囊胃　linitis plastica　215
功能性子宫出血　dysfunctional uterine bleeding　290
宫颈环形电切除术　loop electrosurgical excision procedure，LEEP　285
宫颈糜烂　cervical erosion　282
宫颈上皮内瘤变　cervical intraepithelial neoplasia，CIN　284
宫颈息肉　cervical polyp　283

宫颈腺体囊肿 Nabothian cyst 283
钩端螺旋体病 leptospirosis 374
骨巨细胞瘤 giant cell tumor of bone 402
骨瘤 osteoma 93
骨肉瘤 osteosarcoma 95，400
骨软骨瘤 osteochondromatosis 399
骨髓炎 osteomyelitis 398
光化学反应 photochemical reaction 110
硅沉着病 silicosis 178
过碘酸雪夫反应 periodic acid Schiff reaction，PAS 406

H

海绵状脑病 spongiform encephalopathy 348
海蛇头 caput medusae 207
含铁血黄素 hemosiderin 16
褐色萎缩 brown atrophy 7
黑色素 melanin 16
黑色素瘤 melanoma 96
横纹肌肉瘤 rhabdomyosarcoma 94
红色血栓 red thrombus 43
喉癌 laryngeal carcinoma 184
华支睾吸虫病 clonorchiasis 392
化脓性炎 purulent inflammation 68
化生 metaplasia 8
坏疽 gangrene 19
坏死 necrosis 8，17
坏死后性肝硬化 postnecrotic cirrhosis 208
环境和营养病理学 environmental and nutritional pathology 109
混合瘤 mixed tumor 88
混合血栓 mixed thrombus 42
活体组织检查 biopsy 2
获得性免疫缺陷综合征 acquired immunodeficiency syndrome，AIDS 276
霍奇金淋巴瘤 Hodgkin lymphoma，HL 253

J

机化 organization 20，29
肌成纤维细胞样细胞 myofibroblast-like cell 206
基底细胞癌 basal cell carcinoma 88
基因芯片 gene chip 411
畸胎瘤 teratoma 96

激光捕获显微切割法 laser capture microdissection，LCM 412
激光扫描共聚焦显微镜 laser scanning confocal microscope，LSCM 412
激素 hormone 322
激素替代疗法 hormonal replacement therapy 117
激素性增生 hormonal hyperplasia 6
急性播散性脑脊髓炎 acute dissemination encephalomyelitis，ADEM 360
急性单纯性阑尾炎 acute simple appendicitis 197
急性过敏性间质性肾炎 acute hypersensitivity interstitial nephritis 241
急性坏疽性阑尾炎 acute gangrenous appendicitis 197
急性酒精中毒 acute alcoholism 116
急性淋巴母细胞白血病/淋巴瘤 acute lymphoblastic leukemia/lymphoma，ALL 259
急性弥漫性增生性肾小球肾炎 acute diffuse proliferative glomerulonephritis 227
急性气管支气管炎 acute tracheobronchitis 164
急性肾炎综合征 acute nephritis syndrome 227
急性肾盂肾炎 acute pyelonephritis 239
急性髓性白血病 acute myelogenous leukemia，AML 265
急性细支气管炎 acute bronchiolitis 164
急性药物性间质性肾炎 acute drug-induced interstitial nephritis 241
继发性肺结核 secondary pulmonary tuberculosis 366
继发性糖尿病 secondary diabetes mellitus 334
寄生虫病 parasitosis 385
痂下愈合 healing under scar 32
家族性腺瘤性息肉病 familial adenomatous polyposis，FAP 216
甲状腺癌 thyroid carcinoma 330
甲状腺功能减退症 hypothyroidism 327
甲状腺功能亢进症 hyperthyroidism 326
甲状腺样变 thyroid-like appearance 240
假结核结节 pseudotubercle 391
假小叶 pseudolobule 206
尖锐湿疣 condyloma acuminatum 381
间变 anaplasia 75
间变性肿瘤 anaplastic tumor 75

间质　mesenchyma，stroma　75
减压病　decompression sickness　46
浆液性囊腺癌　serous cystic adenocarcinoma　301
浆液性炎　serous inflammation　67
交叉性栓塞　crossed embolism　45
交界性肿瘤　borderline tumor　84
胶样癌　colloid carcinoma　89，318
结核病　tuberculosis　362
结核结节　tubercle　363
结核瘤　tuberculoma　367
结节性甲状腺肿　nodular goiter　325
解剖病理学　anatomical pathology　3
戒断综合征　abstinence syndrome　119
浸润癌　invasive carcinoma　91
浸润性导管癌　invasive ductal carcinoma　318
浸润性生长　infiltrative growth　78
浸润性小叶癌　invasive lobular carcinoma　318
静脉性充血　venous hyperemia　36
镜影细胞　mirror-image cell　254
酒精性肝病　alcoholic liver disease　204
酒精性心肌病　alcoholic cardiomyopathy　117
酒精中毒　alcoholism　116
局限性肠炎　regional enteritis　198
局灶性节段性肾小球硬化　focal segmental glomerulosclerosis，FSGS　233
巨细胞性甲状腺炎　giant cell thyroiditis　327
巨幼细胞性贫血　megaloblastic anemia　117
聚合酶链反应　polymerase chain reaction　409
军团菌肺炎　legionella pneumonia　169
菌血症　bacteremia　71

K

抗肾小球基底膜肾炎　anti-GBM nephritis　223
克罗恩病　Crohn disease　198
口眼干燥综合征　Sjögren's syndrome　274
快速进行性肾小球肾炎　rapidly progressive glomerulonephritis，RPGN　229
快速进行性肾炎综合征　rapidly progressive nephritis syndrome　227
狂犬病　rabies　377

L

阑尾炎　appendicitis　197
蓝顶囊肿　blue-domed cysts　312

老化　aging　23
类白血病反应　leukemoid reaction　268
类风湿性关节炎　rheumatoid arthritis　273
类风湿因子　rheumatoid factor，RF　273
类脂质沉积症　lipoidosis　210
良性高血压　benign hypertension　143
临床病理讨论会　clinical pathological conference，CPC　1
淋巴道转移　lymphatic metastasis　78
淋巴管瘤　lymphangioma　92
淋巴结反应性增生　reactive hyperplasia of lymph nodes　248
淋巴组织肿瘤　lymphoid neoplasms　251
淋病　gonorrhea　381
鳞状上皮化生　squamous metaplasia　8
鳞状细胞癌　squamous cell carcinoma　88
流行性出血热　epidemic hemorrhagic fever，EHF　375
流行性脑脊髓膜炎　epidemic cerebrospinal meningitis　344
流行性乙型脑炎　epidemic encephalitis B　346
流式细胞计量技术　flow cytometry，FCM　413
瘤栓　tumor embolus　79
卵巢交界性囊腺瘤　borderline cystic adenoma　301
卵巢胚胎性癌　embryonal carcinoma　305
卵黄囊瘤　yolk sac tumor　306
滤过膜　filtering membrane　221
滤泡癌　follicular carcinoma　331
滤泡性淋巴瘤　follicular lymphoma，FL　257

M

麻风　leprosy　373
脉络丛肿瘤　choroid plexus tumor　352
慢性鼻咽炎　chronic nasopharyngitis　163
慢性肺源性心脏病　chronic pulmonary heart disease　177
慢性宫颈炎　chronic cervicitis　282
慢性肌病　alcoholic myopathy　117
慢性酒精中毒　chronic alcoholism　116
慢性溃疡性结肠炎　chronic ulcerative colitis，CUC　198
慢性淋巴细胞性甲状腺炎　chronic lymphocytic thyroiditis　328
慢性木样甲状腺炎　chronic woody thyroiditis　328

慢性浅表性胃炎　chronic superficial gastri-tis　192
慢性肾小球肾炎　chronic glomerulonephritis　235
慢性肾炎综合征　chronic nephritis syndrome　227
慢性肾盂肾炎　chronic pyelonephritis　240
慢性胃炎　chronic gastritis　192
慢性心包炎　chronic pericarditis　157
慢性支气管炎　chronic bronchitis　172
慢性阻塞性肺疾病　chronic obstructive pulmonary disease，COPD　172
猫抓病　cat-scratch disease　250
梅毒　syphilis　378
梅毒瘤　syphiloma　379
弥漫大 B 细胞淋巴瘤　diffuse large B-cell lymphoma，DLBCL　256
弥漫性毒性甲状腺肿　diffuse toxic goiter　326
弥漫性非毒性甲状腺肿　diffuse nontoxic goiter　325
弥漫性胶样甲状腺肿　diffuse colloid goiter　325
弥漫性增生性甲状腺肿　diffuse hyperplastic goiter　325
免疫病理学　immunopathology　3
免疫耐受　immune tolerance　270
免疫缺陷病　immunodeficiency disease　275
免疫系统　immune system　270
膜相关抗原　membrane associated antigens，MAA　389
膜性肾小球肾炎　membranous glomerulonephritis　231
膜增生性肾小球肾炎　membranoproliferative glomerulonephritis，MPGN　234

N

男性乳腺发育　gynecomastia　117
囊腺瘤　cystadenoma　87，300
脑出血　cerebral hemorrhage　350
脑积水　hydrocephalus　343
脑膜瘤　meningioma　354
脑膜炎　meningitis　344
脑疝形成　herniation of brain　342
内分泌系统　endocrine system　322
内分泌性肥大　endocrine hypertrophy　5
内分泌性萎缩　atrophy due to loss of endocrine stimulation　7
内胚窦瘤　endodermal sinus tumor　306
内皮细胞　endothelial cell　222
逆行性栓塞　retrograde embolism　45

黏附反应　adhesion　40
黏集反应　aggregation　40
黏膜白斑　leukoplakia　90
黏液癌　mucoid carcinoma　89
黏液水肿　myxoedema　327
黏液性囊腺癌　mucinous cystic adenocarcinoma　302
黏液样变性　mucoid degeneration　15
念珠菌病　candidiasis　378
尿崩症　diabetes insipidus　323
镍痒　nickel itch　113
凝固性坏死　coagulative necrosis　18
脓毒性败血症　pyemia　71
脓肿　abscess　18

P

帕金森病　Parkinson disease，PD　357
派杰病　Paget disease　317
膀胱移行细胞癌　transitional cell carcinoma of the urinary bladder　244
膨胀性生长　expansive growth　77
皮样囊肿　dermoid cyst　96，303
贫血性梗死　anemic infarct　48
平滑肌瘤　leiomyoma　92
葡萄胎　hydatidiform mole　296
普通病理学　general pathology　2

Q

骑跨性栓塞　saddle embolism　45
气性坏疽　gas gangrene　19
器官病理学　organ pathology　3
前列腺癌　prostatic carcinoma　310
前列腺增生症　prostatic hyperplasia　309
前哨淋巴结　sentinel lymph nodes　79
桥本甲状腺炎　Hashimoto's thyroiditis　328
桥接坏死　bridging necrosis　201
侵袭　invasion　78
轻微病变性肾小球肾炎　minimal change glomerulonephritis　232
曲霉菌病　aspergillosis　378
去神经性萎缩　atrophy due to loss of innervation　7
醛固酮增多症　hyperaldosteronism　332
缺血性脑病　ischemic encephalopathy　349
缺氧　hypoxia　9

R

人类免疫缺陷病毒　human immunodeficiency virus，HIV　276
人乳头状瘤病毒　human papilloma virus，HPV　105
绒毛膜癌　choriocarcinoma　298
肉瘤　sarcoma　85
肉瘤样癌　sarcomatoid carcinoma　97
肉芽肿性甲状腺炎　granulomatous thyroiditis　327
肉芽组织　granulation tissue　28
乳糜尿　chyluria　396
乳头状癌　papillary carcinoma　242，330
乳头状瘤　papilloma　87
乳腺癌　breast cancer，carcinoma of the breast　314
乳腺纤维囊性变　fibrocystic changes of breast　311
软骨瘤　chondroma　93
软骨肉瘤　chondrosarcoma　401

S

色素痣　pigmented nevus　96
砂粒体　psammoma body　330
伤寒　typhoid fever　370
伤寒肉芽肿　typhoid granuloma　370
伤寒小结　typhoid nodule　370
上皮内瘤变　intraepithelial neoplasia　91
少尿　oliguria　226
烧瓶状溃疡　flask shaped ulcer　386
少突胶质细胞肿瘤　oligodendroglial tumor　352
神经鞘瘤　neurilemmoma　355
神经纤维瘤　neurofibroma　356
肾病综合征　nephritic syndrome　227
肾母细胞瘤　nephroblastoma　97，243
肾乳头坏死　papillary necrosis　239
肾上腺皮质腺瘤　adrenocortical adenoma　333
肾细胞癌　renal cell carcinoma　242
肾腺癌　renal adenocarcinoma　242
肾小管-间质性肾炎　tubulointerstitial nephritis　238
肾小球基底膜　glomerular basement membrane，GBM　222
肾小球肾炎　glomerulonephritis，GN　222
肾性高血压　renal hypertension　226
肾性水肿　renal edema　226
肾盂积脓　pyonephrosis　239
肾盂肾炎　pyelonephritis　238
肾周围脓肿　perinephric abscess　240
渗出　exudation　59
渗出性炎症　exudative inflammation　67
生理性肥大　physiological hypertrophy　5
生理性增生　physiologic hyperplasia　6
生物芯片　biochip　410
生长方式　growth pattern　77
生长分数　growth fraction　76
生长激素细胞腺瘤　GH cell adenoma　324
尸体解剖　autopsy　2
失代偿　decompensation　5
失用性萎缩　atrophy due to decreased workload　7
湿性坏疽　wet gangrene　19
石棉沉着病　asbestosis　180
实性癌　solid carcinoma　89
实质　parenchyma　74
食管癌　carcinoma of esophagus　213
视网膜母细胞瘤　retinoblastoma　95
适应　adaptation　5
室管膜肿瘤　ependymal tumor　352
释放反应　release reaction　40
嗜铬细胞瘤　pheochromocytoma　333
嗜酸细胞腺瘤　acidophilic cell type adeno-ma　329
树胶样肿　gumma　379
衰老　senescence　23
栓塞　embolism　44
栓子　embolus　44
水样变性　hydropic degeneration　12
丝虫病　filariasis　395
髓系肿瘤　myeloid neoplasms　265
髓样癌　medullary carcinoma　89，318，331
碎片状坏死　piecemeal necrosis　201
损伤　injury　8

T

糖尿病　diabetes mellitus　334
体质指数　body mass index，BMI　119
跳跃式转移　skip metastasis　79
同种异体移植　allotransplantation　278
痛风　gout　404
透明细胞（非乳头状）癌　clear cell or nonpapillary carcinoma　242
透明血栓　hyaline thrombus　43
突眼性甲状腺肿　exophthalmic goiter　326

W

外生性生长　exophytic growth　77
腕下垂　wrist drop　112
微滤泡性腺瘤　microfollicular adenoma　329
微小癌　microcarcinoma　331
萎缩　atrophy　6
未分化癌　undifferentiated carcinoma　331
胃癌　carcinoma of stomach　214
胃肠道间质瘤　gastrointestinal tract stroma tumor，GIST　94
胃炎　gastritis　191
稳定细胞　stable cell　25
无功能性细胞腺瘤　nonfunctional cell adenoma　325
无尿　anuria　226
无症状性血尿　asymptomatic hematuria　227

X

息肉状腺瘤　polypous adenoma　88
系膜增生性肾小球肾炎　mesangial proliferative glomerulonephritis　234
系统病理学　systemic pathology　2
系统性红斑狼疮　systemic lupus erythematosus，SLE　270
系统性硬化　systemic sclerosis　274
细胞病理学　cytopathology　3
细胞毒性脑水肿　cytotoxic brain edema　343
细胞水肿　cellular swelling　12
细胞学检查　cytology　2
细动脉硬化症　arteriolosclerosis　14
细菌性痢疾　bacillary dysentery　372
先天性心脏病　congenital heart disease　157
纤维瘤　fibroma　91
纤维肉瘤　fibrosarcoma　93
纤维素性血栓　fibrinous thrombus　43
纤维素性炎　fibrinous inflammation　67
纤维素样坏死　fibrinoid necrosis　19
纤维腺瘤　fibroadenoma　87，314
纤维性甲状腺炎　fibrous thyroiditis　328
嫌色细胞癌　chromophobe renal carcinoma　243
显微切割　microdissection　412
腺癌　adenocarcinoma　89
腺肌瘤　adenomyoma　289
腺瘤　adenoma　87
象皮肿　elephantiasis　396
消化性溃疡　peptic ulcer　194
小梁型腺瘤　small trabecular adenoma　329
小叶性肺炎　lobular pneumonia　167
心瓣膜病　heart valve disorders　151
心包炎　pericarditis　156
心肌病　cardiomyopathy　153
心肌梗死　myocardial infarction，MI　137
心肌纤维化　myocardial fibrosis　140
心肌炎　myocarditis　154
心绞痛　angina pectoris　137
心身疾病　psychosomatic disease　9
新生儿呼吸窘迫综合征　neonatal respiratory distress syndrome，NRDS　181
新月体性肾小球肾炎　crescentic glomerulonephritis，CrGN　229
星形细胞肿瘤　astrocytic tumor　352
性传播疾病　sexually transmitted diseases，STD　378
性索-间质肿瘤　sex cord-stromal tumor　307
性早熟症　precocious puberty　323
修复　repair　25
宿主抗移植物反应　host versus graft reaction，HVGR　278
血道转移　hematogenous metastasis　79
血管瘤　hemangioma　92
血管肉瘤　hemangiosarcoma　94
血管源性脑水肿　vasogenic brain edema　343
血尿　hematuria　226
血清前列腺特异性抗原　prostate specific antigen，PSA　311
血色病　hemochromatosis　209
血栓　thrombus　39
血栓栓塞　throm-boembolism　45
血栓素A_2　thromboxane A2　40
血栓形成　thrombosis　39
血吸虫病　schistosomiasis　389
血吸虫病侏儒症　schistosoma dwarfism　392
血肿　hematoma　39
循环免疫复合物　circulating immune complex deposition　224
蕈样霉菌病　mycosis fungoides，MF　264

Y

压迫性萎缩　atrophy due to pressure　7
亚急性甲状腺炎　subacute thyroiditis　327
严重急性呼吸综合征　severe acute respiratory syndrome，SARS　170
炎症　inflammation　54
炎症介质　inflammatory mediator　55
羊水栓塞　amniotic fluid embolism　47
药物不良反应　adverse drug reactions　117
药物滥用　drug abuse　118
夜尿　nycturia　226
液化性坏死　liquefaction necrosis　18
一点癌　pin-point carcinoma　73
一期愈合　primary healing　31
胰岛素依赖型糖尿病　insulin-dependent diabetes mellitus，IDDM　334
胰岛细胞瘤　islet cell tumor　336
胰腺癌　carcinoma of pancreas　219
胰腺炎　pancreatitis　212
移行细胞癌　transitional cell carcinoma　88
移植　transplantation　278
移植物抗宿主病　graft versus host disease，GVHD　278
遗传病理学　genetic pathology　3
乙醇脱氢酶　alcohol dehydrogenase　116
乙型肝炎病毒　hepatitis B virus，HBV　106
异位内分泌综合征　ectopic endocrine syndrome　83
异型性　atypia　75
异质化　heterogeneity　77
异种移植　heterotransplantation　278
隐匿性癌　occult carcinoma　331
隐球菌病　cryptococcosis　378
印戒细胞癌　signet-ring cell carcinoma　89
荧光原位杂交　fluorescence in situ hybridization，FISH　409
营养不良　malnutrition　121
营养不良性钙化　dystro-phic calcification　17
营养性疾病　nutritional diseases　119
硬癌　scirrhous carcinoma　89
硬化性腺病　sclerosing adenosis　313
永久性细胞　permanent cells　25
幽门螺杆菌　helicobacter pylori，HP　106，192
尤因肉瘤　Ewing sarcoma　85，403
疣状癌　verrucous carcinoma　309
游出　migration　80
瘀斑　ecchymoses　39
瘀点　petechia　39
淤血性出血　congestive hemorrhage　37
淤血性水肿　congestive edema　36
淤血性硬化　congestive sclerosis　37
原癌基因　proto-oncogene　98
原发生肝癌　primary hepatic carcinoma　218
原发性肺结核　primary pulmonary tuberculosis　364
原发性糖尿病　primary diabetes mellitus　334
原发性脱髓鞘　primary demyelination　359
原发综合征　primary complex　365
原位癌　carcinoma in situ　73，91
原位免疫复合物　in situ complex deposition　223
原位杂交　In situ hybridization，ISH　409

Z

再生　regeneration　25
再通　recanalization　43
增生　hyperplasia, proliferation　6，65
增生型纤维囊性变　proliferative fibrocystic change　312
镇痛药性肾病　analgesic nephropathy　241
正常滤泡性腺瘤　normofollicular adenoma　329
支气管扩张症　bronchiectasis　176
支气管哮喘　bronchial asthma　175
支原体肺炎　mycoplasmal pneumonia　171
肢端肥大症　acromegaly　83，323
脂肪坏死　fat necrosis　19
脂肪瘤　lipoma　92
脂肪肉瘤　liposarcoma　93
脂褐素　lipofuscin　16
脂性肾病　lipoid nephrosis　232
职业暴露　occupational exposure　109
职业病　occupational disease　111
治疗性药物损伤　injury by therapeutic drugs　117
终末期肾　end-stage kidney　235
肿瘤　tumor, neoplasm　73
肿瘤抑制基因　tumor suppressor gene　101
种植性转移　implanting metastasis　80
蛛网膜下腔出血　subarachnoid hemorrhage　351
主动脉瓣关闭不全　aortic insufficiency　152
主动脉瓣狭窄　aortic valve stenosis　152

主动脉狭窄　aortic stenosis　158
主要组织相容性复合体　major histocompatibility complex，MHC　270
转导　transduction　105
转归　conclusion　1
转化带　transformation zone　282
转移　metastasis　78
转移瘤　metastatic tumors　78
转移性钙化　metastatic calcification　17
子宫颈糜烂　cervical erosion　90
子宫内膜样腺癌　endometrioid adenocarcinoma　302
子宫内膜异位症　endometriosis　289
子宫内膜增生症　endometrial hyperplasia　292
子宫平滑肌瘤　leiomyoma of uterus　294
子宫平滑肌肉瘤　leiomyosarcoma of uterus　295
子宫腺肌病　adenomyosis　289
紫癜　purpura　39
自身免疫性疾病　autoimmune disease　270
自身免疫性甲状腺炎　autoimmune thyroiditis　328
自体移植　autoplastic transplantation　278
足下垂　foot drop　112
组织病理学　histopathology　3
组织或细胞培养　tissue and cell culture　3
组织微阵列　tissue microarray　411
组织细胞坏死性淋巴结炎　histiocytic necrotizing lymphadenitis　250
组织芯片　tissue chip　411